AF476247

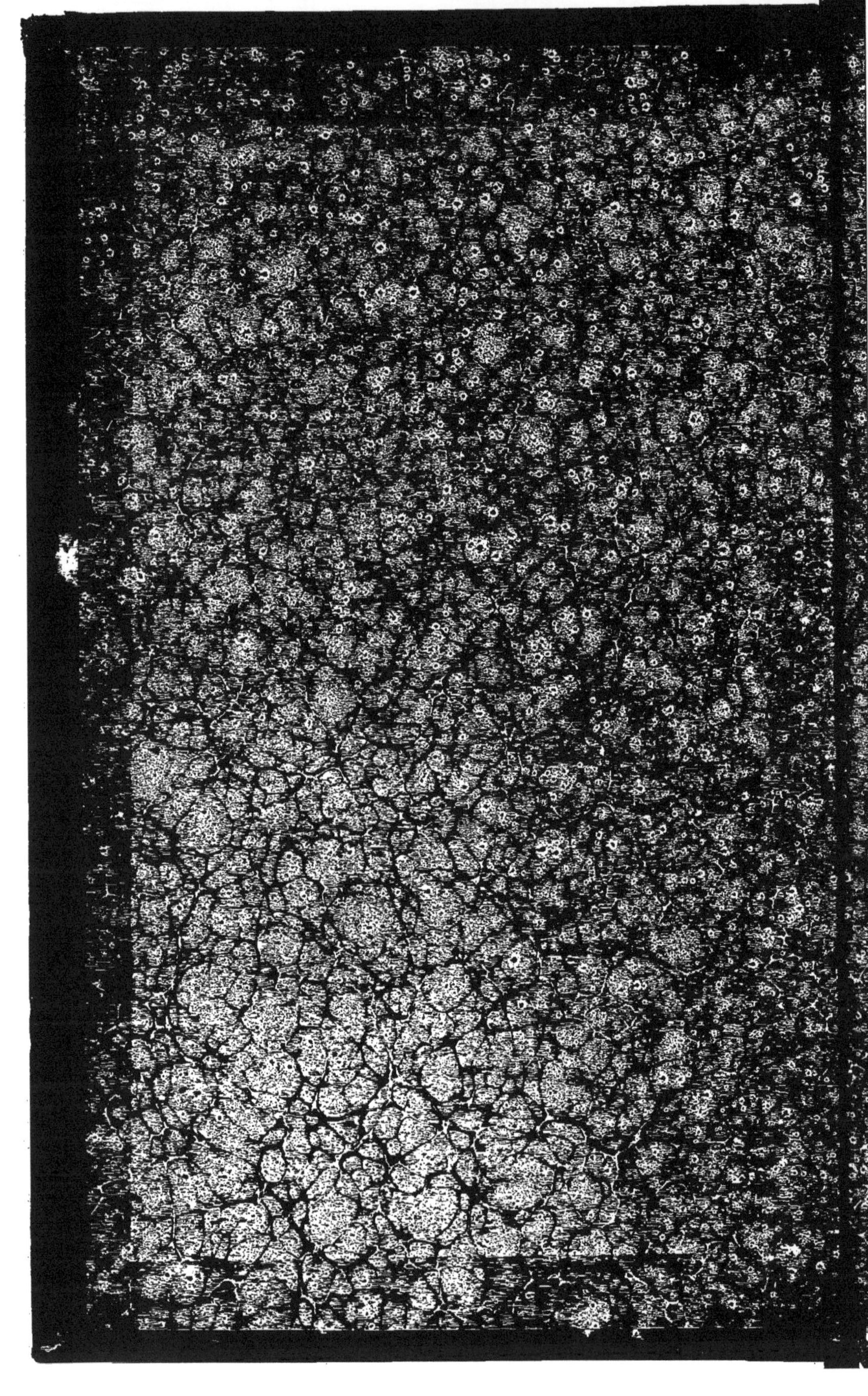

# LEÇONS

SUR

# LA PHYSIOLOGIE

ET

## L'ANATOMIE COMPARÉE

DE L'HOMME ET DES ANIMAUX.

Paris. — Imprimerie de L. Martinet, rue Mignon, 2.

# LEÇONS

SUR

# LA PHYSIOLOGIE

ET

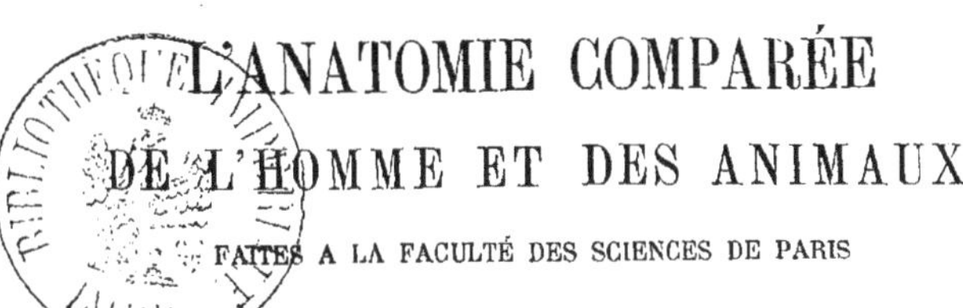

## L'ANATOMIE COMPARÉE

## DE L'HOMME ET DES ANIMAUX

FAITES A LA FACULTÉ DES SCIENCES DE PARIS

PAR

**H. MILNE EDWARDS**

O. L. H., C. L. N.

Doyen de la Faculté des sciences de Paris, Professeur au Muséum d'Histoire naturelle;

Membre de l'Institut (Académie des sciences);
des Sociétés royales de Londres et d'Édimbourg; des Académies de Stockholm,
de Saint-Pétersbourg, de Berlin, de Königsberg, de Copenhague, de Bruxelles, de Vienne,
de Hongrie, de Bavière, de Turin et de Naples; de la Société Hollandaise des sciences;
de l'Académie Américaine;

De la Société des Naturalistes de Moscou;
des Sociétés Linnéenne et Zoologique de Londres; de l'Académie
des Sciences naturelles de Philadelphie; du Lycéum de New-York; des Sociétés des Sciences
et d'Histoire naturelle de Munich, Gôthembourg, Somerset, Montréal, l'île Maurice;
des Sociétés Entomologiques de France et de Londres; des Sociétés Ethnologiques
d'Angleterre et d'Amérique; de l'Institut historique du Brésil;

De l'Académie impériale de Médecine de Paris;
des Sociétés médicales d'Édimbourg, de Suède et de Bruges; de la Société des Pharmaciens
de l'Allemagne septentrionale;

Des Sociétés d'Agriculture de Paris, de New-York, d'Albany, etc.

---

## TOME SIXIÈME

PARIS

LIBRAIRIE DE VICTOR MASSON

PLACE DE L'ÉCOLE-DE-MÉDECINE

M DCCC LX



1860

# LEÇONS

SUR

# LA PHYSIOLOGIE

ET

# L'ANATOMIE COMPARÉE

## DE L'HOMME ET DES ANIMAUX.

---

## CINQUANTE-DEUXIÈME LEÇON.

De l'appareil digestif des Animaux vertébrés. — Constitution du tube alimentaire. — Bouche ; appareil labial, joues ; abajoues, et autres réservoirs analogues ; charpente buccale des Vertébrés qui se nourrissent d'aliments solides ; muscles moteurs des mâchoires. — Langue. — Cavité buccale des suceurs.

Caractères généraux de cet appareil.

§ 1. — L'appareil digestif des Animaux vertébrés, dont l'étude doit nous occuper maintenant, présente en général plus de perfection dans sa structure et plus de constance dans ses caractères que celui des Animaux annelés, des Malacozoaires ou des Zoophytes. Il se compose toujours d'un tube dont les deux orifices sont fort éloignés l'un de l'autre, d'instruments mécaniques spéciaux destinés à effectuer la préhension ou la division des aliments, de glandes nombreuses qui versent sur ces substances les produits de leurs sécrétions, et de vaisseaux particuliers qui appartiennent au système lymphatique, et qui viennent en aide aux veines, pour opérer l'absorption des matières digérées.

Tuniques du tube alimentaire.

Le tube alimentaire de ces Animaux est formé essentiellement par les mêmes éléments anatomiques que nous avons rencontrés dans cette partie de l'organisme, chez les Invertébrés, savoir : par une membrane dite *muqueuse*, dont la structure a beaucoup d'analogie avec celle de la peau, et une tunique charnue qui recouvre la précédente et se trouve unie aux parties voisines par du tissu conjonctif, ou revêtue d'une tunique séreuse formée par un repli de la membrane péritonéale dont les parois de la chambre viscérale sont tapissées. Ce repli, entre les deux feuillets duquel le canal alimentaire se loge dans la plus grande partie de son étendue, a reçu le nom de *mésentère*, et sert à suspendre cet organe dans la cavité abdominale, de façon à y laisser une certaine mobilité, tout en retenant chacune de ses parties dans leurs positions respectives et à protéger les vaisseaux qui les font communiquer avec le reste de l'organisme. Souvent ce même repli se prolonge beaucoup au delà du bord libre du tube digestif, et constitue une sorte de voile appelé *épiploon*, qui facilite davantage les mouvements de l'appareil et diminue les frottements, car la surface de cette tunique séreuse, disposée de façon à être partout en contact avec elle-même, est parfaitement lisse et constamment lubrifiée par un liquide albumineux.

Cavité viscérale.

La cavité viscérale, dans laquelle une portion plus ou moins considérable de l'appareil digestif se trouve suspendue de la sorte, loge aussi d'autres organes. Chez les représentants les plus inférieurs du type des Vertébrés, elle occupe la presque totalité de la longueur du corps, car elle s'étend depuis la partie antérieure de la tête jusqu'à la base de la queue, et elle contient les principaux instruments de la respiration et de la circulation, aussi bien que ceux de la digestion et de la génération; mais lorsque la structure de ces Animaux se perfectionne, elle se spécialise davantage, et se trouve affectée presque exclusivement à la protection des organes digestifs

Aussi, chez l'*Amphioxus*, qui est le membre le plus dégradé de ce groupe zoologique, la cavité viscérale appartient en commun à tous les instruments de la vie végétative; l'appareil branchial est suspendu dans sa partie antérieure comme le tube alimentaire; le foie et l'appareil de la génération le sont dans sa moitié postérieure, et c'est par son intermédiaire que l'eau employée pour l'entretien de la respiration s'échappe au dehors, après avoir baigné les branchies. Chez les Vertébrés ordinaires, il n'en est plus de même; cette chambre commune est toujours complétement fermée en avant et se trouve exclue de la région céphalique, de sorte que la portion antérieure du canal alimentaire ne s'y loge pas, et, au lieu d'être libre, adhère aux parties circonvoisines. Chez les Batraciens et les Reptiles, elle contient cependant les poumons, le cœur et les organes reproducteurs, ainsi que la presque totalité de l'appareil digestif; mais, chez les Poissons, un compartiment destiné à loger le cœur s'en sépare plus ou moins complétement (1), et chez les Oiseaux, aussi bien que chez les Mammifères, elle se trouve pour ainsi dire refoulée encore plus en arrière, d'abord par l'établissement de l'espèce d'isthme représentée par la région cervicale du corps, puis par la formation d'une chambre thoracique destinée spécialement à loger le cœur et les poumons. La portion de la grande cavité viscérale où le tube digestif et ses annexes se trouvent en liberté, et où le premier de ces organes peut se prêter à l'accumulation des aliments dans son intérieur, est donc réduite de plus en plus et n'occupe finalement que la région abdominale du tronc. Chez les Oiseaux, elle n'est séparée des cavités thoraciques que par des cloisons membraneuses d'une grande délicatesse; mais, chez les Mammifères, elle est limitée de ce côté par le muscle diaphragme, que nous avons déjà vu constituer le plancher de la chambre respiratoire (2).

(1) Voyez tome III, page 309.

(2) Voyez tome II, page 406.

Chez les Vertébrés supérieurs, le tube alimentaire est donc adhérent aux parties circonvoisines dans la tête, le cou et le thorax; il ne devient libre qu'après avoir traversé le diaphragme, et c'est seulement au delà de cette cloison musculaire qu'il se revêt de sa troisième tunique formée, comme je l'ai déjà dit, par un prolongement de la membrane séreuse dont les parois de la cavité abdominale sont tapissées. Mais cette cavité, tout en étant affectée plus particulièrement au logement des principaux organes de la digestion, ne leur appartient jamais en propre, et contient toujours une portion considérable de l'appareil génito-urinaire.

Péritoine.

§ 2. — Le péritoine, c'est-à-dire la membrane séreuse qui tapisse cette grande chambre abdominale, ressemble beaucoup à la plèvre et au péricarde, que nous avons déjà eu l'occasion d'étudier (1). Sa surface libre est garnie d'une couche mince de tissu épithélique, composée d'utricules polygonales légèrement aplaties et soudées entre elles de façon à offrir l'aspect d'une mosaïque microscopique (2); au-dessous de cette lame cellulaire se trouve une couche très mince, mais assez dense, de

(1) Voyez tome II, page 409, et tome III, page 309.

(2) Ce tissu épithélique pavimenteux, dont la découverte est due à M. Henle, ne se compose que d'une seule couche de cellules très intimement unies entre elles, mais n'adhérant que faiblement aux parties sous-jacentes. Chez l'Homme, ces utricules ont en moyenne $0^{mm},02$ de diamètre, et chacune d'elles renferme un noyau arrondi ou ovalaire et généralement grenu (*a*). Pour mettre en évidence les lignes de démarcation qui les séparent entre elles, il est souvent nécessaire de les rendre turgides par l'action de l'acide acétique.

Chez certains Poissons qui n'ont pas d'oviducte, et qui pondent leurs œufs par l'intermédiaire de la cavité abdominale, les Salmones, par exemple, le feuillet pariétal du péritoine est garni de cils vibratiles dans toute sa partie postérieure (*b*), et chez les Vertébrés où la poche séreuse constituée par cette membrane communique avec les oviductes, on rencontre un épithélium ciliaire près de

(*a*) Henle, *Traité d'anatomie générale*, t. I, p. 231, pl. 1, fig. 1.

(*b*) Vogt et Pappenheim, *Recherches sur l'anatomie comparée des organes de la génération* (*Ann. des sciences nat.*, 4ᵉ série, 1859, t. XI, p. 360).

tissu conjonctif entremêlé de fibres élastiques disposées en un réseau irrégulier, et le tout est relié aux parties sous-jacentes par une trame plus lâche de ce même tissu conjonctif où serpentent des vaisseaux sanguins et lymphatiques, et où se logent souvent des vésicules adipeuses en grand nombre (1). La tunique ainsi constituée tapisse dans toute leur étendue les parois de la cavité abdominale, et sur certains points se réfléchit en dedans de façon à constituer les replis qui engaînent les viscères. Elle forme, comme le péricarde et la plèvre, un

l'embouchure de ces conduits ; mais là où ce sac membraneux est complétement clos, on n'aperçoit plus aucun vestige de cils vibratiles.

(1) MM. Bowman et Todd pensent que la couche épithélique des membranes séreuses repose directement sur une lame continue, transparente, homogène et d'une ténuité extrême, qu'ils appellent la membrane fondamentale (*basement membrane*), et qu'ils assimilent à celle qui est située de la même manière sous les tissus muqueux (*a*). M. Goodsir donne le nom de *membrane germinale* à ce substratum, mais le considère comme étant composé de cellules allongées et nucléolées (*b*). Enfin, la plupart des histologistes ne croient pas devoir la distinguer du tissu fibrillaire blanchâtre qui est d'abord entremêlé de tissu élastique jaune, et qui, devenant de plus en plus lâche, unit la membrane séreuse aux parties sous-jacentes (*c*). Ces fibres élastiques jaunes sont très grêles ; elles s'entrecroisent dans toutes les directions, et s'unissent entre elles par leurs extrémités, de façon à former des mailles irrégulières (*d*) dans l'intérieur desquelles des mèches de tissu conjonctif serpentent et s'entrecroisent.

Ainsi que je l'ai déjà dit, M. Lambotte a cru pouvoir démontrer, par des injections fines, que la couche sous-épithélique des membranes séreuses est composée essentiellement de vaisseaux contournés qui seraient en continuité avec les capillaires sanguins et lymphatiques (*e*) ; mais cette opinion ne me paraît pas admissible, et les cavités que cet anatomiste a décrites sous le nom de *vaisseaux séreux* ne sont probablement que les lacunes interstitielles du tissu conjonctif.

(*a*) Todd and Bowman, *The Physiological Anatomy and Physiology of Man*, t. I, p. 130.
(*b*) Goodsir, *Anatomical and Pathological Observations*, p. 41.
(*c*) Henle, *Traité d'anatomie générale*, t. I, p. 391 et suiv.
— Burggraeve, *Histologie*, p. 117.
— Mandl, *Manuel d'anatomie générale*, p. 344.
— Kölliker, *Éléments d'histologie humaine*, p. 79 et 445.
(*d*) Bowman and Todd, *Op. cit.*, pl. 130, fig. 35.
(*e*) Lambotte, *De l'organisation des membranes séreuses* (*Bulletin de l'Acad. de Bruxelles*, 1840, t. VII, part. 2, p. 164).

sac dont la portion réfléchie est contenue dans la portion pariétale, et dont la surface interne est partout en contact avec elle-même. Enfin sa cavité est complétement close, lorsqu'elle parvient à son état le plus parfait. Mais, chez quelques Poissons, elle présente toujours des ouvertures qui la mettent en communication avec l'extérieur ; et cette disposition, qui ne se rencontre jamais chez les Vertébrés supérieurs du sexe mâle, est dominante chez les femelles, ainsi que nous le verrons plus en détail, lorsque nous étudierons les fonctions de reproduction (1). Quant à la disposition des replis que le péritoine forme dans l'intérieur de la chambre viscérale, je me bornerai à ajouter qu'elle est fort simple chez la plupart des Vertébrés inférieurs, mais devient très complexe chez les Mammifères, ainsi que nous le verrons quand nous examinerons d'une manière spéciale le mode de suspension des divers organes contenus dans cette cavité.

Tunique musculaire du tube digestif.

§ 3. — La tunique charnue du canal alimentaire se compose généralement de deux ordres de fibres musculaires, qui sont dirigées les unes transversalement, les autres longitudinalement; mais, dans quelques parties, elles offrent une disposition beaucoup plus complexe. Dans la portion vestibulaire de l'appareil digestif, ces fibres sont soumises à l'influence de la volonté et sont striées en travers, comme celles des muscles affectés à la locomotion; mais dans les parties plus reculées elles sont peu à peu remplacées par des fibres musculaires lisses, qui se contractent indépendamment de la volonté, et dans les parois de l'estomac et de l'intestin ces dernières existent seules.

(1) Elle existe sans exception dans les femelles chez les Mammifères, les Oiseaux, les Reptiles et les Batraciens, ainsi que chez quelques Poissons où la cavité de la poche péritonéale communique avec l'extérieur par l'intermédiaire des trompes de Fallope ou oviductes et par les organes génitaux qui font suite à ces tubes excréteurs.

Tunique muqueuse du tube digestif.

§ 4. — La tunique interne ou muqueuse du canal digestif présente chez les Vertébrés les mêmes caractères généraux que chez la plupart des Animaux inférieurs où nous en avons déjà étudié la structure. En général, on peut y reconnaître trois couches distinctes, savoir : une lame épithélique, formée par l'assemblage d'utricules ou cellules réunies entre elles, mais variant beaucoup sous le rapport de leur degré d'adhésion (1);

(1) L'existence d'une cuticule analogue à l'épiderme de la peau, et appelée *épithélium* par Ruysch (*a*), a été constatée sur la membrane muqueuse de la bouche, et même jusque dans l'œsophage, par plusieurs anatomistes des XVIIe et XVIIIe siècles (*b*). Dès cette époque quelques auteurs avaient soutenu qu'une pellicule de même nature revêt la tunique muqueuse des intestins. Lieberkühn, par exemple (*c*) et Glisson, tout en professant une opinion contraire, avaient assimilé à cette couche la substance molle qui se trouve à la surface de cette membrane, et qui était désignée sous le nom de *mucus* (*d*). Plus récemment, les résultats constatés par Lieberkühn ont été confirmés par les recherches de M. Baillarger et de M. Flourens (*e*); mais jusqu'en ces derniers temps, la plupart des anatomistes ont pensé que l'épithélium ne dépassait pas l'extrémité postérieure de l'œsophage et manquait dans l'estomac, ainsi que dans l'intestin (*f*). La question n'a été résolue d'une manière satisfaisante que par les observations micrographiques des histologistes de nos jours. M. Purkinje fut le premier à constater que l'épithélium des gencives se compose, comme l'épiderme cutané, de lamelles polyédriques (*g*). vers la même époque, M. Valentin fit des observations analogues sur d'autres membranes muqueuses (*h*). Enfin, M. Henle étudia, d'une manière plus générale et plus complète, la structure intime de la tunique superficielle du tube digestif, et y reconnut partout une couche épithélique composée de cellules ou utricules renfermant un noyau, mais offrant des variations de forme dans les différentes régions de ce canal (*i*). Ces résultats furent confirmés par les recherches de beaucoup

(*a*) Ruysch, *Thesaurus anatomicus*, VII, 7, n° 40, p. 12.

(*b*) Voyez Haller, *Elementa physiologiæ*, t. V, p. 104.

(*c*) Lieberkühn, *Dissert. anatomo-physiologica de fabrica et actione villorum intestinorum tenuium hominis*, 1760, p. 16.

(*d*) Glisson, *Tractatus de ventriculo et intestinis*, p. 136.

(*e*) Döllinger, *De vasis sanguiferis quæ villis intestinorum tenuium hominis brutorumque insunt* (dissert.), p. 22. Munich, 1828.

— Flourens, *Recherches anatomiques sur la structure des membranes muqueuses gastrique et intestinale* (*Ann. des sciences nat.*, 2e série, 1839, t. XI, p. 282).

(*f*) Bichat, *Anatomie générale*, t. II, p. 763 (édit. de Maingault).

— Béclard, *Éléments d'anatomie générale*, 1823, p. 255.

— Meckel, *Manuel d'anatomie*, t. I, p. 199.

(*g*) Voyez Raschkow, *Meletemata circa mammalium dentium evolutionem*, Breslau, 1835, p. 11.

(*h*) Valentin, *Feinere Anatomie der Sinnesorgane* (*Repertorium*, 1836, p. 143).

(*i*) Henle, *Traité d'anatomie générale*, t. II, p. 290, etc.

une couche molle et plus ou moins granuleuse, qui a reçu le nom de *corps muqueux* ou de *couche intermédiaire*, et qui paraît être formée par du jeune tissu épithélique en voie de développement; enfin une couche fondamentale ou dermoïde, qui se compose de tissu conjonctif associé à des fibres élastiques, et qui loge une multitude de petits vaisseaux sanguins et lymphatiques, de nerfs et de glandules (1).

d'autres histologistes, portant soit sur l'Homme (*a*), soit sur divers Vertébrés inférieurs (*b*).

(1) La plupart des anciens anatomistes ne distinguaient dans les membranes muqueuses que deux couches constitutives, savoir : la couche superficielle, qu'ils comparaient à l'épiderme de la peau, et la couche profonde, ou chorion, qu'ils assimilaient au derme. Cependant Malpighi, en étudiant la structure de la langue du Bœuf, avait aperçu entre ces deux parties principales une couche intermédiaire à laquelle on a donné le nom de *corps muqueux* ou de *corps réticulaire*, parce que ce naturaliste le croyait perforé pour livrer passage aux villosités. En 1837, M. Flourens a constaté que cette couche intermédiaire est continue et se laisse facilement séparer, soit de la couche épithélique, soit du chorion muqueux, quand on fait bouillir les pièces dont on veut étudier la structure. Il en a reconnu aussi l'existence chez l'Homme, et il a vu qu'elle se trouve dans l'estomac et l'intestin, aussi bien que dans la bouche (*c*). C'est le corps muqueux imparfaitement séparé des tissus conjonctif et élastique du chorion sous-jacent que M. Henle a décrit sous le nom de *couche intermédiaire* de membranes muqueuses (*d*). Enfin c'es encore cette même partie qui, observée dans son état normal, a été décrite par M. Goodsir, sous le nom de *membrane germinale* (*e*). Du reste, les recherches récentes des micrographes font voir qu'elle n'est, en réalité, autre chose que le tissu épithélique en voie de développement (*f*), opinion qui avait été déjà professée par Albinus (*g*). C'est une substance très molle et dans un état granuleux ; mais, par les progrès du travail histo-

(*a*) Mandl, *Manuel d'anatomie générale*, 1843, p. 533.
— Bowman, art. MUCOUS MEMBRANE (Todd's *Cyclopædia of Anatomy and Physiology*, t. III, p. 489, fig. 278 à 280).
— Kölliker, *Éléments d'histologie*, p. 387 et suiv., fig. 170, etc.

(*b*) Leydig, *Lehrbuch der Histologie des Menschen und der Thiere*, p. 306, etc.

(*c*) Flourens, *Recherches anatomiques sur le corps muqueux de la langue dans l'Homme et les Mammifères* (*Ann. des sciences nat.*, 2ᵉ série, 1837, p. 219). — *Recherches anatomiques sur la structure des membranes muqueuses gastrique et intestinale* (*Ann. des sciences nat.*, 2ᵉ série, 1839, t. IX, p. 282).

(*d*) Henle, *Traité d'anatomie générale*, t. II, p. 590.

(*e*) Goodsir, *On the Structure and Functions of the Intestinal Villi* (*Edinb. New Philos. Journ.*, 1842, t. XXXIII, p. 165).

(*f*) Mandl, *Anatomie microscopique*, t. I, p. 328.

(*g*) Albinus, *Annotationum academicarum liber primus*, cap. XVI, t. I, p. 64 et suiv. (1754).

Il est aussi à noter que le tissu conjonctif situé entre les tuniques muqueuse et musculaire prend souvent un développement assez considérable pour être considéré par quelques anatomistes comme constituant une quatrième enveloppe à laquelle on a donné les noms de *tunique nerveuse* ou *fibreuse* (1).

Du reste, les caractères secondaires des divers éléments anatomiques que je viens d'énumérer varient dans les différentes parties du tube digestif, et par conséquent c'est lorsque nous étudierons chacune de celles-ci en particulier que nous devrons nous en occuper plus en détail.

génique dont elle est le siége, elle est destinée à se transformer successivement en utricules semblables à celles dont se compose la pellicule épithélique superficielle, et à remplacer celle-ci lors de la mue.

M. Bowman et quelques autres anatomistes distinguent entre le tissu épithélique et les parties profondes des membranes muqueuses une couche extrêmement mince, transparente, d'apparence homogène, qui reste adhérente quand l'épithélium, déjà développé, vient à se détacher. L'auteur que je viens de citer la désigne sous le nom de *membrane fondamentale* (a), et la considère comme étant l'élément anatomique qui constitue la base des muqueuses en général (b); mais je suis porté à croire que ce n'est encore que la portion la plus jeune, et par conséquent la plus profonde du tissu épithélique en voie de formation.

La couche profonde de la tunique muqueuse, ou le chorion muqueux, est désignée tantôt sous le nom de *tissu sous-muqueux* (c), d'autres fois sous celui de *chorion* (d) ou de *derme* (e). C'est une sorte de feutrage de fibrilles conjonctifs et élastiques dont la densité et l'épaisseur varient beaucoup. Elle est, en général, très riche en vaisseaux sanguins.

(1) M. Cruveilhier considère cette couche comme ne devant pas être confondue avec le tissu conjonctif (ou cellulaire) qui unit entre elles les parties voisines, et comme formant, pour ainsi dire, la charpente du tube digestif (f); elle est très susceptible d'hypertrophie, et dans certains états morbides de l'estomac elle acquiert parfois plusieurs lignes d'épaisseur.

(a) *Basement membrane*, en anglais.

(b) Bowman, art. MUCOUS MEMBRANE (Todd's *Cyclop. of Anat. and Physiol.*, t. III, p. 486).

M. Mandl désigne cette couche sous le nom de *tunique dermoïde propre* (*Op. cit.*, p. 328).

(c) Kölliker, *Traité d'histologie*, p. 385.

(d) Bichat, *Anatomie générale*, t. II, p. 489.

(e) Flourens, *Op. cit.* (*Ann. des sciences nat.*, t. VII, p. 221, etc.).

(f) Cruveilhier, *Traité d'anatomie descriptive*, t. III, p. 184.

Bouche.

§ 5. — Chez tous les Vertébrés, l'entrée des voies digestives est élargie en forme d'entonnoir, et constitue une sorte de vestibule appelé communément la *bouche*, bien que dans le langage ordinaire, ce nom soit appliqué aussi d'une manière plus particulière à l'ouverture par laquelle cette cavité communique avec l'extérieur. Presque toujours il règne une grande uniformité dans le plan fondamental de cette portion de l'appareil digestif, et les modifications qui s'y rencontrent dépendent en général, soit du degré de développement de certains groupes constants d'organes ou d'éléments anatomiques, soit de variations légères dans les relations de ces parties entre elles. Mais il existe une exception à cette règle, et l'introduction des matières alimentaires dans la chambre buccale, au lieu de s'effectuer, comme d'ordinaire, par le jeu d'un système de leviers et de muscles, peut résulter seulement de l'action des cils vibratiles, qui sont aussi les organes moteurs dans l'appareil de la respiration, cumul physiologique dont nous avons déjà rencontré beaucoup d'exemples chez les Invertébrés inférieurs.

Cavité buccale de l'Amphioxus.

Ce mode de préhension des aliments se voit chez l'*Amphioxus*, dont j'ai eu l'occasion de parler plusieurs fois, comme étant le représentant le plus dégradé du type zoologique propre à l'embranchement des Vertébrés. Chez cet Animal, de même que chez les Ascidies parmi les Molluscoïdes de la classe des Tuniciers, la partie antérieure du corps est creusée d'une grande cavité qui appartient en commun à la respiration et à la digestion. Des replis membraneux situés à sa partie antérieure sont garnis de cils vibratiles qui, en battant l'eau, y déterminent un courant dirigé d'avant en arrière, et les particules qui se trouvent en suspension dans ce liquide sont dirigées de la sorte vers l'estomac, tandis que le fluide respirable, après avoir baigné le vaisseau branchial, traverse une multitude de petits orifices latéraux, pour pénétrer dans la chambre viscérale et s'échapper ensuite au dehors par un pore abdominal (1). L'entrée de la chambre branchio-pharyngienne ainsi disposée est maintenue béante par une sorte de cadre cartilagineux qui porte une couronne de barbillons ou cirrhes, et ces appendices filiformes sont susceptibles de s'étendre en avant ou de se recourber en dedans, de façon à former une sorte de barrage à claire-voie qui s'oppose au passage de corps étrangers d'un certain volume. Enfin l'ouverture de l'œsophage, c'est-à-dire du conduit qui mène à l'estomac, occupe le fond de cette grande cavité, et des cils vibratiles dont elle est entourée y font pénétrer les particules solides amenées dans ce point par le courant respiratoire (2).

Cavité buccale des Vertébrés ordinaires.

§ 6. — Chez les Vertébrés ordinaires, la cavité buccale, tout en pouvant servir au passage du fluide respirable, ne loge jamais les organes de la respiration, et appartient essentiellement

(1) Voyez ci-dessus, tome III, page 301.

(2) La charpente solide qui entoure l'ouverture buccale de l'*Amphioxus* est formée de deux tiges cartilagineuses cylindro-coniques, qui sont réunies par leur base sur la ligne médiane inférieure, et qui se composent d'une série de tronçons placés bout à bout. Chacun de ces articles porte un appendice grêle et filiforme, mais de même nature, qui se dirige en avant, et qui soutient un prolongement digitiforme de la peau, de façon à constituer une cirrhe ou barbillon. Enfin ces cirrhes, dont la tige est multiarticulée, sont mises en mouvement par les fibres musculaires, et d'autres faisceaux charnus s'insèrent aux branches du cadre qui les porte, et, par leurs contractions, déterminent celles-ci à se rapprocher ou à s'écarter entre elles (*a*).

Les parois de la chambre branchio-pharyngienne sont soutenues par une série d'arceaux assez analogues au cadre dont je viens de parler, et s'élèvent de la face sternale du corps vers la paroi dorsale de cette cavité. En traitant de l'appareil respiratoire, j'ai déjà fait connaître la disposition générale de cette charpente cartilagineuse (tome III, p. 202), et c'est seulement quand nous étudierons spécialement le squelette des Animaux vertébrés, que nous pourrons chercher utilement à en déterminer les éléments anatomiques.

(*a*) Goodsir, *On the Anatomy of* Amphioxus lanceolatus (*Trans. of the roy. Soc. Edinburgh*, 1844, t. XV, p. 254).
— J. Müller, *Ueber den Bau und die Lebenserscheinungen des* Branchiostoma lubricum, pl. 1, fig. 2, etc. (*Mém. de l'Acad. de Berlin pour* 1842).
— Quatrefages, *Mém. sur le système nerveux et l'histologie du Branchiostome ou Amphioxus* (*Ann. des sciences nat.*, 1845, 3ᵉ série, t. IV, pl. 10).

à l'appareil digestif; elle est constamment dépourvue de cils vibratiles, mais elle est susceptible de se dilater ou de se resserrer, et c'est par l'effet de mouvements de ce genre que les aliments y sont introduits et poussés vers l'œsophage. Du reste, sa conformation varie suivant que ces substances consistent en liquides seulement, ou affectent en partie l'état solide. Chez les Vertébrés suceurs, elle a la forme d'une ventouse et ressemble beaucoup à la cupule que nous avons vue à l'entrée des voies digestives de beaucoup de Vers, notamment des Sangsues. Mais le régime exclusif des liquides est exceptionnel dans le grand embranchement dont l'étude nous occupe ici, et, dans l'immense majorité des cas, la bouche est organisée en manière de pince à deux branches, de façon à pouvoir saisir des corps solides et à en effectuer la déglutition. Sous ce rapport, il existe donc une certaine ressemblance entre les Vertébrés et les Crustacés ou les Insectes; mais, chez les premiers, les branches de cette pince ne sont pas des appendices empruntés au système locomoteur : ce sont des organes créés *ad hoc*, et au lieu d'agir en s'écartant ou en se rapprochant du plan médian du corps, elles se meuvent toujours d'avant en arrière, l'une d'elles restant plus ou moins immobile, tandis que l'autre, articulée à la précédente ou à une partie adjacente de la charpente céphalique par son extrémité postérieure, s'élève et s'abaisse alternativement.

Pour le moment, je laisserai de côté les Vertébrés suceurs, qui ne sont qu'en petit nombre et qui appartiennent tous à la classe des Poissons. En effet, la structure de leur appareil buccal sera plus facile à étudier quand nous connaîtrons la constitution des parties analogues chez les Vertébrés masticateurs; et, d'ailleurs, c'est chez ces derniers que nous avons le plus d'intérêt à en faire un examen attentif.

Disposition générale de la bouche.

§ 7. — Ainsi que chacun le sait, les deux branches de la pince buccale des Vertébrés sont formées par deux mâchoires, dont l'une est supérieure ou antérieure, et l'autre est inférieure ou postérieure. Ces organes sont des parties du squelette dont le tissu est quelquefois cartilagineux, mais le plus souvent osseux, et ils sont toujours revêtus par un repli des téguments communs, dont la portion extérieure fait partie de la peau et la portion intérieure dépend de la tunique muqueuse du canal digestif. Chez la plupart des Vertébrés inférieurs, ce repli membraneux est simple et appliqué directement sur le bord préhensile des mâchoires; mais chez les membres les plus élevés de ce groupe zoologique, il se dédouble de façon à revêtir d'abord le bord libre de la pince buccale, et à y constituer ce que l'on appelle les *gencives*, puis à former extérieurement un voile mobile divisé plus ou moins complétement en deux parties appelées *lèvres*.

Lèvres et joues.

Cet appareil valvulaire ou labial se rencontre chez divers Poissons (1); on le remarque aussi chez plusieurs Batra-

(1) Chez beaucoup de Poissons, la bouche est bordée extérieurement par un repli de la peau qui est plus ou moins épais, mais qui, n'étant pas pourvu de muscles propres, n'a aucun rôle important dans les mouvements relatifs à la digestion, et sert principalement à rendre l'occlusion de la portion vestibulaire du canal alimentaire plus complète, quand l'Animal doit faire passer dans son appareil respiratoire l'eau dont il a rempli cette cavité. Quelques auteurs pensent que c'est à raison de l'existence d'une disposition de ce genre que le nom de *Labrus* a été donné par les anciens à un Poisson de la Méditerranée; mais cette opinion ne paraît pas être fondée (*a*). Chez une espèce voisine, le *Crenilabrus pavo*, ainsi que chez le Barbeau et plusieurs autres Poissons, la lèvre supérieure est fort grosse et plissée à sa face interne (*b*).

Chez quelques Poissons il existe sur la face externe du repli labial, ou tout auprès, des appendices cutanés ou barbillons; mais ces organes ne doivent pas être considérés comme appartenant à l'appareil digestif, et ils paraissent être seulement des instruments tactiles. Ainsi, la bouche des Myxines est entourée de huit barbillons (*c*), et chez les Siluroïdes (*d*) il en existe six, dont deux ont parfois plus de la moitié de la longueur du corps. Chez les Rougets ou Mu-

(*a*) Valenciennes et Cuvier, *Histoire naturelle des Poissons*, t. XIII, p. 2.

(*b*) Valenciennes, *Op. cit.*, t. XIII, p. 160.

(*c*) J. Müller, *Vergl. Anatomie der Myxinoïden*, pl. 2, fig. 1.

(*d*) Exemple : le *Pimelodus aor* (voy. l'*Atlas du Règne animal* de Cuvier, POISSONS, pl. 96, fig. 2).

ciens (1); mais c'est seulement dans la classe des Mammifères qu'il acquiert de l'importance, et qu'il intervient d'une manière très active dans le travail mécanique effectué par la portion vestibulaire du canal digestif, travail qui a alors pour objet la division aussi bien que la préhension des aliments (2). En effet, les lèvres, quand leur structure est perfectionnée, peuvent agir de deux manières. Elles deviennent alors aptes à exécuter des mouvements au moyen desquels l'Animal saisit des aliments et les introduit dans la cavité buccale, fonctions dans lesquelles d'autres parties étrangères à l'appareil digestif leur viennent parfois en aide, ainsi que le fait la main de l'Homme ou la trompe de l'Éléphant. Puis, en raison de leur extensibilité, tout en restant plus ou moins complétement fermées, elles peuvent permettre aux mâchoires de s'écarter entre elles, et par conséquent elles servent à retenir les aliments dans la bouche pendant que ces organes les divisent. La première de

lets (*a*), on en trouve deux qui pendent à la symphyse de la mâchoire inférieure, et chez la Morue un seul, qui est inséré de même (*b*).

Il est aussi à noter que, chez beaucoup de Poissons, la membrane muqueuse de la bouche forme, en dedans de chaque mâchoire, un repli qui est dirigé en arrière et qui fait office de valvule, pour empêcher le reflux de l'eau quand ce liquide a été introduit dans cette cavité et doit être poussé à travers les fentes pharyngiennes dans les chambres branchiales, puis au dehors par les ouïes (*c*). Chez les Raies, cette espèce de lèvre interne est garnie de franges marginales à la mâchoire supérieure. MM. Carus et Otto l'ont figurée chez le *Lepidopus Peronii* (*d*).

(1) Ainsi, les Grenouilles et les Crapauds ont les lèvres très courtes.

(2) Tous les Mammifères, à l'exception des Monotrèmes, sont pourvus de lèvres mobiles et plus ou moins bien développées. Chez les Échidnés, ces replis manquent complétement. Chez les Ornithorhynques adultes, ils n'ont aucune mobilité et constituent, comme nous le verrons dans la prochaine Leçon, une espèce de bec; mais dans les premiers temps de la vie ils sont mous et flexibles (*e*).

Chez les Fourmiliers, les lèvres

(*a*) Exemple : le *Mullus surmuletus* (voy. l'*Atlas du Règne animal*, POISSONS, pl. 19, fig. 2).

(*b*) *Atlas du Règne animal* de Cuvier, POISSONS, pl. 106, fig. 1.

(*c*) Cuvier et Valenciennes, *Histoire naturelle des Poissons*, t. I, p. 497.

(*d*) Carus et Otto, *Tabulæ Anatom. compar. illustrantes*, pars IV, pl. 4, fig. 10.

(*e*) Owen, *On the Young of the* Ornithorhynchus paradoxus (*Trans. of the Zool. Soc.*, 1835, t. I, p. 223, pl. 32, fig. 1 à 4).

ces conditions de perfectionnement est obtenue par un développement considérable des deux replis membraneux qui constituent les lèvres, et par l'adjonction de muscles logés dans leur intérieur ou placés tout autour, et disposés de façon à en déplacer le bord dans différents sens ; la seconde est réalisée par des moyens analogues et par le rétrécissement de la fente qui sépare ces deux voiles mobiles, dont la portion commune recouvre alors d'une manière permanente la partie postérieure de la pince mandibulaire, et constitue de chaque côté de la bouche une cloison extensible, qui est connue sous le nom de *joue*. Quelquefois l'espèce de poche ainsi formée se développe davantage, et devient apte à fonctionner comme un magasin pour les aliments que l'Animal met en réserve à mesure qu'il s'en empare, et qu'ensuite il mâche à loisir. Ainsi, chez beaucoup de Singes de l'ancien continent, il existe de chaque côté de la tête une cavité creusée dans l'épaisseur de la joue et formée par une dilatation de la membrane muqueuse dont la

Abajoues.

proprement dites sont très courtes et circonscrivent une bouche extrêmement petite ; mais les joues, qui font en réalité partie du même appareil valvulaire, sont très développées (a). Chez quelques Rongeurs, tels que les Rats-Taupes ou *Sphœlax* (b), et les Oryctères (c), ces replis sont trop courts pour se rencontrer, et laissent toujours à découvert les dents dont la partie antérieure de la bouche est armée.

Il est aussi à noter que la lèvre supérieure est souvent divisée en deux lobes arrondis par une fissure moyenne. Cette disposition se voit chez beaucoup de Rongeurs, tels que les Lièvres (d) ; et c'est à raison de cette circonstance qu'on donne le nom de *bec-de-lièvre* à la division congénitale ou accidentelle de cet organe qui se remarque parfois chez l'Homme. Le même mode d'organisation se voit chez les Chameaux, les Lamas, les Chats et quelques Chauves-Souris, telles que les Noctilions de l'Amérique du Sud (e).

(a) Owen, *On the Anatomy of the Great Anteater* (*Trans. of the Zool. Soc.*, t. IV, pl. 39, fig. 1 et 3).

(b) Voyez Nordmann, *Observ. sur la Faune pontique* (Demidoff, *Voyage en Crimée*, MAMMIFÈRES, pl. 1 et 2).

(c) Voyez l'*Atlas du Règne animal* de Cuvier, MAMMIFÈRES, pl. 61, fig. 2.

(d) Voyez Carus et Otto, *Tab. Anatom. compar. illustr.*, pars IV, pl. 7, fig. 2.

(e) Seba, *Thesaurus*, t. I, pl. 55, fig. 1.
— Gervais, *Histoire naturelle des Mammifères*, p. 211 (sans numéro).

bouche est tapissée. On donne à ces poches le nom d'*abajoues*, et l'on remarque que chez certains Mammifères granivores elles acquièrent des dimensions très considérables (1). Des

(1) Chez quelques Chauves-Souris, les joues sont très extensibles, mais ne constituent pas de véritables abajoues, c'est-à-dire des poches distinctes de la cavité buccale. Chez les Singes des genres Guenon, Macaque et Cynocéphales, ces réservoirs alimentaires sont très profonds ; ils descendent plus bas que la mâchoire inférieure, et communiquent avec la bouche par un orifice situé un peu en dedans de la commissure des lèvres. Chez les Semnopithèques les abajoues sont rudimentaires ; mais chez les Gibbons et les Orangs, ainsi que chez tous les Singes du nouveau monde, il n'en existe aucun vestige.

Ces appendices buccaux sont très développés chez plusieurs Rongeurs, particulièrement chez certaines espèces qui, pendant l'été, font des magasins de provisions pour la mauvaise saison. Ainsi chez le Hamster, qui emmagasine de la sorte le blé dans son terrier, il existe de chaque côté de la bouche une grande poche membraneuse dont ce petit Mammifère se sert pour transporter sa récolte. Ce sac, de forme ovalaire, se prolonge sous la peau, sur les parties latérales de la tête et du cou, jusqu'à l'épaule (*a*), et il est garni d'une tunique musculaire dont plusieurs faisceaux charnus s'étendent aux parties circonvoisines, de façon à pouvoir, en se contractant, le comprimer fortement et le vider.

La conformation des abajoues est à peu près la même chez le Souslik, ou *Arctomys citillus* (*b*), les Écureuils et les Campagnols, parmi les Rongeurs ; chez le *Koala* et le *Perameles lagotis*, parmi les Marsupiaux (*c*), et chez l'Ornithorhynque parmi les Monotrèmes (*d*).

Chez les Rongeurs du genre *Saccomys*, il existe aussi des abajoues très vastes, mais ces poches s'ouvrent au dehors par une grande fente qui descend de chaque côté de la bouche, depuis la lèvre supérieure jusque sous la mâchoire inférieure (*e*).

Chez le Paca, on trouve aussi, indépendamment des abajoues internes, une poche qui est formée par un repli de la peau de chaque côté de la tête, s'enfonce sous l'arcade zygomatique, et s'ouvre au dehors, au-dessous de cette voûte osseuse. Cette cavité ne paraît pas pouvoir servir à l'emmagasinage de matières alimentaires, et l'on en ignore les usages. Il est aussi à remarquer que les abajoues internes de cet Animal, qui s'ouvrent dans la bouche, vis-à-vis de l'espace compris entre les dents mâchelières et incisives, ne paraissent pas être assez

(*a*) Daubenton, *Description anatomique du Hamster* (Buffon, *Histoire naturelle des Mammifères*, t. VIII, pl. 272, fig. 4).

(*b*) Carus et Otto, *Tab. Anatom. compar. illustr.*, pars IV, pl. 7, fig. 3.

(*c*) Owen, art. MARSUPIALIA (Todd's *Cyclop.*, t. III. p. 299).

(*d*) Meckel, *Ornithorhynchi paradoxi descriptio anatomica*, pl. 5.

(*e*) F. Cuvier, *Descript. du Saccomys anthophile* (*Mém. du Muséum*, t. X, pl. 26, fig. 7).

dépendances du plancher de la bouche remplissent des fonctions analogues chez quelques Oiseaux, tels que les Pélicans (1).

extensibles pour recevoir des corps étrangers (*a*).

Le *Geomys bursarius* (qui a reçu aussi les noms génériques de *Pseudostoma*, d'*Ascomys* et de *Saccophorus*) a été souvent représenté comme ayant de chaque côté de la bouche un sac membraneux saillant au dehors et pendant presque à terre (*b*); mais cette disposition n'existe pas naturellement, et paraît n'avoir été produite que par l'extroversion artificielle des abajoues (*c*).

Chez les Grenouilles mâles on trouve de chaque côté de la face une poche assez semblable aux abajoues des Mammifères, mais qui ne sert pas à loger les aliments, et, en se gonflant d'air, produit le coassement bruyant que ces Animaux font si souvent entendre (*d*). Les Rainettes ont aussi des sacs vocaux, mais ces poches ne sont pas visibles à l'extérieur et sont situées sous la langue.

(1) Il existe chez le Pélican une grande poche membraneuse qui sert de magasin pour les aliments, comme le font les abajoues des Mammifères dont je viens de parler, mais qui est constituée d'une manière différente. Elle n'est pas formée par les joues, et elle résulte de l'agrandissement du plancher de la cavité buccale (*e*). Les deux branches de la mâchoire inférieure de cet Oiseau sont, non-seulement très longues, mais aussi très écartées entre elles, et la langue étant rudimentaire, la membrane muqueuse qui tapisse la paroi inférieure de la bouche, et qui n'est séparée de la peau que par un réseau mince de tissu élastique et quelques faisceaux musculaires très grêles, se dilate de façon à constituer une grande poche médiane (*f*). Quand ce réservoir est vide, il se resserre beaucoup, à raison de l'élasticité du réseau fibreux dont je viens de parler; mais en fléchissant sous le poids des aliments que le Pélican y dépose, il se dilate aisément et il peut acquérir ainsi des dimensions très considérables. Le Pélican se nourrit de Poissons, et quand il fait la chasse de ces Animaux, il les engloutit dans sa poche sous-maxillaire, afin de les avaler ensuite à loisir, ou de les dégorger devant ses petits. Pour vider ainsi ce réservoir, ces grands Oiseaux appuient leur énorme bec contre leur poitrine, et c'est probablement cette manœuvre qui a fait naître la fable devenue populaire au sujet de ces

(*a*) F. Cuvier, art. CADIAI et PACA (*Dict. des sciences nat.*, t. VI, p. 21, et t. XXXVII, p. 194).

(*b*) Shaw, *Descript. of the* Mus bursarius, etc. (*Trans. of the Linn. Soc.*, t. V, pl. 8).
— Rymer Jones, art. RODENTIA (Todd's *Cyclopædia of Anatomy and Physiology*, t. III, p. 386, fig. 270).

(*c*) Voyez Rösel, *Historia naturalis Ranarum*, pl. 4, fig. 1, *a*; pl. 13, fig. 2, *d*.

(*d*) Cuvier, *Règne animal*, 2ᵉ édit., t. I, p. 212.

(*e*) Voyez l'*Atlas du Règne animal*, OISEAUX, pl. 94, fig. 1.

(*f*) Duvernoy, *Mém. sur quelques particularités des organes de la déglutition de la classe des Oiseaux et des Reptiles* pl. 4, fig. XI (*Mém. de la Société d'histoire naturelle de Strasbourg*, 1835, t. II).

Conditions de perfectionnement de l'appareil labial.

D'après les faits que je viens d'exposer, on peut prévoir que le développement de l'appareil labial doit être lié au mode d'action des organes masticatoires. Ainsi chez les Mammifères dont la nourriture consiste en petits Insectes ou d'autres corps qui s'échapperaient facilement de la bouche pendant l'écartement des mâchoires, si celle-ci était largement fendue, il est utile que la joue, c'est-à-dire la portion commune et close de ces espèces de voiles mobiles, s'étende dans une grande longueur de chaque côté de la pince mandibulaire, et que par conséquent la commissure des lèvres se trouve très éloignée de la charnière à l'aide de laquelle cette pince fonctionne. Mais les Animaux qui avalent, sans les mâcher beaucoup, de gros fragments de substances molles, tels que des lambeaux de chair, n'ont pas besoin d'une disposition semblable, laquelle serait d'ailleurs défavorable à l'ingurgitation rapide de leur

Animaux, qui, dit-on, se percent le sein pour en tirer du sang destiné à nourrir leurs petits.

Il existe chez le Busard mâle un réservoir membraneux, qui peut être comparé à la poche sous-mandibulaire du Pélican, mais qui n'est pas disposé de la même manière. C'est un sac membraneux qui a son entrée sous la langue et qui descend le long de la partie antérieure du cou (*a*). Cet organe peut contenir plusieurs litres d'eau, et l'on suppose qu'il sert au mâle pour porter à sa compagne et à sa progéniture la boisson dont celles-ci ont besoin, pendant qu'elles sont obligées de rester dans leur nid. Une disposition analogue se remarque dans la membrane muqueuse du plancher chez le Martinet, et sert de réceptacle pour les Insectes dont celui-ci fait la chasse ; elle est surtout développée dans la saison de l'incubation, et elle paraît exister chez plusieurs autres Oiseaux insectivores.

Enfin, on trouve aussi une poche sublinguale très dilatable chez le Casse-noix (*Caryocatactes*), et cet Oiseau y accumule les noisettes dont il fait provision (*b*).

Quelques auteurs ont fait mention d'une particularité anatomique analogue chez le Rorqual. Ainsi, d'après Souty, il y aurait chez cette Baleine une grande poche membraneuse, longue de plus de 2 mètres et demi, située sous le plancher de la bouche et contenant de l'air (*c*).

(*a*) Owen, art. AVES (Todd's *Cyclopædia of Anatomy and Physiology*, t. I, p. 317, fig. 155).

(*b*) Sinéty, *Note sur une poche buccale chez le Casse-noix* (*Comptes rendus de l'Académie des sciences*, 1853, t. XXXVI, p. 785).

(*c*) Lesson, *Hist. nat. des Cétacés*, 1828, p. 348 à 271 (*Suites à Buffon*, édit. Baudouin).

proie. Et, effectivement, on remarque que chez les Carnassiers l'ouverture de la bouche s'étend très loin vers l'articulation de la mâchoire, tandis que chez les Insectivores, les Rongeurs et les Herbivores, qui doivent en général mâcher longuement leurs aliments, les joues se développent davantage, et l'ouverture de la bouche, tout en étant plus ou moins dilatable, se rétrécit beaucoup. C'est surtout dans ce dernier cas que les parties motrices de l'appareil labial se perfectionnent le plus : mais leur multiplicité peut être commandée par d'autres circonstances ; car, ainsi que chacun le sait, les lèvres peuvent être employées à différents usages, à la prononciation, par exemple, aussi bien qu'à la préhension des aliments, et ces fonctions nouvelles nécessitent une grande aptitude à exécuter des mouvements variés.

Muscles de l'appareil labial.

Ainsi, chez l'Homme, l'un des muscles labiaux est un sphincter composé de fibres disposées en forme d'anneau autour de l'ouverture de la bouche ; il est logé dans l'épaisseur des lèvres, et, en se contractant, il en rapproche les bords (1).

Les antagonistes de ce muscle constricteur sont fixés à la partie externe de ces replis tégumentaires, dans le voisinage de la commissure labiale, et se rendent en divergeant vers le bord inférieur de l'orbite, la partie postérieure des joues et la face externe de la mâchoire inférieure, de façon à pouvoir élever la lèvre supérieure, abaisser la lèvre inférieure, et tirer ces deux organes en arrière, en les tendant sur les arcades dentaires et

(1) Le *muscle orbiculaire des lèvres*, ou *sphincter de la bouche*, est de forme ovalaire ; il est logé dans l'épaisseur des lèvres et ne s'attache pas aux os circonvoisins, mais se compose de deux faisceaux de fibres sous-cutanées demi-elliptiques, qui sont disposés transversalement, l'un dans la lèvre supérieure, l'autre dans la lèvre inférieure, et qui se réunissent par entrecroisement de leurs éléments constitutifs de chaque côté de la bouche, de façon à former un anneau charnu (*a*). Par sa contraction, ce muscle rapproche les lèvres et resserre l'ouverture buccale.

(*a*) Voyez Bourgery, *Traité de l'anatomie de l'Homme*, t. II, pl. 95, ou toute autre Iconographie anatomique du corps humain.

en écartant leurs commissures l'une de l'autre (1). Chez les autres Mammifères les muscles labiaux sont disposés à peu près de même que chez l'Homme, et quelquefois ils sont plus développés; mais, en général, ils sont moins indépendants entre

(1) Les muscles rétracteurs des lèvres sont, de chaque côté de la tête :

1° Le *grand zygomatique*, faisceau charnu, long et grêle, qui se fixe postérieurement à la face externe de l'os de la pommette, et qui descend obliquement vers la commissure des lèvres, où il s'attache aux téguments communs, en se mêlant aux fibres du muscle orbiculaire (*a*).

2° Le *muscle petit zygomatique*, qui marche parallèlement au précédent, et qui s'insère à la lèvre supérieure, entre la commissure et l'aile du nez (*b*). Souvent ce muscle manque ou se confond avec le grand zygomatique (*c*).

3° La portion supérieure du *muscle peaucier*, qui, après avoir recouvert toute la région antérieure du cou, se prolonge transversalement sur la partie inférieure des joues, et envoie beaucoup de fibres à la commissure des lèvres.

4° Le *muscle buccinateur*, qui est situé plus profondément que les précédents et qui tapisse la face interne des joues. Il s'insère, d'une part, aux deux mâchoires, près de leur bord alvéolaire, et a une intersection fibreuse qui le réunit au muscle constricteur supérieur du pharynx ; d'autre part, à la commissure des lèvres et aux parties adjacentes de ces organes (*d*).

Les muscles élévateurs de la lèvre supérieure sont :

1° L'*élévateur commun de l'aile du nez et de la lèvre supérieure*, qui s'attache supérieurement à la partie inférieure et interne du bord de l'orbite, descend sur le côté du nez, et s'insère inférieurement aux téguments de l'aile du nez et de la partie voisine de la lèvre supérieure (*e*).

2° L'*élévateur propre de la lèvre supérieure*, qui s'étend du bord inférieur de l'orbite à la partie externe de la lèvre supérieure (*f*).

3° Le *muscle canin*, ou élévateur oblique interne de la commissure, qui s'insère, d'une part, à la partie supérieure de la fosse canine et aux parties adjacentes de l'apophyse montante de l'os maxillaire supérieur ; d'autre part, à la commissure des lèvres (*g*).

Les muscles abaisseurs sont :

1° Le *triangulaire des lèvres*, ou abaisseur de la commissure, dont les fibres se fixent inférieurement au tiers interne de la ligne maxillaire externe de la mâchoire inférieure, et convergent supérieurement pour se confondre avec celles des muscles canin et

(*a*) Bourgery, *Traité de l'anatomie de l'Homme*, pl. 95, n° 12.
(*b*) Idem, *ibid.*, pl. 95, n° 11.
(*c*) Cuvier et Laurillard, *Anatomie comparée* (myologie du nègre), pl. 1, fig. 1.
(*d*) Bourgery, *Op. cit.*, pl. 96, n° 10, et pl. 99, fig. 1, n° 2.
(*e*) Idem, *ibid.*, pl. 95, n° 9.
(*f*) Idem, *ibid.*, pl. 95, n° 10.
(*g*) Idem, *ibid.*, pl. 96, n° 7

eux, et par conséquent moins aptes à imprimer aux lèvres des mouvements variés (1).

Il est aussi à noter qu'en général les lèvres logent dans leur épaisseur des glandules dont le nombre est souvent fort considérable (2), et que chez quelques Mammifères leur surface interne, au lieu d'être lisse, ou garnie seulement de papilles microscopiques et molles, comme chez l'Homme, est hérissée de gros appendices coniques dont la dureté est assez grande; disposition qui est même très remarquable chez certaines Chauves-Souris (3).

grand zygomatique, près de la commissure des lèvres (*a*).

2° Le *muscle carré*, ou abaisseur propre de la lèvre inférieure, qui naît des téguments de ce repli péristomien, et se fixe par son extrémité opposée, soit à l'os maxillaire inférieur, soit aux fibres voisines du muscle peaucier (*b*).

(1) Chez les Singes, par exemple, chez le Gorille (*c*) et le Magot (*d*), les muscles labiaux sont plus développés que chez l'Homme, mais se confondent davantage entre eux, et le muscle peaucier intervient plus fortement dans la production des mouvements de la lèvre inférieure. Chez le Papion et les autres Singes qui sont pourvus de grandes abajoues, le muscle buccinateur acquiert un développement très considérable (*e*).

Chez le Cheval, l'analogue du muscle releveur commun, appelé *maxillaire*, ou *sus-naso-labial*, est fort grand, tandis que le muscle zygomatique est représenté seulement par un faisceau très grêle ; mais, du reste, on trouve les muscles labiaux disposés à peu près de même que chez l'Homme (*f*). Chez le Bœuf, ce dernier muscle se développe davantage, mais se rend principalement à la lèvre inférieure (*g*).

Chez les Fourmiliers, la plupart des muscles rétracteurs des lèvres, au lieu d'envoyer directement leurs fibres charnues dans l'épaisseur de ces organes, s'y insèrent à l'aide de tendons longs et grêles (*h*).

(2) Nous reviendrons sur la disposition de ces glandes, dans la cinquante-quatrième Leçon, quand nous étudierons l'ensemble de l'appareil salivaire.

(3) Ainsi, chez le *Phyllostoma perspicillatum*, le bord des lèvres est

(*a*) Bourgery, *Traité de l'anatomie de l'Homme*, pl. 95, n° 16.

(*b*) Idem, *ibid.*, pl. 96, n° 11.

(*c*) Duvernoy, *Troisième mémoire sur les caractères anatomiques des grands Singes pseudo-anthropomorphes* (*Arch. du Muséum*, t. VIII, pl. 12, fig. C).

(*d*) Cuvier et Laurillard, *Anatomie comparée*, pl. 27 et 29.

(*e*) Cuvier et Laurillard, *Op. cit.*, pl. 38.

(*f*) Voyez Chauveau, *Traité d'anatomie comparée des Animaux domestiques*, p. 215, fig. 72.

(*g*) Idem, *ibid.*, p. 219, fig. 73.

(*h*) Owen, *On the Anatomy of the Great Anteater* (*Trans. of the Zool. Soc.*, t. IV, pl. 39, fig. 1).

Charpente solide de la bouche.

§ 8. — La charpente solide qui entoure la chambre buccale est d'une structure très complexe, et varie dans sa disposition suivant la nature des besoins physiologiques auxquels elle est destinée à satisfaire. Son mode d'action ne peut être le même chez les Animaux suceurs et chez ceux qui se nourrissent d'aliments solides d'un certain volume. Chez les premiers, elle peut constituer une sorte de cadre rigide qui entoure l'entrée des voies digestives, et ne laisse qu'un étroit passage pour les liquides dont l'ingurgitation est déterminée par le jeu d'un appareil aspirateur particulier; mais, chez les Vertébrés dont les principaux aliments sont des corps solides, elle doit réunir d'autres conditions : elle doit être dilatable, afin de se prêter au passage de ces corps, dont le volume est susceptible de variation, et elle doit offrir assez de solidité pour être apte à fonctionner à la manière des leviers, afin de saisir et de presser avec force ces mêmes corps quand les muscles destinés à mettre ses différentes parties en mouvement viennent à se contracter. Or, la disposition des parties constitutives de la charpente buccale qui est favorable à sa grande dilatabilité, est nuisible à son action comme instrument préhensile ou compresseur, et par conséquent cet appareil ne peut mieux remplir une des deux conditions que je viens d'indiquer qu'en devenant moins apte à réaliser l'autre : quand il sera destiné à déployer une grande puissance, ses différentes parties devront être très solidement unies entre elles, et présenter dans certaines directions une résistance considérable, tandis que plus ces mêmes parties seront mobiles, mieux elles se laisseront écarter entre elles pour livrer passage aux aliments. Nous pouvons donc prévoir que chez les Vertébrés qui ne sont pas pourvus d'organes sécateurs propres

comme crénelé, et il existe de chaque côté, à la face interne de ces organes, une rangée de papilles très saillantes (a).

(a) Carus et Otto, *Tabulæ Anatomiam comparativam illustrantes*, pars IV, pl. 7, fig. 1.

à opérer la division des aliments solides préalablement à l'ingurgitation de ceux-ci, le perfectionnement de la charpente buccale doit avoir principalement pour objet l'augmentation de sa dilatabilité; car l'utilisation des matières nutritives que l'Animal trouve à sa portée est alors subordonnée aux rapports existant entre le volume de ces corps et la grandeur de l'orifice que les mouvements de cette charpente rendent béant. Ce qui importe le plus à ces êtres, ce n'est donc pas de pouvoir saisir fortement leur proie, mais de pouvoir ouvrir une bouche assez grande pour l'engloutir tout entière; et par conséquent les conditions de puissance devront être sacrifiées à ce qui est nécessaire pour assurer la dilatabilité de cet appareil. Mais là où l'espèce de pince formée par les bords de l'ouverture buccale est armée d'instruments propres à déchirer ou à couper les aliments, de façon que l'Animal puisse réduire ceux-ci en fragments dont le volume est inférieur aux dimensions de l'entrée des voies digestives, la grande dilatabilité de la bouche devient inutile, et peut sans inconvénient être sacrifiée au développement de la puissance de son action comme instrument de préhension et de mastication. Le mode d'arrangement des éléments constitutifs de la charpente orale doit donc se trouver lié à la manière dont fonctionne l'armature de cette portion vestibulaire des voies digestives. Or, nous verrons dans la prochaine Leçon que cette armature est en général propre seulement à effectuer la préhension des aliments chez les Vertébrés inférieurs, tandis qu'elle devient capable de les diviser d'une manière très parfaite chez les membres les plus élevés de ce groupe zoologique. Nous pouvons par conséquent prévoir que chez les Vertébrés des classes inférieures la charpente buccale sera surtout remarquable par la mobilité de ses différentes parties et la dilatabilité de son ensemble, tandis que chez les Vertébrés les plus élevés en organisation, c'est-à-dire chez les Mammifères, la disposition de ces mêmes parties sera combinée principalement en vue d'assurer leur solidité et d'utiliser le mieux possible la puissance motrice déployée par les muscles adjacents pour mettre en action la pince masticatoire dont elles forment la base. Effectivement, c'est de la sorte que la charpente solide de la bouche des Vertébrés est en général disposée, d'une part chez les Poissons et les Reptiles, d'autre part chez les Oiseaux, et surtout chez les Mammifères. Mais, pour bien comprendre les moyens que la nature met en usage pour y imprimer ces modifications, il est nécessaire d'en connaître le mode de constitution, et par conséquent il nous faut étudier attentivement la structure de cet appareil considéré dans le vaste ensemble formé par les diverses classes des Animaux vertébrés.

Mode de développement des parois de la bouche chez l'embryon.

Pour saisir facilement le caractère de ces changements dans la structure de la charpente buccale, et pour mettre bien en évidence la similitude fondamentale qui s'y rencontre toujours, malgré les variations déterminées de la sorte, il me semble utile d'examiner d'abord d'une manière rapide le mode de développement de cet appareil chez l'embryon d'un Animal où il est destiné à acquérir une importance considérable.

Chez tous les Vertébrés, dans les premiers temps de la vie de l'embryon, la portion vestibulaire des voies digestives affecte la forme d'une grande fosse infundibulaire qui occupe toute la partie de la région faciale comprise entre les yeux et le cou, et qui est destinée à constituer, d'une part les cavités olfactives, d'autre part la chambre buccale. Mais bientôt on voit saillir de chaque côté de la base du crâne un bourgeon qui ressemble beaucoup aux arcs cervicaux destinés à former la portion hyoïdienne de l'appareil respiratoire (1), et qui peut être désigné sous le nom d'*arc facial*. Ce tubercule, en s'allongeant, descend

(1) Voyez tome II, pages 204, 218, etc.

sur le côté de la fosse faciale, et, après avoir parcouru ainsi un certain trajet, se bifurque (1). Sa branche inférieure ou postérieure s'avance le long du bord correspondant de cette fosse, et, après s'y être unie, va rejoindre sur la ligne médiane du corps la branche semblable appartenant au côté opposé, de façon à constituer avec elle un arc transversal qui embrasse en dessous l'ouverture de la cavité commune dont je viens de parler; puis une couche de tissu organogénique se produit sur son bord antérieur, et ce tissu, en se développant, constitue de chaque côté une pièce solide qui devient une moitié de la mâchoire inférieure. Ce dernier organe est donc un arc composé de deux branches qui sont rapprochées ou unies entre elles par leur extrémité inférieure, et qui sont suspendues au crâne par leur extrémité opposée à l'aide de la portion basilaire de l'arc facial, dans l'épaisseur de laquelle des pièces solides que j'appellerai *maxillo-crémastiques* se développent en même temps.

La branche supérieure de ce dernier appendice s'allonge aussi, et se dirige en avant sous la base du crâne; mais, au lieu de rester simple, elle se subdivise bientôt en deux portions : l'une qui se porte en dedans et s'élargit de façon à rencontrer son analogue en passant sous l'appareil olfactif, et à constituer une cloison plus ou moins parfaite entre la portion supérieure de la fosse faciale occupée par celui-ci et la portion inférieure de cette cavité, qui devient alors la bouche proprement dite. Des pièces solides se développent bientôt dans

(1) Je reviendrai sur l'étude de ces phénomènes organogéniques lorsque je traiterai du développement des Vertébrés, et je me bornerai à ajouter ici que les différents états de l'arc facial dans l'embryon humain se voient très bien dans les figures publiées par M. Coste (*a*).

(*a*) Coste, *Histoire générale et particulière du développement des êtres organisés*. Espèce humaine, pl. 3, fig. 3; pl. 3 *x*, fig. B; pl. 4 *a*, fig. 1, etc.

la lame ainsi formée, et constituent ce que les anatomistes appellent l'*arc palatin*. Enfin, la portion externe de cette même branche supérieure de l'appendice facial primitif s'avance parallèlement à la mâchoire inférieure, et va s'unir, sur le devant de la fosse faciale, à un appendice facial antérieur qui descend de la région frontale du crâne et qui laisse de chaque côté, dans son point de jonction avec la partie dont je viens de parler, un espace vide destiné à former la narine.

En résumé, nous voyons donc que la cavité buccale se trouve cloisonnée de chaque côté par quatre systèmes de pièces cartilagineuses ou osseuses, savoir : le système temporal ou *maxillo-crémastique* (1), qui suspend le tout à la base du crâne ; le système maxillaire inférieur ou mandibulaire, qui forme la mâchoire inférieure ; le système maxillaire supérieur, qui constitue la partie principale de la mâchoire supérieure, et le système palatin, qui devient la charpente solide de la cloison naso-buccale. Chacun de ces systèmes se compose de deux moitiés paires qui peuvent rester séparées ou se réunir, soit en totalité, soit en partie, sur la ligne médiane du corps. Enfin, ces différents systèmes de pièces cartilagineuses ou osseuses plus ou moins nombreuses peuvent rester isolés ou s'appuyer plus ou moins solidement, soit les uns sur les autres, soit sur les parties voisines du squelette, c'est-à-dire sur le crâne et ses prolongements faciaux. Or, ce sont principalement les variations introduites dans ces diverses jonctions qui déterminent les différences dont j'ai déjà parlé comme existant dans la dilatabilité et la puissance préhensile de l'appareil constitué par l'ensemble de ces pièces. Des modifications organiques plus ou moins importantes peuvent résulter aussi de l'absence de quelques-unes de ces parties et du degré relatif de leur développement

(1) Appelé le *suspensorium* par quelques anatomistes.

Enfin, je dois ajouter que chez un petit nombre de Vertébrés où la charpente que je viens de décrire ne se constitue que d'une manière imparfaite, on voit d'autres pièces solides se développer au-devant des mâchoires, dans l'épaisseur des lèvres, et y jouer parfois un rôle assez important; mais ces pièces, que les anatomistes désignent sous le nom de *cartilages labiaux*, ne se rencontrent que très rarement, et ils ne doivent pas être considérés comme des éléments normaux de la charpente buccale du Vertébré. Cet appareil se compose donc d'ordinaire de quatre systèmes de pièces solides, qui sont, je le répète, les os ou cartilages constitutifs de la mâchoire inférieure, de son support, de la mâchoire supérieure et du palais.

Ce n'est pas le moment d'étudier d'une manière approfondie la structure et la disposition de ces diverses portions du squelette, car cette étude ne peut être bien faite si elle est isolée, et elle trouvera mieux sa place quand nous nous occuperons de la charpente solide du corps des Vertébrés considérée dans son ensemble; mais nous ne pouvons nous dispenser d'examiner ici les instruments physiologiques fournis à l'appareil digestif par ces organes, et, en choisissant un certain nombre d'exemples, il me sera facile, je pense, de faire connaître les principales modifications qui s'y rencontrent, ainsi que l'influence de ces dispositions sur le mode d'action de la portion vestibulaire du canal alimentaire.

Charpente buccale des Poissons de l'ordre des Sélaciens.

Chez les Poissons sélaciens de la famille des Raies, la charpente buccale est très simple; on n'y trouve en général ni pièces labiales, ni pièces palatines (1); elle ne se compose que du système maxillo-crémastique ou temporal et des deux mâchoires; enfin, chacune de ces parties n'est formée que par une paire

(1) J. Müller n'a trouvé aucun vestige de cartilages labiaux dans les genres *Raia*, *Trigon*, *Rhinobatis*, *Cephaloptera* et *Myliobatis*; mais

de cartilages (1). Les pièces maxillaires d'une même paire, tant supérieures qu'inférieures, sont articulées ou soudées entre elles par leur extrémité antérieure, et se recourbent en arrière de façon à former par leur réunion une bande semi-circulaire dont la convexité est dirigée en avant et dont les deux branches s'unissent par leur extrémité postérieure à celles de l'autre mâchoire. Il en résulte que cet appareil maxillaire constitue un anneau brisé dont les deux moitiés, mobiles l'une sur l'autre, et antagonistes, peuvent se superposer en se rabattant, et fermer l'ouverture buccale, ou bien s'écarter et rendre cet orifice béant. La mâchoire inférieure s'articule par l'extrémité postérieure de chacune de ses branches avec un cartilage suspenseur appelé *pièce tympanale*, qui s'appuie sur le crâne par son extrémité supérieure, et qui constitue un arc-boutant à l'aide duquel l'appareil maxillaire est maintenu à une certaine distance de la base de cette boîte solide, tout en conservant un peu de mobilité. Enfin, la mâchoire supérieure s'appuie contre cette dernière portion de la charpente céphalique, mais n'y est attachée que par des parties molles qui sont très extensibles, de façon qu'elle peut se déplacer un peu sans pouvoir se relever notablement pour s'écarter de la mâchoire inférieure (2). Il résulte de ce mode d'organisation que la charpente buc-

il en a rencontré des rudiments chez les Rhinoptères (*a*), et M. Henle en a constaté la présence chez les Narcines (*b*).

(1) Pour la disposition générale de la charpente buccale des Raies, je renverrai à quelques figures du squelette de ces Poissons (*c*).

(2) Les anatomistes ont été partagés d'opinion au sujet de la détermination des cartilages constitutifs de la mâchoire supérieure des Sélaciens ou Plagiostomes. Cuvier a été conduit à admettre que la charpente solide de cette mâchoire ne représente pas les os dits maxillaires et intermaxillaires

(*a*) Müller, *Vergleichende Anatomie der Myxinoiden*, p. 134, pl. 9, fig. 12.

(*b*) Henle, *Ueber Narcine, eine neue Gattung electrischer Rochen*, pl. 4, fig. 2.

(*c*) Exemples : *Trigon* (Agassiz, *Recherches sur les Poissons fossiles*, t. III, pl. H, fig. 1). — *Torpedo* (Rosenthal, *Ichthyotomische Tafeln*, pl. 26, fig. 3 et 4 ; — J. Davy, *Researches Physiological and Anatomical*, t. I, pl. 9).

cale n'offre ni beaucoup de solidité, ni une grande dilatabilité.

Sa structure est à peu près la même chez tous les autres Poissons cartilagineux de l'ordre des Sélaciens ou Plagiostomes,

qui composent la portion correspondante de l'appareil buccal chez la plupart des autres Vertébrés, et qu'elle est formée par l'arc palatin. Enfin, il considère les maxillaires et intermaxillaires comme ayant pour analogues, chez les Poissons cartilagineux, quelques petites pièces solides qui sont détachées du reste de la charpente faciale et se trouvent dans l'épaisseur des lèvres (*a*). Cette interprétation des choses est, au premier abord, très séduisante, et a été adoptée par la plupart des anatomistes du commencement du siècle actuel (*b*) ; en effet, chez quelques espèces, et notamment chez l'Ange (ou *Squatina vulgaris*), ces cartilages labiaux ressemblent beaucoup aux pièces constitutives de la mâchoire supérieure chez les Poissons osseux, et les connexions organiques de la pièce principale de cette portion de la charpente buccale rappellent celles de l'arc palatin de ces derniers Vertébrés plutôt que celles des os propres de la mâchoire supérieure (*c*). Mais les recherches plus récentes de J. Müller et de quelques autres ichthyologistes semblent établir d'une manière non douteuse que les pièces labiales des Sélaciens ne se trouvent pas représentées dans la charpente buccale des Poissons osseux ni des Vertébrés des autres classes, et sont des éléments organiques surajoutés qui sont propres aux Sélaciens et aux Cyclostomes. En effet, J. Müller a trouvé que chez le *Callorhynchus* ces cartilages forment en dessous une chaîne complète, et que l'un d'eux, situé au-devant de la mâchoire inférieure sur la ligne médiane, est développé de façon à ressembler à une mâchoire antérieure (*d*). Par conséquent, cet appareil ne peut être rapporté à aucune des parties de la charpente buccale d'un Poisson ordinaire, et, comme nous le verrons bientôt, les cartilages labiaux ainsi ajoutés aux mâchoires acquièrent chez les Cyclostomes une complication et une importance beaucoup plus grandes.

D'un autre côté, il est des Sélaciens chez lesquels on trouve entre la mâ-

(*a*) Cuvier, *Mémoire sur la composition de la mâchoire supérieure des Poissons* (*Mém. du Muséum*, 1815, t. I, p. 102).

(*b*) Vander Hœven, *De sceleto Piscium* (dissert. inaug.). Lugduni Batavorum, 1822, p. 76.

— Kuhl, *Beitr. zur Osteologie der Fische* (*Beiträge zur Zoologie und vergleichenden Anatomie*, p. 183).

— Carus, *Tabul. Anat. compar. illustr.*, pars II, p. 24.

— Rymer Jones, art. PISCES (Todd's *Cyclopædia of Anat. and Physiol.*, t. III, p. 964).

(*c*) Dans le squelette de l'Ange, observé par Cuvier, et conservé dans la collection du Muséum d'histoire naturelle de Paris, les cartilages labiaux n'avaient pas été bien préparés et ne paraissaient être qu'au nombre de deux de chaque côté de la tête (*Op. cit.*, p. 123). C'est aussi de la sorte que Laurillard a représenté ces pièces dans l'atlas de la grande édition du *Règne animal*, POISSONS, pl. 5, fig. 2 ; mais en réalité il y a trois de ces cartilages, ainsi que Kuhl les a figurés (*Beiträge zur Zoologie und vergleichenden Anatomie*, pl. 8, fig. 1).

(*d*) J. Müller, *Vergleichende Anatomie der Myxinoiden*, 1835, p. 137, pl. 5, fig. 2.

si ce n'est que chez les Squales, ainsi que chez les Rhinoptères, on trouve dans l'épaisseur des lèvres quelques pièces solides qui appartiennent au système labial, mais qui n'ont aucune importance physiologique, et que, chez les Torpilles du genre Narcine, il existe des vestiges d'un système de pièces palatines. Enfin, il est aussi à noter que chez quelques Sélaciens le système maxillo-crémastique, ou appareil suspenseur de la mâchoire inférieure, au lieu de se composer d'une seule paire de carti-

choire supérieure et la base du crâne un petit système de pièces cartilagineuses qui n'aurait point de représentant chez les Poissons osseux, si cette mâchoire était constituée par l'arc palatin, mais qui correspondent parfaitement aux pièces palatines, dans l'hypothèse de la formation de la mâchoire supérieure chez tous ces Animaux par les pièces dépendantes de l'arc maxillaire. M. Henle a constaté ce mode de formation chez les Narcines (*a*). Par conséquent, les ichthyologistes de l'époque actuelle ont abandonné les vues de Cuvier touchant la constitution de l'appareil buccal des Poissons cartilagineux, et ils admettent que chez ces Animaux les cartilages constitutifs de la mâchoire supérieure sont les analogues, non des os du palais, mais des os maxillaires des Animaux supérieurs (*b*).

Chez le *Squalus centrina*, les cartilages labiaux sont étroits et au nombre de trois de chaque côté ; ils sont très allongés et entourent presque complétement l'ouverture buccale (*c*). Il en est de même chez le *Scymnus lichia* (*d*); mais chez l'*Acanthias*, il n'y en a que deux paires, et ils occupent seulement les commissures des lèvres (*e*).

Chez la Chimère (*Callorhynchus antarcticus*), le cartilage labial inférieur, ainsi que je l'ai déjà dit, est extrêmement développé, et ressemble à une mandibule qui serait placée au devant de la mâchoire inférieure ; les autres pièces du même système sont moins grandes ; enfin les arcs maxillo-palatins paraissent manquer, et les arcs maxillo-crémastiques sont représentés par des prolongements du cartilage crânien (*f*).

Chez le *Lepidosiren*, que beaucoup de zoologistes rangent parmi les Poissons, les arcs maxillo-crémastiques, quoique ossifiés, sont aussi confondus avec le crâne ; il en est de même des

(*a*) Henle, *Ueber Narcine, eine neue Gattung electrischer Rochen*, 1834, p. 8, pl. 4, fig. 2 et 3.
— Müller *Vergleichende Anatomie der Myxinoiden*, pl. 5, fig. 3 et 4.
(*b*) Stannius et Siebold, *Nouveau Manuel d'anatomie comparée*, t. II, p. 32.
— Agassiz, *Recherches sur les Poissons fossiles*, t. I, p. 134.
(*c*) Carus, *Tabul. Anat. compar. illustr.*, pars II, pl. 3, fig. 15.
(*d*) Wagner, *Icones zootomicæ*, pl. 20, fig. 8.
(*e*) Agassiz, *Op. cit.*, t. I, pl. K, fig. 1.
— Wagner, *Op. cit.*, pl. 20, fig. 5.
(*f*) J. Müller, *Vergl. Anat. der Myxinoiden*, pl. 5, fig. 2.
— Agassiz, *Poissons fossiles*, t. I, pl. J, fig. 12.

lages, est formé de chaque côté de la tête par deux pièces placées bout à bout, ce qui, tout en diminuant la solidité de l'appui qu'il offre au système mandibulaire, permet plus de mobilité et d'extensibilité dans l'espèce de cadre circumbuccal dont ces arcs-boutants font partie (1).

Charpente buccale des Poissons osseux.

Chez les Poissons osseux, on ne trouve plus de trace de pièces labiales ; mais l'appareil cloisonnaire de la bouche se complique davantage, et les arcs palatins, ainsi que les arcs maxillo-crémastiques, se développent beaucoup ; la mâchoire supérieure, tout en conservant d'ordinaire une grande mobilité, s'articule directement sur la portion antérieure du système

parties correspondantes aux arcs palatins ; mais il existe une pièce osseuse qui représente l'intermaxillaire ; enfin la mâchoire inférieure est très développée, et il n'y a pas de cartilages labiaux (a).

Chez les Esturgeons (b), qui à certains égards établissent le passage entre les Poissons cartilagineux et osseux, les arcs maxillo-crémastiques qui suspendent au crâne l'appareil mandibulaire sont très développés et composés chacun de trois pièces articulées bout à bout, de façon à donner à la bouche beaucoup de mobilité d'avant en arrière. La mâchoire inférieure ne présente rien de particulier ; mais la mâchoire supérieure a une structure très complexe, et l'on y remarque un système palatin formant voûte au-dessus de la cavité orale, et portant en avant deux paires de petites pièces étroites qui paraissent représenter les maxillaires supérieurs et les intermaxillaires. Du reste, il existe encore quelque incertitude au sujet de la détermination de plusieurs de ces parties, dont les unes sont osseuses et les autres cartilagineuses.

Chez le Polyodon ou *Spatularia*, qui appartient au même groupe zoologique, les arcs palatin et maxillaire supérieurs sont développés à peu près également, et se composent chacun d'une paire de pièces allongées qui ressemblent beaucoup aux branches de la mâchoire inférieure (c).

(1) Cette disposition se voit chez les Raies qui forment les genres Myliobate et Rhinoptère.

(a) Owen, *Description of the* Lepidosiren annectens (*Trans. of the Linnean Soc.*, t. XVIII, p. 335, pl. 23, fig. 4).
— Bischoff, *Descript. anatom. du* Lepidosiren paradoxa (*Ann. des sciences nat.*, 2e série, t. XIV, pl. 7, fig. 1, 5, 6, 8 et 9).

(b) Cuvier, *Leçons d'anatomie comparée*, 2e édit., t. II, p. 665.
— Brandt et Ratzeburg, *Medizinische Zoologie*, t. II, pl. 4, fig. 1 et 2.
— J. Müller, *Vergl. Anat. der Myxinoiden*, pl. 9, fig. 10 et 11.
— Agassiz, *Poissons fossiles*, t. I, pl. K, fig. 3.
— Wagner, *Icones zootomicæ*, pl. 20, fig. 1 et 2.

(c) Agassiz, *Op. cit.*, t. I, pl. K, fig. 2.
— Müller, *Op. cit.*, pl. 5, fig. 7.

crânien qui est formé par l'os vomer, et celui-ci devient une partie constituante de la voûte palatine. Enfin, chacun des systèmes de pièces solides que nous avons vu concourir à la formation de la charpente buccale, au lieu de se composer d'une paire d'os seulement, en présente deux ou plusieurs.

Ainsi, chez le Brochet, que je choisirai comme premier exemple pour l'étude de cette portion de l'appareil digestif, la mâchoire inférieure est formée, comme d'ordinaire, par la réunion de deux branches au moyen d'une articulation médiane, et chacune de ces branches se compose de trois pièces que l'on distingue sous les noms d'*os dentaire*, d'*os articulaire* et d'*os angulaire;* mais ces pièces sont très solidement unies entre elles, et le levier constitué par leur assemblage a beaucoup de force (1).

L'arc-boutant temporal, ou système maxillo-crémastique, qui, de chaque côté, est interposé entre la surface articulaire de la mâchoire inférieure et la base du crâne, acquiert un grand développement, et se prolonge en arrière pour donner naissance à l'appareil operculaire dont nous avons eu déjà l'occasion de nous occuper (2). En avant, il se confond avec l'os palatin, et celui-ci s'étend jusqu'auprès de l'extrémité antérieure de la cavité buccale, où il s'articule avec le vomer, os qui termine la série des pièces basilaires du système crânien. Par leur réunion, ces parties de la charpente de la face con-

(1) L'os dentaire constitue la portion antérieure de la mâchoire, et présente en arrière une grande échancrure dans laquelle la pièce suivante s'enfonce profondément. Celle-ci est l'os articulaire; ainsi nommée parce qu'elle forme avec l'extrémité inférieure du système maxillo-crémastique la jointure en charnière qui sert de point d'appui au levier mandibulaire. Enfin, l'os angulaire est situé sous l'extrémité postérieure de l'os articulaire, et sert à allonger ce même levier un peu au delà du point d'appui dont je viens de parler (*a*).

(2) Voyez tome II, page 229.

(*a*) Voyez Agassiz, *Recherches sur les Poissons fossiles*, t. V, 2e partie, p. 68, pl. K, fig. 10 et 12, nos 34, 35 et 36.

stituent de chaque côté de la tête une grande cloison verticale qui descend de la base du crâne vers la mâchoire inférieure, et qui sépare la cavité buccale des muscles adjacents, mais qui est susceptible de s'écarter ou de se rapprocher un peu du plan médian, de façon à dilater ou à resserrer cette cavité. Un nombre considérable d'os plats articulés entre eux par leurs bords entrent dans la composition de l'arcade temporo-palatine ainsi formée (1), et il règne une grande confusion dans la dénomination de ces différentes pièces, car en général on a voulu leur appliquer des noms indicatifs de leurs analogies respectives avec les diverses parties constituantes de la tête des Mammifères, et les auteurs sont très partagés d'opinion au sujet de ces rapprochements théoriques (2). Ici nous ne

(1) Ces pièces, ainsi que les autres parties de l'appareil buccal du Brochet, sont représentées dans les ouvrages de Rosenthal et de M. Agassiz sur l'ostéologie des Poissons (*a*).

(2) Les principaux ouvrages dans lesquels on a cherché à établir la concordance entre les os de la tête des Poissons et les pièces constituées de cette partie du squelette chez les Vertébrés supérieurs, sont ceux de Cuvier, Geoffroy Saint-Hilaire, Spix, Carus, Bojanus, Bakker, MM. Agassiz et Vogt, et M. Owen (*b*). Le travail de Rosenthal sur l'ostéologie des Poissons est seulement descriptif (*c*).

(*a*) Rosenthal, *Ichthyotomische Tafeln*, pl. 7, fig. 1, 3, etc.
— Agassiz, *Recherches sur les Poissons fossiles*, t. V, pl. K, fig. 12.

(*b*) Cuvier, *Règne animal*, 1^re^ édit., t. IV, pl. 10, et *Histoire naturelle des Poissons*, t. I, p. 316 et suiv., pl. 1 à 3.
— Geoffroy Saint-Hilaire, *Composition de la tête osseuse de l'Homme et des Animaux* (*Ann. des sciences nat.*, 1824, t. III, pl. 9), et *Mém. sur la structure et les usages de l'appareil olfactif dans les Poissons* (*Ann. des sciences nat.*, 1825, t. VI, p. 322, pl. 14 et 15).
— Spix, *Cephalogenesis*, 1815.
— Bojanus, *Versuch einer Deutung der Knochen im Kopfe der Fische* (*Isis*, 1818, t. III, p. 498). — *Parergon ad Bojani anatomen Testudinis ; cranii vertebratorum Animalium, scilicet Piscium, Reptilium, Avium, Mammalium comparationem faciens, icone illustratus*, 1821.
— Bakker, *Osteographia Piscium*. Groningæ, 1822.
— Ardent, *De capitis ossei Esocis lucii structura singulari* (dissert. inaug.) Regiom. 1822.)
— Vander Höven, *De sceleto piscium* (dissert. inaug., 1822).
— Agassiz et Vogt, *Anatomie des Salmones* (*Mém. de la Soc. des sciences naturelles de Neufchâtel*, 1845, t. III).
— Hallmann, *Die vergleichende Osteologie des Schläfenbeins*, 1837.
— Köstlin, *Der Bau des knochernen Kopfes in den vier Klassen der Wirbelthiere*, 1844.
— Owen, *Lectures on the Comparative Anatomy and Physiology of the Vertebrate Animals, Fishes*, 1846. — *Report on the Archetype and Homologies of the Vertebrate Skeleton* (*Report of the British Association for the Advanc. of Sciences for* 1846, p. 169 et suiv., 1847).

(*c*) Rosenthal, *Ueber die Skelette der Fische* (*Archiv der Physiol.* von Reil und Autenrieth, 1811, t. X, p. 340). — *Ichthyotomische Tafeln.*, in-4, 1812.

pouvons discuter ces questions, dont l'examen trouvera naturellement sa place dans les Leçons consacrées d'une manière spéciale à l'étude du squelette des Animaux vertébrés; par conséquent, je n'entrerai pas dans beaucoup de détails descriptifs relatifs à la constitution du système temporo-palatin, et je me bornerai à en indiquer brièvement les parties principales.

L'os auquel la mâchoire inférieure se trouve suspendue est de forme triangulaire, et peut être appelé l'*hypotympanique* ou *tympanique inférieur* (1). L'extrémité crânienne de la chaîne de pièces solides dont il occupe le bout inférieur est formée par un os dit *épitympanique*, qui s'articule par ginglyme avec la partie latérale et inférieure du crâne (2). Enfin, la portion moyenne de cet arc-boutant est formée par deux pièces que je désignerai, comme le fait M. Owen, sous les noms de *mésotympanique* (3) et de *prétympanique* (4); en arrière, elle s'appuie sur la pièce basilaire du système operculaire ou préopercule, et par sa face externe elle donne attache au premier arc de l'appareil hyoïdien.

L'arc palatin constitue un second arc-boutant qui s'étend du bord antérieur de la chaîne des os tympaniques dont je viens de parler, à l'extrémité antérieure ou portion vomérienne du prolongement crâno-facial servant de soutien à la

(1) Cet os est appelé *jugal* par Cuvier, *os discoideum* par Carus, *symplecticum quartum* par Bakker, *ptérygoïdien interne* par Bojanus, *jugal*, puis *hypocotyléal* par Geoffroy Saint-Hilaire, et *os carré* par M. Agassiz et par M. Vogt.

(2) Cette pièce est le *temporal* de Cuvier, le *symplecticum primum* de Bakker, l'*os carré* de Rosenthal, la *caisse* de Bojanus, le *sérial* de Geoffroy Saint-Hilaire.

(3) L'*os mésotympanique* est appelé le *styloïde* par Meckel, le *symplecticum secundum* par Bakker, l'*uro-sérial* par Geoffroy Saint-Hilaire, et le *symplectique* par Cuvier.

(4) La pièce que M. Owen appelle la *prétympanique* est celle qui est nommée *tympanal* par Cuvier, *épicotyléal* par Geoffroy Saint-Hilaire, *ptérygoïdien postérieur* par Hallmann, et *caisse* par M. Agassiz.

mâchoire supérieure. Il est formé en avant par un os long et étroit, appelé *palatin* (1), et en arrière par deux pièces nommées *ptérygoïdiennes* (2) ; enfin, il s'articule avec l'angle antérieur de la voûte orbitaire aussi bien qu'avec le vomer, et il fournit ainsi à l'arcade palato-temporale dont il fait partie deux points de suspension.

La mâchoire supérieure est formée de deux branches indépendantes l'une de l'autre, qui s'articulent avec le vomer et l'os palatin à leur extrémité antérieure, mais qui sont libres à leur extrémité postérieure, laquelle descend obliquement sur la face externe de la mâchoire inférieure, de façon à emboîter celle-ci. Chacune de ses branches est composée de trois os, savoir : un intermaxillaire en avant, un maxillaire sur les côtés (3), et à l'extrémité postérieure de ce dernier une petite pièce sus-maxillaire. Elles sont très mobiles sur l'espèce de support médian formé par le vomer, et leur extrémité postérieure peut se relever ou s'abaisser, suivant que la bouche doit se fermer ou s'ouvrir plus ou moins largement.

La conformation de la mâchoire supérieure est à peu près la même chez les Salmones et quelques autres Poissons (4);

(1) Les anatomistes sont assez généralement d'accord sur la détermination de cette pièce osseuse.

(2) L'une de ces pièces, grêle et arquée, s'étend de l'extrémité postérieure du palatin jusque dans le voisinage de l'articulation maxillaire, en longeant le bord antérieur du tympanique inférieur. Cuvier l'a désignée sous le nom d'*os transverse*.

L'autre pièce est située sur le bord interne du tympanique inférieur, et s'appuie postérieurement sur le prétympanique. Cuvier l'appelle l'*os ptérygoïdien interne*, et cette détermination est adoptée par la plupart des anatomistes.

(3) Avant que Cuvier eût reconnu l'analogie de ces pièces avec les os intermaxillaire et maxillaire des Vertébrés supérieurs, on donnait souvent le nom d'*os labial* ou d'*os des mystaces* à cette dernière.

(4) Ainsi, chez les Truites (a), les intermaxillaires se touchent sur la ligne médiane et reposent sur l'extré-

(a) Agassiz et Vogt, *Anatomie des Salmones*, p. 19, pl. E, fig. 1, et pl. F, fig. 4 (*Mém. de la Société des sciences naturelles de Neufchâtel*, 1845).

mais, chez la plupart des Animaux de cette classe, les pièces sus-maxillaires manquent (1). Parfois les maxillaires disparaissent aussi ou deviennent rudimentaires (2) ; et, dans quelques cas, ces derniers os se soudent entre eux de façon à ne former qu'une pièce unique, par exemple chez les Diodons (3) ; ou bien encore ils se fixent au crâne par engrenage, de manière à perdre toute mobilité, ainsi que cela se

mité antérieure du système crânien, mais ne constituent que la portion moyenne de la mâchoire supérieure. Celle-ci est formée principalement par les os maxillaires, lesquels s'articulent avec les intermaxillaires à l'aide d'un prolongement qui chevauche sur le bord postérieur de ceux-ci et s'appuie sur leur face interne. Ces pièces maxillaires sont très grandes et armées de dents comme les intermaxillaires ; enfin, elles portent dans leur tiers postérieur un os sus-maxillaire qui est lamelleux et de forme ovalaire.

Chez le Hareng (*a*), l'intermaxillaire est très petit, et la plus grande partie de la mâchoire supérieure est formée par les maxillaires seulement. Les os susmaxillaires sont bien développés (*b*).

(1) Par exemple, chez la Perche (*c*), les Trigles (*d*), les Scorpènes (*e*), etc.

(2) Chez les Silures, les os maxillaires ne sont représentés que par une petite pièce très mobile qui occupe la base du barbillon latéral, et qui se prolonge dans l'intérieur de cet appendice sous la forme d'un stylet cartilagineux (*f*). Ces os sont très petits chez les Ésoces (*g*).

Chez les Anguilles, les os maxillaires manquent complétement (*h*).

(3) Chez les Diodons, le devant de la mâchoire supérieure est formé par un grand os impair qui est arqué en forme de bec, et qui représente les deux intermaxillaires ; enfin, derrière cette pièce médiane se trouvent les deux os maxillaires (*i*).

Chez les Tétraodons, la conformation de la mâchoire supérieure est à peu près la même, si ce n'est que les deux intermaxillaires, au lieu d'être soudés entre eux, sont réunis par une suture médiane à engrenage (*j*).

(*a*) Cuvier et Valenciennes, *Histoire naturelle des Poissons*, t. XX, pl. 593, fig. 1.
(*b*) Rosenthal, *Ichthyotomische Tafeln*, pl. 4, fig. 1 et 4.
(*c*) Cuvier, *Histoire naturelle des Poissons*, t. I, pl. 1.
(*d*) Agassiz, *Recherches sur les Poissons fossiles*, t. IV, pl. F.
(*e*) Idem, *ibid.*, t. IV, pl. L, fig. 2.
(*f*) Rosenthal, *Op. cit.*, pl. 9, fig. 1.
(*g*) Agassiz, *Recherches sur les Poissons fossiles*, t. V, pl. J et K, fig. 12.
(*h*) Rosenthal, *Op. cit.*, pl. 23.
(*i*) Idem, *ibid.*, *Op. cit.*, pl. 22, fig. 5 et 6.
— Hollard, *Études sur les Gymnodontes, et en particulier sur leur ostéologie* (*Ann. des sciences nat.*, 4e série, 1857, t. VIII, pl. 6, fig. 8).
(*j*) Geoffroy Saint-Hilaire, *Poissons du Nil*, pl. 2, fig. 23 et 25 (*Descript. de l'Égypte*).
— Hollard, *loc. cit.*, pl. 6, fig. 1 à 7.

voit chez les Ganoïdes (1) et quelques autres Poissons de l'ordre des Acanthoptérygiens (2). Mais, en général, ils restent libres, ne s'unissent entre eux que par l'intermédiaire de ligaments extensibles, et sont pourvus d'une longue branche montante qui, tout en s'appuyant sur l'extrémité antérieure du système crânien, est susceptible de glisser en avant ou en arrière, et rend l'ensemble de la mâchoire supérieure très pro-

(1) Chez le *Polypterus bichir*, les intermaxillaires sont soudés entre eux, mais présentent sur leur point de jonction des traces de suture ; ils sont d'ailleurs solidement articulés aux parties voisines de la charpente céphalique. Il en est de même des os maxillaires qui occupent les parties latérales de la mâchoire supérieure et qui s'engrènent avec le vomer et les palatins (*a*).

Chez l'*Amia*, les intermaxillaires sont également réunis de façon à former une pièce impaire, et les maxillaires qui constituent toute la partie latérale de la mâchoire inférieure portent chacun une petite pièce susmaxillaire (*b*).

Chez le *Lepidosteus osseus*, où les mâchoires s'allongent extrêmement, mais où toutes les parties constitutives de chacune d'elles sont réunies par des sutures engrenées très solides, les os intermaxillaires sont distincts entre eux, bien que soudés et confondus avec les os nasaux ; enfin, les maxillaires sont subdivisés en plusieurs pièces placées bout à bout et occupant les côtés du bec (*c*).

(2) Chez l'Espadon, où la mâchoire supérieure s'allonge excessivement en forme d'épée, le vomer s'avance au milieu de ce rostre et les intermaxillaires, qui constituent des lames étroites et très longues, après s'être articulés tout le long des bords externes de cette pièce médiane, se joignent entre eux sur la ligne médiane pour constituer la portion antérieure du bec ; enfin, les maxillaires, qui sont aussi lamelleux et très allongés, s'intercalent de chaque côté entre l'extrémité postérieure et tronquée de l'intermaxillaire et le vomer, puis s'articulent plus en arrière avec les palatins (*d*). Ainsi toutes ces pièces osseuses sont unies très solidement entre elles, et ne sont susceptibles d'exécuter aucun mouvement.

La structure de la mâchoire supérieure est à peu près la même chez l'Orphie ou *Esox belone* (*e*).

(*a*) Agassiz, *Recherches sur les Poissons fossiles*, t. II, pl. C.

(*b*) Franque, *Afferuntur nonnulla ad Amiam calvam accuratius cognoscendam* (dissert. inaug.), fig. 1 à 3. Berolini, 1847.

(*c*) Agassiz, *Notice sur les caractères zoologiques et anatomiques des Poissons sauroïdes*, p. 12, pl. B, fig. 2 et 3 (extr. des *Recherches sur les Poissons fossiles*, 1843, t. II, 2ᵉ partie, p. 13).

(*d*) Rosenthal, *Ichthyotomische Tafeln*, pl. 21, fig. 1.
— Cuvier et Valenciennes, *Histoire naturelle des Poissons*, t. III, p. 266, pl. 231, fig. 1 et 2.

(*e*) Rosenthal, *Op. cit.*, pl. 8, fig. 1 et 3.

tractile (1). Il est à remarquer que chez la plupart des Poissons osseux, les os intermaxillaires, au lieu d'occuper seulement le milieu de cette mâchoire, descendent de chaque côté au-devant des maxillaires, et que ces derniers os s'articulent directement, par leur extrémité supérieure, avec le vomer aussi bien qu'avec la partie adjacente des intermaxillaires (2). Enfin, il est

(1) Chez les Balistes (*a*) et les autres Poissons dont Cuvier a formé la division des *Plectognathes*, l'os maxillaire n'est pas mobile sur l'intermaxillaire, et celui-ci est articulé solidement à la partie antérieure de la charpente crânienne par un cartilage ou par suture.

(2) Ce mode d'organisation de la mâchoire supérieure est très bien caractérisé chez la Perche (*b*), les Sciènes (*c*) et beaucoup d'autres Acanthoptérygiens. Le corps de l'os intermaxillaire est allongé et arqué ; il borde en avant l'ouverture buccale, et se termine postérieurement par une extrémité effilée et libre ; enfin, son extrémité antérieure et supérieure donne naissance à une apophyse frontale ou montante qui se dirige en arrière et va s'appuyer sur la partie antérieure du crâne formée par le vomer et l'ethmoïde. A côté de la base de ce prolongement on remarque une autre apophyse plus courte, et l'échancrure qui sépare celui-ci du précédent reçoit un prolongement en forme de crochet qui appartient à l'extrémité antérieure de l'os maxillaire. Ce dernier os prend aussi des points d'appui sur le vomer et sur l'extrémité antérieure du palatin correspondant (*d*).

Chez d'autres Poissons, l'apophyse montante de l'os intermaxillaire s'allonge beaucoup plus : par exemple, chez la Dorée ou *Zeus faber* (*e*), la Vieille ou *Labrus luscus* (*f*), les Ménides, les Vomers (*g*), les Spares, etc., et la mâchoire supérieure devient en même temps plus protractile.

Quelquefois l'apophyse montante de l'intermaxillaire est formée par une pièce distincte, et se trouve réunie au corps de cet os par une suture seulement. Le Cernier, le Mérou et le Pogonias présentent cette disposition, et la pièce additionnelle ainsi constituée a été désignée sous le nom de *rhino-sphénal* par Geoffroy Saint-Hilaire.

Cette apophyse montante est au contraire très courte chez les Clupes, les Cyprins, les Brochets, etc. ; enfin, elle n'existe pas chez les Silures, les Balistes, etc.

(*a*) Agassiz, *Recherches sur les Poissons fossiles*, t. II, pl. F.
— Wagner, *Icones zootomicæ*, pl. 29, fig. 1.
— Hollard, *Mém. sur la famille des Balistides* (*Ann. des sc. nat.*, 1853, 3e série, t. XX, pl. 1, fig. 1).
(*b*) Cuvier et Valenciennes, *Histoire naturelle des Poissons*, t. I, pl. 1.
— Laurillard, *Atlas du Règne animal* de Cuvier, POISSONS, pl. 1, fig. 1, et pl. 4, fig. 1.
(*c*) Rosenthal, *Op. cit.*, pl. 16, fig. 1 et 2.
(*d*) Agassiz, *Op. cit.*, t. V, pl. B, fig. 2.
(*e*) Rosenthal, *Op. cit.*, pl. 13, fig. 1.
(*f*) Idem, *ibid.*, pl. 15, fig. 1.
(*g*) Agassiz, *Op. cit.*, t. V, pl. A.

aussi à noter que, chez les Pleuronectes, la mâchoire supérieure, au lieu d'être symétrique comme d'ordinaire, est plus ou moins déjetée de côté (1).

Chez quelques Poissons, tels que les Scares et les Épibules, la mâchoire inférieure est également très protractile, et, au lieu d'être unie à l'arc maxillo-crémastique, elle joue sur un levier articulé par une charnière qui la maintient toujours à la même distance de la base du crâne (2). Je dois ajouter que les pièces constitutives de cette mâchoire sont parfois au nombre de quatre paires ou même de cinq ; mais cette complication nouvelle n'influe notablement ni sur sa forme ni sur le degré de solidité qu'elle peut avoir (3).

Enfin on rencontre, dans la disposition de l'arcade temporo-

(1) Cette déformation est une conséquence du déplacement de la partie supérieure de la tête chez ces Poissons qui se tiennent dans une position telle que l'un des côtés de leur corps est dirigé en dessus et l'autre en dessous, et qui ont les deux yeux situés sur le premier de ces côtés. La mâchoire est déviée de la même manière, tantôt à droite, d'autres fois à gauche, suivant les espèces (a).

(2) Chez les Labroïdes du genre *Epibulus*, non-seulement la mâchoire supérieure est très protractile et les os maxillaires glissent sur le front à l'aide d'apophyses d'une longueur considérable, qui, dans l'état de repos, remontent jusque sur la région occipitale du crâne ; mais la mâchoire inférieure est susceptible de se déplacer pour se porter en avant ou en arrière par le jeu de l'os tympanique inférieur qui, au lieu d'être comme d'ordinaire une large lame solidement articulée avec l'arcade palatine et la portion basilaire de l'arc maxillo-crémastique, constitue un levier grêle, allongé, et très mobile sur cette dernière partie de la charpente buccale (b).

Chez les Scares, la mâchoire inférieure est également susceptible de se mouvoir en entier d'avant en arrière, mais cette faculté est due à une autre disposition organique : le levier qui détermine ces déplacements est formé par l'os angulaire, lequel, au lieu d'être comme à l'ordinaire accolé à l'extrémité postérieure des branches mandibulaires, se relève et constitue de chaque côté de la tête un arc-boutant situé entre ces branches et l'arcade temporo-palatine (c).

(3) Les parties fondamentales de la mâchoire inférieure des Poissons sont toujours l'os dentaire et l'os articulaire ; mais quelquefois, indépendam-

(a) Exemple : le *Flétan* ou *Pleuronectes hippoglossus* (Rosenthal, *Op. cit.*, pl. 11, fig. 1).
(b) Cuvier et Valenciennes, *Histoire naturelle des Poissons*, t. XIV, pl. 399.
(c) Cuvier et Valenciennes, *Op. cit.*, t. XIV, p. 152, pl. 104.

palatine, diverses variétés qui parfois influent beaucoup sur la forme générale de la tête, mais qui n'ont pas une grande importance physiologique (1).

La charpente solide de la cavité buccale est complétée dans sa partie postérieure par l'appareil hyoïdien, dont nous avons étudié précédemment la structure (2). La portion inférieure et médiane de ce système de pièces cartilagineuses ou osseuses se prolonge antérieurement pour constituer la base de la langue, et sa portion postérieure embrasse l'entrée de l'œsophage. Les fentes qui sont ménagées entre ses différents arcs font communiquer le vestibule digestif avec les chambres respiratoires. Enfin, les articulations qui existent dans ces mêmes arcs permettent à la partie inférieure de ce système de pièces osseuses de se rapprocher ou de s'éloigner de la voûte palatine, suivant les besoins de l'Animal.

Charpente buccale des Batraciens et des Reptiles.

§ 9. — Chez les Batraciens (3) et la plupart des Sauriens, la mâchoire supérieure est complétement fixée au crâne, et la mâchoire inférieure seule est susceptible de se

ment de l'os angulaire que nous avons déjà trouvé chez le Brochet, on voit à la face interne de l'articulaire une petite pièce osseuse appelée *os operculaire* par Cuvier et *coronoïdien* par Geoffroy Saint-Hilaire. Cette pièce accessoire se rencontre chez la Perche (*a*),

Chez le Lépidostée, le nombre des pièces constitutives de chaque branche mandibulaire s'élève à cinq, car, outre les quatre os dont je viens de parler, il y a une petite pièce dite *subangulaire* (*b*).

Il est aussi à noter que le cartilage fondamental de la mâchoire inférieure reste souvent sous la forme d'un stylet qui se trouve engagé dans une excavation de l'os dentaire.

(1) Ainsi, c'est l'allongement excessif de l'arc palatin, des os tympaniques et de la partie antérieure de la charpente crânienne, qui donne aux Fistulaires ou Bouches en flûte (*c*), aux Centrisques (*d*) et aux Syngnathes la forme particulière du museau qui les rend si remarquables.

(2) Tome II, page 218 et suiv.

(3) Chez les Batraciens inférieurs,

(*a*) Cuvier et Valenciennes, *Histoire naturelle des Poissons*, t. I, pl. 3, fig. 3, n° 37.
(*b*) Geoffroy Saint-Hilaire, *Philosophie anatomique*, pl. 1, fig. 13.
— Agassiz, *Recherches sur les Poissons fossiles*, t. II, pl. B, fig. 7.
(*c*) Rosenthal, *Ichthyotomische Tafeln*, pl. 9, fig. 8.
(*d*) Idem, *ibid.*, pl. 10, fig. 11.

mouvoir en se baissant et en se relevant, de façon à s'écarter de son antagoniste ou à s'en rapprocher alternative-

l'arcade temporo-palatine est incomplète et la mâchoire supérieure est quelquefois très réduite. Ainsi, chez la Sirène, les os maxillaires sont rudimentaires et suspendus à l'extrémité des intermaxillaires qui s'appuient sur le devant du crâne à l'aide d'une branche montante ; enfin, les palatins sont attachés à la base du crâne, mais ne se trouvent reliés ni aux os maxillaires ni à l'arc temporal (*a*).

Chez le Protée, les maxillaires supérieurs paraissent manquer complétement (*b*). Chez les Axolotls (*c*), les Ménopomes (*d*), les Cryptobranches (*e*) et les Salamandres (*f*), ces os se développent plus que chez la Sirène, et forment la principale partie de la mâchoire supérieure, mais leur extrémité postérieure ne s'articule pas avec les parties adjacentes de la charpente céphalique et manque de soutien. Chez la Grenouille, au contraire, ces os s'allongent beaucoup, et vont s'attacher à l'extrémité inférieure des arcs maxillo-crémastiques par l'intermédiaire des os jugaux ; ils s'articulent aussi avec les os palatins et les os ptérygoïdiens, qui les relient au crâne, et ils sont disposés en manière d'arc-boutants (*g*). La structure de la mâchoire supérieure est à peu près la même chez les Crapauds (*h*) et les Pipas (*i*).

Chez tous ces Animaux, la charpente osseuse de la bouche ne clôt que très imparfaitement cette cavité en dessus, et la voûte palatine est en majeure partie membraneuse ou bien appliquée directement contre la base du crâne. Ainsi, chez la Grenouille (*j*), les intermaxillaires, les maxillaires et les jugaux forment par leur réunion une espèce de cadre semi-ovalaire qui est très large et se trouve relié de chaque côté à la base du crâne par deux arcs-boutants transversaux, dont l'un est constitué par l'os palatin, l'autre par les os ptérygoïdiens. Il en résulte que la voûte osseuse du palais présente de chaque côté deux grandes lacunes

(*a*) Cuvier, *Recherches anatomiques sur les Reptiles regardés comme douteux*, p. 167, pl. 11, fig. 7 (Humboldt, *Recueil d'observations de zoologie et d'anatomie comparée*, t. I, 1811). — *Ossements fossiles*, pl. 255, fig. 1, 2, 5 et 6, et *Atlas du Règne animal*, REPTILES, pl. 42, fig. 2, *a*.

(*b*) Cuvier, *Recherches sur les ossements fossiles*, pl. 255, fig. 14 et 15, et *Atlas du Règne animal*, REPTILES, pl. 42, fig. 1, *a*.

(*c*) Cuvier, *Ossements fossiles*, pl. 255, fig. 24 et 25.

— Calori, *Sull'anatomia dell'Axolotl*, pl. 1, fig. 1 et 2 (*Instituto di Bologna*, 1852, t. III).

(*d*) Cuvier, *Ossements fossiles*, pl. 254, fig. 3, 4 et 5.

— Mayer, *Analecten für vergl. Anatomie*, 1835, pl. 7, fig. 1.

(*e*) Vander Höven, *Fragments zoologiques sur les Batraciens*, fig. 8 à 11 (*Mém. de la Soc. d'hist. nat. de Strasbourg*, t. III).

(*f*) Cuvier, *Ossements fossiles*, pl. 25, fig. 6, 7 et 8.

— Rusconi, *Amours des Salamandres*, pl. 4, fig. 3 à 6.

— Dugès, *Recherches sur l'ostéologie et la myologie des Batraciens*, pl. 2, fig. 85, 86 et 87 (*Mém. de l'Acad. des sciences, Savants étrangers*, t. VII).

(*g*) Cuvier, *Ossements fossiles*, pl. 252, fig. 1 à 3.

— Dugès, *Op. cit.*, pl. 1, fig. 1 et 2.

(*h*) Cuvier, *Op. cit.*, pl. 252, fig. 3 et 4.

(*i*) Idem, *ibid.*, pl. 252, fig. 6 et 7.

(*j*) Idem, *ibid.*, pl. 252, fig. 2.

ment (1). Mais, chez la plupart des Serpents, il n'en est pas de même, et en général la dilatabilité de la bouche de ces animaux est encore plus grande que chez les Poissons.

Ainsi, chez les Boas et les autres Serpents non venimeux, qui sont destinés à engloutir souvent dans leur estomac une proie

occupant, l'une la région nasale, l'autre la région orbitaire. Enfin, les os ptérygoïdiens ont trois branches, dont l'une se dirige en dedans pour s'articuler à la base du crâne, la seconde se porte en avant pour rejoindre l'os maxillaire supérieur ainsi que l'extrémité externe de l'os palatin, et la troisième se dirige en arrière et un peu en dehors vers le point de jonction de la mâchoire supérieure avec l'extrémité de l'os tympanique, de façon qu'entre ces deux branches et la portion postérieure de la mâchoire, se trouve un troisième espace vide qui est occupé seulement par des parties molles.

(1) La mâchoire inférieure des Reptiles est formée, comme celle des Poissons, de plusieurs pièces osseuses plus ou moins solidement articulées entre elles pour constituer chacune des branches de cet organe. Chez les Crocodiliens, on en compte jusqu'à six de chaque côté, savoir : un *os dentaire*, qui occupe le devant de la bouche et qui porte les dents ; un os dit *operculaire*, qui est uni à la face interne du précédent ; un *os angulaire*, qui s'articule également avec le dentaire et se prolonge jusqu'à l'extrémité postérieure de la branche de la mâchoire ; un *os surangulaire*, qui est situé au-dessus du précédent ; un *os articulaire* qui forme la presque totalité de la cavité destinée à recevoir l'extrémité inférieure de l'arc-boutant suspenseur de cette mâchoire ; enfin, un os dit *complémentaire*, qui borde en avant et en dehors l'orifice du canal dentaire où se logent les nerfs et les vaisseaux nourriciers de tout cet appareil (*a*). La disposition de ces pièces est à peu près la même chez la plupart des autres Sauriens (*b*), mais chez les Caméléons l'os operculaire manque (*c*). Chez les Chéloniens, on trouve les analogues de ces dix paires d'osselets, mais, ainsi que nous le verrons bientôt, les deux os dentaires sont en général soudés entre eux (*d*). Chez les Ophidiens, il n'y a généralement que trois paires de ces osselets qui restent distinctes, savoir : le dentaire,

(*a*) Cuvier, *Recherches sur les ossements fossiles*, pl. 251, fig. 4 et 7.

(*b*) Exemples : le *Varan du Nil* (Cuvier, *Op. cit.*, pl. 244, fig. 4 et 5).

— Le *Varan égyptien*, ou *Varanus arenarius* (Blanchard, *Organisation du Règne animal*, REPTILES SAURIENS, pl. 11, fig. 3 et 4).

— Le *Lézard ocellé* (Cuvier, *loc. cit.*, pl. 244, fig. 15).

— Le *Phrynosoma cornutum* (Blanchard, *Organisation du Règne animal*, REPTILES SAURIENS, pl. 9, fig. 7).

— Le *Stellion* (Blanchard, *Op. cit.*, REPTILES SAURIENS, pl. 16, fig. 4).

— Les *Iguanes* (Cuvier, *Ossements fossiles*, pl. 244, fig. 24 et 25 ; — Blanchard, *Op. cit.*, REPTILES SAURIENS, pl. 22, fig. 3 et 4).

(*c*) Cuvier, *Op. cit.*, pl. 244, fig. 31 et 33.

— Blanchard, *Op. cit.*, REPTILES SAURIENS, pl. 2, fig. 23.

(*d*) Cuvier, *Op. cit.*, pl. 239, fig. 17 et 25.

— Blanchard, *Op. cit.*, REPTILES CHÉLONIENS, pl. 2, fig. 5 et 6.

très volumineuse, les deux branches de la mâchoire inférieure sont libres à leur extrémité antérieure et susceptibles de s'écarter l'une de l'autre, de façon à permettre un grand élargissement de la bouche dans la direction transversale. L'arc maxillo-crémastique ou temporal, qui suspend chacune de ces branches mandibulaires à la partie postérieure du crâne, jouit aussi d'une grande mobilité; il n'est pas uni inférieurement à l'extrémité postérieure de l'arc palatin, comme chez les Poissons, et son articulation crânienne lui permet de jouer dans tous les sens sur le point d'appui que cette jointure fournit à son extrémité supérieure; enfin, il est lui-même composé de deux pièces qui sont mobiles l'une sur l'autre et qui forment entre elles un angle dont l'ouverture est variable, en sorte qu'il peut s'allonger ou se raccourcir, et par conséquent augmenter ou diminuer la distance comprise entre l'articulation de la mâchoire inférieure et la base du crâne (1). La mâchoire supérieure de ces Reptiles est également mobile dans ses diffé-

l'articulaire et l'operculaire, ou bien le surangulaire (a).

Dans la classe des Batraciens, la mâchoire inférieure est composée ordinairement de trois paires d'osselets (b); mais, chez les Grenouilles, on y distingue aussi une quatrième paire de pièces cartilagineuses qui représentent les os articulaires (c). Chez les Salamandres, ces quatre paires de pièces sont distinctes dans le jeune âge (d), mais ne forment plus que deux os de chaque côté chez l'adulte (e). Cette dernière disposition se voit aussi chez les Cécilies (f).

(1) L'os auquel la mâchoire inférieure s'articule est l'analogue de celui que j'ai désigné sous le nom d'*hypotympanique* ou *tympanique inférieur* chez les Poissons ; il est placé à peu près verticalement, et se trouve suspendu à un second levier qui se dirige horizontalement en avant et va s'appuyer sur la face supérieure du crâne. Cette dernière pièce est généralement désignée sous le nom d'*os mastoïdien*.

(a) Cuvier, *Règne animal*, t. III, pl. 9, fig. 3.
(b) Cuvier, *Ossements fossiles*, pl. 252, fig. 1.
(c) Dugès, *Op. cit.*, p. 51, pl. 1, fig. 3 et 5 (*Mém. de l'Acad. des sciences, Sav. étrang.*, t. VI). — Martin Saint-Ange, *Recherches anatomiques et physiologiques sur les organes transitoires et la métamorphose des Batraciens*, pl. 24 (*Ann. des sciences nat.*, 1831, t. XXIV).
(d) Dugès, *Op. cit.*, pl. 14, fig. 90.
(e) Idem, *ibid.*, pl. 14, fig. 87 et 88.
(f) Idem, *ibid.*, pl. 14, fig. 94 et 95.

rentes parties aussi bien que dans son ensemble, et elle se trouve suspendue au crâne par des ligaments. De même que chez les Diodons, parmi les Poissons, les os intermaxillaires sont représentés par une pièce médiane et impaire, mais celle-ci n'occupe que peu de place, et la plus grande partie de la mâchoire supérieure est formée par les os maxillaires, qui sont très allongés, libres à leur extrémité antérieure, et articulés par une double charnière sur l'angle interne de l'orbite et l'arcade palatine, de façon à pouvoir jouer comme un volet de dedans en dehors (1). Enfin, l'arcade palatine ne s'appuie aussi sur la base du crâne que par deux prolongements placés à quelque distance l'un de l'autre vers sa portion moyenne, et son extrémité postérieure, située sous l'arc temporal, se trouve liée à la partie voisine de la mâchoire inférieure par des ligaments, de manière à suivre les mouvements de celle-ci (2).

La disposition de la mâchoire inférieure est à peu près la même chez les Serpents venimeux; mais la mâchoire supérieure de ces Reptiles présente quelques particularités importantes à noter. Ainsi, les os maxillaires sont très courts et

Cuvier a donné une très bonne figure de cet appareil maxillo-crémastique chez le Python (*a*), et M. Blanchard l'a représenté avec beaucoup de soin chez la Couleuvre (*b*).

(1) Exemples : le Python (*c*) et la Couleuvre (*d*).

(2) L'arcade palatine constitue de chaque côté de la tête une rangée d'os situés à distance à peu près égale de l'os maxillaire et de la ligne médiane. Elle est formée en avant par un os palatin qui est libre antérieurement et qui est attaché à la base du crâne par une apophyse située vers son tiers postérieur. L'os ptérygoïdien s'articule à l'extrémité du palatin ; il se prolonge très loin en arrière, parallèlement à la partie postérieure de la mâchoire inférieure, et il se relie à l'extrémité postérieure du maxillaire supérieur par l'intermédiaire de la pièce appelée *os transverse* par Cuvier (*e*) et *os ecto-ptérygoïde* par M. Owen (*f*).

(*a*) Cuvier, *Règne animal*, 2e édit., t. III, pl. 9, fig. 2 et 3.
(*b*) Blanchard, *Organisation du Règne animal*, REPTILES OPHIDIENS, pl. 5, fig. 1, 2 et 3.
(*c*) Cuvier, *Règne animal*, 2e édit., t. III, pl. 9, fig. 1.
— Milne Edwards, *Éléments de zoologie*, t. III, p. 209, fig. 359.
(*d*) Wagner, *Icones zootomicæ*, pl. 14, fig. 23 et 24.
(*e*) Cuvier, *Op. cit.*, t. III, pl. 9, fig. 1.
(*f*) Owen, *On the Archetype and Homologies of the Vertebrate Skeleton* (*Brit. Assoc.*, 1846).

jouissent d'une grande mobilité, afin de pouvoir dresser ou reployer en arrière le crochet qui est fixé à leur bord inférieur. Par conséquent, les côtés de la mâchoire supérieure ne sont formés que par les palatins dans la plus grande partie de leur longueur (1).

Chez quelques autres Reptiles de l'ordre des Ophidiens (2), ainsi que chez les Sauriens et les Chéloniens, la charpente buccale se perfectionne beaucoup sous le rapport de la solidité, et l'espèce de pince formée par les deux mâchoires acquiert même une grande puissance, mais perd en même temps une partie de sa dilatabilité. Ainsi, les os de la mâchoire supérieure s'articulent avec le crâne au moyen d'engrenages qui les rendent complétement immobiles, et ils se réunissent entre eux sur la ligne médiane de façon à compléter de plus en plus la voûte palatine (3) ; les deux moitiés de la mâchoire inférieure sont soli-

(1) L'os maxillaire de ces Serpents est de forme carrée, et il s'appuie sur l'os frontal antérieur par une surface articulaire qui lui permet d'exécuter des mouvements de bascule et de diriger sa face inférieure en bas ou en arrière. Les os transverses qui le relient à l'arc palatin sont très allongés (*a*).

(2) Chez les Ophisaures et les Amphisbènes, les intermaxillaires sont réunis en un seul os médian qui s'articule solidement avec les maxillaires supérieurs, et ceux-ci sont à leur tour fortement reliés aux os tympaniques par l'intermédiaire des arcs palatins (*b*).

(3) Chez les Sauriens, les os maxillaires supérieurs s'articulent aussi par engrenage avec l'intermaxillaire, et, en général, ils laissent entre eux un vide considérable. Mais l'espace compris entre chacun de ces os et l'os palatin correspondant n'est que fort petit (*c*). Chez quelques Reptiles de cet ordre, par exemple les Iguanes (*d*), les os palatins s'élargissent davantage, de façon à se rencontrer sur la ligne médiane dans une étendue assez grande et à clore la portion correspondante de la voûte buccale. Enfin, chez les Crocodiliens (*e*), le développement en largeur des diverses pièces constitutives de cette charpente est

(*a*) Exemple : le *Crotale*, ou *Serpent à sonnettes* (Cuvier, *Règne animal*, t. III, pl. 9, fig. 4, 5 et 6. — Wagner, *Icones zootomicæ*, pl. 14, fig. 16.

(*b*) Cuvier, *Règne animal*, t. III, pl. 8, fig. 6 et 9.

(*c*) Exemple : le *Monitor*, ou *Varan du Nil* (Cuvier, *Ossements fossiles*, pl. 244, fig. 3).

(*d*) Blanchard, *Organisation du Règne animal*, REPTILES, pl. 22, fig. 2.

(*e*) Cuvier, *Ossements fossiles*, pl. 251, fig. 2.

dement unies entre elles ou même complétement soudées ensemble, et l'arc-boutant qui les suspend au crâne se trouve réduit à une seule pièce qui s'articule avec cette boîte osseuse ainsi qu'avec l'arc palatin, de façon à ne pouvoir exécuter aucun mouvement et à former au levier mandibulaire un point d'appui très solide.

Charpente buccale des Oiseaux.

§ 10. — Chez les Oiseaux, les mâchoires et leurs annexes osseuses sont constituées à peu près de la même manière que chez les Reptiles supérieurs dont je viens de parler ; mais elles offrent en général beaucoup moins de solidité, à cause de la flexibilité des parties qui unissent la mâchoire supérieure au crâne (1) ou qui servent comme d'arcs-boutants entre cette mâ-

plus complet ; les maxillaires, ainsi que les intermaxillaires et les palatins, se réunissent sur la ligne médiane ; les ptérygoïdiens se comportent de même, excepté tout à fait en arrière, et il en résulte que la portion médiane de la voûte palatine est fermée dans toute sa partie médiane, et que cette voûte osseuse ne présente des vides que vers sa partie postérieure et latérale, là où se trouvent les arrière-narines et les fosses destinées à loger les muscles masticateurs.

Chez les Chéloniens, la conformation de la charpente solide de la bouche est à peu près la même, si ce n'est que les maxillaires s'étendent beaucoup moins loin en arrière ; mais la clôture de la voûte palatine n'en est pas moins complète (a).

(1) La mobilité de la mâchoire supérieure sur le crâne avait été remarquée depuis longtemps chez les Perroquets, où elle est très grande, et même chez quelques autres Oiseaux de la même classe, tels que le Flamant. Mais c'est à Hérissant que l'on doit la connaissance de cette disposition chez la plupart des Oiseaux et du mécanisme qui la détermine (b). Dans un travail spécial sur ce sujet, cet anatomiste distingué a fait voir que la flexibilité du bec peut résulter de deux circonstances, savoir : de l'élasticité des lames osseuses qui unissent cette partie de la face à la région frontale du crâne (c), ou de l'existence d'une véritable charnière située entre la base de cet organe et la portion adjacente de la tête (d), ou bien encore de la

(a) Cuvier, *Recherches sur les Ossements fossiles*, pl. 239, fig. 3.

(b) Hérissant, *Observations anatomiques sur le mouvement du bec des Oiseaux* (*Mém. de l'Acad. des sciences*, 1748, p. 345 et suiv.).

(c) Exemples : le *Perroquet* (Petit, *Description anatomique de l'œil de l'espèce de Hibou appelé* Ulula (*Mém. de l'Acad. des sciences*, 1736, pl. 5, fig. 3). — Blanchard, *Organisation du Règne animal*, OISEAUX TROPIDESTERNIENS, pl. 2, fig. 1.

— Le *Pélican* (Hérissant, *Op. cit.*, pl. 17, fig. 1, pl. 21, fig. 1).

— Les *Pétrels* (Hérissant, *loc. cit.*, pl. 17, fig. 2).

(d) Exemples : la *Cigogne* (Hérissant, *Op. cit.*, pl. 16, fig. 2).

— La *Spatule* (Hérissant, *Op. cit.*, pl. 16, fig. 3).

choire et l'extrémité inférieure de l'arc suspenseur de la mâchoire inférieure (1).

Charpente buccale des Mammifères.

§ 11. — Enfin, chez les Mammifères, la mâchoire supérieure est unie au crâne d'une manière encore plus intime et se consolide davantage (2); elle se confond avec l'arc palatin,

réunion de ces deux particularités organiques, ainsi que cela se voit chez le Canard (*a*). A quelque distance au-dessous de cette ligne de flexion, la mâchoire inférieure s'articule de chaque côté avec l'extrémité antérieure de deux arcs-boutants qui vont s'appuyer par leur bout opposé sur la partie inférieure de l'os carré ou arc maxillo-crémastique, lequel est lui-même mobile et susceptible de basculer sur son articulation crânienne. L'un de ces arcs-boutants est formé par l'os jugal, qui est grêle et très allongé; l'autre, situé plus en dedans, est formé par l'os palatin et l'os ptérygoïdien (*b*).

(1) La mâchoire inférieure des Oiseaux est composée de plusieurs pièces distinctes dans le jeune âge; mais, par les progrès du développement, ces osselets constitutifs, au lieu de rester séparés, comme chez la plupart des Reptiles, se confondent plus ou moins complétement. Ainsi, les deux branches sont soudées entre elles antérieurement, et quelquefois on n'aperçoit aucune trace de leur fractionnement primitif : par exemple, chez les Rapaces diurnes, les Passereaux et les Grimpeurs. Dans d'autres familles, la portion postérieure de chaque branche reste plus ou moins distincte de la portion antérieure et commune, de sorte que l'ensemble de la mâchoire se compose de trois pièces, disposition qui est dominante chez les Gallinacés, les Échassiers et les Palmipèdes. Enfin, chez quelques-uns de ces Animaux, l'Autruche et le Casoar, par exemple, on distingue aussi derrière l'analogue des os dentaires une paire de pièces qui correspondent aux os operculaires des Reptiles.

L'arc maxillo-crémastique, qui, de chaque côté de la tête, donne attache à la mâchoire inférieure et la suspend au crâne, est formé d'une seule pièce appelée communément l'*os carré* (*c*) ou *os tympanique*. Cet arc-boutant remonte le long du bord antérieur du tympan de l'oreille, et va s'articuler avec la portion auriculaire de la boîte céphalique par une sorte de charnière, de façon à jouir d'une certaine mobilité et à pouvoir porter son extrémité opposée en avant ou en arrière.

(2) Pour se rendre bien compte de la conformation de cette partie de la charpente buccale dans la classe des Mammifères, il est bon de l'étudier d'abord chez un de ces Animaux où ses diverses pièces constitutives sont bien développées et conservent pour la plupart leur individualité à l'âge adulte : par exemple, le Chien (*d*).

Là toute la portion antérieure de

(*a*) Hérissant, *Op. cit.* (*Mém. de l'Acad. des sciences*, 1748, pl. 17, fig. 3; pl. 19, fig. 1, etc.)
(*b*) Exemple : le *Canard* (Hérissant, *Op. cit.*, pl. 19, fig. 5; pl. 23, fig. 2 et 3).
(*c*) Hérissant, *Op. cit.*, p. 356.
(*d*) Voyez Cuvier, *Recherches sur les ossements fossiles*, pl. 177, fig. 19, 20 et 21.
— Blainville, *Ostéographie*, CARNASSIERS, genre *Canis*, pl. 5 à 8.

et souvent les différentes pièces qui la constituent se soudent entre elles de façon à faire disparaître plus ou moins complétement les traces de leur séparation primordiale. D'or-

la mâchoire supérieure est formée par les deux os intermaxillaires (ou *os prémaxillaire*), qui sont très développés et qui s'unissent entre eux sur la ligne médiane par une suture articulaire. Chacun d'eux présente trois portions assez distinctes, savoir : 1° une bande alvéolaire qui limite la bouche en avant, porte les dents incisives, et forme le bord inférieur des narines ; 2° une branche montante qui s'élève de la partie externe de la précédente, circonscrit latéralement les narines, et se dirige vers le front en s'articulant d'un côté avec l'os nasal, de l'autre avec l'os maxillaire ; 3° une lame palatine, qui en se portant horizontalement en arrière, forme un angle plus ou moins ouvert avec la portion montante de la face interne de la bande alvéolaire, et se bifurque avant de rejoindre la partie correspondante de l'os maxillaire.

Les os maxillaires occupent le côté de la bouche, et présentent également une portion alvéolaire qui borde latéralement cette cavité ; une portion montante, qui se dirige vers le front où elle s'articule avec le bord antérieur de l'os coronal, et qui limite la fosse orbitaire en dessous; enfin une portion palatine qui se dirige horizontalement en dedans, et s'articule par son bord interne avec la partie palatine de l'intermaxillaire, avec la partie correspondante du maxillaire du côté opposé, et plus en arrière avec l'os palatin. Il est aussi à noter que l'extrémité postérieure de cet os maxillaire s'articule avec l'os jugal, qui, à son tour, va s'articuler avec un prolongement de l'os temporal, et forme ainsi sur le côté de la face une arcade osseuse appelée *zygomatique*, qui limite du côté externe la fosse temporale où sont logés les principaux muscles masticateurs. Les os palatins, réunis entre eux par une suture médiane et enclavés entre les portions postérieures des deux os maxillaires, complètent en arrière le plafond de la chambre buccale ou voûte palatine ; ils donnent naissance à une lame montante qui se prolonge davantage en arrière sur les côtés des arrière-narines, et ils s'unissent très intimement aux os ptérygoïdiens, lesquels sont à leur tour soudés au crâne de manière à former à droite et à gauche une cloison verticale entre la partie postérieure des fosses nasales et les portions adjacentes des fosses temporales. La voûte palatine, constituée, comme je viens de le dire, par les os intermaxillaires en avant, par les maxillaires dans sa portion moyenne, et par les palatins en arrière, s'appuie aussi sur la cloison médiane des fosses nasales ou os vomer, et ne présente de lacunes que tout à fait en arrière où les os palatins sont échancrés pour laisser libres les arrière-narines, et vers son extrémité antérieure, où les branches palatines des os intermaxillaires, en s'unissant au bord interne de la portion horizontale du maxillaire, laissent de chaque côté un petit espace vide que les anatomistes appellent le *trou incisif*, ou *trou palatin antérieur*.

dinaire, les deux branches de la mâchoire inférieure s'unissent antérieurement de manière à ne constituer qu'un seul os en

La disposition générale des diverses pièces constitutives de la mâchoire supérieure est la même chez les autres Mammifères (*a*) ; seulement ces os varient dans leurs formes ainsi que par leur grandeur relative, et tantôt ils s'articulent moins parfaitement entre eux, tandis que d'autres fois ils se soudent de façon que deux ou plusieurs d'entre eux ne sont représentés que par une pièce unique.

Ainsi, chez quelques Singes, l'os intermaxillaire se confond de très bonne heure avec l'os maxillaire, et, à l'âge adulte, toute la portion alvéolaire de la mâchoire supérieure ne se trouve formée que par une seule paire d'os auxquels on conserve le nom de maxillaires supérieurs (*b*). Chez l'Homme, cette fusion s'opère dans les premiers temps de la vie embryonnaire (*c*), et souvent les os intermaxillaires paraissent même avorter complétement (*d*) ; enfin les diverses pièces dépendantes de chaque arc palatin se soudent aussi entre elles de façon que la mâchoire supérieure en totalité ne se trouve composée que de deux paires d'os, savoir : des maxillaires et des palatins (*e*). Quelquefois on aperçoit cependant à la partie antérieure de la voûte palatine des traces d'une suture qui correspond à la ligne de jonction des intermaxillaires avec les maxillaires (*f*).

Chez le plus grand nombre des Mammifères, les os intermaxillaires sont distincts chez l'adulte, mais complétement rapprochés entre eux sur le devant de la bouche. Quelquefois ils laissent entre eux à leur partie antérieure une petite fente ; par exemple, chez les Bœufs (*g*), le Mouton (*h*) et les autres Ruminants, l'Oryctérope (*i*), etc. Enfin, chez d'autres Mammifères, ils ne se rencontrent

(*a*) Exemples : le *Macaque* (Blainville, *Ostéographie*, PRIMATES, genre *Pithecus*, pl. 7).

— Le *Lion* (Cuvier, *Ossements fossiles*, pl. 195, fig. 1 ; — Blainville, *Op. cit.*, CARNASSIERS, genre *Felis*, pl. 5).

— L'*Hyène* (Cuvier, *Op. cit.*, pl. 190, fig. 1 et 3 ; — Blainville, *Op. cit.*, genre *Hyæna*, pl. 2 et 3).

— Le *Phoque* (Blainville, *Op. cit.*, genre *Phoca*, pl. 5).

— Le *Cheval* (Cuvier, *Op. cit.*, pl. 58, fig. 1 ; — Blainville, *Op. cit.*, genre *Equus*, pl. 3).

(*b*) Exemples : le *Chimpanzé* (Owen, *On the Osteology of the Chimpanzee and Orang-Utan*, (dans *Trans. of the Zool. Soc.*, 1835, t. I, pl. 55, fig. 1 ; — Blainville, genre *Pithecus*, pl. 5).

— La soudure de l'intermaxillaire avec le maxillaire est beaucoup plus tardive chez l'Orang-Outang (voy. Owen, *loc. cit.*, pl. 55, fig. 2).

(*c*) Vicq d'Azyr, *Observations anatomiques sur trois Singes* (*Mém. de l'Acad. des sciences*, 1780, p. 489).

— Gœthe, *Zur Morphologie : De l'existence de l'os intermaxillaire à la mâchoire supérieure de l'Homme* (*Œuvres d'histoire naturelle*, trad. par Martins, p. 69).

(*d*) Em. Rousseau, *De la non-existence de l'os intermaxillaire chez l'Homme* (*Revue et Magazin de zoologie* de Guérin, 1859, pl. 1, fig. 1 et 2).

(*e*) Voyez Sappey, *Traité d'anatomie descriptive*, t. I, p. 47, fig. 20, etc.

— Voyez Bourgery, *Traité de l'anatomie de l'Homme*, t. I, pl. 14, fig. 1 et 2 ; pl. 25, fig. 7 à 12, etc., ou toute autre iconographie anatomique du corps humain.

(*f*) Des exemples de cette disposition anormale ont été représentés par divers auteurs, tels que M. Owen, *Op. cit.* (*Trans. of the Zool. Soc.*, t. I, pl. 58).

(*g*) Voyez Cuvier, *Ossements fossiles*, pl. 170, fig. 1, etc.

(*h*) Cuvier, *Op. cit.*, pl. 162, fig. 2 et 3.

(*i*) Idem, *ibid.*, pl. 213, fig. 2 et 3.

forme de V ou de fer à cheval (1), et les os qui, chez les Vertébrés ovipares, étaient interposés entre ses surfaces articulaires et la base du crâne en manière d'arcs-boutants, sont employés dans la composition des parois de cette boîte osseuse,

pas du tout et laissent sur le devant de la bouche une large fente, ainsi que cela se voit chez certaines Chauves-Souris (a); ou même un grand espace vide, comme chez l'Ornithorhynque, où ils représentent une sorte de fourche à deux branches recourbées en dedans (b).

Parfois, chez l'Homme, les os maxillaires, et même les os palatins, restent écartés entre eux sur la ligne médiane, et il en résulte un vice de conformation qui est connu sous le nom de *bec-de-lièvre*, difformité qui peut être déterminée aussi par un arrêt dans la jonction de l'intermaxillaire avec le maxillaire (c).

Il est aussi à noter que, chez la plupart des Marsupiaux, les os maxillaires, tout en s'articulant par suture sur la partie antérieure de la bouche, ne se rencontrent pas dans toute la longueur de leur bord interne et laissent des vides plus ou moins considérables dans la voûte palatine. Ainsi, chez le *Perameles lagotis*, une grande lacune médiane est produite de la sorte et occupe près du tiers de la longueur du palais (d).

(1) Chaque branche de la mâchoire inférieure des Mammifères ne se compose que d'une seule pièce osseuse qui se joint à son congénère par son extrémité antérieure. Dans l'embryon et dans le jeune âge elles sont distinctes entre elles. Cette disposition persiste pendant toute la vie chez beaucoup de ces Animaux, tels que les Carnassiers, les Insectivores, les Rongeurs, les Ruminants ordinaires, la plupart des Édentés, les Cétacés, les Marsupiaux, etc.; mais elle disparaît de bonne heure, par suite de la soudure de ces os chez l'Homme, les Quadrumanes, les Chiroptères, les Pachydermes, les Chameaux et quelques autres Mammifères. Chez ceux-ci, la séparation primordiale des deux branches mandibulaires n'est indiquée dans l'âge adulte que par une ligne de soudure appelée la *symphyse du menton*. Il est aussi à noter que l'étendue de la surface articulaire par laquelle ces branches s'unissent varie beaucoup chez les divers Mammifères, et que chez ceux où ces deux os se rencontrent sous un angle très aigu, elle est en général fort considérable. Ainsi, chez l'Hyperodon, elle occupe le tiers de la longueur de la mâchoire (e).

Chez un petit nombre de Mammifères, les deux branches de la mâchoire inférieure ne sont unies que d'une manière lâche. Chez l'Échidné, elles ne sont retenues l'une à l'autre que par un ligament.

(a) Exemple : les *Noctuelles* (Blainville, *Ostéographie*, CHIROPTÈRES, pl. 8).
(b) Cuvier, *Ossements fossiles*, pl. 215, fig. 2 et 4.
(c) Voy. Is. Geoffroy Saint-Hilaire, *Hist. des anomalies de l'organis.*, 1832, t. I, p. 584 et suiv.
(d) Owen, art. MARSUPIALIA (Todd's *Cyclop. of Anat. and Physiol.*, t. III, p. 274, fig. 96).
(e) Cuvier, *Ossements fossiles*, pl. 225, fig. 6.

de sorte que c'est directement sur celle-ci que le levier mandibulaire prend ses points d'appui (1). Il est aussi à noter que chez tous les Mammifères cette articulation se fait à l'aide d'une partie saillante et convexe, appelée *condyle*, qui s'élève de l'extrémité postérieure de la mâchoire et s'emboîte dans une cavité creusée pour la recevoir de chaque côté de la base du crâne (2). Les caractères secondaires de l'espèce de double charnière ainsi constituée varient un peu, comme nous le verrons bientôt, mais toujours l'articulation de la mâchoire inférieure est disposée de façon à permettre à l'extrémité antérieure de cet os de s'éloigner ou de se rapprocher de la mâchoire supérieure, tout en restant solidement appuyée contre la base du crâne par l'extrémité postérieure de chacune de ses branches, lesquelles sont attachées à cette portion immobile de la charpente céphalique par des ligaments disposés en manière d'amarres (3).

(1) Les pièces correspondantes à celles que j'ai appelées *tympaniques* chez les Reptiles et les Poissons deviennent des parties constitutives de l'os temporal des Mammifères, ainsi que nous le verrons quand nous étudierons d'une manière spéciale la composition du squelette chez ces derniers Vértébrés.

(2) Comme je l'ai déjà dit, cette disposition est caractéristique de la classe des Mammifères ; chez tous les autres Vertébrés, cette surface articulaire étant concave au lieu d'être convexe et logeant l'extrémité saillante de l'arc maxillo-crémastique.

(3) L'apophyse articulaire ou le condyle de la mâchoire inférieure des Mammifères est terminé par une surface convexe et très lisse qui se loge dans une cavité appelée *glénoïde*, située de chaque côté de la base du crâne immédiatement au-devant de l'orifice du conduit auditif externe. Sa forme, ainsi que celle de la cavité dont je viens de parler, varie suivant le genre de mouvements que la mâchoire doit exécuter pendant la mastication, et l'étude de ces relations trouvera sa place dans la prochaine Leçon, lorsque nous nous occuperons du système dentaire. La portion postérieure de la mâchoire qui porte le condyle se recourbe en général vers le haut, et les anatomistes lui donnent le nom de *branche montante ;* elle s'élève d'autant plus que la voûte palatine se trouve plus éloignée de la base du crâne. Chez l'Homme et les Singes, elle est beaucoup plus haute que chez les Carnassiers ; chez la plupart des Rongeurs, elle est à peine distincte de la branche horizontale de l'os, et chez le Dauphin elle se con-

On remarque aussi des différences très grandes dans la forme et les dimensions des mâchoires ; mais ces variations se lient en général à certaines dispositions des organes préhenseurs que ces leviers sont destinés à mettre en mouvement, et, par conséquent, je n'en parlerai que lorsque nous aurons à nous occuper du jeu de ces instruments.

Muscles moteurs de l'appareil mandibulaire.

§ 12. — Les leviers mandibulaires dont nous venons d'étudier la disposition sont mis en mouvement par des muscles très puissants qui, pour la plupart, s'insèrent à la mâchoire inférieure par une de leurs extrémités et se fixent aux parties adjacentes du crâne ou de la face par leur extrémité opposée. Les plus importants de ces muscles sont les élévateurs de la mâchoire. En général, ils sont au nombre de quatre de chaque côté de la tête, et se trouvent placés deux en dehors de cet organe et deux à sa face interne. Ainsi, chez l'Homme, toute la partie latérale de la tête qui est située au-dessus et au-devant de l'oreille, et qui est connue des anatomistes sous le nom de *fosse temporale*, est occupée par un grand muscle dont les fibres convergent en descendant et s'attachent à une saillie de l'os maxillaire inférieur appelée *apophyse coronoïde ;* par leur extrémité supérieure elles sont fixées, soit à la surface externe de la boîte crânienne, soit à des cloisons aponévrotiques qui en naissent, et, comme l'apophyse coronoïde se

Muscle temporal.

fond avec elle ; mais on remarque, à cet égard, beaucoup de variations chez les différentes espèces d'une même famille zoologique.

Le condyle de la mâchoire est en général porté sur un col plus ou moins étroit, et il est maintenu dans la cavité glénoïde par une capsule articulaire et par des ligaments qui s'étendent de son col aux parties aériennes de la base du crâne (a). Il est aussi à noter qu'un cartilage interarticulaire se trouve placé entre les deux surfaces osseuses, et qu'à raison de son élasticité, il diminue la pression que la mâchoire exerce sur le fond de la cavité glénoïde, lors de la contraction violente des muscles élévateurs du premier de ces organes.

(a) Voyez Sappey, *Traité d'anatomie descriptive*, t. I, p. 124, fig. 54, 55 et 56.

trouve placée au-devant de l'articulation de ce même os avec la base du crâne, leur contraction détermine l'élévation de l'extrémité antérieure du levier mandibulaire et la clôture de la bouche (1).

La disposition générale de cet organe moteur, qui est appelé *muscle crotaphite* ou *temporal*, est à peu près la même, non-seulement chez les autres Mammifères, mais aussi chez la plupart des Vertébrés ; seulement, son volume varie suivant qu'il est destiné à exercer une traction plus ou moins puissante sur la mâchoire (2). Ainsi, chez les Animaux qui ont besoin de dé-

(1) Chez l'Homme, le *muscle crotaphite* (*a*) ou *temporal* est large et mince ; il remplit la fosse temporale, qui est circonscrite supérieurement par une ligne courbe tracée sur les os frontaux et pariétaux, depuis l'angle externe de l'orbite jusqu'au-dessus de l'oreille (*b*), et qui est fermée extérieurement par une lame aponévrotique très forte, étendue de la ligne dont je viens de parler au bord supérieur de l'arcade zygomatique. Les fibres musculaires s'insèrent en partie à la face interne de cette aponévrose, en partie aux parois osseuses de la fosse temporale, puis se réunissent autour d'un tendon qui va s'implanter sur les bords et sur la face externe de l'apophyse coronoïde, en passant derrière l'arcade zygomatique (*c*).

(2) Chez les Oiseaux, le muscle temporal est peu développé et ne remonte pas sur le dessus du crâne ; mais en général une partie de ses faisceaux constitutifs s'insère dans l'intérieur de la fosse orbitaire, et l'on y remarque trois ou même quatre portions assez distinctes (*d*). Pour plus de détail au sujet des modifications qui s'y observent, je renverrai à l'ouvrage de Cuvier (*e*).

Chez le Cormoran, les muscles temporaux prennent leurs attaches non-seulement sur les parties latérales et supérieures du crâne, mais aussi plus en arrière, sur un os surnuméraire qui fait suite à l'occipital et qui paraît être dû à une transformation du ligament cervical (*f*).

Chez les Reptiles, ces muscles sont en général très forts ; chez les Serpents, ils présentent quelques particularités qui sont en rapport avec le mode d'action des dents de ces animaux, ainsi que nous le verrons bientôt.

Enfin, dans la classe des Poissons, le muscle temporal est quelquefois très

(*a*) De κρόταφος, tempe.
(*b*) Voyez Bourgery, *Anatomie de l'Homme*, t. I, pl. 17, fig. 1.
(*c*) Bourgery, *Op. cit.*, t. II, pl. 96.
(*d*) Exemple : l'*Épervier* (Carus, *Tab. Anat. compar. illustr.*, pars I, pl. 4).
(*e*) Cuvier, *Leçons d'anatomie comparée*, t. IV, p. 119.
(*f*) Yarrell, *On the Use of the Xiphoid Bone and its Muscles in the Cormorant* (*Zool. Journ.*, 1829, t. IV, p. 234, pl. 7, fig. 5 et 6).

ployer de la sorte une très grande force, il recouvre tout le dessus de la tête, et souvent le crâne se hérisse de crêtes osseuses pour fournir à ses fibres des points d'attache plus étendus. Chez le Chien, par exemple, le dessus du crâne est garni d'une crête longitudinale médiane qui se bifurque en avant pour descendre vers les angles orbitaires externes, et qui en arrière se réunit à une crête transversale située au-dessus de l'occiput; il en résulte que la surface d'insertion disposée pour recevoir les fibres des muscles temporaux est beaucoup plus étendue que si la boîte crânienne était simplement bombée en dessus (1). Chez les Hyènes, cette particularité est encore plus prononcée; mais, c'est chez les Tortues qu'elle atteint son plus haut degré de développement. En effet, chez la plupart de ces Reptiles, ce n'est pas seulement une crête qui s'élève au-dessus du crâne, mais une grande lame osseuse qui, de chaque côté, part du sommet de la tête et se porte en dehors, de façon à former voûte et à recouvrir la totalité de la fosse temporale (2). Or, cette

volumineux, et il peut recouvrir toute la face supérieure du crâne, ainsi que cela se voit chez le Congre; mais, en général, la grande cloison jugale formée par les arcs temporal et palatin suffit à l'insertion de son extrémité supérieure (a).

(1) Cette crête épicrânienne a reçu le nom de *pariétal* parce qu'elle naît principalement sur la suture médiane formée par la réunion des deux os pariétaux; mais elle se prolonge sur l'os frontal en avant et sur l'os occipital en arrière (b). Elle n'est pas également développée chez les différentes races de Chiens.

(2) Cette voûte temporale est constituée de la manière la plus complète chez le Caret, ou *Chelonia imbricata*, où elle dépasse le bord postérieur du crâne et descend latéralement, de façon à se confondre avec l'arcade zygomatique, et à rejoindre ainsi la mâchoire supérieure en avant aussi bien que l'extrémité inférieure de l'os tympanique en arrière. Elle est formée principalement par les os pariétaux, les frontaux postérieurs et les jugaux; mais des pièces que Cuvier considère comme les analogues des os temporaux et des mastoïdiens entrent aussi dans sa composition (c).

Chez le Trionyx du Gange (ou *Gymnopus Duvaucelli*, de Duméril),

(a) Par exemple, chez la *Perche* (Cuvier et Valenciennes, *Histoire des Poissons*, t. I, pl. 40).
(b) Cuvier, *Ossements fossiles*, pl. 177, fig. 19, 21 et 22.
(c) Idem, *ibid.*, pl. 239, fig. 1, 2, 3 et 4.

disposition est très favorable au jeu des muscles temporaux, et la force que tous ces Animaux déploient quand ils serrent les mâchoires est énorme.

Il est aussi à noter que chez les Mammifères dont les muscles élévateurs de la mâchoire doivent être très puissants, et par conséquent très gros, les arcades zygomatiques se trouvent portées fort loin en dehors, de façon à donner plus d'espace pour loger ces organes moteurs. Ainsi, chez le Chien, ces arcades, au lieu de se diriger presque en ligne droite de la pommette vers l'oreille, comme chez l'Homme, décrivent un arc de cercle très grand, et chez le Lion, la saillie qu'elles font triple la largeur de la tête (1).

cette voûte est également très développée, mais elle s'étend un peu moins en arrière (a).

Chez d'autres Chéloniens, elle est plus ou moins incomplète : ainsi, chez la Tortue d'eau douce d'Europe (*Testudo europæa*), elle ne recouvre que la portion postérieure des fosses temporales (b), et, chez la Tortue terrestre de l'Inde (c), elle est à peine indiquée.

Une disposition analogue des fosses temporales se voit aussi chez les Crocodiliens ; seulement la voûte des chambres osseuses ménagées ainsi de chaque côté du crâne pour loger les muscles releveurs de la mâchoire inférieure est trouée au milieu (d). Enfin, on retrouve une voûte temporale imparfaite chez plusieurs Sauriens ordinaires, par exemple chez les Lézards (e) ; et chez les Caméléons, cette voûte s'élève à une hauteur très considérable au-dessus du crâne, mais elle est largement perforée au milieu (f).

(1) C'est principalement de cette disposition des arcades zygomatiques que dépend la forme élargie de la tête du Lion (g) et des autres grands Carnassiers, car le crâne de ces animaux est fort étroit (h).

Ces traverses osseuses ne sont pas complètes chez tous les Mammifères : ainsi, chez quelques Édentés, tels que le Pangolin (i), dont l'appareil mandibulaire est très faible, elles ne sont représentées que par deux apophyses qui se dirigent l'une vers l'autre sans se rencontrer, et elles manquent

(a) Cuvier, *Ossements fossiles*, pl. 239, fig. 10 et 11.
(b) Idem, *ibid.*, pl. 239, fig. 13 et 14.
(c) Idem, *ibid.*, pl. 239, fig. 18.
(d) Idem, *ibid.*, pl. 231, fig. 1, 5 et 6.
(e) Idem, *ibid.*, pl. 244, fig. 14.
(f) Idem, *ibid.*, pl. 244, fig. 30 et 32.
(g) Idem, *ibid.*, pl. 195, fig. 2.
(h) Voyez, à ce sujet, l'*Ostéographie* de Blainville, CARNASSIERS, genre *Felis*, pl. 5, etc.
(i) Cuvier, *Op. cit.*, pl. 209, fig. 1 à 4.

Muscle masséter.

Un second muscle élévateur, qui a reçu le nom de *masséter*, s'étend de l'arcade osseuse dont je viens de parler, ou des parties voisines de la joue, sur la face externe de la portion postérieure de la mâchoire inférieure (1). Il est en général très

complétement chez les Fourmiliers (*a*). Il en est à peu près de même chez plusieurs Insectivores, tels que les Musaraignes (*b*) et les Tenrecs (*c*).

(1) Chez l'Homme, le muscle masséter naît du bord inférieur et des deux faces de l'arcade zygomatique, ainsi que des fibres aponévrotiques qui partent de cette arcade. Il se dirige un peu obliquement en bas et en arrière ; enfin il s'insère inférieurement à l'angle de la mâchoire et à la face externe de cet os (*d*).

Les masséters tendent à porter la mâchoire en avant aussi bien qu'à relever cet organe, et le premier de ces mouvements est d'autant plus marqué que, toutes choses égales d'ailleurs, les fibres de ces muscles sont plus développées et dirigées plus obliquement. Aussi, chez les Rongeurs, où la protraction de la mâchoire est nécessaire dans la mastication, les masséters sont-ils très forts, et, en général, plusieurs de leurs faisceaux charnus s'insèrent très en avant, près du trou sous-orbitaire, sur l'os maxillaire supérieur, par l'intermédiaire d'un tendon. Cette disposition se voit très bien chez le Lapin (*e*), mais elle est encore plus prononcée chez le Castor (*f*) et chez quelques autres Rongeurs, tels que l'Agouti (*g*); enfin, chez le Cobaye, un des faisceaux massétériens, que l'on désigne quelquefois sous le nom de *muscle mandibulo-maxillaire*, traverse le trou sous-orbitaire et s'insère plus en avant. Chez ces derniers Rongeurs, on distingue même dans ce muscle trois portions bien isolées, qui pourraient être considérées comme autant de muscles particuliers, car la direction de leurs fibres diffère ainsi que leurs points d'attache (*h*).

Le degré de développement des masséters n'est pas lié à celui de l'arcade zygomatique, comme on aurait pu s'y attendre, car il est des Mammifères chez lesquels ils sont très forts, bien que cette traverse osseuse manque, par exemple chez les Tenrecs (*i*).

Chez les Fourmiliers où les mâchoires sont extrêmement longues et l'arcade zygomatique manque, les masséters existent, mais ils s'avancent assez loin, au-devant des yeux, et leurs fibres naissent principalement d'une expansion tendino-aponévrotique qui remplace cette arcade et s'étend du tubercule molaire au temporal (*j*).

(*a*) Cuvier, *Op. cit.*, pl. 210, fig. 4.

(*b*) Blainville, *Ostéographie*, INSECTIVORES, pl. 2.

— Duvernoy, *Fragments d'histoire naturelle sur les Musaraignes*, pl. 2, fig. 1, etc. (*Mém. de la Soc. d'hist. nat. de Strasbourg*, t. II).

(*c*) Blainville, *Op. cit.*, INSECTIVORES, pl. 4.

(*d*) Voyez Bourgery, *Anatomie de l'Homme*.

(*e*) Cuvier et Laurillard, *Anatomie comparée*, MYOLOGIE, pl. 232.

(*f*) Cuvier et Laurillard, *Op. cit.*, pl. 219.

(*g*) Cuvier et Laurillard, *Op. cit.*, pl. 248, fig. 1.

(*h*) Duvernoy, dans Cuvier, *Leçons d'anatomie comparée*, t. IV, p. 66.

(*i*) Cuvier et Laurillard, *Anatomie comparée*, pl. 77, fig. 2.

(*j*) Owen, *On the Anatomy of the Great Anteater* (*Trans. of the Zool. Soc.*, t. IV, p. 132, pl. 39, fig. 2).

développé chez les Mammifères dont les muscles temporaux sont faibles ou dont la mâchoire inférieure doit être portée en avant pendant le travail de la mastication, ainsi que cela a lieu chez les Rongeurs.

Chez les Vertébrés des autres classes, les muscles masséters manquent ou sont confondus avec les muscles temporaux (1).

Muscles ptérygoïdiens

Lorsque l'appareil releveur de la mâchoire inférieure est complet, on trouve aussi à la face interne de cet organe deux paires de muscles qui naissent de sa portion postérieure, et qui remontent plus ou moins obliquement vers la base du crâne, où ils s'attachent d'ordinaire aux os ptérygoïdiens ou à des parties adjacentes de la charpente céphalique. L'un de ces muscles, appelé le *ptérygoïdien interne* ou *grand sphéno-maxillaire*, est en quelque sorte une répétition du masséter : et, lorsqu'il se contracte en même temps que son congénère, il relève la mâchoire avec beaucoup de force ; mais lorsqu'il agit isolément, il tend plutôt à faire dévier cet organe du plan médian et à le porter de côté, comme cela se voit pendant la mastication chez les Ruminants (2), Le muscle *ptérygoïdien externe* naît au-dessus

(1) Le principal élévateur de la mâchoire des Oiseaux me paraît représenter à la fois le temporal et le masséter, car il naît de la face externe de cet organe aussi bien que de son bord supérieur (*a*).

Chez les Toucans, où la mâchoire inférieure est énormément développée, il existe un ligament élastique qui occupe la place du muscle masséter et qui aide à soutenir le poids de cet organe (*b*).

Duvernoy considère comme l'analogue du masséter le muscle qui, chez beaucoup de Poissons, se rend de la région jugale à l'os maxillaire supérieur ou à un cordon fibreux qui relie celui-ci à la mâchoire inférieure (*c*). Mais, ainsi que je l'expliquerai bientôt, ce rapprochement ne me paraît pas admissible.

(2) Chez l'Homme, le muscle ptérygoïdien interne s'attache inférieurement à la face interne de l'angle de la

(*a*) Hérissant, *Observations anatomiques sur les mouvements du bec des Oiseaux* (*Mém. de l'Acad. des sciences*, 1748, pl. 23, fig. 1, 1).

(*b*) Owen, *On the Anatomy of the Concave Hornbill* (*Trans. of the Zool. Soc.*, t. I, p. 119, pl. 18, fig. 5).

(*c*) Voyez Cuvier, *Leçons d'anatomie comparée*, 2ᵉ édit., t. IV, p. 170 et suiv.

du précédent, près de l'articulation, et se porte en dedans, pour s'insérer à la partie adjacente de l'arcade palatine (1).

Muscles abaisseurs de la mâchoire inférieure.

Les muscles antagonistes des temporaux, des masséters et des ptérygoïdiens, c'est-à-dire les abaisseurs de la mâchoire inférieure, s'insèrent à ce levier au-dessous du niveau des points

mâchoire et supérieurement à la fosse ptérygoïdienne du sphénoïde (a). Chez quelques Mammifères carnassiers, les Chats par exemple, il se réunit au masséter, sous le bord inférieur de la mâchoire.

Chez les Oiseaux (b), il est très développé et se compose de trois ou même de quatre portions plus ou moins séparées, dont l'une va se fixer à l'os maxillaire supérieur au moyen d'un tendon grêle, dont la seconde division s'attache à l'os palatin, dont la troisième division va prendre son point d'appui sur l'os ptérygoïdien, et la quatrième s'étend jusqu'à l'os sphénoïde (c) ; mais ce démembrement est dû seulement à l'écartement des différentes parties de la charpente céphalique qui constituent la partie postérieure de la voûte palatine où les fibres charnues de cet organe moteur doivent se fixer pour pouvoir agir dans la direction voulue sur le levier mandibulaire.

La disposition du muscle ptérygoïdien interne ne présente rien d'important à noter chez les Reptiles.

Chez la Morue et la plupart des autres Poissons, le muscle ptérygoïdien interne occupe la plus grande partie de la face interne de la mâchoire inférieure, et prend son point d'appui sur la partie voisine de l'os tympanique inférieur, à l'aide d'un tendon.

(1) Chez l'Homme, ce muscle, logé dans la fosse zygomatique, se compose de deux faisceaux charnus, dont l'un se dirige presque horizontalement en dedans et va se fixer à la face externe de l'apophyse ptérygoïde du sphénoïde et à la facette correspondante de l'apophyse ptérygoïdienne du palatin, et dont l'autre monte obliquement au-dessus de la précédente pour se fixer à la partie latérale du sphénoïde (d). Il résulte de cette disposition, qu'en agissant isolément, ce muscle imprime à la mâchoire un mouvement latéral, et que lorsqu'il se contracte avec son congénère, c'est seulement sa portion supérieure qui peut contribuer un peu efficacement à produire l'élévation de ce levier.

Chez les Oiseaux, ce muscle est souvent peu distinct du ptérygoïdien externe.

Je considère comme l'analogue du ptérygoïdien interne un muscle qui, chez le Brochet, et beaucoup d'autres Poissons, naît de la face interne de l'éminence coronoïdienne de la mâ-

(a) Voyez Bourgery, *Anatomie de l'Homme*, t. II, pl. 97, fig. 3, 4 et 5.

(b) Exemple : le *Canard* (Hérissant, *Op. cit.*, *Mém. de l'Acad. des sciences*, 1748, pl. 23, fig. 2, B).

(c) Pour plus de détails, voyez Duvernoy, dans les *Leçons d'anatomie comparée* de Cuvier, 2ᵉ édition, t. IV, p. 123.

(d) Voyez Bourgery, *Op. cit.*, t. II, pl. 97, fig. 4.

d'appui que lui fournit son articulation avec la charpente crânienne, et ils se dirigent en arrière pour aller s'attacher, soit à l'hyoïde, qui se trouve sur le devant du cou, soit plus en arrière, à la base du crâne. La plupart de ces muscles ne sont pas destinés spécialement à cet usage, et sont plutôt les élévateurs de l'appareil hyoïdien ; mais quand celui-ci est maintenu en place par l'action d'autres agents, ils déterminent l'ouverture de la bouche : tels sont les muscles génio-glosses et mylo-glosses dont j'aurai bientôt à parler plus longuement. Les seuls muscles abaisseurs de la mâchoire qui puissent être considérés comme appartenant spécialement à cette partie de l'appareil buccal, sont connus sous le nom de *digastriques*, à cause d'une particularité de structure que l'on y remarque chez l'Homme et chez quelques autres Mammifères. Ils s'étendent ordinairement de la face interne du menton à la base du crâne, derrière l'oreille, et passent dans une espèce de poulie qui est fixée à l'hyoïde, et qui les maintient dans une position favorable à leur action comme abaisseurs de la mâchoire (1).

Mouvements de la mâchoire supérieure.

Chez les Poissons dont les os de la mâchoire supérieure sont très mobiles, il existe aussi dans la région jugale des muscles

choire inférieure, immédiatement au-devant de l'articulation, et va se fixer sous le muscle temporal à la partie moyenne de l'arc temporo-palatin. Lorsque je traiterai d'une manière spéciale du système musculaire, j'expliquerai pourquoi je n'adopte pas ici les déterminations de Cuvier ou de Duvernoy.

(1) Chez l'Homme, le *muscle digastrique* se compose de deux faisceaux charnus (appelés *ventres* par les anciens anatomistes) qui sont placés bout à bout et réunis par un tendon moyen. Celui-ci traverse un anneau fibreux qui est fixé à l'os hyoïde, et les deux faisceaux musculaires, ainsi maintenus, se relèvent en avant aussi bien qu'en arrière pour aller s'insérer, d'une part derrière le menton, d'autre part à la base de l'apophyse mastoïde du temporal (a). Il résulte de cette disposition que les muscles digastriques sont élévateurs de l'hyoïde ou abaisseurs de la mâchoire, suivant que l'un ou l'autre de ces organes leur oppose moins de résistance.

Le muscle digastrique a aussi deux

(a) Voyez Bourgery, *Op. cit.*, t. II, pl. 96.

qui sont destinés spécialement à les mettre en mouvement, et qui paraissent correspondre à ceux de la lèvre supérieure chez les Mammifères (1).

Les Serpents venimeux, dont le devant de la bouche est armé

ventres bien distincts chez les Singes (*a*), les Rats (*b*), les Marmottes (*c*), le Cheval (*d*), les Ruminants (*e*), etc.; mais, chez la plupart des autres Mammifères, il ne se compose que d'un seul ruban charnu inséré, d'une part plus ou moins en avant au bord inférieur de la mâchoire, et d'autre part à l'apophyse mastoïde ou à la portion adjacente de l'occipital (*f*).

Chez les Oiseaux, l'analogue du muscle digastrique naît d'un prolongement de l'angle postérieur de la mâchoire inférieure et remonte obliquement vers la base du crâne. Chez quelques-uns de ces animaux, il se partage en trois portions assez distinctes par leurs points d'insertion et par la direction de leurs fibres : par exemple, chez le Canard, où ces faisceaux ont été décrits par Hérissant sous les noms de *muscle grand pyramidal*, *muscle triangulaire* et *muscle carré droit* (*g*). En général, l'un ou l'autre de ces faisceaux manque (*h*).

Des muscles abaisseurs analogues sont disposés à peu près de la même manière chez les Sauriens et les Batraciens ; mais, chez les Serpents, ils sont rejetés sur la nuque (*i*). Enfin, chez les Poissons, ils manquent complétement, et sont remplacés dans leurs fonctions par les muscles de l'appareil hyoïdien dont j'aurai bientôt l'occasion de parler.

(1) Ainsi, chez la Morue, il existe à la partie antérieure et inférieure des joues un gros muscle qui s'insère postérieurement sur une lame aponévrotique, appliqué sur la face externe du

(*a*) Exemples : l'*Orang-Outang* (Cuvier et Laurillard, *Anatomie comparée*, pl. 29, *q*, *q*).
— Le *Papion* (Cuvier et Laurillard, pl. 42 et 44, fig. 1, *q*, *q*).
— Le *Callitriche*, où le ventricule antérieur de ce muscle est très long (Cuvier et Laurillard, *Op. cit.*, pl. 20, fig. 1).

(*b*) Voyez Cuvier et Laurillard, *Op. cit.*, pl. 213, fig. 1.

(*c*) Cuvier et Laurillard, *Op. cit.*, pl. 209, *q*, *q*.

(*d*) Voyez Chauveau, *Traité d'anatomie comparée des Animaux domestiques*, p. 223, fig. 74.

(*e*) Exemple : le *Bœuf* (Chauveau, *Op. cit.*, p. 219, fig. 73).

(*f*) Exemples : le *Hérisson* (Cuvier et Laurillard, *Op. cit.*, pl. 76, fig. 1, *q*).
— Le *Tenrec* (*loc. cit.*, pl. 77, fig. 2, *q*).
— L'*Ours* (*loc. cit.*, pl. 83, 87, 92, *q*).
— L'*Hyène* (*loc. cit.*, pl. 129, *q*).
— Le *Lion* (*loc. cit.*, pl. 143).
— Le *Phoque* (pl. 171, fig. 1, *q*).
— L'*Éléphant* (Cuvier et Laurillard, *Op. cit.*, pl. 274 et 276, *q*).
— Le *Lapin* (Cuvier et Laurillard, *Op. cit.*, pl. 233, *q*).
— La *Sarigue* (Cuvier et Laurillard, *Op. cit.*, pl. 174, *q*).
— Le *Kanguroo* (*Op. cit.*, pl. 191, fig. 2).

(*g*) Hérissant, *Observations anatomiques sur les mouvements du bec des Oiseaux* (*Mém. de l'Acad. des sciences*, 1748, pl. 23, fig. 1 et 2).

(*h*) Cuvier, *Leçons d'anatomie comparée*, t. IV, p. 117.

(*i*) Duvernoy, *Mém. sur les caractères tirés de l'anatomie pour distinguer les Serpents venimeux des Serpents non venimeux* (*Ann. des sciences nat.*, 1832, t. XXVI, pl. 10, fig. 1, *g*).

de crochets, ont les maxillaires supérieurs, auxquels ces dents sont fixées, très mobiles, et, chez ces Animaux, les muscles ptérygoïdiens externes, qui sont généralement destinés à relever la mâchoire inférieure, sont détournés de leurs usages ordinaires pour mouvoir cet os (1) ; mais il est aussi à noter que la pression exercée sur l'arc palatin par la mâchoire inférieure, quand celle-ci s'abaisse fortement, peut suffire pour déterminer le redressement de ces armes offensives (2).

muscle crotaphite et fixé au bord postérieur de l'arc maxillo-crémastique. Son extrémité antérieure est attachée à une bride tendineuse qui s'étend de la partie supérieure de l'os maxillaire supérieur à la mâchoire inférieure, et il relève ces parties en tirant en arrière la commissure des lèvres. Je le considère comme l'analogue du muscle zygomatique des Mammifères, et je ne saurais y voir un représentant du masséter, rapprochement qui a été admis par Duvernoy. Un second muscle rétracteur de l'os maxillaire supérieur, qui est situé plus profondément, et qui me paraît avoir échappé à l'attention des anatomistes, naît également de la partie supérieure de cet os, et se porte directement en arrière pour s'insérer à la partie supérieure et antérieure de l'arc temporo-maxillaire.

(1) Chez les Couleuvres, ces muscles s'étendent de l'extrémité postérieure de la face interne de la mâchoire inférieure à l'extrémité antérieure des os ptérygoïdiens externes (*a*). Mais, chez les Serpents venimeux, ils se prolongent davantage et vont se fixer sur les os maxillaires, et en les tirant en arrière, ils les font basculer de façon à reployer les crochets vers le palais (*b*).

Le mouvement contraire, c'est-à-dire le redressement des crochets, est déterminé d'une manière moins directe. Une paire de muscles dits *sphéno-ptérygoïdiens* se portent de la base du crâne à la partie postérieure des arcs ptérygoïdiens (*c*), et, en tirant ceux-ci en avant, agissent sur les os maxillaires supérieurs par l'intermédiaire des os ptérygoïdiens externes, de façon à les faire pivoter en avant.

(2) M. A. Dugès fils a constaté expérimentalement ce fait. Il a trouvé que toutes les fois que la mâchoire inférieure est fortement abaissée, cet organe pousse en avant l'extrémité inférieure des arcs maxillo-crémastiques, auxquels il est articulé, et que cette pression est transmise à l'angle postéro-inférieur de chacun des os maxillaires par l'intermédiaire des arcs-boutants que forment les os ptérygoïdiens et palatins, circonstance

(*a*) Dugès, *Recherches anatomiques et physiologiques sur la déglutition dans les Reptiles* (*Ann. des sciences nat.*, 1827, t. XII, pl. 46, fig. 13).

(*b*) Duvernoy, *Op. cit.* (*Ann. des sciences nat.*, t. XXVI, p. 142, pl. 10, fig. 5, *h*).

(*c*) Idem, *loc. cit.*, pl. 10, fig. 5, *l*.

Enfin, les légers mouvements d'élévation et d'abaissement qui se produisent dans la mâchoire supérieure des Oiseaux ne résultent pas de l'action des muscles appartenant spécialement à cet organe, mais sont la conséquence des mouvements de bascule des os carrés, mouvements dont les uns dépendent du jeu des abaisseurs de la mâchoire inférieure, les autres de la contraction de muscles particuliers à ces os (1).

qui fait basculer ces maxillaires, et entraîne le changement indiqué ci-dessus dans la position des crochets à venin (*a*).

(1) Le mécanisme à l'aide duquel ces mouvements des os carrés ou tympaniques sont produits, et transmis à la mâchoire supérieure, est très curieux, et a été fort bien observé par Hérissant.

Quand les muscles digastriques ou occipito-maxillaires se contractent pour abaisser la mâchoire inférieure, l'extrémité inférieure des os carrés se trouve poussée en avant; et comme cette partie est reliée à l'angle postérieur et inférieur de la mandibule supérieure par les arcs-boutants qui forment les os jugaux (*b*), un déplacement correspondant doit se produire dans cet angle de l'os maxillaire. Or, nous avons déjà vu que la mâchoire supérieure est unie au front par une espèce de charnière transversale; par conséquent, étant poussée de la sorte, elle doit exécuter alors un mouvement de bascule sur cette charnière et son extrémité doit se relever. Ainsi, l'abaissement forcé de la mâchoire inférieure amène à sa suite le relèvement de la mandibule supérieure, à peu près comme cela a lieu chez les Serpents venimeux.

Ce mouvement angulaire des os carrés, ainsi que le déplacement consécutif des arcs-boutants jugaux qui font basculer en haut la mâchoire supérieure, est sollicité aussi par la contraction d'une paire de petits muscles logés dans la région palatine, et fixés, d'une part au bord supérieur de l'os carré audevant de son articulation crânienne, d'autre part au fond de l'orbite (*c*).

L'effet contraire est produit par l'élasticité des parties ainsi déplacées et par la contraction d'une paire de petits muscles qui s'insèrent également au fond de l'orbite, mais se fixent à l'extrémité des os palatins, et en relevant ceux-ci, déterminent une pression sur la partie antérieure et inférieure des os carrés (*d*). Enfin, les muscles ptérygoïdiens, dont il a déjà été question (*d*), contribuent aussi à ramener la mâchoire à sa position normale.

(*a*) A. Dugès fils, *Note sur le redressement des crochets dans les Thanatophides* (*Ann. des sciences nat.*, 3ᵉ série, 1852, t. XVII, p. 57, pl. 2, fig. 4 à 7).

(*b*) Voyez ci-dessus, page 47.

(*c*) Hérissant, *Op. cit.* (*Mém. de l'Acad. des sciences*, 1748, pl. 23, fig. 3, A).

(*d*) Idem, *Op. cit.*, fig. 3, B.

§ 13. — La cavité buccale, limitée en dessus et sur les côtés par les mâchoires et les arcs temporo-palatins, dont l'étude vient de nous occuper, est entourée, à sa partie inférieure et postérieure, par l'appareil hyoïdien, qui, chez les Mammifères, est fort réduit, mais qui, chez les Poissons, forme la plus grande partie de son plancher, tout en constituant, comme nous l'avons vu précédemment, le plafond des chambres branchiales. La partie antérieure de cet appareil s'avance plus ou moins entre les deux branches de la mâchoire inférieure, et porte en général un organe saillant et mobile qui joue d'ordinaire un rôle important, soit dans la préhension des aliments, soit dans le mécanisme de la mastication à laquelle ces matières peuvent être soumises avant leur déglutition : cet organe est la *langue*. Elle consiste en un appendice médian et protractile qui est libre à l'une de ses extrémités, et qui est revêtu par un prolongement de la membrane muqueuse dont toutes les parois de la bouche sont tapissées; par sa base, elle est en connexion avec l'appareil hyoïdien, et souvent une partie de celui-ci en constitue le corps, mais d'autres fois elle est formée essentiellement de tissu musculaire. Du reste, sa structure varie beaucoup, et tantôt ses mouvements sont dus principalement à l'action de muscles qui lui sont propres, tandis que, d'autres fois, ils sont la conséquence du déplacement de l'appareil hyoïdien déterminé par l'action des muscles qui appartiennent exclusivement à celui-ci. Langue.

Il y a donc chez les Vertébrés des langues de deux sortes : chez les uns, cet organe est essentiellement charnu; chez d'autres, il est rigide et formé principalement par des cartilages ou des os. Le premier de ces modes de structure est général chez les Mammifères, et se rencontre aussi chez la plupart des Reptiles et des Batraciens; le second est dominant chez les Oiseaux et les Poissons.

En étudiant l'appareil respiratoire de ces derniers Animaux, nous avons vu que l'arc antérieur de leur système hyoïdien est Langue des Poissons.

disposé en manière de ceinture semi-circulaire sous la cavité buccale, et qu'il est attaché par ses deux extrémités à la face interne des arcades temporo-palatines (1). La pièce médiane sur laquelle les deux cornes de cet arc se réunissent inférieurement porte aussi d'ordinaire à son bord antérieur un autre os impair qui s'avance au-dessus du plancher membraneux de la bouche, dans l'espace compris entre les deux branches de la mâchoire, et qui est appelé l'*os lingual*, car il constitue en effet la partie fondamentale de la langue (2). Une couche plus ou moins épaisse de tissu conjonctif entremêlé de graisse, et parfois de quelques fibres musculaires, enveloppe cette protubérance et soutient un prolongement de la membrane muqueuse qui l'engaîne, et qui se termine antérieurement en cul-de-sac (3). La langue, ainsi constituée, n'est que peu ou point mobile sur la ceinture hyoïdienne qui la porte, mais elle suit celle-ci dans ses mouvements, et comme la portion inférieure de l'appareil, elle doit s'avancer ou reculer dans l'intérieur de la cavité buccale, ainsi que s'y élever ou s'y abaisser par l'action des muscles qui s'insèrent à celui-ci (4).

(1) Voyez tome II, p. 218 et suiv.

(2) L'os lingual manque chez beaucoup de Poissons (*a*), et, dans ce cas, la langue est soutenue par l'extrémité antérieure des branches du premier arc hyoïdien, qui se réunissent entre elles et se prolongent plus ou moins en avant ; mais la saillie ainsi formée est quelquefois à peine marquée, de façon que quelques-uns de ces Animaux (la Baudroie, par exemple) sont presque entièrement privés de langue.

(3) Chez le Congre et l'Anguille, on trouve dans la substance de la langue des fibres charnues transversales qui constituent un muscle propre de cet organe et qui doivent servir à le rétrécir, et par conséquent à l'allonger. D'autres faisceaux musculaires en occupent les côtés, et vont prendre leur point d'appui sur les branches de l'arc hyoïdien, de façon à tirer en arrière la pointe de cet organe et à devenir les antagonistes du précédent. On les désigne sous le nom de *muscles hyo-glosses*.

(4) L'arc hyoïdien antérieur, et par conséquent la langue des Poissons, est porté en avant et en haut par

(*a*) Voyez tome II, page 223.

Il en résulte que cet organe est susceptible de se mouvoir de la même manière; mais ses mouvements sont très bornés, et jamais on ne le voit s'avancer au dehors pour aider à la préhension des aliments.

Langue des Oiseaux.

Chez les Vertébrés à respiration aérienne, l'appareil hyoïdien se simplifie, et, tout en servant à soutenir le tube trachéen (1), il a souvent pour usage principal de constituer la charpente d'une langue rigide et cependant très mobile. Les Oiseaux nous offrent ce mode d'organisation, et leur langue est en général extrêmement protractile, quoique formée de matériaux qui correspondent à peu près à ceux dont se compose la langue presque immobile des Poissons. Aussi voit-on ces Animaux se servir de cet organe pour introduire dans la bouche les liquides qui leur servent de boisson, et souvent même pour saisir à distance les Insectes dont ils veulent faire leur proie.

L'appareil hyoïdien des Oiseaux qui porte la langue, et qui en forme la base, ressemble beaucoup à la portion de ce système de pièces osseuses qui précède les arcs branchiaux chez les Poissons, et qui constitue l'organe suspenseur de toute cette partie de la charpente céphalique. On y distingue une portion médiane ou corps, et une paire de branches ou de cornes dirigées en arrière et en haut vers le crâne. Le corps de l'hyoïde est formé principalement par un os appelé *basihyal*, qui est plus ou moins allongé et qui s'articule latéralement avec les deux cornes dont je viens de parler ; en arrière, il donne attache au larynx, et souvent il envoie au-dessous de cet organe un prolongement styliforme ; enfin, son extrémité antérieure porte une plaque cartilagineuse ou osseuse, dite *linguale*, qui est tantôt simple, mais d'autres fois composée de deux ou de plusieurs pièces, et

l'action de muscles qui naissent sur sa partie antérieure, et qui vont prendre leur point d'appui à la partie antérieure de la face interne de la mâchoire inférieure.

(1) Voyez tome II, page 276.

qui sert, comme son nom l'indique, à former la charpente solide de la langue. Ce dernier organe est, par conséquent, une dépendance de l'hyoïde, et soit qu'il se trouve fixé d'une manière invariable au basihyal, soit qu'il s'articule avec cet os de façon à jouir d'une certaine mobilité, il doit nécessairement suivre tous ses mouvements (1). Or, il existe une paire de muscles

(1) L'appareil hyoïdien des Oiseaux a été étudié avec soin par Geoffroy Saint-Hilaire et par Duvernoy (*a*). La nomenclature employée par le premier de ces naturalistes pour la désignation des pièces constitutives est assez généralement adoptée aujourd'hui. Il appelle os *basihyal* la pièce médiane principale, ou corps de l'hyoïde; *glossohyal*, la pièce qui s'articule à l'extrémité antérieure de la précédente; et *urohyal*, une pièce impaire qui fait suite au basihyal. Enfin, les cornes sont composées chacune de deux os placés bout à bout, et Geoffroy donne le nom d'*apohyal* au premier, celui de *cérato-hyal* au second.

Le glossohyal, ou os lingual, qui forme la partie principale de la charpente solide de la langue, reste souvent à l'état cartilagineux dans sa partie antérieure (*b*); et chez un grand nombre d'espèces il est simplement membraneux au centre, de façon à constituer une sorte de cadre triangulaire ou ovalaire, et non une lame pleine: par exemple, chez l'Aigle (*c*). Quelquefois il se compose de deux pièces réunies sur la ligne médiane: par exemple, chez le Vautour fauve (*d*); d'autres fois il est divisé par une articulation transversale, et lorsque cette disposition coïncide avec l'évidement central dont j'ai déjà parlé, les deux pièces placées bout à bout ne se joignent que par l'extrémité d'espèces de petites cornes résultant de l'échancrure de leurs bords correspondants, ainsi que cela se voit chez l'Autour, la Buse, la Chevêche (*e*), etc. En général, le glossohyal est pointu en avant, élargi en arrière et profondément échancré au bord postérieur, de façon à se prolonger sous la forme de petites cornes sur les côtés du basihyal avec lequel il s'articule; mais quelquefois il est presque carré ou allongé en avant: par exemple, chez l'Ara (*f*).

La portion antérieure de l'os basihyal se trouve aussi engagée dans la substance de la langue dont elle occupe la base, et elle est quelquefois très allongée. Souvent elle se confond avec l'urohyal, qui se dirige en arrière entre les deux cornes et relie l'appareil hyoïdien au larynx.

(*a*) Geoffroy Saint-Hilaire, *Philosophie anatomique*, 1818, t. I, p. 148.
— Duvernoy, *Mémoire sur quelques particularités des organes de la déglutition de la classe des Oiseaux et des Reptiles* (*Mém. de la Soc. d'hist. nat. de Strasbourg*, 1835, t. II).
(*b*) Exemple : le *Canard* (Geoffroy, *Op. cit.*, pl. 4, fig. 39).
(*c*) Duvernoy, *Op. cit.*, pl. 1, fig. 1.
(*d*) Idem, *ibid.*, pl. 1, fig. 7.
(*e*) Idem, *ibid.*, pl. 1, fig. 9, 10 et 13.
(*f*) Idem, *ibid.*, pl. 2, fig. 5 et 7.

qui naissent de l'extrémité postérieure des cornes hyoïdiennes, et qui, après avoir côtoyé ces organes dans toute leur longueur, vont s'insérer à la face interne de la mâchoire inférieure. Par leur contraction, ces muscles doivent tendre à porter les cornes hyoïdiennes en avant, et ceux-ci doivent à leur tour faire saillir la langue hors de la bouche. Bien qu'ils ne soient pas en connexion directe avec cet appendice mobile, ces muscles sont, par conséquent, les agents protracteurs de la langue, et les effets produits par leur action doivent être d'autant plus considérables que la distance comprise entre leurs deux points d'attache est plus grande, distance qui, à son tour, est déterminée par la longueur des cornes de l'hyoïde. Ainsi, le degré de protractilité de la langue est subordonné à l'allongement plus ou moins considérable de cette dernière portion de l'appareil hyoïdien, et le rôle du premier de ces organes est complétement ou du moins en majeure partie passif dans le mécanisme à l'aide duquel celui-ci est lancé en avant. C'est aussi en suivant les mouvements de l'hyoïde que la langue rentre dans la cavité buccale, lorsque les muscles protracteurs dont je viens de parler cessent d'agir, et que d'autres faisceaux charnus qui relient l'appareil hyoïdien au thorax entrent en jeu pour le tirer en arrière (1). On peut

(1) Les *muscles protracteurs de l'hyoïde* consistent chacun en un long ruban charnu qui est fixé par son extrémité mobile à la partie terminale de la grande corne dont il dépend, et qui contourne ou engaîne cette tige osseuse dans sa portion postérieure, puis s'en écarte un peu pour aller prendre son point d'appui sur la face interne de la mâchoire inférieure, vers le milieu de cet organe (*a*). Vicq d'Azyr les a décrits brièvement sous le nom de *muscles coniques de l'hyoïde* (*b*); et Cuvier les a considérés avec raison comme étant les analogues des muscles génio-hyoïdiens des Mammifères (*c*), seulement ils sont situés plus en arrière. A cause de leurs

(*a*) Duvernoy, *Mém. sur les organes de la déglutition*, pl. 2, fig. VIII, 4 *a* et 4 *b*.
(*b*) Vicq d'Azyr, *Mém. sur l'anatomie des Oiseaux* (*Œuvres*, t. V, p. 264).
(*c*) Cuvier, *Leçons d'anatomie comparée*, 1re édit., t. III, p. 246.
— Salter, art. TONGUE (Todd's *Cyclop. of Anat. and Physiol.*, t. IV, p. 1150, fig. 762, *b*).

donc prévoir que les Oiseaux, dont les cornes hyoïdiennes sont fort allongées, auront la langue très protractile; et effectivement ce rapport est facile à constater.

Ainsi, les Pics, qui sont des Oiseaux insectivores, et qui cherchent leur proie jusque dans la profondeur des fentes étroites dont l'écorce des arbres est sillonnée, ont l'hyoïde excessivement allongé; les cornes de ce système de pièces osseuses con-

points d'attache, Duvernoy les appelle *mylo-cératoïdiens* (a).

L'appareil hyoïdien est soulevé, et, par conséquent, le larynx est rapproché du palais par l'action d'une sorte de sangle charnue qui est étendue entre les deux branches de la mâchoire inférieure et formée par l'analogue du muscle mylo-hyoïdien des Mammifères. Mais les fibres de ce muscle ne se fixent que rarement à l'os hyoïde lui-même, et, d'ordinaire, elles se réunissent seulement sur une intersection aponévrotique médiane. Chez plusieurs Oiseaux, ce muscle sous-hyoïdien est divisé en deux portions, l'une antérieure, à fibres transversales, et l'autre postérieure, dont les fibres sont dirigées obliquement en arrière et peuvent concourir à effectuer la protraction de la langue : par exemple, chez l'Ara (b), le Cygne, etc. Une expansion charnue qui occupe souvent la partie antérieure de l'espace compris entre les deux cornes hyoïdiennes, et qui se fixe à celles-ci, semble être un dédoublement du muscle mylo-hyoïdien; on l'a désignée sous les noms de *muscle cératoïdien moyen*, quand ses deux moitiés se réunissent sur une intersection aponévrotique médiane (c), et de *cérato-hyoïdien*, quand elles vont se fixer sur l'urohyal ou prolongement médian de l'hyoïde, comme chez les Perroquets (d).

Les muscles qui tirent l'hyoïde en arrière, et qui, par conséquent, font rentrer la langue dans la bouche, sont :

1° Les *serpi-hyoïdiens*, qui naissent à la partie postérieure du corps de l'hyoïde, et se portent obliquement en dehors et en arrière pour aller prendre leur point d'appui sur un prolongement de la mâchoire inférieure situé près de l'angle postérieur de celle-ci et appelé *apophyse serpiforme* (e). Ces muscles correspondent aux muscles stylo-hyoïdiens des Mammifères, si ce n'est qu'ils ne se prolongent pas jusqu'à la base du crâne, comme le font ceux-ci.

2° Les *stylo-hyoïdiens*, *sterno-thyroïdiens*, *trachélo-hyoïdiens*, et d'autres muscles qui se portent de l'appareil hyoïdien en arrière ou en bas, et qui vont s'insérer, soit sur le sternum, soit sur la trachée-artère.

(a) Duvernoy, *Mém. sur les org. de la déglutition*, p. 6. (*Mém. de la Soc. d'hist. nat. de Strasb.*, t. II.)
(b) Idem, *ibid.*, pl. 2, fig. VIII, 1 a, 1 b.
(c) Cuvier, *Leçons d'anatomie comparée*, 2e édit., t. IV, p. 504.
(d) Duvernoy, *loc. cit.*, pl. 2, fig. VIII et IX, 2.
(e) Salter, *loc. cit.*, p. 1150, fig. 762, a.

tournent le crâne en arrière et en dessus, jusqu'à la base du bec; mais sous l'influence et la contractilité des muscles appelés *cérato myloïdiens* qui descendent de leur extrémité libre jusque vers le milieu de la mâchoire inférieure, elles se déplacent en glissant derrière l'occiput, et leur extrémité postérieure vient occuper la position qu'avait leur extrémité antérieure quand l'appareil était au repos. La langue, longue et effilée, qui est portée sur la partie antérieure de ces tiges osseuses, se trouve donc poussée en avant à une distance égale au trajet parcouru par ces cornes : elle est, par conséquent, projetée hors de la bouche; et comme sa surface est enduite d'une salive visqueuse, les petits Insectes sur lesquels elle va frapper s'y accolent, et sont entraînés dans la bouche lorsqu'ellle rentre dans cette cavité (1).

La langue des Oiseaux est susceptible d'exécuter aussi quel-

(1) L'hyoïde du Pic (*a*) est excessivement allongé, et se compose d'un os basihyal styliforme qui porte à son extrémité antérieure le glossohyal et qui s'articule par son extrémité opposée avec les deux cornes. Celles-ci sont fort longues, très grêles, élastiques, et assez flexibles pour pouvoir se recourber de façon à suivre la forme de la surface postérieure et supérieure du crâne, quand l'appareil lingual est dans l'état de rétraction, ou à redevenir droites, quand, en se portant en avant, elles cessent d'être serrées entre cette boîte osseuse et la peau de la tête et se trouvent ramenées sous le gosier. Il est aussi à noter que le basihyal ne présente en arrière aucun prolongement médian, et qu'il n'y a point d'urohyal ; en sorte que la première de ces pièces n'est que lâchement unie au larynx et peut jouir de plus de liberté de mouvements que d'ordinaire. Enfin, la portion basilaire de la langue est très allongée, et glisse dans une espèce de fourreau qui est formé par la tunique muqueuse de la bouche, et qui est très plissé quand cet organe est dans l'état de rétraction, mais s'étend quand celui-ci se porte en avant.

Les muscles rétracteurs de la langue présentent ici une particularité remarquable. Les trachélo-hyoïdiens s'enroulent plusieurs fois autour de la trachée par leur extrémité inférieure, ce qui donne à leurs fibres plus de longueur, et par conséquent plus de puissance qu'elles ne pourraient en avoir si elles s'étendaient en

(*a*) Geoffroy Saint-Hilaire, *Philosophie anatomique*, pl. 4, fig. 38. — Owen, art. AVES (Todd's *Cyclop. of Anat. and Physiol.*, t. I, p. 315, fig. 153).

ques mouvements sur la portion de l'appareil hyoïdien qui lui sert de support, et ces changements de direction sont déterminés par le jeu de muscles qui sont logés dans son épaisseur. D'ordinaire ces mouvements sont très faibles et très bornés, mais, chez quelques Animaux de cette classe, la langue devient beaucoup plus musculaire et en même temps plus agile : chez les Perroquets, par exemple (1).

ligne droite dans le peu d'espace que la région cervicale des Pics leur offre (*a*).

Le mécanisme de la protraction de la langue de ces Oiseaux a été étudié par plusieurs naturalistes. Borelli attribuait à tort ce mouvement aux muscles génio-glosses seulement (*b*), et Perrault fut le premier à en saisir le véritable caractère, bien qu'il ne connût que très imparfaitement la disposition des muscles cérato-myloïdiens (*c*). Bientôt après, Méry, et surtout Waller, en donnèrent de meilleures descriptions (*d*).

On cite aussi à ce sujet une thèse de Huber, soutenue en 1821, mais je ne la connais pas (*e*).

(1) L'os ou le cartilage lingual est en général articulé sur l'extrémité antérieure d'un prolongement médian du basihyal, de façon à pouvoir s'infléchir ou se relever, et à être même susceptible de se porter un peu de côté. En raison de son élasticité ou de sa division en deux moitiés, ses bords latéraux peuvent aussi être relevés et rapprochés un peu, de façon que la langue peut souvent se creuser en cuiller. Enfin, des dispositions analogues permettent parfois à l'Oiseau de courber cet organe dans le sens de sa longueur, et ces derniers mouvements sont déterminés par des muscles particuliers.

Ceux-ci sont généralement au nombre de trois paires, savoir :

1° Les *cérato-glosses*, qui naissent de la partie postérieure et inférieure de l'os lingual par un tendon plus ou moins long, et vont s'insérer postérieurement sur les cornes hyoïdiennes, de façon à infléchir la langue ou à la dévier latéralement, suivant

(*a*) Duvernoy, *De la langue considérée comme organe de préhension des aliments*, p. 7 (*Mém. de la Soc. d'hist. nat. de Strasbourg*, 1830, t. I).

— Owen, *loc. cit.*, t. I, p. 316, fig. 154.

(*b*) Borelli, *De motu Animalium*, pars secunda, prop. 13, p. 14, pl. 15, fig. 11.

(*c*) Perrault, *Essais de physique*, t. III, 2e partie, p. 148.

— De la Hire, *Traité de mécanique*, prop. 61, p. 239, fig. i (*Mém. de l'Acad. des sciences*, 1666, t. IX).

(*d*) Méry, *Observations sur la langue du Pivert* (*Mém. de l'Acad. des sciences*, 1709, p. 85, pl. 3, fig. 1 et 2).

— R. Waller, *A Description of that Curious Natural Machine the Wood-Pecker's Tongue* (*Philos. Trans.*, 1716, n° 350, p. 509, pl. 1, fig. 1-5).

— Wolf, *Bemerkungen über die Zunge des Grünspechts* (Voigt's *Magazin für den neuesten Zustand der Naturkunde*, 1800, t. II, p. 468, pl. 7, fig. 1 et 2).

(*e*) V A. Huber, *De lingua et osse hyoideo Pici viridis*. In-4°, Stuttgard, 1821.

Il est aussi à noter que la forme de cet organe varie beaucoup (1), et que la membrane muqueuse dont il est recouvert donne généralement naissance à des prolongements épi-

qu'ils se contractent simultanément, ou que l'un d'eux agit pendant que l'autre est au repos.

2° Les *hypoglosses droits*, qui naissent près de l'extrémité antérieure de la langue, et se portent en arrière sous cet organe pour aller s'insérer sous l'extrémité antérieure du basihyal. Ce sont aussi des muscles abaisseurs de la langue.

3° Les *hypoglosses transverses*, ou *muscle lingual*, qui consistent tantôt en une série de faisceaux charnus dirigés transversalement, s'étendant d'un côté de cet organe à l'autre et passant sous le basihyal comme une sangle; d'autres fois, en une paire de muscles à fibres courtes et obliques, dont l'extrémité externe est fixée aussi au bord de l'os lingual, mais dont le bout opposé s'insère près de la ligne médiane sur l'os basihyal. L'action principale de ces faisceaux charnus doit être de courber la langue en dessus et d'en rapprocher les angles postérieurs.

Ces muscles sont très développés chez les Perroquets, dont la langue est remarquablement charnue et mobile. Chez ces Oiseaux, on remarque aussi une paire de muscles *mylo-glosses* qui naissent sur les côtés de la langue, se portent directement en dehors, et vont s'insérer à la face interne de la mâchoire inférieure (*a*).

Les muscles cérato-glosses paraissent exister chez tous les Oiseaux; et quelquefois, chez la Grue, par exemple, ils sont divisés en deux portions par une intersection tendineuse.

Le muscle hyo-glosse transverse manque chez le Vautour, l'Albatros, la Cigogne, le Fou, l'Autruche, etc.

L'hyo-glosse droit manque également chez l'Autruche, la Cigogne, le Fou, etc.

(1) La forme de la langue est d'ordinaire en rapport avec celle du bec, et chez les Oiseaux où ce dernier organe est long et effilé, elle présente en général la même disposition (*b*). Mais cela n'a pas toujours lieu : ainsi chez la Huppe, où le bec est constitué de la sorte, la langue est très courte (*c*). Sa forme dépend principalement de celle de l'os ou cartilage lingual qui en constitue la charpente, et qui, chez la plupart des Oiseaux, rappelle celle d'un fer de flèche dont le sommet serait tantôt très aigu, d'autres fois plus ou moins arrondi. Quand la langue est élargie en avant, cette disposition dépend en général de l'existence d'une couche épaisse de tissu glandulaire sous sa tunique muqueuse, mais ce mode de conformation peut tenir aussi au développement de ses muscles intrinsèques. Souvent il existe

(*a*) Duvernoy, *Mém. sur les organes de la déglutition* (*Mém. de la Soc. d'hist. nat. de Strasbourg*, t. II, pl. , fig. VIII).

(*b*) Exemple : le *Soui-manga* (Duvernoy, *Op. cit.*, *Mém. de la Société d'histoire naturelle de Strasbourg*, t. II, pl. 2, fig. 16).

(*c*) Duvernoy, *Op. cit.*, pl. 2, fig. 14.

théliques plus ou moins spiniformes, qui aident à retenir les aliments dans la bouche et à les porter dans le gosier (1). Mais je ne m'arrêterai pas à décrire ici ces appendices, me proposant d'en traiter d'une manière spéciale dans la prochaine Leçon.

Enfin, il est aussi des Oiseaux chez lesquels la langue, réduite

à la surface supérieure de la langue un sillon médian plus ou moins profond (*a*), et chez certaines espèces ses bords latéraux se relèvent de manière à produire une disposition cultriforme (*b*). Parfois ses bords latéraux se relèvent davantage, de façon à y donner une forme presque tubulaire, particularité qui a valu à quelques Psittaciens le nom de Perroquets à trompe, mais qui ne dépend d'aucune modification profonde dans la structure de cet organe (*c*).

(1) Les prolongements coniques ou papilles cornées dont la langue des Oiseaux est ordinairement armée sont disposées en général le long du bord postérieur de cet organe (*d*); mais quelquefois ces appendices épithéliques en garnissent les deux côtés dans toute leur longueur : par exemple, chez le Toucan, où ils sont très grêles (*e*), et chez le Canard, où ils sont spiniformes (*f*). D'autres fois ces papilles sont extrêmement grêles et réunies en pinceau à l'extrémité libre de la langue, disposition qui se voit chez les Colibris, et qui rend cet organe très propre à recueillir au fond de la corolle des fleurs les liquides sucrés dont ces Oiseaux se nourrissent ; une structure analogue se remarque chez les Grimpereaux (*g*), la Litorne ou *Turdus pilaris* (*h*), etc.

Chez quelques Oiseaux, ces prolongements deviennent lamelleux, et sont rangés parallèlement entre eux de façon à constituer de chaque côté de la langue une bordure feuilletée : par exemple chez le Pygargue (*i*).

Chez le Flamant (*Phœnicopterus ruber*), cet organe présente aussi une forme remarquable : sa portion antérieure est inerme, triangulaire et un peu cultriforme, tandis que sa portion basilaire est étroite et armée latéralement d'une série de pointes coniques très fortes (*j*).

(*a*) Exemple : le *Hibou* (Duvernoy, *Mém. sur les organes de la déglutition*, pl. 1, fig. 15).

(*b*) Exemple : l'*Aigle* (Duvernoy, *loc. cit.*, pl. 1, fig. 1).

(*c*) Geoffroy Saint-Hilaire, *Sur les appareils de la déglutition et du goût dans les Aras indiens, ou Perroquets microglosses* (*Mém. du Muséum*, 1823, t. X, p. 186).

(*d*) Exemple : la langue du *Paon* (Duvernoy, *loc. cit.*, pl. 3, fig. 3.

(*e*) Owen, art. AVES (Todd's *Cyclop. of Anat. and Physiol.*, t. I, p. 313, fig. 150, et p. 315, fig. 152).

(*f*) Salter, art. TONGUE (Todd's *Cyclop. of Anat. and Physiol.*, t. IV, p. 1150, fig. 763, D)

(*g*) Duvernoy, *loc. cit.*, pl. 2, fig. 15.

(*h*) Salter, *loc. cit.*, fig. 763, B.

(*i*) Duvernoy, *loc. cit.*, pl. 1, fig. 5.

(*j*) Perrault, *Mém. pour servir à l'histoire naturelle des Animaux*, t. III, pl. 10, fig. L. — Duvernoy, *loc. cit.*, pl. 3, fig. 12.

à un état rudimentaire, est déchue de ses fonctions ordinaires et cesse d'avoir aucune importance physiologique : par exemple, chez le Pélican (1).

Langue des Batraciens et des Reptiles.

Chez les Batraciens inférieurs et chez les Chéloniens, la langue est formée aussi principalement par l'appareil hyoïdien, mais elle n'est que peu mobile, et se rapproche davantage de ce que nous avons vu chez les Poissons (2). Chez la plupart des Batraciens anoures ainsi que chez les Ophidiens et presque tous les Sauriens, cet organe est au contraire presque entièrement musculaire; il n'est en con-

(1) Chez le Pélican, la langue ne consiste qu'en un petit tubercule conique, et l'appareil hyoïdien tout entier est rudimentaire et suspendu au milieu du plancher de la poche sous-mandibulaire (*a*). Il en est à peu près de même chez le Cormoran (*b*), et, chez la Spatule, la langue, sans être aussi réduite, est très peu développée (*c*).

(2) La proéminence linguale, formée seulement par l'extrémité antérieure de l'appareil hyoïdien, est à peine saillante chez l'Axolotl (*d*).

Chez la Salamandre, la langue est courte, arrondie et peu libre (*e*). Il en est de même chez le *Menobranchus* (*f*).

La langue des Tortues est plus développée et plus mobile, mais elle n'est pas susceptible de s'avancer hors de la bouche. Une plaque cartilagineuse ou osseuse qui, à cause de sa forme, a été comparée à une semelle de soulier, et qui correspond au glossohyal des Oiseaux, en constitue la partie fondamentale ; mais elle ne s'articule pas sur le bord antérieur du basihyal, et se trouve suspendue au-dessous du corps de l'hyoïde, qui est élargi et qui donne naissance latéralement à deux ou trois paires d'arcs ou cornes (*g*). Pour la description des muscles de cet organe, je renverrai à un travail spécial de M. Alessandrini et aux notes de Duvernoy (*h*).

(*a*) Duvernoy, *Op. cit.*, p. 7, pl. 4, fig. 11 et 12.
— Hunter, *Catal. of the Museum of the R. College of Surgeons*, *Physiological Series*, t. III, pl. 30*, fig. 3.
(*b*) Duvernoy, *Op. cit.*, pl. 4, fig. 14.
(*c*) Idem, *ibid.*, pl. 4, fig. 3.
(*d*) Cuvier, *Recherches sur les Reptiles regardés comme douteux* (Humboldt, *Recueil d'observations de zoologie et d'anatomie comparée*, t. I, p. 183.)
— Calori, *Sull'anatomia dell'Axolotl* (*Mem. dell'Instituto di Bologna*, t. III, pl. 4, fig. 20).
(*e*) Perrault, *Mém. pour servir à l'histoire naturelle des Animaux*, t. III, pl. 79, fig. 3, β.
— Siebold, *Observationes quædam de Salamandris et Tritonibus* (dissert. inaug.), p. 21. Berolini, 1828.
(*f*) Carus et Otto, *Tab. Anat. compar. illustr.*, pars IV, pl. 5, fig. 2.
(*g*) Cuvier, *Ossements fossiles*, pl. 240, fig. 40, 41, 42 et 43.
(*h*) Alessandrini, *De Testudinum lingua atque osse hyoideo*, pl. 3, fig. 4 (*Novi Commentarii Acad. Scient. Instituti Bononiensis*, t. I, 1834).
— Duvernoy, *Additions aux Leçons d'anatomie comparée* de Cuvier, 2ᵉ édit., t. IV, p. 574.

nexion avec l'hyoïde que par sa base, et il jouit d'une mobilité très grande (1).

Chez la Grenouille, par exemple, la langue est entièrement charnue et très protractile ; elle s'insère très près du bord antérieur du plancher de la bouche, et elle est susceptible de se replier en arrière vers le gosier, ou de se renverser en avant, hors de la bouche. Or, sa surface est toujours enduite d'une salive muqueuse, et en s'appliquant sur les Insectes ou les autres Animaux d'un petit volume dont ce Batracien se nourrit, ceux-ci s'y accolent et sont entraînés dans l'intérieur de la cavité buccale quand cet organe y rentre (2).

(1) Chez quelques Sauriens, la structure de la langue se rapproche beaucoup de ce que nous venons de voir chez les Chéloniens. Ainsi, chez les Phrynosomes, qui appartiennent à la famille des Iguaniens, cet organe est large, aplati et peu mobile (*a*); le larynx est comme enchâssé dans sa partie postérieure, et un os glossohyal s'avance au milieu de sa partie antérieure (*b*).

(2) Quelques Batraciens anoures dont on a formé le groupe des *Phryglosses* (*c*), savoir, les Pipas (*d*) et les Dactylètres, sont dépourvus de langue ; mais chez la plupart des autres Animaux du même ordre, cet organe est très développé et constitue le principal instrument de préhension employé pour la capture des Insectes dont ils font leur principale nourriture. A l'état de repos, la langue de ces Batraciens est dirigée en arrière, et son extrémité libre se loge dans le fond de la bouche, tandis que sa base est attachée à la paroi inférieure de cette cavité, à peu de distance derrière la symphyse de la mâchoire inférieure, et non à cette mâchoire elle-même, comme l'ont pensé plusieurs naturalistes (*e*). Elle est susceptible de se renverser au dehors et de s'allonger beaucoup. Ainsi, chez les Crapauds, elle peut acquérir une longueur égale aux deux tiers ou même aux trois quarts de celle du corps ; sa surface est enduite d'une salive gluante, et elle peut être lancée au dehors avec une très grande rapidité, puis ramenée dans la bouche avec non moins de promptitude. Quelques auteurs ont cru qu'elle était formée d'un tissu érectile soit sanguin, soit lymphatique (*f*). Mais ses mouvements paraissent être dus exclusivement, soit aux fibres musculaires qui sont logées dans son épaisseur ou qui s'étendent de sa base aux parties adjacentes, soit

(*a*) Henle, *Beschreib. des Kehlkopfs*, pl. 4, fig. 12.

(*b*) Spring et Lacordaire, *Notes sur quelques points de l'organisation du* Phrynosoma Harlani (*Bulletin de l'Acad. de Bruxelles*, 1842, t. IX, 2ᵉ partie, p. 200, fig. 3 et 4).

(*c*) Duméril et Bibron, *Histoire des Reptiles*, t. VIII, p. 762.

(*d*) Carus et Otto, *Tab. Anat. compar. illustr.*, pars IV, pl. 5, fig. 4.

(*e*) Cuvier, *Leçons d'anatomie comparée*, t. IV, p. 587.

(*f*) Duméril et Bibron, *Op. cit.*, t. VIII, p. 134.
— Delle Chiaje, *Dissertazioni sull'Anatomia*, t. I, p. 79, pl. 41, fig. 1.

La langue des Caméléons est aussi un organe essentiellement musculaire, mais sa structure est plus complexe, et elle constitue un instrument préhenseur beaucoup plus puissant. En effet, ces Reptiles, dont les mouvements sont lents et gauches et dont la nourriture consiste cependant uniquement en Insectes doués d'une grande agilité, ont la faculté de darder leur langue hors de la bouche à une grande distance et avec une rapidité extrême.

au déplacement de l'appareil hyoïdien qui est situé au-dessous d'elle. Le mécanisme à l'aide duquel elle se renverse au dehors est assez complexe et a été étudié avec soin par Dugès (*a*). Pour produire cet effet, l'hyoïde s'élève au-dessus de l'arc mandibulaire qui, dans ce moment, est fortement abaissé ; puis une paire de muscles appelés *génio-glosses*, qui prennent leur point d'appui en avant près de la symphyse médiane de ce même arc, et qui se fixent par leur extrémité supérieure à la partie supérieure de la langue, se contractent fortement et la projettent en avant et en bas ; enfin, d'autres fibres musculaires disposées transversalement, et logées également dans l'épaisseur de la langue, déterminent en même temps le rétrécissement, et par conséquent l'allongement de cet organe. Sa rentrée dans la bouche est produite par l'action d'une paire de muscles appelés, à raison de leurs points d'attaches *hyo-glosses* (*b*) ; ils en occupent la face postérieure (ou supérieure, quand la langue est ramenée du dehors), et ils la ramènent vers l'appareil hyoïdien, en même temps que celui-ci se porte en bas et en arrière par l'action de ses muscles propres, organes dont j'indiquerai la disposition quand je traiterai du mécanisme de la déglutition.

Il est aussi à noter que l'on trouve dans la langue de la Grenouille des fibres musculaires ramifiées (*c*), disposition qui ne se voit pas dans cet organe chez l'Homme.

La forme de la langue varie chez les Batraciens anoures. Ainsi, chez les Grenouilles, elle est bifurquée, et chez les Crapauds elle est arrondie au bout ; mais ces particularités n'influent que peu sur son mode d'action, et son degré d'utilité comme organe préhenseur dépend principalement de sa longueur et de la vivacité de ses mouvements. Chez les Rainettes (*d*), cet organe n'est pas aussi mobile que chez les Grenouilles, et son rôle a moins d'importance pour la capture de la proie ; aussi ces Animaux suppléent-ils à son insuffisance en se lançant sur les Insectes et les Cloportes dont ils veulent s'emparer.

(*a*) Dugès, *Recherches anatomiques et physiologiques sur la déglutition dans les Reptiles* (*Ann. des sciences nat.*, 1<sup>re</sup> série, 1827, t. XII, p. 352, pl. 46, fig. 3 à 7). — La plupart de ces muscles avaient été déjà très bien décrits chez la Grenouille par Townson (*Tracts and Observ. in Nat. Hist. and Physiol.*, 1799, p. 21, pl. 21, fig. 1).

(*b*) Kölliker, *Éléments d'histologie*, p. 395, fig. 174.

(*c*) Duvernoy, *Mém. sur la langue*, fig. G (*Mém. de la Soc. d'hist. nat. de Strasbourg*, t. I).

(*d*) Carus et Otto, *Tab. Anat. compar. illustr.*, pars IV, pl. 5, fig. 3.

La partie antérieure de cet organe consiste en un gros cylindre ou massue charnue dont l'extrémité est excavée et bilobée ; sa portion moyenne, ou tige, est grêle et tubuleuse ; enfin, sa base loge dans son intérieur un stylet cartilagineux qui est formé par le glossohyal. Dans l'état de rétraction, cette langue, creuse dans toute sa longueur, revient sur elle-même ; sa portion moyenne se fronce transversalement et engaîne le stylet central dont je viens de parler ; enfin, sa portion antérieure encapuchonne cette espèce de mandrin conique et lisse. Mais, dans l'état de protraction, elle s'en dégage par un mouvement de recul, et se trouve lancée en avant avec beaucoup de force. Le premier de ces états est déterminé principalement par la contraction d'une paire de muscles longitudinaux appelés *glosso-hyoïdiens*, qui sont logés dans son intérieur et étendus depuis son extrémité libre jusqu'à l'hyoïde. Quant à l'extension de cette langue vermiforme, elle paraît être due à l'action de fibres annulaires qui, en serrant le stylet central, font glisser rapidement en avant le bulbe terminal et le lancent hors de la bouche ; mais le mécanisme de ce mouvement n'a pas encore été expliqué d'une manière satisfaisante (1).

(1) Les mouvements de la langue du Caméléon, ainsi que la structure de cet organe, ont été étudiés par un grand nombre de naturalistes, tels que Perrault, Vallisnieri, Bellini, Cuvier, Houston, Duvernoy, Rusconi et Delle Chiaje (*a*). Mais il règne une grande divergence d'opinions au sujet du mécanisme de ses mouvements.

Ainsi, Perrault supposait que cette langue vermiforme pouvait être lancée en avant par l'air qui s'échappe

(*a*) Perrault, *Description anatomique de trois Caméléons* (*Mém. pour servir à l'histoire naturelle des Animaux*, t. I, p. 57 et suiv.).

— Vallisnieri, *Istoria del Cameleonte africano* (*Opere fisico-mediche*, 1733, t. I, p. 417).

— Cuvier, *Leçons d'anatomie comparée*, 1re édit., t. III, p. 172.

— Houston, *On the Structure and Mechanism of the Tongue of the Chameleon* (*Trans. of the Royal Irish Academy*, 1828, t. XV, p. 177 et suiv., avec fig., et *Edinburgh new Philosophical Journal*, 1829, t. VII, p. 161).

— Duvernoy, *De la langue considérée comme organe de préhension des aliments* (*Mém. de la Soc. d'hist. nat. de Strasbourg*, 1830, t. I).

— Idem, *Mém. sur quelques particularités des organes de la déglutition de la classe des Oiseaux et des Reptiles*, p. 9 et suiv. (*Mém. de la Soc. d'hist. nat. de Strasbourg*, t. II).

— Rusconi, *Osservazioni sopra il Cameleonte africano* (*Giornale dell'Instituto Lombardo*, Milan, 1844, t. VIII).

— Delle Chiaje, *Dissertazioni sull'Anatomia*, t. I, pl 22, fig. 1-3 (1847).

Chez d'autres Sauriens, tels que les Lézards et chez la plupart des Serpents, la langue est aussi très protractile, mais elle ne sert pas à la préhension des aliments, et, dans l'état de repos,

des poumons; et à une époque beaucoup plus récente, une opinion analogue a été émise par M. Duméril (*a*). Mais, ainsi que l'a fait remarquer Duvernoy, on sait que la cavité dont cet organe est creusé dans toute sa longueur ne communique pas avec les voies respiratoires, et par conséquent on ne saurait admettre que son extension soit due à l'entrée de l'air dans son intérieur. De la Hire, pour expliquer ces phénomènes, avait proposé une autre hypothèse : il imaginait que l'extension pouvait être l'état naturel de la langue, et qu'à cause de son élasticité, cet organe s'allongerait dès que ses muscles rétracteurs viennent à se relâcher (*b*). Hunter professa une opinion analogue (*c*); mais il suffit d'examiner, même superficiellement, la structure de cet organe, pour se convaincre de l'inadmissibilité de ces vues. Houston attribue l'extension de la langue à une congestion sanguine et à une sorte d'érection (*d*) ; mais la rapidité de ce mouvement est très grande, et la turgescence vasculaire ne se produit ordinairement que d'une manière assez lente, de sorte que cette explication semble peu plausible. Duvernoy admet avec raison que c'est seulement la contraction musculaire qui semble pouvoir produire cette projection instantanée, et il cherche à expliquer le mécanisme de ce mouvement en le comparant à celui par lequel la boule d'un bilboquet posée sur le stylet de ce jouet est lancée en avant quand on imprime à cette tige une impulsion vive (*e*); cependant, lorsqu'on observe l'Animal au moment où il darde sa langue hors de la bouche, on voit que l'appareil hyoïdien, après s'être porté d'abord en avant pour disposer les choses d'une manière favorable à cette action, reste presque immobile pendant que le mouvement de projection s'effectue ; par conséquent, il me paraît peu probable que ce soit une impulsion imprimée au bulbe lingual par la charpente solide située à sa base qui le lance en avant. Enfin, M. Zaglas, qui a étudié avec plus d'attention que ne l'avaient fait ses prédécesseurs la structure du bulbe ou portion claviforme de la langue du Caméléon, pense que deux des muscles de cette partie, se roidissant et se courbant en manière d'arc sous la traction d'un troisième faisceau charnu, constituent des ressorts, et, en se détendant, déterminent le mouvement de projection (*f*); mais des bandes musculaires ne me paraissent pas susceptibles de jouer un pareil

(*a*) Duméril, *Sur les mouvements de la langue chez les Caméléons* (*Comptes rendus de l'Acad. des sciences*, 1836, t. II, p. 230).

(*b*) De la Hire, *Traité de mécanique* (*Mém. de l'Acad. des sciences*, t. IX, p. 241).

(*c*) Hunter, *Descriptive and Illustr. Catalogue of the Physiological Series of Comp. Anat. cont. in the Museum of the R. Coll. of Surgeons*, t. III, p. 69, pl. 30*, fig. 1.

(*d*) Houston, *loc. cit.*, p. 193.

(*e*) Duvernoy, *Op. cit.* (*Mém. de la Soc. d'hist. nat. de Strasbourg*, t. I).

(*f*) Zaglas, *On the Tongue of the Chameleon and the Mechanism of its Projection and Retraction* (Goodsir's *Annals of Anatomy and Physiology*, 1852, p. 138, pl. 6).

elle rentre dans une gaîne formée par un prolongement de la membrane muqueuse qui tapisse les parois de la bouche. Elle est essentiellement musculaire, et, en général, elle est très grêle, profondément bifide vers le bout, de façon à paraître fourchue ou même double, et susceptible d'exécuter des mouvements vibratoires d'une grande rapidité (1).

rôle, et l'explication donnée plus anciennement par Cuvier me semble être la plus plausible (a). En effet, cet anatomiste attribue la projection de la langue principalement à l'action de fibres musculaires annulaires qui, occupant les parois du tube lingual, doivent, en se contractant brusquement, presser sur le mandrin conique (ou stylet glossohyal) logé dans l'intérieur de celui-ci pendant la rétraction, et tendre par un effet de recul à lancer le fond de cette gaîne en avant. Je dois faire remarquer cependant que les fibres charnues transversales sont peu distinctes dans la tige tubulaire de cet organe (b), et ne sont bien développées que dans le bulbe ou portion claviforme qui le termine.

Les principaux muscles rétracteurs de la langue du Caméléon sont deux faisceaux charnus longs et minces qui naissent à l'extrémité antérieure de cet organe, et qui vont s'attacher à l'os basihyal, derrière le stylet formé par le glossohyal. Pour plus de détails au sujet des muscles intrinsèques de la langue et des muscles moteurs de l'appareil hyoïdien, je renverrai aux mémoires déjà cités de Houston et de Duvernoy.

Chez les Geckos, la langue, quoique beaucoup moins longue et moins mobile que celle du Caméléon, s'en rapproche un peu par sa structure. On y trouve un muscle annulaire qui contribue à en déterminer l'allongement, et l'appareil hyoïdien qui lui sert de base est susceptible d'exécuter des mouvements assez étendus par la contraction des muscles nombreux dont il est pourvu (c).

(1) Cette disposition n'existe pas chez tous les Ophidiens : ainsi, la langue des Amphisbènes est épaisse, écailleuse, bifurquée, peu protractile, et libre dans la bouche. Il en est à peu près de même chez les Orvets, les Scheltopusiks, etc., seulement elle est triangulaire et glanduleuse (d).

La langue se loge dans un fourreau chez les Serpents proprement dits : par exemple, chez la Vipère (e), la Couleuvre (f) et le Boa (g). Cette gaîne s'ou-

(a) Cuvier, *Leçons d'anat. comp.*, 1re édit., t. III, p. 273.

(b) Salter, *Op. cit.* (Todd's *Cyclop. of Anat. and Physiol.*, t. IV, p. 1149).

(c) Duvernoy, *Mém. sur la langue*, p. 9, fig. D (*Mémoires de la Société d'histoire naturelle de Strasbourg*, t. I).

(d) Duvernoy, *Leçons d'anatomie comparée* de Cuvier, t. IV, 1re partie, p. 586.

(e) Perrault, *Mém. pour servir à l'hist. nat. des Animaux*, t. III, 2e partie, pl. 63, fig. D et F.

(f) Dugès, *Recherches anatomiques et physiologiques sur la déglutition chez les Reptiles* (*Ann. des sciences nat.*, 1827, 1re série, t. XII, pl. 46, fig. 14 et 15).

(g) Hübner, *De organis motoriis Boæ caninæ* (dissert. inaug.). Berolini, 1815, pl. 1, fig. 1.

La langue des Crocodiles, quoique peu mobile, ressemble davantage à celle des Mammifères, car elle est large, épaisse, arrondie en avant et essentiellement musculaire ; mais elle n'est pas assez protractile pour pouvoir sortir de la bouche (1).

vre au-devant de la glotte, à la partie antérieure du plancher de la bouche, et ses bords, garnis d'une paire de petites plaques fibro-cartilagineuses, peuvent être écartés et tirés en avant par l'action d'une paire de muscles qui s'insèrent à l'extrémité antérieure des branches mandibulaires et qui sont appelés *génio-vaginiens* (a). Deux muscles, dits *mylo-vaginiens*, en naissent également, et se portent obliquement en arrière pour se fixer à l'os articulaire de la mâchoire inférieure, de façon à être les antagonistes des précédents. Enfin, une paire de muscles, que Dugès appelle les *vaginiens propres*, s'étendent de ces mêmes cartilages sur la paroi inférieure de la gaîne linguale chez la Couleuvre lisse, et sont remplacés par un muscle impair chez la Couleuvre vipérine. La langue, ainsi enveloppée, est fort étroite, cylindroïde et terminée par deux branches filiformes et aiguës. Deux *muscles génio-glosses* naissent dans l'épaisseur de la partie lisse de cet organe, puis glissent sous l'hyoïde, se portent en avant, et vont prendre leur point d'appui au-dessus de l'insertion des génio-vaginiens. D'autres faisceaux musculaires se confondent avec les génio-glosses pour constituer la substance charnue de la langue, mais côtoient ensuite les cornes hyoïdiennes et vont s'insérer à l'extrémité postérieure de ces filets styliformes. Enfin, le corps de l'hyoïde, qui est représenté par une plaque cartilagineuse servant de base à la langue, est tiré en avant par une paire de *muscles laryngo-hyoïdiens* qui sont fixés d'une part au larynx, d'autre part à l'extrémité postérieure des cornes hyoïdiennes, et qui sont aidés dans leur action par une paire de *muscles génio-trachéaux* et par une paire de *muscles mylo-hyoïdiens*, lesquels ont pour antagonistes des *muscles costo-hyoïdiens* et *vertébro-hyoïdiens*. Pour plus de détails à ce sujet, je renverrai au mémoire de Dugès que j'ai déjà cité, et aux observations plus récentes de Losana et de Duvernoy (b).

(1) Aristote pensait que les Crocodiles étaient dépourvus de langue (c), et cette opinion a été reproduite par plusieurs auteurs ; mais elle n'est pas fondée : seulement la portion libre de cet organe est peu développée (d). Ses muscles rétracteurs, ou *cérato-glosses*, présentent une particularité remarquable : ils se divisent posté-

(a) Dugès, *Op. cit.* (*Ann. des sciences nat.*, 1827, t. XII, p. 368, pl. 46, fig. 15).

(b) Losana, *Essai sur l'os hyoïde de quelques Reptiles* (*Memorie della reale Accademia delle scienze di Torino*, 1834, t. XXXVII).
— Duvernoy, *Mém. sur la langue*, p. 13 (*Mém. de la Société d'histoire naturelle de Strasbourg*, 1830, t. I).

(c) Aristote, *Histoire des Animaux*, trad. de Le Camus, liv. II, chap. X, . 1, p. 71.

(d) Perrault, *Description anatomique d'un Crocodile* (*Mém. pour servir à l'histoire naturelle des Animaux*, t. III, p. 174).
— Mayer, *Analecten für vergleichende Anatomie*, p. 38, pl. 4, fig. 5.

Langue des Mammifères.

Dans la classe des Mammifères, la langue est essentiellement charnue, et présente une grande complexité de structure. Elle n'est pas protractile chez les Cétacés (1); mais, en général, elle est très mobile et susceptible de sortir de la bouche à une assez grande distance, ainsi que de changer de direction par l'action des divers muscles qui sont logés dans son intérieur.

L'appareil hyoïdien, auquel cet organe est attaché par sa base, présente, comme d'ordinaire, une portion médiane, ou corps, et des branches, ou cornes de suspension, qui, de chaque côté du gosier, remontent plus ou moins haut vers la base du crâne. Chez beaucoup de Mammifères, il est développé de manière à embrasser complétement toute la partie inférieure et latérale de l'arrière bouche; il envoie antérieurement dans la substance de la langue un prolongement médian et styliforme; enfin, il présente de chaque côté une corne postérieure ou accessoire (2) qui se dirige en arrière, et qui donne attache au

rieurement en plusieurs rubans qui s'entrecroisent sur la ligne médiane (*a*).

(1) Chez quelques-uns de ces Animaux, la langue acquiert un très grand volume, mais elle le doit principalement à la matière grasse déposée en abondance dans son épaisseur. Ainsi, chez la Baleine, où elle a parfois plus de 8 mètres de long sur 3 à 4 mètres de large, elle fournit jusqu'à six tonneaux d'huile, et même davantage. Mais la boursouflure qui se remarque dans la figure que Lacépède et Fréd. Cuvier ont donnée de cet organe chez le *Rorqual jubarte* ne peut s'expliquer que par une distension accidentelle due au développement des gaz produits par la putréfaction (*b*).

Chez le Marsouin, la langue n'est libre que dans une très petite étendue et n'est que peu mobile (*c*); elle est disposée à peu près de même chez le Dugong (*d*). Chez le Lamentin, elle paraît être complétement adhérente (*e*).

(2) J'évite d'employer ici les expressions de *grandes* et de *petites*

(*a*) Duvernoy, *Mém. sur les organes de la déglutition*, p. 17, pl. 5, fig. 3 (*Mém. de la Soc. d'hist. nat. de Strasbourg*, 1835, t. II).

(*b*) Lacépède, *Histoire naturelle des Cétacés*, pl. 134, fig. 1.
— Fréd. Cuvier, *Hist. nat. des Cétacés*, pl. 20, fig. 1.

(*c*) Carus et Otto, *Tab. Anat. compar. illustr.*, pars IV, pl. 7, fig. 4.
— Milne Edwards, *Atlas du Règne animal* de Cuvier, MAMMIFÈRES, pl. 98.

(*d*) Home, *Lectures on Comp. Anat.*, t. IV, pl. 24, fig. 2.
— Hombron et Jacquinot, *Voyage au pôle sud par Dumont-d'Urville*, MAMMIFÈRES, pl. 20 A.

(*e*) Stannius et Siebold, *Nouv. Man. d'anat. comparée*, t. II, p. 454.

larynx. Ce mode d'organisation se voit chez le Cheval (1), le Bœuf, etc.; mais, chez l'Homme, l'hyoïde se simplifie davantage, et ne constitue qu'une ceinture semi-circulaire, ou plutôt en forme d'U (2), qui, interposée entre la base de la langue et le larynx, se trouve suspendue au crâne par des ligaments (3).

*cornes* dont la plupart des anatomistes font usage, parce que le développement relatif de ces appendices varie chez les différents Mammifères, et que les analogues des branches appelées *petites cornes* chez l'Homme constituent les cornes les plus grandes chez le Cheval, le Bœuf, etc. Cette nomenclature fait donc naître une confusion fâcheuse.

(1) Chez ce Mammifère, le basihyal, qui constitue comme d'ordinaire le corps ou portion médiane et principale de l'hyoïde, présente en avant un prolongement styliforme dont la partie antérieure s'articule avec un petit os lingual au glossohyal, que Geoffroy Saint-Hilaire avait d'abord considéré comme le représentant de l'urohyal des Oiseaux (*a*), mais qu'il a bien déterminé dans ses dernières publications à ce sujet (*b*). Les cornes principales, ou arcs de suspension, qui naissent des angles latéro-antérieurs du basihyal, sont formées chacune par trois pièces placées bout à bout, savoir : un os apohyal, un os cératohyal, et un os stylohyal qui, par son extrémité supérieure, s'articule avec l'os temporal (*c*) ; enfin il naît, derrière et au-dessous de ces branches principales, une paire de cornes postérieures qui servent à la suspension du larynx et qui correspondent aux arcs hyoïdiens de la seconde paire chez divers Reptiles (*d*).

La disposition générale de l'appareil hyoïdien est la même chez les Ruminants, mais l'apophyse linguale est plus courte et ne présente pas de pièce glossohyale (ou *entoglosse*) distincte du basihyal (*e*).

(2) Le nom de cet os est tiré de cette particularité de forme. En effet, *hyoïde* signifie semblable à la lettre *upsilon* de l'alphabet grec.

(3) Les cornes antérieures de l'hyoïde chez l'Homme (*f*) ne consistent qu'en une paire de tubercules osseux formés par des pièces apohyales rudimentaires, et toute la portion moyenne de la chaîne de suspension correspondante au cératohyal reste à l'état ligamenteux; enfin, la portion supérieure de ces arcs se soude à la partie pétreuse du temporal et constitue l'apophyse styloïde de cet os (*g*). Dans le squelette, il y a donc disjonction entre les deux extrémités

(*a*) Geoffroy Saint-Hilaire, *Philosophie anatomique*, pl. 4, fig. 33.

(*b*) Idem, *Observations sur la concordance des parties de l'hyoïde dans les quatre classes des Animaux vertébrés* (*Nouvelles Annales du Muséum*, 1832, t. I, tabl. synopt., fig. *g*).

(*c*) Chauveau, *Traité d'anatomie comparée des Animaux domestiques*, p. 61, fig. 26, et p. 317, fig. 92.

(*d*) Geoffroy Saint-Hilaire, *Op. cit.* (*Nouvelles Annales du Muséum*, t. I, tabl. synopt.).

(*e*) Exemples : le *Bœuf* (Geoffroy, *loc. cit.*, tabl. synopt.).
— le *Cerf* (Geoffroy, *Op. cit.*).

(*f*) Voyez Bourgery, *Anatomie de l'Homme*, t. I, pl. 26, fig. 16, 17 et 18.

(*g*) Idem, *Op. cit.*, t. II, pl. 99, fig. 2.

Chez d'autres Mammifères, les Rats, par exemple, les cornes postérieures de l'hyoïde, qui sont très développées chez l'Homme, manquent, et, entre ces différents états extrêmes, on rencontre beaucoup d'intermédiaires. On remarque aussi des variations assez grandes dans la forme de cet os, mais ces particularités se lient à ses fonctions dans l'appareil vocal plutôt qu'à son mode d'action dans la production des mouvements relatifs à la préhension ou à la déglutition des aliments, et par conséquent je ne m'y arrêterai pas ici (1). J'ajouterai seulement que la langue est attachée au corps de l'hyoïde par une expansion fibreuse appelée *membrane hyo-glosse* (2), qui provient du bord supérieur de cet os, et qui donne naissance

des arcs hyoïdiens, leur portion inférieure restant unie au basihyal, tandis que leur portion supérieure s'en sépare pour se confondre avec le temporal et devenir une des parties constitutives de la base du crâne. Dans quelques cas tératologiques, cette chaîne osseuse se complète de façon que l'appareil hyoïdien peut présenter chez l'Homme tous les matériaux constitutifs que j'ai énumérés chez le Cheval (*a*). Les grandes cornes de l'hyoïde, situées derrière les précédentes, sont par conséquent les arcs de la seconde paire. Enfin, le glosso-hyal est représenté par une petite tubérosité médiane qui naît de la surface antérieure du basihyal, et qui se continue antérieurement avec une lame fibreuse logée dans la profondeur de la langue.

(1) Pour plus de détails relatifs à la conformation de l'hyoïde des Mammifères, je renverrai aux traités spéciaux d'anatomie comparée (*b*) et aux figures qui en ont été données par divers auteurs (*c*).

(2) Cette lame ligamenteuse, dont Bichat a donné une bonne description (*d*), naît de la lèvre postérieure du corps de l'os hyoïde, et remonte au-devant de l'épiglotte et de la membrane muqueuse adjacente pour se perdre bientôt dans la substance charnue de la langue. Par sa face antérieure, elle donne attache à quelques-unes des fibres des muscles génio-glosses et des muscles intrinsèques de la langue.

(*a*) Geoffroy Saint-Hilaire, *Op. cit.* (*Nouvelles Annales du Muséum*, t. I, tabl. synopt.)

(*b*) Cuvier, *Leçons d'anatomie comparée*, 2ᵉ édit., t. IV, p. 464 et suiv.

(*c*) Ex.: l'hyoïde du *Chat* (Geoffroy Saint-Hilaire, *Op. cit.*, *Nouv. Ann. Muséum*, t. I, tabl. synopt.).
— du *Lamentin* (Daubenton, dans Buffon, MAMMIFÈRES, t. XIII, pl. 59).
— du *Dugong* (Ev. Home, *Lect. on Compar. Anat.*, t. III, pl. 69).
— des *Dauphins* (Cuvier, *Ossements fossiles*, pl. 226, fig. 12).
— de la *Baleine* (Cuvier, *Op. cit.*, pl. 226, fig. 14).
— du *Cachalot* (Cuvier, *Op. cit.*, pl. 226, fig. 15).
— du *Rorqual* (Cuvier, *Op. cit.*, pl. 226, fig. 13).

(*d*) Bichat, *Traité d'anatomie*, t. II, p. 596.

à une cloison médiane placée verticalement dans l'épaisseur du premier de ces organes. Chez l'Homme, cette lame médiane paraît être formée seulement d'un tissu conjonctif condensé et mêlé de fibres élastiques; mais, chez quelques Mammifères, le Chien, par exemple, elle se développe davantage et acquiert dans sa partie antérieure une consistance presque cartilagineuse (1).

Muscles de la langue des Mammifères.

Les muscles de l'appareil lingual sont de trois ordres : ceux qui s'étendent de l'hyoïde aux parties adjacentes du squelette, et qui servent à mouvoir cet os; ceux qui appartiennent en propre à la langue, et qui vont prendre leur point d'appui, soit sur l'hyoïde, soit sur la mâchoire inférieure; enfin, ceux qui sont logés tout entiers dans l'intérieur de la langue elle-même, et qui ne se fixent que sur les parties molles. Les premiers sont les muscles propres de l'hyoïde; les seconds, les muscles extrin-

(1) Blandin, qui a appelé particulièrement l'attention des anatomistes sur cette cloison médiane de la langue de l'Homme, la décrit comme une sorte de raphé fibro-cartilagineux, placé de champ dans l'épaisseur de cet organe et s'unissant postérieurement à la membrane hyo-glosse, mais étant plus développé à sa partie antérieure. Chez deux sujets très avancés en âge, cet auteur y a trouvé quelques petits points osseux, et il la considère comme l'analogue du glosso-hyal des Oiseaux (a). Mais elle ne paraît pas contenir de tissu cartilagineux, et se compose essentiellement de tissu conjonctif et de tissu tendineux ou fibreux (b).

Chez le Chien, le Loup, le Chat, l'Ours (c), et chez quelques autres Mammifères, on trouve à la place de cette cloison médiane, dans le tiers antérieur de la langue, un corps vermiforme qui est assez généralement considéré comme étant un cartilage ou un ligament (d) ; mais, d'après les recherches de Lacauchie, ce serait une gaîne ligamenteuse contenant un muscle spécial à fibres verticales, et du tissu adipeux (e).

(a) Blandin, *Mém. sur la structure et les mouvements de la langue dans l'Homme* (*Archives générales de médecine*, 1823, t. I, p. 459).

(b) Kölliker, *Beiträge zur Anatomie der Mundhöhle* (*Verhandlungen der Phys.-Med. Gesellschaft in Würzburg*, 1852, t. II, p. 169). — *Éléments d'histologie*, p. 390.

— Salter, art. TONGUE (Todd's *Cyclop. of Anat. and Physiol.*, t. IV, p. 1124).

— Sappey, *Traité d'anatomie descriptive*, t. II, p. 768.

(c) Carus et Otto, *Tab. Anat. compar. illustr.*, pars IV, pl. 7, fig. 15 (n° 16 dans le texte).

(d) Bauer, *Ueber den Bau der Zunge* (Meckel's *Deutsches Archiv für die Physiologie*, 1822, t. VII, p. 350).

(e) Lacauchie. *Traité d'hydrotomie*, 1853, p. 21, pl. 2, fig. 8 et 9.

sèques de la langue; et les derniers, les muscles intrinsèques de cet organe (1).

Muscles propres de l'hyoïde.

Les muscles propres de l'hyoïde des Mammifères ressemblent beaucoup à ceux que nous avons déjà rencontrés chez la plupart des autres Vertébrés. Les principaux protracteurs de cet os sont deux muscles longitudinaux qui vont s'attacher près de la symphyse du menton, et qui sont appelés, à cause de leurs insertions, les *génio-hyoïdiens* (2). Une espèce de plancher charnu, formé par des fibres musculaires qui naissent d'une intersection aponévrotique médiane, et qui vont s'insérer de chaque côté à la face interne de la mâchoire inférieure, con-

(1) La structure du corps charnu de la langue est très complexe et fort difficile à étudier. Galien connaissait la plupart des muscles extrinsèques de cet organe, mais il ne les a décrits que d'une manière fort obscure (*a*). Riolan fut le premier à donner à plusieurs d'entre eux des noms particuliers tirés de leurs insertions, et à les appeler, par exemple, muscles génio-glosses, muscles stylo-glosses, etc. (*b*). Malpighi, Sténon, Verheyen, Albinus, et plusieurs autres anatomistes des XVII^e^ et XVIII^e^ siècles firent aussi des recherches importantes sur la disposition des fibres intrinsèques de la langue (*c*); mais, à l'époque de Haller, elle n'était que très imparfaitement connue, et on la considérait comme inextricable (*d*). Depuis une quarantaine d'années, elle a été l'objet d'investigations plus approfondies, et parmi les travaux auxquels ce point de l'anatomie humaine a donné lieu, je citerai principalement ceux de Bauer, de Blandin, de Gerdy et de M. Kölliker (*e*).

(2) Chez l'Homme, ces muscles consistent chacun en un petit faisceau charnu cylindrique, qui naît de la face antérieure du corps de l'hyoïde, se porte directement en avant à côté de son congénère, et va s'insérer, derrière

(*a*) Galien, *De l'utilité des parties*, lib. XI, chap. IX (trad. de Daremberg, t. I, p. 674).

(*b*) Riolan, *Anthropographie*, chap. XVII, p. 332, et errata.

(*c*) Malpighi, *Exercit. epistolica de lingua*, 1664 (*Opera omnia*, t. II).

— Sténon, *De musculis et glandulis observ.*, 1663, p. 17.

— Verheyen, *Corporis humani anatomia*, p. 401.

— Albinus, *Historia musculorum Hominis*, p. 295 et suiv. (édit. de 1796).

(*d*) Haller, *Elementa*, t. III, lib. IX, sect. II, p. 421.

(*e*) Blandin, *Mém. sur la structure et les mouvements de la langue dans l'Homme* (*Arch. gén. de médecine*, 1823, t. I, p. 457).

— Gerdy, *Mém. sur la structure de la langue du Bœuf et sur les principales différences que présente celle de l'Homme* (*Archives générales de médecine*, 1825, t. VII, p. 361).

— Kölliker, *Beiträge zur Anatomie der Mundhöhle* (*Verhandlungen der Physikalisch-Medicinischen Gesellschaft zu Würzburg*, 1852, t. II, p. 160). — *Éléments d'histologie humaine*, p. 389 et suiv., fig. 171 à 173.

— Salter, art. TONGUE (Todd's *Cyclop. of Anat. and Physiol.*, t. IV, p. 1125 et suiv., fig. 747 à 751).

— Sappey, *Traité d'anatomie descriptive*, t. II, p. 369 et suiv.

tribue à élever l'hyoïde lorsqu'il s'étend jusqu'à cet os, ainsi que cela se voit chez l'Homme et beaucoup d'autres Mammifères; mais, chez quelques Animaux de cette classe, ce muscle ne se prolonge pas aussi loin, et ne mérite pas le nom de *mylo-hyoïdien* sous lequel on le désigne généralement (1). Dans tous les

le menton, à l'éminence géni de l'os maxillaire inférieur (a). Ces muscles sont plus forts chez les Carnassiers et quelques autres Mammifères dont la langue est très mobile (b), et quelquefois ils sont confondus entre eux le long de la ligne médiane de la gorge, de façon à ne constituer qu'un organe impair, par exemple chez les Cétacés et chez les Fourmiliers, où le muscle médium ainsi formé naît du basihyal par deux faisceaux pairs, mais ne présente pas de division dans la plus grande partie de son étendue, et se fixe à la symphyse du menton par un tendon unique (c). Chez les Pangolins, les muscles génio-hyoïdiens paraissent être confondus avec les génio-glosses qui sont situés au-dessus (d).

(1) Le muscle mylo-hyoïdien de l'Homme est considéré par quelques anatomistes comme un muscle impair et transversal, mais il est souvent facile de voir qu'il se compose de deux séries de fibres réunies sur la ligne médiane par un raphé aponévrotique. Latéralement, il prend ses points d'attache le long de la ligne saillante qui se remarque à la face interne de la mâchoire inférieure, et qui est appelée la ligne myloïdienne. Ses faisceaux les plus postérieurs naissent du corps de l'hyoïde et se dirigent obliquement en avant, en haut et en dehors, de façon que leur contraction porte cet os un peu en avant en même temps qu'elle l'élève (e).

Chez le Cheval, la disposition de ces muscles est à peu près la même, si ce n'est que, dans leur partie postérieure, ils se fixent au prolongement styliforme de l'hyoïde qui s'avance sous la base de la langue, et que le raphé aponévrotique qui s'étend de l'extrémité antérieure de cette apophyse jusque dans le voisinage de la surface génienne est très forte (f).

Chez les Rongeurs, les muscles mylo-hyoïdiens se composent de deux portions assez distinctes : l'une antérieure, dont les fibres sont transversales ; l'autre postérieure, dont les fibres se dirigent obliquement en arrière vers l'hyoïde. Chez l'Agouti, cette dernière portion se fixe au basihyal par un petit tendon.

Enfin, chez l'Échidné, on y distingue trois portions, dont la dernière remonte sur les côtés de la partie occipitale du crâne (g).

(a) Voyez Bourgery, *Anatomie de l'Homme*, t. II, pl. 99, fig. 2. — Sappey, *Op. cit.*, p. 771, fig. 350 et 351.
(b) Exemple : l'*Hyène* (Cuvier et Laurillard, *Anatomie comparée*, pl. 131).
(c) Owen, *On the Anatomy of the Great Anteater* (*Trans. of the Zool. Soc.*, t. IV, p. 127, pl. 37, fig. 1 et 2, *l*).
(d) Meckel, *Traité d'anatomie comparée*, t. VIII, p. 563.
(e) Voyez Bourgery, *Op. cit.*, t. II, pl. 99, fig. 1.
(f) Voyez Chauveau, *Anatomie comparée des Animaux domestiques*, p. 225, fig. 74.
(g) Cuvier, *Leçons d'anatomie comparée*, t. IV, p. 491.

cas, il rapproche la langue de la voûte palatine, et, chez quelques Mammifères, il porte l'hyoïde un peu en avant, par suite de l'obliquité de ses fibres.

L'ascension de l'hyoïde est déterminée aussi par une paire de muscles qui s'étendent du corps de cet os à la base du crâne, et qui varient un peu dans leur disposition, suivant que les branches de suspension, ou cornes antérieures, sont articulées directement avec les temporaux ou attachées à l'extrémité d'un ligament intermédiaire. Chez l'Homme, où cette dernière disposition se rencontre, ces muscles, appelés *stylo-hyoïdiens* à cause de leurs insertions, montent obliquement d'avant en arrière pour s'insérer à l'apophyse styloïde correspondante, et par conséquent ils tirent l'hyoïde en haut et en arrière (1); mais, chez le Fourmilier, où ce dernier os est situé beaucoup plus loin en arrière, ils se dirigent en haut et en avant pour gagner la base du crâne, et en conséquence ils deviennent des muscles protracteurs et élévateurs de la langue (2). Enfin, chez les Mammifères, où la chaîne osseuse étendue entre le basihyal et les temporaux est complète, ces muscles se fractionnent de façon qu'une portion de leurs fibres fait basculer la première de ces pièces sur l'extrémité inférieure de ses cornes

(1) Les muscles stylo-hyoïdiens de l'Homme (*a*) consistent chacun en un faisceau charnu long et grêle qui longe le ligament suspenseur de l'hyoïde, et qui se fixe, d'une part à l'apophyse styloïde du temporal au moyen d'un petit tendon, d'autre part au corps de l'os hyoïde, près de la ligne médiane. Quelquefois un second faisceau remplace le ligament stylo-maxillaire, et s'insère à la corne hyoïdienne antérieure. Il est aussi à noter que souvent le muscle stylo-hyoïdien est traversé par la portion postérieure du muscle digastrique qui recouvre sa face externe.

(2) Ce muscle est un ruban charnu long et grêle qui naît du cératohyal, et se fixe à la base du crâne en se portant très obliquement en avant (*b*).

(*a*) Voyez Bourgery, *Anatomie de l'Homme*, t. II, pl. 96 et 100.

(*b*) Owen, *On the Anatomy of the Great Anteater*, (*Trans. of the Zool. Soc.*, t. IV, p. 126, pl. 29, fig. 2, *v*).

antérieures, et l'autre portion fait jouer le stylohyal sur le temporal (1).

Le muscle digastrique, dont j'ai déjà eu à parler (2), quoique n'appartenant pas à l'appareil hyoïdien, peut souvent contribuer à l'élever, car, chez l'Homme et chez plusieurs autres Mammifères, il est attaché à cet os par une anse tendineuse.

Enfin, les antagonistes des divers muscles que je viens de mentionner se portent de l'hyoïde vers le thorax, et tirent cet os en bas et en arrière : ce sont les sterno-hyoïdiens et les omo-hyoïdiens. Les premiers naissent en général du corps de l'hyoïde et descendent le long de la partie antérieure du cou, de chaque côté de la ligne médiane, pour prendre leur point d'attache sur le sternum (3). Les seconds naissent également

(1) Chez ces Mammifères, le muscle stylo-hyoïdien peut être représenté par trois muscles distincts, savoir :

1° Un *muscle mastoïdo-styloïdien*, qui prend son point d'appui sur l'apophyse mastoïde du temporal ou sur une partie voisine de la base du crâne; qui s'attache inférieurement à la partie supérieure de la corne antérieure de l'hyoïde (ou os stylohyal), et qui la fait basculer en arrière.

2° Un *muscle stylo-hyoïdien médian*, ou *grand cérato-hyoïdien*, qui se porte de la base des cornes postérieures à la portion supérieure des cornes antérieures.

3° Un *muscle cératoïdien latéral*, ou *petit cérato-hyoïdien*, qui s'étend de l'extrémité des cornes postérieures à la partie inférieure des cornes de suspension, et qui fait basculer le basihyal en bas et en arrière.

Quelquefois ces trois muscles coexistent : par exemple, chez le Cheval (*a*).

(2) Voyez ci-dessus, page 59.

(3) Les muscles sterno-hyoïdiens, ou leurs analogues, existent chez tous les Mammifères. Chez l'Homme, ils présentent la disposition indiquée ci-dessus (*b*) ; mais quelquefois, par exemple chez le Dauphin, ils sont représentés par un ruban charnu impair et médian.

Il est aussi à noter que chez quelques Mammifères les fibres de ces muscles ne se fixent pas à l'os hyoïde, mais se portent plus en avant jusque dans la substance de la langue : par exemple, chez les Tatous (*c*), les Pangolins et les Fourmiliers (*d*); enfin que, dans certaines espèces, ils s'insèrent à la face interne des côtes aussi bien qu'au sternum, et qu'ils

(*a*) Voyez Chauveau, *Anatomie comparée des animaux domestiques*, p. 224, fig. 74.

(*b*) Voyez Bourgery, *Op. cit.*, pl. 94, n° 19.

(*c*) Cuvier et Laurillard, *Anatomie comparée*, pl. 260.

(*d*) Cuvier et Laurillard, *Op. cit.*, pl. 262.

— Owen, *On the Anatomy of the Great Anteater* (*Trans. of the Zool. Soc.*, t. IV, p. 128, pl. 37, fig. 2).

du basihyal ou des cornes postérieures de l'hyoïde, et descendent obliquement pour s'insérer à l'apophyse coracoïde de l'omoplate; mais leur existence n'est pas constante (1).

Muscles extrinsèques de la langue des Mammifères.

Les muscles propres de la langue qui, logés en majeure partie dans l'épaisseur de cet organe, vont prendre leurs points d'attache sur les os adjacents, sont au nombre de quatre paires, et, d'après leurs insertions, ils sont désignés sous les noms de *génio-glosses*, d'*hyo-glosses*, de *mylo-glosses* et de *stylo-glosses* (2).

peuvent même s'étendre jusqu'au cartilage xiphoïde : par exemple, chez les Pangolins et les Fourmiliers.

(1) Les muscles omo-hyoïdiens ou scapulo-hyoïdiens existent chez l'Homme (*a*), et les Quadrumanes (*b*) ; chez quelques Insectivores, tels que le Hérisson (*c*) ; chez plusieurs Carnassiers, par exemple le Blaireau, le Poto, l'Ours (*d*), la Fouine (*e*) ; chez les Rongeurs à clavicules complètes, comme les Écureuils (*f*), le Castor (*g*), le Loir, le Hamster et le Campagnol ; chez le Cochon et le Cheval (*h*), parmi les Pachydermes ; chez le Fourmilier ; chez les Cétacés ; enfin chez la Sarigue (*i*), le Phalanger (*j*), le Kanguroo (*k*), etc.

Ils manquent au contraire chez d'autres Mammifères dont plusieurs appartiennent aux mêmes ordres que les précédents : par exemple, chez les Chauves-Souris, la Taupe, les Ratons, les Mangoustes, les Chiens, les Chats; chez les Rongeurs à clavicules incomplètes, tels que les Lièvres, les Agoutis et les *Anœma* ou Cochons d'Inde ; chez les Pécaris et les Damans ; enfin chez les Paresseux.

Chez les Ruminants, les analogues des muscles omo-hyoïdiens s'attachent aux apophyses transverses des dernières vertèbres cervicales, au lieu de s'insérer comme d'ordinaire à l'omoplate.

Chez l'Ornithorhynque, ils se composent de deux faisceaux dont l'un provient de l'hyoïde et l'autre de la partie postérieure et interne de la mâchoire inférieure (*l*).

(2) Quelques anatomistes comptent aussi les *glosso-staphylins* parmi les

(*a*) Voyez Bourgery, *Anatomie de l'Homme*, t. II, pl. 96.
(*b*) Exemples : le *Magot* (Cuvier et Laurillard, *Anatomie comparée*, pl. 33, *e*).
— Le *Papion* (*loc. cit.*, pl. 38, fig. 2, et pl. 42, *e*).
— Le *Callitriche* (*loc. cit.*, pl. 20, fig. 1, *e*).
— Le *Maki* (*loc. cit.*, pl. 68, fig. 1, *e*).
(*c*) Cuvier et Laurillard, *Op. cit.*, pl. 76, fig. 1, *e*.
(*d*) Cuvier et Laurillard, *Op. cit.*, pl. 85 et 87, *e*.
(*e*) Cuvier et Laurillard, *Op. cit.*, pl. 105, *e*.
(*f*) Cuvier et Laurillard, *Op. cit.*, pl. 205, fig. 2, *e*.
(*g*) Cuvier et Laurillard, *Op. cit.*, pl. 221, fig. 1, *e*.
(*h*) Chauveau, *Anatomie comparée des Animaux domestiques*, fig. 75.
(*i*) Cuvier et Laurillard, *Op. cit.*, pl. 176, fig. 1, *e*.
(*j*) Cuvier et Laurillard, *Op. cit.*, pl. 178, fig. 1.
(*k*) Cuvier et Laurillard. *Op. cit.*, pl. 181, fig. 1, *e*.
(*l*) Meckel, *Ornithorhynchi paradoxi descriptio anatomica*, pl. 5, n° 10.

Les fibres constitutives des premiers sont très nombreuses et disposées de chaque côté du plan médian dans presque toute l'étendue de cet organe ; elles naissent près de sa surface supérieure et convergent vers sa partie inférieure et moyenne, puis se dirigent en avant pour se fixer derrière le menton, aux éminences géni. Lorsque ces muscles agissent en totalité, ils doivent contribuer surtout à abaisser la langue et à la creuser vers le milieu ; mais quand leurs faisceaux postérieurs se contractent seuls, ils tendent à projeter cet organe en avant, tandis que, par le jeu de leurs faisceaux antérieurs, la pointe de celui-ci est tirée en arrière (1).

Les muscles hyo-glosses, situés un peu plus en dehors et n'occupant que la portion moyenne et postérieure de la langue, se portent un peu obliquement de la face supérieure de cet organe au bord supérieur de l'hyoïde. Ils agissent comme abaisseurs et rétracteurs de la langue (2).

muscles extrinsèques de la langue. En effet, leurs fibres viennent s'insérer sur les côtés de la base de cet organe ; mais elles n'y appartiennent réellement pas et sont destinées seulement à mouvoir le voile du palais et à resserrer l'isthme du gosier, ainsi que nous le verrons dans une prochaine Leçon.

(1) C'est à raison de cette diversité dans les effets dus à la contraction des muscles génio-glosses que quelques anatomistes ont donné à ces organes le nom de *polychrestes* (de πολὺς, plusieurs, et χρηστὸς, utile). Chez l'Homme (a), ils sont très développés et séparés entre eux par la cloison médiane de la langue (b). Leurs fibres se divisent ensuite en un grand nombre de faisceaux qui ont la forme de rubans ou de feuillets charnus, placés les uns derrière les autres et séparés par les fibres des muscles propres de la langue. Enfin, près de la face supérieure de cet organe, les fibres des génio-glosses se portent un peu en dehors et s'insèrent à la face interne de la tunique muqueuse par de petits faisceaux tendineux. Il est aussi à noter que quelques-unes des fibres de ces deux muscles s'entrecroisent sur la ligne médiane.

(2) Chez l'Homme, les différents faisceaux de ces muscles n'ont pas tout à fait la même direction, et s'insèrent, les uns sur le corps de l'hyoïde, les autres sur les cornes antérieures, ou bien encore sur les cornes posté-

(a) Voyez Bourgery, *Anatomie de l'Homme*, t. II, pl. 99, fig. 2.
(b) Voyez Kölliker, *Éléments d'histologie*, p. 391, fig. 172.

Les muscles stylo-hyoïdiens se portent presque horizontalement de la pointe de la langue jusqu'à sa base, puis remontent un peu sur les côtés du gosier, et vont s'attacher sur la base du crâne, aux apophyses styloïdes du temporal. Leur principale fonction est de porter la langue en arrière (1).

Enfin, les muscles mylo-glosses s'étendent des parties postérieures et latérales de la langue à la face interne de la mâchoire inférieure, et ils tirent le premier de ces organes de côté. Chez l'Homme, ils sont très peu développés, mais, chez quelques autres Mammifères, ils acquièrent plus d'importance : chez l'Éléphant, par exemple (2).

Muscles intrinsèques de la langue.

Les muscles intrinsèques de la langue, que l'on appelle d'une manière générale les *muscles linguaux*, consistent en une multitude de fibres charnues qui, pour la plupart, se fixent aux téguments de cet organe, et qui se mêlent aux fibres de la

rieures de cet os (*a*). Quelques auteurs ont décrit ces diverses portions comme autant de muscles particuliers, sous les noms de *basio-glosse*, de *chondro-glosse* et de *cérato-glosse* (*b*), mais ces distinctions ne sont pas nécessaires. Chez quelques Mammifères, ces divisions de l'hyo-glosse sont beaucoup plus distinctes : par exemple, chez l'Éléphant (*c*).

(1) Les muscles stylo-glosses de l'Homme (*d*) sont très développés, et, en raison de la direction ascendante de leur portion postérieure, ils peuvent élever la base de la langue en même temps qu'ils la portent en arrière. Les muscles stylo-glosses manquent chez quelques Mammifères : par exemple, chez les Fourmiliers et les Sarigues.

(2) Chez l'Homme, les muscles mylo-glosses (*e*) ne consistent chacun qu'en une petite bandelette charnue mince et presque transversale, qui s'insère en dehors près du bord alvéolaire interne au-dessous de la dernière dent molaire, et qui s'unit au stylo-glosse dans l'épaisseur de la langue. Chez l'Éléphant, ce muscle se fixe à tout le pourtour de la mâchoire inférieure (*f*).

(*a*) Voyez Bourgery, *Anatomie de l'Homme*, t. II, pl. 98, fig. 1, 2 et 5.
(*b*) Albinus, *Historia musculorum Hominis*, p. 205.
(*c*) Cuvier et Laurillard, *Anatomie comparée*, pl. 281, fig. 1 et 2.
(*d*) Voyez Bourgery, *Op. cit.*, t. II, pl. 98, fig. 1 et 3.
— Sappey, *Traité d'anatomie descriptive*, t. III, fig. 351.
(*e*) Voyez Bourgery, *Op. cit.*, pl. 98, fig. 6, n° 8.
(*f*) Cuvier, *Leçons d'anatomie comparée*, t. IV, p. 554.

portion terminale des muscles extrinsèques, de façon à former avec elles une masse compacte dont l'étude est très difficile (1). Chez l'Homme et la plupart des autres Mammifères, ils constituent une multitude de petits faisceaux dirigés, les uns longitudinalement, les autres en travers ou verticalement, et les changements de forme qui peuvent s'opérer dans la langue sont dus en grande partie à leur action. Ainsi, lors de la contraction des muscles linguaux transverses, cet organe se rétrécit et s'allonge, et par l'action des faisceaux longitudinaux qui en occupent la face supérieure, sa pointe se relève, tandis que cette partie se recourbe en sens contraire quand les fibres longitudinales situées à sa face inférieure entrent en jeu (2).

Chez quelques Mammifères, les fibres transversales de la

(1) Pour démêler les différents faisceaux musculaires qui, en s'enchevêtrant et s'entrecroisant, constituent la substance charnue de la langue, les anatomistes ont eu recours à différents procédés. Par la simple dissection, on a essayé de suivre ces fibres, mais leur union est trop intime pour que cela soit possible partout ; et afin de faciliter l'opération, la plupart des auteurs conseillent de faire bouillir préalablement l'organe. D'autres recherches ont été faites à l'aide d'une série de coupes verticales ou horizontales pratiquées d'une manière méthodique, de façon à mettre en évidence la direction des fibres charnues dans chacun des points à étudier, ou à séparer des tranches minces que l'on soumet ensuite à l'examen microscopique (*a*). Enfin, dans ces dernières années, l'infiltration préalable de la langue, ou l'hydrotomie, a été préconisée comme un excellent moyen pour séparer ces fibres les unes des autres (*b*).

(2) Les muscles linguaux longitudinaux sont situés principalement sous la membrane muqueuse, et concourent à former la couche charnue superficielle que quelques auteurs appellent la substance corticale de la langue.

Les faisceaux qui occupent la partie inférieure de cet organe, et qui se trouvent entre les muscles hyoglosses et génio-glosses, sont assez volumineux et sont souvent désignés d'une manière spéciale sous le nom de *muscles linguaux;* mais le nom de muscles linguaux inférieurs leur convient mieux.

Les muscles linguaux supérieurs sont les faisceaux longitudinaux de la face dorsale de la langue, et les mus-

(*a*) Salter, art. TONGUE (Todd's *Cyclop. of Anat. and Physiol.*, t. IV, p. 1125).
(*b*) Lacauchie, *Traité d'hydrotomie*, p. 20.

langue se développent davantage, et en se réunissant entre elles, constituent un muscle annulaire dont l'action est très puissante pour allonger cet organe. Cette disposition se remarque chez les Fourmiliers, les Pangolins et les Échidnés, dont la langue est vermiforme et extrêmement protractile (1).

Tunique muqueuse de la langue des Mammifères.

La membrane muqueuse qui revêt la langue, et qui, par sa face interne, adhère fortement à la masse charnue dont l'étude vient de nous occuper, forme, en se prolongeant sur les parties adjacentes de la bouche, quelques replis dont le plus remarquable est situé sur la ligne médiane, à la face inférieure de cet organe, et porte le nom de *frein de la langue* (2). Cette tunique

cles linguaux latéraux les faisceaux longitudinaux qui occupent les côtés de cet organe.

Les fibres du muscle transversal de la langue sont plus nombreuses à la partie antérieure de cet organe que vers sa base, où elles cessent même d'exister. Souvent, au lieu de se diriger horizontalement, elles se recourbent vers le haut extérieurement. Les fibres verticales sont disposées de manière à être à peu près droites près de la ligne médiane, mais elles s'incurvent latéralement, de façon que, par la réunion de ces deux ordres de faisceaux verticaux et transverses, il existe partout des fibres musculaires dont la direction est à peu près normale à celle de la surface où elles viennent se fixer.

Tous ces faisceaux s'entrecroisent non-seulement entre eux, mais aussi avec une multitude de lanières charnues formées par les divisions de la portion intra-linguale des muscles extrinsèques, et ils forment une sorte de trame charnue extrêmement serrée, dont la disposition ne peut être bien étudiée que par l'observation microscopique de tranches minces de la substance ainsi constituée, procédé qui a été mis en usage par M. Salter, et a permis à cet anatomiste d'en donner des figures intéressantes (*a*).

(1) La structure de la langue de ces Mammifères a été décrite d'une manière détaillée par Duvernoy (*b*).

(2) Chez l'Homme, ce repli naît de la face inférieure de la langue, à quelque distance de la pointe de cet organe, et se prolonge jusqu'à la partie antérieure du bord alvéolaire interne; il loge dans son épaisseur le bord libre des muscles génio-glosses et la partie correspondante de la cloison fibreuse de la langue. Ainsi que son nom l'indique, il limite les mouvements de la partie antérieure de cet organe. Lorsqu'il s'avance trop près de la pointe de celle-ci, ou lorsqu'il est trop

(*a*) Salter, art. TONGUE (Todd's *Cyclop.*, t. IV, p. 1127, fig. 748 à 751).

(*b*) Duvernoy, *De la langue considérée comme organe de préhension*, fig. A, B et C. (*Mém. de la Société d'histoire naturelle de Strasbourg*, t. I.)

recouvre ou loge dans son épaisseur beaucoup de petits organes sécréteurs sur la disposition desquels je reviendrai bientôt. Enfin, sa surface externe est généralement hérissée par une multitude de petites éminences nommées *papilles*, qui présentent des formes très variées, ainsi que nous le verrons plus en détail dans la prochaine Leçon.

Il est aussi à noter que, chez quelques Mammifères, il existe à la partie postérieure du dos de la langue un renflement de forme variable (1), et que, chez d'autres Animaux de la même classe, on observe sous la partie antérieure de cet organe une saillie tantôt simple, tantôt double, qui semble constituer une langue accessoire (2).

court, il peut devenir un obstacle à son jeu dans la mastication, et surtout dans la prononciation. Enfin, quand il manque ou qu'il est trop long, il peut permettre le renversement de la langue dans l'arrière-bouche, accident qui, parfois, détermine l'asphyxie chez les jeunes enfants. On cite des personnes qui pouvaient effectuer à volonté ce mouvement sans inconvénient, et il paraît que les nègres y ont quelquefois recours comme moyen de suicide.

(1) Cette disposition se voit chez beaucoup de Rongeurs : par exemple, chez le Lièvre et le Cochon d'Inde; mais elle est beaucoup plus remarquable chez l'Ornithorhynque. La partie antérieure de la langue de cet animal est étroite, plate et hérissée de papilles seulement ; mais, dans sa portion postérieure, cet organe est surmonté d'une grosse protubérance arrondie qui est bifurquée en avant et armée d'une paire de cornes coniques, ramassées et très dures (*a*). On présume que ces tubérosités servent à diriger les aliments vers les abajoues, qui ont leur entrée sur les côtés de la bouche.

(2) Cette protubérance sublinguale se rencontre chez beaucoup de Singes américains et chez quelques Chiroptères. Elle est bifurquée chez les Alouates (*b*) et les Ouistitis (*c*).

Chez le *Stenops gracilis*, petit quadrumane de la famille des Lémuriens, il existe deux de ces langues accessoires placées l'une au-dessus de l'autre (*d*).

Chez le Tatou (*Dasypus peba*), on trouve sous la pointe de la langue une paire de saillies analogues, mais plus développées et disposées en manière de tenailles (*e*).

(*a*) Meckel, *Ornithorhynchi paradoxi descriptio anatomica*, pl. 7, fig. 9.
(*b*) Carus et Otto, *Tab. Anat. compar. illustr.*, pars IV, p. 15, pl. 7, fig. 15.
(*c*) Carus et Otto, *loc. cit.*, pl. 7, fig. 12 et 13.
(*d*) Carus et Otto, *Op. cit.*, pl. 7, fig. 10 et 11.
(*e*) Mayer, *Ueber die Zunge der Vermilingua* (Froriep's *Neue Notizen*, 1842, t. XXII, p. 290, et *Neue Untersuchungen aus dem Gebiete der Anatomie und Physiologie*, 1842, p. 32.)

Forme et usages de la langue des Mammifères.

§ 14. — La langue, ainsi constituée, varie beaucoup dans sa forme et dans ses usages. Tantôt elle est large, plate, arrondie au bout et peu protractile ; d'autres fois elle est très effilée et susceptible non-seulement de sortir très loin hors de la bouche, mais de se courber dans différents sens et d'agir comme instrument de préhension. Ainsi, c'est principalement à l'aide de cet organe que le Bœuf réunit les brins d'herbe qu'il veut manger, et les amène entre ses mâchoires, qui les saisissent et les arrachent. La langue de la Girafe est conformée de façon à agir de la même manière, mais avec plus de perfection, et cet Animal en fait usage pour cueillir sur les arbres les feuilles dont il fait sa principale nourriture (1). Enfin, chez quelques Mammifères qui vivent d'Insectes, les Fourmiliers par exemple, la langue est l'unique instrument à l'aide duquel l'Animal peut s'emparer de sa proie, et, afin d'être apte à remplir ses fonctions, elle devient extrêmement protractile, et sa surface se trouve constamment enduite d'une salive gluante propre à y accoler les petits corps étrangers qu'elle vient à toucher.

Chez beaucoup de Mammifères, la langue joue aussi un rôle important dans le mécanisme de la préhension des liquides.

Ainsi, chez les Chats, les Chiens et les autres Animaux qui boivent en lapant, la langue, après s'être avancée hors de la bouche et s'être plongée dans le liquide, se courbe en forme de cuiller, puis se porte brusquement en arrière de façon à lancer une certaine quantité de boisson jusque dans le gosier (2).

(1) La langue de la Girafe est extrêmement mobile, et pour expliquer la manière dont elle peut être dardée en avant, Home avait supposé qu'elle renfermait un tissu érectile. Mais M. Owen, qui a fait l'anatomie de cet organe avec beaucoup de soin, a reconnu qu'il n'existe rien de semblable, et que ses mouvements variés dépendent seulement du jeu des muscles dont la disposition ne présente, du reste, aucune particularité remarquable (a).

(2) Les Chats lapent en recourbant

(a) Owen, *Notes on the Anatomy of the Nubian Girafe* (*Trans. of the Zool. Soc.*, t. I, p. 222, pl. 41, fig. 1 et 2).

La plupart des Mammifères ne boivent pas de cette manière, et plongent complétement leurs lèvres dans le liquide qu'ils veulent attirer dans leur bouche; mais c'est encore la langue qui d'ordinaire en détermine l'aspiration (1). Enfin, c'est également cet organe qui, dans l'acte de la succion, fait l'office d'un piston. Par exemple, quand l'enfant tette le sein de sa nourrice, il applique ses lèvres autour du mamelon, et porte ensuite sa langue en arrière, de façon à faire le vide dans la

leur langue en dessus ; mais, chez le Lion, le même effet est produit par un mouvement inverse (*a*).

(1) Lorsque l'embouchure du tube digestif ne plonge pas complétement dans le liquide, celui-ci ne saurait être pompé de la sorte par l'action de la langue, mais il peut être encore attiré dans la bouche par le courant d'air produit par un mouvement d'aspiration. C'est ce qui a lieu quand on boit en humant, et le jeu de la pompe thoracique peut produire le même effet, quand la bouche étant plongée dans un liquide, l'inspiration se fait par le nez. Quelquefois les Mammifères boivent de la sorte, et ce mode d'introduction des liquides dans le tube digestif est souvent accompagné d'un bruit de gargouillement, ainsi que cela s'observe chez le Cochon ; mais, dans la plupart des cas, c'est la cavité de la bouche qui, fermée en arrière par le voile du palais et rendue ainsi indépendante des voies respiratoires, remplit le rôle d'une pompe aspirante. M. Poncet s'en est assuré chez les Chevaux dont la trachée-artère avait été ouverte et dont il obstruait les narines de façon à soustraire complétement la bouche à l'influence des mouvements de la cavité thoracique (*b*).

C'est aussi par une sorte d'emprunt fait à l'appareil respiratoire que l'Éléphant peut boire sans baisser la tête. Par un mouvement d'inspiration, il fait monter dans l'intérieur de sa longue trompe le liquide dans lequel il a plongé préalablement l'extrémité de cet organe tubulaire ; puis ayant introduit cette même extrémité dans sa bouche, il chasse dans cette cavité, par un mouvement d'expiration, l'eau qu'il avait puisée. Je ferai connaître la structure de la trompe quand je traiterai de l'appareil de l'odorat, car cet organe n'est qu'un prolongement du nez.

Quelques Oiseaux, notamment les Pigeons, boivent en plongeant le bec dans l'eau et en aspirant celle-ci ; mais les Poules et la plupart des Animaux de cette classe se servent de leurs mandibules inférieures comme d'une cuiller pour ramasser une gorgée de boisson, puis, relevant vivement la tête, ils font couler le liquide dans leur gosier, mouvements qu'ils exécutent plusieurs fois de suite avec rapidité.

(*a*) Buffon, *Histoire des Mammifères*, t. VI, p. 101 (édit. in-8 de Verdière).
(*b*) Colin, *Traité de physiologie comparée des Animaux domestiques*, t. I, p. 446.

partie antérieure de sa bouche ; le liquide contenu dans les conduits lactifères, et pressé par les parties molles voisines qui cèdent au poids de l'atmosphère, prend alors la place que la langue a abandonnée ; puis, au moment où ce dernier organe s'avance de nouveau, un mouvement de déglutition transporte la gorgée de lait dans l'œsophage, et un nouveau coup de piston est donné (1). C'est aussi de la sorte que quelques Mammifères sucent le sang de leurs victimes (2) ; mais c'est surtout chez certains Vertébrés inférieurs que ce mode de préhension acquiert de l'importance : car, ainsi que je l'ai déjà dit au commencement de cette Leçon, il est des Poissons qui se nourrissent uniquement de liquides, et alors l'appareil buccal, au lieu d'être disposé comme celui de divers Animaux dont l'étude vient de nous occuper, est conformé pour la succion seulement.

Appareil buccal des Poissons suceurs.

§ 15. — Nous nous trouvons donc conduit à compléter maintenant l'examen de la structure de cette partie vestibulaire des voies digestives des Poissons, que j'ai cru devoir laisser de côté jusqu'à ce que j'eusse fait connaître la constitution de la bouche chez les Vertébrés ordinaires.

(1) Quelques naturalistes ont cru que les Animaux ne pouvaient teter de la sorte que dans l'atmosphère, et que sous l'eau la lactation nécessitait un autre mode de haustion ; mais il suffit des notions les plus élémentaires de la physique pour voir que les effets produits par le jeu de la pompe buccale doivent être analogues dans ces deux milieux.

(2) Ainsi, le Furet suce de la sorte le sang des Lapins et des autres Animaux qu'il a blessés à l'aide de ses dents canines, et l'on assure que quelques Chauves-Souris pompent de la même manière le fluide nourricier de leurs victimes. On sait, en effet, que les Phyllostomes et les Sténodermes de l'Amérique septentrionale s'attaquent souvent à des Animaux endormis et leur font perdre une grande quantité de sang. L'Homme n'est pas à l'abri de leurs atteintes, comme on peut le voir par les faits que rapportent d'Azara et quelques autres voyageurs (*a*).

(*a*) D'Azara, *Essais sur l'histoire naturelle des Quadrupèdes de la province du Paraguay*, t. II, p. 273.

Les Poissons suceurs, c'est-à-dire les Lamproies et les Myxines, ont reçu le nom de *Cyclostomes* à cause de la conformation singulière de l'entrée de leur canal digestif qui est cupuliforme et disposée en manière de ventouse, à peu près comme nous l'avons déjà vu chez les Sangsues, mais avec plus de perfection. Chez la Lamproie, où cet appareil vestibulaire est très perfectionné, il a la forme d'un disque circulaire et concave; sa surface antérieure ou interne est hérissée de prolongements coniques, de consistance cornée, sur la structure desquels je reviendrai dans la prochaine Leçon. Ses parois sont soutenues par une grande lame cartilagineuse qui s'articule d'une manière lâche avec la charpente crânienne par l'intermédiaire d'autres pièces de même nature. Enfin, son milieu est occupé par un orifice qui conduit dans le tube alimentaire, et qui loge une espèce de piston armé de tubercules cornés à son extrémité antérieure et susceptible d'exécuter des mouvements de va-et-vient dans la direction longitudinale. Ce dernier organe, qui est porté sur une longue tige cartilagineuse et pourvue de muscles nombreux, représente l'appareil lingual des Vertébrés ordinaires, et le disque concave dont il est entouré paraît être constitué par des parties analogues à celles qui entrent dans la composition des lèvres de quelques autres Poissons cartilagineux, mais qui ne se rencontrent pas chez la plupart des Animaux de cet embranchement. Quelques-unes des pièces solides qui lui servent de base peuvent être considérées comme les représentants de la mâchoire supérieure, mais il n'y a rien qui puisse être assimilé à la mâchoire inférieure; et somme toute, la charpente solide de la tête de ces Animaux ne ressemble que fort peu à celle des Poissons qui, par l'ensemble de leur organisation, se rapprochent le plus de l'ordre des Cyclostomes : aussi les anatomistes ne s'accordent-ils pas sur la détermination théorique

Ventouse de la Lamproie.

de ces parties du squelette (1). Quoi qu'il en soit, l'instrument de succion ainsi constitué est très puissant ; il permet aux Lamproies de s'attacher fortement à la surface du corps des Animaux dont elles veulent faire leur proie, d'en entamer la

(1) La structure de l'appareil buccal des Lamproies et des autres Cyclostomes a été étudiée par plusieurs auteurs, parmi lesquels je citerai en première ligne M. Duméril, Born, Meyer et J. Müller (*a*).

La boîte crânienne de ces Poissons est très peu développée et située fort loin en arrière. Il en part, de chaque côté, une arcade qui paraît correspondre aux arcs temporaux et ptérygoïdiens, et antérieurement elle donne naissance à une grande lame cartilagineuse (*b*) qui s'avance en forme de voûte au-dessus de la région faciale. Cette dernière pièce me paraît être l'analogue du prolongement fronto-nasal qui, chez l'embryon des Mammifères, descend à la rencontre des arcs maxillaires supérieurs. Une autre lame cartilagineuse (*c*), assez semblable à la précédente, mais qui se compose de deux pièces situées l'une au-devant de l'autre, se trouve placée au-dessous et en avant de celle dont je viens de parler ; elle paraît correspondre à la mâchoire supérieure, et elle recouvre une paire de petites pièces cartilagineuses qui sont suspendues au-devant de l'arc ptérygoïdien. Enfin, une troisième lame (*d*), située au-devant et au-dessous de la plaque maxillaire, forme la charpente de la ventouse orale ; elle porte en dessous deux appendices styliformes, et, jusque dans ces derniers temps, les anatomistes la considéraient comme l'analogue des pièces palatines (*e*) ou maxillaires des autres Vertébrés (*f*). Mais, d'après un examen plus approfondi de la question, J. Müller a été conduit à penser que ce sont des pièces labiales sans représentants chez la plupart des Animaux de cet embranchement, et analogues à celles dont j'ai déjà eu l'occasion de parler en traitant de la structure de la mâchoire supérieure chez les Poissons de l'ordre des Sélaciens (*g*) ; et cette

(*a*) C. Duméril, *Dissertation sur la famille des Poissons cyclostomes*, suivie d'un *Mémoire sur l'anatomie des Lamproies*, 1812, in-8.

— Born, *Observations anatomiques sur la grande Lamproie* (*Ann. des sciences nat.*, 1828, 1re série, t. XIII, p. 22, pl. 1).

— A. Mayer, *Analecten für vergleichende Anatomie*, p. 1, pl. 1 et 2.

— J. Müller, *Vergleichende Anatomie der Myxinoiden*, erster Theil, 1835 (extrait des *Mém. de l'Acad. de Berlin pour* 1834).

(*b*) Voyez Mayer, *Op. cit.*, pl. 1, fig. 1 et 2, *m*.

— Müller, *Op. cit.*, pl. 4, fig. 1, 2, 3 et 4.

(*c*) Mayer, *loc. cit.*, fig. 1, 2, *c*.

— Müller, *Op. cit.*, pl. 4, fig. 1, 2, et 4, M et N.

— Agassiz, *Recherches sur les Poissons fossiles*, t. I, pl. *j*, fig. 4 à 6.

(*d*) Mayer, *loc. cit.*, fig. 1, *a*.

— Müller, *Op. cit.*, pl. 4, fig. 1, 2, 4, P.

(*e*) Cuvier, *Mém. sur la composition de la mâchoire supérieure des Poissons* (*Mém. du Muséum*, 1815, t. I, p. 128).

(*f*) Duvernoy, *Leçons d'anatomie comparée* de Cuvier, 2e édit., t. IV, p. 167.

(*g*) Voyez ci-dessus, page 28.

substance et d'en pomper les sucs nourriciers. L'appareil buccal des Myxines est constitué à peu près de la même manière, mais il est armé d'un crochet qui permet à ces Poissons de déchirer leur proie, et il est entouré de barbillons (1). Bouche des Myxines.

§ 16. — Chez quelques Vertébrés, les parois de la cavité buccale ne se composent que des parties dont l'étude vient de nous occuper, et sont revêtues partout d'une membrane muqueuse

opinion paraît être fondée. Les trois segments faciaux, ainsi constitués, sont reliés entre eux par des expansions aponévrotiques, et complétés en dessous par des parties molles, de façon à entourer la portion antérieure des voies digestives, ainsi que le piston lingual. Celui-ci se compose d'une longue tige médiane qui porte à son extrémité antérieure une plaque terminale et une paire de stylets dirigés en bas et en arrière (a). Des muscles nombreux se fixent à ces divers cartilages (b), et permettent à l'Animal, non-seulement de faire jouer l'appareil lingual à la manière d'un piston, mais d'avancer ou de tirer en arrière le disque oral qui l'entoure, et de rapprocher les parties latérales de cette ventouse, de façon à comprimer et à entamer les corps mous sur lesquels il se fixe.

Les pointes cornées dont le disque oral est armé sont nombreuses et très grosses près de l'ouverture œsophagienne, mais de plus en plus petites vers le bord (c).

(1) La charpente cartilagineuse des Myxines est moins solidement établie que celle des Lamproies, mais elle présente une disposition plus compliquée (d). L'arceau labial est très grêle ; il présente de chaque côté trois stylets cartilagineux qui ont la forme d'un fer de flèche et qui constituent l'axe des tentacules circumbuccaux ; enfin, il est à son tour soutenu par une tige médiane et par deux pièces latérales qui l'unissent à l'arc maxillaire. Celui-ci est confondu avec l'arc palatin ; par sa face inférieure, il donne naissance à un gros crochet médian, et, de chaque côté, il se prolonge en arrière sous la forme de branches divergentes ; il est relié au crâne par un cartilage médian grêle et allongé ; il se continue aussi latéralement avec des traverses qui ressemblent aux pièces temporo-palatines des Lamproies, et il soutient à sa partie postérieure plusieurs appendices styliformes dont la disposition est fort complexe. Enfin, la boîte crânienne porte à sa partie antérieure une série de pièces

(a) Müller, *Vergleichende Anatomie der Myxinoiden*, pl. 4, fig. 2.

(b) Mayer, *Op. cit.*, pl. 1, fig. 1 et 2, *i*, *k*.

(c) Home, *On the Structure of Animals which appear to hold an Intermediate place between the Class Pisces and the Class Vermes* (*Philos. Trans.*, 1815, pl. 11, fig. 1).
— Mayer, *Op. cit.*, pl. 1, fig. 4.
— Valenciennes, *Atlas du Règne animal* de Cuvier, POISSONS, pl. 120, fig. 1, *a*.

(d) Müller, *Op. cit.*, pl. 3, fig. 1 à 6.
— Agassiz, *Recherches sur les Poissons fossiles*, t. 1, pl. I, fig. 7 et 8.

molle et sensible. Ainsi, elles sont complétement inermes chez les Crapauds et les Pipas, dans la classe des Batraciens, et chez divers Poissons, tels que les Lophobranches. Mais, chez presque tous les Animaux de cet embranchement, elles se compliquent davantage, et se perfectionnent par l'adjonction d'organes préhenseurs qui, d'ordinaire, constituent un appareil lacérant, sécateur ou broyeur. Chez les Vertébrés ordinaires (1), la tunique épithéliale qui tapisse cette portion vestibulaire des voies digestives ne porte jamais de cils vibratiles, et offre en général une structure pavimenteuse; mais elle se développe souvent d'une manière très inégale dans les diverses parties de cette cavité, et elle peut donner ainsi naissance à un revêtement solide dont la dureté est parfois très grande. D'autres fois son tissu éprouve dans certains points des transformations remarquables, et, dans le plus grand nombre des cas, indépendamment des instruments obtenus par l'emploi de ces matériaux d'emprunt, la bouche se trouve garnie d'organes analogues, mais dont l'origine est un peu différente. Il en résulte que l'entrée du tube alimentaire est en général pourvue d'une armure puissante dont le rôle peut acquérir une très grande importance dans la partie mécanique du travail digestif. Cette armure est formée principalement par le système dentaire ou par des dépendances cornées de la membrane muqueuse buccale, et son étude, qui mérite une attention particulière, fera l'objet de la prochaine Leçon.

cartilagineuses transversales, qui s'avancent au-dessus des pièces maxillaires et labiales jusque dans l'extrémité du museau.

(1) C'est-à-dire chez tous les Vertébrés, à l'exception de l'*Amphyoxus* (voyez ci-dessus, page 11).

# CINQUANTE-TROISIÈME LEÇON.

De l'armure buccale des Animaux vertébrés. — Odontoïdes ; papilles cornées ; thécorhynque ou étui mandibulaire ; fanons, etc. — Dents.

Caractères généraux de l'armature buccale des Vertébrés.

§ 1. — L'armure buccale des Vertébrés, c'est-à-dire l'ensemble de parties dures qui se trouvent à découvert sur les parois de la portion vestibulaire du tube digestif, et qui servent, soit à protéger les tissus voisins, soit à retenir les aliments ou à les diviser, varie beaucoup dans sa forme et dans son mode de constitution. Considérée dans son ensemble et d'une manière générale dans tout ce grand embranchement du Règne animal, elle se compose de deux sortes d'organes, dont les uns sont produits par une simple modification dans le mode de développement du tissu épithélique de la muqueuse sous-jacente, et dont les autres résultent de la formation d'un tissu spécial qui renferme dans sa substance beaucoup de matières calcaires, et qui, en raison de sa dureté, ainsi que de sa constitution chimique, ressemble aux os. Ces derniers sont connus de chacun sous le nom de *dents ;* les premiers, qui ont la consistance ainsi que la texture de la corne, peuvent être appelés d'une manière générale des *odontoïdes :* mais la ligne de démarcation qui les sépare entre eux n'est pas toujours nettement tracée, et leur étude ne doit pas être scindée. Les uns et les autres peuvent offrir des formes extrêmement variées, et l'on y rencontre des modifications de structure très profondes. Ainsi, les odontoïdes constituent souvent de petites éminences coniques isolées qui, d'espace en espace, hérissent la surface de la tunique muqueuse, et qui sont désignées par les anatomistes sous le nom de *papilles cornées ;* d'autres fois, elles affectent la forme d'appendices lamelleux qui se détachent à angle droit de la surface de cette même membrane, mode de conformation dont l'exemple le plus remarquable nous est offert par les fanons de la Baleine; enfin, d'autres fois encore, sans s'allonger de la sorte, mais en se soudant latéralement entre eux, des produits épithéliques analogues donnent naissance à de grandes plaques qui adhèrent dans toute leur étendue aux parties molles sous-jacentes, et constituent autour de diverses parties de l'appareil buccal une sorte de gaîne ou de revêtement continu de tissu corné, tel que l'espèce d'étui qui garnit les mandibules de l'Oiseau, et qui mérite le nom de *thécorhynque* (1), sous lequel je le désignerai ici afin d'éviter les circonlocutions inutiles. Le passage entre ces odontoïdes et les dents proprement dites s'établit d'une manière graduelle par l'intermédiaire du système dentaire imparfait de quelques Vertébrés, tels que l'Ornithorhynque, et les dents, à leur, tour peuvent offrir dans leur forme, ainsi que dans leur structure, des différences encore plus grandes. C'est surtout l'étude de ces derniers organes qui doit nous occuper dans cette Leçon ; mais, pour nous y livrer d'une manière fructueuse, il me semble utile d'examiner d'abord les caractères et le mode de développement des odontoïdes.

Odontoïdes. § 2. — Nous avons vu dans la dernière Leçon que la membrane muqueuse dont la cavité buccale est tapissée se compose de deux couches principales qui diffèrent beaucoup entre elles, et qui peuvent être comparées au derme et à l'épiderme de la peau. La première de ces couches, ou le chorion muqueux, c'est-à-dire la plus profonde, est pourvue de nerfs et de vaisseaux sanguins en plus ou moins grande abondance, et sa surface est tantôt lisse, d'autres fois hérissée de petites éminences appelées bourgeons, où la circulation du sang est en général plus active que dans les parties circonvoisines. La couche externe, ou l'épithélium, ne renferme ni nerfs ni vaisseaux, et,

(1) De θήκη, étui, et ῥύγχος, bec.

par conséquent, elle est insensible ; elle est constituée par un assemblage d'utricules microscopiques plus ou moins fortement soudées entre elles, et elle se compose principalement d'une matière animale particulière qui se rencontre aussi dans les poils et les ongles, et qui a reçu le nom de *kératine*, mais qui n'est encore que très imparfaitement connue des chimistes (1).

Quelquefois la surface de l'épithélium ainsi formée est lisse ; mais lorsque les bourgeons du chorion ou bulbes sous-jacents sont volumineux et espacés, elle présente des saillies correspondantes, et constitue avec ces organites vasculaires des éminences appelées *papilles* (2).

Ces prolongements de la muqueuse buccale varient entre eux par leur forme, leur structure et leurs usages (3). La plupart

(1) Je reviendrai sur ce sujet quand je traiterai du système tégumentaire.

(2) Malpighi paraît avoir été le premier à signaler l'existence des papilles de la langue (*a*). La conformation de ces organites fut ensuite étudiée par Ruysch, par Albinus et par beaucoup d'autres anatomistes (*b*). Enfin, de nos jours, ils ont été l'objet de recherches histologiques faites par MM. Bowman, Kölliker et plusieurs autres micrographes dont j'aurai à citer les travaux.

(3) Ainsi, chez l'Homme, on distingue sur la langue quatre sortes de papilles. Les unes, dites *caliciformes*, sont très grosses, et se composent d'une sorte de mamelon central dont le sommet est aplati et dont la base est entourée d'un sillon, puis d'un bourrelet annulaire. Leur nombre peut varier entre trois et environ vingt, mais il est en général compris entre six et douze. Elles occupent la partie postérieure de la face supérieure de la langue, et elles sont disposées de chaque côté, suivant une ligne oblique, de façon à représenter un V dont la pointe serait dirigée en arrière (*c*). Derrière l'angle ainsi formé, on remarque aussi une petite fossette médiane appelée le *trou borgne*, le *trou de Malpighi*, ou la *lacune de la langue* ; elle a été considérée par quelques auteurs comme étant l'orifice d'un appareil salivaire (*d*) ; mais elle ne conduit à aucune glande (*e*) et ne paraît être autre chose que l'analogue d'une de ces papilles caliciformes dont le tubercule central est peu élevé (*f*).

(*a*) Malpighi, *Exercitatio epistolica de lingua* (*Opera omnia*, t. II, p. 15).

(*b*) Ruysch, *Thesaurus anatomicus*, t. I, p. 24.

— Albinus, *Academicarum annotationum liber primus*, cap. XIV, XV, p. 55 et suiv.

(*c*) Voyez Sappey, *Traité d'anatomie descriptive*, t. II, p. 755, fig. 346 et 347.

(*d*) Coschwitz, *De ductu salivali novo*. Halle, 1724.

(*e*) J.-G. Duvernoy, *De ductu salivali novo Coschwiziano*. Tubingen, 1725.

— Haller, *Experimenta et dubia circa ductum salivalem novum Coschwizianum*, Leyden, 1727 (*Disp. anat.*, t. I, p. 69).

(*f*) Meckel, *Manuel d'anatomie*, t. III, p. 316.

d'entre eux sont destinés à l'exercice de la sensibilité tactile ou gustative, et leur revêtement épithélique reste très mince ; mais d'autres se garnissent d'une couche cornée assez épaisse pour devenir plus ou moins rigides, et ils constituent alors des *odontoïdes papillaires*, dont le rôle a souvent de l'importance dans le mécanisme de la préhension des aliments.

Odontoïdes papillaires.

Comme exemple de ces organites, je citerai les épines

Enfin, il est aussi à noter que la surface du bourgeon central des papilles caliciformes est garnie de beaucoup de petits prolongements coniques qui se trouvent comme enfouis dans une couche épithéliale commune, mais peu épaisse (*a*).

On donne le nom de *papilles fongiformes* à de petits tubercules arrondis et pédonculés, dont la base n'est pas engaînée, et dont la teinte rouge est très prononcée. Elles sont distribuées irrégulièrement à la face supérieure de la langue, et leur bourgeon central est couvert de petits prolongements hémisphériques ou coniques (*b*).

D'autres papilles, beaucoup plus nombreuses et plus petites que les précédentes, sont appelées *coniques* à cause de leur forme. De même que les papilles caliciformes, elles sont disposées par rangées qui, de la ligne médiane, se portent un peu obliquement en dehors et en avant. Sur le milieu de la langue, elles sont assez longues pour constituer une sorte de brosse molle, mais, sur les côtés de cet organe, elles deviennent très courtes. La gaîne épidermique de ces papilles est épaisse et blanchâtre ; elle constitue les parties décrites par Albinus sous le nom de *periglottis* (*c*), et souvent son sommet est frangé. L'enduit blanchâtre qui se remarque à la surface de la langue dans divers états pathologiques des voies digestives est dû principalement à un développement anormal des filaments épithéliques ainsi constitués, et, dans quelques maladies, on a vu ces prolongements devenir filiformes et acquérir plus d'un centimètre de long (*d*).

Enfin les papilles du quatrième ordre sont hémisphériques et d'une petitesse extrême, et on les trouve dans les intervalles que les précédentes laissent entre elles, ainsi qu'à la face inférieure de la langue (*e*).

La disposition des papilles linguales présente beaucoup de variations chez

(*a*) Kölliker, *Traité d'histologie*, p. 399, fig. 177.
— Salter, art. TONGUE (Todd's *Cyclop. of Anat. and Physiol.*, t. IV, p. 1137, fig. 754).
(*b*) Bowmann and Todd, *The Physiological Anatomy and Physiology of Man*, t. I, p. 438, fig. 38 A.
— Kölliker, *Éléments d'histologie*, p. 398, fig. 176.
— Sappey, *Traité d'anatomie descriptive*, t. II, p. 757, fig. 348, n° 1.
(*c*) Albinus, *Academicarum annotationum liber primus*, cap. XVI, p. 64 (1754).
(*d*) Kölliker, *Op. cit.*, p. 399.
— Salter, *loc. cit.*, t. IV, p. 1159, fig. 764.
(*e*) Sappey, *Op. cit.*, t. II, p. 757, fig. 348, n° 7

crochues qui hérissent la langue du Lion et la rendent tellement rude, qu'elle peut servir comme une râpe pour enlever la chair d'autour des os que cet Animal lèche (1).

Des odontoïdes assez semblables arment la langue de quelques autres Mammifères, tels que certaines Chauves-Souris et le Porc-Épic; mais, en général, dans cette classe d'Animaux, les papilles cornées sont peu developpées sur cette partie de l'appareil buccal (2). Parfois on en trouve aussi à la face interne des joues et au palais (3).

Les parties dont se compose l'armure buccale des Cyclostomes, ou Poissons suceurs, ont beaucoup d'analogie avec les odontoïdes papillaires dont je viens de parler. Ainsi, chez

les divers Mammifères, et, pour plus de détails à ce sujet, je renverrai à l'*Anatomie comparée* de Cuvier et à un mémoire spécial par A. Mayer (*a*).

(1) Les papilles odontoïdes de la mâchoire du Lion sont grandes, fort dures, recourbées en arrière, et disposées en séries longitudinales sur la partie moyenne de cet organe, au milieu d'autres papilles qui sont très petites et arrondies (*b*). La langue rude du Chat et des autres espèces du genre *Felis* est armée de la même manière, ainsi que celle des Civettes ; mais, chez le Chien et la plupart des autres Carnivores, la surface de cet organe n'est garnie que de papilles molles.

(2) Chez la Roussette, grande espèce de Chauve-Souris frugivore, la langue est armée d'une multitude de papilles squamiformes très dures, dont le sommet est denticulé et dirigé en arrière (*c*).

Chez le Porc-épic, on remarque aussi à la partie antérieure de la langue quelques papilles odontoïdes squamiformes dont la dureté est très grande (*d*).

(3) Ainsi que nous le verrons plus loin dans une autre partie de ce cours, les odontoïdes papillaires dont l'étude nous occupe ici ne diffèrent que peu des appendices tégumentaires appelés cheveux, poils, soies et piquants, suivant leur degré de développement et de rigidité ; aussi ne devons-nous pas nous étonner de voir dans quelques cas, soit d'une manière normale, soit dans certains états pathologiques, la muqueuse buccale se garnir d'appendices filiformes au lieu de papilles cornées seulement.

Ainsi, chez les Fourmiliers, les

(*a*) Cuvier, *Leçons d'anatomie comparée*, 2e édit., t. III, p. 733 et suiv.
— Mayer, *Ueber die Zunge als Geschmacksorgan* (*Nova Acta Acad. nat. curios.*, 1844, t. XX, p. 721, pl. 35 et 36).

(*b*) Carus et Otto, *Tab. Anatom. compar. illustr.*, pars IV, pl. 7, fig. 7 et 8.

(*c*) Daubenton, dans Buffon, MAMMIFÈRES, pl. 168, fig. 1, 2 et 3 (édit. in-8).
— Mayer, *Op. cit.*, pl. 36, fig. 6.

(*d*) Carus et Otto, *Op. cit.*, pars IV, pl. 7, fig. 9.

la grande Lamproie, la ventouse orale (1) est garnie d'un nombre considérable de cônes saillants très pointus et de consistance cornée, dont le volume augmente de la périphérie vers le centre de cet organe, où se trouve l'entrée du tube digestif. Au-dessus de cet orifice on remarque deux de ces odontoïdes qui sont plus fortes que les autres et soudées entre elles par leur base; en dessous est une rangée transversale de huit odontoïdes assez semblables, qui sont également réunies entre elles et qui simulent une mâchoire inférieure. Enfin, l'extrémité antérieure du piston constitué par la langue est garnie de trois plaques cornées dont les bords sont denticulés. Chacune de ces odontoïdes est creuse et recouvre une papille vasculaire de même forme, à la surface de laquelle le tissu épithélique qui les constitue croît d'une manière intermittente, de façon qu'à l'intérieur du cornet superficiel en activité fonctionnelle on trouve souvent des cornets de nouvelle formation emboîtés les uns dans les autres, et destinés à se succéder à mesure que les vieilles odontoïdes se détachent et tombent (2).

Pangolins, les Cétacés herbivores et les Ruminants, la face interne des joues est garnie de papilles coniques; mais, chez certains Rongeurs, on y trouve des soies : par exemple, chez le Castor, le Cochon d'Inde, le Cricétomys, l'Oryctère et le Lonchère ou Échimys (*a*); enfin, chez les Lièvres, cette partie de la cavité buccale est revêtue de poils (*b*). Aristote a signalé cette particularité en parlant de l'Animal qu'il nomme le Dasypode (*c*), lequel était probablement, soit le Lièvre commun, soit le Lièvre d'Égypte, et ne doit pas être confondu avec le *Dasypus* ou Tatou des zoologistes modernes.

(1) Voyez ci-dessus, page 97.

(2) Le tissu corné de ces odontoïdes (que la plupart des zoologistes appellent des dents) est d'une couleur jaune-orange, et se compose de tubes parallèles d'une grande finesse, disposés normalement à la surface de la papille vasculaire incluse (*d*). Celle-ci est de même forme, et ne paraît pas différer notablement de la membrane muqueuse adjacente qui constitue autour

(*a*) Stannius et Siebold, *Nouveau Manuel d'anatomie comparée*, t. II, p. 452.

(*b*) Voyez Carus et Otto, *Tab. Anatom. compar. illustr.*, pars IV, pl. 7, fig. 2.

(*c*) Aristote, *Histoire des Animaux*, liv. III, chap. XII.

(*d*) Owen, *Odontography*, p. 23.

Cette armure buccale offre à peu près la même disposition chez la Lamproie fluviatile. Mais, chez les Myxines, elle est fort réduite, et ne consiste qu'en un gros crochet palatin et en deux paires de plaques à bords denticulés qui garnissent la surface du piston lingual (1).

Chez les Oiseaux, il existe d'ordinaire à la partie postérieure de la langue, et souvent aussi à la partie correspondante de la

de sa base un petit repli circulaire (*a*). Souvent, entre sa surface et le cornet épithélique externe dont la papille est revêtue, on distingue deux gaînes cornées de nouvelle formation, qui sont des odontoïdes de remplacement (*b*).

Les odontoïdes labiales des Lamproies sont disposées sur plusieurs rangées divergentes, dont l'une, antéro-supérieure, occupe la ligne médiane, et les autres, placées par paires, constituent des rangées arquées qui se dirigent en dehors et en bas, en partant, soit de la précédente, soit du contour de l'ouverture buccale (*c*). Ainsi que je l'ai déjà dit, leur grandeur augmente de la périphérie de la ventouse vers le centre, et, dans les quatre paires principales de ces rangées, les dernières de ce côté sont réunies à leur base, de façon à paraître bicuspides. Inférieurement, enfin, cette série est représentée par sept grosses odontoïdes soudées ensemble en arc de cercle, et formant une plaque maxillaire transversale. Chez la Lamproie marine, les deux grosses odontoïdes palatines sont soudées entre elles sur la ligne médiane, mais, chez la Lamproie fluviatile, elles sont distinctes entre elles. Les plaques linguales antérieures sont arquées, et la base antérieure de chacune d'elles est armée d'une série de onze petites pointes recourbées en dedans. Enfin, la plaque labiale postérieure résulte de la soudure de deux petites pièces cornées semblables aux précédentes.

(1) L'odontoïde palatine des Myxinoïdes est placée sur la ligne médiane, et la papille vasculaire qui en occupe l'intérieur se trouve fixée au cartilage adjacent par un tissu fibreux. Elle est crochue ; sa pointe est aiguë et sa base renflée: Les plaques linguales consistent chacune en une rangée transversale de petites odontoïdes coniques soudées entre elles à leur base. Chez le *Myxine glutinosa* (*d*), on compte huit de ces pointes dans chaque série ; mais, chez quelques espèces du genre *Bdellostoma*, il en existe de chaque côté douze sur les plaques linguales antérieures et onze sur les plaques postérieures.

(*a*) A. Mayer, *Analecten für vergleichende Anatomie*, pl. 1, fig. 4.
(*b*) Born, *Bemerkungen über den Zahnbau der Fische* (Heusinger's *Zeitschrift für organische Physik*, 1827, t. I, pl. 6, fig. 9).
(*c*) Home, *Lectures on Comparative Anatomy*, t. IV, pl. 46.
— Born, *Op. cit.*, pl. 6, fig. 5.
— Owen, *Odontography*, pl. 2, fig. 4.
(*d*) J. Müller, *Vergleichende Anatomie der Myxinoiden*, pl. 2, fig. 1 à 5, pl. 3, fig. 1.

voûte palatine, des pointes cornées de même nature, qui sont dirigées en arrière et qui servent à retirer les aliments. Chez quelques Animaux de cette classe, on trouve des papilles analogues disposées en râteau de chaque côté de la langue, ou réunies en pinceau à l'extrémité de cet organe (1).

La connaissance de la structure intime des différentes espèces de papilles dont je viens de parler facilite beaucoup l'étude des autres odontoïdes, et, par conséquent, je m'y arrêterai quelques instants. Le bourgeon vasculaire, ou bulbe papillaire, qui occupe l'axe de ces appendices, n'est pas un organite simple, comme on pourrait le croire au premier abord; l'examen microscopique montre que sa surface est garnie d'un nombre plus ou moins considérable de prolongements coniques ou filiformes qui sont des centres de production pour le tissu épithélique superposé. Par exemple, le sommet du bourgeon ou bulbe d'une papille conique provenant de la langue de l'Homme se trouve divisé en un pinceau de bourgeons secondaires, et au-dessus de chacune de ces parties le revêtement épithélique s'élève en forme de filaments qui, réunis à leur base, deviennent libres vers le bout, et forment de la sorte une houppe cornée. Dans d'autres papilles, les bulbes secondaires se recouvrent d'une couche épithélique qui ne se divise pas de la sorte, mais forme une gaîne commune, dans la substance de laquelle tous ces organites microscopiques sont comme empâtés. Enfin, dans les intervalles qui séparent les papilles entre elles, les gaînes cornées dont celles-ci sont

(1) J'ai déjà eu l'occasion de faire connaître la disposition de l'armure linguale de ces Animaux (voyez ci-dessus, page 72).

Les papilles cornées qui garnissent souvent les bords des arrière-narines, ou la partie voisine du palais des Oiseaux, sont également dirigées en arrière, et servent principalement à empêcher les aliments de rebrousser chemin lors des mouvements de déglutition (a).

(a) Exemples : le *Canard* (Geoffroy Saint-Hilaire, *Philosophie anatomique*, t. I, pl. 6, fig. 65). — Le *Goëland* (*loc. cit.*, fig. 66).

revêtues se continuent par leur base avec la couche épithéliale mince et peu consistante de la muqueuse adjacente. On doit donc considérer la substance cornée dont se compose une odontoïde comme étant produite par les bourgeons ou bulbes élémentaires dont je viens de parler, sous la forme d'autant de filaments qui se soudent entre eux latéralement d'une manière plus ou moins solide, et dès lors on conçoit facilement que la forme générale de l'agrégat résultant de cette soudure pourra varier beaucoup par le seul fait du mode de groupement des bulbes en question. Si ceux-ci sont disposés en pyramide au sommet d'une éminence, il en résultera un appendice épithélique en forme de cornet qui emboîtera le tout, et qui pourra être simple ou multiple. Si un certain nombre de ces mêmes bourgeons sont disposés sur une rangée, et au lieu d'être séparés à leur base, rapprochés de façon à se toucher presque, les fibres cornées qui en partent se souderont encore entre elles, mais donneront naissance à un appendice lamelleux, lequel sera adhérent par un de ses bords et libre dans tout le reste de son étendue. Enfin, si ces organites vasculaires dont dépend le développement du tissu corné sont disposés uniformément sur un même plan, et toujours rapprochés de façon que la fibre dépendante de chacun d'eux puisse se souder intimement à ses voisines, il en résultera encore une lame cornée; mais cette lame sera adhérente au chorion sous-jacent par la totalité de sa face interne, et constituera un revêtement continu.

On conçoit donc facilement que le tissu corné dont se composent les odontoïdes puisse affecter tantôt la forme de cornes isolées ou de cylindres grêles, d'autres fois celle de prolongements lamelleux, et d'autres fois encore celle de plaques adhérentes, sans que ces variations coïncident avec aucune différence essentielle dans la structure de ces parties. En effet, cela a lieu, et c'est de la sorte que la Nature constitue avec les mêmes matériaux organiques, ici des papilles spiniformes, là des fanons lamelleux, et ailleurs les étuis mandibulaires que j'ai appelés des *thécorhynques*.

Structure du thécorhynque, ou enveloppe cornée du bec des Oiseaux, etc.

§ 3. — Des observations faites par Geoffroy Saint-Hilaire sur le développement du bec chez un fœtus de Perroquet nous donnent la preuve de l'exactitude de cette interprétation des faits fournis d'abord par la seule comparaison des formes intermédiaires entre une odontoïde papilleuse ordinaire et un thécorhynque complet. Chez le jeune Oiseau en voie de développement que ce naturaliste a soumis à ses recherches, les mâchoires n'étaient encore recouvertes que par une peau molle, mais il existait sur le bord libre de chacun de ces organes une série de petits bourgeons papilliformes qui étaient autant de centres de formation pour le tissu corné; et en examinant ensuite le thécorhynque d'un Perroquet adulte, il trouva que, dans les points correspondants à chacun de ces bulbes, il existait dans la substance de cet organe une cavité conique, de sorte que l'étui, quoique simple en apparence, devait résulter de la soudure des cônes de tissu épithélique nés autour de ces centres vasculaires et envahissant graduellement les parties adjacentes de la surface du chorion mandibulaire : mode de développement qui explique aussi l'épaisseur plus grande de l'étui corné le long du bord libre des mâchoires et son amincissement vers la base du bec (1).

(1) Geoffroy Saint-Hilaire a considéré ces bourgeons dermiques comme étant les analogues des bulbes dentaires, et il en a conclu que les Oiseaux sont pourvus de dents ; mais c'était aller trop loin, et les organes en question ne me paraissent pouvoir être assimilés qu'aux bulbes des odontoïdes papillaires. Ce naturaliste en a compté dix-sept à la mâchoire supérieure et treize à la mâchoire inférieure (a).

Chez de jeunes Tortues du genre *Trionyx*, le bec corné se développe de la même manière (b).

Les parties du bec de Perroquet

(a) Geoffroy Saint-Hilaire, *Système dentaire des Mammifères et des Oiseaux*, 1824, p. 8, pl. 1, fig. 4 et 5.

(b) Owen, art. TEETH (Todd's *Cyclopædia of Anat. and Physiol.*, t. IV, p. 882).

D'autres fois les odontoïdes engaînantes paraissent naître d'une multitude de petits bourgeons simples, disséminés également sur toute la surface des téguments qui revêtent l'une et l'autre mandibule. Mais il est probable que les lames cornées ainsi produites naissent d'abord sur le bord libre des mâchoires, et s'étendent ensuite sur les deux faces opposées de ces parties de la charpente buccale, car elles forment toujours deux pans réunis sous un angle plus ou moins aigu qui correspond à ce bord, et elles présentent dans ce point plus d'épaisseur que partout ailleurs.

Une armure buccale fort analogue à celle que nous venons d'étudier chez les Oiseaux se rencontre dans la classe des Mammifères, mais d'une manière exceptionnelle. En effet, chez l'Ornithorhynque, ainsi nommé parce que son museau ressemble beaucoup au bec d'un Canard, les mâchoires sont élargies en forme de spatule et revêtues d'une peau coriace qui a presque la consistance de la corne (1). Des parties saillantes

que M. Blanchard a décrites dernièrement, et qu'il considère comme étant des dents rudimentaires (*a*), paraissent être très différentes de celles observées par Geoffroy Saint-Hilaire.

(1) Les Ornithorhynques sont des Mammifères de l'Australie, qui vivent sur les bords des eaux et qui cherchent dans la vase les Vers et autres petits Animaux dont ils se nourrissent (*b*). Ainsi que je l'ai déjà dit, leur bec ressemble beaucoup à celui du Canard; les mandibules sont aplaties, très larges et entourées à leur base d'un bourrelet de même nature (*c*). Au premier abord, on pouvait croire que ce mode de conformation de la bouche devait rendre la lactation impossible, et que, par conséquent, les jeunes Ornithorhynques ne devaient pas teter comme le font les autres Mammifères (*d*); mais on a constaté que, dans le jeune âge, les lèvres de ces Animaux sont minces et médiocrement développées en avant, de façon à n'opposer aucun obstacle

(*a*) Blanchard, *Observations sur le système dentaire des Oiseaux* (*Comptes rendus de l'Acad. des sciences*, 1860, t. L, p. 540).

(*b*) Bennet, *Notes on the nat. Hist. and Habits of the* Ornithorhynchus paradoxus (*Trans. of the Zool. Soc.*, 1835, t. I, p. 229).

(*c*) Voyez l'*Atlas du Règne animal* de Cuvier, MAMMIFÈRES, pl. 75, fig. 2.

(*d*) Geoffroy Saint-Hilaire, *Sur un appareil glanduleux récemment découvert en Allemagne dans l'Ornithorhynque, et faussement considéré comme une glande mammaire* (*Ann. des sciences nat.*, 1826, 1re série, t. IX, p. 459).

qui se remarquent dans l'intérieur de la bouche, et qui naissent du bord préhensile de cet organe, sont garnies aussi par des plaques d'un tissu corné dont la texture ne diffère que peu de celle de la substance du bec chez les Oiseaux ; mais les instruments ainsi constitués ont encore plus d'analogie avec certains organes spéciaux dont nous allons bientôt nous occuper, et ils sont généralement considérés comme étant des dents. Par conséquent, je ne m'y arrêterai pas en ce moment.

Enfin, ce genre d'armure buccale se montre temporairement chez les Têtards de la Grenouille (1), et il existe d'une manière permanente chez les Reptiles de l'ordre des Chéloniens (2) ; mais c'est à la classe des Oiseaux qu'il appartient plus spécialement.

Conformation du bec des Oiseaux.

En effet, tous ces Animaux sont pourvus d'un bec formé par le développement d'une couche de tissu corné autour des os des mâchoires. Cette substance, dure, insensible, et de structure fibreuse, ne diffère pas de celle dont se composent les ongles et les plaques épidermiques dont d'autres parties du corps peuvent être revêtues ; elle repose sur une membrane mince et molle qui dépend du chorion, et qui adhère à la surface des

à l'acte de la succion (a). C'est par le progrès du développement que ces organes acquièrent la forme bizarre qui se remarque chez l'adulte, et qui a valu à ces Animaux le nom d'*Ornithorhynchus paradoxus*.

(1) Ce bec corné se développe chez les Têtards des Batraciens anoures peu de temps après l'éclosion, mais se détache et laisse les lèvres à nu vers l'époque où les pattes antérieures se montrent au dehors et où la queue commence à s'atrophier. Le bord tranchant de la mandibule supérieure s'emboîte dans la mandibule inférieure (b).

(2) Chez les Tortues fluviatiles (ou Chéloniens potamites), l'armature buccale est garnie de lèvres charnues ; mais chez les autres Reptiles de cet ordre, les mâchoires sont nues et armées d'une gaîne cornée qui, en général, se prolonge intérieurement sur presque toute la voûte palatine.

(a) Owen, *On the Young of the* Ornithorhynchus paradoxus (*Trans. of the Zool. Soc.*, 1835, t. I, p. 221, pl. 32, fig. 1 à 4).

(b) Dugès, *Recherches sur l'ostéologie et la myologie des Batraciens à leurs différents âges*, p. 83, pl. 13, fig. 73, 80, 81 et 82 (extr. des *Mém. des Sav. étr.*, t. VI).

os sous-jacents ; sur la mandibule inférieure, elle ne constitue qu'une seule pièce et ne se prolonge que peu inférieurement ; mais, à la mandibule supérieure, elle forme un étui plus complet qui, parfois, s'étend presque sur le front (1), et qui est souvent divisé en plusieurs pièces (2). L'épaisseur et le degré de dureté de ce thécorhynque varient beaucoup (3) ; il en est de même de sa forme, et les différences que l'on y remarque à cet égard sont en général liées à la manière dont cet instrument doit fonctionner dans l'organisme.

Rapports entre la forme du bec et le régime des Oiseaux.

Quand le bec des Oiseaux est destiné à servir seulement comme pince pour saisir les aliments, et qu'il n'a pas besoin de beaucoup de force pour les retenir, cet organe est en général très allongé et effilé vers le bout. Ainsi, les espèces qui vivent d'Insectes ou de Vers présentent en général ce mode d'organisation, qui devient plus marqué lorsque l'Animal est destiné à chercher cette proie au fond de l'eau ou dans la vase (4).

(1) Par exemple, chez les Foulques et les Poules sultanes (a). Chez les Calaos, le bec est surmonté d'une énorme protubérance qui est de même nature (b).

(2) Cette disposition est assez générale chez les Palmipèdes de la famille des Longipennes et de celle des Totipalmes.

(3) Ainsi, chez les Oiseaux qui déchirent leur proie, comme l'Aigle et le Faucon, ou qui se nourrissent en partie de fruits durs qu'ils ont besoin de casser, comme c'est le cas pour les Perroquets, le thécorhynque est épais et fort dur ; tandis que chez les Oiseaux qui vivent de fruits tendres, les Toucans par exemple, il est très mince. Il est aussi à noter que, chez les Oiseaux qui cherchent leur nourriture dans la vase, et qui, dans cet acte, ne peuvent se guider par les yeux, mais ont besoin de tâter, en quelque sorte, les substances qu'ils rencontrent, le thécorhynque est mince et flexible, de façon que le derme sensible situé au-dessous peut recevoir facilement des sensations au contact de corps étrangers. Le revêtement mandibulaire des Canards et des Oies, par exemple, est coriace et ressemble à une peau épaisse plus qu'à une gaîne cornée ordinaire.

(4) Comme exemple des Oiseaux insectivores dont le bec offre ce mode de conformation, je citerai les Colibris, les Oiseaux-Mouches et les

(a) Voyez l'*Atlas du Règne animal* de Cuvier, OISEAUX, pl. 86, fig. 2.
(b) *Loc. cit.*, pl. 47, fig. 2.

Afin de perfectionner son action dans ces dernières circonstances, la Nature y apporte souvent une modification particulière, et l'élargit beaucoup, soit dans toute sa longueur, comme cela se voit chez les Cygnes et les Canards, soit dans sa partie terminale seulement, disposition qui a fait donner à quelques Oiseaux de rivage le nom de *Spatules* (1). Le bec est également très élargi chez les Oiseaux insectivores, tels que les Hirondelles et les Engoulevents, qui poursuivent leur proie au vol ; mais alors cet organe est en même temps fort raccourci, afin d'être léger et facile à tenir relevé (2).

Pour mettre mieux en évidence ces harmonies entre les mœurs des Oiseaux et la conformation de leur bec, je citerai une autre espèce qui emploie aussi cet organe comme une pince préhensile seulement, mais qui vit de petits Poissons et les

Huppes (*a*). Les Bécasses, qui vivent principalement de Vers et de larves qu'elles trouvent sous les feuilles tombées, ont aussi le bec remarquablement long et grêle (*b*). Les espèces qui fouillent la vase molle pour y chercher une proie analogue, les Ibis par exemple, offrent sous ce rapport le même mode d'organisation (*c*).

Chez tous ces Oiseaux, le bec est, comme d'ordinaire, droit ou courbé en bas; mais chez l'Avocette, dont le régime est analogue, il est recourbé en sens contraire, c'est-à-dire relevé vers le bout (*d*).

D'autres Oiseaux, qui se nourrissent principalement de Serpents et d'autres Reptiles, ont aussi le bec très allongé, mais beaucoup plus haut et à bords plus tranchants : par exemple, les Cigognes (*e*).

(1) Chez les Spatules, les mandibules sont toutes les deux plates, lamelliformes, et très élargies vers le bout (*f*).

(2) Ce mode d'organisation est commun à tous les Passereaux de la division des *Fissirostres*, mais elle est portée au plus haut degré chez les Podagres et chez les Engoulevents (*Caprimulgus*), Oiseaux crépusculaires qui, la gueule ouverte, poursuivent leur proie au vol, et font entendre alors un bruit particulier dû à l'entrée de l'air dans cette cavité. Leur bec est déprimé, très élargi en arrière et fendu fort loin (*g*), de façon à pouvoir s'ouvrir largement.

(*a*) Voyez le *Règne animal* de Cuvier, OISEAUX, pl. 43, fig. 1 et 3 ; pl. 44, fig. 2.
(*b*) *Loc. cit.*, pl. 79, fig. 1.
(*c*) *Loc. cit.*, pl. 78, fig. 3.
(*d*) *Loc. cit.*, pl. 85, fig. 1.
(*e*) *Loc. cit.*, pl. 75, fig. 1.
(*f*) *Loc. cit.*, pl. 78, fig. 1.
(*g*) *Loc. cit.*, pl. 31, fig. 3.

enlève à la surface de la mer en rasant au vol la crête des vagues : c'est le Coupeur d'eau ou Bec-en-ciseaux (1). On comprend facilement que pour fendre de la sorte la nappe liquide avec une grande rapidité et saisir au passage la proie qui s'y rencontre, c'est la mandibule inférieure qui doit plonger obliquement dans l'eau, et que plus elle sera étroite, moins elle rencontrera de résistance. Or, le bec de ces Oiseaux de haute mer présente des singularités remarquables, et ces particularités de structure sont précisément de nature à l'approprier aux fonctions que je viens de signaler. En effet, la mandibule supérieure, au lieu de dépasser comme d'ordinaire l'extrémité de la mandibule inférieure, est beaucoup plus courte que celle-ci, et les deux branches de l'espèce de pince ainsi constituée ont si peu de largeur, qu'elles ressemblent à des lames placées de champ.

Lorsque les Oiseaux piscivores dardent sur leur proie et enlèvent ainsi des Animaux d'un poids considérable, qui glisseraient facilement entre les branches d'une pince buccale ordinaire, on remarque qu'en général la mandibule supérieure se termine par un crochet qui descend au-devant de l'extrémité de la mandibule inférieure, ou bien encore que ses bords se trouvent garnis de dentelures (2).

(1) Les Becs-en-ciseaux, ou *Rhynchops* (a), sont des Oiseaux de l'ordre des Palmipèdes, voisins des Mouettes, qui habitent les mers des Antilles.

(2) Quelquefois les dentelures du bord de la mandibule supérieure sont seulement le résultat de l'usure de la lame cornée très mince qui constitue cette lame tranchante : par exemple, chez les Toucans, qui sont des Animaux frugivores à bec énorme, mais faible (b). Il est aussi à noter qu'afin d'alléger le poids de cet organe, les os maxillaires offrent chez cet Oiseau une texture spongieuse extrêmement lâche et sont remplis d'air (c).

Les Harles, qui vivent de Poissons et poursuivent leur proie en plongeant, sont remarquables par la structure de leur bec, dont les bords sont

(a) Voyez l'*Atlas du Règne animal* de Cuvier, OISEAUX, pl. 93, fig. 4.
(b) *Loc. cit.*, pl. 100, fig. 4, *a*.
(c) *Loc. cit.*, pl. 91, fig. 1.

D'autres fois des lignes saillantes ou même des prolongements lamelliformes, disposés parallèlement en travers, à la face interne des mandibules, servent à tamiser en quelque sorte les matières introduites dans la bouche et à y retenir les aliments solides, tout en laissant écouler librement l'eau qui s'y trouve mêlée (1). Ce mode d'organisation, qui se rencontre chez les Canards, les Oies et les Cygnes, a valu à ces Palmipèdes le nom commun de Lamellirostres.

Le grand allongement du bec, qui permet à l'Oiseau de s'emparer plus facilement d'une proie faible, ou de cueillir des fruits d'une branche sur lauqelle il ne saurait se percher, est au contraire une circonstance défavorable à l'action de cet organe comme instrument sécateur ou lacérant; aussi, quand ces Animaux sont destinés à se nourrir de fruits durs ou de graines trop volumineuses pour être avalés en entier, ou bien encore lorsque, pour utiliser leur proie, ils ont besoin de la dépecer, on ne leur voit plus ce mode de conformation : leur bec devient alors court en même temps que robuste, et l'on y remarque

garnis d'une série de denticules acérées (a).

La plupart des grands Oiseaux pêcheurs ont l'extrémité du bec garnie d'un crochet très fort : par exemple, les Pétrels (b), les Albatros (c) et les Pélicans (d).

(1) Chez le Canard ordinaire, ces lames transversales sont peu saillantes et n'existent que sur le pourtour du bec (e); mais, chez le Souchet (*Anas clypeata*), elles sont plus développées et s'étendent assez loin sur la voûte palatine (f).

Une structure analogue se remarque chez le Flamant (*Phœnicopterus*), dont le bec est coudé vers le milieu et reployé en bas (g). Pour s'emparer de sa proie, cet Oiseau à long cou renverse sa tête de façon à appliquer contre le sol sa mâchoire supérieure, qu'il emploie en manière de bêche.

(a) Voyez l'*Atlas du Règne animal*, OISEAUX, pl. 93, fig. 1.
(b) *Loc. cit.*, pl. 93, fig. 1.
(c) *Loc. cit.*, pl. 54, fig. 1.
(d) Owen, art. AVES (Todd's *Cyclop.*, t. I, p. 313, fig. 150).
(e) Geoffroy Saint-Hilaire, *Système dentaire des Mammifères et des Oiseaux*, pl. 1, fig. 15.
(f) *Loc. cit.*, fig. 14.
(g) Voyez l'*Atlas du Règne animal*, OISEAUX, pl. 87, fig. 3 et 4, a.

aussi d'autres particularités de forme qui sont en rapport avec les fonctions qu'il est destiné à remplir.

Ainsi, chez les Faucons, les Aigles et les autres Oiseaux de proie, la mandibule supérieure est à la fois courte, robuste, effilée, tranchante sur les bords, et terminée par une pointe recourbée en bas, de façon à constituer un crochet. Chez ceux qui ont les instincts les plus sanguinaires, et que l'on appelait jadis les Oiseaux de proie nobles, parce qu'ils étaient les plus propres à se laisser dresser pour la chasse, le bec présente aussi de chaque côté une dentelure marginale; enfin, chez les Vautours, qui ne se repaissent que de charognes, il s'allonge notablement.

Des gradations analogues se remarquent dans la conformation du bec chez les Oiseaux granivores. Chez ceux qui ramassent seulement à terre les grains dont ils se nourrissent, la mandibule supérieure est médiocrement développée et ne présente rien de particulier; mais chez ceux qui doivent concasser les grains déjà saisis par leurs mâchoires, ces organes offrent des caractères de solidité et de puissance plus grandes En général, le bec est alors conique, court et robuste, comme cela se voit chez le Moineau, le Bouvreuil et beaucoup d'autres Passereaux dont se compose la division dite des Conirostres.

Comme exemple de ces concordances organiques et physiologiques, je citerai aussi les rapports qui existent entre les fonctions spéciales du bec chez les Perroquets et chez les Passereaux du genre *Loxia*.

Ces derniers ont reçu le nom vulgaire de Becs-croisés, parce que leurs deux mandibules, au lieu de se mouvoir suivant un même plan et de se rencontrer par leurs bords, se croisent dans leur partie terminale. Au premier abord, on a considéré cette disposition anormale comme une espèce d'infirmité; mais, en observant les mœurs de ces Oiseaux, on a vu qu'il en était autrement, et que ces crochets leur sont très utiles pour arracher de dessous les écailles des pommes de pin les semences dont ils font leur nourriture (1).

Le bec du Perroquet est remarquable par la forme crochue de la mandibule supérieure et par sa structure robuste ; aussi permet-elle à ces Oiseaux de couper ou de casser leurs aliments. Mais la grande force dont elle est douée est utilisée aussi d'une autre manière; car la pince ainsi constituée devient un auxiliaire des organes de la locomotion, et sert à ces Animaux comme une troisième main pour grimper aux branches des arbres.

Il serait facile de multiplier davantage ces exemples d'harmonies anatomiques et physiologiques ; mais les faits dont je viens de rendre compte me semblent devoir suffire pour montrer combien est intime la liaison qui existe entre les mœurs des Oiseaux et la conformation de cette partie de leur appareil digestif. Je dois ajouter, cependant, que le bec des Oiseaux peut offrir aussi beaucoup de particularités de forme dont on n'a pas encore saisi la signification physiologique; mais l'étude de ces détails est du domaine de la zoologie descriptive.

Fanons des Baleines.

§ 4. — La troisième espèce d'odontoïdes dont j'ai signalé l'existence au commencement de cette Leçon, est, à certains

(1) Chez les Becs-croisés ou Loxies (a), non-seulement la mandibule supérieure se termine par une pointe recourbée en bas, mais l'extrémité de la mandibule inférieure se relève de la même manière, en sorte que les bords latéraux de ces organes ne peuvent se rencontrer qu'après que les deux crochets ainsi constitués se sont croisés. Il en résulte que les corps saisis entre les deux branches de cette pince ne peuvent en échapper. Il est aussi à remarquer que, pour arracher les semences logées entre les écailles des pommes de pin, les Loxies insinuent leur bec entre ces lames, et les écartent en imprimant à leur mâchoire inférieure un mouvement latéral. Pour plus de détails à ce sujet, on peut consulter les observations faites par Townson et par Yarrell sur les mœurs du Bec-croisé commun (b).

(a) Voyez l'*Atlas du Règne animal* de Cuvier, OISEAUX, pl. 35, fig. 2, 2 *a*.

(b) Townson, *Tracts and Observations in Natural History and Physiology*, 1799, p. 116. — Yarrell, *On the Structure of the Beak and its Muscles in the Crossbill*, (Loxia curvirostra) *Zool. Journal*, 1829, t. IV, p. 458, pl. 14, fig. 1 à 5).

égards, intermédiaire entre les deux formes que nous venons d'étudier, et ressemble beaucoup à une portion du thécorhynque de certains Oiseaux, dont les parties constitutives et primitivement distinctes prendraient un grand développement en longueur, sans s'élargir par leur base et sans se souder complétement entre elles, de façon à produire un revêtement continu. En effet, si l'on suppose que les lames transversales que nous avons vues descendre de la face interne du bec des Canards grandissent excessivement et restent isolées entre elles dans presque toute leur longueur, on aura en miniature une représentation assez exacte de l'immense armure formée autour de la mâchoire supérieure de la Baleine par les appendices flexibles appelés *fanons*.

Chez beaucoup de Mammifères, la membrane muqueuse qui tapisse la voûte palatine présente un nombre considérable de rides ou de bourrelets transversaux qui sont plus ou moins saillants, et qui sont quelquefois armés de papilles tuberculeuses (1).

Chez les Baleines, ces sillons n'existent pas sur la partie moyenne du palais, mais, latéralement, la membrane muqueuse en offre un grand nombre, et entre ces lignes elle se prolonge

(1) Chez la plupart des Mammifères, la portion palatine de la muqueuse buccale est molle et lisse, ou marquée seulement de quelques sillons transversaux plus ou moins profonds. Ainsi, chez le Chien, on y remarque neuf de ces plis arrondis; chez le Lapin, il y en a seize, et chez le Cheval, de dix-huit à vingt (a). Chez le Chat, ces bourrelets palatins ne sont qu'au nombre de cinq de chaque côté de la ligne médiane; mais ils portent chacun trois rangées de papilles tuberculeuses. Chez le Bœuf, où l'on en compte quatorze, ils sont armés de dentelures semi-cornées (b). Enfin, chez l'Échidné, ils sont remplacés par plusieurs rangées transversales d'épines courtes et dures dont la pointe est dirigée en arrière (c).

(a) Voyez Chauveau, *Traité d'anatomie comparée des Animaux domestiques*, p. 311, fig. 91.

(b) Pour plus de renseignements sur la disposition des sillons de la membrane palatine chez les divers Mammifères, on peut consulter les *Leçons d'anatomie comparée* de Cuvier, 2e édit., t. III, p. 746 et suiv.

(c) Stannius et Siebold, *Nouveau Manuel d'anatomie comparée*, t. II, p. 452.

en manière de lame frangée sur les bords (1). Dans toute cette région, elle donne naissance à une couche épithélique très épaisse, et, dans les points correspondants aux franges dont je viens de parler, la matière cornée ainsi produite s'accroît beaucoup plus rapidement que dans les intervalles, et constitue une série de grandes lames verticales et libres par leur extrémité, mais comme empâtées dans la couche épithélique commune par leur base (2).

Chacune de ces lames, qui ne sont autre chose que les *fanons* (3), peut donc être considérée comme le résultat de la soudure des filaments de tissu corné qui naissent chacun d'un

(1) La disposition de l'armement buccal des Baleines a été étudiée avec soin par J. Hunter, Camper, Rosenthal, Ravin, M. Owen, M. Eschricht et plusieurs autres naturalistes (a).

(2) La composition chimique de ces lames élastiques ne paraît différer que peu de celle des ongles et de la corne des autres Mammifères. L'analyse chimique en a été faite par Fauré, et a donné, pour 100 parties :

| | |
|---|---|
| Matière animale soluble dans l'eau bouillante et contenant un peu de gélatine. . . . . . . . . . | 8,7 |
| Matière animale soluble dans la potasse caustique. . . . . . . | 80,8 |
| Matières grasses . . . . . . . . | 3,7 |
| Chlorure de sodium et de calcium. | 1,9 |
| Sulfates de soude et de magnésie. | 1,1 |
| Phosphate de chaux, soufre, oxyde de fer et silice. . . . . . . . | 1,1 |
| Perte . . . . . . . . . . . . . . | 2,7 (b) |

(3) Les fibres centrales des fanons sont grosses et tubulaires (c), mais les fibres superficielles sont plus fines, plus serrées et plus solidement unies entre elles, de façon à constituer une sorte de glacis ou de couverte à surface lisse. A leur base, ces lames présentent dans leur milieu une cavité étroite et allongée qui loge le prolongement correspondant du chorion faisant fonction de bulbe. Elles s'accroissent continuellement comme le font nos ongles, et elles s'usent par leur extrémité opposée ; mais la destruction de leur couche corticale se fait plus rapidement que celle de leur tissu fibreux

(a) Hunter, *On the Structure and Economy of Whales* (*Philos. Trans.*, 1778, et *Œuvres*, trad. par Richelot, t. IV, p. 453, pl. 50 et 51)

— Camper, *Observations anatomiques sur la structure intérieure et le squelette de plusieurs espèces de Cétacés*, p. 63, pl. 7, fig. 1 et 2.

— Rosenthal, *Ueber die Barten des Schnabel-Walfisches* (*Abhandl. der Akad. der Wissenschaften zu Berlin aus dem Jahre* 1829, p. 127, pl. 2 et 3).

— F. Ravin, *Observations anatomiques sur les fanons, sur leur mode d'insertion entre eux et avec la membrane palatine* (*Ann. des sciences naturelles*, 2e série, 1836, t. V, p. 266, pl. 11).

— R. Owen, *Odontography* p. 311, pl. 76.

— Eschricht, *Zool. anat. phys. Untersuch. über die nordischen Walthiere*, p. 91 et suiv.

(b) Fauré, *Analyse des fanons de Baleine* (*Journal de pharmacie*, 1833, t. XIX, p. 375).

(c) Heusinger, *System der Histologie*, 1823, t. I, p. 198, pl. 2, fig. 3.

bulbe correspondant de la muqueuse gingivale, comme dans les odontoïdes papillaires; et en effet, les fanons offrent une structure fibreuse qui est facile à reconnaître. Il arrive même que ces fibres, semblables à des crins, se séparent à leur extrémité libre, comme nous l'avons vu pour les filaments cornés qui constituent la gaîne de certaines papilles coniques de la langue chez l'Homme.

Les lames flexibles ainsi formées descendent presque verticalement, et sont disposées par rangées transversales, sur plusieurs lignes, de façon à simuler de chaque côté de la bouche un assemblage de cloisons parallèles suspendues aux bords de la voûte palatine et libres dans tout le reste de leur étendue. Les fanons de la série externe sont les plus longs, et ceux des séries suivantes de plus en plus courts, de manière que la surface limitée par le bord inférieur de ces lames représente de chaque côté de la bouche un plan oblique de dedans en dehors et de haut en bas, hérissé comme une brosse rude (1). La longueur de ces appendices odontoïdes augmente aussi de la partie antérieure de la bouche vers le gosier ; enfin, l'espèce de peigne gigantesque qui résulte de leur assemblage se loge entre la langue et la face interne de la mâchoire inférieure, quand la bouche est fermée (2), mais constitue, quand la gueule est

central, et celui-ci, mis à nu dans une certaine longueur, se fendille de façon à constituer une sorte de brosse terminale dont les brins ressemblent à de gros crins.

L'espèce de couche épithélique commune et de couleur blanchâtre qui unit entre eux les fanons à leur base, est très épaisse ; elle se compose également de fibres cornées, et se continue avec la substance corticale de ces appendices.

Enfin, les bulbes qui occupent l'intérieur de la portion basilaire des fanons adhèrent à une série d'excavations superficielles pratiquées dans les parties correspondantes des os de la mâchoire supérieure.

(1) C'est probablement en raison de cette disposition qu'Aristote a dit : Ετι δὲ καὶ ὁ μυστίκητος ὀδόντας μὲν ἐν τῷ στόματι οὐκ ἔχει, τρίχας δ'ὁμοίας ὑείαις. (ΠΕΡΙ ΖΩΩΝ ΙΣΤΟΡΙΑΣ, βιβλίον Γ, § XII).

(2) Ce mode d'arrangement se voit très bien dans une figure donnée par

béante, une cloison à claire-voie qui laisse échapper l'eau introduite dans cette cavité, tout en retenant les corps solides tenus en suspension dans ce liquide. C'est de la sorte que la Baleine, en tamisant pour ainsi dire les matières qu'elle ingurgite, parvient à s'emparer des Animalcules presque microscopiques qui se rencontrent sur son passage et qui font sa principale nourriture (1). La grandeur de cet appareil varie suivant les espèces. Chez les Baleinoptères, il n'est que médiocrement développé ; mais, chez la Baleine franche, il est colossal : ainsi on trouve des fanons qui ont jusqu'à 5 mètres de longueur (2).

Laurillard (*a*) ; mais dans ces derniers temps la position des fanons dans la bouche a été l'objet de quelques discussions (*b*). Du reste, tous les naturalistes qui ont eu l'occasion d'observer des Baleines à l'état frais s'accordent pour reconnaître que ces lames cornées se logent sur les côtés de la langue, et non en dehors de la mâchoire inférieure.

(1) Les Baleines ne se nourrissent guère que de très petits Mollusques pélagiques, tels que les Clio et les Limacines (*c*), ou bien de Crustacés presque microscopiques, par exemple le *Cetochilus australis* (*d*), et de petits Acalèphes.

(2) Chez un individu nouveau-né du *Balæna australis*, M. Owen a trouvé que la rangée externe des fanons avait de chaque côté de la bouche près de 1 mètre de long, et se composait de 190 de ces lames, dont la plus grande largeur était d'environ 8 centimètres (*e*). Chez la Baleine franche (*Balæna mysticetus*), on compte plus de 200 fanons marginaux de chaque côté, et chez l'adulte ils atteignent généralement environ 4 mètres de long sur environ 30 centimètres de large à leur base. Enfin, chez les Baleinoptères, où les fanons des rangées internes sont moins grands que chez les espèces précédentes, il existe dans chaque série marginale environ 300 de ces appendices (*f*).

(*a*) Laurillard, *Atlas du Règne animal* de Cuvier, MAMMIFÈRES, pl. 100, fig. 1 *bis*.

(*b*) E. Rousseau, *De la dentition des Cétacés et de la place qu'occupent les fanons dans la bouche des Baleines* (*Revue et mag. de zoologie* de Guérin, 1856, 2ᵉ série, t. VIII, p. 305 et suiv.).

— Vrolik, *Rapport, etc.* (*Mém. de l'Acad. des sciences de Dijon*, 2ᵉ série, 1856, t. V, p. 255).

— Van Beneden, *Notice sur une Baleine prise près de l'île Vlieland*, p. 7 (extr. du *Bulletin de l'Acad. de Bruxelles*. t. XXIV).

(*c*) Scoresby, *An Account of the Arctic regions with an History and Description of the Northern Whale-Fishery*, 1820, t. I, p. 469.

(*d*) Roussel de Vauzème, *Descript. du* Cetochilus australis (*Ann. des sciences nat.*, 2ᵉ série, 1834, t. I, p. 333).

(*e*) Owen, *Odontography*, p. 312.

(*f*) Neill, *Some Account of a Fin-Whale stranded near Alloa* (*Mem. of the Wernerian Soc.*, 1811, t. I, p. 202).

§ 5. — Ce genre d'armure buccale ne se rencontre que chez les Cétacés dont je viens de parler; mais on trouve chez quelques autres Mammifères des organes qui, par leur nature intime, s'en rapprochent beaucoup, et qui me paraissent devoir être considérés aussi comme des odontoïdes. Tels sont la plaque épaisse dont est garni le palais d'un autre Cétacé extrêmement rare ou peut-être même perdu aujourd'hui, le *Rythina* ou Stellère (1), et les gros tubercules cornés qui reposent sur le bord libre des deux mâchoires chez l'Ornithorhynque, et qui tiennent lieu de dents proprement dites. Odontoïdes palatines du Rythina, etc.

Ces derniers organes consistent chacun en une plaque cornée convexe qui revêt une partie saillante de la membrane muqueuse gingivale. On en compte deux paires à chaque mâchoire, et ils sont placés de façon à s'opposer entre eux quand ces leviers se rapprochent (2).

(1) Steller, en décrivant le Cétacé herbivore auquel Cuvier donna plus tard le nom de ce zoologiste, et dont Illiger forma le genre *Rythina*, signala l'existence de deux corps blanchâtres d'apparence osseuse qui sont opposés l'un à l'autre, et qui adhèrent, l'un à la voûte palatine, l'autre à la mâchoire inférieure (*a*). Le premier de ces organes, conservé dans la collection de l'Académie des sciences de Saint-Pétersbourg, a été étudié avec soin par M. Brand, et ce naturaliste y a reconnu une grande analogie de structure avec le tissu des fanons. C'est une masse cornée composée de fibres tubulaires disposées verticalement et intimement soudées entre elles (*b*).

Le Dugong présente un mode d'organisation analogue (*c*).

Les appendices spiniformes qui existent à la voûte palatine des Hypérodons, et qui ont été indiqués comme étant caractéristiques de ces Dauphins (*d*), sont probablement des odontoïdes papillaires.

(2) Derrière le bec corné dont il a déjà été question (page 111), on trouve dans l'intérieur de la bouche de l'Ornithorhynque, et à chaque mâchoire, deux paires d'odontoïdes opposées entre elles. La plupart des zoologistes décrivent ces organes sous le nom de *dents*, et effectivement ils en ont les fonctions et à peu près la forme; mais ils sont composés uni-

(*a*) Steller, *Dissert. de Bestiis marinis* (*Novi Comment. Acad. Petrop.*, t. II, p 302).
(*b*) Brandt *Ueber den Zahnbau der Stellerschen Seekuh*, etc. (*Mém. de l'Acad. des sciences de Saint-Pétersbourg*, 6e série, 1833, t. II, p. 103, pl. 3).
(*c*) Knox, *Notice regarding the Osteology and Dentition of the Dugong* (*Edinburgh Journal of Science*, 1829, nouv. série, t. I, p. 157).
— Hombron et Jacquinot, *Zoologie du Voyage au pôle Sud*, commandé par Dumont-Durville, MAMMIFÈRES, pl. 20 A.
(*d*) Lacépède, *Hist. nat. des Cétacés*, p. 320.

Dents proprement dites.

§ 6. — Les dents proprement dites, de même que les odontoïdes, sont destinées principalement à armer le bord préhensile des mâchoires; mais elles peuvent garnir aussi d'autres parties de la cavité buccale. Chez les Mammifères, ces organes ne manquent que très rarement; ils sont tous maxillaires ou prémaxillaires, c'est-à-dire en rapport avec les os des mâchoires ; il en est de même chez quelques Reptiles, tels que les Crocodiles. Mais, chez beaucoup de Sauriens et chez la plupart des Ophidiens, on trouve aussi des dents palatines qui correspondent aux os ptérygoïdiens (1). Chez un grand nombre de

quement de tissu corné, et, par leur structure intime, ils ressemblent beaucoup aux fanons de la Baleine. Ainsi Lassaigne, qui en a fait l'analyse chimique, n'y a trouvé que $\frac{1}{200}$ de phosphate calcaire, proportion qui est très inférieure à celle dans laquelle cette matière terreuse se rencontre dans les fanons (*a*). Enfin, Heusinger a constaté que leur substance se compose de fibres tubulaires disposées verticalement et soudées entre elles latéralement, à peu près comme dans les appendices palatins de la Baleine et dans la corne nasale du Rhinocéros (*b*). Les odontoïdes antérieures sont allongées et en forme de crête dans le jeune âge, mais elles s'aplatissent par l'effet de l'usure : quelques auteurs les ont comparées à des dents incisives (*c*). Celles de la seconde paire, situées à quelque distance des précédentes, sont ovalaires et formées par la soudure de deux tubercules qui sont distincts dans le jeune âge (*d*) : on les désigne communément sous le nom de *dents molaires*. Toutes se détachent facilement de la membrane muqueuse sous-jacente.

(1) Chez les Lézards, il existe une rangée courte de petites dents de chaque côté de la partie postérieure du palais sur les os ptérygoïdiens (*e*). Il en est de même chez les Iguanes (*f*).

Chez les Ophidiens, les dents palatines sont en général plus nombreuses et plus fortes : par exemple, chez les Couleuvres (*g*), les Pythons (*h*) et les

(*a*) Voyez Rousseau, *Système dentaire*, p. 262.

(*b*) Heusinger, *System der Histologie*, p. 197.

(*c*) Home, *A Description of the Anatomy of the* Ornithorynchus paradoxus (*Philos. Trans.*, 1802, pl. 2, fig. 2).

— F. Cuvier, *Des dents des Mammifères, considérées comme caractères zoologiques*, pl. 83, fig. *a*, *b*, et 3.

— Laurillard, *Atlas du Règne animal* de Cuvier, pl. 75 *bis*, fig. 3.

(*d*) F. Cuvier, *loc. cit.*

— Owen, *Odontography*, p. 310, pl. 76, fig. 1 et 2.

(*e*) Voyez l'*Atlas du Règne animal* de Cuvier, Reptiles, pl. 12, fig. 1 *a*.

(*f*) Duvernoy, *loc. cit.*, Reptiles, pl. 17, fig. 1 *a*.

— Owen, *Op. cit.*, pl. 68, fig. 2.

(*g*) *Loc. cit.*, pl. 30, fig. 2.

(*h*) Cuvier, *Règne animal*, 1re édit., t. IV, pl. 7, fig. 1.

Batraciens aussi, les dents garnissent à la fois le palais et le rebord des mâchoires; quelquefois même on en trouve sous la base du crâne, jusque dans l'arrière-bouche (1). Enfin, dans la classe des Poissons, ces organes peuvent envahir encore plus complétement les parois de la cavité buccale. Les deux mâchoires, le vomer, les os pharyngiens et le bord supérieur des arcs branchiaux en sont d'ordinaire garnis, et parfois on en voit sur la langue ainsi que sur les lèvres (2). Cependant leur existence n'est constante dans aucune des quatre classes des Vertébrés que je viens de passer en revue. Ainsi, plusieurs Poissons en sont complétement dépourvus : les Lophobranches et les Esturgeons, par exemple. Ces organes font également défaut chez les Crapauds et les Pipas, parmi les Batraciens; chez les Tortues, parmi les Reptiles (3); chez les Fourmiliers, les Pangolins, les

Crotales (a). Chez les Serpents dont MM. Duméril et Bibron ont formé la petite famille des *Upérolissiens*, le palais est dépourvu de dents (b).

(1) Chez les Batraciens, il existe en général des dents palatines sur le vomer derrière les dents qui correspondent aux os maxillaires et intermaxillaires (c); souvent on en trouve aussi sur les os ptérygoïdiens (d), et quelquefois il y en a même sur le sphénoïde : par exemple, chez le *Plethodon glutinosus* (e).

(2) Ainsi, chez la Perche, on trouve des dents sur les os intermaxillaires, sur les dentaires (ou pièces antérieures de la mâchoire inférieure), sur le vomer, sur les ptérygoïdiens et sur les pharyngiens, ainsi que tout le long des arcs branchiaux (f).

Chez la Carpe, il n'existe de dents ni aux mâchoires, ni au palais, mais l'entrée de l'œsophage est garnie de plusieurs de ces organes dont les uns adhèrent aux os pharyngiens inférieurs, et un autre, en forme de plaque, est enchâssé sous une dilatation de l'os basilaire du crâne (g), et a reçu le nom vulgaire de *pierre de Carpe*.

(3) Plusieurs naturalistes citent le *Coluber scaber* (ou *Rachiodon scaber*) comme étant dépourvu de dents, et

(a) Duvernoy, *Atlas du Règne animal* de Cuvier, REPTILES, pl. 32, fig. 1 c.

(b) Duméril et Bibron, *Erpétologie*, t. VII, p. 144.

(c) Exemple : le *Menopoma* (Cuvier, *Ossements fossiles*, pl. 254, fig. 5, et *Atlas du Règne animal*, pl. 41 *bis*, fig. 1 a).

(d) Exemple : l'*Axolotl* (Owen, *Op. cit.*, pl. 62, fig. 4).

(e) Owen, *Op. cit.*, pl. 62, fig. 11 et 12.

(f) Voyez Cuvier et Valenciennes, *Histoire des Poissons*, t. I, pl. 2, fig. 1 et 7 ; pl. 6, fig 2 ; pl. 8, fig. 2.

(g) Owen, *Odontography*, pl. 47, fig. 6.

Echidnés et les Baleines, parmi les Mammifères, ils avortent ou manquent complétement (1). Enfin, nous avons déjà vu que chez les Oiseaux il ne s'en développe jamais (2).

Les relations qui existent entre les dents et les différentes pièces constitutives de la charpente buccale permettent de faire entre ces organes des distinctions utiles. Ainsi, on appelle *dents vomériennes*, celles qui adhèrent à l'os vomer; *dents palatines*, celles qui naissent à la surface des os palatins; et ainsi de suite. On profite aussi des différences qui existent dans la position des dents dont le bord des mâchoires est armé, pour établir parmi elles une certaine classification : et l'on donne le nom de *dents incisives* à celles qui sortent des os incisifs ou os intermaxillaires, ou à celles qui leur correspondent à la mâchoire inférieure (3); on appelle *dent canine* (4), celle qui, de chaque côté, est en connexion avec l'extrémité antérieure de l'os maxillaire supérieur, ainsi que la congénère de la rangée inférieure;

l'on a même donné le nom générique d'*Anodon* à la division où cet Ophidien prend place (*a*); mais M. Jourdan, professeur à la Faculté des sciences de Lyon, a constaté que cette anomalie n'existe pas (*b*).

(1) Chez le fœtus de la Baleine, on trouve dans le sillon alvéolaire de chaque mâchoire des vestiges d'un système dentaire, mais ces parties avortent par les progrès du développement. Geoffroy Saint-Hilaire fut le premier à en signaler l'existence dans la mâchoire supérieure d'un fœtus de Baleine franche (*c*), et M. Eschricht en a constaté l'existence aux deux mâchoires chez le *Balæna longimana* (*d*). Il serait très intéressant d'examiner si chez les autres Mammifères dont la bouche est inerme à l'état adulte, il y a aussi dans les premiers temps de la vie des vestiges d'un système dentaire.

(2) Voyez ci-dessus, page 110.

(3) On leur a donné aussi le nom de *dents prémaxillaires*.

(4) Quelques auteurs désignent ces dents sous les noms d'*œillères*, de *laniaires*, de *dents angulaires* ou de *dents cuspides*.

(*a*) A. Smith, *Contrib. to the Nat. Hist. of South Africa* (*Zool. Journ.*, t. IV, p. 443).

(*b*) Voyez Duméril et Bibron, *Erpétologie*, t. VII, p. 488.

(*c*) Geoffroy Saint-Hilaire, *Considérations sur les pièces de la tête osseuse des Animaux vertébrés*, note 29 (*Ann. du Muséum*, 1807, t. X, p. 364).

(*d*) Eschricht, *Untersögelser over Hvaldyrene* (*Mém. de l'Acad. de Copenhague*, 1845, t. XI, p. 307, pl. 4, fig. A, B, et *Untersuch. über die nordischen Wallthiere*, pl. 4).

enfin, on appelle *dents mâchelières*, celles qui sont situées plus en arrière et qui sont en rapport avec les mêmes os (1).

Composition chimique des dents.

§ 7. — La distinction entre les odontoïdes et les dents proprement dites n'est pas toujours facile à établir ; mais, dans la plupart des cas, ces derniers organes se reconnaissent aisément à leur grande ressemblance avec les os, caractère qui dépend de l'existence d'une quantité très considérable de sels calcaires dans leurs tissus constitutifs (2). La matière animale qui en forme la base ne représente d'ordinaire que le tiers ou

(1) Tous les naturalistes sont d'accord pour désigner de la manière indiquée ci-dessus les dents dont les différentes parties de la bouche sont armées chez les Poissons et les Reptiles ; mais en ce qui concerne les Mammifères, il existe quelques divergences d'opinions. En effet, jusque dans ces derniers temps, pour classer les dents des Mammifères, on se fondait principalement sur la forme de ces organes et sur les ressemblances qu'ils peuvent avoir avec les différentes espèces de dents de l'Homme. Vers la fin du siècle dernier, Cuvier et Geoffroy Saint-Hilaire adoptèrent pour règle, en ce qui concerne les incisives supérieures, l'implantation dans l'os intermaxillaire. La détermination de la canine supérieure était dès lors fixée ainsi que je l'ai indiqué ci-dessus ; mais on continua à appeler du même nom toute dent lacérante de la mâchoire inférieure opposée à la canine supérieure, et se trouvant, soit en avant, soit en arrière de celle-ci. Aujourd'hui, la plupart des anatomistes donnent le nom de *canine inférieure* à la dent de la rangée inférieure derrière laquelle la canine supérieure vient se placer. Quant à la distinction établie parmi les mâchelières, qu'on divise en *prémolaires* ou *fausses molaires*, et en *vraies molaires*, elle reposait d'abord sur le volume ou la forme de ces dents, et donnait lieu à beaucoup d'arbitraire. Mais, ainsi que je le ferai voir bientôt, on est généralement d'accord aujourd'hui pour réserver le nom de *molaires* aux mâchelières permanentes qui ne succèdent pas à des dents de lait, et pour appeler *prémolaires* les mâchelières de remplacement (*a*).

(2) M. Leydig considère les dents de beaucoup de Poissons comme étant seulement des papilles de la tunique muqueuse de la bouche dont la substance s'est ossifiée (*b*) ; il se fonde principalement sur les observations qu'il a faites chez le *Polypterus bichir* (*c*), mais son opinion ne me paraît pas suffisamment établie.

(*a*) Owen, *Odontography*, art. TEETH (Todd's *Cyclopædia of Anat. and Physiol.*, t. IV, p. 903).

(*b*) Leydig, *Lehrbuch der Histologie*, p. 302.

(*c*) Idem, *Histologische Bemerkungen über den* Polypterus bichir (*Zeitschr. für wissenschaftliche Zoologie*, 1854, t. V, p. 52).

le quart de leur poids, et, dans certaines parties de ces organes, on trouve parfois jusqu'à $\frac{90}{100}$ de substances minérales, lesquelles consistent principalement en phosphate basique de chaux associé à un peu de carbonate de la même base et à du phosphate de magnésie (1).

(1) La proportion des matières organiques et minérales varie non-seulement dans les dents appartenant à différents Animaux, mais aussi dans celles du même individu à différents âges et dans les diverses parties de chacun de ces organes. Ainsi que nous le verrons bientôt, on distingue dans la constitution de la plupart des dents trois substances, appelées *émail*, *dentine* et *cément*. L'émail est la plus riche en matières minérales. Berzelius y a trouvé chez l'Homme, sur 100 parties :

| | |
|---|---|
| Phosphate de chaux, mêlé à un peu de fluorure de calcium. . | 88,5 |
| Carbonate de chaux . . . . . . | 8,0 |
| Phosphate de magnésie. . . . . | 1,5 |
| Matières animales, etc. . . . . | 2,0 |

Chez l'Homme, la substance qui compose le corps de la dent, et qui est appelée *dentine* ou *ivoire*, a fourni au même chimiste :

| | |
|---|---|
| Phosphate de chaux, et fluorure de calcium . . . . . . . . . | 64,3 |
| Carbonate de chaux. . . . . . . | 5,3 |
| Phosphate de magnésie. . . . . | 1,0 |
| Soude, etc. . . . . . . . . . . | 1,4 |
| Matière animale . . . . . . . . | 28,0 (*a*) |

D'après quelques analyses faites par Lassaigne, il paraîtrait que les proportions de phosphate et de carbonates calcaires ne restent pas les mêmes aux différentes périodes de la vie. Ainsi :

Chez un enfant nouveau-né, les dents imparfaitement formées et contenant 35 pour 100 de matières organiques, lui ont fourni $\frac{14}{100}$ de carbonate de chaux et seulement $\frac{11}{100}$ de phosphate de chaux.

Chez un enfant de deux ans, les dents de lait donnèrent 67 pour 100 de phosphate et seulement 10 pour 100 de carbonate de chaux.

Chez ce même enfant, les dents de seconde dentition lui fournirent 17 pour 100 de carbonate de chaux.

Chez un enfant de six ans, il a trouvé $\frac{60}{100}$ de phosphate et $\frac{1}{100}$ de carbonate calcaire.

Chez un homme adulte, le phosphate représentait 61 pour 100 et le carbonate calcaire 10 pour 100 du poids total.

Enfin, chez un vieillard de quatre-vingt-un ans, la proportion du phosphate de chaux s'élevait à 66 pour 100, et il n'y avait que 1 pour 100 de carbonate de chaux (*b*).

Ainsi, à mesure que les dents de première et de seconde dentition vieillissent, elles paraissent contenir moins

(*a*) Berzelius, *Traité de chimie*, trad. par Esslinger, t. VII, p. 480.

(*b*) Lassaigne, *Des dents de l'Homme à différents âges* (*Journal de pharmacie*, 1821, t. VII p. 1).

Structure intime des dents.

Les dents diffèrent aussi des odontoïdes par leur structure intime et par leur mode de formation. Jusque dans ces dernières années, les physiologistes et les anatomistes avaient généralement des idées très fausses sur la nature de ces organes. On savait qu'ils prennent toujours naissance sur une espèce de bourgeon vasculaire, et l'on croyait que pour les constituer, une sorte de croûte inerte, formée de matières sécrétées par ce tubercule central, se moulait sur la surface de celui-ci, et s'accroissait par le dépôt de couches nouvelles au-dessous des parties précédemment formées (1). Mais les recherches faites

de carbonate et plus de phosphate calcaire.

Le même chimiste a fait l'analyse des dents de plusieurs Animaux (*a*), mais c'est à F. von Bibra que l'on doit les recherches les plus variées sur ce sujet. En général, il a trouvé entre 88 et 93 pour 100 de matières minérales dans l'émail, et de 71 à 80 pour 100 de ces mêmes substances dans la dentine; le cément contenait généralement un peu plus de matière organique. Enfin, les résultats de l'analyse des dents prises en entier ont varié suivant que ces organes contenaient une proportion plus ou moins forte de dentine ou d'émail (*b*).

Le fluorure de calcium a été découvert dans des dents fossiles d'Éléphant par Moricchini (*c*); ce chimiste en trouva ensuite dans l'émail des dents récentes, et ce dernier résultat, d'abord contesté (*d*), fut ensuite confirmé par plusieurs expérimentateurs (*e*).

(1) La plupart des anatomistes de l'époque de la renaissance considéraient le corps de la dent comme étant formé par de l'os, et pensaient que l'émail était produit par la solidification d'un suc déposé par les parois de la capsule dentaire (*f*). Duverney expliqua l'accroissement de la totalité de l'organe par la formation successive de couches de matière dentaire primitivement liquide, qui se consolideraient au-dessous des parties précédemment déposées (*g*). La même opinion fut professée par Hunter (*h*)

(*a*) Voyez l'ouvrage de M. Em. Rousseau, intitulé *Anatomie comparée du système dentaire*, 1827, p. 262.

(*b*) F. von Bibra, *Chemische Untersuchungen über die Knochen und Zähne des Menschen und der Wirbelthiere*. Schweinfurt, 1844, p. 262 et suiv.

(*c*) Moricchini, *Analisi chimica del dente fossile* (*Memorie di mathem. e di fisica della Soc. Italiana delle scienze di Modena*, 1803, t. X, p. 166).

(*d*) Brande, *Exper. showing that the enamel of Teeth does not contain Fluoric acid* (Nicholson's *Journ. of Nat. Philosophy*, 1806, t. XIII, p. 214).

(*e*) Gay-Lussac, *Sur la présence de l'acide fluorique dans les substances animales* (*Ann. de chimie*, 1805, t. LV, p. 258).
— Berzelius, *Lettre à Vauquelin* (*Ann. de chimie*, 1807, t. LXI, p. 856).

(*f*) Voyez Haller, *Elementa physiologiæ*, t. VI, p. 22.

(*g*) Duverney, *Mém. sur les dents* (*Œuvres anatomiques*, t. I, p. 551).

(*h*) J. Hunter, *The Natural History of the Human Teeth*, 1778, p. 92.

depuis quelques années par MM. Raschkow et Purkinje à Breslau, Retzius à Stockholm, Owen et Naysmith à Londres, ainsi que par plusieurs autres observateurs, ont montré que les dents ne se forment pas de la sorte, et que loin de consister en un dépôt de matière inerte, elles sont constituées par des tissus vivants dont la structure se modifie à mesure que leur développement avance (1).

§ 8. — Les dents peuvent être formées par un, par deux,

et développée avec beaucoup de netteté par Cuvier (*a*). Enfin, cette théorie odontogénique a été exposée dans les termes suivants par Blainville : « Pour bien comprendre la forme générale d'un *phanéros* (nom sous lequel cet auteur désigne les dents), il faut savoir que c'est une partie morte et produite, exhalée à la surface d'un bulbe producteur ou phanère, en continuité organique avec le corps animal, et implanté plus ou moins profondément dans le derme et même dans les tissus sous-jacents ; et que, par conséquent, la forme du bulbe producteur détermine rigoureusement celle du produit ou du phanéros. Or, par la production seule des couches de celui-ci, appliquées successivement en dedans les unes des autres, sur le bulbe producteur, seul vivant, seul lié par le système vasculaire et par le système nerveux au reste de l'organisme, ce bulbe diminue de volume en même temps que de puissance productive ; en sorte qu'il arrive un moment où les cônes composants, ayant cessé de s'accroître en diamètre avec le bulbe lui-même, commencent à diminuer avec lui (*b*). »

C'est la même idée qui a conduit plus récemment M. Cruveilhier à dire que les dents « sont des concrétions ostéiformes » (*c*). Dans mes premiers ouvrages, j'expliquais aussi de la sorte la production de ces organes (*d*) ; mais, dans mon enseignement à la Faculté des sciences, j'ai abandonné cette manière de voir depuis près de vingt ans (*e*).

(1) Les faits anatomiques qui ont conduit à cette appréciation plus juste de la nature des dents étaient connus en partie depuis fort longtemps ; leur constatation plus complète est due, comme nous le verrons bientôt, à plusieurs anatomistes de l'époque actuelle, et F. Dujardin en tira des conclusions fort judicieuses touchant le mode de croissance de ces organes (*f*). Mais ce sont principalement les recherches

(*a*) Cuvier, *Leçons d'anatomie comparée*, 1805, t. III, p. 116, et art. DENTS du *Dictionnaire des sciences médicales*, 1814, t. VIII, p. 648 et suiv.

(*b*) Blainville, *Ostéographie*, fasc. 1, Primates, 1839, p. 15.

(*c*) Cruveilhier, *Traité d'anatomie descriptive*, 1843, t. I, p. 574.

(*d*) Milne Edwards, *Éléments de zoologie*, 1834, p. 81.

(*e*) Idem, *ibid.* 2ᵉ édit., 1843, t. I, p. 94.

(*f*) Dujardin, *Sur la structure intime de la substance osseuse des dents* (*Ann. françaises et étrangères d'anatomie et de physiologie*, 1837, t. I, p. 150).

ou même par plusieurs tissus particuliers qui, tous très riches en matières terreuses, diffèrent beaucoup entre eux par leur structure intime (1) ; mais le corps de ces organes, c'est-à-dire leur partie intérieure et principale, est toujours constituée par la substance que les anatomistes désignent sous le nom d'*ivoire*, ou mieux encore, de *dentine* (2). Celle-ci ne contient ordinairement que de 20 à 30 pour 100 de matières organiques, et se trouve creusée d'une multitude de petits tubes capillaires ou canalicules disposés à peu près parallèlement entre eux et dirigés vers la surface de l'organe (3). Du

Dentine, ou ivoire.

de M. Owen qui ont mis en lumière les conséquences physiologiques qui en découlent et qui ont fait abandonner les idées anciennes sur ce sujet (*a*).

(1) Eustachi, qui publia en 1562 un traité sur les dents, fut le premier à reconnaître dans ces organes deux substances distinctes, et il compara l'émail à l'écorce des arbres (*b*). L'existence d'un troisième tissu dentaire, le cément, paraît avoir été aperçue chez le Veau par Leeuwenhoek (*c*), et il est facile de voir que ce fait n'avait pas échappé à l'attention de Duverney dans ses recherches sur les dents de l'Homme (*d*). En 1754, Bertin indiqua plus nettement la présence des trois substances dentaires (*e*).

(2) Le mot *ivoire* est assez généralement employé par les auteurs français, mais il peut faire naître souvent des idées fausses, car le véritable ivoire, c'est-à-dire la substance constitutive des défenses de l'Éléphant, a une structure particulière qui ne se rencontre pas dans le tissu correspondant chez la plupart des autres Vertébrés. Je préfère donc le nom de *dentine* qui a été employé par M. Owen, et qui est aujourd'hui adopté par un grand nombre d'anatomistes.

(3) La découverte des canalicules de la substance dentaire est due à Leeuwenhoek. En 1678, cet observateur, en examinant au microscope des dents d'Homme, de Vache, de Cheval et de quelques autres Animaux, les trouva composées, non de fibres, comme il l'avait cru d'abord, mais de tubes droits qui se rendent de la cavité du bulbe vers la périphérie de ces organes (*f*). Cependant les anatomistes

(*a*) R. Owen, *Recherches sur la structure et la formation des dents des Squaloïdes, et application des faits observés à une nouvelle théorie du développement des dents* (*Ann. des sciences nat.*, 2e série, 1839, t. XII, p. 209).

(*b*) Eustachi, *Tractatus de dentibus*, p. 4 (*Opuscula anatomica*).

(*c*) Leeuwenhoek, *Continuatio epistolarum*, p. 7 et 8.

(*d*) Duverney, *Mém. sur les dents* (*Œuvres anatomiques*, t. I, p. 564 et 568).

(*e*) Bertin, *Traité d'ostéologie*, t. II, p. 257 (1754).

(*f*) Leeuwenhoek, *Microscopical Observations on the Structure of Teeth* (*Philos. Trans.*, 1678, t. X, p. 1002).

reste, elle est loin de présenter toujours les mêmes caractères histologiques, et elle constitue trois variétés principales que l'on désigne sous les noms de *dentine simple*, de *vitrodentine* et de *vaso-dentine* ou *dentine vasculaire*. Les deux premières sont dépourvues de vaisseaux sanguins et se dis-

ne tinrent pas compte des résultats ainsi obtenus ; ils continuèrent à décrire la dentine ou ivoire comme étant composée de lamelles superposées (*a*), et c'est de nos jours seulement que la vérité a été mise en évidence. En 1835, l'apparence fibreuse de cette substance aperçue par Sœmmerring et Schreger (*b*) fut constatée de nouveau par M. Purkinje, et dans une thèse publiée par un de ses élèves, ce physiologiste distingué annonce que les parties qui, au premier abord, semblent être des fibres, sont en réalité des tubes capillaires, susceptibles de se laisser pénétrer par des liquides colorés (*c*). J. Müller confirma les observations de M. Purkinje (*d*), et bientôt après, des recherches plus étendues, faites par Retzius à Stockholm, ne laissèrent aucune incertitude quant à la généralité de ce mode d'organisation (*e*).

Les travaux de ces anatomistes furent le point de départ pour un grand nombre d'autres micrographes qui, depuis un quart de siècle, se sont appliqués à l'étude de la structure intime et du mode de développement des dents. Les observateurs qui ont de la sorte contribué le plus puissamment aux progrès de la science sont : M. Owen, à qui l'on doit un magnifique ouvrage sur l'anatomie comparée du système dentaire (*f*) ; M. Naysmith, qui paraît être arrivé en même temps à plusieurs des résultats obtenus par l'auteur que je viens de citer (*g*) ; et M. Hannover, qui a publié plus récemment un mémoire très important sur

(*a*) Hunter, *Nat. Hist. of the Human Teeth.*, p. 92.
— Blake, *Dissert. inaug. de dentium formatione et structura in Homine et in variis Animalibus*. Edinb., 1790, p. 20.
— Cuvier, *Leçons d'anatomie comparée*, 1805, t. III, p. 116.
— Serres, *Essai sur l'anatomie et la physiologie des dents*, 1817, p. 62.
— Blainville, art. DENTS, *Nouveau Dictionnaire d'histoire naturelle* dit de Déterville, 1817, t. IX, p. 255.

(*b*) Sœmmerring, *De corporis humani fabrica*, 1794, t. I, p. 180.
— Schreger, *Beitrag zur Geschichte der Zähne* (Isenflamm und Rosenmüller's, *Beitr. für die Zergliederungskunst*, 1800, t. I, p. 1, pl. 1).

(*c*) Fraenkel, *De penitiori dentium humanorum structura observationes*. Bresl., 1835.

(*d*) J. Müller, *Jahresbericht für* 1835 (*Archiv*, 1836, p. 111).

(*e*) Retzius, *Mikroskopiska undersökningar öfver Tändernes, särdeles Tandbenets Struktur* (*Mém. de l'Acad. de Stockholm*, 1836, p. 52, et *Bemerkungen über den innern Bau der Zähne* (Müller's *Archiv für Anat. und Physiol.*, 1837, p. 486, pl. 22).

(*f*) R. Owen, *Odontography, or a Treatise on the comparative Anatomy of the Teeth, their Physiological Relations, Mode of Development and Microscopical Structure in the Vertebrate Animals*, 2 vol. in-8 avec 150 planches, 1840 à 1845. Je citerai aussi un article fort étendu sur les dents que le même auteur a publié dans le *Cyclopædia of Anatomy and Physiology*, t. IV, p. 864.

(*g*) Naysmith, *Researches on the Development, Structure and Diseases of the Teeth*, 1849, in-8. — *Three Memoirs on the Development and Structure of the Teeth and Epithelium*, 1842, in-8.

tinguent entre elles par le degré de densité de leur texture; la dernière est caractérisée par la présence de ramifications vasculaires distribuées au milieu du tissu calcigère. Les autres matériaux constitutifs des dents sont extérieurs à la dentine et disposés seulement en couches plus ou moins minces à sa surface. Un d'eux, appelé *émail*, à cause de sa grande dureté et de son aspect semi-vitreux, se compose de prismes microscopiques, soudés entre eux et s'élevant normalement à la surface de la dentine, de façon à ressembler en miniature à des colonnes de basalte quand on observe une section verticale de cette substance, et à simuler une mosaïque quand on les voit sur une tranche horizontale (1). Il con- Émail.

la structure des dents de l'Homme et des Mammifères (*a*). Mais on doit consulter aussi sur ce sujet les écrits d'un grand nombre d'autres observateurs, tels que Erdl, MM. Tomes, Czermak, Lent, Huxley et Kölliker (*b*).

(1) Ces prismes, que beaucoup d'anatomistes appellent les *fibres de l'émail*, sont de petites colonnes à cinq ou six pans qui s'élèvent presque en ligne droite de la surface de la dentine, et qui sont très intimement unies entre elles latéralement (*c*). Chez l'homme, ils ont de $0^{mm},0035$ à $0^{mm},005$ de largeur, et leur longueur varie suivant l'épaisseur de l'émail. En général, on y remarque une série de légers renflements séparés par des lignes qui sont distantes de $0^{mm},003$ à $0^{mm},005$ l'une de l'autre.

La surface de l'émail est recouverte par une espèce de cuticule amorphe

(*a*) Hannover, *Ueber die Entwickelung und den Bau des Säugethierzahns* (*Nova Acta Acad. nat. curios.*, 1856, t. XXV, p. 807, pl. 12 à 19).

(*b*) Erdl, *Untersuchungen über den Bau der Zähne bei den Wirbelthieren, insbesondere den Nagern* (*Abhandlungen der Bayerischen Akademie der Wissenschaften*, 1843, t. III, p. 485).

— Lessing, *Ueber ein plasmatisches Gefässsystem in allen Geweben, insbesondere in den Knochen und Zähnen* (*Mittheilungen aus den Verhandlungen der naturwissenschaftlichen Gesellschaft in Hamburg, vom Jahre* 1845, p. 51).

— Tomes, *A Course of Lectures on Dental Physiology and Surgery*, 1848. — *On the Structure of the Dental Tissues of Marsupial Animals and more especially of the Enamel* (*Philos. Trans.*, 1849, p. 403, pl. 25 et 26). — *On the Structure of the Dental Tissues of the Order Rodentia* (*Philos. Trans.*, 1850, p. 529, pl. 43 à 46). — *On certain Conditions of the Dental Tissues* (*Quarterly Journal of Microscopical Science*, 1856, t. IV, p. 97). — *On the Development of Enamel* (*Quart. Journ. of Microscop. Science*, 1856, t. IV, p. 213).

— Czermak, *Beiträge zur mikroscopischen Anatomie der menschlichen Zähne*, (inaug. dissert., 1850), et dans le *Zeitschr. für wissensch. Zool.* de MM. Siebold et Kölliker, 1850, t. II, p. 121.

— L'ent, *Ueber die Entwickelung des Zahnbeins und des Schmelzes* (*Zeitschr. für wissenschaftliche Zoologie*, 1855, t. VI, p. 121).

— Huxley, *On the Development of the Teeth and on the Nature of and Import of Naysmith's Persistent capsule* (*Quarterly Journal of Microscopical Science*, 1853, t. I, p. 149, pl. 3).

— Kölliker, *Éléments d'histologie*, p. 413 et suiv.

(*c*) Voyez Retzius, *Op. cit.* (Müller's *Archiv für Anat. und Physiol.*, 1837, pl. 21, fig. 8 et 9).

— Kölliker, *Éléments d'histologie*, p. 421, fig. 191, 192 et 193.

tient ordinairement de 90 à 97 centièmes de matières minérales, et il rappelle l'espèce de glacis dur de la porcelaine, qui, dans le langage spécial des arts céramiques, est appelé la *couverte* (1).

Cément.

Un troisième tissu, que la Nature met souvent en œuvre pour constituer les dents, est nommé *cément* ou *substance corticale*. Il ressemble beaucoup à de l'os, et se compose d'une substance grenue, creusée de cavités étoilées dont les branches se ramifient irrégulièrement. Il est moins dur que la dentine, et la matière organique qu'il renferme constitue environ un tiers de son poids (2).

Tissu osseux

Enfin, un véritable tissu osseux concourt quelquefois à former les dents ; mais son rôle est secondaire, et cette substance n'intervient guère que pour souder ces organes aux parties voisines du squelette.

Le mode d'emploi de ces divers matériaux organogéniques varie chez les différents Animaux, et afin de faciliter l'étude

très riche en sels calcaires, qui a de $0^{mm},0029$ à $0^{mm},0018$ d'épaisseur, et qui n'est que très difficilement attaquée par les réactifs chimiques (*a*).

Près de sa surface interne, l'émail présente souvent des lacunes grêles et allongées dans lesquelles pénètrent quelques prolongements de la dentine sous-jacente.

(1) Ainsi que je l'ai déjà dit, Berzelius a trouvé dans l'émail des dents de l'Homme $\frac{98}{100}$ de matières minérales (*b*), mais cette proportion n'est pas constante. Ainsi, en analysant comparativement cette substance provenant des dents d'une femme de vingt-cinq ans (n° 1) et d'un homme adulte (n° 2), Bibra a obtenu les résultats suivants (*c*) :

| | N° I. | N° II |
|---|---|---|
| Phosphate de chaux avec du fluorure de calcium | 81,63 | 89,82 |
| Carbonate de chaux | 8,88 | 4,37 |
| Phosphate de magnésie | 2,55 | 1,34 |
| Chlorure de sodium | 0,97 | 0,88 |
| Tissu cartilagineux | 5,97 | 3,39 |
| Graisse | traces | 0,20 |

(2) La substance fondamentale du cément est en général granulée ou striée transversalement, et présente de distance en distance des cavités dites *cellules osseuses*, qui sont d'ordinaire oblongues, et donnent naissance,

(*a*) Kölliker, *Éléments d'histologie*, p. 422, fig. 192, *a*.

(*b*) Voyez ci-dessus, page 128.

(*c*) Bibra, *Chemische Untersuchungen über die Knochen und Zähne*, p. 275.

comparative de la structure des dents, je crois utile de dénommer certaines distinctions sur lesquelles, à mon avis, les anatomistes n'insistent pas assez.

Dents gymnosomes.

Les dents sont de deux sortes. Chez les unes, que j'appellerai *gymnosomes* (1), le corps, ou partie principale de l'organe formée, comme je l'ai déjà dit, par de la dentine, est à découvert. Il peut y avoir à sa base ou dans son intérieur du tissu osseux dont le rôle est toujours secondaire, mais sa surface libre ne présente aucun revêtement particulier ; et si l'on y remarque une sorte de vernis, cela tient à l'existence d'une couche superficielle de vitro-dentine ou dentine compacte,

radiairement, à des prolongements rameux (*a*). Par l'intermédiaire de leurs branches, ces cavités communiquent souvent entre elles et s'anastomosent même quelquefois avec les canalicules de la dentine. Gerber a trouvé que, chez le Cheval, elles consistent en capsules isolables des parties adjacentes (*b*); et il est probable que, chez l'Homme, elles ont aussi des parois propres. Très souvent elles sont vides, mais d'autres fois on y trouve une substance grenue qui résiste à l'action des acides. Le nombre des cellules osseuses varie beaucoup ; près de la couronne des dents de l'homme on n'en voit que peu, tandis que sur la partie inférieure des racines elles abondent. Par les progrès de l'âge, le cément se creuse souvent des conduits irréguliers qui ressemblent extrêmement aux canalicules de Havers, ou canaux vasculaires des os.

Soumis à l'action de l'acide chlorhydrique, le cément perd rapidement sa matière terreuse, et se transforme en une sorte de cartilage blanchâtre qui donne de la gélatine quand on le fait bouillir dans de l'eau.

Chez l'Homme, Bibra y a trouvé 28,7 de substance organique et 71,3 de substances minérales pour 100. Chez le Bœuf, le même chimiste en a extrait seulement 67,7 pour 100 de matières inorganiques, composées de :

| | |
|---|---|
| Phosphate de chaux avec un peu de fluorure de calcium. . . . . | 58,73 |
| Carbonate de chaux . . . . . . . | 7,22 |
| Phosphate de magnésie . . . . . | 0,99 |
| Chlorure de sodium. . . . . . . | 0,82 |
| Total. . . | 67,76 |

Chez le Dauphin, il y a trouvé 73,6 de substances inorganiques, et chez le Crocodile, $\frac{71}{100}$ des mêmes matières (*c*).

(1) De γυμνός, *nu*, *sans vêtement*, et σῶμα, *corps*.

(*a*) Retzius, *Op. cit.* (Müller's *Archiv für Anat. und Phys.*, 1837, p. 544).
— Kölliker, *Éléments d'histologie*, p. 424, fig. 194.
— Hannover, *Op. cit.* (*Nova Acta Acad. Nat. curios.*, t. XXV, pl. 25, fig. 28).
(*b*) Kölliker, *Éléments d'histologie*, p. 425.
(*c*) Bibra, *Chemische Untersuchungen über die Knochen und Zähne*, p. 264, 269, 276 et 277.

et non à la présence d'une lame engaînante formée par de l'émail ou par du cément. Chez les autres, que je désignerai sous le nom de *dents stéganosomes* (1), le corps dentaire est recouvert, soit par l'un ou l'autre de ces tissus particuliers, soit par les deux.

Dents stéganosomes.

Les dents gymnosomes se trouvent chez la plupart des Poissons, mais ne se rencontrent pas dans les autres classes de Vertébrés.

Les dents stéganosomes peuvent présenter trois combinaisons organiques. Les unes, que j'appellerai *cortiquées*, ne sont revêtues que par du cément ; elles se voient chez quelques Mammifères, tels que les Cachalots, et sont très généralement répandues chez les Reptiles de l'ordre des Ophidiens. D'autres, qu'on peut appeler *émaillées*, sont garnies d'émail seulement, ainsi qu'on peut le voir chez les Poissons du genre *Sargus*, mais on n'en connaît que peu d'exemples. Enfin, d'autres encore sont couvertes par de l'émail, puis plus extérieurement, par une couche plus ou moins complète de cément. Les dents qui offrent cette disposition et qui peuvent être appelées des *dents bicortiquées*, se rencontrent exceptionnellement chez quelques Poissons, tels que les Balistes ; enfin elles sont ordinaires chez les Reptiles de l'ordre des Sauriens, et elles ne manquent que fort rarement dans la classe des Mammifères.

Lorsque l'on compare entre eux les termes extrêmes de la série de modifications déterminées dans la constitution des dents par la structure de la dentine, on y remarque, dans la partie centrale de ces organes, des différences non moins grandes que celles offertes par leur partie périphérique, et, de même que celles-ci, ces variations dépendent de particularités dans le mode de développement de cette portion de l'appareil buccal.

(1) De στεγανός *couvert*, et σῶμα, *corps*.

Mode de formation des dents.

Ainsi que je l'ai déjà dit, les dents naissent toujours sur un mamelon vasculaire qui adhère par sa base aux parties molles sous-jacentes et communique directement avec les vaisseaux sanguins de celles-ci. Mais la position de ce bulbe n'est pas toujours la même. Tantôt celui-ci se constitue à la surface de la tunique muqueuse buccale au-dessous de la couche épithélique, et ne s'enfonce que peu dans les tissus sur lesquels il repose, de façon que la dent se développe à découvert, ou cachée seulement sous un repli de la membrane adjacente. D'autres fois ce bulbe apparaît dans une cavité particulière située plus profondément au-dessous du tissu qui, en se développant, doit constituer le chorion muqueux. Les parois de cette cavité ne tardent pas à se tapisser d'une membrane particulière qui constitue une poche arrondie, et, par conséquent, c'est dans l'intérieur d'une sorte de vessie ou capsule fermée que la dent se forme. D'après le mode d'origine de ces organes, on peut donc les diviser en deux groupes, savoir. les dents *phanérogénètes* (1), qui naissent à nu ou d'une manière apparente, et les dents *cystigénètes* (2), qui naissent dans une vésicule. Plusieurs anatomistes pensent que dans les premiers temps du travail odontogénique le bulbe dentaire est toujours à nu, et que chez les Animaux à dents cystigénètes, ce bourgeon vasculaire, au lieu de conserver cette position ou de se loger seulement dans un repli de la muqueuse, s'enfoncerait plus profondément, d'abord dans un sillon de celle-ci, puis dans une fossette qui, en se fermant à son entrée, constituerait une vésicule, de façon que le sac dentaire ne serait qu'un prolongement de la tunique gingivale; mais cette opinion ne me paraît pas fondée, car la cellule en question se montre toujours au-dessous de la muqueuse, et, dans le principe, elle ne communique pas avec le dehors (3).

(1) De φανερὸς, *apparent*, à *découvert*, et γενετὴ, *origine*, *naissance*.

(2) De κύστις, *utricule*, etc.

(3) Eustachi, l'un des premiers anatomistes de la Renaissance qui, en 1592, avaient accordé une attention sérieuse

Les dents phanérogénètes sont toujours gymnosomes, et dans la grande majorité des cas, sinon toujours, les dents cystigénètes sont stéganosomes.

à l'étude des dents, considérait ces organes comme étant, par rapport aux gencives, des dépendances correspondant à ce que les ongles sont pour la peau, c'est-à-dire des produits extérieurs enchâssés dans un repli (*a*) ; et vers le milieu du siècle dernier, Hérissant formula assez nettement une opinion qui a beaucoup d'analogie avec celle adoptée aujourd'hui par la plupart des physiologistes. Il distingua sous le nom de *gencive passagère* la couche épithélique gingivale, et il décrivit les capsules dentaires comme étant des prolongements en forme de bourse, fournis par la gencive permanente, c'est-à-dire la muqueuse gingivale (*b*). Une opinion analogue a été professée par plusieurs auteurs du siècle actuel, et notamment par Arnold (*c*) ; enfin, elle a été beaucoup développée en 1839 par le professeur Goodsir (d'Édimbourg) ; mais les observations de cet anatomiste, faites seulement sur des embryons humains altérés, suivant toute apparence, par leur séjour dans l'alcool, paraissent être entachées d'erreurs graves dont il est facile de se rendre compte, si l'on suppose que la couche superficielle et molle du bord gingival avait été détruite. Quoi qu'il en soit, d'après M. Goodsir, les bulbes dentaires ne prendraient pas naissance dans des sacs membraneux, mais se constitueraient primitivement sous la forme de papilles nues et libres à la surface externe de la tunique muqueuse de la bouche. Ces papilles seraient situées dans un sillon formé par une dépression linéaire de cette membrane comprise entre la lèvre et la mâchoire, sillon qui s'approfondirait de plus en plus par la croissance des parties adjacentes constituant ses bords, et qui se subdiviserait bientôt par suite du développement de prolongements latéraux fournis par ses parois. Il résulterait de ce travail organogénique qu'entre la 10e et la 13e semaine de la vie intra-utérine, chaque papille dentaire se trouverait logée dans une fossette particulière ou bourse ouverte au dehors, mais dont l'orifice ne tarderait pas à se rétrécir, puis à se fermer au moyen d'une sorte d'opercule. Ces follicules ou fossettes de la muqueuse gingivale se transformeraient ainsi en autant de cellules closes ou sacs dentaires, dans l'intérieur desquels les dents se développeraient. Enfin, ces dépendances de la tunique muqueuse se trouveraient embrassées par les prolongements alvéolaires des os des mâchoires, et renfermées ainsi dans l'intérieur de ces os (*d*).

Cette théorie de la formation des dents était très séduisante, car elle

(*a*) Eustachi, *Tractatus de dentibus*, p. 12 (*Opuscula anatomica*, édit. de 1707).

(*b*) Hérissant, *Nouvelles recherches sur la formation de l'émail et sur celle des gencives* (*Mém. de l'Acad. des sciences*, 1754, p. 432).

(*c*) Arnold, *Kurze Angabe einiger anatomischen Beobachtungen* (*Salzburger Medicinisch-Chirurgische Zeitung*, t. II, 1831, p. 236).

(*d*) J. Goodsir, *On the Origin and Development of the Pulps and Sacs of the Human Teeth* (*Edinb. Med. and Surg. Journ.*, 1839, t. LI, p. 1 et suiv., pl. 1).

§ 9. — Quoi qu'il en soit à cet égard, le bourgeon ou germe, garni extérieurement d'une mince pellicule membraneuse (1), a la forme de la dent qu'il est destiné à produire, et ne tarde

Formation de la dentine.

permettait de rattacher à une seule série de phénomènes embryologiques les dispositions particulières qui se rencontrent chez les divers Animaux vertébrés, et de les expliquer par des arrêts de développement. Je dois ajouter aussi qu'elle a été appuyée par des observations dues à M. Kölliker (a). Mais elle ne paraît pas être l'expression de ce qui a réellement lieu chez l'embryon des Mammifères. En effet, déjà en 1835 M. Raschkow avait affirmé que les bulbes dentaires ne se forment pas à la surface de la muqueuse gingivale, mais bien au-dessous de cette membrane (b); en 1849, M. Marcusen combattit aussi l'opinion de M. Goodsir (c), et plus récemment M. Natalis Guillot, ayant fait une série nombreuse d'observations sur le développement des sacs dentaires chez divers Mammifères, est arrivé à la même conclusion. Il a fait voir que, dès leur origine, ces organes sont logés profondément dans la substance des mâchoires en voie de développement; jamais il n'a vu le bulbe dentaire naître sous la forme d'une papille à la surface externe de la muqueuse buccale, ni dans l'intérieur d'une fossette communiquant au dehors, et il pense qu'il se forme toujours au-dessous de la muqueuse gingivale ou du tissu qui est destiné à constituer cette membrane (d). Enfin, de nouvelles recherches, dues à MM. Robin et Magitot, s'accordent parfaitement sous ce rapport avec les résultats que je viens d'indiquer. Ces anatomistes montrent que le pli gingival, auquel MM. Goodsir et Kölliker attribuent la formation des poches dentaires, est complétement étranger à ce phénomène; que les bulbes dentaires, ainsi que leur enveloppe utriculaire, naissent au-dessous de la muqueuse gingivale, dans une couche de tissu mou et réticulé qui occupe l'espèce de gouttière formée par le développement des lames alvéolaires des mâchoires; enfin, que ces organes se trouvent logés dans autant de cavités osseuses particulières, par suite du développement transversal de ces lames d'espace en espace, et qu'ils n'ont aucune communication avec l'extérieur (e).

(1) Cette membrane, que l'on peut appeler la *tunique propre du bulbe dentaire* (f), a été aperçue d'abord chez l'Éléphant par Cuvier, qui me paraît avoir très bien saisi ses rapports avec les tissus voisins en voie de développement. En effet, il dit que lors-

(a) Kölliker, *Éléments d'histologie humaine*, p. 427, fig. 197.

(b) Raschkow, *Meletemata circa Mammalium dentium evolutionem* (dissert. inaug.). Vratislaviæ, 1835, p. 20, fig. 3, 4 et 7.

(c) Marcusen, *Ueber die Entwickelung der Zähne der Saugethiere* (*Bulletin de l'Acad. de Saint-Pétersbourg*, 1850, t. VIII, p. 304).

(d) Natalis Guillot, *Recherches sur la genèse et l'évolution des dents et des mâchoires* (*Ann. des sciences naturelles*, 4e série, 1858, t. IX, p. 287 et suiv., pl. 6 à 8).

(e) Robin et Magitot, *Mém. sur la genèse et le développement des follicules dentaires* (*Journal de physiologie* de Brown-Séquard, 1860, t. III, p. 25).

(f) *Membrana propria pulpi* (Owen, *Odontography*, p. 15).

pas à être le siége de transformations histologiques très remarquables. Sa substance offre d'abord un aspect uniformément grenu, qui paraît être dû à la présence de noyaux semi-opaques ou de cellules dont les parois ne se distinguent pas nettement. Bientôt des vaisseaux sanguins, en communication directe avec la portion sous-jacente du système circulatoire, se développent dans son intérieur, et y forment partout un réseau très riche, entre les mailles duquel le tissu éprouve d'autres changements et constitue la pulpe dentaire, c'est-à-dire la matière qui doit devenir la dentine. Ces phénomènes paraissent être communs à tous les Vertébrés, mais des différences importantes peuvent se manifester dans les périodes suivantes du travail odontogénique. En effet, tantôt le réseau vasculaire dont je viens de parler persiste, et c'est autour des différentes branches du système sanguin du bourgeon que la pulpe dentaire se

que la formation de la substance osseuse (ou dentine) n'a pas encore commencé, cette tunique serre de très près la portion gélatineuse du bulbe ; mais qu'à mesure que ce tissu nouveau s'accroît, la pellicule membraneuse qui recouvre celui-ci s'éloigne du bourgeon vasculaire ; qu'on la reconnaît pendant quelque temps entre l'émail et la dentine, mais qu'elle finit par disparaître ou par être représentée seulement par une ligne grisâtre très fine qui reste sensible quand on pratique une section verticale de la dent dont la croissance est achevée (*a*). C'est évidemment cette même tunique, qui a été plus récemment observée chez l'Homme par MM. Purkinje et Raschkow, et qui a été décrite par ce dernier auteur sous le nom de *membrane préformative* (*b*).

Chez les Poissons dont les dents sont phanérogénètes, par exemple les Squales, le bulbe papillaire est recouvert d'une tunique analogue qui est en continuité avec la couche sous-épithéliale de la muqueuse que MM. Bowman et Todd appellent la *membrane basilaire* (*c*). C'est cette tunique qui, d'après M. Owen, se transforme en vitro-dentine (*d*), et constitue ainsi l'espèce de vernis dont les dents gymnosomes sont revêtues, ainsi que nous l'avons déjà vu (*e*).

(*a*) Cuvier, *Sur les Éléphants vivants* (*Ann. du Muséum*, 1806, t. VIII, et *Recherches sur les ossements fossiles*, t. I, p. 510, édit. in-8).

(*b*) Raschkow, *Meletemata circa Mammalium dentium evolutionem*, p. 5, fig. 7.

(*c*) Huxley, *On the Development of the Teeth* (*Quarterly Journal of Microscopical Science*, 1853, t. I, p. 151).

(*d*) Owen, *Odontography*, p. 16.

(*e*) Voyez ci-dessus, page 135.

développe; tandis que d'autres fois, la circulation du sang s'arrête dans les parties où ce tissu prend naissance, les vaisseaux en disparaissent, et le bourgeon se trouve divisé en deux portions, l'une périphérique et non vasculaire, l'autre centrale et continuant à recevoir du sang dans son intérieur. Cette dernière partie, qui est le bulbe proprement dit, se trouve donc revêtue par la pulpe dentaire partout, excepté à sa base, où elle adhère à la face interne de la capsule; et la pulpe, en continuant à se transformer, se creuse d'une multitude de canalicules, puis peu à peu se durcit par la fixation de sels calcaires dans son intérieur (1). Cette ossification, ou plutôt cette dentinification

(1) Les anatomistes qui ont fait du développement des dents l'objet d'une étude spéciale, ne sont pas d'accord sur la manière dont cette transformation de la substance plastique amorphe en tissu canaliculé s'effectue. M. Flourens considère le bulbe comme remplissant un rôle analogue à celui du périoste dans la formation des os, et comme se transformant en un cartilage dentaire qui se pénètre ensuite de molécules terreuses; mais cet auteur ne s'explique pas quant à la manière dont ces transformations s'effectueraient (a). Schwan regarda la substance dentaire comme étant due à l'ossification de la pulpe b), et M. Owen, adoptant cette manière de voir, chercha à constater la manière dont la production des canalicules s'effectue. Il pense que les noyaux organoplastiques se multiplient dans l'intérieur des cellules de ce blastème, lesquelles se développent successivement de la surface vers le centre du bourgeon, se disposent en séries linéaires et se soudent entre elles; les noyaux s'allongeraient en même temps et se réuniraient en séries centripètes; puis les parois des cellules primitives se détruisant en partie, la substance circonvoisine s'épaissirait, et en fixant des sels calcaires, constituerait un tissu ostéoïde; enfin, les noyaux en chapelet qui auraient servi de mandrin pour le moulage des tubes dont ce tissu est creusé, disparaîtraient à leur tour plus ou moins complétement, et laisseraient les canalicules libres pour le passage des liquides (c). Mais ces vues théoriques ne s'accordent pas avec les résultats des recherches faites plus récemment par M. Lent et par M. Kölliker. D'après ces histologistes, les cellules organoplastiques de la pulpe dentaire donneraient naissance à des prolongements filiformes suscep-

(a) Flourens, *Recherches sur le développement des os et des dents* (*Arch. du Muséum*, 1841, t. II, p. 386).
(b) Schwan, *Mikrographische Untersuchungen*, p. 124.
(c) Owen, *Odontography*, introduction, p. XLII et suiv., pl. 1, fig. 1.

de la pulpe, commence au sommet de la dent sur un ou plusieurs points, et gagne de proche en proche non-seulement toute la surface du bourgeon, mais la profondeur de cet organe; de façon que l'enveloppe calcaire du bulbe, c'est-à-dire la dent, s'é-

tibles de se bifurquer ou même de se ramifier; ces prolongements, disposés parallèlement et s'anastomosant entre eux, deviendraient les tubes ou canalicules de la dentine, et la substance intermédiaire qui les unit entre eux serait une matière primitivement liquide qui suinterait des cellules dont ces prolongements proviennent, et qui serait comparable à la substance intercellulaire des cartilages (*a*).

Cette manière de voir ne s'éloigne que peu de l'opinion professée par M. Hannover. Ce physiologiste a trouvé que la pulpe dentinique se compose d'abord de cellules très petites, disposées sans ordre déterminé au milieu d'une substance amorphe, transparente, peu abondante, et pourvues chacune d'un noyau obscur, granulé, dont le volume relatif est considérable. Dans les parties où le développement est un peu plus avancé, ces cellules sont allongées et disposées par rangées les unes derrière les autres, mode d'arrangement qui n'est pas visible pour leurs parois, à cause de la transparence de celles-ci, mais qui est caractérisé par la position des noyaux, lesquels se sont en même temps beaucoup allongés dans la direction perpendiculaire à la surface du germe. Des prolongements très grêles naissent ensuite des deux extrémités de chaque cellule, et M. Hannover, sans avoir pu distinguer si ces appendices sont fournis par les noyaux ou les parois de ces utricules, pense que cette dernière supposition est la plus probable. Le prolongement postérieur d'une cellule se réunit alors au prolongement antérieur de la cellule située derrière elle, et, par suite de l'allongement de plus en plus grand de la portion primitive de chaque cellule, la distinction entre celle-ci et les prolongements auxquels elle a donné naissance s'efface. Les cylindricules ainsi produits deviendraient les canalicules de la dentine; les noyaux des cellules formeraient une sorte de mandrin plus ou moins temporaire autour duquel les matières adjacentes se solidifieraient pour constituer les parois de ces tubes. Enfin, la calcification (ou dentinification) de ces tubes, et celle de la substance intercellulaire, s'effectueraient en même temps (*b*).

Je dois ajouter qu'une autre opinion est professée par M. Huxley. Cet anatomiste pense que le jeune tissu de la dentine ne provient ni des noyaux, ni d'aucun autre élément histogénique préexistant dans la pulpe, et que les canalicules résulteraient de la

(*a*) Lent, *Ueber die Entwickelung des Zahnbeins und des Schmelzes* (*Zeitschr. für wissensch. Zool.*, 1855, t. VI, p. 121, pl. 5, fig. 3).
— Kölliker, *Éléments d'histologie*, p. 434.

(*b*) Hannover, *Ueber die Entwickelung und den Bau des Säugethierzahns* (*Nova Acta Acad. Nat. curios.*, t. XXV, p. 809, pl. 22, fig. 1, 2 et 3).

paissit de plus en plus par accroissement centripète, en même temps que le bulbe se rétrécit.

Par le premier de ces modes de développement, il se produit de la vaso-dentine ou dentine vasculaire ; le corps de la dent reste parcouru par des vaisseaux sanguins qui se ramifient dans toutes les parties de sa substance, et quand son développement est achevé, il ne présente ni cavité centrale ni bulbe distinct ; structure qui se rencontre chez la plupart des Poissons (1).

Par le second procédé odontogénique, le corps de la dent, constitué par de la dentine non vasculaire, est creusé d'une chambre centrale ou cavité médullaire qui reste ouverte à sa base, et qui est occupée par un bulbe pourvu de vaisseaux sanguins et de filets nerveux.

Comme exemple de dents construites de la sorte, je citerai celles de l'Homme. Si, au moyen d'une section verticale, on met à découvert l'intérieur d'un de ces organes, on y remarque d'abord une chambre médullaire centrale dont la cavité est

formation de lacunes dans une substance particulière de nouvelle création (a).

Du reste, aucune de ces théories ne me paraît satisfaisante, et de nouvelles recherches me semblent nécessaires pour avoir une opinion motivée sur ce point d'organogénie.

(1) L'existence de canaux ramifiés dans la substance des dents des Poissons du genre *Acanthurus* (b) a été constatée, vers la fin du siècle dernier, par Andre, et une disposition analogue a été signalée chez l'*Anarrhichas lupus* par Cuvier (c), et chez quelques autres Poissons par Born (d) ; mais ce mode d'organisation n'a été mis bien en évidence que beaucoup plus récemment, par les recherches importantes de M. Owen (e).

(a) Huxley, *On the Development of the Teeth* (*Quarterly Journal of Microscopical Science*, t. I, p. 160).

(b) W. Andre, *A Description of the Teeth of the* Anarrhichas lupus, *and of those of the* Chætodon nigricans; *with an Attempt to prove that the teeth of Cartilaginous Fishes are perpetually renewed* (*Philos. Trans.*, 1784, t. LXXIV, p. 278).

(c) Cuvier, *Leçons d'anatomie comparée*, 1re édit., 1805, t. III, p. 113.

(d) G. Born, *Bemerkungen über den Zahnbau der Fische* (Heusinger's *Zeitschrift für die organische Physik*, 1827, t. I, p. 183, pl. 6, fig. 13).

(e) Owen, *Recherches sur la structure et la formation des dents des Squales, etc.* (*Ann. des sciences nat.*, 2e série, 1839, t. XII, p. 209, pl. 9, fig. 2 et 3).

occupée par un bulbe vasculaire (1), et dont les parois, formées par le tissu ostéoïde de la dentine, sont criblées d'une multitude de petits trous circulaires. Ces pores sont les orifices d'autant de canalicules centrifuges qui se dirigent à peu près parallèlement vers la surface de la dent, et qui, dans l'état normal, ne reçoivent dans leur intérieur qu'un liquide incolore. Les tubes ainsi constitués ont des parois plus solides que la substance intermédiaire, et sur une section transversale de dentine vue au microscope, ils affectent la forme de petits anneaux plus ou moins rapprochés entre eux. Il est aussi à noter qu'en s'éloignant de la chambre médullaire, ils se bifurquent en

(1) Ce bulbe ressemble à une papille, et il adhère par sa base au périoste du fond de l'alvéole. Il est formé d'une substance conjonctive un peu fibrillaire, parsemée de noyaux sphériques ou allongés, et complétement dépourvue de fibres élastiques. Sa surface est occupée par une pellicule amorphe très fine, au-dessous de laquelle se trouve une couche mince de tissu utriculaire. Les cellules qui constituent cette sorte d'épithélium sont cylindriques ou terminées en cône ; leur longueur est d'environ $0^{mm},027$ et leur largeur de $0^{mm},005$ à $0^{mm},007$ ; elles renferment un noyau étroit et allongé ; enfin elles sont disposées sur plusieurs plans près de la surface du bourgeon, mais plus profondément elles sont réunies par petits groupes, et se confondent graduellement avec les utricules isolées dont j'ai déjà parlé, comme étant disséminées dans la substance de cet organe. M. Kölliker les considère comme étant des cellules formatrices de la dentine en voie de développement (a).

Les vaisseaux sanguins du bulbe sont très nombreux (b) et donnent à cet organe une couleur rouge. Les filets nerveux qui y pénètrent également par sa base, et s'y ramifient, constituent aussi un réseau très riche, mais on n'en connaît pas bien le mode de terminaison (c). Les nerfs dentaires sont des ramuscules des nerfs maxillaires, qui, à leur tour, sont des branches des nerfs trifaciaux ou nerfs de la cinquième paire, et traversent d'arrière en avant un long canal osseux creusé de chaque côté de la face, dans l'épaisseur de l'une et de l'autre mâchoire (d).

(a) Kölliker, *Éléments d'histologie*, p. 426.

(b) Berres, *Anatomia microscopica corporis humani*, 1837, pl. 9, fig. 6.
— Bourgery, *Anatomie de l'Homme*, t. V, pl. 16 *ter*, fig. 2.

(c) R. Wagner, *Neurologische Untersuchungen* (*Nachrichten von der Gesellschaft der Wissenschaften zu Göttingen*, 1853, p. 58).

(d) Voyez Bourgery, *Anatomie de l'Homme*, t. III, pl. 38 *bis*, fig. 2.

général plusieurs fois, et se terminent par des ramuscules extrêmement grêles (1).

Si l'on soumet une de ces dents à l'action de l'acide chlorhydrique, on la dépouille de ses matières terreuses, et l'on voit alors

(1) La portion de la dentine qui est située entre les canalicules et qui est désignée par les histologistes sous le nom de *substance fondamentale*, paraît être en général complétement homogène quand on l'examine à l'état frais; on n'y aperçoit alors aucune trace de cellule, de fibre ou de lamelle; mais sur des dents que l'on a dépouillées de leurs matières terreuses par l'action d'un acide, elle a une grande tendance à se diviser en grosses fibres parallèles aux canalicules. Du reste, cette disposition ne paraît pas dépendre d'une texture fibrillaire, et s'explique par la résistance inégale des tubes réunis en faisceaux et de la matière intermédiaire (*a*). Dans beaucoup d'endroits, les canalicules sont si nombreux, que leurs parois se touchent, et qu'on ne distingue que peu ou point de substance fondamentale; mais ailleurs, surtout dans le voisinage de la surface externe de la dent, celle-ci devient souvent plus abondante et affecte parfois une structure globulaire (*b*). Les sphérules ainsi constituées laissent entre elles, d'espace en espace, des lacunes irrégulières appelées *cellules dentiniques* par M. Owen, et, mêlées au chevelu terminal des tubes, elles forment une couche superficielle et plus ou moins caverneuse que quelques auteurs distinguent sous le nom de *couche granulaire* de l'ovaire.

Chez l'homme, les canalicules dentaires ont en général, vers leur extrémité interne, de $0^{mm},0015$ à $0^{mm},002$ de largeur, mais dans la racine de la dent, ils peuvent avoir jusqu'à $0^{mm},005$ de diamètre. A l'état frais, ils sont difficiles à apercevoir ; mais, sur des pièces sèches, ils sont remplis d'air et présentent l'apparence de lignes noires par la lumière transmise et brillantes sous la lumière réfléchie. Dans des coupes transversales, ils se montrent sous la forme d'un anneau mince, de couleur jaunâtre (*c*). A peu de distance de leur orifice interne, la plupart de ces tubes se bifurquent deux, trois ou même quatre fois, de façon à donner naissance à un faisceau nombreux de canalicules secondaires plus grêles, qui continuent à marcher parallèlement entre eux vers la surface externe de la dentine. Chemin faisant, ils fournissent beaucoup de ramuscules transversaux, à l'aide desquels ils s'anastomosent entre eux, et près de leur extrémité ils se divisent en plusieurs branches rameuses dont les unes se réunissent en forme d'anses, et d'autres, d'une ténuité externe, se perdent dans la couche superficielle ou

(*a*) Kölliker, *Éléments d'histologie*, p. 414.

(*b*) Czermak, *Beitr. zur mikroscopischen Anatomie der menschlichen Zähne* (*Zeitschr. für wissenschaftl. Zool.*, t. II, pl. 18, fig. 4, 5 et 6).

(*c*) Retzius, *Op. cit.* (Müller's *Archiv für Anat. und Physiol.*, 1837, pl. 21, fig. 3 *b*). — Kölliker, *Éléments d'histologie*, p. 415, fig. 186.

que la dentine a pour base une substance organique qui, sans changer de forme générale, est devenue molle et semblable à un cartilage. On y découvre encore les canalicules dont je viens de parler, et l'on reconnaît que ce corps n'est autre chose que la portion périphérique du bourgeon qui existait dans l'intérieur de la capsule dentaire avant que la formation du tissu ostéoïde eût commencé. La dentine n'est donc pas

la dépassent pour s'enfoncer dans l'émail ou le cément adjacent (*a*). La direction générale des canalicules dentaires est en ligne droite, de la chambre médullaire vers la partie correspondante de la surface externe de la dent ; mais en général ils décrivent de petites ondulations qui, par leur rapprochement, produisent des effets d'optique analogues à ceux du *moiré* des étoffes de soie, et ils font naître ainsi des lignes concentriques qu'au premier abord on serait disposé à attribuer à une texture lamelleuse ou feuilletée. Quelquefois aussi une apparence de stratification est produite dans la partie superficielle de la dentine par une certaine intermittence dans le travail de calcification (*b*).

Les premiers anatomistes qui se sont occupés de l'étude des canalicules dentaires ont pensé que ces tubes étaient remplis de matières calcaires (*c*), mais on ne tarda pas à reconnaître qu'ils sont injectables (*d*), et aujourd'hui la plupart des histologistes les considèrent comme étant occupés seulement par un liquide transparent (*e*). Il paraîtrait cependant, d'après les recherches récentes de M. Tomes, que dans l'état normal chaque canalicule renferme un filament très grêle de tissu mou en connexion avec la substance du bulbe (*f*), et ce mode d'organisation expliquerait l'existence de la faculté de sentir dans la dentine. La plupart des physiologistes considèrent les parties calcifiées des dents comme étant complétement insensibles, et pensent que les sensations dont ces organes sont le siége dépendent uniquement des impressions produites directement sur le bulbe logé dans leur chambre mé-

(*a*) Retzius, *loc. cit.*, pl. 22, fig. 1 *a*, 1 *b*, etc.
— Krukenberg, *Beitrag zur Lehre von dem Röhrensystem der Zähne und Knochen* (Müller's *Archiv für Anat. und Physiol.*, 1849, p. 403, pl. 7, fig. 1-4).
— Kölliker, *Éléments d'histologie*, p. 415, fig. 187.

(*b*) Schreger, *Beiträge zur Geschichte der Zähne* (*Beiträge für die Zergliederungskunst*, von Isenflamm und Rosenmüller, 1800, t. I, p. 1, pl. 1).

(*c*) Henle, *Anatomie générale*, t. II, p. 429.

(*d*) Lessing, *Ueber ein plasmatisches Gefässsystem in den Knochen und Zähnen* (*Verhandlung der naturwissenschaftlichen Gesellschaft in Hamburg vom Jahre* 1845, p. 51).

(*e*) Kölliker, *op. cit.*, p. 415
— Hannover, *Ueber die Entwickelung und den Bau des Säugethierzahns* (*Nova Acta Acad. Nat. curios.*, t. XXV, p. 857).

(*f*) Tomes, *On the Presence of Fibrils of soft Tissue in the Dentinal Tubes* (*Philos. Trans.*, 1856, p. 515, pl. 21*, fig. 1-3).

le résultat d'une exsudation ou d'une sécrétion qui se moulerait sur ce bourgeon, comme le supposaient Cuvier et Blainville, mais le produit d'une transformation du tissu de la partie de ce bulbe, qui se charge de particules calcaires.

Cette espèce d'ossification, ou plutôt de dentinification de la pulpe, commence toujours au sommet du bourgeon (1), et il en

dullaire, soit par des changements brusques de température ou par le contact de liquides qui pénètrent à travers les cavités de la dentine, soit par la pression transmise de la couronne de la dent à cette partie dont la sensibilité est exquise (*a*). Il est évident qu'en dernier résultat la sensibilité d'une dent dépend du nerf qui y pénètre par sa racine et qui se répand dans le bulbe vasculaire logé dans sa partie centrale; de sorte que la totalité de l'organe devient insensible quand ce nerf est détruit ou paralysé, et que la dénudation du bulbe par la carie ou la fracture de son revêtement dentinique expose celui-ci à être douloureusement affecté par le contact d'agents dont l'action sur la surface externe d'une dent saine peut rester inaperçue. Mais si la dentine ne participait pas à la sensibilité dont le bulbe est doué, il serait difficile de se rendre compte de l'espèce de tact que les dents sont susceptibles d'exercer (*b*).

Il est aussi à noter que, dans l'état normal, les canalicules dentaires ne paraissent pas admettre dans leur intérieur des fluides nourriciers fournis par le sang, et les liquides qui s'y trouvent proviennent probablement de la cavité buccale. En effet, on sait que chez des Animaux nourris avec de la garance, tous les tissus calcigères qui se trouvent en contact avec le sang ou avec le sérum se teignent en rouge. Or, la dentine qui se constitue pendant que l'Animal est soumis à ce régime se colore comme les os, mais la dentine existant préalablement n'éprouve en général aucun changement de ce genre (*c*). Quelquefois, cependant, on a vu ce phénomène de teinture se produire non-seulement dans la dentine bien constituée (*d*), et dans le cément (*e*), mais jusque dans l'émail (*f*) : ce qui suppose une perméabilité plus grande dans ces tissus dentaires.

(1) J'appelle sommet du bourgeon dentaire, la partie qui est opposée au

(*a*) Hunter, *The Nat. Hist. of the Human Teeth*, p. 314.

(*b*) Graves, *Mém. sur une affection particulière des nerfs dentaires* (*Arch. gén. de médecine*, 2ᵉ série, t. X, p. 460).
— Duval, *Note sur la sensibilité des substances dures des dents* (*Mémoires de l'Acad. de médecine*, 1833, t. II, p. 197).

(*c*) Hunter, *Op. cit.*, p. 38.
— Flourens, *Recherches sur le développement des os et des dents* (*Archives du Muséum d'hist. nat.*, t. II, p. 380).

(*d*) Belchier, *An Account of the Bones of Animals being changed to a Red Colour by aliment only* (*Philos. Trans.*, 1736, t. XXXIX, p. 288).

(*e*) Brullé, *Recherches sur le mode de développement des os* (*Mém. de l'Acad. de Dijon*, 1851, 2ᵉ série, t. I, p. 37).

(*f*) Blake, *De dentium formatione et structura*, p. 118.
— Linderer, *Zahnheilkunde*, p. 194.

résulte d'abord une sorte de petite calotte calcaire qui recouvre le sommet de cet organe, ou bien plusieurs petites lames concaves et isolées qui, en grandissant, se rencontrent et s'unissent entre elles. Peu à peu la dentinification, c'est-à-dire la transformation de la pulpe canaliculée en un tissu calcifère et de consistance osseuse, que nous avons appelé dentine, gagne la totalité de la surface du bourgeon, et, en s'avançant de la surface de cet organe vers sa partie centrale, donne à l'espèce de gaîne ainsi constituée une épaisseur croissante, en même temps qu'elle rétrécit de plus en plus la portion centrale restée molle et vasculaire. Le bourgeon croît en même temps par sa base; mais chez l'Homme, ainsi que chez beaucoup d'autres Mammifères, la puissance végétative dont il est doué ne tarde guère à s'affaiblir, de façon qu'il se rétrécit à sa partie inférieure, et il finit par ne tenir au fond de sa capsule que par un, deux ou plusieurs points fort circonscrits par lesquels ses vaisseaux nourriciers passent. Il en résulte que la dent elle-même se rétrécit de plus en plus vers sa base, et y prend la forme d'un cône renversé qui peut être sessile, bifurqué ou divisé en plusieurs branches. Enfin la croissance de ce pédoncule s'arrête, et alors la dent cesse de s'allonger, mais elle se trouve terminée inférieurement par une ou plusieurs racines qui servent, ainsi que nous le verrons bientôt, à son implantation dans la substance de la mâchoire (1).

Chez d'autres Animaux, le bulbe adhère au fond de sa capsule par une surface large, et sa base ne se rétrécit pas en s'al-

point d'insertion de cet organe, c'est-à-dire un point par lequel ses vaisseaux nourriciers communiquent avec le système sanguin adjacent, quelle que soit sa position.

(1) La croissance des dents de la couronne vers la racine, et les formes successives de chacun de ces organes, ont été très bien représentées par Albinus et plusieurs autres anatomistes (a).

(a) Albinus, *De mutatione dentium* (*Academicarum annotationum liber secundus*, pl. 2). — Rousseau, *Anatomie comparée du système dentaire*, pl. 1 et 2.

longeant, de façon qu'il n'est jamais complétement renfermé dans la chambre médullaire, et se trouve seulement coiffé par la dentine. Alors l'action physiologique du bulbe persiste pendant presque toute la durée de la vie de l'Animal, et la dent continue à croître d'une manière illimitée. Les dents qui garnissent le devant de la bouche du Lièvre et des autres Rongeurs nous offrent des exemples de ce mode de développement persistant (1).

Les deux modifications principales que je viens de faire connaître dans la structure et le mode de formation de la dentine ne sont pas les seules qui se rencontrent chez les Vertébrés. Il y a aussi beaucoup de dispositions intermédiaires qui établissent en quelque sorte le passage entre ces deux formes extrêmes représentées; d'un côté par les dents de l'Homme, de l'autre par celles des Squales.

Ainsi, chez quelques Poissons, les principaux canaux sanguifères de la dentine vasculaire, au lieu de se ramifier Dents tubulées, etc.

(1) Les effets de cet accroissement persistant, et non compensé par l'usure de l'extrémité libre de la dent, détermine quelquefois chez les Lapins, les Lièvres et d'autres Rongeurs, des déformations si grandes, que l'Animal ne peut plus ouvrir sa bouche. Ainsi, on a vu une des incisives de la mâchoire inférieure, qui ne rencontrait plus la dent opposée contre laquelle son extrémité était destinée à frotter, s'allonger au point de se recourber au-dessus de la tête et de s'enfoncer dans le front. Des cas pathologiques de ce genre ont été observés par plusieurs naturalistes (*a*), et des expériences faites par Lavagna sur les Marmottes, et par M. Oudet sur les Lapins, prouvent que le bulbe dentaire de ces Rongeurs peut continuer à s'accroître et à se dentinifier après l'arrachement de la dent constituée par un premier développement du tissu de cet organe odontogène (*b*).

(*a*) Fourgeroux, *Observ. anatomiques* (*Histoire de l'Acad. des sciences*, 1768, p. 47).
— Mangili, *Saggio di osserv. per servire alla storia naturale dei Mammiferi soggeto a lethargo.*
— Owen, *Odontography*, p. 411, pl. 104, fig. 7.
— Eschricht, *Das physiche Leben*, p. 169, fig. 40.

(*b*) Lavagna, *Saggio dis sperienze sopra la reproduzione dei denti negli animali rosicanti* (*Giornale di fisica, chemica e storia naturale* di Brugnatelli, 1812, t. V, p. 226).
— Oudet, *Expériences sur l'accroissement et la reproduction des dents chez les Lapins* (*Journal de physiologie* de Magendie, 1823, t. III, p. 1).

d'une manière dendroïde, ainsi que nous l'avons vu chez les Squales, s'élèvent parallèlement de la base au sommet de la dent (1), et, chez d'autres, ces canaux, au lieu d'être étroits comme les vaisseaux sanguins qui les parcourent, et disséminés uniformément dans toute l'étendue de l'organe, s'élargissent davantage, et sont situés à une assez grande distance les uns des autres, de façon à constituer un faisceau de colonnes creuses dont la partie périphérique est composée de vaso-dentine (2).

Chez quelques Animaux, le corps de la dent est formé au centre par de la dentine vasculaire, et, dans sa partie périphérique, par de la dentine simple. Les Paresseux, le Mylodon, le Mégathérium, et quelques autres Mammifères, offrent ce mode d'organisation (3).

Enfin, un autre genre de transition entre la structure des

(1) Comme exemple de ce mode d'organisation, je citerai les dents en forme de boutons des Poissons fossiles des genres *Lepidotus* et *Sphærodus* (a).

(2) Le passage entre cette disposition et la structure des dents dont les canaux vasculaires sont complétement dendroïdes, nous est présenté par le *Cestracion Philippi* (b). L'arrangement fasciculaire des grands troncs vasculaires commence à être nettement caractérisé chez les Ptychodes (c), mais est mieux marquée dans le genre *Psammodus* (d) ; enfin il est encore plus prononcé chez les Chimères et chez les Scies, de sorte que sur une tranche horizontale d'une dent de ces Poissons, on voit d'espace en espace de grands trous ronds correspondant aux tubes médullaires, et autour de chacun de ces orifices un anneau de vaso-dentine à canalicules rayonnants (e).

(3) Les dents des Paresseux (*Bradypus*) sont revêtues extérieurement d'une couche épaisse de cément, et la portion suivante de la dentine ressemble par sa structure à celle des dents humaines ; mais toute la portion centrale de ces organes est formée par de la dentine vasculaire, au-dessous de laquelle se trouve une chambre médullaire surbaissée (f). Une struc-

(a) Owen, *Odontography*, pl. 31, 32 et 33.
(b) Idem, *ibid.*, pl. 12.
(c) Idem, *ibid.*, pl. 18 et 19.
(d) Idem, *ibid.*, pl. 20 et 21.
(e) Idem, *ibid.*, pl. 9, fig. 2 (*Pristis*) ; pl. 20 (*Chimæra*).
(f) Idem, *ibid.*, pl. 82, fig. 1 et 2.

deux types extrêmes mentionnés précédemment nous est offert par des Animaux dont les dents ne contiennent pas de dentine vasculaire, mais sont creusées d'un nombre considérable de chambres médullaires en forme de tubes qui s'élèvent parallèlement de la base au sommet de l'organe. Ces dents, subfasciculées, ressemblent à un agrégat de dents simples, comme celles de l'Homme, qui seraient très grêles et soudées directement entre elles par la partie périphérique de la dentine appartenant à chacune d'elles. Ce mode d'organisation se rencontre chez l'Oryctérope, parmi les Mammifères (1).

Formation du cément.

§ 10. — Ainsi que je l'ai déjà dit, les dents phanerogénètes ne sont constituées que par le tissu dont je viens de parler, à moins que la portion basilaire du germe ne vienne à s'ossifier ou à subir quelque autre transformation analogue ; et quoi qu'il en soit à cet égard, le corps de la dent, composé de dentine, n'a point de revêtement extérieur. Mais il en est autrement

ture analogue se voit chez le Mégathérium, seulement la cavité médullaire des dents de cet Animal fossile est plus grande, et la vaso-dentine est remarquable par les grosses anses vasculaires qui y sont logées (*a*).

(1) Les dents de l'Oryctérope sont cylindriques et ressemblent assez à des tronçons de jonc, car elles sont traversées dans toute leur longueur par un grand nombre de canaux verticaux (*b*). Cette structure tubulaire, imparfaitement observée, avait conduit quelques auteurs à penser que les dents de cet Animal étaient comparables aux fanons de la Baleine et à la corne du Rhinocéros (*c*) ; mais il n'en est pas ainsi : chaque tube n'est pas un canal simple, c'est une chambre médullaire d'où rayonnent horizontalement une multitude de tubes secondaires d'une grande ténuité. M. Owen a donné de très belles figures de cette structure (*d*), qui se retrouve, à quelques légères différences près, chez le *Pristis*, ou Poisson scie, dont j'ai déjà eu l'occasion de parler (*e*).

(*a*) Owen, *Odontography*, pl. 83 et 84.
(*b*) F. Cuvier, *Des dents des Mammifères*, p. 200, pl. 82.
(*c*) Heusinger, *System der Histologie*, t. I, p. 198, pl. 2, fig. 10.
— Cuvier, *Leçons d'anatomie comparée*, t. IV, 1re partie, p. 105.
(*d*) Owen, *Odontography*, pl. 77 et 78.
— Duvernoy, *Mémoire sur les Oryctéropes* (*Ann. des sciences nat.*, 1853, 3e série, t. XIX, pl. 19, fig. 1 à 7).
(*e*) Owen, *Odontography*, pl. 9, fig. 1 et 2.

pour les dents cystigénètes; les parois de la capsule dans l'intérieur de laquelle le bourgeon dentaire se trouve renfermé peuvent donner naissance à des tissus accessoires qui se soudent sur la surface externe de la dentine et la recouvrent plus ou moins complétement. La substance qui concourt ainsi le plus généralement à la constitution des dents stéganosomes est le cément. Elle se développe à la surface interne de la capsule, et consiste d'abord en une pulpe dite corticale, qui est spongieuse et d'une mollesse extrême; on y voit une sorte de trame réticulaire ainsi que des cellules étoilées; mais par suite des transformations qu'elle subit et de la fixation de sels calcaires dans son épaisseur, elle acquiert une texture fort analogue à celle des os (1).

(1) La plupart des physiologistes considèrent le cément, ou substance corticale, comme étant le résultat d'une sorte d'ossification des parois mêmes de la capsule dentaire (*a*); mais les recherches récentes de M. Hannover me paraissent prouver que c'est par épigénèse plutôt que par transformation, que ce tissu est produit (*b*). La couche organoplastique que cet auteur appelle le germe du cément (*cementkeim*) est la partie de l'appareil odontogénique que Raschkow, M. Tomes et M. Kölliker ont décrite comme la portion réticulée de l'organe émaillant (*c*).

M. Hannover a trouvé que, lorsque la pulpe corticale commence à se constituer, elle se compose d'abord d'un liquide contenant de petites cellules isolées qui bientôt donnent naissance à des prolongements radiciformes. La pulpe acquiert alors une consistance gélatineuse, et les cellules devenues étoilées s'unissent entre elles par l'intermédiaire de leurs prolongements ramifiés, de manière à donner naissance à une trame aréolaire d'une grande délicatesse. L'espèce de gelée contenue dans les espaces ainsi délimités devient plus épaisse et se transforme en une matière solide et amorphe analogue à la substance intercellulaire du tissu cartilagineux. D'autres cellules se développent ensuite au milieu des fibres déjà mentionnées, et celles-ci disparaissent peu à peu. Enfin des granulations de matière calcaire apparaissent dans la substance intercellulaire, d'abord près de la surface interne de la pulpe, puis peu à peu vers la

(*a*) Naysmith, *On the Structure, Physiology and Pathology of the permanent capsular Investments and Pulp of the Teeth* (*Medico-Chirurg. Transact.*, 1839, t. XXII, p. 311).

(*b*) Hannover, *Ueber die Entwickelung und den Bau des Säugethierzahns*, p. 817.

(*c*) Raschkow, *Meletemata circa Mammalium dentium evolutionem*, p. 3.

— Tomes, *A Course of Lectures on Dental Physiology and Surgery*, p. 97, fig. 54.

— Kölliker, *Éléments d'histologie*, p. 431, fig. 198 et 199.

Quand les dents sont destinées à être cortiquées seulement, ce cément s'applique directement sur la surface du corps de l'organe formé par la dentine, s'y soude intimement, et constitue ainsi une sorte d'écorce simple.

Mode de formation de l'émail

Ce mode d'organisation est dominant chez les Reptiles, et se rencontre chez certains Poissons ainsi que chez quelques Mammifères : les Cachalots, par exemple. Mais lorsque les dents doivent acquérir un plus haut degré de perfectionnement, la capsule dans laquelle ces organes se développent présente une structure plus complexe : une membrane additionnelle se trouve interposée entre la surface interne de la pulpe corticale et la surface externe de la pulpe dentinique (1). Une couche de tissu utriculaire se développe à sa surface interne et se moule sur le corps de la dent, puis s'y soude et se transforme en une multi-

périphérie, et la transforment en cément. Les cellules ne se remplissent pas de la même manière, et paraissent devenir autant de cavités dites corpuscules osseux (*a*).

(1) La membrane qui revêt extérieurement l'émail, et le sépare de la pulpe corticale (ou portion spongieuse de l'assemblage de parties appelées *organon adamantinæ* par Raschkow), a été aperçue par Naysmith (*b*), et appelée *basement membrane* par M. Tomes (*c*) ; je dois faire remarquer cependant que, dans une publication plus récente, ce dernier auteur révoque en doute l'existence de cette pellicule (*d*).

M. Huxley la considère comme étant identique avec la membrane préformative dont la pulpe dentinique est revêtue (*e*), et cette opinion, adoptée par M. Lent et par M. Kölliker, a fait naître des difficultés considérables au sujet de l'origine de l'émail que l'on supposait engendré par la pulpe située de l'autre côté de la pellicule en question. (*f*) Mais, d'après les recherches récentes de M. Hannover, l'émail paraît être une production épithélique qui se développe sur la surface interne et libre de cette membrane dite *intermédiaire*, et la pulpe située en dehors de celle-ci serait la source du cément.

(*a*) Hannover, *loc. cit.*, p. 818, pl. 23, fig. 9, 10, 11, etc.

(*b*) Naysmith, *Three Memoirs on the Development and Structure of the Teeth and Epithelium*, 1842, p. 32.

(*c*) Tomes, *A Course of Lectures on Dental Physiology and Surgery*, p. 98, fig. 54.

(*d*) Idem, *On the Development of the Enamel* (*Quarterly Journal of microscopical Sciences*, 1856, t. IV, p. 215).

(*e*) Huxley, *On the Development of the Teeth* (*Quarterly Journal of microscop. Sciences*, t. I, p. 149).

(*f*) Lent, *Ueber die Entwickelung des Zahnbeins und des Schmelzes* (*Zeitschr. für wissensch. Zool.*, 1855, t. VI, p. 121, pl. 6 A). — Kölliker, *Éléments d'histologie*, p. 433.

tude de petits prismes pierreux placés parallèlement entre eux et perpendiculaires à la surface sous-jacente. C'est ainsi que l'émail se constitue et revêt extérieurement la dentine (1). Si la

(1) Le tissu utriculaire qui constitue la pulpe de l'émail me paraît être la couche dont Fréd. Cuvier a signalé l'existence sous le nom de *membrane émaillante* (*a*). Il se compose d'une série de cellules qui primitivement sont arrondies et libres ; qui, en se développant, se compriment réciproquement et deviennent polygonales, puis s'allongent dans une direction à peu près normale à la surface du germe dentinique situé au-dessous, et se soudent entre elles sans le concours d'aucune substance intermédiaire. Elles constituent alors la couche que quelques auteurs ont figurée sous le nom de membrane de l'émail (*b*). Le noyau qui se voit dans chacune d'elles se trouve plus près de la membrane intermédiaire que de l'extrémité en contact avec la dentine, et lorsque ces cellules, devenues prismatiques, ont acquis une assez grande longueur, leur calcification commence dans cette dernière partie, c'est-à-dire du côté du germe, puis s'étend peu à peu vers l'extrémité en rapport avec la membrane intermédiaire. Par l'effet du dépôt de matière terreuse dans leur intérieur, elles se transforment en autant de prismes solides à six pans, et leurs parois disparaissent. M. Hannover pense que c'est une seule et même cellule qui s'étend depuis la surface du germe dentinique jusqu'à la membrane intermédiaire, et qui constitue la totalité du prisme émaillant correspondant ; mais d'autres physiologistes considèrent ces prismes comme étant formés par une série de cellules unies bout à bout (*c*), et cette opinion me semble corroborée par la forme définitive des parties ainsi développées. En effet, les prismes constitutifs, ou *aiguilles* de l'émail, sont généralement un peu renflés de distance en distance, et laissent apercevoir des stries transversales qui deviennent plus distinctes quand on a attaqué la substance calcaire par de l'acide chlorhydrique (*d*). Il est aussi à noter que l'aspect moniliforme dû à ces marques est plus prononcé dans l'émail imparfaitement formé que dans celui dont le développement est achevé (*e*). M. Lintott décrit ces prismes ou fibres comme ayant une gaîne membraneuse subdivisée intérieurement par des cloisons transversales (*f*), mais cette structure n'a pu être mise en évidence. Cependant, lorsqu'on dissout dans un acide les sels calcaires de ce tissu, le résidu ressemble à de l'épithélium (*g*).

(*a*) Fr. Cuvier, *Des dents des Mammifères*, 1825, introd., p. XXII.

(*b*) Kölliker, *Éléments d'histologie*, p. 432, fig. 199.

(*c*) Owen, *Odontography*, introd., p. LVIII.

(*d*) Kölliker, *Op. cit.*, p. 421, fig. 102.

(*e*) Tomes, *Op. cit.*, p. 103, fig. 59.

(*f*) Lintott, *On the Structure and Pathology of the Human Teeth.*

(*g*) Hoppe, *Ueber die Gewebselemente der Knorpel, Knochen und Zähne* (Virchow's *Archiv für pathol. Anat. und Physiol.*, 1853, t. V, p. 170).

pulpe corticale avorte, cette couche, d'apparence vitreuse, reste à nu, et la dent est simplement émaillée ; mais si cette pulpe se développe, comme nous venons de le voir, sur les dents cortiquées, l'émail est à son tour recouvert par une couche de cément, et la dent devient bicortiquée.

D'après ce mode de développement, on conçoit que la structure générale des dents stéganosomes puisse varier beaucoup, suivant la forme affectée par le germe dentinique. Quand celui-ci est un cône ou une lame à surfaces planes ou faiblement courbées, la dent ne présente d'émail ou de cément que dans sa partie périphérique ; mais si le bulbe à la surface duquel ces tissus accessoires s'appliquent est creusé de sillons ou d'anfractuosités, les revêtements ainsi constitués pourront pénétrer plus ou moins profondément dans son épaisseur, et donner lieu à des combinaisons très variées de diverses substances dentaires.

§ 11. — A l'exemple de Cuvier, on donne généralement le nom de *dents simples* à celles qui présentent le premier de ces deux modes de conformation, et qui, par conséquent, ont la dentine à nu ou bien enveloppée par une couche superficielle d'émail ou de cément, sans être pénétrée par l'une ou l'autre de ces substances revêtantes. Telles sont les dents de l'Homme et du Chien. Dents simples.

On appelle communément *dents composées* ou *sillonnées*, celles qui offrent à leur intérieur de l'émail et du cément, ou tout au moins un de ces tissus additionnels enchevêtrés dans la dentine, et qui présentent, par conséquent, sur la couronne usée par la trituration, ou dans une section horizontale obtenue artificiellement, des alternances de texture près de leur axe, aussi bien que près de leur surface latérale. Dents composées.

Les dents ainsi constituées peuvent affecter cinq formes principales, et être divisées, pour cette raison, en *dents rubanées*, *dents fossiculées*, *dents lobulées*, *dents fasciculées*, et *dents agrégées*.

Dents rubanées.

J'appelle *dents rubanées*, celles où la surface de la pulpe dentinique n'est creusée de sillons que latéralement, de façon que les replis centripètes de l'émail et du cément sont verticaux et se montrent partout en continuité de substance, quelle que soit la profondeur à laquelle arrive l'usure de la couronne. Comme exemple de dents peu complexes offrant ce mode de conformation, je citerai les mâchelières de divers Rongeurs, tels que le Lièvre et le Cochon d'Inde (1). Mais les résultats de ce plissement latéral de la surface de la pulpe dentinique sont beaucoup plus remarquables chez quelques Vertébrés inférieurs. Ainsi, chez l'Ichthyosaure, grand Reptile nageur qui habitait les mers de la période jurassique, la couche de dentine disposée autour de la chambre médullaire centrale forme un nombre considérable de plis verticaux, dans l'épaisseur desquels cette cavité se prolonge d'une manière radiaire, et la couche de cément

(1) Chez le Cochon d'Inde, il existe à la face interne de chaque mâchelière un grand sillon vertical dans lequel un repli de l'émail s'enfonce de façon à toucher presque au côté opposé de la dent, et sur ce dernier côté un autre repli de l'émail se porte en dedans derrière le précédent, mais ne s'avance pas autant, de sorte que la couronne se trouve incomplétement divisée en plusieurs couches transversales et alternatives de dentine et d'émail, indépendamment du revêtement extérieur de cément qui se trouve au fond des replis de ce dernier tissu (*a*). Chez le Campagnol, les replis internes de l'émail sont plus nombreux (*b*), et chez l'Odontara on en compte jusqu'à neuf qui s'enchevêtrent à peu près comme chez le Cochon d'Inde, mais qui sont aussi profonds du côté externe que du côté interne de la dent (*c*). Chez le Lièvre, chacune des principales mâchelières se trouve divisée transversalement en deux parties par un prolongement de l'émail, qui sépare entre elles la portion antérieure et la portion postérieure de la dentine (*d*), disposition qui semble indiquer que la pulpe dentinique doit être bifide, au moins dans toute sa partie supérieure.

(*a*) Cuvier, *Recherches sur les ossements fossiles*, pl. 202, fig. 18, et *Atlas du Règne animal*, MAMMIFÈRES, pl. 68, fig. 3.

(*b*) Cuvier, *Ossements fossiles*, pl. 202, fig. 20.

(*c*) Fr. Cuvier, *Des dents des Mammifères*, pl. 52.

(*d*) Cuvier, *Ossements fossiles*, pl. 202, fig. 19. — Fr. Cuvier, *Des dents des Mammifères*, pl. 53.

qui recouvre extérieurement la dentine pénètre au fond de chacun des sillons que les côtes saillantes ainsi constituées laissent entre elles. Il en résulte que sur une coupe horizontale, la dent présente l'image d'une rosette qui serait formée par deux rubans accolés l'un à l'autre et froncés circulairement. Enfin, comme exemple d'une complication encore plus grande obtenue par un moyen analogue, je citerai le Batracien fossile auquel on a donné le nom significatif de Labyrinthodon. En effet, chez cet Animal, les plicatures de la couche dentinique, accompagnées par le cément, sont non seulement beaucoup plus profondes, mais présentent un grand nombre d'ondulations secondaires, de sorte que la dent coupée horizontalement offre l'aspect d'une rosace des plus riches (1).

Dents fossiculées.

Les dents que j'appelle *fossiculées* présentent en général des replis latéraux de l'émail comme les dents rubanées, mais offrent en outre à leur surface préhensile des dépressions profondes dans lesquelles ce revêtement pénètre aussi, de façon

(1) Chez l'*Ichthyosaurus*, les ondulations de l'espèce de muraille conique qui est formée par la dentine et revêtue par une couche de cément sont simples, et ne s'avancent que peu vers l'axe de la dent, de façon que la chambre médullaire est très grande (a). Mais, chez le *Labyrinthodon*, les grands replis verticaux arrivent jusqu'à une petite distance de cet axe, d'autres replis moins profonds s'intercalent entre les précédents, et tous présentent des circonvolutions secondaires nombreuses et serrées, de façon que dans chacune des branches sinueuses des rayons de l'espèce de rosace ainsi formée, il y a une ligne médiane bordée de chaque côté par une couche de cément, et plus loin une couche de dentine qui se soude latéralement à une autre couche du même tissu appartenant au repli suivant (b).

Les dents de quelques Poissons offrent une structure analogue à celle que je viens de signaler chez l'Ichthyosaure : par exemple, celles du *Lepisosteus* (c) et du *Cricodus* (d).

(a) Owen, *Odontography*, pl. 64 B, fig. 3.
(b) Idem, *ibid.*, pl. 64 A, fig. 1.
(c) Wyman, *On the Microscopic Structure of the Teeth of the Lepisostei* (*Amer. Journal of Science*, t. XLV, pl. 5, fig. 1 et 2).
— Agassiz, *Recherches sur les Poissons fossiles*, t. II, pl. G, fig. 1 à 6.
(d) Idem, *ibid*, pl. H, fig. 11.

que lorsque la couronne est un peu usée par la mastication, on y remarque des espèces d'îles composées d'émail et complétement séparées de la couche adamantine latérale par une couche de dentine. Ce mode de conformation se voit chez plusieurs Rongeurs (1), mais est plus caractérisé chez le Cheval et la plupart des Ruminants (2).

Dents lobulées.

Les *dents lobulées* résultent d'une exagération des tendances qui donnent naissance aux dents rubanées et fossiculées, c'est-à-dire d'une division encore plus profonde de la pulpe dentinique, qui, dans presque toute sa hauteur, se trouve partagée en une série de lobes entre lesquels l'émail et le cément se développent de façon à empâter les prolongements verticaux de la dentine dans autant de gaînes d'émail isolées entre elles, si ce n'est à leur base, et à souder ensuite ces gaînes entre elles à l'aide d'un revêtement commun de substance corticale. Comme exemple de ce mode d'organisation, je pourrai citer les mâchelières de quelques Rongeurs, tels que les Otomys et les Cabiais (3) ; mais c'est chez les Éléphants qu'il est développé au plus haut degré, et que ces organes méritent le mieux

(1) Par exemple, chez le Porc-Épic (*a*), l'Agouti (*b*) et le Paca (*c*). Le rapport des différents tissus constitutifs de ces dents fossiculées se voit encore mieux dans les belles figures que Erdl a données de ces organes chez le Castor (*d*).

(2) Chez le Cheval, ce mode de conformation se reconnaît aux dents incisives aussi bien qu'aux molaires, mais n'est fortement caractérisé que sur ces dernières, principalement à la mâchoire supérieure (*e*).

(3) Les mâchelières antérieures du Cabiai, quoique très profondément plissées, sont rubanées seulement ; mais celles situées plus en arrière présentent une série d'îles transversales, formées par la dentine et entourées chacune d'un anneau ovalaire d'émail qui, à son tour, est empâté dans une masse commune de cé-

(*a*) Cuvier, *Ossements fossiles*, pl. 202, fig. 9.

(*b*) Idem, *ibid.*, pl. 202, fig. 10.

(*c*) Idem, *ibid.*, pl. 202, fig. 11.
— Owen, *Odontography*, pl. 107, fig. 2.

(*d*) Erdl, *Untersuchungen über den Bau der Zähne bei den Wirbelthieren*, pl. 1, fig. 8 (*Abhandl. der Bayerischen Akademie der Wissenschaften*, 1840, t. III).

(*e*) Cuvier, *Recherches sur les ossements fossiles*, pl. 162, fig. 3 à 18.

le nom de *dents composées*. En effet, la dentine de chaque mâchelière constitue une série de grandes lames transversales et parallèles qui, pendant longtemps, restent complétement isolées entre elles et ressemblent à autant de dents distinctes renfermées dans une capsule commune; chacune de ces lames verticales s'entoure d'émail, puis se trouve soudée à ses voisines par le développement de la substance corticale qui se prolonge dans les espaces qu'elles laissent entre elles, et les empâte aussi extérieurement, de façon à les réunir en un seul bloc. Mais ces cloisons de dentine ne sont pas formées par autant de bourgeons distincts; les lames odontogéniques qui les produisent ne sont que des prolongements d'un organe unique, et elles sont toutes en continuité de substance par leur base, de sorte que là les parties composées de dentine finissent par se rejoindre et s'unir directement entre elles (1). Il en résulte que la couronne de la dent, plus ou moins usée par le frottement masticatoire, présente une série d'îles formées par les prolongements de la dentine, dirigées transversalement et bordées par des crêtes ovalaires d'émail qui sont séparées entre elles par du cément. Cette dernière substance se détruit plus vite que les autres, et l'émail résiste plus que ne le fait la dentine; en sorte que ces grandes mâchelières sont garnies d'une

ment (*a*). Chez l'Otomys, il existe dans chaque mâchelière deux, trois ou quatre de ces îles de dentine entourées d'une ceinture d'émail et empâtées dans du cément, de façon à former des lames transversales et alternantes de ces trois substances (*b*).

(1) Quelques auteurs ont considéré les dents lobulées et les dents que j'appelle fasciculées comme étant formées par la soudure de plusieurs dents qui, dans le principe, auraient été complétement distinctes entre elles (*c*), mais les parties constitutives de ces organes sont toujours en continuité de substance par leur base.

(*a*) Cuvier, *Recherches sur les ossements fossiles*, pl. 202, fig. 17. — Fr. Cuvier, *Dents des Mammifères*, pl. 46.

(*b*) Idem, *ibid.*, pl. 60.

(*c*) Blainville, art. DENTS (*Nouveau Dictionnaire d'histoire naturelle*, 1817, 2e édit., t. IX, p. 257).

série de crêtes et de sillons de diverses profondeurs, et constituent des râpes très puissantes (1).

Dents fasciculées.

Les *dents fasciculées* ressemblent aux dents lobulées, si ce n'est que les prolongements verticaux de la dentine, au

(1) La formation des mâchelières de l'Éléphant à l'aide d'une série longitudinale de grandes lames qui, dans le principe, ressemblent à autant de dents isolées, a été observée pour la première fois par Blair (*a*) ; mais c'est principalement aux recherches de Cuvier que l'on doit la connaissance du mode de développement de ces organes (*b*). Ce naturaliste a constaté que la capsule, composée d'une tunique fibreuse, renferme une pulpe dentinique qui y adhère par la base, et qui s'élève dans sa cavité sous la forme d'une série de lobes verticaux et comprimés, auxquels il donne le nom de *murs*. Ces petits murs, de consistance gélatineuse, sont libres latéralement, ainsi qu'à leur sommet, qui est plus ou moins profondément divisé en une série de digitations (*c*). Enfin des prolongements de la tunique interne de la capsule descendent entre les murs ou lobes de la pulpe dentaire et portent la pulpe émaillante. Par les progrès de la dentinification, les lobes transversaux se changent en autant de lames verticales de dentine ; cette transformation commence à leur sommet, et donne d'abord naissance à une série transversale de petits cylindres qui correspondent aux digitations dont j'ai déjà parlé, mais qui ne tardent pas à se souder entre eux à mesure qu'ils s'allongent par leur base (*d*). Les lames parallèles de dentine ainsi constituées se revêtent d'une couche d'émail et restent libres pendant fort longtemps, mais sont soudées entre elles quand la pulpe corticale dont la cavité de la capsule se remplit vient à s'ossifier (*e*). Cette soudure commence à l'extrémité antérieure de la dent, et il arrive parfois qu'elle est déjà très avancée dans cette partie, tandis que vers l'extrémité opposée de la capsule, les lames dentiniques sont encore libres, état dans lequel ces parties ont été figurées par plusieurs auteurs (*f*). Quand la dentinification gagne la portion basilaire du germe, les lames s'unissent directement entre elles par leur bord, et par conséquent, ainsi que le fait remarquer M. Owen, on ne peut pas

(*a*) P. Blair, *Osteographia elephantina* (*Philos. Trans.*, 1710, t. XXVII, p. 113).

(*b*) Cuvier, *Mém. sur les espèces d'Éléphants vivants et fossiles* (*Recherches sur les ossements fossiles*, t. I, pl. 9, fig. 2 à 4).

(*c*) C'est en raison de la forme digitée des lames dentaires des Éléphants et des Mastodontes que, dans les anciennes collections de fossiles, on désignait quelquefois ces corps sous le nom de *chéirolithes*, et qu'on les donnait pour des mains d'enfants ou de singes déformées par la pétrification.

(*d*) Owen, *Odontography*, p. 631.

(*e*) Blainville, *Ostéographie*, GRAVIGRADES, genre *Elephas*, pl. 7, 8, 9 et 10.

(*f*) Blair, *Op. cit.* (*Philos. Trans.*, 1710, t. XXVII, pl. 3, fig. 10).

— Camper, *Description anatomique d'un Éléphant*, pl. 19, fig. 3, 4 et 5, etc.

— Cuvier, *Recherches sur les ossements fossiles*, pl. 9, fig. 5.

lieu de constituer une rangée de grandes lames transversales, sont étroits, prismatiques, réunis en faisceau et soudés entre eux par du cément. Elles ont aussi beaucoup d'analogie avec les dents simples que j'ai décrites précédemment (1) sous le nom de *dents subfasciculées*; seulement l'existence d'une couche de cément entre les prismes de dentine, dont l'axe est occupé par une chambre médullaire, indique que, dans le principe, la pulpe était digitée supérieurement au lieu de former une seule masse. Ce mode d'organisation se voit chez les Poissons cartilagineux du genre Myliobate (2).

les considérer comme autant de denticules complétement indépendantes les unes des autres. Enfin, chacun des lobes transversaux de la pulpe dentinique adhère à la base de la capsule par un certain nombre de pédoncules traversés par les vaisseaux nourriciers du bourgeon, et ces pédoncules, en se dentinifiant à leur tour, deviennent des racines. Il résulte de cette disposition, que si l'usure de ces mâchelières est portée très loin, la portion continue de la dentine peut être mise à nu, et alors elles ressemblent à des dents rubanées (*a*), mais cet état est très rare. Pour se rendre bien compte de la structure de ces mâchelières, il est bon d'en faire des coupes verticales aussi bien qu'horizontales (*b*).

Le nombre des lobes ou denticules constitutifs de chaque mâchelière augmente en général de la partie antérieure à la partie postérieure de la série formée par ces dents. Ainsi, chez l'Éléphant d'Asie, on compte seulement quatre de ces lames transversales sur les mâchelières de la première paire, et huit ou neuf sur celles qui viennent après, tandis que sur les dernières il en existe plus de vingt. Il est également à noter que leur forme, et par conséquent celle des crêtes constituées par leur revêtement d'émail, varient suivant les espèces : ainsi, chez l'Éléphant d'Asie, leur coupe est ovalaire, tandis que chez l'Éléphant d'Afrique elle est disposée en losange (*c*), et que chez les espèces fossiles on remarque d'autres formes (*d*).

(1) Voyez ci-dessus, page 171.

(2) Sur une section transversale de ces dents, on voit très distinctement le cément intercolumnaire qui limite les prismes verticaux de dentine et les soude entre eux (*e*).

(*a*) Owen, *Op. cit.*, pl. 147, fig. 1.

(*b*) Corse, *Obs. on the different Species of Asiatic Elephants and their Mode of Dentition* (*Philos. Trans.*, 1799, pl. 12).
— Home, *Some Observ. on the Structure of the Teeth of Graminivorous quadrupedes* (*Philos. Trans.*, 1799, pl. 13 et 15).

(*c*) Fr. Cuvier, *Des dents des Mammifères*, pl. 91 et 91 *bis*.
— Blainville, *Op. cit.*, pl. 9.

(*d*) Falconer and Cautley, *Fauna antiqua sivalensis*, pl. 2, 7, 12, 13, etc.

(*e*) Owen, *Odontography*, pl. 27.

Dents agrégées.

Enfin, les *dents agrégées* consistent en un assemblage de dents simples qui se soudent latéralement entre elles de façon à former des plaques ou revêtements dont la structure rappelle la disposition d'une mosaïque. Comme exemple de dents réunies de la sorte, je citerai l'armure mandibulaire des Poissons du genre Scare (1).

Formes intermédiaires.

On trouve aussi des dents qui, par leur structure, sont intermédiaires entre ces divers modes d'organisation ; mais je ne m'arrêterai pas à les décrire, parce que l'étude n'en présente aucune difficulté lorsque l'on connaît les types dont je viens de parler (2).

Mode de fixation des dents.

§ 12. — Le mode de développement des dents influe aussi beaucoup sur la manière dont ces corps sont fixés aux parois de la cavité buccale. Les dents phanérogénètes adhèrent par leur base à la membrane muqueuse sur laquelle elles ont pris naissance, et ne sont attachées aux parties sous-jacentes de la char-

(1) L'armure mandibulaire des Scares ressemble beaucoup, par sa forme générale, à un bec de Perroquet (*a*), mais les gaînes mandibulaires se composent d'une multitude de petites dents placées parallèlement et soudées entre elles par les côtés (*b*).

(2) Une de ces dispositions, qui au premier abord paraît des plus singulières, mais qui n'implique en réalité aucune modification importante dans le mode de développement des dents, nous est offerte par les Galéopithèques. Chez ces Mammifères, les dents qui garnissent le devant de la mâchoire inférieure ont la forme de peignes ou de petits râteaux (*c*), chacune d'elles étant simple à sa base, mais divisée supérieurement en une série de digitations très allongées, dont le centre est occupé par une chambre médullaire tubuliforme et la surface est revêtue d'émail (*d*). Ces dents ressemblent donc, dans leur partie supérieure, à des dents composées qui manqueraient de cément, tandis que dans la partie inférieure, où toutes les chambres médullaires se réunissent en une seule cavité centrale, elles ont les caractères des dents simples.

(*a*) Voyez l'*Atlas du Règne animal* de Cuvier, POISSONS, pl. 91, fig. 1.
(*b*) Owen, *Odontography*, p. 112, pl. 49, fig. 1, 2 et 3 ; pl. 50.
(*c*) Pallas, *Galeopithecus* (*Acta Acad. scient. Petropolitanæ*, 1780, t. IV, pl. 8, fig. 2 et 3).
— Fr. Cuvier, *Des dents des Mammifères*, pl. 14, fig. 2 et 3.
— Blainville, *Ostéographie*, genre *Lemur*, pl. 11.
(*d*) Owen, *Odontography*, p. 435, pl. 115.

pente buccale que par des brides tendineuses qui se développent dans l'épaisseur de cette tunique (1). Chez quelques Poissons, il en est de même pour les dents cystigénètes. Mais, en général, chez ces Animaux, la portion inférieure de la capsule dentaire se transforme en une substance osseuse qui soude la base de la dent à l'os situé au-dessous (2), et parfois ce mode d'attache par *ankylose* coïncide avec le développement d'une ou de plusieurs éminences sur la surface de cet os qui pénètre dans la cavité correspondante formée par la chambre médullaire de chacune de ces dents (3). Chez certains Poissons, ainsi que chez la plupart des Reptiles, les os des mâ-

(1) C'est à raison de cette disposition que Blainville a donné le nom de *Dermodontes* aux Poissons cartilagineux (a).

Ce mode d'attache à l'aide de ligaments étendus de la base de la dent à la partie voisine de la mâchoire se voit très distinctement chez la Baudroie (*Lophius piscatorius*). Sur le devant de la bouche de ce Poisson, il n'est pas persistant, et il y a bientôt ankylose ; mais plus en arrière les dents restent unies de la sorte à leur base de sustentation, et par suite de l'élasticité de leurs ligaments, elles sont susceptibles de se reployer en dedans ou de se redresser (b).

Les dents sont attachées seulement à la membrane muqueuse ou au tissu sous-jacent chez les Squales et tous les autres Plagiostomes, ainsi que chez les Goniodontes, les Mugiles, etc. (c). Chez les Blennoïdes du genre *Salarias*, elles sont remarquablement mobiles (d).

(2) Les dents sont fixées par ankylose simple chez la plupart des Poissons, mais cette disposition est en général précédée par l'existence de ligaments étendus de l'os à la base de ces organes.

Le nom de *Gnathodontes*, que Blainville a donné aux Poissons osseux en général, est destiné à rappeler ce mode d'implantation des dents (e).

(3) Ce mode d'attache, que j'appellerai par *engrenage*, est très remarquable chez quelques Poissons, tels que les Sauroïdes fossiles du genre *Rhizodus*, où la base élargie de la dent donne naissance à des prolongements radiciformes entre lesquels d'autres prolongements de l'os sous-jacent s'enchevêtrent (f).

(a) Blainville, *De l'organisation des Animaux*, tab. p, et art. DENT (*Nouveau Dictionnaire d'histoire naturelle*, 2ᵉ édit., t. IX, p. 348).
(b) Owen, *Odontography*, p. 7, pl. 56, fig. 1.
(c) Idem, *ibid.*, p. 85 et 120.
(d) Cuvier et Valenciennes, *Histoire naturelle des Poissons*, t. XI, p. 301.
(e) Blainville, *loc. cit.*
(f) Owen, *Op. cit.*, p. 75, pl. 36.

choires donnent naissance à un prolongement lamellaire qui s'avance du côté externe de la série des capsules dentaires, et constitue une sorte de parapet ou de muraille externe contre laquelle les dents s'appliquent (1). Chez d'autres Reptiles, un second rebord osseux s'élève derrière chaque rangée de capsules, et, par conséquent, les dents naissent au fond d'une gouttière alvéolaire dans laquelle leur partie basilaire reste engagée lorsque leur sommet ou couronne devient libre au dehors de la gencive (2). Enfin, chez quelques Reptiles, ainsi que chez un très petit nombre de Poissons, et chez tous les Mammifères, cette gouttière alvéolaire se subdivise en autant de loges qu'il y a de capsules dentaires, par suite du

(1) Chez quelques Poissons qui n'ont pas de rebord alvéolaire de ce genre, les dents se soudent cependant à la mâchoire par le côté, et dans ce cas elles sont d'ordinaire couchées horizontalement, de façon à se rencontrer par le flanc au lieu d'être opposées par leur couronne : par exemple, chez les Scares (*a*). Les dents marginales des Diodons présentent aussi cette disposition (*b*) ; mais dans le genre *Pimelepterus*, où il y a également ankylose latérale de la portion basilaire des dents avec la surface correspondante de la mâchoire, ces organes se recourbent sur eux-mêmes de façon à se rencontrer comme d'ordinaire par la couronne (*c*).

Les dents se soudent latéralement à un rebord vertical des mâchoires dans une section nombreuse de Reptiles sauriens de la famille des Iguaniens, qui a reçu pour cette raison le nom de Pleurodontes (*d*), et qui comprend les Iguanes (*e*), les Anolis, etc. Un mode d'attache analogue se voit chez les Caméléons, les Scincoïdes, la plupart des Lacertiens et les Monitors, seulement le rebord alvéolaire est moins élevé, et présente en dedans une surface horizontale ou oblique sur laquelle les dents se soudent par leur base (*f*).

(2) Ce mode d'implantation dans un sillon alvéolaire commun est très bien caractérisé chez les grands Reptiles fossiles du genre *Ichthyosaurus* (*g*).

(*a*) Owen, *Odontography*, p. 6, fig. 49.
(*b*) Idem, *ibid.*, pl. 38, fig. 1.
(*c*) Voyez Cuvier et Valenciennes, *Histoire des Poissons*, t. VII, p. 259, pl. 187. — Owen, *Op. cit.*, pl. 1, fig. 5.
(*d*) Voyez Duméril et Bibron, *Histoire naturelle des Reptiles*, t. IV, p. 61.
(*e*) Cuvier, *Ossements fossiles*, pl. 244, fig. 25, et pl. 246, fig. 2. — Owen, *Op. cit.*, pl. 68, fig. 2 ; pl. 70, fig. 7.
(*f*) Cuvier, *Ossements fossiles*, pl. 244, fig. 5. — Owen, *Op. cit.*, pl. 67, fig. 1.
(*g*) Idem, *Op. cit.*, pl. 73, fig. 9.

développement de prolongements osseux qui partent de ses deux parois et se confondent à leur point de rencontre, de façon à constituer des cloisons transversales. Les cavités ainsi constituées dans l'épaisseur des os des mâchoires, sont connues sous le nom d'*alvéoles ;* les capsules dentaires y sont renfermées, et lorsque la dent, par suite de sa croissance, a traversé la gencive et a fait saillie au dehors, la racine de cet organe masticateur reste implantée dans l'os sous-jacent comme un clou qui se trouve enfoncé dans une poutre (1). On appelle *gomphose* ce mode d'attache des dents : et il est à noter que, chez les Mammifères, ces organes sont seulement en contact intime avec les parois de leurs alvéoles ; dans l'état normal, ne s'y soudent jamais ou presque jamais (2), comme cela a lieu chez

(1) Des alvéoles rudimentaires, c'est-à-dire si peu profonds qu'ils n'embrassent guère que le bord inférieur des dents, se voient chez beaucoup de Reptiles où ces organes sont ankylosés à leur base : par exemple, chez les Varans (*a*), les Agamiens, les Geckos et la plupart des Ophidiens ; la même disposition existe chez les Batraciens des genres *Cæcilie* et *Labyrinthodon* (*b*).

Des alvéoles bien caractérisés sont rares chez les Poissons ; on en trouve cependant une rangée de chaque côté du rostre des *Pristis* ou Scies (*c*), ainsi que sur les mâchoires des Saphyrænes, des Acanthures, des Dictyodons, etc. Des cavités semblables existent chez des Balistes ; mais, chez ces Poissons, le fond de chaque alvéole s'élève en forme de cône dans l'intérieur d'une cavité correspondante de la base de la dent, de façon qu'il y a gomphose réciproque (*d*).

Dans la classe des Reptiles, l'implantation des dents par gomphose parfaite, c'est-à-dire à l'aide d'un alvéole particulier et profond, est également très rare, mais elle se voit chez tous les Crocodiliens (*e*).

Dans la classe des Mammifères, ce mode d'insertion est constant, excepté chez les Ornithorhynques ; mais chez les Cachalots, les alvéoles sont peu profonds, et les dents sont retenues en place par le tissu fibreux des gencives beaucoup plus que par leurs cavités articulaires.

(2) Les recherches de Duvernoy tendent à établir que chez les Musa-

(*a*) Owen, *Odontography*, pl. 63 A, fig. 8.
(*b*) Idem, *ibid.*, pl. 63 A, fig. 4 et 5.
(*c*) Idem, *ibid.*, pl. 8, fig. 3.
(*d*) Idem, *ibid.*, pl. 40, fig. 3.
(*e*) Cuvier, *Ossements fossiles*, pl. 236, fig. 1, 2, 3, 6, etc. — Owen, *Op. cit.*, pl. 75, fig. 3 et 4.

les Reptiles, mais leur implantation est consolidée par l'existence d'une couche fibreuse épaisse qui constitue les gencives et qui les embrasse dans une certaine longueur au delà du bord alvéolaire (1).

Il existe une concordance remarquable entre ces diverses formes de la cavité osseuse destinée à l'implantation des dents et les différents états successifs du bord mandibulaire en voie de développement chez les Animaux à alvéoles complets. En effet, chez l'Homme et les autres Mammifères, ces loges ne préexistent pas aux capsules dentaires qu'elles sont destinées à contenir; celles-ci se développent d'abord dans un simple sillon commun formé par la naissance de deux crêtes osseuses parallèles sur le bord gingival des maxillaires, disposition qui est semblable à ce que nous avons vu chez divers Reptiles; puis, ces crêtes donnent naissance à des contre-forts qui s'avancent les uns vers les autres dans les espaces compris entre les capsules, et, en se rencontrant, constituent des cloisons transversales à l'aide desquelles la gouttière alvéolaire se trouve subdivisée en une série de cavités particulières (2).

Les sacs à l'intérieur desquels les dents se constituent sont de la sorte renfermés chacun dans une loge particulière, et ces

raignes les dents sont soudées entre elles, ainsi qu'à la mâchoire, par un tissu osseux que cet anatomiste appelle *cément alvéolaire* (a), mais je ne suis pas convaincu de l'exactitude de ses observations à ce sujet.

(1) Les gencives sont formées par la tunique muqueuse de la bouche, dont la couche profonde s'hypertrophie et offre une consistance analogue à celle des fibro-cartilages. Par leur surface adhérente, leur tissu se confond avec le périoste adjacent et se prolonge dans les cavités alvéolaires dont il tapisse les parois. Leur surface libre est garnie de papilles qui ne présentent rien de particulier. Avant la sortie des dents, elles sont très épaisses et très résistantes, caractères qui se remarquent aussi chez les vieillards après la chute de ces organes.

(2) La formation des alvéoles aux dépens d'une gouttière commune a

(a) Duvernoy, *Sur les dents des Musaraignes*, 1844, p. 33 et suiv. (extr. des *Mém. de l'Acad. des sciences, Savants étrangers*, t. IX).

derniers organes sont d'abord complétement enfouis dans l'épaisseur de la substance osseuse des mâchoires ; mais, à mesure qu'ils s'allongent par leur base, ils pressent sur le sommet de cette poche ainsi que sur les parties molles qui le recouvrent, et en déterminent peu à peu la résorption. Le sommet de la dent se montre alors à nu sur la surface du bord gingival, et à mesure que l'accroissement de sa base continue, ou que le fond de son alvéole se remplit par suite du développement du tissu osseux adjacent, elle s'avance de plus en plus au dehors.

Racines des dents.

On donne le nom de *racine* à la portion basilaire de la dent qui reste engagée dans l'alvéole, et l'on appelle *couronne* la partie préhensile de cet organe qui fait saillie hors de la gencive. Lorsque la croissance des dents est illimitée, ces deux portions ne diffèrent pas notablement entre elles, et ce qui était racine à un moment donné devient couronne plus tard ; mais quand ces corps ne doivent s'allonger que pendant un temps déterminé, leur partie basilaire se rétrécit de plus en plus et leurs racines ont communément la forme d'un cône renversé. La racine est simple lorsque le bulbe dentaire ne reçoit qu'un

été très bien indiquée chez le fœtus humain par Hunter (*a*), et vient d'être l'objet de recherches nouvelles et plus approfondies, dues à MM. Robin et Magitot (*a*). Ainsi que je l'ai déjà dit, les anatomistes ne sont pas d'accord relativement à la position des capsules dentaires au moment de la première apparition de ces organes. La plupart pensent que ces sacs prennent naissance au-dessus de l'os en voie de formation, de façon à présenter temporairement les relations qui existent d'une manière permanente entre les dents et les os des mâchoires chez les Poissons cartilagineux, etc., et qu'ils se trouvent ensuite logés dans une gouttière alvéolaire commune, par suite du développement de deux crêtes marginales sur les os ; mais il résulte des observations récentes de MM. Robin et Magitot, que la gouttière alvéolaire commence à se constituer avant les capsules, et que celles-ci prennent naissance au fond de ce sillon osseux (*b*).

(*a*) Hunter, *Nat. Hist. of the Human Teeth*, p. 74, pl. 8, fig. 1 à 6.

(*b*) Robin et Magitot, *Mém. sur la genèse et le développement des follicules dentaires* (*Journal de physiologie* de Brown-Séquard, 1860, t. III, p. 12 et suiv.).

seul faisceau de vaisseaux sanguins et n'adhère au fond de la capsule que par un pédoncule unique; mais elle est bifide ou multifide lorsque ces communications vasculaires entre le bulbe et les parties sous-jacentes sont établies sur deux ou plusieurs points, et que cet organe odontogène est fixé dans sa loge par deux ou plusieurs pédoncules, disposition qui coïncide avec la division de la chambre médullaire en autant de branches à sa partie inférieure, ainsi que cela est facile à voir en divisant verticalement une des grosses dents molaires de l'Homme.

Renouvellement des dents

§ 13. — Le développement de toutes les dents ne se fait pas simultanément; en général, celles de la partie antérieure des mâchoires se montrent les premières, les autres à des époques plus ou moins éloignées, et le plus ordinairement cette succession coïncide avec la chute de certains de ces organes dont d'autres viennent prendre la place. Il en résulte que le nombre des dents dont chaque animal est pourvu est presque toujours beaucoup plus considérable qu'on ne serait porté à le croire au premier abord par l'inspection de sa bouche, et que d'ordinaire l'armature buccale tout entière est susceptible de se renouveler une ou plusieurs fois. Mais ce ne sont pas les mêmes bulbes qui donnent naissance à plusieurs dents, chacune de celles-ci se constitue d'une manière indépendante de ces voisines ou de ses prédécesseurs.

Chez les Marsouins et les autres Cétacés proprement dits, il n'y a pas de dents de remplacement; toutes les dents dont chaque mâchoire doit être armée naissent sur une même ligne horizontale et ne constituent qu'une seule rangée; toutes sont destinées à avoir une existence permanente, et lorsque l'une quelconque d'entre elles vient à tomber, la perte est irréparable (1).

(1) M. Owen désigne sous le nom de *Monophytodons* (a) les Mammifères

(a) Dé μόνος, une fois; φύω, j'engendre; οδούς, dent.

Chez beaucoup de Poissons, il en est tout autrement : la production de ces organes paraît être presque illimitée, et pendant toute la durée de la vie, on trouve derrière la dent en activité fonctionnelle une ou plusieurs dents en voie de développement, qui sont destinées à se remplacer successivement. Souvent cette réserve est fort nombreuse et son existence est facile à constater. Ainsi chez les Requins et les autres Squales, indépendamment des grosses dents qui sont dressées le long du bord de chaque mâchoire, on trouve à la face interne de l'arcade gingivale une multitude d'autres dents à divers degrés de développement, qui sont couchées à plat et cachées dans autant de replis de la membrane muqueuse. Celles-ci sont placées à la file les unes derrière les autres, et attendent leur tour pour entrer en fonction ; aussi, lorsque par l'effet d'une sorte de mue, la première rangée de dents vient à tomber, celles de la rangée suivante se dressent et s'y substituent. Il en est de même, lorsque, par suite de quelque accident, la bouche de l'Animal se trouve désarmée d'une manière partielle ; la dent qui a été arrachée, laissant un espace libre pour le redressement de la dent de remplacement qui était couchée derrière sa base, celle-ci s'avance et vient compléter la rangée externe (1).

qui ne produisent qu'un seul système dentaire, et sous celui de *Diphyodons* (a) ceux qui en produisent deux séries (b).

(1) Ce mode de renouvellement des dents des Squales pouvait se deviner par la position de ces organes et le degré de croissance des premières dents comparées aux dernières (c) ; mais un cas pathologique observé par André en a donné une preuve décisive. Ce naturaliste trouva chez un de ces Poissons la mâchoire traversée de part en part, à une distance assez grande de son bord gingival, par le dard caudal d'une Raie, et il remarqua que non-seulement les dents en contact avec ce corps par leur base manquaient de l'espèce de talon dont leur angle interne est

(a) De δίς, deux fois ; φύω et ὀδούς.
(b) Owen, art. TEETH (Todd's *Cyclopædia*, t. IV, p. 901).
(c) Stenon, *Elementorum myologiæ specimen*, 1667, p. 87, pl. 4. — Hérissant, *Recherches sur les usages du grand nombre de dents du* Canis carcharias (*Mém. de l'Acad. des sciences*, 1749, p. 155, pl. 7, 8 et 9).

Ce ne sont pas seulement les dents phanérogénètes qui se multiplient ainsi d'une manière continue, et se substituent les unes aux autres au fur et à mesure des besoins; il en est très souvent de même pour les dents cystogénètes, lorsque celles-ci ne naissent pas dans l'intérieur d'une cavité osseuse, et le développement de dents de remplacement à toutes les époques de la vie peut avoir lieu chez les Reptiles aussi bien que chez les Poissons. Ce phénomène est facile à constater pour les crochets dont la partie antérieure de la bouche des Serpents venimeux est garnie, et il nous explique comment ces Animaux peuvent recouvrer leur puissance nuisible, lorsqu'ils ont été rendus temporairement inoffensifs par l'arrachement de ces armes empoisonnées (1).

d'ordinaire garni, mais que toutes celles de la même rangée, situées plus en avant, présentaient la même anomalie dont la cause était évidemment la blessure en question : il fallait donc que toutes ces dents, même les plus antérieures, avant d'occuper la position qu'elles avaient sur cette pièce anatomique, se fussent trouvées à l'extrémité postérieure de l'espace dentifère, car c'est là seulement qu'elles pouvaient avoir été modifiées par la présence du corps étranger implanté dans la mâchoire de l'Animal (*a*).

Un singulier mode d'organisation qui nous est offert par les dents des Poissons gymnodontes, et plus particulièrement des Diodons, paraît dépendre d'un phénomène odontogénique analogue à celui qui amène la formation successive des dents nouvelles chez la plupart des autres Animaux. Chez le Diodon, ces organes sont stratifiés et se composent de couches alternatives de dentine et de cément superposées (*b*). Cela s'explique facilement, si l'on suppose que les bulbes dentaires naissent les uns au-dessous des autres, et que chaque dent nouvelle se soude à la face inférieure de la dent précédente, au lieu de la chasser.

(1) Chez les Serpents non venimeux, on trouve aussi, à côté de la base des dents en activité fonctionnelle, une série de dents de remplacement en voie de croissance (*c*).

(*a*) Andre, *A Description of the Teeth of the* Anarrhichas lupus, etc.; *to which is added an attempt to prove that the Teeth of Cartilaginous Fishes are perpetually renewed* (*Philos. Trans.*, 1784, t. LXXIV, p. 279, pl. 13).

(*b*) Owen, *Odontography*, pl. 39.

(*c*) *On the Mode of Growth, Reproduction and Structure of the poisonous Fangs in Serpents* (*Mem. of the Wernerian Nat. Hist. Soc.*, 1825, t. IV, p. 412).

Chez les Mammifères, le travail organogénique qui a pour résultat la formation des germes dentaires est limité au très jeune âge ; le nombre de ces organes producteurs est déterminé pour chaque espèce animale : les dents se développent successivement, et celles qui paraissent les premières ne sont destinées à demeurer en fonction que pendant un temps assez court, mais elles ont chacune un remplaçant dont le rôle est permanent ou dont la chute laisse dans l'armure buccale un vide irréparable.

Dents de lait et dents permanentes.

Le mode suivant lequel ce renouvellement du système dentaire s'effectue, dépend de la position des germes dans l'intérieur des mâchoires. Chez presque tous les Mammifères, les capsules odontogènes sont distribuées sur deux rangs superposés, et celles de la rangée profonde restent pendant longtemps presque inactives, tandis que celles de la première rangée donnent promptement naissance à une série de dents dont l'évolution commence à une époque fort rapprochée de la naissance et s'achève rapidement. Mais ces dents de première dentition tombent bientôt, et cèdent la place à celles produites plus tardivement par les germes de la rangée profonde. Deux garnitures dentaires se forment donc successivement dans la bouche d'un même Animal : il se produit d'abord une série de dents caduques appelées *dents de lait*, parce que leur évolution s'effectue d'ordinaire pendant la durée de la lactation ; puis apparaissent les dents de remplacement ou dents permanentes, qui n'ont pas de successeurs.

Première dentition chez l'Homme.

Ainsi, le nombre total des bourgeons dentaires qui se constituent chez l'Homme est de 52, soit 26 pour chaque mâchoire ; mais ils ne se développent pas simultanément. De très bonne heure, chez l'embryon, on trouve à l'une et à l'autre mâchoire une rangée de dix de ces organes odontogènes ; puis les autres se constituent au-dessous ou en arrière des précédents, mais restent pendant longtemps dans un état rudimentaire, tandis que les premiers se développent rapidement (1). Vers le cinquième mois de la vie intra-utérine, la dentinification de la pulpe commence dans les germes de la paire antérieure, d'abord à la mâchoire inférieure, puis à la mâchoire supérieure; au septième mois, les résultats de ce phénomène histogénique sont visibles dans l'intérieur de toutes les capsules de la première rangée, et à l'époque de la naissance les vingt dents transitoires ont déjà la couronne bien formée, mais sont encore cachées dans la substance des mâchoires. C'est, en général, vers le septième mois de la vie de l'enfant qu'elles commencent à se montrer à découvert, et, dans la plupart des cas, les incisives internes ou inférieures de la mâchoire

(1) On n'est pas encore bien fixé relativement à l'ordre suivant lequel les germes de dents de lait prennent naissance dans l'intérieur des mâchoires de l'embryon humain. Suivant M. Goodsir, ce serait la papille productrice de la molaire antérieure qui se montrerait la première (vers la septième semaine après la conception), d'abord à la mâchoire supérieure, puis à la mâchoire inférieure; les germes des canines se constitueraient pendant la huitième semaine et seraient suivis par ceux des incisives; enfin, vers la onzième ou douzième semaine, ceux des deuxièmes molaires se formeraient (*a*). Mais d'après les recherches récentes de M. Magitot, il paraîtrait que ces germes se constitueraient dans l'ordre suivant : 1° l'incisive interne, 2° l'incisive latérale, 3° la petite molaire antérieure, 4° la canine, 5° la seconde petite molaire. Cet anatomiste a trouvé aussi que le travail odontogénique est un peu en avance dans la mâchoire inférieure, comparée à la supérieure; enfin que le premier follicule dentaire se montre vers le soixantième jour après la conception, et que vers le quatre-vingt-cinquième jour, lorsque la formation de cette première rangée de capsules dentaires est achevée, le follicule de la première grosse molaire se montre derrière les précédentes (*b*). Suivant M. Magitot, les follicules des dents de remplacement correspondants aux vingt follicules de la première dentition ne commenceraient à se montrer qu'au moment de la naissance. Mais M. Natalis Guillot en a vu les traces initiales dès le cinquième mois de la vie embryonnaire (*c*).

(*a*) Goodsir, *On the Origin and Development of the Pulps and Sacs of the Human Teeth* (*Edinb. Med. and Surg. Journ.*, 1839, t. LI, p. 20).

(*b*) Magitot, *Mém. sur la genèse et la morphologie des follicules dentaires chez l'Homme et les Animaux* (*Comptes rendus de l'Acad. des sciences*, 1860, t. L, p. 425).

(*c*) N. Guillot, *Recherches sur la genèse des dents et des mâchoires* (*Ann. des sciences nat.*, 4e série, 1858, t. IX, p. 297).

inférieure sont les premières à percer la gencive. Quelques semaines après, l'évolution des incisives externes s'effectue, et vers la fin de la première année les molaires antérieures apparaissent (1). D'ordinaire les canines ne se montrent que plus tardivement (vers l'âge de dix-huit mois), et à la fin de la seconde année le travail de la première dentition se termine par la sortie des molaires de la deuxième paire. Mais on observe beaucoup d'irrégularités, soit dans l'ordre d'évolution de ces dents de lait, soit dans l'époque de leur apparition, et l'on cite des cas dans lesquels ce dernier phénomène avait commencé avant la naissance, ou bien s'est trouvé retardé de plusieurs années (2).

Les dents de lait ou dents transitoires de l'Homme sont

(1) Beaucoup d'anatomistes, se fondant sans doute sur un petit nombre d'observations, ont cru que d'ordinaire les dents de lait paraissent, conformément à l'ordre de leur position, c'est-à-dire les canines après les incisives, puis les prémolaires antérieures (*a*); mais des recherches plus multipliées ont fait voir qu'en général les incisives ne percent la gencive qu'après les petites molaires antérieures (*b*).

(2) Haller a recueilli dans les écrits de ses prédécesseurs un certain nombre d'exemples d'enfants qui, en naissant, avaient déjà une ou plusieurs dents (*c*). Des faits semblables ont été observés par plusieurs autres auteurs (*d*), et, parmi les personnages historiques auxquels on attribue cette particularité, on peut citer Louis XIV, Mazarin et Mirabeau. On a même vu des enfants dont les six premières dents étaient sorties à l'époque de la naissance (*e*), et M. Tomes, en se fondant sur les observations de M. Crump et de M. Lethbridge, a enregistré deux cas d'enfants mort-nés dont la dentition temporaire était complète (*f*).

D'autre part, on connaît des exem-

(*a*) Sabatier, *Traité d'anatomie*, t. I, p. 86.
— Boyer, *Traité d'anatomie complet*, 1815, 4ᵉ édit., t. I, p. 176.
— Bichat, *Traité complet d'anatomie*, t. III, p. 177.
— Idem, *Anatomie générale*, t. III, p. 94.
— Cuvier, art. DENTS, (*Dictionnaire des sciences médicales*, t. VIII, p. 324.
(*b*) Sœmmerring, *De corporis humani fabrica*, 1794, t. I, p. 193.
— Serres, *Essai sur l'anatomie et la physiologie des dents*, 1817, p. 83.
— Tomes, *Op. cit.*, 1848, p. 110.
(*c*) Haller, *Elementa physiologiæ*, t. VI, p. 19.
(*d*) Sœmmerring, *Op. cit.*, t. I, p. 201.
— Meckel, *Manuel d'anatomie comparée*, t. III, p. 359.
— Brown, voy. Tomes, *Op. cit.*, p. 111.
(*e*) Polydore Virgile, *De prodigiis libri III*, édit. d'Elzev., t. II, p. 88.
(*f*) Tomes, *A Course of Lectures on Dental Physiology and Surgery*, p. 112.

Seconde dentition de l'Homme.

donc au nombre de cinq paires pour chaque mâchoire, savoir : deux paires d'incisives, une paire de canines, et deux paires de petites molaires. Mais avant l'évolution de ces organes, il existait déjà une seconde rangée de germes logés plus profondément dans la substance des mêmes os, et lorsque, par suite de la croissance de la charpente solide de la face, ceux-ci trouvent l'espace nécessaire pour leur développement (1), leur activité fonctionnelle se réveille, et une nouvelle série de dents commence à se constituer. Ainsi, quand on enlève la paroi externe de la mâchoire inférieure d'un enfant âgé d'environ sept ans, on y voit, au-dessous des dix dents de lait dont la gencive est armée, seize dents en voie de développement et renfermées dans leurs capsules ; dix d'entre elles sont situées au-dessous des précédentes, et les six autres sont logées à la suite de celles-ci, c'est-à-dire plus près de l'extrémité postérieure de l'os (2). Les dents de la sixième

ples non moins remarquables de dentition tardive (*a*). Ainsi Lanzoni a publié l'observation d'un enfant dont les premières dents de lait ne se montrèrent qu'à l'âge de sept ans, et l'on cite même des individus adultes chez lesquels aucune dent ne s'était développée, ou bien qui n'en avaient eu que trois ou quatre (*b*).

(1) Hunter a constaté que c'est surtout par leur partie postérieure que les mâchoires s'accroissent (*c*), et récemment M. Natalis Guillot, tout en faisant mieux connaître ce changement de forme, a appelé l'attention des physiologistes sur l'extension verticale des mêmes os, phénomène qui précède nécessairement le développement des germes rudimentaires des dents permanentes logées dans la base des dents de lait (*d*).

(2) Plusieurs anatomistes pensent que les germes des dents de remplacement naissent par bourgeonnement des germes correspondants des dents de lait, et que ceux des vraies molaires procèdent aussi les uns des autres (*e*). Mais cette opinion n'est

(*a*) Borel, *Historiarum et observationum medico-physicarum cent.* 2, *obs.* 41, p. 144 (1676).
— Baumes, *Traité de la première dentition*, 1805.
— Brinton, *Deformity of the upper jaw* (*Lond. Med. Gaz.*, 1848, nouv. série, t. V, p. 294).
— Thurnam, *Two cases in which the Skin, Hair, and Teeth were very imperfectly developed* (*Medico-chirurg. Trans.*, 1848, 2e série, t. XIII, p. 71).

(*b*) Voyez Serres, *Essai sur l'anatomie et la physiologie des dents*, p. 75.

(*c*) Hunter, *The Nat. Hist. of the Teeth* (*of the Growth of the two Jaws*), p. 101.

(*d*) Natalis Guillot, *Op. cit.* (*Ann. des sciences nat.*, 4e série, 1858, t. X, p. 304, pl. 9).

(*e*) Goodsir, *Op. cit.* (*Edinburgh Med. and Surg. Journal*, 1839, t. LI).
— Owen, *Odontography*, p. 307.

paire, qui ne correspondent à aucune dent de lait, et qui, par conséquent, ne sont pas gênées dans leur accroissement, sont plus avancées dans leur formation que les autres, et ne tardent guère à percer la gencive : elles constituent les premières vraies molaires, et sont des dents permanentes, tout en n'étant pas des dents de remplacement (1).

A cette époque, les dents qui sont situées plus en avant dans la mâchoire sont aussi presque achevées, mais elles ne

pas en accord avec les faits constatés par M. Natalis Guillot. Celui-ci a vu très nettement que dans le principe chacun de ces organes odontogènes se constitue isolément au milieu du tissu organoplastique des mâchoires (a), et l'étude de ses préparations ne m'a laissé aucune incertitude à cet égard.

Les capsules dans lesquelles ces dents se développent se continuent par leur sommet avec une bride qui s'étend jusqu'à la muqueuse gingivale, et qui a été désignée sous le nom de *gubernaculum dentis*. M. Serres le considère comme un canal destiné à se dilater pour conduire la dent au dehors (b) ; et suivant l'hypothèse de M. Goodsir, relative à la formation des follicules dentaires par la rentrée d'une portion de la muqueuse gingivale, le *gubernaculum* correspondrait, en effet, au col du sac ainsi produit. Mais ce prolongement n'est pas tubulaire et ne consiste qu'en un cordon fibreux (c). L'espace occupé par cette bride n'est pas envahi par le tissu osseux des mâchoires quand celui-ci se développe pour constituer les parois des alvéoles ; et il en résulte que sur les pièces ostéologiques provenant de très jeunes enfants, on distingue souvent fort bien derrière chaque dent de lait un petit orifice conduisant dans la loge où se trouve le germe de la dent de remplacement, ou canal alvéolo-dentaire (d).

(1) Pendant longtemps il régna beaucoup de confusion au sujet de la distinction à établir entre les dents de lait et les dents de la seconde dentition. Ainsi Bichat considérait les dents de la sixième paire, ou premières vraies molaires, comme étant des dents de lait, et par conséquent il élevait le nombre total de celles-ci à vingt-quatre (e). Cuvier a très nettement formulé la règle à suivre à cet égard (f). Les relations existantes entre les dents de lait et leurs rem-

(a) N. Guillot, *Op. cit.* (*Ann. des sciences nat.*, 4e série, t. X, p. 289 et suiv.).
(b) Serres, *Essai sur l'anatomie et la physiologie des dents*, p. 109, pl. 2, fig. 8.
(c) N. Guillot, *Op. cit.* (*Ann. des sciences nat.*, 4e série, t. X, p. 285).
(d) Léveillé, *Mém. sur les rapports qui existent entre les premières et les secondes dents, etc.* (*Mém. de la Soc. méd. d'émulation*, 1811, t. VII, pl. 1, fig. 3).
— Serres, *Op. cit.*, 1817, p. 37, pl. 1, fig. 6.
(e) Bichat, *Anatomie générale*, t. II, p. 209 (édit. de Maingault).
(f) Cuvier, *Anatomie comparée*, 1re édit., t. III, p. 135.

peuvent se montrer au dehors, parce que les dents de lait forment obstacle à leur passage; leur évolution est donc subordonnée au déplacement de ces dents transitoires.

En effet, vers l'âge de sept ans, les dents de lait ont achevé le rôle qui leur était assigné, et elles commencent à tomber. Leur chute est préparée par la destruction de leur racine, qui, à son tour, paraît être une conséquence de la pression exercée sur cette partie, ou sur les tissus vasculaires adjacents, par la nouvelle dent correspondante en voie de développement. Ce phénomène coïncide avec la résorption d'une portion du tissu osseux circonvoisin, et bientôt la vieille dent de lait se détache presque spontanément de la gencive, ou tombe sous l'influence du moindre choc (1).

plaçantes ont été très longuement étudiées par Albinus (*a*), ainsi que par quelques auteurs plus récents (*b*).

(1) Jadis on croyait que la dent de lait était poussée hors de son alvéole par la dent de remplacement correspondante; mais Hunter a fait voir que la chute des premières est déterminée par la destruction simultanée de sa racine et des parties externes du bord alvéolaire adjacent. Il a constaté dans plusieurs cas cette érosion de la base des dents de lait, lorsque celles-ci n'étaient pas en contact avec des dents de remplacement, et il considère la pression exercée par l'accroissement des dernières comme ne contribuant en rien au phénomène en question (*c*). Mais les rapports entre les points de contact et les points de résorption du tissu de la vieille dent sont en général si manifestes, qu'il me paraît impossible d'admettre cette opinion, et sans vouloir prétendre que l'inflammation des parties vasculaires adjacentes ne puisse produire des résultats analogues sur les racines des dents transitoires, je suis persuadé que la pression exercée par la dent nouvelle est la principale cause déterminante de la résorption de celles-ci. Cette manière de voir est corroborée aussi par l'état dans lequel on trouve parfois les dents de divers Animaux, où la pression s'exerce latéralement, et produit d'abord une excavation correspondante à la surface de la dent caduque. M. Owen a représenté un cas remarquable de ce genre chez un Ichthyosaure (*d*).

(*a*) Albinus, *De mutatione dentium*, etc. (*Academ. Annot.*, lib. II, p. 3 et suiv., pl. 1 et 2).

(*b*) Léveillé, *Mém. sur les rapports qui existent entre les premières et les secondes dents* (*Mém. de la Soc. méd. d'émulation*, 1811, t. VII, p. 394).

— Miel, *Quelques idées sur le rapport des deux dentitions et sur l'accroissement des mâchoires dans l'Homme* (*Revue de la Soc. méd. d'émulation*, t. VII, p. 42).

(*c*) Hunter, *Op. cit.*, p. 99.

(*d*) Owen, *Odontography*, pl. 73, fig. 6 et 7.

Les dents de remplacement qui se trouvent à la base des dents transitoires ont à peu près la même forme que celles-ci; la denture se compose donc, à chaque mâchoire, de deux paires d'incisives, d'une paire de canines et deux paires de petites molaires. Leur évolution est déterminée en partie par l'allongement progressif de leur racine, en partie par la résorption d'une portion du bord alvéolaire en rapport avec leur couronne. En général, les incisives antérieures ou internes se montrent vers l'âge de huit ans; les incisives externes un an après; puis les fausses molaires antérieures, les secondes petites molaires, et en dernier lieu les canines, qui sont d'ordinaire en retard d'environ deux ans sur les premières fausses molaires (1): vers l'âge de treize ans, les secondes vraies molaires apparaissent derrière les grosses molaires sorties précédemment, et c'est d'ordinaire au bout de plusieurs années seulement que le travail odontogénique s'achève par la sortie d'une troisième paire de grosses molaires, qui terminent en arrière la série des organes masticateurs (2).

(1) Il est aussi à noter que dès le principe, les germes des canines sont logés beaucoup plus profondément dans les mâchoires que ne le sont celles des incisives et des prémolaires de la même série (*a*).

(2) Il existe quelquefois des dents surnuméraires, et l'on connaît un certain nombre d'exemples d'Hommes chez lesquels une ou plusieurs dents de remplacement ont été renouvelées deux ou même trois fois (*b*). Ainsi Arnold cite un cas dans lequel le nombre total des dents s'était élevé à soixante-douze, savoir, pour chaque mâchoire, huit incisives, quatre canines et vingt-quatre molaires (*c*); et Ungebauer parle d'un enfant de dix ans chez lequel douze dents se reproduisirent trois fois dans l'ordre normal (*d*). Lemaire a trouvé chez une personne, à la base d'une canine, trois petites dents surnuméraires parfaitement distinctes (*e*).

C'est probablement à la sortie fort tardive des dernières molaires ou à

(*a*) Hunter, *Op. cit.*, pl. 9, fig. 1.
— N. Guillot, *Op. cit.* (*Ann. des sciences nat.*, 4e série, t. X, pl. 9, fig. 1, 3 et 4).

(*b*) Haller, *Elementa physiologiæ*, t. VIII, pars II, p. 22.

(*c*) G.-C. Arnold, *Observationum physico-medicarum annus 1772*, p. 69.

(*d*) Voyez Sœmmerring, *De corporis humani fabrica*, t. I, p. 202.

(*e*) Lemaire, *Deux observations d'anatomie pathologique sur les dents* (*Journal de médecine*, t. XXVI, p. 252).

Renouvellement des dents chez les autres Mammifères.

Chez la plupart des autres Mammifères (1), les dents se renouvellent à peu près comme chez l'Homme, c'est-à-dire que chacune des dents de la première série est temporaire, et remplacée par une dent correspondante qui se développe près de sa base et sort verticalement de la mâchoire (2). Mais chez quelques-uns de ces Animaux certaines dents, dont la croissance est persistante, ne sont pas destinées à tomber, quoique se développant vers l'époque de la naissance, et la Nature ne leur prépare point de remplaçant; particularité qui s'observe pour les grandes incisives dont la bouche des Rongeurs est armée (3).

l'existence de germes surnuméraires restés pendant très longtemps dans un état d'inactivité qu'il faut attribuer les phénomènes de dentition constatés parfois chez les vieillards. A l'occasion d'un cas de ce genre observé par M. Serres, cet anatomiste a recueilli dans divers auteurs un assez grand nombre de faits du même ordre (a).

(1) La disposition des dents de remplacement dans l'intérieur des mâchoires, chez de jeunes Animaux dont les dents de lait étaient déjà sorties, a été étudiée avec soin et bien représentée chez un grand nombre de Mammifères, par M. Emmanuel Rousseau (b).

(2) Suivant Duvernoy, les Musaraignes présenteraient, sous le rapport du mode de renouvellement des dents, une anomalie singulière : les dents de la première série tomberaient toutes à la fois et seraient remplacées par un égal nombre de dents permanentes développées au-dessous des premières (c); mais les observations sur lesquelles cet auteur fonde son opinion ne sont pas assez positives pour inspirer confiance.

(3) Delalande a trouvé que chez le Lièvres et les autres Rongeurs du même genre, il existe à la mâchoire supérieure deux petites incisives caduques, situées entre les grandes dents antérieures et les incisives accessoires qui sont adossées à celles-ci; mais ces dents intermédiaires n'ont pas de remplaçantes, et les incisives antérieures qui se voient chez l'Animal nouveau-né sont des dents permanentes. A la mâchoire inférieure, ces deux incisives existent seules (d); chez les autres Rongeurs, il ne se forme

(a) Serres, *Essai sur l'anatomie et la physiologie des dents* (chap. de la dentition des vieillards), 1817, p. 135.

(b) E. Rousseau, *Anatomie comparée du système dentaire chez l'Homme et chez les principaux Animaux*, 1828.

(c) Duvernoy, *Sur les dents des Musaraignes*, p. 67 et suiv., 1844 (extr. des *Mém. de l'Acad. des sciences, Sav. étrang.*, t. IX).

(d) Cuvier, *Recherches sur les ossements fossiles*, t. VIII, p. 6, pl. 203, fig. 21. — Rousseau, *Op. cit.*, p. 155, pl. 16, fig. 1. — Owen, *Odontography*, pl. 104, fig. 5.

Enfin, chez un très petit nombre d'Animaux de cette classe, les mâchelières, tout en se renouvelant, ne se succèdent pas de la manière ordinaire, et descendent successivement de la partie postérieure des mâchoires dans le bord gingival, où elles se montrent à découvert et entrent en fonctions. Cela se voit chez les Éléphants, dont les dents mâchelières sont si grandes, que l'une d'elles suffit pour occuper presque toute la longueur de la portion gingivale des mâchoires ; ces organes s'usent très vite par leur couronne, et pendant le jeune âge ils se renouvellent plusieurs fois à l'aide d'une réserve logée dans la partie postérieure des os maxillaires (1).

à chaque mâchoire qu'une seule paire d'incisives qui sont des dents permanentes.

Quelques anatomistes ont pensé que les molaires des Rongeurs ne se renouvelaient pas (*a*) ; mais cette opinion n'est pas fondée. Il est seulement à remarquer que chez quelques-uns de ces animaux, la chute des dents temporaires a lieu de très bonne heure. Ainsi, chez le Cochon d'Inde, la première molaire disparaît quatre ou cinq jours avant la naissance, et elle a été désignée pour cette raison sous le nom de *dent utérine* (*b*). Chez le Lapin, il y a trois molaires caduques en haut et deux en bas, et leur remplacement a lieu vers le dix-huitième jour après la naissance.

(1) Le mode de succession des mâchelières de l'Éléphant a été entrevu par Daubenton et bien expliqué par Pallas (*c*) ; enfin Corse l'a étudié d'une manière plus complète (*d*), et depuis lors plusieurs anatomistes ont eu l'occasion de constater l'existence de germes ou de dents plus ou moins avancées en développement, qui se trouvaient enfermées dans la substance des os maxillaires, derrière les mâchelières en activité fonctionnelle (*e*). Il est aussi à noter que souvent on trouve une de ces grosses dents dont la portion antérieure est à découvert et plus ou moins usée par la trituration masticatoire, tandis que sa portion postérieure est encore cachée dans l'os et imparfaitement développée.

D'après Corse, il y aurait à chaque

(*a*) Oudet, *Expériences sur l'accroissement continué et la reproduction des dents chez les Lapins* (*Journal de physiologie* de Magendie, 1823, t. III, p. 12).

(*b*) Cuvier, *Ossements fossiles*, pl. 203, fig. 23 et 24.
— Rousseau, *Op. cit.*, p. 164.

(*c*) Daubenton, *Description de l'Éléphant* (Buffon, *Histoire naturelle des Mammifères*, t. IX, p. 186, édit. in-8).
— Pallas, *De ossibus Siberiæ fossilibus, craniis præsertim Rhinocerotum atque Buffalorum, observationes* (*Novi Commentarii Acad. Petropolitanæ*, 1768, t. XIII, p. 475).

(*d*) Corse, *Of the Different species of Asiatic Elephants and their mode of Dentition* (*Philos. Trans.*, 1799, t. LXXXIX, p. 205).

(*e*) Cuvier, *Recherches sur les ossements fossiles*, t. I, p. 523, pl. 10, fig. 5 et 6.

Distinction entre les dents prémolaires et molaires.

En résumé, nous voyons donc que, chez l'Homme adulte, ainsi que chez la plupart des autres Mammifères, il existe deux sortes de dents mâchelières : les unes sont des organes de remplacement, les autres des organes qui n'ont pas eu de prédécesseurs, et cette différence fournit une base utile pour leur classification. Ainsi on appelle *prémolaires*, les mâchelières de remplacement, c'est-à-dire les dents qui, chez l'Homme, sont généralement connues sous les noms de *fausses molaires* ou de *petites molaires*, et les dents qui leur correspondent chez les autres Animaux. Enfin, on réserve le nom de *molaires* pour les vraies molaires de l'Homme et pour les grosses mâchelières qui, chez les autres Mammifères, se trouvent aussi en arrière des mâchelières de remplacement.

Forme des dents.

§ 14. — La forme des dents varie plus encore que leur structure intérieure ou leur mode d'évolution, et se trouve en harmonie avec les fonctions que ces organes sont appelés à remplir (1).

mâchoire huit mâchelières qui se montreraient successivement et se remplaceraient ; mais il y a lieu de penser que ce nombre n'est que de six (a). Les mâchelières de la première paire se montrent huit à dix jours après la naissance, et sont bien développées à l'âge de trois mois ; mais à deux ans elles sont déjà remplacées par celles de la seconde paire. Les mâchelières de la troisième paire commencent à percer la gencive derrière les précédentes, et pendant les trois années suivantes elles descendent graduellement vers la partie antérieure de la mâchoire. C'est entre la sixième et la dixième année de la vie que les mâchelières de la quatrième paire viennent prendre la place de celles de la troisième paire, et le laps de temps compris entre l'évolution des suivantes paraît être plus considérable, mais n'a pas été bien déterminé (b). La dernière mâchelière perce la gencive vers l'âge de cinquante ans (c).

(1) Vers la fin du siècle dernier, Broussonnet appela l'attention des naturalistes sur les relations qui existent entre la conformation de l'appareil

(a) Blainville, *Ostéographie*, ÉLÉPHANTS, p. 72. — Owen, *Odontography*, p. 635.

(b) Corse, *Op. cit.* (*Philos. Trans.*, t. LXXXIX, p. 223).

(c) Lartet, *Sur la dentition des Proboscidiens fossiles* (*Bulletin de la Société géologique*, 1859, 2ᵉ série, t. XVI, p. 468).

Dents préhensiles.

Tantôt elles servent principalement à saisir la proie, à l'empêcher de s'échapper de la bouche ou à en faciliter la déglutition. Or ces dents que j'appellerai *préhensiles*, doivent pouvoir s'enfoncer à une petite profondeur dans la substance que l'Animal cherche à avaler, et par conséquent elles doivent être pointues. Effectivement, elles ont toujours une forme conique, et d'ordinaire celles des deux mâchoires sont opposées par leur sommet ; mais quelquefois elles se recourbent vers le gosier en forme de crochets. Du reste, leur puissance est en rapport avec la nature des aliments qu'elles sont destinées à retenir, et quelquefois elles sont d'une finesse extrême, tandis que d'autres fois elles sont remarquablement robustes (1).

Dents lacérantes.

Les dents que je nommerai *lacérantes*, ressemblent aux précédentes, si ce n'est qu'elles sont plus robustes et plus longues, de façon à pouvoir être employées pour arracher des lambeaux de chair du corps de la victime dans lequel elles

dentaire et le régime des divers Mammifères (a) ; mais ce sont surtout les observations de Cuvier qui ont mis bien en évidence ces harmonies organiques, et qui en ont fait apprécier l'importance pour la connaissance des espèces éteintes dont on ne trouve que les débris à l'état fossile.

(1) Les dents dites en *velours*, en *brosse* et en *cardes*, qui se voient chez certains Poissons, appartiennent à cette catégorie.

On appelle *dents en velours*, des dents très fines, courtes et serrées les unes contre les autres, de façon à offrir l'aspect d'un tissu de velours à brins roides. Toutes les dents de la Perche ont cette disposition (b).

Les *dents en brosse* sont plus allongées ; comme exemple de cette forme, je citerai les deux maxillaires des Chétodons (c).

On donne le nom de *dents en cardes* à celles qui ont la forme de petits crochets, et qui sont serrées les unes contre les autres en quinconce ou sur plusieurs rangs.

Enfin, on réserve le nom de *dents en crochets* à celles qui sont coniques, recourbées et plus grosses que les précédentes et plus écartées entre elles.

(a) Broussonnet, *Considérations sur les dents en général et sur les organes qui en tiennent lieu*. Premier mémoire : *Comparaison des dents de l'Homme et celles des Quadrupèdes* (*Mém. de l'Acad. des sciences*, 1787, p. 550).

(b) Cuvier et Valenciennes, *Histoire naturelle des Poissons*, t. I, pl. 6, fig. 2.

(c) Owen, *Odontography*, pl. 1, fig. 2.

s'enfoncent. Les canines du Chien et du Lion peuvent être citées pour exemples de cette sorte de dents (1).

Dents sécatrices.

Lorsque les dents doivent être *sécatrices*, au lieu d'avoir une couronne pointue comme les précédentes, elles s'élargissent et se terminent par un bord mince, qui est tantôt droit, d'autres fois oblique, et qui chevauche un peu sur la dent correspondante, en glissant sur la tranche de celle-ci.

Dents broyeuses.

Les dents qui sont destinées principalement à écraser les aliments, et qui peuvent être désignées sous le nom de *dents broyeuses*, se terminent au contraire par une surface large, qui est tantôt plate, tantôt bosselée, et qui se hérisse de pointes disposées de façon à s'engrener avec celles de la dent opposée quand les matières qu'elles doivent presser sont de petits corps arrondis et difficiles à saisir, tels que des Insectes.

Dents râpeuses.

Enfin, lorsque les aliments, pour être mâchés, ont besoin d'être râpés ou coupés en même temps que broyés, les dents chargées d'effectuer cette opération se terminent aussi par une surface triturante très large, et celle-ci, au lieu d'être simplement bosselée, est armée de lignes saillantes qui sont séparées par des parties creuses, et qui sont formées par des rubans d'émail placés de champ, ainsi que nous l'avons déjà vu en étudiant les dents dites *composées* (2). Or, il est à remarquer que ces *dents sillonnées* ou *râpeuses*, en s'usant par la couronne à mesure qu'elles se frottent les unes contre les autres, ne perdent pas leur aptitude à fonctionner à la manière de meules, car la dentine et la substance corticale comprises entre les

(1) Le caractère de ces dents lacérantes est singulièrement exagéré chez une grande espèce de Chat fossile appelée *Felis smilodon* (a) ; les canines de la mâchoire supérieure sont développées d'une manière énorme, mais tout en restant propres à agir comme instruments préhenseurs des aliments, et sans être transformées en défenses.

(2) Voyez ci-dessus, page 155.

(a) Blainville, *Ostéographie*, genre *Felis*, pl. 20.

collines formées par l'émail étant moins résistantes que ce dernier tissu, se détruisent plus vite, et il en résulte que ces crêtes ne perdent pas leur relief.

§ 15. — La position que ces dents de différentes formes occupent dans la bouche n'est pas chose indifférente pour l'efficacité de leur action, et se trouve en harmonie avec les fonctions spéciales qui leur sont attribuées. Ainsi, lorsque les dents doivent servir à détacher d'une masse volumineuse de matière alimentaire des fragments dont la grandeur est en rapport avec les dimensions de l'orifice buccal, il est évident que ces organes sécateurs doivent armer la partie libre de l'espèce de pince constituée par les deux mâchoires, là où ses branches sont susceptibles de s'écarter le plus ; c'est donc sur le devant de la bouche qu'elles sont le mieux placées. Or, telle est en effet la position des dents qui, chez l'Homme et les autres Vertébrés supérieurs, sont destinées à agir de la sorte, et qui, à cause de leur mode d'action, ont reçu le nom d'*incisives*. Mais, lorsque les dents sont appelées à diviser d'une manière complète les fragments de substances plus ou moins dures, qui sont déjà introduites dans la cavité buccale, ou, en d'autres mots, lorsque ces dents doivent être *mâchelières*, une position semblable cesse d'être utile, et exercerait au contraire une influence défavorable sur le jeu de l'appareil masticatoire. En effet, les mâchoires sont des leviers ayant leur point d'appui en arrière, dans leur articulation crânienne ; la force motrice qui les met en mouvement, et qui est représentée par leurs muscles élévateurs, est appliquée en avant de cette articulation, mais à peu de distance du point d'appui que celle-ci constitue ; enfin la résistance que le levier maxillaire doit vaincre se trouve là où la dent presse sur le corps étranger qu'elle est appelée à diviser. Or, la mécanique nous apprend que, toutes choses égales d'ailleurs, les effets produits par ces deux forces sont en raison inverse de la longueur relative de leurs bras de leviers respectifs, c'est-à-dire de

Rapports entre la position des dents et leurs usages.

la distance qui sépare le point d'appui du point d'application de chacune d'elles. Il en résulte que les rapports entre l'articulation de la mâchoire inférieure et le point d'attache des muscles élévateurs restant les mêmes, l'effet utile produit par l'action de ces organes moteurs sera en raison inverse de la longueur de la portion de la mâchoire comprise entre cette même articulation et le lieu d'implantation de la dent mise en jeu. Par conséquent, plus celle-ci sera reportée vers le fond de la bouche, plus son action sera puissante, la dépense de force motrice restant la même. Aussi les dents mâchelières, qu'elles soient sécatrices, broyeuses ou râpeuses, sont-elles situées d'autant plus en arrière, que la pression à exercer, au moment de leur rapprochement, a besoin d'être plus considérable.

Ce que je viens de dire au sujet de la position plus ou moins avantageuse des dents mâchelières est en partie applicable aux dents lacérantes, car la longueur du bras du levier à l'extrémité duquel ces organes se trouvent fixés influe de la même manière sur la force avec laquelle ils agissent, et pour agir efficacement ils ont en général besoin de déployer une force considérable. Mais, d'un autre côté, pour déchirer la proie située hors de la bouche et en arracher des lambeaux, ces dents doivent être placées de façon à atteindre facilement les corps étrangers, c'est-à-dire dans la partie saillante de l'appareil buccal. Les conditions mécaniques et physiologiques qui déterminent la position reculée des dents mâchelières se trouvent donc en partie balancées par les circonstances en raison desquelles les dents incisives occupent l'extrémité antérieure des mâchoires; par conséquent, nous devons nous attendre à rencontrer les dents lacérantes dans une position intermédiaire, et effectivement c'est ce qui a lieu, ainsi qu'on peut s'en convaincre en examinant la bouche d'un Lion ou de tout autre Mammifère carnassier, où les dents de cette espèce, appelées *crocs*, dents *œillères* ou dents *canines*, sont situées à la suite des dents incisives et au-devant des dents mâchelières.

Quant aux dents préhensiles, elles peuvent être également bien placées sur le bord des mâchoires, au palais ou dans le fond de la bouche; car, ainsi que je l'ai déjà dit, elles peuvent servir à aider la déglutition des aliments en même temps qu'à faciliter la capture de la proie.

Relations entre les usages des dents et leur mode d'implantation.

Chez les Animaux dont l'appareil buccal est plus perfectionné, c'est-à-dire chez les Mammifères, il existe aussi des relations remarquables entre le mode d'action des dents et la manière dont ces organes sont implantés dans leurs alvéoles. Les dents incisives, en raison de leur position et de leurs fonctions, ne sont pas destinées à presser sur les aliments avec une très grande force, et, en général, la réaction produite sur elles par ces corps résistants doit tendre seulement à les enfoncer davantage dans leurs loges; par conséquent elles n'ont pas besoin d'y être très solidement implantées : aussi n'ont-elles qu'une seule racine de médiocre longueur, mais cette racine est disposée de façon à offrir une résistance considérable à l'effort dont je viens de parler, car elle est en général conique, et par conséquent la pression qu'elle exerce sur les parois de l'alvéole se reporte sur une grande surface et se décompose de manière à rendre impossible tout mouvement de progression, sous l'influence d'une force insuffisante, pour faire éclater cette cavité osseuse. Mais, lorsque la croissance de la dent incisive doit être continue, cette forme est incompatible avec la conservation des dimensions voulues pour la couronne, et toute pression forte transmise à la base de la racine pourrait désorganiser le bulbe vasculaire sous-jacent. La nature a alors recours à une autre combinaison mécanique qui donne un résultat analogue : la racine, ou portion intra-alvéolaire de la dent, devient très longue et se recourbe en arc de cercle, de manière que la pression verticale exercée sur sa couronne est transmise en majeure partie aux parois latérales de l'alvéole et n'arrive que très affaiblie jusqu'au fond de cette cavité.

Les dents lacérantes, après s'être implantées dans les corps étrangers, sont destinées à les déchirer par un mouvement latéral de la tête. Indépendamment des conditions propres à les empêcher de s'enfoncer dans leur alvéole, et qui sont les mêmes que celles dont je viens de parler à l'occasion des incisives, ces dents doivent par conséquent être disposées de façon à bien résister à la pression latérale qui tend à briser la paroi externe de leur loge et qui rend si facile l'extraction des dents de l'Homme, à l'aide de l'instrument appelé par les dentistes, la *clef de Garengeot.* A cet effet, les dents lacérantes sont pourvues d'une racine très longue qui s'avance dans un alvéole dont les parois présentent à leur base une grande épaisseur.

Enfin, lorsque les dents, en raison de la position qu'elles occupent sur le levier maxillaire, sont destinées à exercer des efforts plus considérables, et que la pression ainsi développée tend à les enfoncer dans leurs alvéoles, comme c'est le cas pour les mâchelières de l'Homme et des Mammifères carnassiers, leurs racines longues et coniques présentent une disposition particulière dont j'ai déjà eu l'occasion de faire mention ; elles deviennent multiples et divergentes de façon à transmettre cette pression dans différentes directions sur une surface résistante encore plus étendue que dans les conditions précédentes.

Emploi des dents comme armes offensives.

§ 16. — Je dois ajouter que parfois les dents sont en quelque sorte détournées de leurs usages ordinaires et transformées en armes offensives. Ainsi, les dents lacérantes de quelques Mammifères cessent d'être renfermées dans la cavité buccale, et s'avancent au dehors pour constituer des espèces de lances ou de crochets d'une grande puissance. Je citerai, comme exemple de cette disposition, les défenses du Sanglier et de l'Éléphant, ainsi que l'espèce de rostre styliforme du Narval, ou bien encore la singulière armure faciale du Poisson scie (1). Les modifications que les dents doivent subir pour constituer ces organes sont du reste peu considérables;

(1) Les défenses du Sanglier sont formées par les canines des deux mâchoires qui sortent de la bouche en se recourbant en haut et en dehors (*a*). Chez le Cochon domestique, ces dents sont beaucoup moins grandes, et la castration tend à en arrêter le développement chez le mâle (*b*). Chez le Phacochère, elles sont beaucoup plus fortes (*c*), et chez le Babiroussa elles s'allongent excessivement, mais en s'amincissant; celles de la mâchoire supérieure, dont les alvéoles sont déjetés en dehors et en haut, se recourbent en arrière, puis en bas et en avant au-dessus du front (*d*).

Les canines de la mâchoire inférieure des Hippopotames ressemblent aussi à des défenses (*e*), mais elles paraissent servir principalement à arracher les plantes sur la berge des fleuves habités par ces Animaux.

Chez le Morse, les canines manquent à la mâchoire inférieure, mais celles de la mâchoire supérieure acquièrent une grandeur énorme, et constituent de puissantes défenses dont la pointe est dirigée en bas (*f*). L'Animal s'en sert comme d'une paire de crocs pour s'aider à grimper sur les bancs de glace où il veut monter.

Chez l'Éléphant, les défenses sont constituées par les représentants des dents incisives de la mâchoire supérieure, et sont profondément implantées dans les os intermaxillaires. Leur croissance est continue, et elles atteignent parfois près de 3 mètres de long; dans une espèce fossile, leur portion saillante est à peu près trois fois aussi longue que la tête (*g*). Vers leur extrémité elles sont coniques, mais dans le reste de leur étendue elles sont presque cylindriques et le plus ordinairement un peu courbées en haut; mais il existe à cet égard beaucoup de variations suivant les races et même les individus (*h*).

Ces dents sont revêtues d'une couche de cément seulement, et sont formées par une variété particulière de dentine qui constitue l'*ivoire* proprement dit. Elle se reconnaît à des lignes courbes qui s'entrecroisent de façon à circonscrire des espaces rhomboïdaux obliques, et qui se voient

(*a*) Voyez l'*Atlas du Règne animal* de Cuvier, MAMMIFÈRES, pl. 79, fig. 1. — Blainville, *Ostéographie*, ONGULOGRADES, genre *Sus*, pl. 1 et 7.

(*b*) Simons, *On the Teeth of the Ox, Sheep and Pig* (*Journ. of the Agricultural Society of England*, 1854, t. XV, p. 285).

(*c*) Voyez l'*Atlas du Règne animal* de Cuvier MAMMIFÈRES, pl. 80, fig. 2, 2 *a*.

(*d*) Voyez l'*Atlas du Règne animal* de Cuvier, MAMMIFÈRES, pl. 79, fig. 2, 2 *a*. — Owen, *Odontography*, pl. 140, fig. 3.

(*e*) Cuvier, *Recherches sur les ossements fossiles*, pl. 30, fig. 1; pl. 31, fig. 1, etc. — Blainville, *Ostéographie*, ONGULOGRADES, genre *Hippopotamus*, pl. 1 et 2.

(*f*) Voyez l'*Atlas du Règne animal* de Cuvier, MAMMIFÈRES, pl. 45, fig. 1, 1 *a*, et 1 *c*.

(*g*) Chez l'*Elephas canesa* (voyez Falconer and Cautley *Fauna antiqua sivalensis*, pl. 22, fig. 3).

(*h*) Cuvier, *Recherches sur les ossements fossiles*, pl. 17 et 18. — Blainville, *Ostéographie*, GRAVIGRADES, genre *Elephas*, pl. 3.

mais, dans d'autres cas, elles s'éloignent davantage de leur forme ordinaire. En effet, chez la Vipère et la plupart des autres Serpents venimeux, le devant de la mâchoire supérieure est armé d'une paire de grands crochets tubulaires qui terminent l'appareil vénénifique de ces Reptiles, et qui sont susceptibles de se reployer en arrière pour se cacher dans un repli de la gencive, ou de se redresser pour être prêts à s'enfoncer dans les chairs de la victime dont l'Animal veut s'emparer, et pour y verser le poison sécrété par les glandes adjacentes. Au premier abord, on ne conçoit pas bien comment une dent, avec le mode d'organisation et de développement que nous connaissons à ces organes, puisse constituer un tube

très distinctement sur la surface d'une section ou d'une fracture oblique (*a*). Ce caractère est dû à la disposition des canalicules de la dentine. En effet, ces petits tubes sont d'une grande finesse, très serrés entre eux et fortement ondulés, de façon à simuler des fibres en zigzags parallèles, qui, situés sur des plans différents, s'entrecroisent (*b*). La substance intercanaliculaire présente un grand nombre de petites cellules opaques qui sont surtout très-abondantes par zones concentriques, et il en résulte une apparence de stratification. Enfin, le milieu de l'ivoire est occupé par un canal médullaire très grêle, qui est rempli d'une sorte de dentine vasculaire, et qui se continue avec une grande cavité conique creusée à la base de la dent et renfermant le bourgeon (*c*).

Il est aussi à noter que l'ivoire proprement dit renferme beaucoup plus de matière organique que la dentine ordinaire. Bibra y a trouvé, sur 100 parties :

| | |
|---|---|
| Phosphate de chaux avec un peu de fluorure de calcium. | 38,18 |
| Carbonate de chaux. . . . . . | 5,63 |
| Phosphate de magnésie. . . . | 12,01 |
| Chlorure de sodium . . . . . | 0,70 |
| Tissu cartilagineux. . . . . . | 42,94 |
| Graisse . . . . . . . . . . . | 0,24 (*d*) |

Les Proboscidiens fossiles du genre Mastodonte étaient armés de défenses comme les Éléphants (*e*).

Les dents incisives de la mâchoire inférieure sont employées d'une manière analogue chez le grand Mammi-

(*a*) Owen, *Odontography*, pl. 146, fig. 8, *i*.
— Duval, *Observations anatomiques sur l'ivoire* (*Mém. de l'Acad. de médecine*, 1838, t. VII, p. 524).

(*b*) Retzius, *Ueber den innern Bau der Zähne* (Müller's *Archiv für Physiol.*, 1837, p. 509).
— Owen, *Op. cit.*, pl. 149.

(*c*) Cuvier, *Ossements fossiles*, pl. 10, fig. 5.
— Owen, *Op. cit.*, pl. 146, fig. 1.

(*d*) Bibra, *Chemische Untersuch. über die Knochen und Zähne*, p. 268.

(*e*) Falconer and Cautley, *Fauna antiqua sivalensis*, pl. 11 et 45.

semblable ; mais en examinant de près ces crochets, on voit que ce résultat a été obtenu sans difficulté. Effectivement, ces dents ont la forme d'une lanière, à peu près comme les incisives de quelques Mammifères ; mais cette lanière, au lieu de s'établir transversalement suivant un même plan, se roule sur elle-même en manière de gouttière dont les deux bords se rejoignent en arrière de façon à laisser cependant un vide aux deux extrémités de la dent, et à constituer ainsi un tube ouvert près des deux bouts du crochet (1).

Mode de composition de la denture.

§ 17. — Les différentes espèces de dents que je viens de passer en revue se prêtent à des combinaisons organiques très variées, et il existe en effet une grande diversité dans les

fère fossile qui est connu sous le nom de *Dinotherium* ; elles se recourbent en bas ; et constituent une paire de défenses très puissantes, dont l'Animal se servait probablement pour arracher les racines des plantes sur les bords des rivières (*a*).

Chez le Narval (ou *Monoceros*), il existe primitivement à la mâchoire supérieure une paire de dents incisives dirigées en avant ; mais un de ces organes avorte, tandis que l'autre prend un développement énorme, et constitue une sorte de broche conique et tordue sur elle-même, qui s'avance en ligne droite à une grande distance au-devant de la tête de l'Animal (*b*). Cette défense, de même que celles du Dinothérium, des Éléphants, des Mastodontes et du Morse, sont cortiquées, c'est-à-dire dépourvues d'émail, et revêtues seulement d'une couche de cément.

Chez le Poisson scie, la mâchoire se prolonge au-devant de la tête en forme de lame horizontale, et porte de chaque côté une rangée de dents coniques dirigées en dehors et solidement implantées dans des cavités alvéolaires (*c*).

Les Reptiles fossiles dont M. Owen a formé le genre *Dicynodon* sont pourvus aussi d'une paire de défenses très saillantes et assez semblables à des canines (*d*).

(1) Chez certains Serpents veni-

(*a*) Kaup, *Ossements fossiles de Darmstadt*, pl. 1.
— Buckland, *La géologie et la minéralogie dans leurs rapports avec la théologie naturelle*, pl. 2, fig. 2.
— Pictet, *Traité de paléontologie*, pl. 18, fig. 9.

(*b*) Reisel, *Observ. de unicornu marino duplici* (*Miscellanea curiosa, sive Ephemeridium Academiæ naturæ curiosorum* dec. III, années 1699 et 1700, p. 350, fig. 21).
— Albers, *Icones ad illustrandam anatomen comparatam*, 1818, pl. 2 et 3.

(*c*) Owen, *Odontography*, pl. 8, fig. 1 et 3.

(*d*) Owen, *Report on the Reptilian Fossils of South Africa* (*Transact. of the Geological Society*, 2e série, 1845, t. VII, pl. 3, fig. 1, 2).

caractères de l'armure buccale des Vertébrés, considérée dans son ensemble. Souvent elle présente dans toutes ses parties une grande uniformité ; toutes les dents se ressemblent, à peu de chose près, et toutes ont la même manière d'agir ; mais chez les Animaux où cet appareil se perfectionne, on y voit sous le rapport anatomique, ainsi que sous le rapport physiologique, une diversité de plus en plus grande, et l'on y trouve réunies des dents de plusieurs sortes, ayant chacune des fonctions particulières.

meux, tels que les Dipsas (*a*), les Eurostes (*b*) et les Bongares (*c*), les crochets sont creusés seulement d'un sillon pour servir à l'écoulement du venin, et l'on a donné à ces Ophidiens les noms d'*Opisthoglyphes*, ou de *Protéroglyphes*, suivant que ces dents cannelées sont situées à la partie postérieure ou antérieure de la bouche (*d*); mais chez la plupart des Serpents venimeux, tels que les Vipères, les Crotales et les Trigonocéphales, les crochets sont tubulaires, et ouverts à leurs deux bouts, disposition qui a valu au groupe naturel constitué par ces Animaux le nom de *Solénoglyphes* (Duméril et Bibron).

Ainsi que l'a constaté Fontana, chacune de ces dents est creusée de deux canaux parallèles ; mais l'un est fermé au bout, tandis que l'autre débouche au dehors, derrière l'extrémité libre du crochet (*e*). La première de ces cavités est la chambre médullaire, et n'a point de relation avec l'appareil venimeux ; l'autre, située derrière la précédente et servant de conduit excréteur pour le poison, résulte de la courbure de la dent, qui, élargie en forme de lame, se reploie sur elle-même, de façon que ses deux bords latéraux se rencontrent et se confondent. Cette disposition se voit très bien sur les dents du *Cobra di capello* ou *Naja tripudians*, à différents degrés de développement représentés par Smith et dans les belles figures histologiques données par M. Owen (*f*). Les crochets sont d'abord libres, et ils ne se soudent aux os maxillaires que lorsque leur développement est achevé (*g*).

(*a*) Schlegel, *Physionomie des Serpents*, t. I, p. 27, et *Untersuchungen der Speicheldrüsen bei den Schlangen mit gefurchten Zähnen* (*Nova Acta Acad. nat. curios.*, 1828, t. XIV, pl. 16, fig. 2).

(*b*) Duméril et Bibron, *Histoire naturelle des Reptiles*, pl. 77, fig. 3.

(*c*) Duvernoy, *Mém. sur les caractères tirés de l'anatomie pour distinguer les Serpents venimeux des Serpents non venimeux* (*Ann. des sciences nat.*, 1832, t. XXVI, p. 145).

(*d*) Duméril et Bibron, *Op. cit.*, t. VII, p. 6 et 14.

(*e*) Fontana, *Traité sur le venin de la Vipère*, t. I, p. 8.

(*f*) T. Smith, *On the Structure of the Poisonous Fangs of Serpents* (*Philos. Trans.*, 1818, p. 471, pl. 22).

— Owen, *Odontography*, pl. 65, A.

(*g*) Dugès, *Remarques sur la Couleuvre de Montpellier, avec quelques observations sur le développement des dents venimeuses, etc.* (*Ann. des sciences nat.*, 2ᵉ série, 1835, t. III, p. 148).

Animaux à dents homomorphes.

Comme exemples du premier de ces modes d'organisation, c'est-à-dire d'Animaux *à dents homomorphes*, je citerai d'abord les Reptiles et quelques Mammifères, tels que le Dauphin et le Marsouin, où toutes les dents sont préhensiles seulement et ont la forme d'un petit cône à base tantôt circulaire, tantôt comprimée. Chez ces Animaux, il n'y a pas de mastication proprement dite, et les dents ne servent guère qu'à saisir la proie ou à en faciliter la déglutition, ainsi que cela est le cas pour les dents maxillaires aussi bien que pour les dents palatines des Serpents (1). La même uniformité s'observe dans l'armure

(1) Chez les Serpents non venimeux, les dents sont homomorphes, et constituent autant de petits cônes recourbés en arrière. On en voit deux rangées seulement (une de chaque côté) à la mâchoire inférieure ; mais à la mâchoire supérieure elles sont disposées sur quatre lignes longitudinales, dont deux dépendent des os maxillaires et deux des os palatins. Il est aussi à noter que ces dents ne présentent ni sillon ni canal longitudinal, comme les crochets des Serpents venimeux, et c'est en considération de ce caractère que MM. Duméril et Bibron ont donné le nom d'*Aglyptodon* à la division de l'ordre des Ophidiens qui se compose de ces Reptiles.

Comme exemple de Sauriens à dents homomorphes, je citerai les Monitors (*a*), les Iguanes (*b*) les Lézards (*c*).

Un premier pas vers la diversification du système dentaire se remarque chez les Reptiles où toutes les dents sont préhensiles et coniques, mais où quelques-uns de ces organes se développent plus que les autres, de façon à devenir en même temps lacérants. Cette disposition est bien marquée chez la plupart des Crocodiliens ; chez les Gavials, toutes les dents sont à peu près de même grandeur (*d*); mais chez les Caïmans, la quatrième dent de la mâchoire inférieure dépasse de beaucoup ses voisines, et lorsque la bouche est fermée, elle se loge dans une cavité correspondante du bord alvéolaire de la mâchoire supérieure (*e*). Chez les Crocodiles proprement dits, cette espèce de dent canine est reçue dans une échancrure latérale de la mâchoire supérieure, et la première dent de la même série, développée d'une manière analogue, perfore l'os intermaxillaire pour y loger l'extrémité de sa couronne, lorsque la bouche est fermée (*f*).

Chez les Cétacés carnassiers de la

(*a*) Cuvier, *Ossements fossiles*, pl. 246, fig. 3 et 4.
(*b*) Idem, *ibid.*, pl. 246, fig. 2 et 7.
(*c*) Idem, *ibid.*, pl. 244, fig. 14 et 15.
(*d*) Idem, *ibid.*, pl. 229, fig. 18 et 12.
(*e*) Idem, *ibid.*, pl. 229, fig. 16 et 17.
(*f*) Idem, *ibid.*, pl. 229, fig. 3, 12, etc.

buccale de quelques Animaux dont les dents sont toutes sécatrices, par exemple chez le Requin et les autres Squales (1) ; ou bien encore où tous ces instruments ne sont pas employés à la préhension des aliments, et servent seulement à écraser ces substances après leur introduction dans la bouche, comme cela se voit chez quelques Poissons (2)

famille des Dauphins, les dents sont toutes coniques et semblables entre elles. Chez le Marsouin (*a*), on en compte de quatre-vingts à quatre-vingt-douze, et chez le Dauphin commun (*Delphinus delphis*) il en existe environ cent quatre-vingt-dix (*b*). Chez la plupart de ces Mammifères, elles ne sont pas aussi nombreuses : ainsi le *Delphinus globiceps* n'en a que cinquante-deux, et le *Delphinus orca*, cinquante. Il est aussi à noter que par les progrès de l'âge elles tombent facilement, et peuvent manquer presque toutes.

Chez le Dauphin du Gange, dont les zoologistes ont formé le genre *Platanista*, les dents, au lieu d'être coniques dans toute leur étendue, sont très comprimées vers leur base, et par l'usure de leur couronne elles deviennent mousses vers le fond de la bouche, mais primitivement elles ont toutes la même forme (*c*).

Chez les Cachalots, la mâchoire inférieure est armée de cinquante-quatre dents préhensiles, coniques et simples (*d*), mais à la mâchoire supérieure il ne s'en développe pas.

(1) La denture des Squales est très puissante, quoique les dents ne soient pas fixées bien solidement aux mâchoires qui les portent. Chacun de ces organes est en général très comprimé, triangulaire, tranchant et finement découpé en scie sur les bords (*e*), mais les détails de leur forme varient beaucoup chez les différents Animaux de cette famille (*f*). Les dents qui garnissent le bord préhensile des mâchoires sont dressées verticalement et disposées sur une seule rangée transversale ; mais derrière elles se trouvent des dents de réserve en nombre considérable, qui sont couchées à plat contre la face interne de la gencive (*g*).

(2) L'exemple le plus remarquable de ce mode d'organisation nous est fourni par les Mourines ou Mylio-bates, poissons de la famille des Raies, dont les dents sont pavimenteuses et articulées entre elles latéralement, de façon à former sur chaque mâchoire

(*a*) Cuvier, *Ossements fossiles*, pl. 222, fig. 2.
(*b*) Idem, *ibid.*, pl. 222, fig. 10.
(*c*) Owen, *Odontography*, pl. 87, *a*, fig. 7.
(*d*) Cuvier, *Ossements fossiles*, pl. 225, fig. 10.
(*e*) Voyez l'*Atlas du Règne animal* de Cuvier, POISSONS, pl. 114, fig. 2 *a*.
(*f*) Voyez les planches de l'ouvrage de J. Müller et Henle (*Systematische Beschreibung der Plagiostomen*, Berlin, 1841), et l'*Odontography* de M. Owen, pl. 3 à 5.
(*g*) Voyez ci-dessus, page 168.

et chez les Mammifères des genres Tatou et Oryctérope (1).

Chez d'autres Mammifères, ainsi que chez certains Poissons, la bouche est garnie de deux sortes de dents, qui sont, les unes préhensiles ou sécatrices, les autres broyeuses ou triturantes : par exemple, chez les Lièvres et les autres Rongeurs (2). Enfin, chez la plupart des Mammifères, l'armure buccale se complique davantage, et il y a quatre sortes de dents appelées *incisives*, *canines*, *prémolaires* et *molaires*, dont les deux premières sont destinées à la préhension des aliments, soit en les coupant ou en les déchirant pour en introduire des fragments

Animaux à dents polymorphes.

un large revêtement disposé comme une mosaïque (a). Dans le genre *Rhina*, qui appartient à la même famille de Plagiostomes, les dents sont réunies en quinconce, et constituent ainsi sur chaque mâchoire une sorte de meule broyeuse très puissante (b).

(1) Les Tatous ne sont pourvus que de petites dents mâchelières presque cylindriques, à couronne plate ou oblique (c). Ainsi que je l'ai déjà dit, ces organes sont dépourvus d'émail et revêtus seulement d'une couche mince de cément (d). Chez les espèces dont F. Cuvier a formé le genre *Priodontes*, on compte cinquante de ces petites dents à la mâchoire supérieure et quarante-huit à la mâchoire inférieure (e), mais chez les Tatusies, il n'en existe en tout que trente-quatre (f).

Chez l'Oryctérope, les dents sont toutes cylindriques et broyeuses ; on en compte vingt-six, mais celles des deux ou trois premières paires sont rudimentaires (g). Ainsi que je l'ai déjà dit, leur structure est fasciculée (voy. ci-dessus, page 151).

(2) Une autre combinaison du système dentaire se remarque chez les Paresseux (*Bradypus*), qui sont pourvus de mâchelières broyeuses et de canines lacérantes, mais qui manquent de dents incisives sur le devant de la bouche, comme tous les autres Mammifères de l'ordre des Édentés (h). La partie centrale de leurs dents se compose de vaso-dentine et se trouve entourée d'une couche épaisse de dentine, simple qui à son tour est recouverte par du cément ou substance corticale (i).

(a) Owen, *Odontography*, pl. 25, fig. 1.
— Valenciennes, *Atlas du Règne animal* de Cuvier, POISSONS, pl. 118, fig. 4.
(b) Owen, *Op. cit.*, pl. 28, fig. 1 à 3.
(c) Cuvier, *Ossements fossiles*, pl. 212, fig. 3, etc.
(d) Owen, *Odontography*, pl. 85, fig. 4.
(e) Fréd. Cuvier, *Des dents des Mammifères*, pl. 81.
(f) Idem, *ibid.*, pl. 80.
(g) Idem, *ibid.*, pl. 82.
(h) Cuvier, *Recherches sur les ossements fossiles*, pl. 207, fig. 1, 2, 3.
— Fréd. Cuvier, *Dents des Mammifères*, pl. 77.
(i) Owen, *Odontography*, p. 320, pl. 82.

dans le vestibule digestif, et dont les dernières servent à opérer ensuite une division plus complète de ces substances, afin d'en rendre la dissolution plus facile quand elles auront pénétré dans l'estomac. Souvent la diversité de ces instruments est portée même plus loin, et il y a des distinctions à établir entre les dents molaires, dont les formes et les usages ne sont pas les mêmes.

Il existe aussi des variations dans le nombre des différentes espèces de dents dont les mâchoires sont armées, et ces particularités, de même que les différences de forme dont je viens de parler, coïncident avec diverses modifications organiques en raison desquelles les Mammifères sont répartis en groupes zoologiques, appelés *genres*, *familles* ou *ordres*. Les naturalistes ont dû par conséquent y donner une grande attention ; et pour exprimer brièvement quelques-uns des caractères fournis par ces parties, ils ont eu recours à des formules dans lesquelles chaque espèce de dent est représentée par une lettre initiale suivie d'un exposant composé de deux chiffres superposés et indiquant le nombre de ces dents à chaque mâchoire. Ainsi, dans les ouvrages zoologiques on écrit généralement : $I\frac{4}{4}$, $C\frac{2}{2}$, $P\frac{4}{4}$, $M\frac{6}{6}$, ou bien $I\frac{2-2}{2-2}$, $C\frac{1-1}{1-1}$, $P\frac{2-2}{2-2}$, $M\frac{3-3}{3-3}$, pour dire qu'il existe à chaque mâchoire, et de chaque côté, 2 incisives, 1 canine, 2 prémolaires ou petites molaires, et 3 grosses molaires, ou molaires proprement dites. Mais il est bon de simplifier ces formules en n'y indiquant que le nombre de paires de chaque sorte de dents, et en représentant par conséquent le système précédent par $I\frac{2}{2}$, $C\frac{1}{1}$, $P\frac{2}{2}$, $M\frac{3}{3}$, et lorsque j'aurai à m'en servir dans le cours de ces Leçons, j'emploierai cette notation (1). Si j'avais à en faire un fréquent usage, j'y intro-

Formules du système dentaire.

(1) Cette manière d'écrire les formules dentaires est à peu près la même que celle adoptée par mon savant collègue à la Faculté des sciences, M. Isid. Geoffroy Saint-Hilaire, ainsi qu'on peut le voir par quelques exemples cités dans l'un de ses derniers ouvrages (*a*).

(*a*) Isidore Geoffroy Saint-Hilaire, *Catalogue méthodique de la collection des Mammifères d… Muséum d'histoire naturelle de Paris*, p. 67.

duirais aussi d'autres changements qui les rendraient plus utiles; mais ce sujet est principalement du domaine de la zoologie descriptive, et par conséquent nous n'avons pas à nous y arrêter ici (1). Je ne pourrais également, sans

(1) En parlant de ce sujet, il me paraît utile de signaler à l'attention des étudiants la cause de certaines discordances qui pourraient les embarrasser, s'ils voulaient faire l'application de ces formules zoologiques. En effet les différents auteurs n'ont pas toujours pris pour base de la détermination des divers éléments du système dentaire des considérations du même ordre, et il en est résulté que parfois ils ont été conduits à représenter un même système par des formules très-dissemblables. Ainsi, en consultant l'ouvrage classique de Frédéric Cuvier sur ce sujet, on trouve que les Makis auraient : I $\frac{2}{3}$, C $\frac{1}{1}$, P $\frac{3}{2}$, M $\frac{3}{3}$; tandis que M. Owen leur assigne : I $\frac{2}{2}$, C $\frac{1}{1}$, P $\frac{2}{3}$, M $\frac{3}{3}$. Ce désaccord ne dépend d'aucune divergence d'opinion quant au nombre total des dents dont la mâchoire inférieure des Makis est armée, mais seulement de la manière dont les deux auteurs dont je viens de parler déterminent la dent qu'ils appellent canine. Frédéric Cuvier donne ce nom à une grosse dent lacérante en forme de croc, qui se trouve être la quatrième, et il considère comme autant d'incisives les trois premières dents qui sont toutes sécatrices et semblables entre elles par leur forme; par conséquent, il ne reste entre la dent réputée canine et les vraies molaires que deux paires de prémolaires ou fausses molaires (a). M. Owen, au contraire, négligeant la forme et classant ces dents d'après leur position relative à celles de la mâchoire supérieure, appelle canine la dent de la troisième paire, parce qu'elle se trouve en rapport avec le devant de la canine supérieure, et première prémolaire celle qui prend place derrière celle-ci, parce que tel est en effet la relation normale de la canine supérieure avec la canine inférieure (b).

J'ajouterai que Blainville, dans son important ouvrage sur l'ostéographie des Mammifères, a adopté un autre système de notation. Il distingue, parmi les mâchelières, des avant-molaires, une dent principale, et des arrière-molaires; enfin, d'ordinaire il supprime les initiales, et écrit de gauche à droite les chiffres représentant les trois groupes principaux, en les séparant par le signe + et en faisant suivre les détails relatifs aux mâchelières. Ainsi, pour cet auteur, la formule dentaire de l'homme est $\frac{2}{2} + \frac{1}{1} + \frac{5}{5}$ dont $\frac{2}{2} + \frac{1}{1} + \frac{2}{2}$. La dent qu'il appelle principale est celle qu'il considère comme l'analogue de la grosse mâchelière à laquelle Frédéric Cuvier avait donné le nom de *dent carnassière* chez les Carnivores (c). Mais, ainsi que nous le verrons bientôt, cette distinction est souvent arbitraire et variable.

(a) Fréd. Cuvier, *Des dents des Mammifères*, n° X, pl. 10. — *Atlas du Règne animal* de Cuvier, MAMMIFÈRES, pl. 80, fig. 1 *a*, 1 *b* et 2.
(b) Owen, *Odontography*, p. 438, pl. 114, fig. 5.
(c) Blainville, *Ostéographie*, MAMMIFÈRES, t. I, p. 42.

sortir du cadre que je me suis tracé, entrer dans beaucoup de détails relatifs aux différentes combinaisons qui se rencontrent dans l'armure buccale des Mammifères; mais pour faire connaître d'une manière plus complète que je n'a pu le faire jusqu'ici, cet ensemble d'instruments, je crois nécessaire d'en indiquer la disposition chez quelques types principaux.

Rapports entre le régime des Mammifères et leur système dentaire.

Ainsi que j'ai déjà eu l'occasion de le dire, les Mammifères qui sont organisés pour mâcher leurs aliments n'ont pas tous le même régime : les uns se nourrissent presque exclusivement de fruits, d'autres sont herbivores ou granivores, ou bien encore rongent les écorces des arbres ou d'autres substances végétales non moins dures et difficiles à digérer; il s'en trouve aussi qui vivent exclusivement d'Insectes ou qui ne se repaissent que de la chair de grands Animaux; enfin quelques-uns se montrent presque indifférents sur le choix de leurs aliments et dévorent les matières animales aussi bien que les substances d'origine végétale. D'après leur régime, on doit donc les distinguer en Omnivores, Carnassiers, Insectivores, Rongeurs, Herbivores et Frugivores.

Système dentaire des Singes.

Comme premier exemple, prenons les Singes. Chez tous ces Animaux il existe à chaque mâchoire, sur le devant de la bouche, une rangée de dents sécatrices formée par deux paires d'incisives larges, peu allongées et terminées par un bord droit, horizontal et tranchant. Plus en dehors, on voit à l'une et à l'autre mâchoire une paire de canines lacérantes, plus ou moins longues; enfin, derrière celles-ci se trouvent cinq ou six paires de mâchelières broyeuses à couronne large, horizontale et garnie de plusieurs tubercules mousses (1). Or, les Singes sont essen-

(1) Savoir trois paires de molaires précédées de deux paires de prémolaires chez les Singes de l'ancien continent et les Ouistitis, et de trois paires de prémolaires chez les Singes du nouveau monde. On remarque aussi quelques différences génériques dans la grandeur relative, le nombre des tu-

tiellement frugivores; ils aiment, il est vrai, les œufs, et parfois ils mangent aussi de jeunes Oiseaux ou des Insectes dont les téguments sont mous, ou même quelques Mollusques; mais leur principale nourriture consiste en fruits qu'ils vont cueillir sur les arbres, où ils grimpent avec une agilité merveilleuse, et il est facile de comprendre que leur système dentaire est parfaitement approprié à un régime de ce genre.

Système dentaire de l'Homme.

L'armure buccale de l'Homme (1) diffère à peine de celle des Singes et paraît être encore moins disposée pour lacérer ou déchirer une proie vivante; car les canines ne dépassent pas notablement les quatre incisives à côté desquelles elles sont placées (2), et les mâchelières sont plus faibles et non moins

bercules ou la forme de ces éminences. Ainsi, chez les Guenons, la dernière molaire inférieure est garnie seulement de quatre tubercules (*a*), comme chez l'Homme, tandis que chez les Semnopithèques (*b*), les Macaques (*c*), etc., elle présente en arrière un cinquième tubercule en forme de talon.

(1) Les dents de l'Homme sont simples et sub-bicortiquées. En effet, l'émail qui en couvre la couronne disparaît peu à peu sur la racine, et le cément, qui est assez abondant sur la racine, manque presque entièrement sur la couronne. Au sujet de la forme de ces organes, on peut consulter presque indifféremment les figures qui en ont été données par un grand nombre d'anatomistes tels que Hunter, Bourgery, Rousseau, etc. (*d*).

(2) Il est à noter que les canines de l'Homme ne se croisent pas lors du rapprochement des mâchoires, tandis que chez les Singes, la canine supérieure descend derrière celle de la mâchoire inférieure, qui vient s'intercaler entre elle et la seconde incisive supérieure, où un espace vide est ménagé à cet effet (*e*). Chez l'Homme, au contraire, la série dentaire est non interrompue, et la seconde incisive est en contact avec la canine adjacente. La disposition que je viens de signaler est très-bien indiquée chez les Singes anthropomor-

(*a*) Fréd. Cuvier, *Dents des Mammifères*, pl. 5.
(*b*) Idem, *ibid.*, pl. 4.
(*c*) Idem, *ibid.*, pl. 6.
(*d*) Hunter, *The natural History of the Human Teeth*, pl. 5, etc.
— Bourgery, *Traité de l'anatomie de l'Homme*, t. 1, pl. 28, fig. 6.
— Rousseau, *Anatomie comparée du système dentaire*, pl. 1 à 4.
— Bonamy, Broca et Beau, *Atlas d'anatomie descriptive*, SPLANCHNOLOGIE, pl. 10.
(*e*) Voyez l'*Atlas du Règne animal* de Cuvier, MAMMIFÈRES, pl. 7, fig. 1 et 2.

mousses (1). Nous en pouvons conclure que l'Homme, de même que le Singe, est organisé pour un régime essentiellement végétal, et que si son intelligence ne l'avait conduit à

phes, tels que le Chimpanzé (*a*), l'Orang-Outang (*b*) et le Gorille (*c*); mais les canines sont beaucoup plus fortes chez les Guenons (*d*), les Macaques (*e*) et les Cynocéphales (*f*).

Du reste, le grand développement des canines paraît coïncider avec une disposition à la férocité plutôt qu'avec des instincts carnassiers. Ainsi, chez les Singes, ces dents lacérantes sont en général beaucoup plus longues et plus fortes chez les mâles que chez les femelles (*g*), et l'on sait que les premiers sont enclins à se combattre entre eux et à attaquer ceux qu'ils considèrent comme leurs ennemis.

(1) Les prémolaires de l'Homme, au nombre de deux paires à chaque mâchoire, sont bicuspides, c'est-à-dire que leur couronne présente deux éminences un peu pointues; elles ont tantôt une racine simple, tantôt deux racines libres à leur extrémité, mais souvent séparées seulement par des sillons verticaux dans une première partie de leur longueur. Du reste, à la mâchoire supérieure, la duplicité de leur racine est toujours indiquée par la bifurcation de la partie inférieure de leur chambre médullaire.

Les vraies molaires, au nombre de trois paires à chaque mâchoire, ont une surface triturante plus large et divisée en quatre ou même cinq tubercules séparés entre eux par un sillon crucial. Elles ont en général trois ou quatre racines divergentes très fortes, qui parfois se recourbent en dedans par le bout, de façon à embrasser entre les crochets ainsi formés une portion de l'os adjacent. Les molaires conformées de la sorte sont nommées *dents barrées*, et il est à noter que leur avulsion ne peut se faire sans celle de la portion d'os interceptée par leurs racines.

J'ajouterai que l'on remarque quelques légères variations dans la forme des dents chez les divers individus de l'espèce humaine, et que ces particularités paraissent être plus fréquentes chez certaines races que chez d'autres. Mais les observations recueillies à ce sujet ne sont pas assez nombreuses pour que je m'y arrête ici (*h*).

(*a*) Owen, *On the Osteology of the Chimpanzee and Orang-Utang* (*Trans. of the Zool. Soc.*, t. I, pl. 51 et 52).

(*b*) Fréd. Cuvier, *Dents des Mammifères*, pl. 2.
— Owen, *Op. cit.* (*Trans. of the Zool. Soc.*, t. I, pl. 53 et 54).

(*c*) Owen, *Osteological Contrib. to the nat. Hist. of the Chimpanzees* (*Trans. of the Zool. Soc.*, t. III, pl. 61, 62 et 63).

(*d*) Fréd. Cuvier, *Op. cit.*, pl. 5.

(*e*) Idem, *ibid.*, pl. 6.

(*f*) Voyez l'*Atlas du Règne animal* de Cuvier, MAMMIFÈRES, pl. 14, fig. 3, etc.

(*g*) Exemple : les *Gorilles mâles* et *femelles* (Duvernoy, *Des caractères anatomiques des grands Singes pseudo-anthropomorphes* (*Arch. du Muséum*, t. VIII, pl. 5, fig. 1 et 2).

(*h*) Voyez à ce sujet les observations faites par M. Owen sur les Australasiens et les Nègres (*Odontography*, p. 452 et suiv.).

amollir ses aliments par la cuisson, il aurait été frugivore plutôt qu'omnivore (1).

Système dentaire des Lémuriens.

C'est par une multitude de nuances intermédiaires que la transition s'établit entre ce mode d'organisation de l'appareil masticatoire dentaire et l'armure buccale des Mammifères qui sont les mieux conformés pour se nourrir soit d'Insectes, soit de la chair de grands Animaux. Ainsi, chez les Quadrumanes de la famille des Lémuriens, on voit les prémolaires devenir plus sécatrices, ou les tubercules des molaires s'élever en forme de cônes pointus (2); mais c'est dans d'autres groupes que nous trouverons les types les plus complets des systèmes

(1) Cette question du régime naturel de l'Homme a été examinée par plusieurs physiologistes, et d'après les caractères de son système dentaire on a généralement conclu qu'il était omnivore (a). Il n'est pas douteux que dans la plupart des circonstances, le régime mixte ne lui soit le plus utile, et qu'il est dans sa nature d'y avoir recours, puisqu'il est dans sa nature d'avoir l'intelligence nécessaire pour suppléer à l'imperfection de ses organes par des moyens détournés, tels que la cuisson de ses aliments ; mais il me paraît évident que la disposition de son système dentaire indiquerait que l'Homme est un animal frugivore plutôt qu'omnivore. En effet, tous les caractères anatomiques qui distinguent les Singes les plus essentiellement frugivores de ceux qui mangent parfois des Insectes, des Mollusques ou de petits Oiseaux, se retrouvent chez l'Homme et y sont pour la plupart encore plus prononcés que chez les premiers.

(2) Chez les Lémuriens, les incisives de la mâchoire inférieure ne sont pas verticales comme celles de la mâchoire supérieure, mais très proclives et en nombre variable suivant les genres. En général, la canine qui les suit ne s'en distingue pas par sa forme, et la première prémolaire de cette même rangée s'élève en manière de croc lacérant. Enfin les vraies molaires sont d'ordinaire assez semblables à celles des Singes, par exemple chez les Makis ; mais d'autres fois elles ont des tubercules beaucoup plus saillants et plus pointus, ainsi que cela se voit chez les Tarsiers. La formule dentaire est :

I $\frac{2}{2}$, C $\frac{1}{1}$, P $\frac{3}{3}$, M $\frac{3}{3}$, pour les Gala-

(a) Hunter, *The Nat. Hist. of the Teeth*, p. 120.
— Th. Bell, *Physiological Observ. on the Natural Food of Man, deduced from the Characters of the Teeth* (*On the Teeth*, 1829, p. 33).
— Owen, *Odontography*, p. 471.

dentaires propres aux Mammifères, soit carnivores, soit insectivores.

Système dentaire des Chéiroptères et des Insectivores

Comme exemples de ces derniers, je puis prendre la plupart des Chauves-Souris (1), aussi bien que les Hérissons, les Taupes, les Musaraignes et les autres petits Mammifères dont se compose le groupe naturel qui est connu sous le nom d'*ordre*

gos (*a*) et les Sténops (*b*), ainsi que pour les Makis (*c*) ;

$I\frac{2}{1}$, $C\frac{1}{1}$, $P\frac{2}{2}$, $M\frac{3}{3}$, pour le genre *Lichonotus* ou *Indris* (*d*);

Et $I\frac{2}{1}$, $C\frac{1}{1}$, $P\frac{3}{3}$, $M\frac{3}{3}$, pour les Tarsiers (*e*).

L'*Aye-aye*, ou *Chiromys*, animal de Madagascar, qui paraît appartenir à l'ordre des Quadrumanes, a un système dentaire semblable à celui des Rongeurs, parmi lesquels il a été rangé par Cuvier (*f*).

(1) Les Chauves-Souris se divisent en deux grandes familles d'après la conformation de leurs dents et quelques autres caractères : savoir, les Roussettes ou Chauves-Souris frugivores, et les Chauves-Souris ordinaires ou insectivores, comprenant toutes nos espèces indigènes. Chez ces dernières on trouve en général sur le devant de la bouche deux paires de petites incisives sécatrices à la mâchoire supérieure et deux (*g*) ou trois (*h*) paires d'incisives analogues à la mâchoire inférieure; suivies, à chaque mâchoire, d'une paire de fortes canines lacérantes et de six paires de mâchelières, dont trois sont de vraies molaires. Assez souvent il n'existe qu'une paire d'incisives en haut, et une (*i*), deux (*j*) ou trois (*k*) en bas,

(*a*) Blainville, *Ostéographie, ou Description iconographique comparée du squelette et du système dentaire*, PRIMATES, pl. 11.
— Owen, *Op. cit.*, pl. 114, fig. 7.
(*b*) Blainville, *Op. cit.*, PRIMATES, pl. 11.
— Owen, *Op. cit.*, pl. 114, fig. 4.
(*c*) Blainville, *Op. cit.*, PRIMATES, pl. 11.
— Owen, *Op. cit.*, pl. 114, fig. 5.
(*d*) Blainville, *Op. cit.*, PRIMATES, pl. 11.
— Owen, *Op. cit.*, pl. 114, fig. 6.
(*e*) Blainville, *Op. cit.*, PRIMATES, pl. 11.
— Owen, *Op. cit.*, pl. 114, fig. 3.
(*f*) Idem, *ibid.*, fig. 2.
(*g*) Exemples : genre *Noctilio* (Blainville, *Ostéographie*, CHÉIROPTÈRES, pl. 11). — Owen, *Op. cit.*, pl. 112, fig. 1.
— *Glossophaga* (Blainville, *Op. cit.*, CHÉIROPTÈRES, pl. 13).
— *Stenoderma* (Gervais, dans Gay, *Historia fisica e politica de Chile*, Mamalogia, pl. 1, fig. 1 *a*).
(*h*) Exemple : *Vespertilio murinus* (Blainville, *Op. cit.*, pl. 14).
— Genre *Nycteres* (Geoffroy Saint-Hilaire, *Description de l'Égypte*, Histoire naturelle, t. I, MAMMIFÈRES, pl. 4, fig. 1. — Blainville, *loc. cit.*).
— Genre *Vespertilio* (Blainville, *Op. cit.*, pl. 14).
(*i*) Exemple : *Myoptera*, Geoffroy.
(*j*) Exemples : *Nyctinoma* (Geoffroy Saint-Hilaire, *loc. cit.*, pl. 1, fig. 3).
— *Molossus mops* (Blainville, *Op. cit.*, pl. 14).
— *Rhinolophus* (Geoffroy Saint-Hilaire, *loc. cit.*, pl. 4, fig. 2).
(*k*) Exemples : *Vespertilio Belangerii* adulte (Blainville, *Op. cit.*, pl. 14).

*des Insectivores*. Chez ces Animaux, de même que chez l'Homme et les Quadrumanes, l'armure buccale est complète, c'est-à-dire se compose des quatre sortes de dents que l'on est convenu d'appeler *incisives*, *canines*, *prémolaires* et *molaires* ; mais les premiers de ces organes sont souvent lacérants plutôt que sécateurs, et les molaires ou même toutes les mâchelières ont leur couronne hérissée de pointes engrenantes (1).

et quelquefois ces dents manquent complétement à la mâchoire supérieure (*a*). Les deux premières prémolaires sont d'ordinaire petites et la troisième bien développée et pointue. Enfin les vraies molaires sont grosses et hérissées de plusieurs pointes coniques.

Chez les Vampires ou Desmodes, Chauves-Souris de l'Amérique, qui, ainsi que je l'ai déjà dit (*b*), sucent le sang de l'Homme et des autres grands Mammifères (*c*), le devant de la mâchoire supérieure est armé de deux grandes incisives lacérantes, crochues et très aiguës, suivies d'une paire de canines lacérantes et de prémolaires, mais les vraies molaires manquent (*d*).

Chez les Roussettes ou Ptéropes et les autres Chauves-Souris frugivores, le devant de la bouche est armé à peu près de la même manière que les Chauves-Souris ordinaires, mais les mâchelières sont à couronne presque plate et garnies seulement d'éminences mousses (*e*). Le nombre des incisives est en général de deux paires à chaque mâchoire, mais chez la Roussette de Péron, il n'y en a qu'une paire à chaque mâchoire, et chez la Roussette céphalote la mâchoire inférieure en est dépourvue (*f*).

Les Galéopithèques qui appartiennent aussi à l'ordre des Chéiroptères, et qui ont, comme nous l'avons déjà vu, des incisives pectinées à la mâchoire inférieure, ressemblent davantage aux Lémuriens par l'ensemble de leur système dentaire (*g*).

(1) On remarque dans ce petit groupe zoologique de nombreuses variations dans les dispositions secondaires du système masticatoire, et il

(*a*) Exemples : *Taphozous perforatus* (Geoffroy Saint-Hilaire, *loc. cit.*, pl. 4, fig. 4, 4 *a*).
— *Taphozous longimanus* (Blainville, *Op. cit.*, pl. 14).
— *Megaderma* (Blainville, *loc. cit.*, pl. 14).

(*b*) Voyez ci-dessus, p. 96.

(*c*) D'Azara, *Essais sur l'histoire naturelle des Quadrupèdes du Paraguay*, t. II, p. 272.
— Darwin, *Voyage of the Adventure and Beagle*, t. III, p. 25.

(*d*) Blainville, *Op. cit.*, pl. 13.
— Owen, *Op. cit.*, pl. 112, fig. 9.

(*e*) Fréd. Cuvier, *Dents des Mammifères*, pl. 15.
— Blainville, *Op. cit.*, pl. 5, 6 et 13.
— Gervais, *Histoire naturelle des Mammifères*, p. 199, fig.

(*f*) Blainville, *Ostéographie*, CHÉIROPTÈRES, p. 37.

(*g*) Fréd. Cuvier, *Op. cit.*
— Blainville, *Ostéographie*, genre *Lémur*, pl. 11.
— Owen, *Op. cit.*, p. 433, pl. 111, fig. 1 *a*.

Système dentaire des Carnivores.

Chez les Mammifères qui, dans le langage ordinaire, sont appelés des *Bêtes de proie*, et qui forment le groupe naturel auquel les zoologistes donnent le nom d'*ordre des Carnivores*, l'armure buccale est très puissante, et se compose, pour

existe beaucoup de diversité d'opinions quant à la manière dont les dents de plusieurs Insectivores doivent être classées.

Ainsi, chez les Tenrecs (*a*), dont la disposition de l'armure buccale ne s'éloigne que peu de ce que nous avons déjà vu chez les Quadrumanes, il existe à la mâchoire supérieure deux paires de petites incisives, suivies d'une paire de grosses canines lacérantes et de six paires de mâchelières qui sont pourvues chacune de deux ou de trois fortes racines, et ont la couronne tuberculaire plutôt que hérissée ; enfin, à la mâchoire inférieure, les canines, également très fortes et lacérantes, sont précédées de trois paires de petites incisives et suivies de six paires de mâchelières dont la couronne est garnie d'éminences très élevées et très pointues.

Chez la Taupe (*b*), la mâchoire supérieure porte de chaque côté, en avant, trois petites dents qui sont implantées dans l'os intermaxillaire, et qui, pour cette raison, ainsi qu'à cause de leur forme, doivent être considérées comme des incisives ; une grosse canine lacérante qui est implantée comme d'ordinaire à l'extrémité antérieure de l'os maxillaire, mais est pourvue de deux racines comme les prémolaires ; puis quatre prémolaires dont la dernière a trois racines comme les grosses molaires et dont la couronne est conique ; enfin, trois vraies molaires multicuspides. A la mâchoire inférieure, on trouve en avant quatre petites dents sécatrices que quelques zoologistes considèrent comme étant toutes des incisives, mais dont la dernière doit porter le nom de canine à raison de ses rapports avec la canine supérieure ; puis une première prémolaire qui, par sa forme et sa grandeur, ressemble davantage à la canine supérieure ; trois autres prémolaires de petites dimensions ; enfin trois vraies molaires dont la couronne est armée de deux pointes coniques.

Ce mode de détermination, proposé il y a trente ans par M. Isidore Geoffroy Saint-Hilaire et employé plus récemment par M. Owen (*c*), me paraît préférable à tout autre, et donne la formule I $\frac{3}{3}$, C $\frac{1}{1}$, P $\frac{4}{4}$, M $\frac{3}{3}$, mais elle n'est pas généralement adoptée, et il existe de grandes discordances dans celles employées par les différents zoologistes. Ainsi, le système dentaire de la Taupe est représenté par les uns comme se composant de I $\frac{3}{4}$, C $\frac{1}{0}$, P $\frac{4}{4}$, M $\frac{4}{4}$ (*d*) ; de I $\frac{4}{4}$, C $\frac{1}{1}$, P $\frac{3}{3}$, M $\frac{3}{3}$, par d'au-

(*a*) Voyez Fréd. Cuvier, *Op. cit.*, pl. 19.
— Blainville, *Ostéographie*, INSECTIVORES, pl. 4 et pl. 10.
(*b*) Voyez Fréd. Cuvier, *Op. cit.*, pl. 23.
— Blainville, *Op. cit.*, pl. 9.
(*c*) Isid. Geoffroy, art. TAUPE, (*Dictionnaire classique d'histoire naturelle*, t. XVI, p. 65).
— Owen, *Odontography*, p. 416.
(*d*) Fréd. Cuvier, *Op. cit.*, n° 23.

chaque mâchoire, de trois paires d'incisives (1), d'une paire de canines lacérantes, très grosses, et d'un certain nombre de mâchelières simples et plus ou moins complétement sécatrices. Ce sont les dernières prémolaires ou les premières vraies

tres (*a*) ; et I $\frac{3}{4}$, C $\frac{1}{1}$, M $\frac{7}{6}$, par d'autres encore (*b*).

Il est aussi à noter que chez la Taupe fossile découverte à Sansan par M. Lartet, la canine supérieure et la prémolaire suivante n'offrent pas dans la disposition de leurs racines l'anomalie qui se remarque dans la Taupe commune (*c*).

Chez le Hérisson d'Europe (*d*) dont la formule dentaire me paraît être I $\frac{3}{3}$, C $\frac{1}{1}$, P $\frac{3}{2}$, M $\frac{4}{3}$, les canines diffèrent à peine soit des dernières incisives, soit de la petite mâchelière suivante ; mais les incisives de la première paire, en bas comme en haut, se développent beaucoup et deviennent lacérantes. La plupart des zoologistes considèrent ces Animaux comme étant privés de canines (*e*), mais je ne vois aucune raison suffisante pour admettre l'existence de cette anomalie, et sur cette question je me range de l'opinion de Blainville (*f*).

Chez d'autres Mammifères du même groupe, tels que les Desmans (*g*), les Musaraignes (*h*), les Chrysochlores (*i*) et les Scalopes (*j*), les canines restent petites et ne diffèrent pas notablement de leurs voisines ; mais les incisives de la première paire à la mâchoire supérieure, et celles de la première et de la seconde paire à la mâchoire inférieure, acquièrent un grand développement, et deviennent lacérantes plutôt que sécatrices. Quelques auteurs ont considéré les dents lacérantes supérieures des Musaraignes comme étant des canines, et ont supposé que les incisives manquent (*k*); mais, de même que les trois ou quatre dents rudimentaires qui y font suite, elles naissent dans les os intermaxillaires.

(1) Chez la Loutre de mer (genre

(*a*) Blainville, *Ostéographie*, INSECTIVORES, p. 49.
(*b*) Ch. Bell, *British Quadrupedes*, 1837, p. 85.
(*c*) Lartet, *Notice sur la colline de Sansan*. Auch, 1851, p. 14.
(*d*) Fréd. Cuvier, *Op. cit.*, pl. 16.
— Blainville, *Op. cit.*, pl. 10.
(*e*) Fréd. Cuvier, *Op. cit.*, p. 66.
— Owen, *Odontography*, p. 419.
(*f*) Blainville, *Op. cit.*, p. 58.
(*g*) Fréd. Cuvier, *Op. cit.*, pl. 21.
— Roulin, *Atlas du Règne animal* de Cuvier, MAMMIFÈRES, pl. 28, fig. 4 *c*, 4 *d*, 5, 5 *a* et 5 *b*.
— Blainville, *Op. cit.*, pl. 9.
(*h*) Fréd. Cuvier, *Op. cit.*, pl. 20.
— Duvernoy, *Fragments d'hist. nat. systématique et physiologique sur les Musaraignes*, pl. 2 (*Mém. de la Soc. d'hist. nat. de Strasbourg*, t. II).
— Blainville, *Op. cit.*, pl. 10.
(*i*) Fréd. Cuvier, *Op. cit.*, pl. 18.
— Blainville, *Op. cit.*, pl. 9.
(*j*) Fréd. Cuvier, *Op. cit.*, pl. 22.
— Blainville, *Op. cit.*, pl. 9.
(*k*) Isid. Geoffroy Saint-Hilaire, art. MUSARAIGNE (*Dictionnaire classique d'histoire naturelle*, 1827, t. XI, p. 313).

molaires qui constituent les principaux instruments à l'aide desquels l'Animal mâche la chair dont il fait sa nourriture, et une de ces dents, plus grosse, plus saillante et plus tranchante que les autres, a reçu le nom de *dent carnas-*

*Enhydra*), les incisives de remplacement présentent une anomalie : celles de la première paire ne se développent pas, de sorte que le nombre de ces organes est de quatre seulement à la mâchoire inférieure (*a*).

Dans la famille des Phoques, il y a généralement trois paires d'incisives en haut et seulement deux paires en bas (*b*), mais dans le genre Stemmatopes ou *Cystophora*, il n'y en a que deux paires à la mâchoire supérieure et une à la mâchoire inférieure (*c*). Il est aussi à noter que chez ces Mammifères amphibiens les incisives sont coniques et préhensiles au lieu d'être sécatrices, et que quelquefois celles de la paire externe de la rangée supérieure se développent au point de ressembler à des canines accessoires : par exemple, chez le *Phoca jubata* (*d*).

J'ajouterai que, chez les Phoques, toutes les mâchelières sont à peu près de même forme. On en compte ordinairement cinq paires à chaque mâchoire. Leur couronne est en général armée de trois ou même de quatre, et quelquefois de cinq pointes comprimées latéralement et disposées en série longitudinale, celle du milieu étant la plus forte (*e*) ; mais dans quelques espèces ces dents sont coniques seulement (*f*).

Chez le Morse, il y a, lors de la première dentition, trois paires d'incisives caduques en haut et deux ou trois paires en bas (*g*) ; mais presque toutes ces dents disparaissent bientôt, et n'ont pas de remplaçantes, en sorte que chez l'adulte il y a seulement près de la base des grosses canines une paire de dents implantées dans les os intermaxillaires, et représentant par conséquent des incisives, bien que par leur forme elles ne diffèrent pas notablement des mâchelières qui sont situées plus en arrière, et ordinairement au nombre de trois paires ; les incisives, de même que les canines, manquent complétement à la mâchoire inférieure. Il y a du reste des variations indivi-

(*a*) Owen, *Odontography*, p. 505.

(*b*) Exemples : *Phoca vitulina* (Fréd. Cuvier, *Op. cit.*, pl. 38). — Blainville, *loc. cit.*, pl. 9. — *Phoca jubata* (Blainville, *loc. cit.*, pl. 9).

(*c*) Exemple : le *Phoque à capuchon*, ou *Lion marin*, genre *Leonina* (Fréd. Cuvier, *Op. cit.*, pl. 38, B). — Blainville, *Ostéogr.*, genre *Phoca*, pl. 11.

(*d*) Blainville, *loc. cit.*, pl. 6.

(*e*) Exemple : le *Phoca leptonyx* (Fréd. Cuvier, *Op. cit.*, pl. 38 A). — Blainville, *Ostéographie*, genre *Phoca*, pl. 5 et 9.

— *Phoca vitulina* (Blainville, *loc. cit.*, pl. 9). — Owen, *Op. cit.*, pl. 132, fig. 1.

— *Stenorhynchus serridens* (Owen, *Op. cit.*, pl. 132, fig. 4).

(*f*) Exemple : *Phoca leonina* (Blainville, *loc. cit.*, pl. 5).

(*g*) Rapp, *Ueber das Zahnsystem des Wallrosses* (*Abhandl. einer Gesellsch. in Würtemberg*, 1828, t. II, p. 107). — *Bulletin de Férussac, sciences naturelles*, t. XVII, p. 286.

sière (1). Les mâchelières qui y font suite sont tuberculées et broyeuses plutôt que sécatrices, et il est à remarquer que le nombre de ces arrière-molaires, de même que la proportion des éminences mousses qui peuvent se trouver mêlées aux crêtes tranchantes des mâchelières sécatrices est d'autant moins grand que l'Animal a des instincts plus sanguinaires. Ainsi, chez le Lion et les autres espèces du genre Chat, toutes les mâchelières sont tranchantes, à l'exception d'une molaire tuberculeuse presque

duelles assez grandes dans la denture de ces Animaux (a).

(1) La grosse mâchelière tranchante que Frédéric Cuvier a appelée la *dent carnassière* (b) est, à la mâchoire inférieure, la première vraie molaire, c'est-à-dire la première mâchelière permanente, qui n'est pas une dent de remplacement; mais celle qui y correspond à la mâchoire supérieure, et qui dépasse aussi ses voisines en grosseur, n'est pas, comme on le pense assez généralement, une dent de la même catégorie, et elle doit être classée parmi les prémolaires, car elle succède à une dent de lait (c). Il en résulte que les formules adoptées par les différents auteurs pour représenter le système dentaire des divers genres de Carnivores ne concordent pas. Ainsi, pour le genre *Felis*, la plupart des zoologistes donnent la formule I $\frac{3}{3}$, C $\frac{1}{1}$, P $\frac{2}{2}$, M $\frac{2}{1}$, tandis que M. Owen, pour être conséquent avec les principes indiqués ici, écrirait I $\frac{3}{3}$, C $\frac{1}{1}$, P $\frac{3}{2}$, M $\frac{1}{1}$.

La classification des dents mâchelières des Carnivores a été faite de plusieurs manières. Ainsi Duvernoy a cru devoir diviser les prémolaires en fausses molaires normales et fausses molaires rudimentaires (d) : Blainville les divisa en avant-molaires, molaire principale et arrière-molaires (e); mais ces distinctions sont souvent arbitraires, et la règle suivie par M. Owen (f) me paraît préférable.

(a) Cuvier, *Recherches sur les ossements fossiles*, pl. 219 *bis*, fig. 3.
— Rapp, *Op. cit.*
— N. C. de Fremerij, *Bijdragen tot de Natuurlijke geschiedenis van den Walrus* (H. Van Hall, Vrolik en Mulder, *Bijdr. tot de Natuurkundige Wetenschappen*, 1831, t. VI, p. 360).
— Wiegmann, *Ueber das Gebiss des Wallrosses* (*Archiv für Naturgeschichte*, 1838, t. I, p. 113).
— Stannius, *Ueber Gebiss und Schädel des Wallrosses* (Müller's *Archiv für Anat. und Physiol.*, 1842, p. 390).
— Jaeger, *Ueber die Stellung der Zähne des Wallrosses* (Müller's *Archiv für Anat. und Physiol.*, 1844, p. 71).
— Blainville, *Ostéographie*, genre *Phoca*, pl. 4.
— Owen, *Odontography*, p. 510.

(b) Fréd. Cuvier, *Essai sur de nouveaux caractères pour les genres des Mammifères* (*Ann. du Muséum*, 1807, t. X, p. 116 et suiv.).

(c) Em. Rousseau, *Anatomie comparée du système dentaire*, pl. 15, fig. 1 et 2.
— Owen, *Odontography*, p. 486 et suiv., pl. 127, fig. 1 et 4.

(d) Cuvier, *Leçons d'anatomie comparée*, 2e édit., t. IV, p. 254 et suiv.

(e) Blainville, *Ostéographie*, MAMMIFÈRES, p. 41.

(f) Owen, *Sur la classification et l'analogie des dents molaires* (*Ann. des sciences nat.*, 3e série, 1835, t. III, p. 116).

rudimentaire, qui se voit de chaque côté à la mâchoire supérieure. Il en est de même chez les Hyènes. Chez les Putois et les Martes, cette molaire tuberculeuse est plus développée, et l'on trouve derrière la dent carnassière inférieure une molaire dont la couronne est également mousse. Chez les Chiens, il existe derrière chaque dent carnassière deux dents tuberculeuses, et lorsqu'on observe les allures de ces Animaux, il est facile de reconnaître que ce sont ces derniers organes dont ils font usage quand ils veulent mâcher de l'herbe. Enfin, chez les Ours, dont la nourriture est en grande partie végétale, les mâchelières ne présentent que peu de parties tranchantes, et leur couronne est principalement tuberculeuse (1).

Au premier abord, on est assez disposé à s'imaginer qu'un Animal carnassier doit être d'autant plus redoutable que sa bouche sera armée d'un plus grand nombre de dents; aussi quelques poëtes, voulant donner une grande idée de la puissance de la gueule du Lion, ont cru ne pouvoir mieux faire que d'attribuer à cet Animal quarante de ces organes. Mais la Nature procède d'une manière plus conforme aux principes de la mécanique, et pour augmenter la force des mâchoires d'un Carnassier, elle raccourcit le bras du levier qui porte les canines et les dents carnassières, ce qui entraîne la disparition d'une partie des autres dents pour l'insertion desquelles l'espace manque (2).

(1) Pour plus de détails relatifs à la conformation de l'appareil dentaire des différents Carnivores, je renverrai aux ouvrages des deux Cuvier, de Blainville et de M. Owen (a).

(2) C'est la différence entre les longueurs respectives du bras de levier de la puissance, représenté par la portion post-alvéolaire de la mâchoire inférieure, où s'insèrent les muscles élévateurs de celle-ci, et du bras de levier de la résistance, constitué par cette même portion d'os, plus celle portant les mâchelières et les canines, qui détermine la grandeur de l'effet utile produit par le jeu des muscles masticateurs. Par conséquent, moins cette dernière portion du bord

(a) Cuvier, *Recherches sur les ossements fossiles*.
— Fréd. Cuvier, *Dents des Mammifères*.
— Blainville, *Ostéographie*, CARNASSIERS.
— Owen, *Odontography*, p. 473 et suiv., pl. 125 à 132.

Ainsi le Lion, de même que tous les autres grands Carnassiers, a en réalité moins de dents que l'Homme ; il n'en a que trente, tandis que le Chien et l'Ours en ont quarante-deux.

Système dentaire des Rongeurs.

Dans l'ordre des Rongeurs les dents canines manquent, et il existe de chaque côté et à chaque mâchoire un grand espace vide entre les mâchelières et les incisives qui arment le devant de la bouche (1). Ces dernières dents sont, en général, au nombre de deux seulement à chaque mâchoire, mais elles sont remarquablement grandes, arquées, taillées en biseau à leur

alvéolaire sera allongée, plus les conditions seront, sous ce rapport, favorables à l'emploi de la force musculaire dont l'Animal est doué ; et d'autre part il est facile de concevoir qu'une longueur donnée sera armée d'une manière plus puissante par un nombre restreint de grosses dents que par beaucoup de petits organes de même nature. Ce que j'ai dit ci-dessus relativement aux rapports existants entre le nombre des dents et la plus ou moins grande puissance de l'appareil masticatoire, doit donc s'appliquer plus particulièrement au nombre des mâchelières Ainsi, chez l'Ours, le Raton, le Chien, le Loup, le Renard, etc., on compte 6 mâchelières en haut et 7 en bas ; chez les Genettes $\frac{6}{6}$, chez les Martes $\frac{5}{6}$, chez les Loutres $\frac{5}{5}$, chez les Putois $\frac{4}{5}$, chez l'Hyène $\frac{5}{4}$, enfin dans le genre Chat $\frac{4}{3}$, nombre qui est inférieur à ce qui s'observe chez aucun autre Animal du même ordre.

(1) Geoffroy Saint-Hilaire, en se fondant sur le principe des connexions, a cru devoir considérer les dents antérieures des Rongeurs comme étant des canines (*a*), et M. Isidore Geoffroy étaya cette opinion par d'autres faits, tels que la position de la racine, ou base de ces organes, qui effectivement se trouve non dans l'os incisif, mais bien dans la partie antérieure de l'os maxillaire (*b*). Néanmoins l'ancienne détermination a prévalu, car non-seulement ces dents sortent des os intermaxillaires, mais dans le jeune âge y sont renfermées tout entières, et c'est seulement d'une manière consécutive que leur racine, s'enfonçant davantage, arrive dans la partie voisine de l'os maxillaire supérieur. Enfin il est aussi à noter que les petites incisives qui, chez les Lièvres et le Lapin, sont placées derrière les grandes à la mâchoire supérieure, s'insèrent uniquement dans les os intermaxillaires (*c*).

(*a*) Geoffroy Saint-Hilaire, *Mémoire sur les dents antérieures des Mammifères rongeurs, dans lequel on se propose d'établir que ces dents, dites jusqu'ici et déterminées incisives, sont les analogues des dents canines* (*Mém. de l'Acad. des sciences*, 1833, t. XII, p. 181).

(*b*) Isid. Geoffroy, art. RONGEURS (*Dictionnaire classique d'histoire naturelle*, 1828, t. XIV, p. 658).

(*c*) Owen, *Odontography*, p. 411.

extrémité, et terminées par un large bord droit et tranchant. Ainsi que je l'ai déjà dit, elles continuent à croître par leur base, pendant toute la durée de la vie, et elles s'usent par leur extrémité opposée en frottant les unes contre les autres (1), mais elles conservent toujours leur tranchant, en raison de la résistance inégale que présente la couche épaisse d'émail dont leur face antérieure est revêtue, comparée aux tissus constitutifs du reste de leur couronne (2). Celles de la mâchoire inférieure sont plus ou moins pointues chez les espèces omnivores, comme les Rats (3). Les mâchelières sont en petit nombre; en général, on n'en compte à chaque mâchoire que trois ou quatre paires, mais leur couronne est très grande, surtout dans le sens antéro-postérieur. Enfin, elles sont presque toujours fortement rubanées ou fasciculées ; et par l'usure inégale du cément, de l'émail et de la dentine dont elles se composent, leur surface triturante reste rude, de façon que, par leur ensemble, elles constituent une sorte de râpe ou de meule à sillons transversaux. Je rappellerai aussi que chez beaucoup de Rongeurs, les

(1) Voyez ci-dessus, page 149.

(2) Cette couche d'émail est quelquefois colorée en jaune orangé ou en rouge jaunâtre, par exemple chez le Castor, l'Agouti et le Coypu ou Myopotame. Chez plusieurs genres, on remarque aussi à la surface antérieure des incisives, un sillon longitudinal qui semble diviser chacune de ces dents en deux (a) ; mais ce caractère n'a aucune importance, ni anatomique, ni zoologique.

(3) Ce caractère s'observe non-seulement dans le genre Rat proprement dit (b), mais aussi chez la plupart des espèces de la même famille, et il est surtout très fortement prononcé chez les Hydromys (c) et les Mériones (d). Chez le Castor (e) et les Lièvres (f), les incisives inférieures sont au contraire très larges jusqu'au bout, et se terminent par un bord droit.

(a) Exemples : les *Gerbilles* (Fréd. Cuvier, *Dents des Mammifères*, pl. 62).
— L'*Otomys* (Fréd. Cuvier, *Op. cit.*, pl. 60).

(b) Fréd. Cuvier, *Op. cit.*, pl. 69.

(c) Idem, *ibid.*, pl. 73.

(d) Idem, *ibid.*, pl. 73.

(e) Idem, *ibid.*, pl. 71.
— Blainville, *Op. cit.*, genre *Fiber*, pl. 2.

(f) Fréd. Cuvier, *Op. cit.*, pl. 50.

mâchelières, de même que les incisives, n'ont pas de racines proprement dites et continuent à croître pendant toute la vie, tandis que chez d'autres leur croissance est limitée et leur base se prolonge en forme de racines plus ou moins bien caractérisées (1).

Système dentaire des Ruminants et des Pachydermes.

Les Ruminants et la plupart des Pachydermes sont essentiellement herbivores (2), et leurs dents mâchelières ont beaucoup d'analogie avec celles des Rongeurs; mais les incisives cessent d'avoir la même importance, et souvent la mâchoire supérieure en est complétement dépourvue, ainsi que cela se voit chez le Bœuf et le Mouton. Les canines, lorsqu'elles ne manquent pas, ne servent que peu à la préhension des aliments ou à leur masti-

(1) La structure intime des dents des Rongeurs a été l'objet de beaucoup d'observations faites par M. Tomes (*a*).

(2) Les Cochons, qui appartiennent à la division des Pachydermes ordinaires, sont plutôt omnivores qu'herbivores, et leur système dentaire se rapproche davantage de ce que nous avons déjà vu chez d'autres Mammifères à régime mixte, tels que les Ours. Il est représenté par la formule I $\frac{3}{3}$, C $\frac{1}{1}$, P $\frac{4}{4}$, M $\frac{3}{3}$, et les premières mâchelières sont presque rudimentaires, mais les six suivantes de chaque côté et à chaque mâchoire sont très fortes, à couronne fort large, et garnie d'un nombre considérable de tubercules, dont la surface est irrégulière (*b*).

Au sujet des changements qui se produisent dans l'appareil dentaire du Cochon domestique par les progrès de l'âge, je renverrai aux observations de M. Simonds (*c*).

Chez les *Suidæ* des genres voisins, principalement chez les Phacochères (*d*), on remarque diverses modifications de ce système dentaire, et chez les Tapirs les mâchelières sont garnies de tubercules qui s'élèvent en crêtes transversales, et qui, par leur usure, donnent naissance à des bandes alternatives de cément, d'émail, et de dentine, à peu près comme chez certains Rongeurs (*e*).

(*a*) Tomes, *On the Structure of the Dental Tissues of the order Rodentia* (*Philos. Trans.*, 1850, p. 529, pl. 44 à 46).

(*b*) Cuvier, *Recherches sur les ossements fossiles*, pl. 61, fig. 3 à 6.
— Fréd. Cuvier, *Op. cit.*, pl. 85.
— Owen, *Odontography*, pl. 140, fig. 1.
— Blainville, *Op. cit.*, ONGULOGRADES, genre *Sus*, pl. 8.
— Chauveau, *Anatomie comparée des Animaux domestiques*, p. 336, fig. 102.

(*c*) Simonds, *On the Teeth of the Ox, Sheep and Pig, as indicative of the Age of the Animal* (*Journ. of the Agricultural Society of England*, 1854, t. XV, p. 347 et suiv., fig. 45 à 56).

(*d*) Owen, *On the Development and Homologies of the molar Teeth of the Wart-Hogs* (*Phacochœrus*), *with illustrations of a System of Notation for the Teeth in the Class Mammalia* (*Philos. Trans.*, 1850, p. 481, pl. 33 et 34).

(*e*) Cuvier, *Recherches sur les ossements fossiles*, pl. 71 à 75.

cation, et d'ordinaire il existe à la partie correspondante du bord alvéolaire un grand espace inerme : chez le Cheval, par exemple, ce vide dans la rangée dentaire est très grand, et constitue la place appelée *barre*, où nous logeons le mors à l'aide duquel nous soumettons à nos volontés ce fier et vigoureux Animal. Les mâchelières sont grandes et d'une structure très complexe; en général, il en existe six paires à chaque mâchoire, et leur couronne est hérissée de lignes saillantes et contournées, qui sont formées par des replis de l'émail et séparées entre elles soit par du cément, soit par de l'émail, à peu près comme nous l'avons déjà vu chez les Rongeurs. Les crêtes et les sillons qui en résultent sont dirigés transversalement chez les Éléphants (1) aussi bien que chez les Rongeurs; mais chez les Ruminants (2),

(1) Voyez ci-dessus, page 160.

(2) Chez tous les Ruminants ordinaires, le système dentaire est disposé à peu près de la même manière, et peut être représenté par la formule $I\,\frac{0}{3}$, $C\,\frac{0}{1}$, $P\,\frac{3}{3}$, $M\,\frac{3}{3}$ (*a*). Il est seulement à noter que chez les Cerfs il existe aussi des canines aux deux mâchoires, et que chez les Chevrotains celles de la mâchoire supérieure se développent de façon à constituer des défenses d'une longueur remarquable (*b*). Les prémolaires et les vraies molaires ne diffèrent pas entre elles par leur forme, et la couronne de chacune de ces dents mâchelières est garnie de deux paires de tubercules qui par leur usure donnent naissance à des crêtes en forme de croissant, ou contournées d'une manière plus complexe (*c*). Il est aussi à noter que chez la plupart des Ruminants proprement dits on a trouvé avant la naissance des vestiges d'incisives supérieures qui avortent (*d*). Il paraîtrait aussi que le premier follicule dentaire qui se constitue chez l'embryon de ces Animaux est celui de la grosse molaire antérieure; il est visible vers le vingt-cinquième jour après la conception, et il est suivi par ceux des incisives antérieures (*e*).

Les modifications qui surviennent

(*a*) Exemple : le *Bœuf* (E. Rousseau, *Anatomie comparée du système dentaire*, pl. 28, fig. 1 et 2). — Chauveau, *Traité d'anatomie comparée des Animaux domestiques*, p. 332, fig. 99.

(*b*) Owen, *Odontography*, pl. 133, fig. 1.

(*c*) Exemples : le *Bœuf* (Cuvier, *Ossements fossiles*, pl. 162, fig. 6, etc.).

— Les *Cerfs* (Cuvier, *Op. cit.*, pl. 162, fig. 9 à 12).

— La *Girafe* (Owen, *Odontography*, pl. 134, fig. 7). — Joly, *Recherches sur la Girafe*, pl. 10, fig. 1, 4.

(*d*) Goodsir, *On the Follicular stage of Dentition in Ruminants*, etc. (*Report of the British Association*, 1839, p. 82).

— Owen, *Odontography*, p. 540.

(*e*) Magitot, *Mémoire sur la genèse et la métamorphose des follicules dentaires* (*Comptes rendus de l'Acad. des sciences*, 1860, t. L, p. 426).

les Solipèdes et la plupart des Pachydermes ordinaires (1), leur direction est longitudinale, particularité sur laquelle j'aurai bien-

dans la disposition des dents par les progrès de leur évolution oued leur usure, fournissent d'utiles données pour l'appréciation de l'âge des Bœufs (*a*) et des Moutons (*b*).

Chez les Caméliens, il existe, à la mâchoire supérieure, une paire d'incisives latérales et pointues, suivies d'une paire de canines et d'une paire de prémolaires petites et coniques, qui sont séparées des mâchelières par un grand espace vide. Ces dernières sont au nombre de cinq paires seulement. A la mâchoire inférieure il y a deux paires d'incisives de plus (*c*). Chez le fœtus du Chameau on'a trouvé six incisives supérieures dans les os intermaxillaires (*d*).

(1) Chez le Cheval et les autres Solipèdes, il existe des dents sur le devant de la bouche, à la mâchoire supérieure aussi bien qu'à la mâchoire inférieure. Les incisives sont sécatrices et au nombre de trois paires de part et d'autre ; celles de la première paire, appelées *pinces*, sont un peu plus longues que les suivantes. Les canines sont petites chez l'Étalon, et rudimentaires chez la Jument ; celles d'en bas sont rapprochées des incisives, mais celles d'en haut sont situées vers le milieu de l'espace considérable qui sépare les incisives des mâchelières. Enfin ces dernières sont au nombre de six paires à chaque mâchoire, savoir : trois prémolaires et trois molaires ; elles sont toutes à couronne large, triturante, et sillonnée longitudinalement par les lignes d'émail très contournées, dont la disposition n'est pas tout à fait la même aux deux mâchoires (*e*).

Les incisives du Cheval ne sont pas des dents simples, comme le sont celles de la plupart des Mammifères, mais des dents subfossiculées. Effectivement, elles présentent sur leur surface triturante (ou table) une cavité profonde, appelée *cornet dentaire extérieur*, qui est creusée dans la dentine,

(*a*) Lionnet, *De la connaissance de l'âge des Bœufs* (*Ann. de l'agriculture française*, 2ᵉ série, t. XIX, p. 380).
— Girard, *Traité de l'âge du Cheval, etc.*, p. 94, pl. 3.
— Simonds, *On the Teeth of the Ox, Sheep and Pig, as indicative of the Age of the Animal* (*Journ. of the Agricultural Soc. of England*, 1854, t. XV, p. 312, fig. 21 à 34).
(*b*) Daubenton, *Instruction pour les bergers*, 1782, p. 42.
— Girard, *Op. cit.*, p. 134, pl. 4, fig. 1 à 6.
— Simonds, *Op. cit.* (*Journ. of the Agricult. Soc.*, t. XV, p. 334 et suiv., fig. 35 à 44)
(*c*) Fréd. Cuvier, *Dents des Mammifères*, pl. 93.
— Blainville, *Op. cit.*, ONGULOGRADES, genre *Camelus*, pl. 3.
— Owen, *Op. cit.*, pl. 133, fig. 2.
(*d*) Owen, *Descript. Catal. of Osteological series contained in the Museum of the College of Surgeons*, 1853, t. II, p. 577.
(*e*) Cuvier, *Recherches sur les ossements fossiles*, pl. 58, fig. 1, et pl. 59.
— Fréd. Cuvier, *Dents des Mammifères*, pl. 92.
— Owen, *Op. cit.*, pl. 136, fig. 2.
— Chauveau, *Traité d'anatomie comparée des Animaux domestiques*, p. 325, fig. 94.

tôt à revenir, car elle influe sur le genre de mouvements que la mâchoire doit exécuter.

et revêtue par un prolongement de l'émail, au centre duquel se trouve du cément (*a*). Cette fossette est ovalaire et très large à son orifice, mais se rétrécit de plus en plus et devient circulaire vers le fond, de sorte qu'à mesure que la dent s'use de plus en plus, la forme de la *marque* produite par sa section change de forme. Quand cette usure est arrivée au delà du point correspondant au fond du cornet, la marque disparaît même complétement, et la partie centrale de la dent n'offre plus que de la dentine. Or, cette usure se produit d'une manière régulière, et par conséquent on peut juger de l'âge de chacune de ces dents par la conformation de sa surface triturante.

C'est principalement en combinant les indications fournies de la sorte et celles données par le renouvellement des dents de lait qu'on parvient à juger de l'âge des Chevaux par l'inspection de la bouche de ces Animaux.

Ainsi le Poulain, en naissant, est en général privé de dents sur le devant de la bouche, et n'a que deux paires de mâchelières à chaque mâchoire ; mais au bout de quelques jours la première paire d'incisives se montre, et avant la fin du premier mois les mâchelières de la troisième paire percent les gencives. Vers l'âge de six semaines, l'évolution d'une seconde paire d'incisives s'effectue, et entre le sixième et le neuvième mois celles de la troisième paire (appelées coins) commencent à se montrer. Vers le même moment les canines apparaissent ; mais, comme elles tombent presque aussitôt, elles échappèrent à l'attention des vétérinaires, jusqu'à ce que Bojanus en eût signalé l'existence (*b*). Enfin, les mâchelières de la quatrième paire sortent vers la fin de la première année et complètent la première dentition.

Entre le treizième et le quatorzième mois, les molaires permanentes de la première paire apparaissent derrière les quatre paires de mâchelières caduques déjà développées. Du quatorzième au vingtième mois, l'évolution d'une seconde paire de molaires s'effectue, et entre cette dernière époque et l'âge de deux ans et demi les prémolaires permanentes de la première paire se substituent aux mâchelières caduques des deux premières paires.

Pendant ce temps, d'autres changements se sont opérés dans les incisives. Ainsi, du treizième au seizième mois, les « pinces rasent », c'est-à-dire que la marque, ou fossette centrale, disparaît des incisives de la première paire. Les incisives mitoyennes rasent à un an, et les coins de quinze mois à deux ans.

Le travail de la seconde dentition commence, pour les incisives, entre

(*a*) Tenon, *Sur une méthode particulière d'étudier l'anatomie, employée, par forme d'essai, à des recherches sur les dents et les os des mâchoires* (*Mém. de l'Institut*, 1re classe, t. I, pl. 2, fig. 2, et pl. 3, fig. 5).

— Owen, *Op. cit.*, pl. 136, fig. 8 à 11.

— Chauveau, *Traité d'anatomie des Animaux domestiques*, pl. 320, fig. 95.

(*b*) Bojanus, *De dentibus caninis caducis* (*Nova Acta Acad. nat. curios*, 1825, t. XII, p. 697).

Système dentaire des Marsupiaux.

La plupart des modes de conformation du système dentaire que nous venons de passer en revue chez les Mammifères ordi-

l'âge de deux ans et demi et trois ans. Chez un Poulain de trois ans accomplis, les incisives de remplacement ont succédé aux incisives caduques de la première paire, et se reconnaissent à leur blancheur, à leur grande largeur et à l'étendue de leur fossette centrale, mais leur bord est tranchant, et elles ne dépassent pas encore les incisives de lait adjacentes, qui, tout en étant très usées, ont encore leur marque bien visible; les cinq premières mâchelières sont usées au même niveau, et la sixième est en voie de développement.

Entre trois ans et demi et quatre ans, le renouvellement des incisives de la seconde paire s'effectue, et les incisives caduques de la troisième paire sont très usées; enfin leur marque est très réduite.

A quatre ans, les incisives postérieures sont complétement développées; celles de la seconde paire ont atteint la même longueur, mais sont plus petites, et la marque de leur couronne est très profonde et fort large; les incisives caduques de la paire externe ont presque entièrement perdu leur marque; enfin, les canines permanentes commencent à se montrer, et les mâchelières de la sixième paire sont au niveau des autres.

A l'âge de cinq ans, la dentition est presque complète. Les incisives permanentes de la troisième paire ont remplacé les incisives caduques externes; les canines sont très saillantes, et les prémolaires permanentes de la troisième paire sont prêtes à sortir.

A l'âge de six ans, la marque des incisives de la première paire a disparu par suite de l'usure de ces dents.

A l'âge de sept ans, il en est de même pour les incisives mitoyennes, et la marque a fort diminué sur les incisives externes; enfin, les canines se sont arrondies en haut.

A huit ans, la marque a disparu de toutes les incisives, et, à dater de cette époque, les dents ne fournissent que des indices très incertains relatifs à l'âge du cheval; aussi, dans le langage des vétérinaires, dit-on qu'il ne « marque plus » ou qu'il est « hors d'âge ».

Les maquignons pratiquent parfois diverses espèces de fraudes pour altérer les caractères fournis par la denture, et cela, afin de faire paraître les poulains plus âgés qu'ils ne le sont réellement, ou pour donner une apparence de jeunesse à des chevaux qui ne marquent plus. A l'âge de trois ans et demi, l'évulsion des dents incisives caduques de la première paire est quelquefois pratiquée afin de hâter l'évolution des premières incisives de remplacement, et l'usure des autres dents est accélérée en donnant à l'Animal des aliments très durs. Par la cautérisation on simule aussi quelquefois une marque sur la couronne de dents qui n'en offrent plus. J'ajouterai que d'ordinaire les acheteurs n'examinent que les dents inférieures, et par conséquent les maquignons qui se livrent aux fraudes dont je viens de parler négligent quelquefois de les pratiquer aux deux mâchoires.

Pour plus de détails relatifs aux modifications qui se produisent dans le

naires se rencontrent aussi dans l'ordre des Marsupiaux (1); mais je ne m'arrêterai pas à mettre en lumière les concordances

système dentaire du Cheval par les progrès de l'âge, je renverrai aux ouvrages spéciaux de Pessina et de Girard (*a*).

Chez les Rhinocéros, les mâchelières sont au nombre de sept paires à chaque mâchoire, et se distinguent de celles des Solipèdes par la forme des replis de l'émail (*b*), ainsi que par l'existence de racines bien constituées. Les canines manquent, et il en est quelquefois de même pour les incisives (*c*), mais normalement il y a sur le devant de chaque mâchoire deux paires de ces dents (*d*).

Chez l'Hippopotame, les incisives, au nombre de deux paires à chaque mâchoire, sont coniques, très grosses, écartées entre elles, divergentes et proclives. Les canines, comme je l'ai déjà dit (*e*), acquièrent un développement énorme. Enfin, il existe à chaque mâchoire quatre paires de prémolaires et trois paires de molaires, dont la surface triturante est tuberculeuse, et devient fossiculée, puis rubanée seulement par l'usure (*f*).

La dentine qui constitue les canines de ce grand Mammifère est très compacte, et susceptible d'un beau poli.

Chez le Daman, le système dentaire ressemble un peu à celui des Rongeurs. La mâchoire supérieure est armée d'une paire de grosses incisives, qui sont taillées en biseau, et qui descendent au-devant des incisives de la rangée inférieure, lesquelles sont proclives et au nombre de deux paires. Les canines manquent, et à quelque distance, en arrière, on trouve à chaque mâchoire sept paires de mâchelières triturantes (*g*).

(1) Ainsi, dans une première division de cet ordre, composée des Marsupiaux carnivores et comprenant les genres Thylacine (*h*), Dasyure (*i*) et

(*a*) Pessina, *Ueber die Erkenntniss des Pferdealters aus den Zähnen* (Vienne, 1811), avec atlas.
— Girard, *Traité de l'âge du Cheval*, 3e édit., 1834, avec planches.

(*b*) Idem, *ibid.*, pl. 44.
— Fréd. Cuvier, *Dents des Mammifères*, pl. 90.
— Owen, *Odontography*, pl. 138, fig. 3, etc.

(*c*) Exemple : le *Rhinoceros bicornis* (Owen, *Odontography*, pl. 138, fig. 2).

(*d*) Cuvier, *Recherches sur les ossements fossiles*, pl. 42.

(*e*) Voyez ci-dessus, page 187.

(*f*) Cuvier, *Recherches sur les ossements fossiles*, pl. 31, fig. 1, 3 et 4 ; pl. 32, fig. 2, etc.
— Blainville, *Ostéographie*, ONGULOGRADES, genre *Hippopotamus*, pl. 3, 7 et 8.
— Owen, *Odontography*, pl. 141, fig. 4 ; pl. 142 et 143.

(*g*) Cuvier, *Op. cit.*, pl. 63 et 64.
— Fréd. Cuvier, *Op. cit.*, pl. 89.

(*h*) Pearson, *Notes on* Thylacinus cynocephalus (*Journ. of the Asiatic Soc. of Bengal*, 1835, t. IV, p. 572, pl. 48, fig. 49).
— Roulin, *Atlas du Règne animal* de Cuvier, MAMMIFÈRES, pl. 49, fig. 1 *a*, 1 *b*, 1 *c*.
— Owen, *On the Osteology of Marsupialia* (*Trans. of the Zool. Soc.*, t. II, pl. 70, fig. 1); — art. MARSUPIALIA (Todd's *Cyclop. of Anat. and Physiol.*, t. III, p. 258, fig. 80), — et *Odontography*, pl. 98.

(*i*) Fr. Cuvier, *Dents des Mammifères*, pl. 23, B.
— Owen, *Osteol. of Marsupialia* (*Trans. of the Zool. Soc.*, t. II, pl. 70, fig. 2 à 5); — art. MARSUPIALIA (Todd's *Cyclop.*, t. III, p. 259, fig. 81), — et *Odontography*, pl. 98, fig. 2.

de ce genre, car l'étude des variétés de forme que peut offrir cette partie de l'appareil digestif appartient essentiellement à la

Phascogale (*a*), il y a aux deux mâchoires des incisives sécatrices et verticales, de grandes canines lacérantes, et une série de mâchelières simples et sécatrices fort semblables à celles des Monodelphiens de l'ordre des Carnivores.

Les formules dentaires sont :

I $\frac{4}{3}$, C $\frac{1}{1}$, P $\frac{3}{3}$, M $\frac{4}{4}$, pour les Thylacines ;
I $\frac{4}{3}$, C $\frac{1}{1}$, P $\frac{2}{2}$, M $\frac{4}{4}$, pour les Dasyures ;
I $\frac{4}{3}$, C $\frac{1}{1}$, P $\frac{3}{3}$, M $\frac{4}{4}$, pour les Phascogales.

Une autre division comprend les Marsupiaux insectivores, tels que les Péramèles (*b*), et les Didelphes (*c*), dont les canines sont moins développées et les molaires moins tranchantes. La formule dentaire des Didelphes est I $\frac{5}{4}$, C $\frac{1}{1}$, P $\frac{4}{3}$, M $\frac{4}{4}$.

Une troisième tribu, composée des Marsupiaux frugivores, est caractérisée par le grand développement et la position proclive des incisives antérieures de la mâchoire inférieure, des canines petites ou rudimentaires, et des molaires dont a surface triturante est plus élargie et tuberculeuse. Ce sont les Phalangers (*d*) et les Pétaures (*e*).

On donne le nom de *Poephaga* à une quatrième division, comprenant les Marsupiaux les plus essentiellement herbivores, c'est-à-dire les Kanguroos (*f*) et les Potoroos (*g*). Ils se font remarquer aussi par le grand développement d'une paire unique d'incisives inférieures et proclives, l'absence de canines, au moins à la mâchoire inférieure, et la forme des mâchelières dont la couronne est sillonnée en travers. La formule dentaire des Kanguroos est I $\frac{3}{1}$, C $\frac{0}{0}$, P $\frac{1}{1}$, M $\frac{4}{4}$.

Enfin une dernière tribu, celle des Marsupiaux rhizophages, composée du genre Phascolome (*h*), correspond, par son système dentaire, à l'ordre

(*a*) Owen, art. MARSUPIALIA (Todd's *Cyclopædia*, t. III, p. 259, fig. 82).

(*b*) Fr. Cuvier, *Dents des Mammifères*, pl. 23, A.
— Owen, *Osteol. of Marsupialia* (*Trans. of the Zool. Soc.*, t. II, pl. 71, fig. 1) ; — art. MARSUPIALIA (Todd's *Cyclop.*, t. III, p. 260, fig. 84), — et *Odontography*, pl. 98, fig. 5.
— Waterhouse, *Nat. Hist. of Mammalia*, t. I, pl. 20, fig. 1.

(*c*) Fr. Cuvier, *Op. cit.*, pl. 23, C.
— Milne Edwards, *Atlas du Règne animal* de Cuvier, MAMMIFÈRES, pl. 47, fig. 1.
— Owen, art. MARSUPIALIA (*loc. cit.*, p. 261, fig. 85), — et *Odontography*, pl. 98, fig. 6.

(*d*) Fr. Cuvier, *Op. cit.*, pl. 41.
— Owen, art. MARSUPIALIA (*loc. cit.*, p. 362, fig. 86 et 87).
— Waterhouse, *Nat. Hist. of Mammalia*, t. I, pl. 19, fig. 4 à 6.

(*e*) Owen, art. MARSUPIALIA (*loc. cit.*, p. 264, fig. 88).

(*f*) Fr. Cuvier, *Op. cit.*, pl. 43, A.
— Milne Edwards, *Atlas du Règne animal*, MAMMIFÈRES, pl. 47, fig. 4.
— Owen, art. MARSUPIALIA (Todd's *Cyclopædia of Anatomy and Physiology*, t. III, p. 266, fig. 92), — et *Odontography*, pl. 100, fig. 8.
— Waterhouse, *Nat. Hist. of Mammalia*, t. I, pl. 3, fig. 2 à 5 ; pl. 5, 6 et 8.

(*g*) Fr. Cuvier, *Op. cit.*, pl. 42.
— Milne Edwards, *Atlas du Règne animal* de Cuvier, MAMMIFÈRES, pl. 47, fig. 3.

(*h*) Fr. Cuvier, *Op. cit.*, pl. 44.
— Cuvier, *Règne animal*, 2e édit., t. III, pl. 2, fig. 4 et 6.
— Owen, *Osteol. of Marsupialia* (*Trans. of the Zool. Soc.*, t. II, p. 67), — et art. MARSUPIALIA (Todd's *Cyclop.*, t. II, p. 267, fig. 93).
— Waterhouse, *Nat. Hist. of Mammalia*, t. I, pl. 3, fig. 1.
— Roulin, *Atlas du Règne animal* de Cuvier, MAMMIFÈRES, pl. 51, fig. 2 *a*, 2 *b*.

zoologie descriptive, et ne doit nous occuper qu'autant qu'elle se lie à la physiologie (1).

Relations entre la disposition de l'articulation de la mâchoire et la forme des dents.

§ 18. — Avant de terminer cette Leçon, je crois devoir revenir sur l'examen de la charpente buccale dont j'ai parlé précédemment, afin de montrer l'harmonie remarquable qui existe entre la disposition de certaines parties de l'appareil digestif, qui n'ont cependant entre elles aucune relation directe, savoir : la forme des surfaces par lesquelles la mâchoire s'articule au crâne, et la structure des dents mâchelières.

Lorsque ces dents sont sécatrices et destinées à couper de la chair, comme le ferait une paire de ciseaux, il est évident que pour bien diviser les fibres de cette substance, la mâchoire inférieure doit toujours se mouvoir suivant un même plan vertical, afin que le bord tranchant de son armure dentaire puisse rencontrer bien exactement le bord correspondant des

des Rongeurs. Sur le devant de la bouche, on voit, à chaque mâchoire, une paire d'énormes incisives sécatrices et arquées ; les mâchelières sont broyeuses, et il existe un grand espace vide entre ces dents et les précédentes.

La formule est I $\frac{1}{1}$, C $\frac{0}{0}$, P $\frac{1}{1}$, M $\frac{4}{4}$.

Il est à remarquer que le nombre total des dents est plus grand dans l'ordre des Marsupiaux que chez la plupart des Mammifères ordinaires. Ainsi, il en existe 48 chez les Péramèles, 50 chez les Sarigues, et 54 dans le genre *Myrmecobius* (a), petite division de la famille des Dasyures.

Je rappellerai également que chez les Marsupiaux les canalicules de la dentine se prolongent beaucoup dans la substance de l'émail, disposition qui ne se voit que chez un petit nombre de Mammifères monodelphiens, tels que les Musaraignes, les Gerboises et les Damans (b).

(1) Le système dentaire des Poissons présente souvent une complication non moins grande que celle dont la plupart des Mammifères nous ont offert l'exemple. Pour plus de détails à ce sujet, je renverrai au grand ouvrage de Cuvier et de M. Valenciennes sur l'histoire de ces Animaux, aux additions faites par Duvernoy à la seconde édition des *Leçons d'anatomie comparée* de Cuvier (c) et à l'*Odontographie* de M. Owen.

(a) Waterhouse, *Nat. Hist. of Mammalia*, t. I, p. 394, pl. 21, fig. 1.
— Owen, art. MARSUPIALIA (Todd's *Cyclop.*, t. III, p. 260, fig. 83).

(b) Tomes, *On the Structure of the Dental Tissues of Marsupial Animals* (*Philos. Trans.*, 1849, p. 403, pl. 35 et 36).

(c) Cuvier, *Leçons d'anatomie comparée*, t. IV, 1re partie, p. 335 et suiv.

mâchelières supérieures ; car, si cette condition n'était remplie, les fibres musculaires saisies entre ces organes s'infléchiraient seulement, ainsi que cela a lieu pour une étoffe flexible que l'on cherche à couper avec des ciseaux dont la vis n'est pas serrée et dont les lames s'écartent latéralement entre elles. Or la nature assure ce résultat en donnant au condyle de la mâchoire une grande largeur et en le logeant dans une cavité articulaire qui l'embrasse étroitement en avant aussi bien qu'en arrière, et qui s'étend beaucoup transversalement. Ce mode d'organisation se voit chez tous les Carnassiers (1) et atteint son plus haut degré de perfection chez les espèces qui sont le plus essentiellement carnivores : le Lion et le Tigre, par exemple (2).

Mais lorsque les incisives doivent agir à la manière d'un grattoir, et que les mâchelières doivent remplir les fonctions d'une râpe ou d'une meule pour réduire en petits fragments des substances végétales plus ou moins dures, telles que des écorces, des graines ou des feuilles, ces instruments triturants ne pourraient remplir leurs fonctions efficacement, si les mâchoires auxquelles ils sont fixés étaient disposées de façon à s'écarter, à se rapprocher l'une de l'autre seulement et à se rencontrer toujours par les mêmes points. Ainsi la charnière articulaire, si parfaite, qui est d'une grande utilité aux Carnivores, serait nuisible aux Rongeurs et aux Herbivores. Chez ceux-ci, la mâchoire inférieure doit être plus libre dans ses mouvements et doit pouvoir frotter contre la mâchoire supérieure, soit d'avant en arrière, soit latéralement, circonstance qui commande en quelque sorte une conformation différente de l'arti-

(1) Exemples : le Chien et le Loup (*a*).

(2) Chez ces Carnassiers, le bord postérieur de la cavité glénoïde se recourbe même en avant, de façon à embrasser le condyle.

(*a*) Blainville, *Ostéographie*, CARNASSIERS, genre *Canis*, pl. 6.

culation maxillo-crânienne. Il est aussi à remarquer que chez les Rongeurs, le mouvement latéral ne produirait le résultat voulu ni pour les incisives, ni pour les mâchelières, dont les lames tranchantes sont dirigées transversalement, et que la mâchoire inférieure, pour râper les aliments, doit glisser longitudinalement d'arrière en avant. C'est effectivement de la sorte que le jeu de l'appareil masticatoire s'établit, et pour permettre ce va-et-vient dans le sens longitudinal, les condyles, au lieu d'être élargis transversalement comme chez les Carnivores, sont étroits et allongés d'avant en arrière; les cavités articulaires qui les reçoivent ont la même forme et restent ouvertes en arrière aussi bien qu'en avant (1); enfin les ligaments qui lient la mâchoire au crâne sont très lâches, de façon que celle-ci, sans pouvoir dévier à droite ou à gauche, peut avancer ou reculer alternativement et produire de la sorte le frottement nécessaire entre les dents des rangées opposées. Mais, chez le Cheval, de même que chez le Bœuf et les autres Ruminants, où nous avons vu que les mâchelières sont garnies de crêtes et de sillons longitudinaux, le frottement doit se faire en sens opposé, et par conséquent, dans le travail de la mastication, la mâchoire inférieure doit pouvoir se mouvoir latéralement aussi bien que de haut en bas. En effet, ces mouvements latéraux ont lieu, et, pour les obtenir, la Nature a donné à l'articulation maxillo-crânienne une troisième forme : les condyles sont petits et arrondis; les cavités qui les logent sont peu profondes, mais larges, et la capsule fibreuse qui complète chacune d'elles

(1) Ce mode de conformation des condyles de la mâchoire inférieure et des cavités articulaires destinées à les recevoir est facile à constater chez le Lapin, et se voit très bien dans les figures que Blainville a données de ces parties chez d'autres Rongeurs, tels que le Cabiai, ou *Cavia capybara* (a).

(a) Blainville, *Ostéographie*, CARNASSIERS, genre *Felis*, pl. 7.

n'embrasse que d'une manière lâche la partie correspondante de la mâchoire inférieure (1).

Nous voyons donc que le mode de conformation des diverses parties de l'articulation de la mâchoire est en harmonie avec la structure de l'appareil dentaire, en même temps que la disposition de celui-ci a des liaisons intimes avec le régime de l'Animal. L'étude attentive de ces corrélations peut donc jeter d'utiles lumières sur la nature des Animaux dont on ne connaît que des débris conservés à l'état fossile dans les différentes couches de l'écorce solide du globe; et, en effet, c'est à l'aide de considérations fondées de ces rapports constants que Cuvier est souvent parvenu à reconstruire, par la pensée, des espèces détruites dont il n'avait vu qu'une seule dent, et à devancer les découvertes matérielles du paléontologiste par les découvertes intellectuelles du zoologiste.

(1) La disposition des parties osseuses se voit très bien dans les figures données par Blainville (*a*), et, pour plus de détails relatifs au fibro-cartilage interarticulaire et aux ligaments articulaires, je renverrai aux ouvrages spéciaux sur l'anatomie vétérinaire (*b*).

(*a*) Blainville, *Ostéographie*, RONGEURS, genre *Cavia*, pl. 2.
(*b*) Leyh, *Handbuch der Anatomie der Hausthiere*, p. 125, fig. 45.
— Chauveau, *Traité d'anatomie comparée des Animaux domestiques*, p. 132, fig. 52.

# CINQUANTE-QUATRIÈME LEÇON.

Suite de l'histoire des organes digestifs chez les Vertébrés. — Appareil salivaire. Salive ; composition chimique de ce liquide.

Appareil salivaire.

§ 1. — Chez les Animaux vertébrés, de même que chez les Invertébrés supérieurs, il existe généralement, dans le voisinage de la bouche, des organes sécréteurs qui sont chargés de produire des liquides particuliers, et de les verser sur les aliments pendant le passage de ceux-ci dans cette cavité vestibulaire. Ces organes constituent l'appareil salivaire et sont de deux sortes : les uns sont des dépendances directes de la tunique muqueuse de la bouche, et consistent en petites fossettes ou follicules épars dans l'épaisseur de cette membrane ; les autres en sont distincts et sont formés chacun par des agrégats d'ampoules groupées autour d'un canal excréteur rameux qui va s'ouvrir dans la bouche. Les anatomistes réservent à ces derniers le nom de *glandes salivaires*, mais le physiologiste ne doit pas oublier que tous ces instruments ont des fonctions analogues, et diffèrent par leur forme plutôt que par leur structure essentielle. Pour me conformer aux usages établis, je conserverai ici cette distinction ; mais afin de rappeler que tous ces organes sécréteurs font partie d'un même appareil, tout en continuant d'appeler glandes salivaires seulement ceux qui sont séparés de la muqueuse buccale par un conduit excréteur distinct, je donnerai aux autres le nom de *glandules salivaires*.

D'après ce que nous savons déjà sur les usages de la salive, nous pouvons prévoir que l'appareil destiné à sécréter ce liquide ne doit pas être également puissant chez tous les Vertébrés. En effet, la salive, comme je l'ai fait voir dans une précédente Leçon (1), peut agir mécaniquement ou chimiquement : dans le premier cas, elle sert à faciliter la déglutition ou la préhension des aliments ; dans le second, elle agit comme simple dissolvant ou comme agent modificateur de certaines matières alimentaires d'origine végétale. Il est donc évident que cette humeur doit être moins utile aux Animaux qui vivent dans l'eau, et qui par conséquent ne peuvent avaler des corps solides sans recevoir en même temps dans leur bouche une quantité considérable du liquide ambiant, qu'aux Animaux terrestres, qui ne boivent pas nécessairement toutes les fois qu'ils mangent. Il est également évident que l'appareil salivaire doit être surtout utile aux Animaux qui mâchent longuement leurs aliments, et qui se nourrissent de substances que la salive peut dissoudre, c'est-à-dire de matières amylacées. Nous en pouvons conclure que chez les Poissons, qui vivent dans l'eau et qui sont presque tous carnassiers, cet appareil sera peu développé, ou pourra même manquer complétement ; tandis que chez les Mammifères, et plus particulièrement chez les Mammifères phytophages, il devra arriver à son plus haut degré de perfectionnement.

Appareil salivaire des Poissons.

§ 2. — Les faits fournis par l'anatomie sont en accord avec ces déductions physiologiques. Ainsi, chez les Poissons ordinaires, on ne trouve point de glandes salivaires (2), et

(1) Voyez tome V, p. 175.

(2) J.-F. Meckel a décrit chez la Baudroie un organe particulier qui se trouve sous la peau, derrière la fente branchiale, et qui, dans son opinion, pourrait bien être une glande salivaire (*a*) ; mais ce corps glanduliforme n'a pas de rapports avec le canal digestif. Retzius a considéré, comme appartenant à l'appareil salivaire, un organe rougeâtre qui se trouve entre les muscles de la région sous-maxillaire, chez les Plagiostomes et chez divers Poissons osseux, tels que les Gades et les Salmonés (*b*) ; mais c'est un ganglion vasculaire, et non une glande (*c*).

(*a*) Meckel, *Traité d'anatomie comparée*, t. VII, p. 350.

(*b*) Retzius, *Observationes in anatomiam Chondropterygiorum*, 1819.

(*c*) Stannius et Siebold, *Nouveau Manuel d'anatomie comparée*, t. I, p. 97. — Owen, *Lectures on the comp. Anat. of Vertebrate Animals* (*Fishes*), p. 230.

les glandules buccales sont en général peu nombreuses (1); mais chez les Lamproies, qui, tout en vivant dans l'eau, ne laissent pas pénétrer ce liquide dans leur bouche pendant l'acte de la déglutition, il existe une paire de glandes de ce genre dont les conduits excréteurs viennent s'ouvrir dans l'intérieur de la ventouse orale (2).

Appareil salivaire des Batraciens.

Dans la classe des Batraciens, l'appareil salivaire est également rudimentaire; aucune glande ne vient s'ouvrir dans la bouche, et les glandules disséminées sous la tunique muqueuse de cette portion vestibulaire du canal digestif sont peu développées.

Appareil salivaire des Reptiles.

Dans la classe des Reptiles, cet appareil sécréteur commence à avoir plus d'importance; mais, en général, il ne se compose encore que de glandules sous-muqueuses logées dans la langue ou autour du bord des mâchoires.

Quelques auteurs le comparent au corps thyroïde (*a*).

(1) La Carpe, qui se nourrit de substances végétales et les broie à l'aide de ses dents pharyngiennes (*b*), présente au palais une couche épaisse d'un tissu mou, gris rougeâtre, dont suinte un liquide glaireux. Ce tissu renferme des cryptes qui paraissent devoir être considérés comme des glandules salivaires; mais il est surtout très sensible et doué de propriétés érectiles (*c*); aussi quelques auteurs le considèrent-ils comme étant plutôt un organe gustatif (*d*).

M. Rathke a observé une disposition analogue chez la Loche, le Silure, l'*Esox belone* et la grande Épinoche (*e*).

On remarque aussi un amas de glandules sous la membrane muqueuse du palais chez les Raies (*f*).

(2) Born a trouvé, entre la rangée inférieure des odontoïdes et le piston lingual, deux petits orifices qui appartiennent aux canaux excréteurs d'une paire de poches membraneuses situées à quelque distance derrière la base de la ventouse orale et contenant un liquide brunâtre assez consistant. Cet anatomiste les regarde, avec raison, comme des glandes salivaires d'une structure très simple (*g*).

(*a*) Simon, *On the comparative Anatomy of the Thyroid Gland* (*Philos. Trans.*, 1844, p. 300).
(*b*) Voyez ci-dessus, page 125.
(*c*) Duvernoy, *Leçons d'anatomie comparée* de Cuvier, 2ᵉ édit., t. IV, 1ʳᵉ partie, p. 459.
(*d*) Cuvier, *Histoire naturelle des Poissons*, p. 498.
— Owen, *Lectures on the Comp. Anat. of the Vertebr. Animals*, p. 230.
(*e*) Rathke, *Ueber den Darmkanal der Fische* (*Beiträge zur Geschichte der Thierwelt*, t. II, p. 8, ou *Schriften der Naturforsch. Gesellsch. zu Danzig*, 1824).
(*f*) Cuvier, *Leçons d'anatomie comparée*, t. IV, 2ᵉ partie, p. 460.
(*g*) Born, *Observations anatomiques sur la Grande Lamproie* (*Ann. des sciences nat.*, 1828, t. XIII, p. 29, pl. 1, fig. 1, 2 et 3, n° 22).

Ainsi, chez le Caméléon, la langue est lubrifiée par une salive gluante qui provient d'un amas de cryptes situés près de l'extrémité de cet organe protractile, entre les plis de sa tunique muqueuse.

Chez les Crocodiliens, indépendamment des cryptes muqueux en grand nombre, dont les orifices se voient à la surface de la langue on remarque sur les côtés de l'arrière-bouche des amas de glandules qui peuvent être comparées aux organes sécréteurs appelés *amygdales* chez les Vertébrés supérieurs (1).

Chez quelques Tortues terrestres, il existe sous la langue un amas de cryptes qui commencent à se séparer assez nettement de la membrane muqueuse adjacente, et qui correspondent évidemment aux glandes que l'on appelle *sublinguales* chez les Oiseaux et les Mammifères (2).

Chez les Ophidiens, qui n'avalent leur proie que lentement et avec difficulté, l'appareil salivaire acquiert un développement beaucoup plus considérable. De petites glandes, dites la-

(1) Ces réunions de glandules sont situées derrière les arrière-narines, sur les côtés de la paroi supérieure du pharynx, et couvertes par cinq ou six replis de la membrane muqueuse disposés transversalement et subdivisés par des plis secondaires en cryptes dont le fond est occupé par des cellules (*a*).

(2) Duvernoy a trouvé chez la grande Tortue des Indes une paire d'organes rougeâtres et ovales, situés sous la langue, sur les côtés des muscles génio-glosses, composés d'un amas de cryptes, et s'ouvrant sur le plancher de la bouche par un grand nombre d'orifices. Chez les Émydes, il a remarqué une disposition analogue.

Chez tous ces Chéloniens, les glandules linguales sont aussi très développées. Ainsi la langue des Tortues proprement dites est hérissée de papilles creuses, en forme de feuillets qui se réunissent par leur base à une masse glandulaire épaisse et composée de cellules dont les orifices se voient, soit entre ces appendices, soit sur les côtés de l'organe.

Chez les Émydes, la masse spongieuse, formée par ces cryptes, est moins épaisse, et chez les Chélonés elle est rudimentaire (*b*).

(*a*) Stannius et Siebold, *Nouveau Manuel d'anatomie comparée*, t. II, p. 227.
(*b*) Duvernoy, *Leçons d'anatomie comparée* de Cuvier, 2ᵉ édit., t. IV, p. 451.

biales, se logent en très grand nombre entre la peau et la face externe des mâchoires, s'ouvrent à la base des dents, et y versent un liquide gluant (1). Les glandes lacrymales viennent en aide aux organes sécréteurs de la salive pour lubrifier les aliments, car la totalité du liquide qu'elles produisent, après avoir baigné les yeux, arrive dans la bouche par les arrière-narines (2). Enfin, l'appareil salivaire se complique davantage chez un grand nombre de ces Reptiles, mais il est alors en partie détourné de ses usages ordinaires, afin de fournir, au lieu de salive proprement dite, une matière toxique à l'aide de laquelle l'Animal paralyse et tue ses victimes. En effet, les glandes à venin de la Vipère et des autres serpents venimeux sont des organes de ce genre dont le produit est un poison violent, et dont le canal excréteur vient aboutir à la base du crochet tubulaire ou canaliculé qui arme de chaque côté la mâchoire supérieure de ces Ophidiens (3).

(1) Les glandules labiales des Ophidiens sont des follicules lobulés, disposés parallèlement et serrés entre eux de façon à constituer une masse d'apparence spongieuse, qui revêt la face externe des deux mâchoires. Meckel a donné des figures de ces organes chez un certain nombre de Serpents non venimeux (a); et Duvernoy les a représentés chez d'autres espèces du même groupe, ainsi que chez divers Serpents venimeux (b).

(2) Ainsi que nous le verrons plus en détail dans une autre partie de ce cours, la glande lacrymale des Serpents est très développée et située derrière l'orbite, de façon à être comprimée lors de la contraction des muscles temporaux. La conjonctive, où elle verse les larmes, est un sac fermé et communiquant avec la fosse nasale correspondante par un canal lacrymal. Le liquide lacrymal ne peut donc pas se perdre à la surface de l'œil, et arrive en totalité dans les fosses nasales, d'où il passe dans la bouche par les arrières narines (c).

(3) Les anciens naturalistes pensaient que le poison de la Vipère provenait du foie, et les premiers anatomistes qui étudièrent la structure de la tête de ces Reptiles prirent les

(a) Meckel, *Ueber die Kopfdrüsen der Schlangen* (*Archiv für Anat. und Physiol.*, 1826, pl. 3 à 10).

(b) Duvernoy, *Mém. sur les caractères tirés de l'anatomie pour distinguer les Serpents venimeux des Serpents non venimeux* (*Ann. des sciences nat.*, 1832, t. XXVI, pl. 3 à 10).

(c) J. Cloquet, *Mém. sur l'existence et la disposition des voies lacrymales dans les Serpents*, 1821, in-4, p. 11 et suiv.

Appareil salivaire des Oiseaux

En général, l'appareil salivaire, sans arriver à un très haut degré de développement, acquiert plus d'importance dans la

glandes lacrymales pour les organes sécréteurs du venin, erreur commise aussi par un auteur du siècle actuel (a).

Les véritables glandes à venin, vaguement indiquées par Tyson (b), et bien déterminées par Ranby (c), ont été l'objet de beaucoup de recherches anatomiques (d). Chez les Solénodontes, ou Serpents à crochets mobiles, elles sont très grandes, et de chaque côté de la tête elles occupent la plus grande partie de la fosse temporale. Chacun de ces organes est pourvu d'une capsule fibreuse à laquelle viennent s'attacher quelques faisceaux charnus du muscle temporal (e), et il se compose d'une série de cæcums rameux qui débouchent inférieurement dans un canal excréteur commun (f). Ce tube, en sortant de la capsule de la glande (appelée à tort *poche à venin* par quelques auteurs), se porte en avant, et va aboutir à la base du crochet tubulaire correspondant, crochet dont nous avons étudié précédemment le mode de conformation (voyez ci-dessus, page 190).

Chez les Opisthoglyphes, Serpents venimeux à dents postérieures cannelées, il existe une glande analogue, mais moins développée, et parfois confondue avec la série des glandules labiales de la mâchoire supérieure que quelques auteurs appellent la *glande maxillaire* (g).

Lorsque les Serpents solénodontes veulent mordre, ils redressent leurs crochets à l'aide d'un mécanisme dont il a été question précédemment (h), et les glandes vénénifiques, pressées par la contraction des muscles temporaux, laissent échapper leur liquide qui s'é-

(a) Charas, *Description anatomique de la Vipère* (*Mém. de l'Acad. des sciences*, 1666, 1669, t. III, p. 231, pl. 62, fig. 1 c).
— Desmoulins, *Mém. sur le système nerveux et l'appareil lacrymal des Serpents à sonnettes*, etc. (*Journal de physiologie* de Magendie, 1824, t. IV, p. 274 et suiv.).

(b) Tyson, *Vipera caudisona Americana, or the Anatomy of a Rattle-Snake* (*Philos. Trans.*, 1673, t. XIII, p. 46).

(c) Ranby, *Account of the Poisonous apparatus of the Rattle-Snake* (*Philos. Trans.*, 1728, t. XXXV, p. 377, pl. 1).

(d) Home, dans l'ouvrage de P. Russel : *An Account of Indian Serpents*, 1796, pl. 6, fig. 1 à 7.
— Cuvier, *Leçons d'anatomie comparée*, 1805, t. III, p. 224.
— Meckel, *Ueber die Kopfdrüsen der Schlangen* (*Archiv für Anat. und Physiol.*, 1826, p. 1, pl. 1, fig. 1 et 2).
— Fr. Tiedemann, *Ueber die Speicheldrüsen der Schlangen* (*Denkschriften der Königlichen Akademie der Wissenschaften zu München für das Jahr* 1813, p. 25).
— Schlegel, *Untersuch. über die Speicheldrüsen bei den Schlangen mit gefurchten Zähnen* (*Nova Acta Acad. nat. curios.*, t. XIV, p. 14).
— Desmoulins, *Note sur l'appareil sécréteur du venin chez le Serpent à sonnettes* (*Journal de physiologie* de Magendie, 1827, t. VII, p. 109).
— J. Müller, *De glandularum secernentium structura penitiori*, 1830, p. 55, pl. 6, fig. 3 et 4.
— Duvernoy, *Mém. sur les caractères tirés de l'anatomie pour distinguer les Serpents venimeux des Serpents non venimeux* (*Ann. des sciences nat.*, 1832, t. XXVI, p. 132, pl. 10).
— Alessandrini, *Ricerche sulle glandoli salivali dei Serpenti a denti solcati*, etc. (*Giorn. poly-grapho di Verona*, 1832, t. XII, p. 47).

(e) Duvernoy, *loc. cit.*

(f) Müller, *Op. cit.*, pl. 6, fig. 1, 1 *a*.

(g) Schlegel, *Op. cit.*, fig. 8.
— Duvernoy, *loc. cit.*, p. 144 et suiv.

(h) Voyez ci-dessus, page 61.

classe des Oiseaux. Chez quelques espèces qui vivent de matières animales et qui prennent leur nourriture dans l'eau, il est

coule par la fente située près de l'extrémité de ces dents, et qui arrive ainsi au fond de la piqûre faite par ces organes. Le poison, pour agir sur l'économie, doit être absorbé et porté dans le torrent de la circulation. Son action est d'autant plus rapide, toutes choses étant égales d'ailleurs, que son absorption est plus prompte, et sur une plaie saignante celle-ci est très facile. Mais ce liquide toxique n'est pas absorbé par la membrane muqueuse digestive; aussi peut-il être introduit impunément dans la bouche et même dans l'estomac, tandis que, appliqué sur une écorchure, il agit avec une grande intensité. Sa puissance délétère varie suivant les espèces, et son action est plus forte sur les Oiseaux et sur les Mammifères que sur les Animaux à sang froid; mais c'est à tort que quelques auteurs ont supposé que les Serpents étaient complétement à l'abri de son influence. La morsure des Crotales et des Trigonocéphales peut déterminer la mort de l'Homme dans l'espace de quelques minutes. La Vipère commune est beaucoup moins dangereuse, et sa morsure, promptement fatale pour de petits Animaux tels qu'un Pigeon ou même un Lapin, n'est que très rarement mortelle pour un Homme. Il est aussi à noter que la gravité des accidents est en rapport avec la quantité de venin versé dans la plaie, et que, par conséquent, un Serpent devient de moins en moins dangereux à mesure que dans un court espace de temps il a mordu un plus grand nombre de fois. Le froid tend à ralentir la sécrétion de ce liquide, et, par conséquent, c'est dans les pays chauds que ces Animaux sont le plus redoutables. L'action que le venin des Serpents exerce sur l'économie animale a été l'objet d'un grand nombre d'expériences dues principalement à Redi, Fontana, Mead et Russel (*a*), mais n'est pas encore connue d'une manière satisfaisante. Elle paraît déterminer une altération profonde du sang en détruisant la coagulabilité de ce liquide et en modifiant la conformation de ses globules, et elle est suivie d'une grande prostration des forces, ainsi que d'autres symptômes nerveux, tels qu'engourdissement, syncopes, etc. Les effets locaux de la morsure sont, en général, une douleur vive, puis un gonflement considérable qui s'étend de proche, en proche et qui, dans quelques cas, est suivi de la formation de phlyctènes ou même de l'ap-

(*a*) Redi, *Observationes de Viperis* (*Opuscula*, t. II, p. 155, édit. de 1729).
— Fontana, *Traité sur le venin de la Vipère*, etc. Florence, 1781, 2 vol. in-4.
— P. Russel, *An Account of Indian Serpents collected on the Coast of Coromandel*, 1796.
— Home, *The Case of a Man who died in consequence of the Bite of a Rattle-Snake* (*Philos. Trans.*, 1809, p. 75).
— Mangili, *Mém. sur le venin de la Vipère* (*Ann. de chimie et de physique*, 1817, t. IV, p. 169).
— Pihorel, *Observ. sur la morsure d'un Serpent à sonnettes* (*Journ. de physiol.* de Magendie, 1827, t. VII, p. 97).
— Brainard, *Expériences sur le venin des Serpents à sonnettes; effets de ce venin et moyen de neutraliser son absorption* (*Comptes rendus de l'Académie*, 1853, t. XXXVII, p. 811).

plus ou moins rudimentaire (1); mais chez la plupart des espèces terrestres, il existe sous la langue, ou dans l'épaisseur de cet organe, des glandes assez volumineuses dont les produits en lubrifient la surface (2). Quelquefois même ces glandes

parition de points gangréneux. D'après les recherches chimiques faites récemment par le prince Lucien Bonaparte, le venin de la Vipère paraît contenir une matière particulière appelée *échidnine* ou *vipérine*, un principe colorant jaune, de l'albumine, une matière grasse et divers sels (*a*).

Les moyens à mettre en usage pour prévenir les accidents déterminés par la morsure des Vipères et autres Serpents venimeux, sont ceux qui peuvent ralentir ou empêcher l'absorption du poison; par conséquent, l'agrandissement de la plaie, une forte succion opérée à sa surface, la cautérisation, etc. On a vanté tour à tour un très grand nombre de topiques qui ne méritent que peu de confiance, mais qui paraissent pouvoir agir quelquefois en provoquant des phénomènes osmotiques, et en entraînant ainsi au dehors, avec les liquides excrétés, le venin déposé dans la piqûre. Pour les indications bibliographiques à ce sujet, je renverrai à une publication récente faite par M. Soubeiran (*b*). Quelques médecins ont considéré l'inoculation du venin d'une Vipère des Antilles comme un préservatif contre la fièvre jaune; mais cette opinion n'est pas fondée (*c*).

(1) Ainsi Meckel n'a pu trouver aucune trace d'organes salivaires chez le Fou (*Sula alba*), ni chez le Cormoran, et chez une espèce de Plongeon (le Lumme ou *Colymbus arcticus*), il n'en a rencontré que des vestiges. Mais cette disposition n'est pas constante chez les Oiseaux aquatiques piscivores, et, chez les Pétrels, les Goëlands, les Sternes, etc., cet appareil est assez bien développé (*d*).

(2) Les glandes sublinguales manquent chez quelques Oiseaux, tels que le Pélican, la Cigogne et l'Autruche; quelquefois aussi elles ne sont représentées que par une rangée de follicules simples, par exemple chez le Corbeau (*e*); mais, en général, elles constituent sous le plancher de la bouche une masse assez volumineuse. Ainsi, chez l'Oie, elles sont réunies en une masse rougeâtre, étroite en avant, élargie et bifurquée en arrière, à la surface de laquelle on distingue deux séries de petits orifices formés par la terminaison de leurs canaux excréteurs dont la partie initiale est rameuse (*f*).

Chez d'autres Oiseaux, par exemple le Dindon, on trouve sous le plancher de la bouche deux paires de glandes, et quelques auteurs donnent le nom

(*a*) Voyez Gruère, *Des venins et des Animaux venimeux*, thèse. Paris, 1854.

(*b*) J. Soubeiran, *De la vipère, de son venin et de sa morsure*, in-8, 1855, p. 129 et suiv.

(*c*) Sénard, *Sur l'inoculation préventive de la fièvre jaune* (*Gazette hebdomadaire de médecine*, 1825, t. II, p. 898).

(*d*) Meckel, *Traité d'anatomie comparée*, t. VIII, p. 198.

(*e*) J. Müller, *De glandularum secernentium structura penitiori*, p. 58, pl. 4, fig. 4.

(*f*) E. H. Weber, *Beobachtungen über die Structur einiger conglomerriten und einfachen Drüsen* (Meckel's *Archiv für Anat. und Physiol.*, 1827, p. 286, pl. 4, fig. 19 à 21). — J. Müller, *Op. cit.*, p. 59, pl. 6, fig. 7 *a*, 7 *b*.

atteignent un très haut degré de développement : ainsi chez les Pics, qui vivent d'insectes et qui s'emparent de leur proie, comme nous l'avons déjà vu, à l'aide de leur langue protractile et gluante, on trouve entre les branches de la mâchoire inférieure une paire de grosses glandes salivaires qui se prolongent en arrière jusque sur l'occiput, et qui versent dans la bouche un liquide visqueux (1). Souvent on trouve aussi des amas de cryptes ou même de petites glandes sur d'autres parties des parois de la bouche : par exemple, au palais et dans l'espèce de joue rudimentaire formée par la portion membraneuse de la commissure des mâchoires (2); mais ces organes sécré-

de *glandes sous-maxillaires* à celles de la paire postérieure, réservant le nom de *glandes sublinguales* pour les antérieures (a) ; mais cette nomenclature, empruntée à l'anatomie humaine, sous-entend des analogies qui ne me semblent pas exister, et ne me paraît pas devoir être adoptée.

Les glandes linguales occupent les côtés de cet organe, et, en général, débouchent isolément à sa face inférieure. Elles sont très développées chez le Canard et l'Autruche.

(1) Ces glandes sublinguales sont claviformes et offrent à l'intérieur une structure caverneuse (b). En avant, elles se rétrécissent graduellement, et se terminent chacune par un conduit excréteur unique qui va se réunir à son congénère avant de déboucher sous la langue (c). Des agglomérations de cryptes rougeâtres situés plus en avant constituent une paire de glandes sublinguales accessoires.

(2) Ainsi chez l'Autruche, qui possède des glandes linguales, mais qui manque de glandes sublinguales, il existe à la voûte palatine des agglomérations de cryptes qui constituent deux masses larges et aplaties, suspendues au-devant de l'entrée du pharynx.

Chez beaucoup d'autres Oiseaux, les glandules palatines sont au contraire disséminées, et quelquefois on remarque dans l'arrière-bouche, près de l'orifice des trompes d'Eustache, des agrégats de cryptes auxquels on a appliqué le nom d'*amygdales* (d).

Comme exemple de *glandes jugulaires* (ou *buccales*), je citerai un petit organe sécréteur de forme triangulaire, qui est placé sur le bord de la commissure du bec chez le Coq. Chez

(a) Duvernoy, dans la 2e édition de l'*Anatomie comparée* de Cuvier, t. IV, p. 444.
(b) Müller, *Op. cit.*, pl. 6, fig. 8 *b* et 8 *c*.
— Cl. Bernard, *Leçons de physiologie expérimentale appliquée à la médecine*, cours de 1855, t. II, p. 38, fig. 3 et 4).
(c) J. Müller, *Op. cit.*, p. 60, pl. 6, fig. 8 *a*.
— Owen, art. AVES (Todd's *Cyclop. of Anat. and Physiol.*, t. I, p. 316, fig. 154).
(d) *Anatomie comparée* de Cuvier, 2e édit., t. IV, p. 439 et suiv.

leurs n'ont que peu d'importance et ne sont que très imparfaitement connus (1).

Appareil salivaire des Mammifères.

Dans la classe des Mammifères, l'appareil salivaire est en général très développé ; il manque ou n'existe qu'à l'état rudimentaire chez les Cétacés proprement dits (2), et il est fort réduit chez les Phoques, qui sont aussi des Carnassiers aquatiques (3) ; mais chez les Mammifères terrestres il acquiert une importance considérable, et c'est chez ceux de ces Animaux qui vivent de substances végétales qu'il arrive au plus haut degré de complication.

les Étourneaux, on trouve aussi, dans l'épaisseur de l'espèce de joue formée par la partie membraneuse de cette commissure, un organe sécréteur long et étroit (a). Quelques auteurs désignent les glandes ainsi placées, sous le nom de *parotides* (b).

(1) Il existe beaucoup de confusion dans les descriptions brèves qui ont été données de l'appareil glandulaire chez les Oiseaux, et l'on est loin d'être d'accord sur la détermination de plusieurs de ses parties. Ainsi, la plupart des anatomistes appellent *glandes sous-maxillaires* les organes que d'autres considèrent comme des glandes sublinguales ; et les glandes linguales sont parfois désignées sous le nom de *glandes sublinguales*, etc. On ne possède aussi de bonnes figures de ces organes que pour un très petit nombre d'espèces.

Pour plus de détails sur les variations qui se remarquent dans l'appareil salivaire des différents genres d'Oiseaux, on peut consulter les observations de Duvernoy (c), et, au sujet de la structure interne de ces organes, je renverrai au travail de J. Müller (d).

(2) Cuvier et Duvernoy n'ont trouvé aucune trace de glandes salivaires ni chez le Dauphin, ni chez le Marsouin (e), et Meckel est arrivé au même résultat négatif en ce qui concerne le Narval (f). Chez les Baleines, M. Eschricht signale l'existence d'un petit cæcum muqueux qui pourrait bien être un vestige du canal de Sténon (g) ; mais les glandes salivaires manquent complétement.

(3) Cuvier a trouvé chez le Phoque commun deux glandes maxillaires, une grande et une petite ; Duvernoy considère cette dernière comme étant une parotide (h).

(a) Müller, *Op. cit.*, p. 58.
(b) Rapp, *Ueber die Tonsillen der Vögel* (Müller's *Archiv für Anat. und Physiol.*, 1843, p. 19, pl. 2, fig. 1 et 2).
(c) Duvernoy, *Leçons d'anatomie comparée* de Cuvier, 2ᵉ édit., t. IV, p. 443.
(d) Stannius et Siebold, *Nouveau Manuel d'anatomie comparée*, t. II, p. 327.
(e) Cuvier, *Leçons d'anatomie comparée*, 2ᵉ édit., t. IV, p. 437.
(f) Meckel, *Traité d'anatomie comparée*, t. VIII, p. 375.
(g) Eschricht, *Zool. anat. phys. Untersuch. über die nordischen Wallthiere*, 1849, p. 108.
(h) Cuvier, *Op. cit.*, t. IV, p. 426.

Les glandes qui d'ordinaire entourent la bouche d'un Mammifère sont de trois sortes : des cryptes ou follicules muqueux, des glandes muqueuses, et des glandes salivaires proprement dites.

Cryptes muqueux.

§ 3. — Les cryptes sont de petites dépressions de la membrane muqueuse en forme de bourses, dont les parois renferment une couche de capsules arrondies et sans ouverture, d'un aspect blanchâtre. Les unes sont éparses, les autres réunies en groupes. Les premières se trouvent principalement sur la langue ; les secondes, sur les côtés de l'entrée du pharynx, où elles constituent les organes saillants appelés *amygdales* ou *tonsilles* (1).

(1) Les cryptes muqueux (ou follicules) de la base de la langue de l'Homme forment une couche presque continue au-dessous de la tunique muqueuse de cet organe. Ce sont de petits corps lenticulaires ou sphériques dont le diamètre varie entre 1 et 4 millimètres, dont le centre est occupé par une cavité communiquant au dehors par un orifice étroit, et dont les parois épaisses sont revêtues extérieurement par une membrane fibreuse en continuité de tissu avec la couche conjonctive sous-muqueuse. La membrane muqueuse buccale, garnie de ses follicules et de son épithélium, se prolonge, sous la forme d'une sorte de bourse, dans chacune de ces cavités, dont elle tapisse les parois. Enfin, entre cette tunique et la capsule fibreuse de la follicule se trouvent du tissu conjonctif, de nombreux vaisseaux sanguins, des lymphatiques, des filets nerveux, et un nombre plus ou moins considérable de grosses vésicules ou capsules closes contenant un liquide grisâtre. Ces vésicules, de forme ovalaire ou ronde et de couleur blanchâtre, ne communiquent pas avec l'extérieur et ont de 0mm,2 à 0mm,5 de diamètre (*a*). La cavité des follicules contient d'ordinaire une substance grisâtre d'apparence muqueuse.

Ainsi que je l'ai déjà dit, ces petites bourses muqueuses peuvent être éparses ou réunies en groupes, de façon que plusieurs d'entre elles communiquent au dehors par un orifice commun.

C'est une agglomération de ces follicules composés qui constitue les organes appelés *amygdales* à cause de leur forme assez semblable à celle d'une amande (*b*). Ces corps ovoïdes,

(*a*) E. H. Weber, *Beobachtungen über die Structur einiger conglomerriten und einfachen Drüsen* (Meckel's *Archiv für Anat. und Physiol.*, 1827, p. 280 et suiv.).

— Kölliker, *Beiträge zur Anatomie der Mundhöhle* (*Verhandlungen der physikalisch-medicinischen Gesellschaft in Würzburg*, 1852, t. II, p. 177), et *Éléments d'histologie*, 1855, p. 406, fig. 183).

(*b*) Du nom grec de ce fruit : ἀμυγδαλῆ.

Glandes salivaires.

Les glandes muqueuses ou glandules salivaires intra-pariétales, et les glandes salivaires proprement dites ou extra-pariétales, se ressemblent beaucoup entre elles par leur structure intime. Chacun de ces organes consiste en un prolongement tubulaire de la membrane muqueuse, qui se ramifie plus ou

au nombre de deux, sont situés sur les côtés de la bouche, derrière l'isthme du gosier, dans une excavation comprise entre les piliers antérieurs et postérieurs du voile du palais. Ils sont plus ou moins saillants, et leur surface est criblée de trous, qui, au nombre de dix à vingt, conduisent dans des cavités anfractueuses formées par des groupes de follicules composés (a). Quelques anatomistes ont cru y apercevoir des ampoules glandulaires (b) ; mais la plupart des micrographes sont aujourd'hui d'accord pour reconnaître que les vésicules situées sous la tunique muqueuse de ces fossettes sont des sacs sans ouverture semblables à celles que je viens de décrire en parlant des follicules simples de la langue (c).

La structure intime des amygdales est plus facile à étudier chez le Cochon et le Bœuf que chez l'Homme. Il est aussi à noter que la conformation générale de ces organes présente chez les divers Mammifères des différences assez grandes, et M. Rapp, qui en a fait une étude spéciale, y distingue quatre formes principales (d).

Ainsi, chez le Cheval, le Cochon, le Dicotyle, les Ruminants, le Morse (e) et les Phoques, de même que chez l'Homme, ces organes consistent en un corps aplati et elliptique avec des orifices.

Chez le Raton (*Procyon lator*), la Martre, la Mangouste (*Herpestes*), la Taupe, le Hérisson, certaines Chauves-Souris et le Dauphin, les amygdales ont un orifice simple et allongé.

Chez l'Ours (f) et l'Hyène, elles offrent des plis épais et horizontaux en forme de feuillets, avec de très petites ouvertures.

Enfin, chez les Singes, le Lion (g), le Léopard, le Jaguar, l'Oryctérope et le Daman, elles constituent un sac simple à orifice unique.

(a) Voyez Bourgery, *Traité d'anatomie*, t. III, pl. 86.
— Bonamy, Broca et Beau, *Atlas d'anatomie descriptive*, SPLANCHNOLOGIE, pl. 7 *bis*, fig. 2 et 4 ; pl. 9, fig. 6.

(b) Sappey, *Note sur la structure des amygdales et des glandes situées sur la base de la langue* (*Gazette hebdomadaire de médecine*, 1855, t. I, p. 877).
— Sachs, *Observationes de linguæ structura penitiori*, dissert. inaug., Vratislaviæ, 1856 (voy. Müller's *Archiv*, 1857, *Bericht*, p. 96). — *Zur Anatomie der Zungenbalgdrüsen und Mandeln* (*Arch. für Anat. und Physiol.*, 1859, p. 196).
— Reuhert, *Zusatz zur Abhandlung des* Dr Sachs (*Arch.*, 1859, p. 206, fig. 1 à 3).

(c) Kölliker, *Éléments d'histologie*, p. 407.
— Sappey, *Traité d'anatomie descriptive*, t. II, p. 46.
— Gauster, *Untersuchungen über die Balgdrüsen der Zungenwurzel* (*Sitzungsberichte der Wiener Akad.*, 1857, t. XXV, p. 498, fig. 1-3).

(d) Rapp, *Ueber die Tonsillen* (Müller's *Archiv für Anat. und Physiol.*, 1839, p. 189).

(e) Idem, *ibid.*, pl. 7, fig. 2.

(f) Idem, *ibid.*, pl. 7, fig. 2.

(g) Idem, *ibid.*, pl. 8.

moins, et qui se termine dans un groupe de petites ampoules dont la cavité est ainsi mise en communication avec l'extérieur. Ils ne diffèrent guère entre eux que par la longueur de leur conduit excréteur, la multiplicité plus ou moins grande des ramifications de ce tube et le nombre des utricules sécrétoires dont la portion radiculaire ou initiale de ce système de canaux est entourée. Tous se forment de la même manière et offrent d'abord la même apparence; mais les uns ne s'éloignent que peu de la membrane muqueuse dont ils naissent, et n'acquièrent qu'un nombre comparativement petit de ramuscules terminés en ampoules, tandis que les autres se développent davantage et se divisent en plusieurs groupes dont la réunion constitue une masse lobulée d'un volume considérable; mais les premiers ressemblent aux subdivisions des secondes, qui, au lieu d'être unies autour d'un tube excréteur commun, partiraient isolément de la tunique buccale et auraient chacune un conduit excréteur propre (1). Il est même à noter que la ligne de démarcation entre ces deux sortes de glandes salivaires n'est pas nettement tranchée, et que certains de ces organes participent du caractère des uns et des autres chez quelques Animaux, tandis que chez d'autres ils

(1) E. H. Weber, J. Müller et plusieurs autres anatomistes, ont étudié chez l'embryon de divers Mammifères le mode de développement des glandes salivaires les plus complexes, et ils ont vu ces organes apparaître d'abord sous la forme d'un cæcum ou prolongement tubuliforme de la muqueuse buccale qui est terminé en cul-de-sac, mais qui bientôt se ramifie et bourgeonne, pour ainsi dire, de façon à donner naissance à un nombre de plus en plus considérable de petits cæcums secondaires, tertiaires, etc., dont l'extrémité libre se renfle en forme d'ampoule (*a*). Il en résulte un assemblage de petits sacs membraneux qui ressemblent à des grains de raisin, et qui sont appendus aux branches terminales d'un canal rameux dont le tronc principal s'ouvre dans la bouche.

(*a*) E. H. Weber, *Op. cit.* (Meckel *Archiv für Anat. und Physiol.*, 1827, p. 278, pl. 4, fig. 18).
— J. Müller, *De glandularum secernentium structura penitiori*, p. 60, pl. 6, fig. 9 et 10.

offrent des caractères d'après lesquels on serait fondé à les classer tour à tour dans des catégories différentes.

Les glandules salivaires, dites *muqueuses*, se subdivisent en glandes *labiales*, glandes *buccales* et glandes *linguales*, d'après leur position (1). Chacun de ces petits organes présente un

(1) Chez l'Homme, les *glandules labiales*, larges de 1 à 3 millimètres, sont très nombreuses; elles se trouvent entre la membrane muqueuse et la couche musculaire sous-jacente, où elles forment autour de l'orifice buccal un anneau presque complet (*a*).

Les *glandules palatines* sont plus petites et ne sont nombreuses que sur le voile du palais (*b*).

Les *glandules linguales* sont distribuées sur la base de la langue, sur les bords de la partie postérieure de cet organe, et à sa face inférieure près de la pointe. Les premières sont logées plus profondément que les follicules dont il a déjà été question. Les secondes, par leur assemblage, constituent de chaque côté du frein de la langue un corps oblong de la grosseur d'une amande, qui a été décrit par Blandin (*c*), et qui est désigné par quelques anatomistes sous le nom de *glande de Blandin* (*d*). Elles ont été observées aussi par M. Nühn (*e*), ainsi que par M. Ward (*f*), et quelques auteurs les appellent *glandes de Nühn* (*g*) : jusqu'ici on ne les a trouvées que chez l'Homme et l'Orang-Outang.

Chez les Mammifères herbivores, les glandules de la face dorsale de la langue sont très développées (*h*).

Enfin, on donne le nom de *glandules buccales* à des glandules analogues qui sont logées dans l'épaisseur des joues, sous le muscle buccinateur, et y forment une longue traînée Quelques-uns de ces petits organes, situés au niveau de la dernière dent molaire, sont souvent plus développés que les autres et sont appelés *glandes molaires* (*i*).

Ces glandes buccales sont très développées chez le Lapin (*j*).

(*a*) Voyez Bonamy, Broca et Beau, *Atlas d'anatomie descriptive*, SPLANCHNOLOGIE, pl. 6, fig. 2.

(*b*) Pour plus de détails, voyez Szontagh, *Beiträge zur feineren Anatomie des menschlichen Gaumens* (*Sitzungsbericht der Wiener Akad.*, 1856, t. XX, p. 5).

(*c*) Blandin, *Mém. sur la structure et les mouvements de la langue dans l'Homme* (*Arch. gén. de méd.*, 1823, t. I, p. 466).

(*d*) Bonamy, Broca et Beau, *Atlas d'anatomie descriptive*, SPLANCHNOLOGIE, pl. 7 *bis*, fig. 4.

(*e*) Nühn, *Ueber eine bis jetzt noch nicht näher beschriebene Drüse im Innern der Zungenspitze*, 1845. — Voy. Schlem, *Ueber die neue Zungendrüse* (Müller's *Archiv für Anat. und Physiol.*, 1845, p. 465.)

(*f*) N. Ward, art. SALIVARY GLANDS (Todd's *Cyclopædia of Anat. and Physiol.*, t. IV, p. 426, fig. 305).

(*g*) Bourgery, *Traité d'anatomie*, t. V, pl. 14, 4 *c*, fig. 5.

(*h*) Brühl, *Ueber den Bau der Zunge der Haussäugethiere* (*Kleine Beitr. zur Anat. der Haussäugethiere*, 1850, p. 1).

(*i*) Sappey, *Traité d'anatomie descriptive*, t. III, p. 26.

(*j*) Cl. Bernard, *Leçons sur la physiologie expérimentale, faites en* 1855, t. II, p. 94, fig. 14 et 15).

canal excréteur, grêle et très court, dont les ramifications terminales sont boursouflées de façon à constituer une multitude d'ampoules arrondies nommées *acini*, qui, par leur réunion, forment des lobules irréguliers (1).

Glandes salivaires de l'Homme.

§ 4. — Les glandes salivaires proprement dites ou extra-pariétales sont en général au nombre de trois paires, et, en raison de leur position, elles ont reçu les noms de *parotides* (2), de *glandes sous-maxillaires* et de *glandes sublinguales*.

Parotides.

Chez l'Homme, les parotides sont les plus volumineuses, et elles remplissent l'excavation anguleuse située entre la branche montante de la mâchoire et la partie inférieure du temporal où se trouve le conduit auditif. Elles sont revêtues d'une enveloppe fibreuse : leur tissu est blanchâtre et granuleux ; elles se composent de plusieurs lobes qui se subdivisent en lobules ; enfin elles donnent naissance à un grand nombre de petits canaux excréteurs qui se réunissent entre eux pour constituer, de chaque côté de la tête, un tronc unique, appelé *conduit de Sténon* (3), lequel traverse horizontalement le muscle masséter et

(1) Les acini, qui sont arrondis et ressemblent à des grains de raisin quand ils sont distendus et que leurs canaux excréteurs sont contractés (*a*), ne sont, en réalité, que les petits cæcums terminaux de ces derniers tubes. La couche épithélique de la muqueuse buccale se prolonge sur les parois du conduit excréteur ainsi disposé, et revêt également la portion terminale et renflée de celui-ci ; mais là ces parties constituées se désagrégent très facilement et remplissent souvent la cavité de l'acinus (*b*).

(2) De παρά, auprès, et οὖς, ὠτός, oreille.

(3) Nicolas Sténon, anatomiste célèbre du XVIIe siècle, fut le premier à bien décrire ces glandes salivaires avec leurs canaux excréteurs (*c*). Il naquit à Copenhague, et après avoir exercé avec éclat la médecine à Florence aussi bien qu'en Danemark, il se voua à la carrière ecclésiastique, et reçut du pape Innocent XI le titre d'évêque de Titiopolis. Il mourut en 1686. Ses observations sur les canaux parotidiens furent faites d'abord sur

(*a*) Weber, *Op. cit.* (Meckel's *Archiv*, 1827, pl. 4, fig. 17).
— J. Müller, *Op. cit.*, pl. 6, fig. 16.
— Berres, *Die mikroscopischen Gebilde des menschlichen Körpers*, pl. 9, fig. 2.
(*b*) Kölliker, *Éléments d'histologie*, p. 404, fig. 180 à 182.
(*c*) N. Sténon, *Observationes de oris, oculorum et narium vasis*. Lugduni Batavorum, 1662.

s'ouvre à la face interne de la joue, vis-à-vis de la deuxième grosse molaire supérieure (1).

Glandes sous-maxillaires

Les glandes sous-maxillaires sont situées sous le plancher de la bouche, du côté interne de la partie postérieure du corps au-dessus de l'hyoïde. Leur forme est très-irrégulière, et il naît de la face interne de chacune d'elles un gros tube membraneux, appelé *conduit de Wharton* (2), qui, après s'être adossé

la brebis, et datent de 1660. Quelques-uns de ses contemporains prétendirent que la découverte de ces conduits appartenait à Blasius ; mais cette assertion ne repose sur aucune base solide (a). Il est vrai que, dans la fin du siècle précédent, un anatomiste de l'école de Padoue, Casserius, les avait figurés, mais sans en connaître la nature et en les considérant comme des ligaments (b).

(1) Le volume de la glande parotide (c) est assez variable, et parfois cet organe déborde sur le muscle masséter en avant, et descend à 2 ou 3 centimètres au-dessous de l'angle de la mâchoire. On a donné le nom de *parotide accessoire* à une portion de cette glande qui est quelquefois séparée du reste, mais qui n'en est qu'un démembrement, car ses canaux excréteurs ne se rendent pas isolément à la bouche et se terminent dans le conduit de Sténon.

Les parotides reçoivent beaucoup de branches vasculaires provenant du tronc de la carotide externe, des artères auriculaires antérieures et postérieures, de la temporale superficielle et de l'artère transversale de la face. Leurs nerfs sont fournis en partie par la branche auriculo-temporale du nerf maxillaire inférieur, en partie par le plexus cervical. Jusqu'ici on n'y a pas constaté l'existence de vaisseaux lymphatiques (d).

Pour plus de détails sur la structure intime de ces glandes, je renverrai au *Traité d'histologie* de M. Kölliker (p. 410 et suiv.).

La disposition anatomique des nerfs des glandes parotides, etc., chez le Lapin, a été décrite avec détail par M. C. Rahn (e).

(2) La découverte des canaux excréteurs des glandes sous-maxillaires chez les Animaux est due à Thomas Wharton, qui professait l'anatomie à Londres vers le milieu du XVII^e siècle (f). Van Horn les décrivit chez l'Homme vers la même époque (g). Il est, du reste, à noter que Galien ne paraît pas avoir ignoré l'existence de ces conduits (h).

(a) Haller, *Elementa physiologiæ*, t. VI, p. 43.
(b) Casserius, *Tabulæ anatomicæ*, 1627.
(c) Voyez Bourgery, *Traité d'anatomie*, t. V, pl. 14, fig. 1 et 2.
— Bonamy, Broca et Beau, *Atlas d'anatomie descriptive*, pl. 8, fig. 2.
(d) Sappey, *Op. cit.*, t. III, p. 66.
(e) Rahn, *Untersuchungen über Wurzeln und Bahnen der Absonderungsnerven der Glandula Parotis bei Kaninchen* (*Zeitschr. für rationelle Medicin*, 1851, N. S., t. I, p. 286).
(f) Wharton, *Adenographia, sive glandularum totius corporis descriptio*, 1656, p. 129.
(g) Van Horne, *De ductibus salivalibus disputationes*. Leyde, 1656 et 1657.
(h) Galien, *De usu partium*, lib. XI, c. 10.

à son congenère, va s'ouvrir sur le côté du frein de la langue (1).

Glandes sublinguales.

Enfin, les glandes sublinguales, moins développées que les précédentes, sont situées sous le plancher de la bouche, de chaque côté du frein de la langue et en avant des glandes sous-maxillaires. Elles n'ont pas d'enveloppe fibreuse, et leurs lobes constitutifs donnent naissance à plusieurs conduits excréteurs qui vont déboucher isolément dans la cavité orale (2).

(1) La structure des glandes sous-maxillaires est à peu près la même que celle des parotides; ces organes sont divisés aussi en lobes, lobules et acini (*a*); leur enveloppe fibreuse est formée principalement par les deux feuillets de l'aponévrose cervicale, et ils reçoivent leurs vaisseaux sanguins du tronc de l'artère faciale sous-mentale. Leurs nerfs sont nombreux, et proviennent en partie du lingual inférieur et du rameau mylo-hyoïdien, en partie des branches du grand sympathique qui accompagnent l'artère faciale. La disposition et l'origine de ces filets nerveux chez le Chien ont été figurées par M. Cl. Bernard (*b*).

Le canal de Wharton est garni de fibres musculaires lisses (*c*).

(2) Ces glandes, de forme ovoïde, ont à peu près le volume d'une amande (*d*). Un de leurs canaux excréteurs se dirige en avant et va s'ouvrir sur les côtés du frein de la langue, à 2 ou 3 millimètres de l'orifice du canal de Wharton; on le désigne souvent sous le nom de *conduit de Rivinus*, en l'honneur de l'anatomiste qui fut le premier à en signaler l'existence (*e*), ou de *conduit de Bartholin*, parce que l'on supposait que ce dernier auteur en avait fait la découverte (*f*). D'autres conduits, dont on doit la connaissance à Nuck et à Wharton (*g*), montent directement de la partie supérieure de la glande et vont s'ouvrir isolément sur le plancher de la bouche, mais sans communiquer avec le canal de Wharton, comme l'ont avancé quelques auteurs (*h*). Leur nombre est en général de quatre ou cinq, et ils s'ouvrent au sommet d'une sorte

(*a*) Voyez Bourgery, *Op. cit.*, t. V, pl. 14, fig. 4.
— Bonamy, Broca et Beau, *Op. cit.*, pl. 8, fig. 2.

(*b*) Bernard, *Leçons sur la physiologie expérimentale, faites en 1855*, t. II, p. 77, fig. 10, et *Leçons sur les propriétés physiologiques et les altérations pathologiques des liquides de l'organisme*, 1859, t. II, p. 284, fig. 8.

(*c*) Leydig, *Lehrbuch der Histologie*, p. 284.

(*d*) Voyez Bourgery, *Op. cit.*, t. V, pl. 14, fig. 4 et 5.
— Bonamy, Broca et Beau, *loc. cit.*, pl. 8, fig. 2.

(*e*) Rivinus, *De dyspepsia*. Lipsiæ, 1679.

(*f*) Gasp. Bartholin, Thom. fil., *De ductu salivali hactenus non descripto observatio anatomica*, 1684.

(*g*) A. Nuck, *Sialographia et ductuum aquosorum anatome nova*, 1690, pl. 6, fig. 3.
— Fréd. Walther, *De novis inventis subling. salivæ rivis*, Lipsiæ, 1724 (Haller, *Disput. anat. select.*, t. I, p. 45 et suiv.).

(*h*) Huschke, *Traité de splanchnologie*, trad. par Jourdan, 1845, p. 32.

Produits des glandes salivaires.

§ 5. — Les liquides sécrétés par ces diverses glandes n'offrent pas les mêmes caractères physiques, et les différences que l'on y remarque nous permettront de saisir les relations qui existent entre le mode d'alimentation des Mammifères et la composition de leur appareil salivaire.

Pour étudier isolément les liquides d'origines distinctes qui affluent dans la bouche, on peut avoir recours à une opération que plusieurs physiologistes ont pratiquée afin de recueillir en quantité considérable la salive fournie par les parotides : savoir, la division des conduits excréteurs des glandes et l'établissement de fistules au moyen desquelles l'expérimentateur peut introduire des canules dans ces canaux, faire écouler au dehors les produits du travail sécrétoire, et les recueillir (1). En agissant ainsi sur le canal de Sténon et sur le conduit de Wharton chez un Chien de grande taille, M. Cl. Bernard vit que, sous l'influence de l'excitation déterminée par la présence des aliments dans la bouche, la salive s'écoulait au dehors avec plus d'abondance que d'ordinaire par l'un et l'autre de ces tubes, mais que les deux liquides ne se ressemblaient pas : la salive parotidienne formée par le canal de Sténon était aqueuse et limpide, tandis

de petite crête longitudinale formée par la portion de la muqueuse buccale que la glande sous-jacente soulève. C'est à tort qu'on leur donne parfois le nom de *conduits de Rivinus* (a). Ce point a été parfaitement établi par M. Sappey (b).

(1) L'invention de ce procédé expérimental date du siècle dernier. En 1780, Hapel de la Chenaie pratiqua la section du canal de Sténon sur un Cheval, en vue d'étudier séparément la salive parotidienne et la salive ordinaire (c).

Pour les détails relatifs au procédé opératoire à employer, je renverrai aux ouvrages de M. Cl. Bernard et de M. Colin (d).

(a) N. Ward, art. SALIVARY GLANDS (Todd's *Cyclop. of Anat. and Physiol.*, 1848, t. IV, p. 425).

(b) Sappey, *Traité d'anatomie descriptive*, t. III, p. 70 et suiv.

(c) Hapel de la Chenaie, *Observations et expériences sur l'analyse de la salive du Cheval* (*Mém. de la Société royale de médecine*, 1780, p. 325).

(d) Cl. Bernard, *Leçons de physiologie expérimentale faites au collége de France en 1855*, t. II, p. 53 et suiv. — Colin, *Traité de physiologie comparée des Animaux domestiques*, t. I, p. 468, fig. 38.

que la salive sous-maxillaire donnée par le canal de Wharton était épaisse et filante. En faisant ensuite infuser le tissu de ces glandes dans de l'eau, il obtint de chacune d'elles un liquide semblable à la salive qu'il avait vue en découler, et en pratiquant des expériences analogues avec les autres glandes dont les conduits excréteurs ne se prêtent pas si bien à l'établissement de fistules, il parvint à généraliser ces résultats, et à reconnaître dans l'appareil salivaire deux sortes de glandes : les unes essentiellement *aquipares*, c'est-à-dire produisant une salive très fluide et peu chargée de matières organiques ; les autres *mucipares*, c'est-à-dire fournissant un liquide gluant et riche en mucus (1). Les premières sont les parotides, les glandules labiales, et les glandules logées dans l'épaisseur des joues ; les secondes sont les glandes sous-maxillaires, sublinguales, palatines, etc. (2). Or, la salive épaisse est surtout utile pour réunir en une seule masse les petits fragments de matière alimentaire, afin d'en faciliter le transport jusque dans

Classification des glandes salivaires.

(1) Nous verrons bientôt qu'il existe aussi des différences importantes dans la composition chimique et les propriétés digestives des diverses espèces de salives; mais en ce moment je ne m'occupe que des caractères physiques de ces humeurs.

(2) Cette classification physiologique des glandes, établie par M. Cl. Bernard en 1847 (*a*), correspond à peu près à celle employée quelque temps après par Duvernoy. Cet anatomiste divise, en effet, l'appareil salivaire en deux systèmes, savoir : un système antérieur, comprenant les sublinguales et les sous-maxillaires, et un système postérieur, formé par les parotides et les glandes buccales ou molaires (*b*).

Les expériences de M. Cl. Bernard portèrent principalement sur les glandes parotides et sous-maxillaires; M. Colin, en les répétant, constata les mêmes faits, et en opérant d'une manière analogue sur un des conduits de la glande sublinguale (le conduit de Ricinus), qui chez le Cheval se prête très bien à l'établissement d'une fistule, ce jeune physiologiste a pu reconnaître que la salive fournie par cette dernière glande est encore plus épaisse et plus visqueuse que la salive sous-maxillaire (*c*).

(*a*) Cl. Bernard, *Mém. sur le rôle de la salive dans la digestion* (*Archives générales de médecine*, 4ᵉ série, t. XIII, p. 1).

(*b*) Duvernoy, art. SÉCRÉTIONS, *Dictionnaire universel d'histoire naturelle*, 1848, t. I, p. 477.

(*c*) Colin, *Physiologie comparée des Animaux domestiques*, t. I, p. 475.

l'estomac, ou pour rendre la surface de la langue gluante et y accoler les aliments que cet organe peut être chargé d'introduire dans la bouche; tandis que la salive aqueuse sert principalement à dissoudre ou à détremper les aliments et à aider les mouvements de déglutition. Nous pouvons donc prévoir que si un Mammifère est destiné à vivre d'Insectes dont il peut s'emparer seulement quand ces petits Animaux viennent s'accoler à sa langue saillante hors de sa bouche, il aura grand besoin de glandes sous-maxillaires puissantes ou de quelque autre organe sécréteur analogue, tandis que de la salive aqueuse, arrivant en abondance pour se mêler à la salive muqueuse, nuirait à l'action préhensile dont son alimentation dépend, et par conséquent un grand développement des glandes parotides serait nuisible au lieu d'être utile. Nous avons déjà vu que les Fourmiliers vivent de la sorte, et si les déductions que je viens de tirer sont justes, nous devons trouver chez cet Animal les glandes salivaires mucipares très développées, mais les glandes salivaires aquipares seront rudimentaires.

Particularités de l'appareil salivaire chez divers Mammifères.

Effectivement cela est. Chez les Mammifères édentés, les parotides sont très petites, tandis que les glandes sous-maxillaires présentent un développement énorme; elles se réunissent entre elles sur le devant du cou, et l'on remarque sur le trajet de chacun des canaux de Wharton une dilatation qui constitue un petit réservoir destiné à permettre l'accumulation de la salive quand la langue est inactive (1). Chez les Échidnés, dont le régime est à peu près le même que celui des Édentés

(1) Les glandes parotides des Fourmiliers avaient échappé à l'attention de Cuvier (a), mais elles ont été très bien décrites par M. Owen chez le *Myrmecophaga jubata*. Elles sont petites et occupent leur place ordinaire, au devant et au-dessous de l'oreille. Le canal de Sténon est ex-

(a) Cuvier, *Leçons d'anatomie comparée*, t. IV, 1re partie, p. 430.

que je viens de citer, les parotides paraissent manquer complétement, et les glandes sous-maxillaires présentent un grand développement (1). Les principales glandes salivaires aquipares, c'est-à-dire les parotides, manquent également chez les Phoques, qui vivent dans l'eau, et ces organes sont fort réduits chez les Loutres, qui ont aussi des habitudes aquatiques. Elles sont au contraire très développées chez les Mammifères ter-

trêmement long, et va s'ouvrir à la face interne de la joue, près de la commissure des lèvres (a).

La masse formée par la réunion des deux glandes sous-maxillaires s'étend non-seulement sur presque toute la région subbuccale et sur le devant du cou, mais aussi sur la moitié antérieure du thorax et autour des épaules. En avant elle est échancrée au milieu, et donne naissance à deux paquets de conduits excréteurs qui bientôt se réunissent pour constituer de chaque côté un canal de Wharton, dont la première portion est dilatée en manière de réservoir et le reste grêle comme d'ordinaire (b). Les glandes sublinguales sont représentées par une couche même de tissu sécréteur étendu sous la tunique moyenne du plancher de la bouche.

Les glandules buccales sont très nombreuses sur les côtés de la bouche, et ressemblent beaucoup aux sublinguales. Enfin, il existe à la partie antérieure du muscle buccinateur une paire de glandes que M. Owen appelle *labiales* (c).

La disposition de l'appareil salivaire est à peu près la même chez le *Myrmecophaga didactyla* (d) et chez le Tatou (*Dasypus pila*); mais chez ce dernier les réservoirs salivaires formés par les conduits de Wharton sont plus développés (e). Il en est de même chez le *Dasypus minimus*, dont M. Alessandrini a fait l'anatomie (f).

(1) Les glandes sous-maxillaires de l'Échidné couvrent presque tout le dessous du cou et la partie antérieure du thorax. Il est aussi à noter que les conduits de Wharton présentent chez ce Monotrème une disposition dont on ne connaît pas d'autre exemple : après s'être constitués en une paire de troncs simples, chacun de ces canaux se divise en huit ou dix branches qui se ramifient et vont déboucher dans la cavité orale par un grand nombre d'orifices isolés (g).

(a) Owen, *On the Anatomy of the great Anteater* (*Trans. of the Zool. Soc.*, t. IV, p. 123, pl. 39, fig. 1).

(b) Idem, *ibid.*, pl. 37, fig. 1 et 2.

(c) Idem, *ibid.*, pl. 39, fig. 1.

(d) Rapp, *Anatomische Untersuchungen über die Edentiten*, 1845, pl. 7.

— Owen, *loc. cit.*, p. 125, pl. 40, fig. 3.

(e) Winker, *Dissertatio sistens observationes anatomicas de Tatu novemcincto*, dissert. inaug., 1824 (d'après Rapp).

— Owen, *loc. cit.*, pl. 40, fig. 1.

(f) Alessandrini, *Cenni sull'anatomia del Dasipo minimo*, Desmarest (*Dasypus sexcinctus* et *octodecimcinctus*, Lin.) (*Memorie dell'Accademia delle Scienze di Bologna*, 1857, t. VII, p. 298, pl. 12).

(g) Owen, art. MONOTREMA (Todd's *Cyclopædia of Anat. and Physiol.*, t. III, p. 368, fig. 188).

restres qui se nourrissent d'herbes, de graines ou de racines, et qui mâchent longuement leurs aliments (1). Ainsi, chez le Castor, les parotides sont énormes et ont vingt fois le volume des sous-maxillaires (2). Chez le Cheval, la disproportion entre les deux glandes est moins considérable, mais les parotides sont également très grosses, et elles descendent depuis la conque de l'oreille jusqu'à la trachée (3). Chez les Ruminants, ces glandes sont aussi très volumineuses, et l'on trouve au-devant d'elles,

(1) Si la détermination généralement adoptée au sujet de la paire unique de glandes salivaires qui se voient chez les Siréniens, ou Cétacés herbivores (c'est-à-dire les Dugongs et les Lamantins) est exacte, ces Animaux feraient exception à la règle indiquée ici, car ils auraient des parotides volumineuses (*a*) ; mais il me paraît assez probable que les glandes en question correspondent en réalité aux sous-maxillaires des autres Mammifères.

(2) Les parotides du Castor recouvrent les glandes sous-maxillaires, et forment avec elles une sorte de fraise qui enveloppe le cou (*b*). Chez les Écureuils, les Marmottes et les Lièvres, ces organes sont aussi très volumineux ; mais chez les Rats et les autres Rongeurs omnivores, ils sont en général moins grands que les glandes sous-maxillaires (*c*).

(3) Les parotides du Cheval (*d*) sont très allongées, et le canal de Stenon, qui naît de leur partie inférieure, contourne le bord inférieur du masséter pour remonter ensuite sur la joue et traverser le muscle buccinateur de la manière ordinaire (*e*). Les glandes sous-maxillaires sont presque aussi volumineuses que les parotides et elles décrivent un quart de cercle sous l'angle de la mâchoire (*f*). Les sublinguales sont médiocrement développées, et s'ouvrent dans la bouche par quinze à vingt petits conduits flexueux auxquels quelques auteurs ont appliqué à tort le nom de *canaux de Rivinus* (*g*).

Les parotides sont aussi très volumineuses chez les Marsupiaux herbivores, principalement chez les Kanguroos, tandis que chez les Marsupiaux carnassiers ces glandes sont peu développées (*h*).

(*a*) Rapp, *Die Cetaceen zoologisch-anatomisch dargestellt*, 1837, p. 180.
— Stannius, *Beiträge zur Kenntniss der amerikanischen Manati's*, 1846, p. 6.

(*b*) Bonn cite à ce sujet : *Anatome Castoris*, in-4, 1806, p. 19 ; Gottwald, *Physikalisch-anatomische Bemerkungen über dem Biber*, 1782, et Kuhn, *Acta Breslav.*, p. 108, pl. 2.
— Cleeland, *Notes on the Dissection of a Female Beaver* (*Edinburgh New Philosophical Journal*, 1860, n° 5, t. XII, pl. 1, fig. 1 et 2).

(*c*) Cuvier, *Leçons d'anatomie comparée*, t. IV, p. 427.

(*d*) Chauveau, *Anatomie comparée des Animaux domestiques*, fig. 72, et p. 341, fig. 107.

(*e*) Leyh, *Handbuch der Anatomie der Hausthiere*, p. 237, fig. 112.

(*f*) Chauveau, *Op. cit.*, p. 343, fig. 108, *r*.
— Leyh, *Op. cit.*, p. 239, fig. 113.

(*g*) Chauveau, *Op. cit.*, p. 344, fig, 108, T.

(*h*) Owen, art. MARSUPIALIA (Todd's *Cyclop.*, t. III, p. 304).

dans la fosse zygomatique, un groupe très considérable de glandules dont les canaux débouchent en arrière de la deuxième molaire supérieure.

Chez les Carnivores, les glandes salivaires sont médiocrement développées, et les parotides ne sont guère plus grosses que les sous-maxillaires (1). Chez quelques-uns de ces Animaux, le Chien par exemple, les glandules molaires supérieures sont représentées par une glande dite sous-zygomatique, qui remonte jusque sous le globe de l'œil, et qui verse dans la bouche de la salive aqueuse par un canal particulier appelé conduit de Nuck (2).

On rencontre chez certains Mammifères quelques autres modifications dans la composition ou la disposition de diverses parties de l'appareil salivaire; mais la plupart de ces particularités n'offrent pas assez d'importance pour que je m'y arrête ici (3).

(1) Ces glandes, dont on doit la découverte à Nuck (*a*), ont été très bien représentées par M. Leyh (*b*).

(2) M. Colin a fait quelques pesées comparatives des glandes parotides, sous-maxillaires et sublinguales chez le Chien, le Chat, le Cheval et divers Ruminants, mais les données ainsi obtenues ne conduisent à aucun résultat général. Ainsi, il a trouvé que le poids des sous-maxillaires variait entre 20 et 38 centièmes de celui des parotides chez le Porc, le Cheval, l'Ane, le Chevreuil et le Dromadaire, tandis que chez le Chat il est de 67 pour 100, et chez le Chien de 108 pour 100; mais chez le Mouton cette proportion s'est élevée à 84 centièmes, et chez le Bœuf elle a atteint 105 (*c*). Il est, du reste, à présumer que le volume de ces organes n'est pas la seule circonstance qui influe sur le degré de leur activité fonctionnelle.

(3) Chez quelques Mammifères les glandes sublinguales sont doubles, et l'une d'elles correspond à la portion de l'organe dont dépend le canal de Rivinus, tandis que l'autre représente la portion dont les conduits excréteurs sont multiples et verticaux. Cette disposition existe chez le Cochon (*d*), le Bœuf (*e*), le Mouton, etc.

Chez d'autres Mammifères les glandes sublinguales sont rudimentaires

(*a*) Nuck, *Sialographia et ductuum aquosorum anatome nova*, 1690, p. 16.
(*b*) Leyh, *Handbuch der Anatomie der Hausthiere*, p. 241, fig. 111.
(*c*) Colin, *Traité de physiologie comparée des Animaux domestiques*, t. I, p. 467.
(*d*) Cuvier, *Leçons d'anatomie comparée*, t. IV, p. 433 et suiv.
(*e*) Colin, *Traité de physiologie comparée des Animaux domestiques*, p. 475, fig. 39.

§ 6. — La quantité totale de salive qui arrive dans la bouche est très considérable. Plusieurs physiologistes ont cherché à la déterminer d'une manière précise, soit chez l'Homme, soit chez divers Animaux, et plus particulièrement chez le Cheval ; mais les résultats auxquels ils sont arrivés ne reposent pas sur des faits assez nombreux et assez concluants pour que l'on puisse les considérer comme l'expression de l'état physiologique moyen (1).

Quantité de salive sécrétée.

ou paraissent même manquer complétement : par exemple, chez les Sarigues et chez les Marsupiaux du genre *Dasyurus* (a).

Quelques anatomistes ont avancé que ces glandes manquent aussi chez le Chien, mais la portion de ces organes qui correspond au conduit de Rivinus est bien développée (b).

Pour plus de détails relatifs aux particularités que l'appareil salivaire présente chez les divers Mammifères, on peut consulter les ouvrages de Cuvier et de Meckel (c).

Il faut ranger aussi parmi les appendices glanduleux qui s'ouvrent dans la bouche des Mammifères, un petit sac appelé *organe de Jacobson*, d'après le nom de l'anatomiste à qui on en doit la découverte. Ce sac est couché le long de la cloison des narines, et son canal excréteur s'ouvre à la voûte palatine, derrière les dents incisives, par un orifice connu depuis longtemps sous le nom de *trou incisif*. Il est plus développé chez les Herbivores que chez les Carnivores, et il est doublé d'un tissu d'aspect glanduleux ; mais on ne sait rien de positif quant à ses fonctions.

(1) Quelques physiologistes ont cru pouvoir évaluer la quantité de salive sécrétée en un temps donné, en recueillant les produits de la sputation. Dans une expérience de ce genre, le poids de la salive obtenue en une heure était d'environ une demi-once, c'est-à-dire 15 grammes (d), et, d'après d'autres données analogues, on a conclu que la quantité totale produite en vingt-quatre heures pouvait être évaluée à environ 12 onces, c'est-à-dire 360 grammes (e).

Par la sputation, M. Donné a obtenu, en deux heures, de 27 à 32 grammes lorsqu'il était à jeun, et de 35 à 37 grammes après le repas ; enfin, il évalue à 390 grammes la quantité de ce liquide qui arrive dans la bouche de l'homme en vingt-quatre heures (f).

Dans les premières observations

(a) Owen, art. MARSUPIALIA (Todd's *Cyclopædia*, t. III, p. 304).

(b) Duvernoy, *Leçons d'anatomie comparée* de Cuvier, 2ᵉ édit., t. IV, p. 424.
— Cl. Bernard, *Leçons de physiologie expérimentale*, cours de 1855, t. II, p. 90, fig. 11.

(c) Cuvier, *Leçons d'anatomie comparée*, t. IV, 1ʳᵉ partie, p. 420 et suiv.
— Meckel, *Traité d'anatomie comparée*, t. VIII.

(d) J.-B. Siebold, *Historia systematis salivalis, physiologice et pathologice considerata*, p. 44. Ienæ, 1797.

(e) Nuck, *Sialographia et ductuum aquosorum anatome nova*, 1695, p. 29 et suiv.

(f) Donné, *Histoire physiologique et pathologique de la salive*, 1836, p. 36.

En effet, l'activité fonctionnelle des glandes salivaires est extrêmement variable, et se trouve liée à divers phénomènes dont la portion vestibulaire de l'appareil digestif peut être le siége. Quand celle-ci est dans l'état de repos, le travail sécrétoire de ces organes est faible, ou même presque nul, tandis que dans

faites sur des personnes portant une fistule parotidienne, on s'est borné à constater que la quantité de liquide fournie par cette ouverture était très considérable (*a*). Ainsi, chez un soldat qui, par suite d'un coup de sabre à la joue, avait le canal de Stenon ouvert, Helvétius remarqua que la salive qui, à chaque repas, s'échappait par cette voie, suffisait pour mouiller plusieurs serviettes (*b*).

Vers la fin du dernier siècle, un chirurgien de Paris, Duphénix, eut l'occasion d'observer un cas analogue, et pesa la quantité de salive donnée par la fistule. Dans une expérience il en obtint 2 onces 1 gros (ou environ 65 grammes) en quinze minutes, et dans une autre jusqu'à 4 onces 1 gros (ou 125 grammes) en vingt-huit minutes (*c*).

Chez un Homme atteint d'une infirmité semblable, et observé par M. Mitscherlich, l'écoulement de la salive parotidienne par l'ouverture fistuleuse était beaucoup moins considérable ; il n'était que de 65 à 95 grammes en vingt-quatre heures (*d*).

M. Jacubowitsch a obtenu chez des Chiens, en une heure, 49$^{gr}$,19 de salive parotidienne, 38$^{gr}$,84 de salive sous-maxillaire, et 24$^{gr}$,84 de salive provenant des glandules sublinguales et autres (*e*).

La quantité totale de salive qui descend de la bouche vers l'estomac a été déterminée chez le Cheval et le Bœuf par un autre procédé. Dans ce but, M. Colin a pratiqué une ouverture à l'œsophage, et a recueilli les liquides qui passent dans ce conduit. Chez un Cheval de petite taille, il a obtenu de la sorte 4960 grammes de salive en une heure, et un Cheval de forte taille lui en a fourni, dans le même espace de temps, près de 9 kilogrammes ; enfin, il évalue à 42 kilogrammes la quantité sécrétée en vingt-quatre heures. Chez le Bœuf, cette quantité est encore plus considérable et paraît devoir s'élever d'ordinaire à 56 kilogrammes (*f*).

(*a*) Ambroise Paré, *Des plaies en particulier*, liv. X, chap. XXVI (*Œuvres*, p. 381, édit. de 1607).
— Morand, *Sur un nouveau moyen de guérir la fistule du canal salivaire* (*Mém. de l'Acad. de chirurgie*, 1757, t. III, p. 440).
— Louis, *Sur l'écoulement de la salive par la fistule des glandes parotides et par celle de leurs conduits excréteurs* (*Mém. de l'Acad. de chirurgie*, t. III, p. 442).

(*b*) Helvétius, *Observ. anatomiques sur l'estomac de l'Homme, etc.* (*Mém. de l'Acad. des sciences*, 1719, p. 342).

(*c*) Duphénix, *Sur une plaie compliquée à la joue, où le canal salivaire fut déchiré* (*Mém. de l'Acad. de chirurgie*, 1757, t. III, p. 435).

(*d*) Mitscherlich, *Ueber den Speichel des Menschen* (Poggendorff's *Annalen der Physik und Chemie*, 1833, t. XXVII, p. 328).

(*e*) Jacubowitsch, *De saliva*, dissert. inaug. Dorpat, 1848, p. 10.

(*f*) Colin, *Traité de physiologie comparée des Animaux domestiques*, t. I, p. 480 et suiv.

d'autres circonstances ses produits sont d'une grande abondance. Ainsi, chacun a pu remarquer que pendant la mastication, la salive arrive dans la bouche en quantité considérable (1), et que des effets analogues sont produits par l'action de diverses substances sapides sur les parties de cette cavité qui sont douées du sens du goût ; l'odeur qu'exhalent les aliments, ou même la vue de ces corps seulement peut provoquer l'afflux de ce liquide, ou, pour me servir d'une expression familière, faire venir l'eau à la bouche (2). Mais les causes qui excitent

(1) M. Mitscherlich, en observant, comme je l'ai déjà dit, la marche de la sécrétion salivaire chez une personne qui portait à la joue une fistule parotidienne, a vu que l'écoulement du liquide était nul ou insignifiant pendant le repos de l'appareil buccal, mais devenait plus ou moins actif dès que les muscles de la mâchoire entraient en jeu. Ainsi, pendant neuf heures de sommeil, la fistule ne donna que 0gr,7 de salive, tandis que pendant le repas elle fournissait, dans l'espace de quelques minutes, jusqu'à 74gr,5 de ce liquide (*a*).

(2) Chez le Cheval, la vue et l'odeur des aliments ne peuvent mettre en jeu l'action sécrétoire des glandes salivaires, même quand l'Animal est affamé (*b*). Mais chez l'Homme il en est autrement. Ainsi Magendie cite l'exemple d'une personne chez laquelle l'excitation produite de la sorte déterminait la projection d'un jet de salive à plusieurs pieds de distance (*c*), et M. Mitscherlich a constaté que dans des circonstances de ce genre le liquide affluait par le conduit de Sténon (*d*). Il suffit même de l'action de la pensée pour déterminer un phénomène analogue, et M. Eberle, qui a fait beaucoup d'expériences sur les propriétés de la salive, nous apprend que pour se procurer la quantité de ce liquide dont il avait besoin, il lui suffisait de songer à la saveur d'un acide (*e*).

M. Frerichs, en faisant des expériences sur un Chien portant une fistule gastrique, a constaté que l'excitation produite sur les parois de l'estomac par le contact de substances alimentaires, et plus particulièrement du sel commun, provoque presque immédiatement l'afflux de la salive dans la bouche (*f*). Comme preuve de cette action réflexe, on peut citer aussi un fait observé par Mayo, chez un homme qui s'était coupé l'œsophage : quand on lui injectait

(*a*) Mitscherlich, *Ueber den Speichel des Menschen* (Poggendorff's *Annalen der Physik und Chemie*, 1833, t. XXVII, p. 328, et Rust's *Magazin für die gesammte Heilkunde*, t. XXXVIII, p. 504).

(*b*) Colin, *Op. cit.*, t. I, p. 471.

(*c*) Magendie, *Précis élémentaire de physiologie*, 1825, t. II, p. 57.

(*d*) Mitscherlich, *Op. cit.* (Rust's *Magazin für die gesammte Heilkunde*, t. XXXVIII, p. 497).

(*e*) Eberle, *Physiologie der Verdauung*, p. 30.

(*f*) Frerichs, art. VERDAUUNG, dans Wagner's *Handwörterbuch der Physiologie*, t. III, p. 759.

de la sorte l'activité sécrétoire des glandes salivaires n'agissent pas de la même manière sur tous ces organes, et chacun de ceux-ci répond à l'influence de stimulants particuliers.

Circonstances qui influent sur l'activité des parotides.

Ainsi, quand l'appareil masticatoire est en repos, les parotides ne fournissent que peu ou point de liquide, et l'écoulement de la salive par les conduits de Stenon n'est pas notablement augmenté par l'action des corps sapides sur les parois de la bouche, mais il devient abondant dès que les muscles moteurs de la mâchoire entrent fortement en jeu (1). On remarque

du bouillon dans l'estomac par la plaie, la sécrétion salivaire devenait très abondante (*a*).

Il est aussi à noter que l'action de certaines substances médicamenteuses ou toxiques sur l'économie surexcite l'action des glandes salivaires, et détermine parfois la production d'une quantité énorme de salive. Les préparations mercurielles jouissent à un haut degré de cette propriété. Ainsi, Haller cite des cas de salivation mercurielle dans lesquels la quantité de liquide rejeté en vingt-quatre heures s'est élevée à 8 et même à 16 livres (*b*).

(1) Chez les Ruminants, la sécrétion parotidienne est seulement très ralentie pendant le repos de l'appareil masticatoire; mais, chez le Cheval, la salive cesse de couler par les conduits de Stenon, quand les muscles de la mâchoire ne se contractent pas, et afflue dans la bouche dès que ces organes entrent en jeu. Les relations entre l'activité fonctionnelle des parotides et les mouvements masticatoires se montrent de la manière la plus évidente quand, après avoir établi une ouverture fistuleuse au conduit de Stenon, de chaque côté de la tête d'un Cheval, on donne à cet Animal des aliments dont la mastication nécessite quelques efforts, de l'avoine par exemple. A raison de la conformation de ses mâchoires, le Cheval, de même que les Ruminants, mâche seulement d'un côté à la fois; puis, quand les muscles employés à ce travail sont fatigués, il porte ses aliments du côté opposé de la bouche pour en continuer la trituration, et ainsi de suite alternativement. Or, M. Colin a remarqué que c'est toujours du côté où l'effort masticatoire se produit que la salive parotidienne coule en plus grande abondance, et que chaque inversion dans le jeu des mâchoires est accompagnée d'un changement correspondant dans l'activité relative des deux glandes parotidiennes. Ainsi, dans une des expériences faites par ce jeune physiologiste, la mastication s'effectua d'abord du côté droit, et la parotide de ce côté donna en moyenne près de 50 grammes de sa-

(*a*) Mayo, *Outlines of Human Physiology*, p. 110.
(*b*) Haller, *Elementa physiologiæ*, t. VI, p. 60.

aussi que l'écoulement de cette salive est d'autant plus grand, que les aliments soumis à la mastication sont plus secs et plus résistants (1). Enfin, il est également à noter que la mastication devient lente et difficile pour les Animaux chez lesquels on empêche la salive parotidienne d'arriver dans la cavité buccale (2).

live par minute, tandis que la parotide gauche n'en fournissait que 17 gram.; mais quand le travail masticatoire fut transporté à gauche, la sécrétion salivaire tomba à 16 grammes dans la parotide droite, et s'éleva à environ 46 dans la parotide gauche (*a*).

(1) Ainsi, dans une série d'expériences faites sur le Cheval par Lassaigne, le bol alimentaire s'est trouvé contenir, pour 100 parties de substance alimentaire, 309 parties de salive, quand l'Animal mangeait du foin, et seulement 48 de ce liquide quand le repas consistait en feuilles et tiges d'orge verte. Chez le Bélier, la quantité de salive mêlée à de la farine d'orge était de 212 pour 100, et celle fournie à des feuilles vertes de vesce seulement de 39 (*b*). Des différences analogues ont été observées par M. Cl. Bernard (*c*).

Enfin, M. Mitscherlich a constaté chez un Homme portant à la joue une fistule parotidienne, qu'il s'écoulait par cette voie plus de 74 grammes de salive pendant un repas composé d'aliments solides, et seulement 46 gram. durant un autre repas qui se composait de substances molles (*d*).

(2) Dans des expériences comparatives faites sur deux Chevaux dont l'un recevait dans sa bouche la totalité de la salive sécrétée par les parotides, et dont l'autre perdait tout ce liquide par suite de l'établissement de deux ouvertures fistuleuses, le temps employé pour effectuer la mastication d'une égale ration de paille était de quarante-cinq à cinquante minutes chez le premier, de soixante-dix à cent cinq minutes chez le second. Pour l'avoine, la différence était à peu près dans la proportion de 2 à 3 ; mais pour le foin elle était moins considérable, et s'est trouvée en moyenne comme 44 est à 57 (*e*).

M. Mitscherlich a remarqué que chez l'Homme la sécrétion parotidienne est moins abondante à la fin du repas qu'au commencement (*f*), et que la quantité de salive fournie en

(*a*) Colin, *Recherches expérimentales sur la sécrétion de la salive chez les Solipèdes* (*Comptes rendus de l'Acad. des sciences*, 1852, t. XXXIV, p. 327). — *Recherches sur la salive des Ruminants* (*loc. cit.*, p. 681). — *Traité de physiologie comparée des Animaux domestiques*, t. I, p. 469.

(*b*) Lassaigne, *Recherches sur les quantités des fluides salivaires et muqueux que les divers aliments absorbent pendant la mastication et l'insalivation chez le Cheval et le Mouton* (*Journal de chimie médicale*, 1845, 3ᵉ série, t. I, p. 470).

(*c*) Cl. Bernard, *Mém. sur le rôle de la salive* (*Arch. gén. de médecine*, 1847, 4ᵉ série, t. XIII, p. 22).

(*d*) Mitscherlich, *Op. cit.* (Poggendorff's *Annalen*, t. XXVII, p. 328).

(*e*) Cl. Bernard, *Leçons de physiologie expérimentale faites en 1855*, t. II, p. 49.

(*f*) Mitscherlich, *Op. cit.* (Rust's *Magazin für die gesammte Heilkunde*, t. XXXVIII, p. 498, et Poggendorff's *Annalen*, t. XXVII).

Circonstances qui influent sur l'activité des glandes sous-maxillaires

L'activité fonctionnelle des glandes sous-maxillaires est au contraire augmentée par l'excitation de la sensibilité gustative; elle ne s'arrête pas pendant l'abstinence, et elle n'est jamais aussi grande que celle des parotides, lors même que les premiers de ces organes sécréteurs sont aussi développés que les seconds; mais elle s'accroît considérablement sous l'influence du contact de certaines substances avec la membrane muqueuse de la bouche (1).

Excitabilité des sublinguales.

Il en est à peu près de même pour les glandes sublinguales, seulement la rémittence du travail sécrétoire est moins marquée dans ces organes que dans les précédents (2).

un temps donné est d'autant plus faible, que le jeu des mâchoires a duré plus longtemps. Ainsi, quand le repas ne durait pas plus de dix à douze minutes, la fistule laissait échapper jusqu'à 35 grains de liquide par minute, tandis que la quantité fournie n'était que de 13 à 15 grains par minute lorsque le repas durait de vingt à trente minutes.

(1) L'application du vinaigre sur la langue produit dans ces glandes une sécrétion très abondante. L'effet produit par l'introduction d'une solution faible de carbonate de potasse dans la bouche est moins considérable, et l'emploi de la coloquinte ne détermine pas un écoulement de salive aussi abondant que l'action de la dissolution alcaline (*a*).

Le pyrèthre (ou racine de l'*Anthemis pyrethrum*,) est aussi un sialagogue puissant (*b*).

La sécrétion des maxillaires est en rapport avec la rapidité de la mastication aussi bien qu'avec la sapidité et les autres qualités des aliments : ainsi son produit est beaucoup plus considérable au commencement qu'à la fin du repas, et il est également augmenté quand l'Animal mange des substances qui lui plaisent, de l'avoine ou de la farine, par exemple (*c*). Dans une des expériences faites sur le Cheval, par M. Colin, on trouva que la fistule du canal de Wharton fournissait en quinze minutes de 17 à 31 grammes de salive pendant la mastication du foin, et 50 grammes quand l'Animal mangeait de l'avoine (*d*).

Chez les Ruminants, comme nous le verrons plus en détail par la suite, la sécrétion salivaire n'est pas activée dans les glandes sous-maxillaires pendant la rumination (*e*).

(2) M. Colin a étudié cette sécrétion sur des Solipèdes et des Ruminants

(*a*) Cl. Bernard, *Leçons de physiologie expérimentale*, t. II, p. 82 et suiv.

(*b*) C'est-à-dire un excitateur de la salivation, de σίαλον, salive, et ἄγω, je chasse.

(*c*) Colin, *Op. cit.*, t. I, p. 475.

(*d*) Idem, *Op. cit.*, p. 474.

(*e*) Idem, *Op. cit.*, p. 477.

Influence des nerfs sur la sécrétion salivaire.

Ces différences remarquables dans l'excitabilité des diverses parties constitutives de l'appareil salivaire se trouvent liées à l'influence que les nerfs de ces organes exercent sur leur puissance sécrétoire, et aux relations de ces nerfs avec ceux qui président d'une part au jeu des muscles masticateurs, d'autre part à la sensibilité gustative de la langue (1). Ainsi que nous le verrons d'une manière plus complète quand nous étudierons spécialement les fonctions des glandes, la production de la salive est soumise à l'action stimulante de certains nerfs, et à la rapidité avec laquelle le sang traverse les vaisseaux capillaires de l'organe sécréteur, phénomène qui est à son tour réglé par d'autres nerfs, dont les filets se répandent également dans l'intérieur de ces glandes (2).

chez lesquels il avait établi une ouverture fistuleuse au conduit de Rivinus, et il a vu que la salive visqueuse provenant des glandes sublinguales coule sans interruption pendant l'abstinence aussi bien qu'au moment du repas, mais afflue en plus grande abondance quand la muqueuse buccale est soumise à l'influence des excitants. Ce n'est pas seulement au moment de la déglutition que cette rémittence s'observe, mais pendant tout le temps durant lequel l'Animal mange (*a*).

Pendant l'abstinence la bouche est constamment humectée et des gorgées de salive sont avalées de temps en temps ; mais en général (chez le Cheval, par exemple) les glandes parotides et sous-maxillaires ne fournissent alors que peu ou point de liquide, et la presque totalité de celui-ci provient soit des glandes sublinguales, soit des glandules sous-muqueuses. On s'en est assuré en adoptant un robinet à l'œsophage, et en comparant la quantité de liquide qui s'écoule par cette voie, lorsque l'appareil salivaire est intact, et lorsque, par suite de l'établissement de fistules, les produits des sécrétions parotidienne et sous-maxillaire ont été détournés au dehors.

(1) Quelques physiologistes avaient pensé que l'écoulement rapide de la salive parotidienne, observé pendant la mastication, était dû uniquement à la compression des glandules déterminée par la contraction des muscles de la mâchoire ou par les mouvements de cet organe ; mais Bordeu fit voir qu'aucune pression de ce genre ne se produit, et que le phénomène en question doit être attribué à une augmentation de l'action propre des glandes (*b*).

(2) M. Ludwig a fait, avec deux de ses élèves, MM. Rahn et Becher, une

(*a*) Colin, *Traité de physiologie comparée des Animaux domestiques*, t. I, p. 475.
(*b*) Bordeu, *Œuvres complètes*, t. II, p. 132.

Influence des nerfs sur l'action des glandes sous-maxillaires

Ainsi, mon savant collègue, M. Claude Bernard, a constaté que sous l'influence de l'action des filets nerveux fournis aux glandes sous-maxillaires par le système sympathique, les vaisseaux de ces organes tendent à se contracter et à ne laisser passer que peu de sang ; que dans ces conditions, le sang en sortant de la glande offre la teinte rouge sombre qui est ordinaire au sang veineux, et que la sécrétion salivaire est peu abondante ; tandis que l'activité fonctionnelle des filets nerveux provenant de la corde du tympan tend à produire des effets contraires, c'est-à-dire à dilater les vaisseaux capillaires, à accélérer le passage du sang dans ces canaux, et à augmenter la quantité de salive formée. Or ce nerf excitateur de la sécrétion est en connexion avec le nerf lingual qui préside à l'exercice du sens du goût, et quand ce dernier nerf est mis en action, il exerce une influence stimulante sur le précédent : l'excitation déterminée par le contact d'un corps sapide sur la langue se réfléchit, pour ainsi dire, sur les glandes sous-maxillaires, et en active les fonctions. Aussi, lorsque sur un Chien vivant on coupe des deux côtés le nerf lingual, l'écoulement de la salive maxillaire n'augmente plus sous l'influence d'un corps sapide introduit dans la

série d'expériences intéressantes, relatives à l'influence que les nerfs des glandes salivaires exercent sur le travail sécrétoire de ces organes. Il a trouvé que lorsque les branches fournies aux glandes sous-maxillaires par les nerfs linguaux sont divisées, la production de la salive dans celles-ci est nulle ; mais que peu d'instants après qu'on a excité par le galvanisme le nerf coupé, cette sécrétion devient manifeste. Pour évaluer l'intensité du travail sécrétoire, il a eu recours à la mesure manométrique de la pression exercée par la salive dans le canal excréteur, et il a tracé la courbe des effets observés (*a*).

L'influence excitatrice du nerf lingual et de sa branche glandulaire sur l'activité fonctionnelle des glandes sous-maxillaires a été observée aussi par M. Cl. Bernard (*b*).

(*a*) Ludwig, *Neue Versuche über die Beihilfe der Nerven zur Speichelabsonderung* (*Zeitschrift für rationelle Medicin*, 1851, nouv. série, t. I, p. 255).

(*b*) Cl. Bernard, *Recherches d'anatomie et de physiologie comparée sur les glandes salivaires chez l'Homme et les Vertébrés* (*Comptes rendus de l'Académie des sciences*, 1852, t. XXXIV, p. 239).

bouche, mais on voit cet effet se produire dès que l'on stimule par le galvanisme le tronçon supérieur du nerf divisé. Enfin, la section du nerf glandulaire provenant de la corde du tympan empêche les sensations gustatives d'activer la production de la salive maxillaire, mais l'excitation galvanique du tronçon inférieur du nerf ainsi divisé réveille cette sécrétion (1).

(1) M. Cl. Bernard a constaté d'abord que dans l'état de repos, la glande sous-maxillaires, chez le Chien et le Lapin, ne sécrète pas, et que le sang veineux fourni par cette glande est alors du sang noir, comme dans les autres parties du système veineux ; mais que si l'on excite la sensibilité gustative par l'application d'un peu de vinaigre sur la langue, le sang qui sort de cette même glande présente une teinte vermeille comme le sang artériel, et en même temps la sécrétion salivaire est réveillée dans cet organe. Puis il a reconnu que les mêmes effets étaient produits par la galvanisation du nerf qui est fourni à la glande en question par la corde du tympan (*a*). Le même physiologiste a trouvé ensuite que si l'on coupe les filets nerveux du grand sympathique qui accompagnent les artères de la glande et qui proviennent principalement du ganglion cervical supérieur, le sang traverse cet organe sans changer de couleur, et en conservant par conséquent la teinte vermeille qui d'ordinaire est propre au sang artériel ; ce liquide s'écoule aussi par les veines en plus grande abondance qu'avant l'opération ; mais si l'on rétablit les fonctions du tronçon glandulaire du nerf coupé en stimulant celui-ci par le galvanisme, le sang qui sort de la glande devient noir et ne passe que plus lentement. Par cette excitation qui détermine la contraction des capillaires sanguins, on peut même interrompre presque complétement la circulation dans cet organe sécréteur. Enfin, M. Czermak avait constaté précédemment qu'en galvanisant les nerfs sympathiques au cou, on peut suspendre complétement la sécrétion de la salive dans les glandes sous-maxillaires (*b*).

La section du nerf glandulaire qui se détache du lingual pour se rendre à la glande sous-maxillaire, mais qui provient primitivement de la branche du nerf facial, appelé *corde du tympan*, produit des effets contraires, et lorsqu'on excite par le galvanisme le tronçon inférieur de ce filet, on détermine à la fois la dilatation des vaisseaux capillaires, le passage plus rapide du sang dans ces canaux, l'apparition de la teinte rutilante dans ce liquide veineux et une sécrétion abondante de salive. Le même résultat est obtenu par la galvanisation de la corde du tympan ; et si cette excitation est intense, la dilatation des capillaires

(*a*) Cl. Bernard, *Sur les variations de couleur dans le sang veineux des organes glandulaires, suivant leur état de fonction ou de repos* (*Comptes rendus de l'Acad. des sciences*, 1858, t. XLVI, p. 162).

(*b*) Czermak, *Beiträge zur Kenntniss der Beihilfe der Nerven zur Speichelsecretion* (*Sitzungsberichte der Wiener Akademie*, 1857, t. XXV, p. 3).

Influence des nerfs sur les parotides.

Les fonctions de la glande parotide ne sont influencées que peu ou point par l'excitation des nerfs gustatifs, mais sont en majeure partie réglées par le nerf trifacial, qui est aussi le nerf moteur de la face. Ainsi, la section de ce nerf paralyse les muscles masticateurs du côté lésé, et arrête l'écoulement de la salive parotidienne du côté correspondant ; mais quand on galvanise le tronçon inférieur du nerf divisé, on voit aussitôt le travail sécrétoire reprendre dans la parotide, et la salive en sortir avec abondance (1).

de la glande peut être portée si loin, que le sang traverse ces vaisseaux sans perdre le mouvement saccadé dont il est animé dans les artères.

Ainsi, par ces expériences et celles faites précédemment par M. Ludwig (*a*), on voit que le nerf fourni à la glande sous-maxillaire par la corde du tympan, et accolé au nerf lingual pendant une partie de son trajet, est un organe dont l'action détermine la dilatation des vaisseaux sanguins et l'activité sécrétoire dans cette glande. On peut donc l'appeler le *nerf sécréteur*. Les nerfs sympathiques de la glande sous-maxillaire sont, au contraire, des nerfs constricteurs des vaisseaux sanguins de cet organe ; mais il est à remarquer que l'excitation de ces nerfs peut provoquer aussi un certain écoulement de salive, qui est alors beaucoup plus visqueuse que d'ordinaire (*b*).

Il est également à noter que l'action réflexe déterminée par l'excitation d'un nerf lingual se fait sentir non-seulement sur la glande sous-maxillaire correspondante, mais aussi sur celle du côté opposé, et que l'activité fonctionnelle de ces glandes est également provoquée par l'excitation de certaines parties de l'encéphale, telles que la protubérance annulaire, ainsi que par la galvanisation et la portion centripète des nerfs pneumogastriques (*c*).

Un fait remarquable sur lequel je reviendrai quand je traiterai de la théorie des sécrétions, a été constaté dernièrement par MM. Ludwig et Spiess, savoir, que la température de la salive émise par la glande sous-maxillaire est supérieure à celle du sang artériel qui se rend à cet organe (*d*).

(1) M. Ludwig et Rahn ont constaté que le travail sécrétoire des parotides est sollicité par l'action directe des nerfs trijumeau et facial. Lorsque l'un de ces nerfs a été coupé et que l'on en stimule le tronçon périphé-

(*a*) Ludwig, *Op. cit.* (*Zeitschrift für rationelle Medicin*, 1851, nouv. série, t. I, p. 255).

(*b*) Cl. Bernard, *Leçons sur les propriétés physiologiques et les altérations pathologiques des liquides de l'organisme*, 1859, t. II, p. 268 et suiv.).

(*c*) Cl. Bernard, *Leçons de physiologie expérimentale faites en* 1855, t. II, p. 79 et suiv.

(*d*) Ludwig et Spiess, *Vergleichung der Wärme des Unterkieferdrüsenspeichels und gleichseitigen Carotidenblutes* (*Sitzungsberichte der Wiener Akad.*, 1857, t. XXV, p. 584).

Résumé.

Nous voyons donc que chez l'Homme, et les Animaux qui s'en rapprochent le plus par leur organisation, il existe une certaine division du travail dans les fonctions accomplies par les diverses parties de l'appareil salivaire ; que le liquide sécrété par les parotides en raison des circonstances dans lesquelles sa production est abondante, aussi bien qu'en raison de ses propriétés physiques, doit être considéré comme destiné plus spécialement à servir dans le travail de la mastication ; tandis que la salive sous-maxillaire a surtout pour usage de lubrifier la surface de la langue, qui est le principal organe gustatif, aussi bien qu'un organe de préhension et de déglutition. Aussi M. Cl. Bernard désigne-t-il la première de ces deux humeurs sous le nom de *salive masticatoire*, et appelle-t-il la seconde *salive de déglutition* (1).

rique, à l'aide du galvanisme, on détermine une sécrétion abondante de salive parotidienne. L'excitation du nerf glosso-pharyngien provoque aussi cette sécrétion, mais seulement par suite d'une action réflexe exercée sur le nerf trijumeau (*a*).

On sait aussi, par les expériences récentes de M. Cl. Bernard, que la sécrétion parotidienne n'est pas abolie par la section, soit de la corde du tympan, soit du nerf facial à sa sortie du trou sphéno-mastoïdien, mais que cette sécrétion s'arrête quand on coupe le nerf de Wrisberg, ou racine accessoire du facial, qui se rend au ganglion otique. La destruction de celui-ci produit les mêmes résultats, mais on ne sait pas encore comment son action se transmet à la glande parotide (*b*).

(1) M. Longet considère les recherches de M. Colin comme infirmant la plupart des propositions de M. Cl. Bernard, relatives à ces usages spéciaux des différentes espèces de salives (*c*) ; mais les expériences de ce jeune et habile physiologiste ne me semblent pas avoir cette portée, et elles montrent seulement que les mouvements masticatoires ne sont pas les seuls excitants de la sécrétion parotidienne. M. Colin a constaté, il est vrai, que chez les Ruminants cette sécrétion n'est pas complétement interrompue pendant l'abstinence ; que chez le Cheval elle est réveillée par la présence d'aliments dans la bouche, lors même que la mâchoire inférieure est maintenue dans un état d'immobilité par des bandages ; enfin, qu'elle n'est

(*a*) Rahn, *Einiges über die Speichelsecretion*, inaug. dissert. Zürich, 1850. — *Untersuchungen über Wurzeln und Bahnen der Absonderungsnerven der* Glandula parotis *beim Kaninchen* (*Zeitschrift für rationelle Medicin*, 1851, nouv. série, t. I, p. 285).

(*b*) Cl. Bernard, *De l'influence qu'exercent différents nerfs sur la sécrétion de la salive* (*Comptes rendus de la Société de biologie*, 1857, p. 86).

(*c*) Longet, *Traité de physiologie*, t. I, 2e partie, p. 116.

Propriétés de la salive mixte.

§ 7. — La salive mixte, provenant des différentes sources que je viens d'indiquer, est d'ordinaire un liquide incolore, légèrement opalin et spumeux. Lorsqu'on l'examine au microscope, on y aperçoit en suspension quelques corpuscules solides, qui paraissent être seulement des cellules épithéliales provenant des parois des canaux excréteurs ou des débris de tissus analogues (1). Elle est plus ou moins visqueuse, suivant la proportion

pas excitée quand on oblige l'Animal à mâcher, non des aliments sapides, mais de l'étoupe ou du vieux linge (*a*). Cependant il confirme les résultats obtenus par M. Cl. Bernard, au sujet de l'indifférence presque complète des parotides aux stimulants de l'appareil gustatif (*b*), et il ne dit pas si, dans l'expérience de l'immobilité forcée de la mâchoire, l'Animal n'a pas fait des efforts musculaires pour essayer de mettre en mouvement cet organe. Quant à l'expérience sur la mastication de l'étoupe, elle rentre dans celles où les substances alimentaires ne présentent que peu de résistance, et alors M. Cl. Bernard a vu aussi que l'écoulement de la salive parotidienne n'est provoqué que très faiblement (*c*).

Ce dernier physiologiste avait cru remarquer que la salive fournie par les glandes sublinguales n'arrive en abondance dans la bouche qu'au moment où la mastication est achevée et où la déglutition va commencer (*d*). Cette circonstance l'avait conduit à considérer ce liquide comme devant être distingué des autres salives, et comme constituant une *salive de déglutition;* mais on voit, par les expériences de M. Colin, que les glandes sublinguales agissent à peu près de la même manière que les sous-maxillaires.

(1) Par le repos, cette salive se sépare en deux parties, l'une supérieure, claire et limpide, l'autre plus ou moins trouble et tenant en suspension des corpuscles solides. Ceux-ci sont visibles au microscope, et ont été observés, vers la fin du XVII^e siècle, par Leeuwenhoek (*e*). Quelques physiologistes pensent que leur présence est accidentelle (*f*) et due seulement à un état pathologique de quelques points de la muqueuse buccale ou des parois des voies salivaires; mais cette opinion ne me paraît pas fondée. On distingue aussi dans la salive mixte, des globules dits *muqueux*, qui sont arrondis et ont environ $0^{mm},01$ de diamètre, des lamelles épithéliques

(*a*) Colin, *Traité de physiologie comparée des Animaux domestiques*, t. I, p. 482.

(*b*) Idem, *loc. cit.*, p. 471.

(*c*) Cl. Bernard, *Leçons sur la physiologie expérimentale faites en* 1855, t. II, p. 49.

(*d*) Cl. Bernard, *Recherches d'anatomie et de physiologie comparée sur les glandes salivaires* (*Comptes rendus*, 1852, t. XXXIV, p. 237).

(*e*) Leeuwenhoek, *Microscopical Observations* (*Philosophical Transactions*, 1674, n° 106, p. 127).

(*f*) Kölliker, *Éléments d'histologie*, p. 411.

de salive parotidienne et de salive maxillaire ou sublinguale qui s'y trouve, et sa pesanteur spécifique, qui ne s'éloigne que peu de celle de l'eau, varie aussi légèrement, suivant les mêmes circonstances et suivant l'état de l'organisme (1).

Dans l'état normal, cette salive exerce toujours une réaction alcaline plus ou moins marquée (2); mais, dans divers états

de forme ovalaire, et des vésicules graisseuses (a).

(1) La densité de la salive mixte ne varie ordinairement qu'entre 1,004 et 1,006; mais dans l'état normal elle peut s'élever à 1,009 ou descendre à 1,002. M. Wright a trouvé que chez environ deux cents personnes en état de santé, soumises à ses observations, la pesanteur spécifique de ce liquide n'a varié qu'entre 1,0069 et 1,0089; mais que sa densité change un peu suivant le régime. Ainsi, chez un Homme qui, pendant une semaine, s'était nourri essentiellement de matières animales, elle variait entre 1,0098 et 1,0176, tandis qu'à la suite d'une alimentation exclusivement végétale, pendant le même espace de temps, elle est descendue entre 1,0039 et 1,0047 (b). M. Lehmann a vu aussi la densité de la salive parotidienne varier notablement chez le Cheval, par suite de l'abstinence des boissons ou l'introduction d'une quantité considérable d'eau dans l'estomac. Chez un de ces Animaux, qui n'avait pas bu depuis douze heures, les mouvements masticatoires firent couler, par l'ouverture pratiquée au canal de Stenon, de la salive dont la densité était 1,0074, tandis que peu de temps après avoir bu environ 3 kilogrammes d'eau, le même Animal fournit, dans les mêmes circonstances, de la salive dont la densité ne s'élevait qu'à 1,005 (c).

(2) L'alcalinité de la salive chez l'Homme et les Animaux à l'état normal a été bien constatée par MM. Tiedemann et Gmelin (d), ainsi que par presque tous les physiologistes de l'époque actuelle; mais il arrive souvent que ce caractère est peu prononcé, et quelquefois même ce liquide est neutre, surtout durant l'abstinence (e). Il devient facilement acide sous l'influence de troubles même très légers de l'organisme, mais plus particulièrement chez les vieillards, les personnes scorbutiques, et celles dont l'estomac est dans un état d'irritation morbide (f).

Schultz attribua l'alcalinité de la salive à l'ammoniaque (g), mais cette

(a) Simon, *Animal Chemistry*, t. II, pl. 2, fig. 13.
— Funke, *Atlas der physiologischen Chemie*, pl. 14, fig. 1.
(b) Wright, *The Physiol. and Pathol. of Saliva* (*The Lancet*, 1841, 1842, t. I, p. 786).
(c) Lehmann, *Lehrbuch der physiologischen Chemie*, t. II, p. 10.
(d) Tiedemann et Gmelin, *Recherches sur la digestion*, t. I, p. 6.
(e) Duverney, *Expér. sur la digestion* (*Hist. de l'Acad. des sciences*, 1686, t. II, p. 23).
(f) Donné, *Histoire physiologique et pathologique de la salive*, p. 67 et suiv.
(g) Schultz, *De alimentorum concoctione*. Berlin, 1834.

pathologiques, elle change de caractère et devient acide; quelquefois aussi elle est neutre (1).

Composition chimique de la salive.

L'analyse chimique de la salive mixte de l'Homme (2) montre que ce liquide se compose d'environ 99 centièmes d'eau, et, quand on en sépare les détritus du tissu épithélique qui peuvent s'y trouver en suspension, on n'obtient par l'évaporation,

opinion a été réfutée par M. Mitscherlich; et l'on sait par les expériences de ce dernier chimiste, ainsi que par celles faites antérieurement par Berzelius, que cette propriété est due à la présence d'une certaine quantité de soude libre ou retenue par des combinaisons très faibles.

D'après la quantité d'acide sulfurique que M. Mitscherlich a employée pour saturer la salive parotidienne de l'Homme, on peut évaluer à 0,15 ou 0,17 pour 100 la proportion de soude contenue dans ce liquide (*a*). Suivant M. Wright, la quantité de cet alcali serait entre 0,095 et 0,353 pour 100 chez l'Homme; entre 0,151 et 0,653 pour 100 chez le Chien; entre 0,087 et 0,261 pour 100 chez le Mouton, et entre 0,098 et 0,513 pour 100 chez le Cheval (*b*).

(1) Ainsi Montègre a constaté que sa salive était neutre (*c*); M. Andral a reconnu que ce liquide était souvent acide chez des personnes bien portantes (*d*), et M. Van Setten a observé des variations fréquentes dans son mode de réaction avant ou après le repas (*e*).

Il est à noter que l'acidité de la salive est une des principales causes de la carie des dents (*f*).

(2) On trouve, dans les Leçons de M. Wright sur la salive, une analyse fort étendue des opinions des anciens physiologistes et chimistes sur la composition de la salive (*g*); mais les premières recherches utiles à consulter sur ce sujet datent du commencement du siècle actuel, et sont dues à Berzelius (*h*).

Pour l'indication des procédés d'analyse employés dans l'étude de ce liquide, je renverrai principalement aux ouvrages de Fr. Simon et de M. Lehmann (*i*).

(*a*) Mitscherlich, *Op. cit.* (Poggendorff's *Annalen*, t. XXVII, p. 335).

(*b*) Wright, *Op. cit.* (*The Lancet*, 1841-1842, t. I, p. 787).

(*c*) Montègre, *Expériences sur la digestion*, p. 28.

(*d*) Andral, *Rech. sur l'état d'acidité ou d'alcalinité de quelques liquides du corps humain dans l'état de santé et de maladie* (*Gazette médicale*, 1846, p. 528).

(*e*) Van Setten, *De saliva ejusque vi et utilitate* (*Brit. Acad. For. Med. Review*, 1837, t. VII, p. 236).

(*f*) Regnart, *De la carie des dents* (*Lancette*, 1829, t. I, p. 146).

(*g*) Wright, *The Physiology and Pathology of Saliva* (*The Lancet*, 1841, 1842, t. I, p. 783).

(*h*) Berzelius, *Djurkemi*, 1808. — *General Views of the Compos. of Animal Fluids* (*Annals of Philosophy*, t. V, p. 379). — *Mém. sur la composition des fluides animaux* (*Ann. de chimie*, 1813, t. LXXXVI, p. 124). — *Traité de chimie*, trad. par Essinger, 1833, t. VII, p. 156.

(*i*) Simon, *Animal Chemistry*, t. II, p. 3.

— Lehmann, *Lehrbuch der physiologischen Chemie*, t. II, p. 17.

— Miller, art. ORGANIC ANALYSIS (Todd's *Cyclopædia of Anat. and Physiol.*, t. III, p. 812).

de 100 parties, que 0,348 à 0,841 de matière solide (1). Celle-ci se compose principalement d'une matière organique particulière, que Berzelius a désignée sous le nom de *ptya-*

(1) Berzelius a trouvé dans la salive mixte 0,71 pour 100 de résidu solide (*a*).

MM. Tiedemann et Gmelin en ont obtenu de 1,14 à 1,19 pour 100 (*b*).

L'Héritier, d'après dix expériences faites sur la salive de sujets à jeun, évalue ce résidu à 1,35 pour 100 (*c*).

Fr. Simon trouva sur 1000 parties de salive : eau, 991,225 ; matières solides, 8,775 (*d*).

M. Wright en obtint 1,19 pour 100 (*e*).

M. Jacubowitsch trouva seulement 0,484 pour 100 (*f*).

Les analyses faites par M. Frerichs donnèrent pour 1000 parties de salive : eau, 994,10 ; matières solides, 5,90 (*g*).

M. Bidder et Schmidt ont trouvé dans 1000 parties de salive : eau, 995,16 ; résidu solide, 4,84 (*h*).

M. Lehmann n'a constaté dans la salive filtrée que de 0,318 à 0,841 pour 100 de matières solides, et il pense que les évaluations de ses prédécesseurs sont trop élevées (*i*).

Dans une analyse de salive parotidienne du Cheval, faite par Lassaigne, la proportion de matières contenues dans ce liquide ne s'éleva qu'à 1 millième (*j*).

M. Jacubowitsch a trouvé que chez les Chiens la quantité des substances solides (organiques et inorganiques) contenues dans la salive sécrétée par les parotides, par les sous-maxillaires ou par les sublinguales et autres glandes pendant un temps donné, est à peu près constante, et que les différences observées dans la quantité de liquide provenant de ces diverses sources dépendent principalement de l'abondance plus ou moins grande de l'eau dans les produits sécrétés. Ainsi, dans les expériences de ce physiologiste, le résidu solide fourni par les différentes salives recueillies en une heure était de :

0gr,232 pour 48gr,968 d'eau dans la salive parotidienne ;
0gr,216 pour 38gr,614 d'eau dans la salive sous-maxillaire ;
0gr,248 pour 24gr,592 d'eau dans la salive sublinguale, etc. (*k*).

MM. Ludwig et Becker ont remarqué que dans les expériences où l'on détermine la sécrétion salivaire par la galvanisation des nerfs excitateurs des glandes sous-maxillaires, la propor-

(*a*) Berzelius, *Traité de chimie*, t. VII, p. 157.
(*b*) Tiedemann et Gmelin, *Recherches expérimentales sur la digestion*, t. I, p. 7.
(*c*) L'Héritier, *Traité de chimie pathologique*, p. 298.
(*d*) Simon, *Animal Chemistry*, t. II, p. 4.
(*e*) Wright, *Op. cit.* (*The Lancet*, 1841, 1842, t. I, p. 819.
(*f*) Jacubowitsch, *De saliva*, p. 15.
(*g*) Frerichs, *Die Verdauung* (Wagner's *Handwörterbuch der Physiologie*, t. III, p. 766).
(*h*) Bidder et Schmidt, *Die Verdauungssäfte und der Stoffwechsel*, p. 11.
(*i*) Lehmann, *Lehrbuch der physiologischen Chemie*, t. II, p. 16.
(*j*) Leuret et Lassaigne, *Recherches sur la digestion*, p. 34.
(*k*) Jacubowitsch, *Op. cit.*, p. 26.

*line* (1), de soude, de chlorure de sodium et de quelques autres composés inorganiques parmi lesquels je citerai en première

tion de matière solide contenue dans le liquide obtenu s'abaisse peu à peu. Cette diminution porte principalement sur les substances organiques (*a*).

(1) Berzelius a appelé *matière salivaire*, ou *ptyaline* (*b*), une substance soluble dans l'eau et insoluble dans l'alcool, qui ne se coagule pas par l'ébullition, et qui n'est précipitée ni par l'infusion de noix de galle, le bichlorure de mercure ou le sous-acétate de plomb, ni par les acides énergiques, mais qui n'est encore que très imparfaitement connue des chimistes (*c*). Elle appartient à la famille des matières albuminoïdes, et M. Cl. Bernard la considère comme ne différant pas notablement de la caséine (*d*). Il est aussi à noter que la ptyaline paraît se trouver, dans la salive, en combinaison avec de la soude, de la potasse et de la chaux, mais s'en laisse séparer par l'acide carbonique, et cette décomposition est une des causes du trouble qui se manifeste souvent dans ce liquide par suite de son contact avec l'air (*e*).

On signale aussi dans la salive la présence d'une matière animale qui est soluble dans l'alcool, et qui a été assimilée par Berzelius à l'extrait fourni par la viande.

La plupart des chimistes ont cru trouver dans la salive de l'Homme des traces d'albumine; mais l'existence de cette substance y est très douteuse dans l'état normal (*f*).

Enfin ce liquide contient des traces d'un acide gras et peu volatil, qui n'a pas encore été déterminé, et qui est uni à de la potasse. Le sel ainsi formé donne lieu à la production de cristaux microscopiques qui ressemblent beaucoup à ceux fournis par l'acide margarique (*g*).

M. Frerichs et Städeler ont trouvé dans la salive mixte quelques traces de leucine, et en ont obtenu davantage en agissant directement soit sur les parotides, soit sur les glandes sous-maxillaires (*h*).

Les corpuscules solides en suspension dans la salive sont d'ordinaire confondus par les chimistes, sous le nom de *mucus*, et se composent, comme je l'ai déjà dit, de globules épithéliques et de débris de cellules mêlés à des particules de graisse.

(*a*) E. Becker und C. Ludwig, *Mittheilung eines Gesetzes, welches die chemische Zusammensetzung des Unterkiefer-Speichels beim Hunde bestimmt* (*Zeitschrift für rationelle Medicin*, nouv. série, 1851, t. I, p. 278).

(*b*) De πτύω, je crache.

(*c*) Berzelius, *Traité de chimie*, t. VII, p. 156.

— Wright, *Op. cit.* (*The Lancet*, 1841-1842, t. I, p. 788).

— Golding Bird, *Contributions to the Pathology of some Forms of Morbid Digestion* (*London Med. Gazette*, 1840, t. I, p. 643).

(*d*) Cl. Bernard, *Leçons de physiologie expérimentale faites en* 1855, t. II, p. 67.

(*e*) Lehmann, *Lehrbuch der physiologischen Chemie*, t. II, p. 12.

(*f*) Dans les expériences de M. Blondelot, aucun indice de l'existence de l'albumine ne s'est manifesté (*Op. cit.*, p. 123).

(*g*) Lehmann, *Op. cit.*, t. II, p. 13.

(*h*) Frerichs und Städeler, *Weitere Beiträge zur Lehre vom Stoffwandel* (Müller's *Archiv für Anat. und Physiol.*, 1856, p. 44).

ligne le phosphate de soude (1) et le sulfocyanure de potassium, substance fort remarquable, qui ne se rencontre pas ailleurs dans l'organisme, et qui se reconnaît à la couleur

MM. Tiedemann et Gmelin y ont constaté la présence d'une graisse phosphorée (a).

(1) En analysant les cendres fournies par la combustion du résidu solide de la salive, M. Enderlin a obtenu un peu plus de 28 pour 100 de phosphate alcalin tribasique (b), et M. Jacubowitsch pense qu'il s'y trouve 51 pour 100 de phosphate bibasique de soude (c) ; mais, ainsi que le fait remarquer M. Lehmann, l'examen chimique des acides contenus dans les cendres ne peut nous éclairer que très imparfaitement sur les composés existants dans la salive physiologique, et il pense que la majeure partie de l'alcali qui se trouve dans ce résidu à l'état de phosphate formait d'autres combinaisons avec les matières organiques avant l'incinération (d).

Ce dernier chimiste n'a pu découvrir que de faibles traces de sulfates alcalins dans la salive franche ; mais, dans les cendres de la salive de l'Homme, M. Enderlin a trouvé 23 pour 100 de sulfate de soude, et chez le Cheval cette proportion s'élève à 1,6 pour 100 de salive (e).

La proportion de chlorures alcalins (principalement du chlorure de sodium) contenue dans la salive est un peu plus considérable. Ainsi M. Jacubowitsch évalue à 90 millièmes la quantité de ces corps contenue dans la salive de l'Homme, et à 4 ou 5 millièmes celle qui existe dans la salive du Chien (f). L'analyse des cendres de la salive de l'Homme a fourni à M. Enderlin ces chlorures dans la proportion d'environ 62 pour 100.

Ainsi que je l'ai déjà dit, il existe aussi de la chaux dans ces liquides, et par le contact de l'air cette substance se transforme en carbonate et se précipite. Dans la salive parotidienne du Cheval, cette base terreuse est même en si grande abondance, que parfois elle y forme ainsi de très beaux cristaux microscopiques de carbonate calcaire (g).

Le dépôt que la salive mixte laisse souvent sur les dents, et que l'on désigne sous le nom de *tartre*, se compose principalement des matières organiques solides suspendues dans ce liquide, et des sels calcaires qui s'en précipitent. Berzelius y a trouvé : ptyaline, 1,0 ; mucus, 12,5 ; phosphates terreux, 79,0 ; matière animale soluble dans l'acide chlorhydrique, 75 pour 100 (h). Vauquelin et Laugier ont obtenu des résultats analogues, et ont

(a) Tiedemann et Gmelin, *Recherches sur la digestion*, t. I, p. 11.

(b) Enderlin, *Physiologisch-chemische Untersuchungen* (*Ann. der Chemie und Pharmacie*, 1844, t. XLIX, p. 334).

(c) Jacubowitsch, *De saliva*, p. 15 et suiv.

(d) Lehmann, *Lehrbuch der physiologischen Chemie* t. II, p. 16.

(e) Enderlin, *Op. cit.*

(f) Jacubowitsch, *Op. cit.*, p. 20.

(g) Lehmann, *Op., cit.*, t. II, p. 12.

(h) Berzelius, *Traité de chimie*, t. VII, p. 164.

rouge qu'elle développe quand on y ajoute du perchlorure de fer (1).

signalé dans cette substance des traces de magnésie (*a*); mais dans un cas observé par Regniart la proportion de carbonate de chaux était beaucoup plus considérable (*b*).

Les concrétions salivaires qui se rencontrent assez fréquemment chez le Cheval et les autres herbivores sont composées en majeure partie de carbonate calcaire (*c*) : ainsi, dans un produit de ce genre dont Caventou a fait l'analyse, il existait plus de 91 centièmes de ce sel terreux (*d*).

La plupart des physiologistes attribuent la production du tartre dentaire à un dépôt laissé par la salive ; M. Cl. Bernard, au contraire, est disposé à penser qu'elle dépend plutôt d'une sécrétion morbide du périoste alvéolaire (*e*). Mais cette opinion ne me paraît pas admissible ; car j'ai eu l'occasion de constater que des incrustations analogues se forment souvent sur les dentiers artificiels chez des vieillards qui ont perdu toutes leurs dents et dont les alvéoles sont complétement recouverts par les gencives.

Il est aussi à noter que parfois cet enduit recèle beaucoup d'Infusoires (*f*).

(1) Cette réaction, que l'on sait aujourd'hui être un signe indicatif de la présence des sulfocyanures dans la salive, fut constatée par Treviranus, longtemps avant que ces substances, dont la découverte est due à Porrel, fussent connues des chimistes (*g*), et il attribua ce phénomène à un acide particulier que Winterel désigna sous le nom de *blutsäure*, c'est-à-dire, acide sanguin (*h*). La coloration de la salive en rouge intense par l'addition d'un peu de perchlorure de fer fut observée ensuite par plusieurs autres physiologistes, parmi lesquels je citerai d'abord MM. Tiedemann et Gmelin, Mitscherlich et Van Setten (*i*), et on le considéra assez généralement comme rendant très probable l'existence d'un

(*a*) Vauquelin et Laugier, *Rapport sur le tartre des dents* (*Journal de pharmacie*, 1826, t. XII, p. 3).

(*b*) Regnard, *Examen d'une concrétion des amygdales* (*Journal de chimie médicale*, 1re série, 1826, t. II, p. 284).

(*c*) Lassaigne, *Analyse de plusieurs calculs et concrétions trouvés dans différents Animaux* (*Ann. de chimie et de physique*, 1818, t. IX, p. 326). — *Analyse d'un calcul salivaire de Cheval, etc.* (*Ann. de chimie et de physique*, 1821, t. XIX, p. 174).

— Wurzer, *Analyse eines menschlichen Speichelsteines* (*Archiv der Pharm.*, t. XIV, p. 254).

— Henry fils, *Examen chimique d'un calcul salivaire de Cheval* (*Journal de pharmacie*, 1825, t. XI, p. 465).

— Leparin, *Analyse eines Speichelsteines* (*Journal für praktische Chemie*, 1836, t. VIII, p. 395).

(*d*) Caventou, *Examen chimique de quelques productions morbides* (*Journal de pharmacie*, 1825, t. XI, p. 462).

(*e*) Cl. Bernard, *Leçons sur la physiologie expérimentale faites en 1855*, t. II, p. 135.

(*f*) Mandl, *Rech. microscopiques sur la composition du tartre et des enduits muqueux de la langue et des dents* (*Comptes rendus de l'Acad. des sciences*, 1842, t. XVII, p. 213).

(*g*) Porrett l'appela *acide prussique sulfuré*.

(*h*) Treviranus, *Biologie*, 1814, t. IV, p. 332.

(*i*) Tiedemann et Gmelin, *Recherches sur la digestion*, t. I, p. 9.

— Van Setten, *De saliva ejusque vi et utilitate*, dissert. inaug. Groningue, 1837 (*Brit. foreign Med. Rev.*, 1839, t. VII, p. 236).

— Wright, *Op. cit.* (*The Lancet*, 1841-1842, t. I, p. 814).

— Mitscherlich, *Op. cit.* (Poggendorff's *Annalen*, t. XXVII, p. 338).

— Lehmann, *Lehrbuch der physiologischen Chemie*, t. III.

L'analyse de la salive mixte de l'Homme, faite par Berzelius, donna :

| | |
|---|---|
| Eau | 992,9 |
| Ptyaline | 2,9 |
| Mucus | 1,4 |
| Matière extractive avec du lactate alcalin | 0,9 |
| Chlorure de sodium | 1,7 |
| Soude | 0,2 |
| Total | 1000,0 |

Ces résultats ne s'éloignent que peu de ceux obtenus par les successeurs de ce grand chimiste, et les différences qui ont été

sulfocyanure alcalin dans ce liquide. Quelques chimistes, il est vrai, crurent pouvoir expliquer le phénomène autrement (*a*), et plusieurs auteurs pensèrent que la réaction elle-même ne se produisait point dans l'état anormal (*b*) ; mais cela ne paraît pas être, et les recherches expérimentales de MM. Jacubowitsch, Tilanus, Frerichs et Longet me semblent prouver d'une manière satisfaisante que le sulfocyanure de potassium est une des matières constitutives de la salive de l'Homme, du Chien et du Cheval (*c*). Il est, du reste, à noter que cette substance ne possède pas les propriétés toxiques qu'on lui avait d'abord attribuées (*d*).

La proportion dans laquelle ce sulfocyanure de potassium se rencontre dans la salive est très faible. M. Jacubowitsch l'évalue à 0,006 pour 100 (*e*), et M. Lehmann en a trouvé de 0,046 à 0,089 pour 100 (*f*). M. Wright pense qu'il en existe davantage (de 0,51 à 0,98 pour 100) ; mais cela n'est pas probable (*g*).

J'ajouterai que M. Pettenkofer a cru pouvoir démontrer que le sulfocyanogène de la salive se trouve lié à du fer et du plomb (*h*).

(*a*) Schultz, *De alimentorum concoctione*, p. 61.

(*b*) Strahl, *Ueber die Gegenwart von Schwefelcyan im Speichel* (*Med. Zeit. v. d. Verein in Preussen*, 1847, n<sup>os</sup> 21 et 22).

— Kühn, *Ueber Prüfung auf Reinheit des Essigs und über den Schwefelblausäuregehalt des Speichels* (Schweigger's *Jahrbuch der Chemie und Physik für* 1830, t. LIX, p. 371).

— Blondlot, *Traité analytique de la digestion*, 1843, p. 123.

— Lassaigne, voy. Bérard, *Cours de physiologie*, t. I, p. 712.

(*c*) Jacubowitsch, *De saliva*, dissert. inaug., 1848, p. 14.

— Tilanus, *De saliva et muco*, dissert. inaug. Amsterdam, 1849.

— Frerichs, *Die Verdauung* (Wagner's *Handwörterbuch der Physiologie*, t. III, p. 764).

— Longet, *Du sulfocyanure de potassium considéré comme un des éléments normaux de la salive* (*Ann. des sciences nat.*, 4<sup>e</sup> série, t. IV, p. 225.

(*d*) Marchand, *Lehrbuch der physiologischen Chemie*, 1844, p. 410.

— Wöhler und Frerichs, *Ueber die Veränderung weche namentlich organische Stoffe bei ihrem Uebergang in den Harn erleiden* (*Ann. der Chemie und Pharm.*, 1848, t. LXV, p. 342).

(*e*) Jacubowitsch, *Op. cit.*, p. 15.

(*f*) Lehmann, *Lehrbuch der physiologischen Chemie*, I. t. p, 420.

(*g*) Wright, *Op. cit.* (*The Lancet*, 1841-1842, t. I, p. 814).

(*h*) Pettenkofer, *Ueber den Schwefelcyangehalt des menschlichen Speichel* (Buchner's *Repertor für die Pharm.*, 1846, t. XLI, p. 259, et Heller's *Archiv für physiol. und pathol. Chemie*, t. III 1846, p. 464).

constatées chez les autres Mammifères ne sont pas assez importantes pour que nous nous y arrêtions ici (1). Mais je dois ajouter qu'il se développe dans la salive mixte de tous ces êtres

M. Kletzinsky a fait des recherches sur les circonstances qui peuvent faire varier la proportion de sulfocyanure de potassium contenue dans la salive, et sur les fonctions de cette substance. Il est porté à croire qu'elle est destinée à empêcher le développement de la fermentation dans le dépôt salivaire (*a*).

(1) Berzelius a fait une analyse de la salive parotidienne du Mouton, et y a trouvé sur 1000 parties de ce liquide :

| | |
|---|---|
| Eau | 989,0 |
| Matière extractive soluble dans l'alcool, chlorures alcalins, etc. | 1,1 |
| Matières solubles dans l'eau et insolubles dans l'alcool (traces de ptyaline, beaucoup de phosphate de soude et du carbonate de soude) | 8,2 |
| Matières insolubles dans l'eau et dans l'alcool (mucus et sels calcaires) | 0,5 (*b*) |

M. Mitscherlich a obtenu, de 1000 parties de salive parotidienne de l'Homme, entre 1,47 et 1,63 de matières solides, dont 34 centièmes étaient insolubles dans l'eau et dans l'alcool, 42 pour 100 étaient solubles dans l'eau et insolubles dans l'alcool, enfin 24 pour 100 étaient solubles dans ces deux liquides (*c*).

Une analyse de salive mixte de l'Homme, faite par Fr. Simon, donna pour 100 parties les résultats suivants :

| | |
|---|---|
| Eau | 991,225 |
| Matières solides | 8,775 |

dont :

| | |
|---|---|
| Ptyaline et matière extractive | 4,375 |
| Matière extractive et sels | 2,450 |
| Graisse contenant de la cholestérine | 0,525 |
| Albumine, mucus et débris de cellules | 1,400 (*d*) |

M. Wright considère la composition moyenne de la salive normale de l'Homme comme pouvant être représentée de la manière suivante :

| | |
|---|---|
| Eau | 998,1 |
| Ptyaline | 1,8 |
| Acide gras | 0,5 |
| Chlorures alcalins | 1,4 |
| Albumine et soude | 0,9 |
| Phosphate de chaux | 0,6 |
| Albuminate de soude | 0,8 |
| Lactate de potasse et de soude | 0,7 |
| Sulfocyanure de potassium | 0,9 |
| Soude | 0,5 |
| Mucus, etc. | 2,6 (*e*) |

M. L'Héritier a trouvé que chez les enfants la proportion d'eau est ordinairement plus élevée que chez les

(*a*) V. Kletzinsky, *Andeutung über das physiologische und pathologische Verhalten des Schwefelcyangehaltes im Speichel* (Heller's *Archiv für physiologische und pathologische Chemie und Mikroscopie*, neue Folge 1852, t. V, p. 39 et suiv.).

(*b*) Berzelius, *Traité de chimie*, t. VII, p. 157.

(*c*) Mitscherlich, *Op. cit.* (Poggendorff's *Annalen der Physik*, t. XXVII, p. 320, et Rust's *Magazin*, t. XXXVIII, p. 339 et suiv.).

(*d*) Simon, *Animal Chemistry*, t. II, p. 4.

(*e*) Wright, *Op. cit.* (*The Lancet*, 1841-1842, t. I, p. 819).

une espèce de ferment spécial qui a beaucoup d'analogie avec la diastase végétale, et qui joue un rôle particulier dans le travail chimique de la digestion, ainsi que nous le verrons dans

adultes. Par dix analyses de la salive mixte de ceux-ci et quatre analyses de la salive des enfants, il a obtenu en moyenne les résultats suivants :

| | Adultes. | Enfants. |
|---|---|---|
| Eau | 986,5 | 996,0 |
| Matière organique | 12,6 | 3,5 |
| Matière inorganique | 0,9 | 0,5 (a) |

M. Jacubowitsch, en opérant sur 1000 parties de salive mixte de l'Homme, a obtenu :

| | |
|---|---|
| Eau | 995,16 |
| Débris épithéliques | 1,62 |
| Matières organiques | 1,34 |
| Sulfocyanure de potassium | 0,06 |
| Phosphate de soude | 0,94 |
| Chaux | 0,03 |
| Magnésie | 0,01 |
| Chlorures alcalins | 0,84 |

Chez le Chien, le même physiologiste a trouvé :

| | |
|---|---|
| Eau | 989,63 |
| Matière organique | 3,58 |
| Phosphate de soude | 0,82 |
| Chlorure de sodium ; Sulfocyanure de sodium et de potassium | 5,82 |
| Phosphate de chaux, magnésie, etc. | 0,15 |

On lui doit aussi des analyses de la salive parotidienne, de la salive maxillaire et de la salive linguale, etc., chez le même Animal. Il a trouvé que la proportion d'eau était de 48,9 dans le premier de ces liquides; de 38,6 dans le second, et de 246 dans le troisième (b).

D'après Lassaigne, il y aurait dans la salive du Cheval :

| | |
|---|---|
| Eau | 992,00 |
| Mucus et albumine | 2,00 |
| Carbonate alcalin | 1,08 |
| Chlorure alcalin | 4,92 |
| Phosphate alcalin et phosphate de chaux | traces |

Dans celle de la Vache :

| | |
|---|---|
| Eau | 990,74 |
| Mucus et matière animale soluble | 0,44 |
| Carbonate alcalin | 3,38 |
| Chlorure alcalin | 2,85 |
| Phosphate alcalin | 2,43 |
| Phosphate calcique | 0,10 |

Dans celle de la Brebis :

| | |
|---|---|
| Eau | 989,00 |
| Mucus et matière animale solide | 1,00 |
| Carbonate alcalin | 3,00 |
| Phosphate alcalin | 1,00 |
| Chlorure alcalin | 6,00 |
| Phosphate de chaux | traces |

Dans la salive maxillaire de la Vache, ce chimiste a trouvé, sur 1000 parties : 1,73 de mucus, 1,80 de matière animale soluble, et seulement 0,10 de carbonate (c).

(a) L'Héritier, *Traité de chimie pathologique*, p. 298.
(b) Jacubowitsch, *De saliva*, p. 18 et 26.
(c) Lassaigne, *Examen chimique et comparatif des fluides sécrétés par les glandes parotides et sous-maxillaires dans l'espèce bovine* (*Journal de chimie médicale*, 3e série, 1852, t. VIII, p. 393).

une des prochaines Leçons. Cette substance n'existe pas dans la salive parotidienne au moment où ce liquide arrive dans la bouche, et l'on n'en connaît pas bien l'origine ; mais elle n'en est pas moins une des parties constitutives les plus importantes du liquide qui se mêle aux aliments pendant le séjour de ceux-ci dans la cavité orale, liquide que les physiologistes sont convenus d'appeler de la *salive mixte* (1).

(1) L'existence de ce ferment salivaire se déduit de la propriété, dont jouit la salive mixte, de transformer l'amidon en glucose, effet qui a été constaté d'abord par Leuchs (*a*), et observé ensuite par beaucoup d'autres physiologistes (*b*). Lassaigne remarqua cependant que la salive parotidienne du Cheval ne produit pas cette transformation (*c*), et, bientôt après, les recherches faites par MM. Magendie, Rayer et Payen vinrent montrer que, sous ce rapport, la salive parotidienne diffère complétement de la salive mixte (*d*). M. Cl. Bernard constata également cette différence entre la salive mixte et la salive fournie par les glandes sous-maxillaires, et ses expériences le conduisirent à penser que le ferment contenu dans la salive mixte provenait des liquides sécrétés par la membrane muqueuse de la bouche (*e*). Enfin, la question de la source de cette espèce de diastase salivaire a été examinée de nouveau par M. Jacubowitsch ; et il résulte des expériences de ce physiologiste distingué qu'aucune de ces humeurs ne jouit de la propriété de transformer l'amidon en glucose quand elle est seule, mais que toutes l'acquièrent par le fait de leur mélange avec de la salive provenant d'une autre source (*f*).

J'ajouterai que les expériences de MM. Bidder et Schmidt, tout en étant d'accord avec les résultats que je viens d'indiquer, tendent à établir que la salive parotidienne n'intervient en rien dans le développement du ferment salivaire, et que c'est seulement par le mélange de la salive maxillaire avec le mucus buccal que

(*a*) Leuchs, *Ueber die Verzuckerung des Stärkmehls durch Speichel* (Kastner's *Archiv für die gesammte Naturlehre*, 1831, t. XXII, p. 106).

(*b*) Schwann, *Ueber das Wesen des Verdauungsprocesses* (Müller's *Archiv für Anat. und Physiol.*, 1836, p. 90).

— Sebastian, voyez Burdach, *Traité de physiologie*, t. IX, p. 268.

— Van Setten, *De saliva ejusque vi et utilitate*, dissert. inaug. Groningue, 1847.

— Mialhe, *Mém. sur la digestion et l'assimilation des matières amyloïdes et sucrées*, 1845.

— *Chimie appliquée à la physiologie*, 1855, p. 40.

(*c*) Lassaigne, *Recherches pour déterminer le mode d'action qu'exerce la salive pure sur l'amidon* (*Comptes rendus de l'Acad. des sciences*, 1845, t. XX, p. 1347).

(*d*) Magendie, *Étude comparative de la salive parotidienne et de la salive mixte sous le rapport de leur composition chimique et de leur action sur les aliments* (*Comptes rendus de l'Acad. des sciences*, 1845, t. XXI, p. 902).

(*e*) Cl. Bernard, *Mém. sur le rôle de la salive dans les phénomènes de la digestion* (*Arch. gén. de médecine*, 4ᵉ série, 1847, t. XLIII, p. 4 et suiv.).

(*f*) Jacubowitsch, *De saliva*, p. 33 et suiv.

Dans divers états pathologiques de l'organisme, la composition de la salive change considérablement : ainsi que je l'ai dit, ce liquide devient souvent très acide, et parfois la proportion de matières organiques dont il est chargé augmente beaucoup. Mais l'étude de ces modifications n'est pas de mon domaine, et par conséquent je ne m'y arrêterai pas (1).

Quant à l'action que la salive peut exercer sur les aliments, je me propose d'en parler lorsque je traiterai de l'ensemble des phénomènes chimiques de la digestion.

la salive mixte acquiert la propriété de transformer de la sorte l'amidon en sucre (*a*).

Nous aurons l'occasion de revenir sur ce sujet, lorsque nous étudierons les phénomènes chimiques de la digestion.

(1) Dans quelques cas, on a constaté que la salive contient de l'urée (*b*) ; on y a signalé également la présence de la leucine (*c*), et, ainsi que nous le verrons lorsque nous étudierons les sécrétions, diverses substances étrangères mêlées au sang en circulation peuvent aussi être excrétées par cette voie ; mais le sucre que quelques physiologistes ont cru trouver dans la salive des diabétiques paraît provenir d'une autre source (*d*).

Au sujet des états pathologiques de la salive, je renverrai aux ouvrages de MM. Donné, Bird, Wright, Landerer, Picard, et de plusieurs autres chimistes (*e*).

(*a*) Bidder et Schmidt, *Die Verdauungssäfte und der Stoffwechsel*, p. 19 et suiv.

(*b*) Wright, *Urea in saliva in a Case of Ascites* (*The Lancet*, 1841-1842, t. I, p. 753).

— Pettenkofer, *Op. cit.* (Buchner's *Repertorium für die Pharm.*, 1848, t. LI, p. 289).

— Picard, *De la présence de l'urée dans le sang et de sa diffusion dans l'organisme à l'état physiologique et à l'état pathologique*, thèse. Strasbourg, 1856, p. 33.

(*c*) F. Frerichs und Städeler, *Weitere Beiträge zur Lehre vom Stoffwandel* (Müller's *Archiv für Anat. und Physiol.*, 1856, p. 44).

(*d*) Cl. Bernard, *Leçons sur les liquides de l'organisme*, 1859, t. II, p. 241.

(*e*) Donné, *Histoire physiologique et pathologique de la salive*, in-8, 1836.

— Simon, *Animal Chemistry*, t. II, p. 1 et suiv.

— L'Héritier, *Traité de chimie pathologique*, 1842, p. 298 et suiv.

— Golding Bird, *Contributions to the Chemical Pathology of some Forms of morbid Digestion* (*London Medical Gazette*, 1841, t. XXVIII, p. 571).

— Wright, *The Physiology and Pathology of the Saliva* (*The Lancet*, 1841-1842, t. I, p. 753, etc.).

— Landerer, *Ueber einen sehr fethaltigen Speichel* (Heller's *Archiv für physiol. und pathol. Chemie*, 1846, t. III, p. 297).

# CINQUANTE-CINQUIÈME LEÇON.

Suite de l'étude de l'appareil digestif des Vertébrés et de ses fonctions mécaniques. — De la déglutition. — Structure du pharynx et de l'œsophage ; mécanisme de la déglutition. — De l'estomac. — Rumination. — Vomissement. — Passage du chyme dans l'intestin.

Formation du bol alimentaire et déglutition.

§ 1. — Par l'effet de la mastication, de l'insalivation et des mouvements de la langue, phénomène dont l'étude a fait le sujet des Leçons précédentes, les aliments se trouvent d'abord divisés en fragments minimes, puis rassemblés et réunis en une masse arrondie que les physiologistes appellent *bol alimentaire*. Ils passent alors dans l'arrière-bouche, où ils s'enduisent de mucus fourni par les glandules circonvoisines, et la déglutition s'en opère.

Chez les Vertébrés inférieurs, qui ne mâchent jamais leurs aliments, cette portion reculée de la cavité orale, que l'on nomme aussi le *pharynx* (1), n'est que rarement distincte de la partie vestibulaire de la bouche; mais, ainsi que nous l'avons déjà vu dans une Leçon précédente, elle offre toujours plusieurs ouvertures qui sont destinées spécialement au passage des fluides respirables. Ainsi, chez les Poissons, le plancher de l'arrière-bouche présente de chaque côté une série de fentes qui conduisent dans les chambres branchiales, et chez tous les Vertébrés pulmonés sa voûte est percée par les arrière-narines, et sa partie inférieure est ouverte pour donner accès dans le larynx. Pour que le transport des aliments, depuis

(1) De φάρυγξ, *arrière-bouche*. Beaucoup d'anciens anatomistes ont confondu le pharynx et l'œsophage sous le nom commun de *gula*.

l'entrée de la bouche jusque dans l'œsophage, s'opère d'une manière sûre, il faut donc que le pharynx soit disposé de façon à empêcher ces corps de s'engager dans les voies latérales affectées au service de la respiration.

Arrière-bouche des Poissons.

Chez les Poissons, ce résultat est obtenu à l'aide d'une série de dents ou d'appendices odontoïdes qui garnissent le bord antérieur de chacune des fentes hyoïdiennes, et qui s'inclinent en arrière de manière à recouvrir ces ouvertures d'une sorte de palissade à claire-voie, susceptible de laisser passer l'eau, mais propre à arrêter les corps solides que ce liquide charrie (1).

Arrière-bouche des Reptiles et des Oiseaux.

Chez les Oiseaux et les Reptiles, il existe, en général, une disposition analogue au-devant des arrière-narines, et pendant que la déglutition s'opère, les bords de la glotte se rapprochent de façon à fermer l'entrée de la trachée; mais cette clôture entraîne la suspension de tout renouvellement d'air dans l'intérieur des poumons, et par conséquent elle ne saurait se prolonger sans dommage pour le travail respiratoire. Chez les Vertébrés pulmonés, où l'arrière-bouche constitue une sorte de carrefour dans lequel la route suivie par l'air croise celle destinée aux aliments, il faut donc que la déglutition se fasse très rapidement, ou bien que la cavité buccale soit disposée de manière

(1) En décrivant l'appareil respiratoire des Poissons, j'ai fait connaître la disposition de ces fentes hyoïdiennes ou branchiales (a). Les appendices qui en garnissent les bords sont en général des stylets cornés ou de consistance osseuse, rangés comme des dents de peigne et dirigés en arrière. Ils varient beaucoup par leur forme. Ainsi, chez le Hareng et les autres Clupées ils sont grêles et remarquablement longs; chez le Maquereau, ce sont des tubercules frangés; chez le Brochet, ils sont courts et disposés en manière de râpe; chez la Perche, les uns sont styliformes, les autres tuberculeux (b); chez les Anguilles, ils ont la forme de papilles, et chez le *Myletes* ils sont lamelleux et triangulaires, de façon à ressembler à des dents de scie (c). Chez la Baudroie (*Lophius piscatorius*), ils manquent.

(a) Voyez tome II, page 220 et suiv.
(b) Laurillard, *Atlas du Règne animal* de Cuvier, POISSONS, pl. 1, fig. 1 et 2.
(c) Owen, *Odontography*, pl. 48, fig. 10.

que les voies respiratoires puissent s'en rendre indépendantes, et continuer à fonctionner pendant que ce vestibule digestif se trouve obstrué par les aliments. Comme les Oiseaux, les Reptiles et les Batraciens n'ont pas besoin de mâcher leurs aliments : c'est presque toujours en remplissant la première de ces conditions que la Nature assure le service de la respiration, et chez ceux de ces Vertébrés où la déglutition ne peut se faire que d'une manière très lente à cause du volume de la proie que l'Animal doit avaler, particularité qui se remarque chez les Serpents, la glotte est disposée de façon à pouvoir s'avancer entre les deux branches de la mâchoire, dont l'extrémité antérieure est libre, et à faire saillie hors de la bouche, pendant que cette cavité est remplie par les substances alimentaires. Mais chez les Mammifères, où la mâchoire inférieure n'est pas divisée de la sorte, et où le travail de la mastication et de l'insalivation nécessite le séjour prolongé des aliments dans la bouche, ce mode d'organisation ne serait pas compatible avec la grande activité respiratoire dont ces Animaux sont doués, et l'indépendance temporaire des voies aérifères s'obtient à l'aide d'une cloison mobile qui sépare la bouche du pharynx pendant toute la durée du travail masticatoire, et qui s'élève pour laisser le passage libre lorsque le bol alimentaire est près de s'engager dans l'œsophage. A l'aide de cette disposition, les relations entre les poumons et l'atmosphère se trouvent assurées, malgré l'obstruction de la bouche ; car, ainsi que nous l'avons déjà vu, le pharynx, où s'ouvre la glotte, est en continuité directe avec les fosses nasales, qui, à leur tour, communiquent avec l'extérieur au moyen des narines.

Arrière-bouche des Mammifères.

Voile du palais.

§ 2. — L'organe qui sert de la sorte à séparer la bouche proprement dite de l'arrière-bouche est appelé le *voile du palais*. C'est une espèce de rideau transversal qui se trouve suspendu au bord postérieur de la voûte palatine, au-devant des arrière-narines, et qui est formé par un repli de la membrane muqueuse dont les parois de la bouche sont tapissées. On le rencontre à l'état d'ébauche chez les Reptiles les plus parfaits (1); mais il n'est bien constitué que chez les Mammifères, et là ses dimensions sont telles, qu'il peut s'appliquer sur la base de la langue, et il renferme dans son épaisseur des muscles à l'aide desquels il peut s'élever, comme le ferait un store, ou s'abaisser et se tendre.

Chez l'Homme, de même que chez la plupart des autres Mammifères, la disposition de cette cloison mobile est très simple. Ainsi que je l'ai déjà dit, elle se continue avec la voûte du palais par son bord supérieur; son bord inférieur est libre, et donne parfois naissance à un prolongement appendiculaire en forme de languette, qui est appelé la *luette* (2); enfin, de chaque côté elle adhère aux parois de la bouche, et se continue inférieurement avec deux saillies qui descendent vers la base de la langue, et qui sont désignées sous le nom de *piliers du voile du palais* (3). L'espèce de détroit ainsi délimité constitue ce que

(1) Les Crocodiles, qui ne mâchent pas leurs aliments, ont cependant besoin de pouvoir fermer leur pharynx, en avant afin de continuer à respirer par leurs narines élevées au-dessus de la surface de l'eau, quand ils restent longtemps dans ce liquide, leur bouche ouverte, en guettant leur proie. Aussi ces Reptiles sont-ils pourvus d'un voile du palais qui est formé par un prolongement transversal de la membrane muqueuse dont la voûte de la cavité orale est tapissée (*a*); mais ce rideau est peu développé, et ne jouit pas de la mobilité qu'il présente chez les Mammifères.

Chez les autres Reptiles, de même que chez les Oiseaux, les Batraciens et les Poissons, il n'y a point de cloison de ce genre.

(2) La luette n'est bien développée que chez un très petit nombre de Mammifères, tels que l'Homme et certains Singes; on en trouve des vestiges chez la Girafe et le Chameau, mais en général elle manque complétement.

(3) Le voile du palais représente ainsi une paire d'arcades, et son bord inférieur se bifurque de chaque côté pour donner naissance aux piliers, dont l'antérieur descend verticalement vers la base de la langue, et le second (ou postérieur) se dirige obliquement en bas et en arrière (*b*).

(*a*) Hunter, *Op. cit.* (*Descript. and illustr. Catalogue of the Physiol. Series of Comp. Anat. contained in the Museum of the College of Surgeons*, t. II, pl. 28, fig. 1).

(*b*) Voyez Bourgery, *Traité d'anatomie*, t. V, pl. 14, fig. 1, ou Bonamy, Broca et Beau, *Traité d'anat. descript.* SPLANCHNOLOGIE, pl. 5, fig. 3, et pl. 6, fig. 1.

les anatomistes appellent l'*isthme du gosier*, et loge de chaque côté les amygdales, dont j'ai eu l'occasion de parler dans la Leçon précédente (1). Il existe aussi, dans l'épaisseur du voile du palais, beaucoup de glandules sous-muqueuses, qui en lubrifient la surface et versent sur le bol alimentaire une salive visqueuse. Enfin, cette espèce de soupape est pourvue de plusieurs muscles dont les uns sont destinés à l'élever, les autres à l'abaisser ou à la tendre (2).

Chez un petit nombre de Mammifères, le voile du palais se

(1) Voyez ci-dessus, page 230.

(2) Les muscles élévateurs du voile du palais de l'Homme sont :

1° Les *palato-staphylins*, petits faisceaux charnus qui sont rapprochés entre eux sur la ligne médiane, et qui descendent verticalement du bord postérieur de la voûte palatine dans la luette (*a*).

2° Les *péristaphylins internes*, qui s'insèrent à la base du crâne, sur le rocher et la partie voisine du cartilage de la trompe d'Eustache, descendent obliquement jusqu'au bord externe du voile du palais, puis se portent en dedans pour s'étaler dans l'épaisseur de cette soupape, dont ils occupent la face postérieure (*b*).

Les muscles *péristaphylins externes* sont seulement tenseurs du voile, et ne peuvent ni l'élever ni l'abaisser ; ils s'insèrent supérieurement à la fossette dite *scaphoïdienne*, qui surmonte l'aile interne de l'apophyse ptérygoïde et à la partie voisine de la grande aile du sphénoïde, ainsi qu'au cartilage de la trompe d'Eustache ; puis ils descendent verticalement jusqu'au crochet de l'aile interne de l'apophyse ptérygoïde, où chacun d'eux donne naissance à une aponévrose qui glisse sur ce crochet, se recourbe en dedans, et va s'épanouir dans le voile du palais, au devant du muscle ptérygoïdien interne (*c*).

Les muscles abaisseurs du voile du palais sont :

1° Les *pharyngo-staphylins*, ou *palato-pharyngiens*, qui occupent les piliers postérieurs de ce voile, et s'insèrent inférieurement au bord postérieur du cartilage thyroïde (*d*).

2° Les *glosso-staphylins*, qui sont logés dans l'épaisseur des piliers antérieurs, et s'épanouissent supérieurement dans l'épaisseur du voile du palais, tandis qu'inférieurement ils se terminent sur les côtés de la langue (*e*). Ces deux derniers agissent aussi comme constricteurs de l'isthme du gosier.

(*a*) Voyez Bourgery, *Anatomie descriptive*, pl. 98, fig. 4, n° 3 ; pl. 101, fig. 3, n° 5. — Bonamy, Broca et Beau, *Atlas d'anat. descript.* SPLANCHNOLOGIE, pl. 5, fig. 4.

(*b*) Bourgery, *Op. cit.*, fig. 4, n° 1 ; fig. 5, n°s 1 et 2 ; et fig. 6, n°s 1 et 2.

(*c*) Idem, *ibid.*, fig. 4, n° 2, et fig. 5, n° 3.

(*d*) Idem, *ibid.*, pl. 101, fig. 3, n°s 10 et 12, et pl. 102, n° 20.

(*e*) Idem, *ibid.*, pl. 98, fig. 6, n° 7.

perfectionne davantage, et se trouve disposé de façon à pouvoir embrasser le pourtour de la glotte et à maintenir cette ouverture en communication avec les arrière-narines, tout en laissant de chaque côté de l'arrière-bouche un passage libre pour les aliments. Ce mode d'organisation est très remarquable chez les Cétacés souffleurs, où nous avons déjà eu l'occasion de l'étudier (1), et il s'observe aussi chez l'Éléphant, qui se sert de sa trompe, de son pharynx et de son larynx comme d'une pompe, d'abord pour aspirer sa boisson, puis pour la refouler dans sa bouche, et qui par conséquent a besoin de pouvoir ouvrir cette dernière cavité, tout en tenant ses arrière-narines en communication avec la glotte seulement. Une disposition analogue existe chez le Cheval et chez le Chameau (2).

Dents pharyngiennes des Poissons.

§ 3. — Chez les Poissons, les aliments peuvent, sans danger pour le travail respiratoire, s'arrêter pendant quelque temps dans l'arrière-bouche, et souvent chez ces Animaux ils y sont soumis à une trituration plus ou moins complète avant de pénétrer dans l'œsophage; aussi les parois de cette portion du tube digestif sont-elles soutenues par des pièces osseuses dépendantes de l'appareil hyoïdien, qui d'ordinaire portent des dents et qui sont mises en mouvement par des muscles puissants (3). Mais, chez

(1) Voyez tome II, page 272.

(2) Chez le Cheval et les autres Solipèdes, le voile du palais est très développé, et embrasse étroitement la base de l'épiglotte, de façon à interrompre complétement toute communication entre la bouche et le pharynx, si ce n'est au moment de la déglutition (*a*).

Les Dromadaires mâles, à l'époque du rut, font souvent sortir de leur bouche une ou deux grosses vessies rougeâtres, qui sont formées par une dilatation du voile du palais, dont la structure présente quelques particularités et dont le développement est très considérable (*b*).

(3) Ainsi que nous l'avons déjà vu en étudiant l'appareil respiratoire (*c*), les arcs hyoïdiens de la dernière paire

(*a*) Chauveau, *Traité d'anatomie comparée des Animaux domestiques*, p. 319, fig. 109.

(*b*) Savi, *Sulla cosi detta vescica che i Dromedari emettono dalla bocca* (*Memorie scientifiche*, 1828, p. 147, pl. 6, fig. 1 à 3). — Colin, *Traité de physiologie comparée des Animaux domestiques*, t. I, p. 490.

(*c*) Voyez tome II, page 241.

les Vertébrés pulmonés, il n'existe rien de pareil, et le passage des aliments dans le pharynx doit se faire d'autant plus vite, que la respiration est plus active ; aussi voit-on chez les Mammifères des muscles spéciaux se multiplier autour de cette cavité, et remplir leurs fonctions avec une perfection remarquable.

Muscles du pharynx.

§ 4. — Chez l'Homme, par exemple, où le pharynx, suspendu sous la base du crâne, au-devant de la colonne vertébrale, forme

constituent, chez les Poissons osseux, un plancher solide à l'entrée de l'œsophage, et portent le nom d'*os pharyngiens inférieurs*. En général, ces deux pièces, situées dans l'angle que font ensemble les derniers arcs branchiaux, sont séparées entre elles et ont une forme triangulaire (a) ; quelquefois elles se recourbent vers le haut, de façon à embrasser une partie de l'œsophage, par exemple chez les Cyprins, et d'autres fois, comme chez les Labres et les Scares, elles se soudent entre elles. Enfin, leur face supérieure est ordinairement armée de dents ou d'appendices odontoïdes dont la forme varie beaucoup suivant les espèces, et elles se trouvent opposées à un système de pièces osseuses, appelées *os pharyngiens supérieurs*, qui sont suspendues à la voûte du palais, et qui dépendent de la partie latérale et supérieure de l'appareil hyoïdien. En général, ces dernières sont au nombre de trois paires et ont la forme de plaques hérissées de dents ou d'autres appendices analogues ; quelquefois il n'y a qu'une seule paire d'os pharyngiens supérieurs (par exemple chez les Scares) ; et chez les Cyprins, où elles sont inermes et très peu développées, la place où elles se trouvent d'ordinaire est occupée par une proéminence de la base du crâne, qui est revêtu d'une plaque de consistance pierreuse dont j'ai déjà eu l'occasion de parler (page 125).

Les os pharyngiens supérieurs sont en général peu mobiles, mais ils peuvent être soutenus par des faisceaux musculaires qui s'étendent de l'extrémité supérieure de l'appareil hyoïdien à la base du crâne ou à la partie vosiine de la colonne vertébrale, et qui concourent à dilater les fentes branchiales (b) Cuvier les a décrits et figurés avec soin chez la Perche (c). Les os pharyngiens inférieurs s'élèvent ou s'abaissent en même temps que la portion inférieure de l'appareil branchial, et ils dilatent ou rétrécissent ainsi l'entrée de l'œsophage, en même temps qu'ils compriment les aliments au moment où ceux-ci passent dans cette portion du canal digestif.

(a) Exemple : la *Perche* (Cuvier, *Histoire des Poissons*, t. I, pl. 3, fig. 7).
(b) Voyez tome II, page 252.
(c) Cuvier et Valenciennes, *Histoire naturelle des Poissons*, t. I, p. 410 et suiv., pl. 5.

avec la cavité de la bouche un coude très prononcé, sa tunique muqueuse est entourée d'une couche charnue puissante, dans laquelle on distingue trois muscles constricteurs dont les fibres sont dirigées transversalement ou obliquement, et une paire de muscles élévateurs qui sont disposés presque verticalement et qui sont aidés dans leur action par une partie des muscles abaisseurs du voile du palais (1). Chez quelques Mammifères où

(1) Les muscles constricteurs du pharynx sont membraniformes, et leurs fibres charnues naissent d'une bande aponévrotique appelée *céphalo-pharyngienne*, qui est située sur la ligne médiane, à la face postérieure de cet organe, et qui s'étend depuis la portion basilaire de l'os occipital jusque sur le commencement de l'œsophage. Aussi chacun de ces muscles réputés simples, doit-il être considéré comme étant formé en réalité d'une paire de muscles réunis par un raphé.

Les fibres du *muscle constricteur supérieur* (a) se dirigent presque horizontalement de la partie supérieure de cette ligne aponévrotique en avant, de façon à embrasser la portion correspondante de l'arrière-bouche, et à aller prendre leurs points d'attache de chaque côté, sur l'apophyse ptérygoïde, la ligne myloïdienne de la mâchoire inférieure et la partie adjacente de la base de la langue. Elles adhèrent à la tunique muqueuse, et sont en partie recouvertes extérieurement par le muscle constricteur moyen. En raison de la diversité de ses attaches, on donne quelquefois les noms de *muscles glosso-pharyngiens mylo-pharyngiens* et *ptérygo-pharyngiens*, à ses trois portions constitutives. Le *muscle constricteur moyen* (b) est plus grand que le précédent ; il prend naissance sur l'aponévrose céphalo-pharyngienne, depuis la base du crâne jusqu'au niveau du larynx, et ses fibres, en se dirigeant en avant, convergent, pour aller se fixer à l'os hyoïde, en sorte que les supérieures se portent obliquement en bas et en avant, les moyennes sont placées horizontalement, et les inférieures remontent obliquement. Le *muscle constricteur inférieur* engaîne la portion inférieure du constricteur moyen, et ses fibres se portent obliquement en avant et en bas, pour aller s'insérer aux cartilages cricoïde et thyroïde du larynx (c).

Les muscles élévateurs propres du pharynx ne sont pas logés comme les précédents dans l'épaisseur des parois de cette portion du tube digestif, mais descendent un peu obliquement de chaque côté de la base de l'apophyse styloïde, pour aller s'introduire entre le constricteur supérieur et le constricteur moyen, puis s'épanouir sous la tunique muqueuse. En raison de leurs insertions, ils ont reçu le nom de *muscles stylo-pharyngiens*,

(a) Voyez Bourgery, *Op. cit.*, t. II, pl. 101, fig. 1, n° 1, et fig. 2.
(b) Idem, *ibid.*, pl. 101, fig. 1 et 2.
(c) Idem, *ibid.*, pl. 100, n° 3.

le pharynx est horizontal, et où par conséquent le passage des aliments s'y fait moins facilement, cet appareil musculaire se complique même davantage, et les divers faisceaux charnus dont il se compose prennent plus de développement (1). Chez les Reptiles, au contraire, la tunique musculaire du pharynx est fort réduite et ne diffère que peu de celle de l'œsophage.

Il est aussi à noter que l'action de tous ces agents moteurs n'est pas soumise à la volonté; dès que le bol alimentaire pénètre dans le pharynx, sa présence provoque une contraction violente de cet organe, et le mouvement de déglutition, quoique très compliqué, s'effectue spontanément, avec une grande rapidité.

Mécanisme de la déglutition.

§ 5. — Pour bien comprendre le mécanisme de ce phénomène, il est nécessaire de l'analyser et de le diviser, par la pensée, en trois parties; mais je dois avertir que cette division est arbitraire, et qu'en réalité les divers mouvements dont je vais parler se suivent sans interruption (2).

et ils tendent à dilater l'arrière-bouche aussi bien qu'à la relever (*a*). Souvent on rencontre des faisceaux charnus surnuméraires, qui sont appelés, pour la même raison, *muscles pétro-pharyngiens*, *occipito-pharyngiens*, *sphéno-pharyngiens* et *salpingo-pharyngiens*.

Enfin les *staphylo-pharyngiens*, dont j'ai déjà parlé comme étant des abaisseurs du voile du palais (p. 270), peuvent concourir également à élever le pharynx.

(1) Chez le Cheval, les constricteurs moyen et inférieur sont représentés par trois muscles distincts qui sont appelés *hyo-pharyngien*, *thyro-pharyngien* et *crico-pharyngien*. Il y a aussi un petit muscle *aryténo-pharyngien* (*b*).

Chez quelques Mammifères, tels que l'Éléphant et l'Ours, il existe aussi dans les parois de l'arrière-bouche un muscle *pharyngien propre*, qui est formé par la continuation des fibres circulaires et longitudinales de l'œsophage. Ce mode d'organisation est encore plus développé chez les Cétacés (*c*).

(2) Aussi les auteurs ne s'accordent-ils pas sur les limites respectives des différentes périodes du travail de la déglutition, et Sandiford fils, à qui on doit des recherches spéciales sur

(*a*) Voyez Bourgery, *Op. cit.*, pl. 101, fig. 1, n° 4.

(*b*) Chauveau, *Anatomie comparée des Animaux domestiques*, p. 349.

(*c*) Cuvier, *Leçons d'anatomie comparée*, t. IV, 1re partie, p. 606.

Chez l'Homme, dans le premier temps de la déglutition, le bol alimentaire, placé sur le dos de la langue, est poussé par cet organe contre la voûte du palais (1). Cette cloison mobile s'élève ensuite un peu, et se trouve fortement tendue par la contraction des muscles péristaphylins externes, de façon à résister à cette pression, et à diriger obliquement en bas et en arrière le bol alimentaire, qui franchit alors l'isthme du gosier et pénètre dans le pharynx.

Dans le second temps de la déglutition, le bol alimentaire est saisi par les parois de l'arrière-bouche et porté d'un seul coup jusqu'à l'entrée de l'œsophage, par l'effet d'un mouvement presque convulsif, qui consiste principalement dans l'élévation de la partie inférieure du pharynx et la contraction de la portion supérieure et moyenne de cette cavité. L'aliment passe ainsi devant les différentes ouvertures qui sont situées dans cette portion du tube digestif (2), et pour empêcher son introduction

ce phénomène, a-t-il cru devoir rejeter toutes ces distinctions comme étant seulement des subtilités scolastiques (a).

(1) La pointe de la langue est dans ce moment appliquée contre la voûte du palais et sa surface légèrement déprimée au milieu ; puis sa partie moyenne se porte en haut et en arrière, de façon à pousser dans cette direction le bol alimentaire. La tension du voile du palais qui s'opère en même temps, et probablement aussi la contraction de la base de la langue, déterminent une légère succion dans le même sens, de sorte que l'aliment est à la fois poussé et attiré vers le pharynx (b); mais c'est à tort que quelques physiologistes ont attribué cette aspiration aux mouvements respiratoires, et l'ont confondue avec ce qui se passe dans l'action de humer (c). Chacun sait d'ailleurs que la déglutition se fait très bien quand les narines sont bouchées, et que par conséquent le passage de l'air est interrompu dans le pharynx (d).

(2) Le pharynx communique avec

(a) P. J. Sandiford, *Deglutitionis mechanismus verticali sectione narium, oris, faucium, illustratus*, 1805.

(b) Maissiat, *Questions sur diverses branches des sciences médicales*, thèse. Paris, 1838, n° 22.

— Bérard, *Cours de physiologie*, t. II, p. 11.

(c) Haller, *Elementa physiologiæ*, t. VI, p. 86 et 87.

(d) Debrou, *Des muscles qui concourent au mouvement du voile du palais*, thèse. Paris, 1841, p. 17.

dans les voies aérifères, la Nature a eu recours à plusieurs dispositions importantes à connaître.

L'entrée des arrière-narines se trouve protégée par le voile du palais et par le rapprochement des piliers postérieurs de ce dernier organe, qui, en se contractant, tendent à séparer entre elles la portion supérieure du pharynx où se trouvent ces ouvertures, et la portion inférieure de cette cavité qui est destinée à donner passage aux aliments (1). Ainsi, le voile du palais, fortement tendu et incliné obliquement en bas et en arrière, contribue à empêcher ces matières de remonter vers les fosses nasales (2);

les fosses nasales et avec la bouche par sa partie antérieure et supérieure ; avec les trompes d'Eustache, par un petit orifice situé de chaque côté à sa partie supérieure ; avec le larynx, par l'ouverture de la glotte, qui en occupe la partie antérieure et inférieure ; enfin avec l'œsophage, par son extrémité inférieure située derrière le larynx (*a*).

Les orifices des trompes d'Eustache sont très petits et dans un état de contraction habituelle, de façon que les aliments ne peuvent y pénétrer. En étudiant le mécanisme de la déglutition, nous n'avons donc qu'à nous occuper des obstacles qui empêchent l'entrée de ces substances, d'une part dans les arrière-narines, et d'autre part dans la glotte.

(1) Ainsi que l'ont fait remarquer MM. Todd et Bowman, le pharynx se compose de deux portions bien distinctes : l'une, supérieure, ou respiratoire, dont les parois ne se rapprochent jamais et sont garnies d'un épithélium cilié ; l'autre, inférieure, très contractile, dépourvue de cils vibratoires et constituant une partie nécessaire des voies digestives. Ces deux portions sont séparées entre elles par les piliers postérieurs du voile du palais et par ce voile lui-même (*b*).

(2) Plusieurs physiologistes ont pensé que le voile du palais était susceptible de se renverser en arrière et en haut, de façon à fermer les arrière-narines et à empêcher de la sorte l'entrée des aliments dans ces ouvertures (*c*). Mais cette soupape n'exécute aucun mouvement de ce genre (*d*), et tout en se contractant pour laisser ouvert l'isthme du gosier et en se tendant fortement, elle ne remonte que fort peu vers la portion supérieure du pharynx. Son déplacement dans ce sens n'est cependant pas nul ; car si

(*a*) Voyez l'*Atlas* de MM. Bonamy, Broca et Beau, SPLANCHNOLOGIE, pl. 4, fig. 2, ou toute autre iconographie anatomique du corps humain.

(*b*) Bowman and Todd, *The Physiological Anatomy of Man*, t. II, p. 185.

(*c*) Bichat, *Anatomie descriptive*, t. II, p. 50.

(*d*) Magendie, *Précis élémentaire de physiologie*, t. II, p. 61 (édit. de 1825).

mais ce résultat est obtenu surtout par la contraction des muscles staphylo-pharyngiens, qui sont contenus dans les piliers postérieurs et qui déterminent le rapprochement de ces deux replis de la membrane muqueuse buccale. En effet, dans le second temps de la déglutition, ces piliers s'avancent comme des rideaux de chaque côté du gosier, et séparent la portion supérieure ou nasale du pharynx de la voie digestive située au-dessous (1).

Plusieurs circonstances contribuent à empêcher les aliments de pénétrer dans le larynx, au-dessus et en arrière duquel ils sont cependant obligés de descendre pour gagner l'œsophage. Il est d'abord à remarquer que l'entrée de cet organe aérifère

l'on introduit un stylet le long du plancher des fosses nasales jusque dans l'arrière-bouche, on sent que l'extrémité de cet instrument est soulevée à chaque mouvement de déglutition (*a*).

Il est aussi à noter que dans les cas de paralysie du voile du palais, la déglutition devient difficile et que les boissons remontent souvent dans les fosses nasales (*b*).

(1) Le rôle de l'espèce de sphincter constitué par les piliers postérieurs du voile du palais a été signalé pour la première fois par Gerdy (*c*). Le mécanisme de cette portion du mouvement de déglutition a été décrit à peu près de la même manière par Dzondi et par M. Tourtual (*d*).

M. Bidder a eu l'occasion d'observer ce phénomène sur un jeune homme dont le voile du palais et la portion supérieure du pharynx avaient été mis à découvert par la destruction d'une portion des os de la mâchoire supérieure. Il a vu qu'à chaque mouvement de déglutition, le voile du palais, au lieu de rester incliné en bas, se plaçait presque horizontalement, et que la paroi postérieure du pharynx s'avançait à la rencontre de cet organe (*e*). M. Kobelt et M. Noeggerarth ont fait des observations analogues (*f*).

(*a*) Debrou, *Des muscles qui concourent au mouvement du voile du palais*, thèse. Paris, 1841, n° 266, p. 8.

(*b*) Bérard, *Cours de physiologie*, t. II, p. 24.

(*c*) Gerdy, *Physiologie médicale*, t. I, p. 736 (1832).

(*d*) Dzondi, *Die Functionen des weichen Gaumens*, Halle, 1831 (Müller, *Traité de physiologie*, t. I, p. 402).
— Tourtual, *Neue Untersuchungen über den Bau des menschlichen Schlund und Kehlkopfes mit vergleichenden anatomischen Bemerkungen*. Leips., 1846.

(*e*) Bidder, *Beobachtungen über die Bewegungen des weichen Gaumens*, 1838.

(*f*) Kobelt, *Ein Fall von Verletzung des Pharynx nebst einigen Beobachtungen über die Functionen der Schling-und Stimmorgane* (Froriep's *Neue Notizen*, 1840, t. XVI, p. 220).

est garnie d'une soupape nommée *épiglotte*, qui, fixée sous la base de la langue et libre postérieurement, se rabat et recouvre la glotte au moment de la déglutition. Cette soupape n'est pas indispensable, et, quand elle est détruite, le passage des aliments solides de la bouche à l'œsophage continue à s'effectuer en général sans accidents; mais il n'en est pas de même pour les liquides, et ceux-ci pénètrent alors souvent dans les voies respiratoires, où leur présence détermine une toux convulsive (1).

(1) L'épiglotte, dont je parlerai plus au long quand je décrirai le larynx, est une lame fibro-cartilagineuse de forme triangulaire, qui adhère à l'os hyoïde et à la base de la langue par sa partie antérieure, et qui s'avance obliquement au-dessus du larynx. Des ligaments fixés à sa face supérieure, à raison de leur élasticité, la maintiennent élevée dans une position presque verticale, excepté quand le larynx remonte sous la base de la langue; et alors cette soupape, pressée par l'hyoïde ou plutôt par un coussin de graisse compris entre sa face supérieure et cet os, se rabat et recouvre complétement la glotte.

Les anciens physiologistes pensaient que la préservation des voies respiratoires contre l'entrée des aliments était due principalement, ou même entièrement à l'existence de l'espèce d'opercule ainsi constitué, Magendie, au contraire, ayant pratiqué l'extirpation de l'épiglotte sur des chiens, reconnut que la déglutition n'était pas rendue impossible par l'effet de cette opération, et il crut pouvoir conclure de ses expériences, que cet organe ne joue qu'un rôle très accessoire dans le mécanisme de la digestion (*a*). Mais sur cette question il alla trop loin, et de nouvelles recherches, faites par M. Longet, prouvèrent que si des aliments solides peuvent être très bien avalés par des Animaux privés de leur épiglotte, il n'en est pas de même pour les liquides, qui tombent alors dans la portion vestibulaire du larynx, et provoquent une toux violente (*b*). Ce dernier physiologiste a cité aussi plusieurs observations relatives à des effets analogues observés chez des personnes dont l'épiglotte avait été détruite (*c*).

(*a*) Magendie, *Mémoire sur l'usage de l'épiglotte dans la déglutition*, 1813.

(*b*) Longet, *Recherches expérimentales sur les fonctions de l'épiglotte et sur les agents de l'occlusion de la glotte dans la déglutition, le vomissement et la rumination* (*Archives générales de médecine*, 3e série, 1841, t. XII, p. 417).

(*c*) M. Longet cite, à ce sujet, des observations recueillies par : Mercklin (*De ventositate spinæ*, p. 273); Bonnet (*Sepulchretum*, t. II, p. 31, obs. VI); Pelletan (t. I, p. 20); Larrey (*Clinique chirurg.*, t. II, p. 142, et *Remarques sur les usages de l'épiglotte* (*Comptes rendus de l'Acad. des sciences*, 1841, t. XIII, p. 779); Reichel (*De usu epiglottidis*, Berlin, 1816); et Louis (*Rech. anatomico-pathol. sur la phthisie*, 1825, p. 244).

Un autre obstacle opposé à l'entrée des matières alimentaires dans la glotte est dû à la tendance de cette ouverture à se fermer, quand ses bords, ou même les parties adjacentes de la membrane muqueuse pharyngienne sont excitées par le contact d'un corps étranger. Ainsi, au moment de la déglutition, la glotte se ferme sans que la volonté intervienne pour provoquer le mouvement, et même sans que nous en ayons connaissance (1). Enfin, l'entrée des voies respiratoires est protégée d'une manière encore plus efficace par l'effet d'un mouvement d'ascension que le larynx exécute toujours au moment de la déglutition. Chacun de nous peut facilement constater sur lui-même qu'il est impossible d'avaler quoi que ce soit, sans que le larynx remonte ainsi vers la bouche, et par suite de ce

(1) Magendie considéra l'occlusion de la glotte comme étant le principal, sinon le seul obstacle qui s'oppose à l'entrée des aliments dans le larynx pendant la déglutition (*a*). Mais M. Longet vit que les aliments peuvent descendre de la bouche dans l'œsophage, sans s'engager dans cette ouverture, lors même que les lèvres de celles-ci sont maintenues écartées, ou qu'elles ont été en partie détruites de façon à ne pouvoir se rencontrer (*b*). Bérard a remarqué aussi, avec raison, que si les corps étrangers n'étaient exclus des voies respiratoires que par la fermeture de la glotte, ils n'en arriveraient pas moins dans la portion vestibulaire du larynx qui précède cet orifice, et qu'ils y provoqueraient des mouvements de toux, phénomènes qui n'ont pas lieu dans la déglutition normale (*c*). Il cite aussi des cas pathologiques observés par Louis, et dans lesquels la déglutition s'était faite très facilement, malgré la destruction des lèvres de la glotte par des ulcères. Du reste, le fait de l'occlusion de la glotte pendant le second temps de la déglutition n'est révoqué en doute par aucun physiologiste, et l'on peut facilement l'observer en introduisant le doigt dans le larynx du Cheval, à travers une ouverture pratiquée à la partie antérieure de cet organe, expérience qui a été faite par M. Colin (*d*).

Quant au mécanisme par lequel l'occlusion de la glotte s'opère, et au rôle des différents nerfs dans la production des mouvements de cet organe, j'aurai l'occasion d'en parler dans une autre partie de ce cours, lorsque je traiterai de la voix.

(*a*) Magendie, *Op. cit.*, et *Précis élémentaire de physiologie*, t. II, p. 67.
(*b*) Longet, *Recherches expérimentales sur les fonctions de l'épiglotte* (*loc. cit.*).
(*c*) Bérard, *Cours de physiologie*, t. II, p. 19.
(*d*) Colin, *Traité de physiologie comparée des Animaux domestiques*, t. I, p. 491.

mouvement la glotte va se placer sous la base de la langue, qui alors fait saillie en arrière, au-dessus d'elle, et dirige directement le bol alimentaire vers l'entrée de l'œsophage.

Malgré ces dispositions protectrices, il arrive, comme chacun le sait, que parfois on avale de travers, et que les aliments pénètrent soit dans les arrière-narines, soit dans la glotte ; mais ces accidents ne se produisent guère que dans les cas où l'on fait des mouvements respiratoires pendant que la déglutition s'opère ; et ce dernier phénomène est en général si rapide, qu'on éprouve rarement le besoin de renouveler l'air dans les poumons pendant que le pharynx est occupé par les aliments. En effet, ceux-ci, après avoir été saisis par les parois de l'arrière-bouche, arrivent presque instantanément dans l'œsophage, car la portion inférieure du pharynx s'élève pour les recevoir ; et, ainsi que je l'ai déjà dit, la contraction des muscles constricteurs qui pousse ensuite le bol alimentaire vers l'estomac est presque convulsive (1).

Œsophage. Dans le troisième temps de la déglutition les aliments pénètrent dans l'œsophage, puis traversent celui-ci dans toute sa longueur et arrivent à l'estomac.

§ 6. — Chez la plupart des Vertébrés inférieurs, l'espèce de couloir constitué par cette portion du tube digestif est large, mais très court, et ne présente rien d'important à noter dans sa

(1) Ce n'est pas le pharynx tout entier qui s'élève pendant le second temps de la déglutition, mais seulement la portion inférieure de cet organe, et ce mouvement est produit en partie par la contraction des muscles stylo-pharyngiens et staphylo-pharyngiens qui se fixent directement à ses parois (a), et en partie par l'élévation du larynx, phénomène qui, à son tour, est déterminé par la contraction des muscles élévateurs de l'os hyoïde et du cartilage thyroïde, c'est-à-dire les génio-hyoïdiens, les mylo-hyoïdiens, les stylo-hyoïdiens, les digastriques (b) et les thyro-hyoïdiens. Ces derniers, comme leur nom l'indique, s'étendent de l'os hyoïde au larynx.

(a) Voyez ci-dessus, page 270.
(b) Voyez ci-dessus, page 84 et suivantes.

structure, si ce n'est que ses parois sont souvent hérissées de papilles dont la pointe est dirigée en arrière, de façon à n'opposer aucun obstacle au passage des corps étrangers de la bouche vers l'estomac, mais à s'opposer aux mouvements en sens inverse (1). Chez les Mammifères et les

(1) Chez les Poissons, l'œsophage est en général court, large et peu distinct de l'estomac. Quelquefois, mais rarement, sa surface interne est garnie de prolongements saillants. Ainsi, chez l'Esturgeon, on y remarque des papilles obtuses (*a*); chez les Squales du genre *Acanthias*, ces appendices sont coniques et allongés ; chez les Sélaches, ils sont frangés au bout, de façon à former autour du cardia des touffes rameuses qui paraissent être destinées à remplir les fonctions de valvules, pour empêcher les Animaux vivants engloutis dans l'estomac de ces Plagiostomes voraces de s'en échapper (*b*). Enfin, chez quelques Poissons, ces papilles acquièrent beaucoup de dureté, et deviennent spiniformes ou presque semblables à des dents : par exemple, chez le *Rhombus xanthurus*, le *Stromatæus fiatola* et le *Tetragonurus* (*c*).

Souvent, chez les Animaux de cette classe, la déglutition ne s'achève pas au premier moment, et l'extrémité postérieure de la proie reste engagée dans l'œsophage, jusqu'à ce que la portion antérieure, logée dans l'estomac, y ait été digérée.

Il est aussi à noter que chez les Poissons qui sont pourvus d'une vessie natatoire ouverte, c'est en général dans l'œsophage que le canal pneumatique vient déboucher (*d*).

Chez les Tétrodons, comme nous l'avons déjà vu (*e*), l'œsophage communique par deux ouvertures, avec une grande poche membraneuse que ces Animaux gonflent avec de l'air.

Chez les BATRACIENS adultes, cette portion du tube digestif ne présente rien de remarquable (*f*), si ce n'est qu'elle est en général plus longue que chez les Poissons ; mais chez les têtards de la Grenouille et du Crapaud, on y constate l'existence de cils vibratiles, ainsi que dans l'estomac et le commencement de l'intestin (*g*).

Chez les Lepidosiren, l'entrée de l'œsophage est fort étroite et garnie en

(*a*) Alessandrini, *Descriptio veri pancreatis glandularis in Acipensere et in Esoce reperti* (*Novi Commentarii Acad. Scient. Bononiensis*, t. II, pl. 14).

(*b*) Owen, *Lectures on the Comp. Anat. and Physiol. of the Vertebr. Animals*, p. 232.

(*c*) Cuvier, *Leçons d'anatomie comparée*, t. IV, 2e partie, p. 117.

(*d*) Voyez tome II, page 364 et suiv.

(*e*) Voyez tome II, page 384.

(*f*) Exemples : le *Protée* (Rusconi, *Monografia del Proteo anguino*, 1819, pl. 2, fig. 3).
— Le *Menobranchus* (Carus et Otto, *Op. cit.*, pars IV, pl. 15, fig. 2).
— La *Rainette* (Carus et Otto, *loc. cit.*, pl. 5, fig. 3).

(*g*) Owen, *Description of the Lepidosiren annectens* (*Trans. of the Linn. Soc.*, t. XVIII, p. 342, pl. 26, fig. 1, *d*).

Oiseaux, au contraire, l'œsophage est en général fort long et très étroit (1).

Ainsi, chez l'Homme, ce tube, dont la forme est à peu près

dessous d'un repli membraneux transversal qui est disposé en manière de valvule à quelque distance au devant de la glotte (*a*).

Chez les OPHIDIENS, l'œsophage est large et peu distinct de l'estomac, si ce n'est par les plis longitudinaux qu'on y aperçoit (*b*). Le mécanisme de la déglutition chez ces Reptiles a été étudiée d'une manière spéciale par Dugès (*c*).

Dans une espèce de ce groupe, le *Coluber scaber*, Lin., ou *Rachiodon*, on remarque une disposition fort singulière qui a été observée pour la première fois par M. Jourdan, professeur de zoologie à la Faculté des sciences de Lyon. Une apophyse osseuse appartenant à chacune des trente vertèbres qui suivent l'axis perfore plus ou moins complétement les parois de cette portion du canal alimentaire, et fait saillie dans son intérieur. Les premières sont dirigées obliquement d'avant en arrière, les dernières en bas et en avant; leur extrémité est revêtue d'une couche de substance éburnée qui a été comparée à de l'émail, et elles constituent une sorte d'appareil dentaire postbuccal (*d*).

Chez la plupart des TORTUES, l'œsophage est hérissé de grosses papilles coniques dont la pointe est dirigée en arrière, et dont le revêtement épithélique acquiert en général beaucoup d'épaisseur et de dureté (*e*).

Chez le *Testudo tabulata*, les papilles œsophagiennes manquent (*f*).

Chez les SAURIENS ordinaires, l'œsophage est large et peu distinct de l'estomac (*g*); mais chez les Crocodiliens il est long, étroit et nettement délimité (*h*).

(1) Nous verrons bientôt que, chez beaucoup d'Oiseaux, l'œsophage présente à sa partie inférieure une dilatation servant de réservoir pour les aliments, et appelée *jabot*.

Dans quelques cas tératologiques, on a rencontré chez l'Homme une disposition qui offre quelque analogie avec ce mode de conformation, la portion moyenne de l'œsophage étant fortement dilatée (*i*).

(*a*) Corti, *Flimmerbewegung bei Frosch- und Krötenlarven* (*Verhandlungen der Physikalisch-Medicinischen Gesellschaft in Würzburg*, 1850, t. I, p. 191).

(*b*) Exemple : le *Crotale* (Carus et Otto, *Tab. Anat. comp. illustr.*, pars IV, pl. 15, fig. 5).

(*c*) Dugès, *Recherches anatomiques et physiologiques sur la déglutition dans les Reptiles* (*Ann. des sciences nat.*, 1827, 1re série, t. XII, p. 262 et suiv., pl. 46, fig. 9 à 18).

(*d*) Voyez Duméril et Bibron, *Erpétologie générale*, t. VI, p. 160.

(*e*) Halberton, *Notes taken during the Examination of a Specimen of* Testudo tabulata (*Zool. Journ.*, 1829, t. IV, p. 326).

(*f*) Exemple : la *Tortue franche* (Carus et Otto, *Tab. Anat. comp. illustr.*, pars IV, pl. 5, fig. 7).

(*g*) Exemples : le *Lézard* (Delle Chiaje, *Dissertazioni sull'anatomia umana, comparata e patologica*, t. I, pl. 8, fig. 1).

— Le *Caméléon* (Delle Chiaje, *Op. cit.*, pl. 22, fig. 1).

(*h*) Carus et Otto, *Op. cit.*, pars IV, pl. 5, fig. 10.

(*i*) Bleuland, *De sana et morbosa œsophagi structura*.

— Meckel, *Manuel d'anatomie*, t. III, p. 375.

— Mayo, *A Case of dilated Œsophagus* (*Medical Gazette*, 1828, t. III, p. 121).

cylindrique, descend presque verticalement au-devant de la colonne vertébrale, depuis le pharynx jusque dans l'abdomen, en traversant le thorax et en passant entre les piliers du diaphragme (1). Sa tunique muqueuse est plissée longitudinalement et pourvue d'un épithélium pavimenteux semblable à celui qui revêt les parois de la bouche. On y aperçoit, à l'aide de la loupe, des papilles en nombre considérable (2), et une multitude de petites glandules sous-muqueuses y débouchent (3). Sa tunique charnue est épaisse et composée de deux plans de fibres musculaires qui, pour la plupart, sont lisses (4); dans la couche

(1) L'œsophage de l'Homme s'étend par conséquent depuis le niveau de la cinquième vertèbre cervicale jusqu'au niveau de la douzième vertèbre dorsale. Il est un peu plus étroit dans la région cervicale que dans sa portion inférieure, et après s'être incliné légèrement à gauche au cou, il se porte un peu à droite en arrivant dans le thorax, où il présente une faible courbure. Dans la région cervicale, il se trouve entre la colonne vertébrale en arrière et la trachée-artère en avant; enfin il est en rapport latéralement avec les artères carotides, les nerfs récurrents, etc. Dans le thorax il passe derrière le cœur, dans l'espace compris entre les deux feuillets du médiastin postérieur, où il est entouré par de nombreuses branches anastomotiques des nerfs pneumogastriques (*a*), de façon que, s'il est fortement distendu dans ce point, il les comprime.

(2) Ces petites papilles sont réparties d'une manière uniforme et ressemblent, par leur structure, à celles de la muqueuse buccale.

Chez quelques Mammifères aquatiques, il existe à la partie postérieure de l'œsophage de grosses papilles pointues, qui sont disposées à peu près comme celles dont ce conduit est hérissé chez les Tortues. Ce mode d'organisation se remarque chez le Castor (*b*) et le Rytina (*c*); chez l'Échidné il existe aussi, mais il est moins prononcé (*d*).

(3) Les glandules sous-muqueuses de l'œsophage sont peu nombreuses à la partie supérieure de ce conduit, mais elles augmentent beaucoup en nombre vers le cardia (*e*). En les injectant au mercure, M. Sappey a reconnu qu'elles sont complexes et disposées en grappe (*f*).

(4) Quelques anatomistes pensent

(*a*) Voyez Bourgery, *Op. cit.*, t. III, pl. 43, etc.
(*b*) Cuvier, *Leçons d'anatomie comparée*, t. IV, 2ᵉ partie, p. 18.
(*c*) Steller, *Dissert. de Bestiis marinis* (*Nova Comment. Acad. Petropolitanæ*, t. II, p. 310).
(*d*) Home, *Lectures on Comparative Anatomy*, t. II, pl. 43.
(*e*) Idem, *ibid.*, t. IV, pl. 30, fig. 1.
(*f*) Sappey, *Traité d'anatomie*, t. III, p. 93.

externe ces fibres sont dirigées longitudinalement, et dans la couche profonde elles sont disposées circulairement (1). Enfin l'extrémité inférieure de l'œsophage débouche dans l'estomac par un orifice nommé *cardia*, sur la structure duquel j'aurai bientôt à revenir.

que la tunique charnue de l'œsophage est composée entièrement de fibres musculaires lisses (*a*); mais dans la région cervicale ce sont les fibres striées qui y dominent (*b*), et souvent on retrouve quelques-unes de ces dernières jusqu'au cardia (*c*). C'est d'abord dans la couche annulaire que les fibres lisses apparaissent.

Il est aussi à noter que quelques faisceaux musculaires se détachent de l'œsophage pour se porter sur la trachée, le médiastin gauche et la bronche du même côté; ils constituent les muscles décrits par M. Hyrtl sous les noms de *pleuro-œsophagien* et de *broncho-œsophagien* (*d*).

D'après des recherches encore inédites de M. Jacquart sur l'anatomie du Python, on voit que chez ces grands Serpents, il existe une disposition analogue, mais beaucoup plus prononcée : un très grand nombre de faisceaux musculaires se détachent de l'œsophage pour prendre leur point d'appui sur la paroi dorsale de la cavité viscérale. Cet anatomiste les considère comme les analogues des muscles larges de l'abdomen qui naissent sur la ligne blanche et s'unissent à l'œsophage.

(1) Chez divers Mammifères, le Cheval par exemple, les fibres transversales de l'œsophage sont plus ou moins obliques, et s'entrecroisent de façon à présenter une disposition spirale, surtout vers la partie postérieure de ce tube. Quelques anatomistes ont cru apercevoir une disposition analogue chez l'Homme (*e*), mais leur opinion n'est pas fondée (*f*).

Une couche de tissu conjonctif lâche unit la tunique muqueuse à la tunique musculaire de l'œsophage, mais leur permet de glisser un peu l'une sur l'autre, de façon qu'au moment de la descente du bol alimentaire la première de ces membranes se renverse souvent un peu dans l'intérieur de l'estomac. Cela se voit très bien chez le Chien, et a été observé aussi chez une femme qui avait une fistule gastrique (*g*).

Chez les Torpilles, cette couche de tissu conjonctif loge dans la moitié postérieure de l'œsophage une substance grisâtre dont la nature n'est pas bien connue (*h*).

(*a*) Sappey, *Traité d'anatomie descriptive*, t. III, p. 92.
(*b*) Schwann, voyez Müller, *Bericht* (*Archiv für Anat. und Physiol.*, 1836, p. XI).
— Kölliker, *Éléments d'histologie*, p. 444.
— Bowman and Todd, *The Physiological Anatomy of Man*, t. II, p. 188.
(*c*) Ficinus, *De fibræ muscul. forma et structura*, 1836.
— Valentin, *Repertorium*, 1837, p. 86.
(*d*) Hyrtl, *Lehrbuch der Anatomie des Menschen*, 1846, p. 447.
(*e*) Stenon, *Observationum anatomicarum de musculis et glandulis specimen*, 1662.
(*f*) Lancisi, *Corporis humani synopsis anatomica*, 1684.
(*g*) Hallé (Richerand, *Physiologie*, 10ᵉ édit., t. I, p. 235).
(*h*) Owen, *Lectures on the Comp. Anat. and Physiol. of the Vertebr. Animals*, p. 232.

C'est par la contraction successive des fibres de ce long tube que le bol alimentaire se trouve poussé peu à peu jusque dans l'estomac, et, en général, cette translation ne s'effectue que lentement (1).

§ 7. — L'estomac, ou portion élargie du tube digestif où les aliments séjournent pendant un temps plus ou moins long, après avoir traversé l'œsophage, varie beaucoup quant à sa conformation et à ses dimensions. Chez quelques Vertébrés des

Estomac.

(1) Les liquides traversent l'œsophage très rapidement ; mais il n'en est pas de même des solides, et si l'on observe les mouvements de déglutition sur le Cheval, il est facile de voir qu'en général le bol alimentaire ne s'avance dans ce conduit qu'avec une certaine lenteur (a).

Dans l'état de repos, l'œsophage n'est pas contracté ; mais, en raison de l'élasticité de ses tuniques, il est resserré et sa cavité n'est pas béante. Lorsque sa surface interne est stimulée par la présence d'un aliment, ses fibres musculaires se contractent dans ce point : ce sont d'abord les fibres longitudinales qui entrent en jeu et qui rapprochent du bol alimentaire la portion du tube située immédiatement au-dessous ; puis les fibres circulaires correspondantes à la partie supérieure de la portion de l'œsophage ainsi tiraillée agissent à leur tour, et poussent le bol en bas, ou en arrière, lorsque le corps est dans la position horizontale au lieu d'être verticale, comme celui de l'Homme. Les mêmes phénomènes ont alors lieu un peu plus bas dans le point où l'aliment est arrivé, et de la sorte un mouvement péristaltique s'établit depuis le fond de l'arrière-bouche jusque dans l'estomac, et fait progresser le bol alimentaire.

C'est donc à tort que quelques auteurs parlent des aliments comme tombant dans l'estomac ; ces corps sont toujours saisis par l'œsophage et transportés le long de ce canal par l'action de ses fibres musculaires. Aussi, quand cette portion du tube digestif vient à être paralysée, la déglutition devient-elle très difficile, et les aliments n'arrivent dans l'estomac que lorsqu'ils y sont entraînés par des liquides, ou que les bouchées successives se poussent l'une l'autre. La section des nerfs pneumogastriques dans la région du cou détermine cette paralysie, et chez les Lapins qui ont subi cette opération on voit que les aliments restent en partie engagés dans l'œsophage (b).

(a) Magendie, *Précis élémentaire de physiologie*, t. II, p. 69 (édit. de 1825).
— Colin, *Traité de physiologie comparée des Animaux domestiques*, t. I, p. 492.

(b) Reid, *An Experimental Investigation into the Functions of the Eighth Pair of Nerves* (*Edinburgh Med. and Surg. Journ.*, 1838, t. XLIX, p. 150).
— Sandras et Bouchardat, *Expériences sur les fonctions des nerfs pneumogastriques dans la digestion* (*Comptes rendus de l'Académie des sciences*, 1847, t. XXIV, p. 58).

plus inférieurs, ce réservoir se confond avec l'intestin aussi bien qu'avec la portion vestibulaire du canal digestif, et ne consiste qu'en un tube presque cylindrique et à peine dilaté vers le milieu. Cette disposition se remarque chez les Poissons suceurs qui composent l'ordre des Cyclostomes (1); mais chez presque tous les autres Animaux de cet embranchement, l'estomac est limité postérieurement par un sphincter et un repli valvulaire qui le séparent de l'intestin, et l'on a donné à son orifice efférent le nom de *pylore* (2), c'est-à-dire portier, parce que d'ordinaire ce passage reste fermé tant que la digestion stomacale n'est pas suffisamment avancée, et s'ouvre ensuite pour laisser sortir les produits de ce travail physiologique, mais s'oppose encore à la rentrée des matières étrangères de l'intestin dans l'estomac. En général, ce viscère est disposé de façon à ne constituer qu'une seule cavité, mais quelquefois il est divisé en plusieurs compartiments, ou se trouve représenté par deux ou un plus

(1) De πύλη, porte, et οὖρος, gardien.

(2) Chez l'*Amphioxus*, le canal digestif, qui naît de l'extrémité postérieure de la grande cavité pharyngienne ou branchiale, se rétrécit peu à peu et ne laisse apercevoir aucune ligne de démarcation entre l'estomac et l'intestin. Ainsi que je l'expliquerai bientôt, le cæcum qui se remarque à sa partie antérieure représente le foie plutôt qu'un cul-de-sac stomacal (a). Il est aussi à noter que les parois de ce tube sont partout garnies de cils vibratiles.

Le tube digestif des Cyclostomes est aussi très simple ; il se porte en ligne presque droite de la bouche à l'anus, et il présente partout à peu près les mêmes dimensions, si ce n'est dans la région branchiale, où il est plus ou moins rétréci. Chez les Lamproies, cette portion œsophagienne commence dans l'arrière-bouche, au-dessus de l'entrée du canal branchial, et se prolonge au-dessus de celui-ci jusque dans l'abdomen, où le tube alimentaire se dilate pour constituer l'estomac, qui est intestiniforme et sans limite apparente postérieurement (b).

(a) Rathke, *Bemerkungen über den Bau des Amphioxus*, 1841, fig. 2 et 4.
— Müller, *Ueber den Bau des* Branchiostoma lubricum (Costa), *Amphioxus lanceolatus*, Yarrel, pl. 5, fig. 1 (*Mém. de l'Acad. de Berlin pour* 1842).
— Quatrefages, *Mém. sur le système nerveux et sur l'histologie du Branchiostome ou Amphioxus* (*Ann. des sciences nat.*, 3e série, 1845, t. IV, p. 206, pl. 13, fig. 1).

(b) Exemple : *Petromyzon fluviatilis* (Carus et Otto, *Tab. Anat. comp. illustr.*, pars IV, pl. 4, fig. 1).

grand nombre de poches parfaitement distinctes entre elles. Dans le premier cas, on dit que l'estomac est simple; dans le second, que l'estomac est multiple, ou bien encore qu'il existe plusieurs estomacs.

Estomac des Poissons.

§ 8. — Dans la classe des Poissons, l'estomac est généralement simple, mais sa forme varie beaucoup (1). Ainsi, chez les Carpes et les autres Cyprins, qui se nourrissent principalement de substances végétales, il est rudimentaire et les aliments n'y séjournent pas, mais passent tout de suite dans l'intestin, où leur digestion commence (2). Chez le Brochet et chez quelques autres Poissons, l'estomac est fusiforme ou globuleux, et ses deux orifices occupent les deux points extrêmes de sa longueur (3).

(1) On trouve dans le grand ouvrage de Cuvier et de M. Valenciennes beaucoup d'indications relatives à la conformation de l'estomac dans les différents genres de la classe des Poissons, et Duvernoy a présenté un résumé de ces observations dans la seconde édition des *Leçons d'anatomie comparée* de Cuvier. Dans la première édition de ce dernier ouvrage, plusieurs figures de cet organe ont été données, et l'on doit à M. Rathke un travail spécial sur l'appareil digestif des Poissons (*a*).

(2) Chez la Carpe, il n'y a aucune ligne de démarcation entre la portion du tube digestif qui correspond à l'estomac des autres Poissons et l'intestin; elle serait même réduite presque à rien, si l'on considérait comme appartenant à l'intestin toute la portion de ce conduit qui reçoit le canal cholédoque ou qui se trouve plus en arrière; mais quelques anatomistes donnent le nom d'estomac à toute la partie presque droite et un peu renflée du tube alimentaire qui fait suite à l'œsophage et qui précède la première grande courbure formée par l'intestin (*b*). La conformation de cet organe est à peu près la même chez le *Cyprinus carassius* (*c*), l'Ablette (*d*), et le Rotangle ou *Leuciscus erythrophthalmus* (*e*). Chez les Balistes, l'estomac est également cylindrique et confondu avec l'intestin (*f*).

(3) L'estomac du Brochet se continue en ligne presque droite avec l'œsophage, dont il n'est pas nettement séparé, et il se renfle notablement vers

(*a*) Rathke, *Ueber den Darmkanal und die Zeugungsorgane der Fische* (*Beiträge zur Geschichte der Thierwelt*, t. II, extrait du *Schriften der Naturforschenden Gesellschaft zu Danzig*, 1824, t. III).

(*b*) Petit, *Histoire de la Carpe* (*Mém. de l'Acad. des sciences*, 1733, pl. 13, fig. 2).

(*c*) Rathke, *loc. cit.*, pl. 1, fig. 4.

(*d*) Idem, *ibid.*, pl. 1, fig. 5.

(*e*) Idem, *ibid.*, pl. 1, fig. 3.

(*f*) Cuvier, *Leçons d'anatomie comparée*, 1re édit., pl. 42, fig. 7.

Mais, chez la plupart des Animaux de cette classe, il ne présente pas cette disposition régulière; en face de l'ouverture œsophagienne il se prolonge en un grand cul-de-sac, et son orifice pylorique, rejeté sur le côté, se trouve à l'extrémité d'une portion étroite et cylindrique qui naît de la poche principale, plus ou moins près de l'extrémité antérieure de celle-ci, et qui donne à cet organe une forme assez analogue à celle d'une aiguière à bec recourbé (1). Ce mode de conformation ne se rencontre

son tiers antérieur. Son orifice pylorique fait face au cardia et est pourvu d'un bourrelet circulaire (*a*). Une disposition analogue se voit chez la Plie (*b*), le Picaud ou *Pleuronectes flexus* (*c*), le Lépisostée (*d*), la Sole (*e*), la Truite (*f*), etc.

Chez la Loche (*g*), l'Esturgeon (*h*), la Raie (*i*), le Squale acanthias (*j*), et plusieurs autres Poissons, l'estomac est conformé à peu près de même, si ce n'est qu'au lieu de s'étendre en ligne droite d'avant en arrière, il se recourbe sur lui-même en manière d'anse, mais sans que le fond de cette courbure se dilate de façon à constituer un cul-de-sac. Enfin, chez le Blennie vivipare, on trouve une disposition intermédiaire entre ces deux formes, car la courbure de l'estomac est faible (*k*).

(1) La forme et les dimensions du cul-de-sac constitué par la portion principale ou cardiaque de l'estomac de ces Poissons varient beaucoup. Ainsi chez la Perche, cette poche digestive est très grande et élargie vers le fond (*l*). Elle offre à peu près la même forme chez la Lotte de rivière (*m*), la Baudroie (*n*), le Silure (*o*) et le Gymnarche (*p*). Chez le Maquereau, elle se rétrécit beaucoup vers le bout (*q*), et

(*a*) Home, *Lectures on Comparative Anatomy*, t. X, pl. 83.
— Rathke, *loc. cit.*, pl. 1, fig. 10.
(*b*) Bruchmann, *De pancreate Piscium*, dissert. inaug. Rostock, 1846, fig. 2.
(*c*) Rathke, *loc. cit.*, pl. 3, fig. 2.
— Alessandrini, *Descriptio veri pancreatis glandularis in Acipensere et in Esoce reperti* (*Novi Comment. Acad. Scient. Instit. Bononiensis*, t. II, pl. 15, fig. 1).
(*d*) Vander Hoeven, *Ueber die zellige Schwimmblase des* Lepisosteus (Müller's *Archiv für Anat. und Physiol.*, 1841, pl. 10, fig. 2).
(*e*) Home, *Op. cit.*, pl. 91.
— Brandt et Ratzeburg, *Medicinische Zoologie*, t. II, pl. 4, fig. 5.
(*f*) Agassiz et Vogt, *Anatomie des Salmonés*, p. 74, pl. O, fig. 9.
(*g*) Rathke, *loc. cit.*, pl. 1, fig. 8.
(*h*) Home, *Op. cit.*, pl. 96.
(*i*) Monro, *The Structure and Physiol. of Fishes*, pl. 2.
(*j*) Home, *ibid.*, pl. 98.
(*k*) Rathke, *loc. cit.*, pl. 3, fig. 6.
(*l*) Cuvier et Valenciennes, *Histoire naturelle des Poissons*, t. I, pl. 7, fig. 1.
(*m*) Brandt et Ratzeburg, *Medicinische Zoologie*, t. II, pl. 8, fig. 3.
(*n*) Cuvier, *Leçons d'anatomie comparée*, pl. 42, fig. 9.
(*o*) Brandt et Ratzeburg, *Op. cit.*, t. II, pl. 6, fig. 3.
(*p*) Förg et Duvernois, *Sur l'appareil pulmonaire du* Gymnarchus niloticus (*Ann. des sciences nat.*, 3ᵉ série, t. III, pl. 5, fig. 1).
(*q*) Rathke, *Op. cit.*, pl. 2, fig. 3.

presque jamais chez les Vertébrés pulmonés, et se trouve développé au plus haut degré chez les Poissons très voraces, dont la proie est ordinairement d'un volume considérable.

Quelques Poissons sont pourvus d'un estomac complexe, la portion pylorique de ce viscère s'élargissant de façon à former une ou même deux poches distinctes (1), ou bien devenant très charnue et constituant un organe triturant analogue au gésier que nous avons déjà vu chez divers Animaux invertébrés, et que nous rencontrerons aussi chez la plupart des Oiseaux (2).

chez le Hareng (*a*), le Harenguet (*b*), etc., elle est pyriforme. Chez l'Équille lançon (*Ammodytes tobianus*), le cul-de-sac ainsi constitué prend un développement énorme (*c*). Enfin, chez d'autres espèces par exemple le Turbot (*d*) et la Morue (*e*), ce prolongement de la portion cardiaque de l'estomac ne dépasse que de peu l'origine de la portion pylorique, disposition qui établit le passage entre le mode de conformation dont il vient d'être question et celui propre aux Raies, aux Plies, etc.

(1) Chez la Baudroie (*Lophius piscatorius*), la portion cardiaque de l'estomac se prolonge en un cul-de-sac, et la portion pylorique de cet organe se dilate en une grande poche (*f*).

Chez le Squale pèlerin (*Selache maxima*), la portion pylorique de l'estomac est divisée en deux poches par un étranglement très prononcé (*g*).

(2) Ainsi, chez les Mugils, la portion cardiaque de l'estomac forme un grand cul-de-sac dont la portion pylorique se détache à angle droit. Celle-ci constitue un véritable gésier (*h*). Elle est globuleuse ou conique; mais cette forme est due à la grande épaisseur de sa tunique charnue vers sa partie antérieure. Sa cavité est presque linéaire et tapissée par une couche épithélique épaisse et de consistance cornée.

Chez une espèce de Truite de l'Irlande, appelée *Gillaroo* (*i*), il existe aussi entre le grand cul-de-sac de

(*a*) Brandt et Ratzeburg, *Medicinische Zoologie*, t. II, pl. 8, fig. 1.
(*b*) Rathke, *Ueber den Darmkanal der Fische*, pl. 2, fig. 9.
(*c*) Idem, *ibid.*, pl. 2, fig. 1 et 2.
— Wagner, *Icones zootomicæ*, pl. 21, fig. 10.
(*d*) Home, *Lectures on comp. Anatomy*, pl. 87.
— Rathke, *Op. cit.*, pl. 3, fig. 4.
(*e*) Home, *Op. cit.*, pl. 90.
— Rathke, *Op. cit.*, pl. 4, fig. 1.
(*f*) Home, *Op. cit.*, pl. 94.
(*g*) Home, *Lectures on comparative Anatomy*, t. II, pl. 69, fig. 1.
— Owen, *Lectures on the comp. Anat. and Physiol. of the Vertebrate Animals*, 1846, p. 240, fig. 65.
(*h*) Cuvier, *Leçons d'anatomie comparée*, 1re édit., t. V, pl. 43, fig. 23 et 24.
(*i*) Les ichthyologistes considèrent la Truite Gillaroo comme étant une variété de la Truite commune (Yarrell, *British Fishes*, t. II, p. 106).

Il est aussi à remarquer qu'une sorte de rumination s'observe chez quelques Poissons. Ainsi, la Carpe, après s'être gorgée d'aliments, en fait souvent remonter des portions de son estomac jusque dans son arrière-bouche, pour les écraser entre ses dents pharyngiennes (1).

Estomac des Batraciens.

§ 9. — Chez les Batraciens, l'estomac est toujours simple, peu distinct de l'œsophage et plus ou moins élargi vers sa partie moyenne; tantôt il est droit, d'autres fois coudé ou recourbé sur lui-même, mais il ne présente jamais de dilatation en forme de cul-de-sac (2).

l'estomac et l'intestin un gésier tapissé d'une couche épithélique épaisse (*a*).

Enfin la portion pylorique de l'estomac est aussi très musculeuse chez le *Johnius coitor* de l'Inde (*b*), et chez quelques espèces de Scombéroïdes, tels que l'Alose et le Caranx saurel (*c*).

(1) Ce phénomène, qui a été constaté aussi chez la Tanche, la Brême, se produit probablement chez beaucoup d'autres Poissons qui ont des dents pharyngiennes, et qui souvent avalent leur proie sans l'avoir entamée (*d*). Aristote range le Scare parmi les animaux qui ruminent.

(2) Chez le Protée (*e*), la Sirène (*f*) et l'Amphiume (*g*), l'estomac est à peu près cylindrique et droit; chez les Ménobranches (*h*), il est également droit, mais de forme ovalaire. Chez les Salamandres, il est aussi très allongé, mais il forme un coude près de son extrémité pylorique (*i*). Enfin, chez les Grenouilles (*j*), les Crapauds (*k*), les Rainettes (*l*), le Pipa (*m*).

(*a*) Hunter, *Observations on the Animal Œconomy* (*Œuvres*, trad. par Richelot, t. IV, p. 98).

(*b*) Owen, *Lectures on the comparative Anatomy and Physiology of Vertebrate Animals*, part. 1, *Fishes*, p. 235.

(*c*) Cuvier, *Op. cit.*, t. V, pl. 43, fig. 5.

(*d*) Owen, *Op. cit.* p. 236.

(*e*) Aristote, *Hist. des Animaux*, trad. de Camus, liv. VIII, p. 465.

(*f*) Rusconi, *Monografia del Proteo anguino*, 1819, pl. 2, fig. 3.

— Delle Chiaje, *Ricerche anatomico-biologiche sul Proteo serpentino*, 1840, pl. 1 (extr. des *Mem. dell'Instituto d'incoraggiamento di Napoli*).

— Carus et Otto, *Tabulæ Anatomiam comparativam illustrantes*, pars IV, pl. 5, fig. 1.

(*g*) Cuvier, *Recherches anatomiques sur les Reptiles regardés comme douteux* (Humboldt, *Recueil d'observations de zoologie et d'anatomie comparée*, 1811, t. I, pl. 11, fig. 1).

(*h*) Cuvier, *Sur le genre de Reptiles Batraciens nommé* Amphiuma (*Mém. du Muséum*, 1827, t. XIV, pl. 2, fig. 1 et 2).

(*i*) Carus et Otto, *Op. cit.*, pl. 5, fig. 2.

— Delle Chiaje, *Dissertazioni sull'anatomia umana, comparata e patologica*, t. I, pl. 6.

(*j*) Blasius, *Anatome Animalium*, 1681, pl. 54, fig. 1 et 2.

— Home, *Op. cit.*, t. II, pl. 99, fig. 1.

— Funk, *De Salamandræ terrestris tractatus*, pl. 2, fig. 8 et 9.

(*k*) Roesel, *Historia naturalis Ranarum*, pl. 4, fig. 3.

(*l*) Carus et Otto, *Op. cit.*, pl. 5, fig. 3.

(*m*) Carus et Otto, *Op. cit.*, pl. 5, fig. 4.

Estomac des Reptiles.

L'estomac de la plupart des Reptiles n'offre aussi rien de remarquable : en général il est fusiforme. Chez les Serpents, il est à peu près droit (1) ; mais chez les Chéloniens il est recourbé transversalement et s'élargit en dessous et à gauche, de façon à y constituer un cul-de-sac et à ressembler un peu à une cornemuse (2), forme que nous rencontrerons souvent chez les Mam-

et les autres Batraciens anoures, ainsi que chez l'Axolotl (a), il est dilaté à sa partie antérieure, mais rétréci et recourbé sur lui-même vers le pylore.

Chez les larves des Grenouilles et des Crapauds, l'épithélium de l'estomac porte des cils vibratiles (b), disposition qui ne se voit pas chez les Vertébrés supérieurs.

Au sujet de la structure des glandules qui se trouvent dans l'épaisseur des parois de l'estomac des Batraciens, et qui s'ouvrent dans l'intérieur de cet organe, je renverrai aux observations de M. Bischoff (c).

(1) Chez les Ophidiens, par exemple la Couleuvre à collier (d), l'estomac se confond avec l'œsophage, et s'élargit un peu vers sa partie moyenne où il constitue un réservoir que Duvernoy appelle le *sac*. Près de l'intestin il se rétrécit beaucoup, et forme un boyau pylorique qui, dans quelques espèces, a la même direction que la portion précédente (e), tandis que chez d'autres il se recourbe latéralement (f). En général, le pylore est pourvu soit d'une valvule ou repli circulaire, ainsi que cela se voit chez la Vipère commune (g), le Crotale, l'Orvet et plusieurs autres espèces (h), soit d'un bourrelet saillant, par exemple chez le Python (i). Quelquefois il n'existe rien de semblable, et la limite inférieure de l'estomac ne se reconnaît qu'à la disposition des rides longitudinales formées par les parois de ce viscère : par exemple, chez le Scheltopusik et le *Scytale coronata*. Enfin d'autres fois il y a une légère tendance à la formation d'un cul-de-sac, à l'extrémité supérieure de l'estomac.

(2) Ce mode de conformation est

(a) Calori, *Sull'anatomia dell'Axolotl* (*Mem. dell'Accad. delle scienze di Bologna*, 1851, t. III, pl. 23, fig. 8, 9).

(b) Corti, *Flimmerbewegung bei Frosch-und Krötenlarven* (*Verhandl. der Phys.-Med. Gesellsch. in Würzburg*, 1850, t. I, p. 191).

(c) Bischoff, *Ueber den Bau der Magenschleimhaut* (Müller's *Archiv für Anat. und Physiol.*, 1838, p. 521, pl. 15, fig. 28 à 32).

(d) Delle Chiaje, *Dissertazioni sull'anatomia*, t. I, pl. 20.

(e) Exemple : le *Trigonocéphale* (Duvernoy, *Fragments sur l'anatomie des Serpents* (*Ann. des sciences nat.*, 1833, t. XXX, pl. 14, fig. 1).

(f) Exemple : le *Crotale* (Carus et Otto, *Tab. Anat. comp. illustr.*, pars IV, pl. 5, fig. 5). — Le *Coluber plicatilis*, Duvernoy, *Op. cit.* (*Ann. des sciences nat.*, t. XXX, pl. 11, fig. 3).

(g) Home, *Lectures on comparative Anatomy*, t. II, pl. 64, fig. 1.

(h) Exemples : le *Dispholidus Lalandii* (Duvernoy, *loc. cit.*, pl. 12, fig. 1, *p*). — Le *Naja tripudians* (Duvernoy, *loc. cit.*, pl. 13, fig. 2, *p*).

(i) Delle Chiaje, *Op. cit.*, pl. 7. — Retzius, *Anatomisk undersökning öfver några delar af* Python bivittatus (*Mém. de l'Acad. de Stockholm*, 1830, pl. 1, fig. 1).

misères. Enfin, chez les Sauriens ordinaires, il est en général plus ou moins pyriforme (1).

Chez les Crocodiliens, ce viscère offre une structure plus complexe et se trouve divisé en deux compartiments, savoir : une grande poche de forme globuleuse et à parois très charnues, qui fait suite à l'œsophage et se prolonge en manière de cul-de-sac, puis une petite poche pylorique qui naît sur le côté de la précédente (2).

Estomac des Oiseaux.

§ 10. — Dans la classe des Oiseaux, cette partie de l'appareil digestif présente d'ordinaire une complication beaucoup plus grande, et l'on y distingue jusqu'à trois estomacs qui diffèrent entre eux par leurs fonctions aussi bien que par leur forme, et qui sont connus sous les noms de *jabot*, de *ventricule succenturié* et de *gésier*.

Jabot.

Le *jabot* est une poche dépendante de l'œsophage; il est

très marqué chez les Tortues terrestres (*a*).

(1) Ainsi, chez le Dragon, l'estomac est presque droit et fortement dilaté près du cardia, puis il se rétrécit graduellement vers le pylore (*b*). Chez les Geckos il a la même forme, mais sa portion pylorique se recourbe davantage (*c*). Enfin, chez les Lézards (*d*) et l'Iguane (*e*), l'estomac est pyriforme.

(2) L'estomac principal des Crocodiles ressemble beaucoup au gésier des Oiseaux dont il sera bientôt question. Les faisceaux charnus qui donnent à ses parois une épaisseur considérable convergent de sa circonférence vers deux disques aponévrotiques situés, l'un au milieu de sa face dorsale, l'autre à sa face ventrale.

Le sac pylorique existe chez les Crocodiles (*f*) et les Gavials; suivant Duvernoy, il manquerait chez le Caïman à lunettes (*g*), mais MM. Carus et Otto en ont constaté la présence dans cette espèce (*h*).

(*a*) Home, *Lectures on comparative Anatomy*, pl. 102, fig. 2.
— Bojanus, *Anatome Testudinis europææ*, pl. 28, fig. 159, et pl. 30, fig. 179.
— Delle Chiaje, *Dissertazioni sull'anatomia*, t. I, pl. 23.

(*b*) Carus et Otto, *Op. cit.*, pl. 5, fig. 8.

(*c*) Cuvier, *Leçons d'anatomie comparée*, t. V, pl. 41, fig. 6.
— Delle Chiaje, *Dissertazioni sull'anatomia*, t. I, pl. 21, fig. 1.

(*d*) Delle Chiaje, *Op. cit.*, t. I, pl. 8, fig. 1.

(*e*) Home, *Op. cit.*, t. II, pl. 100.

(*f*) Perrault, *Mém. pour servir à l'histoire naturelle des Animaux*, 2ᵉ partie, pl. 65, fig. X.
— Cuvier, *Leçons d'anatomie comparée*, 1ʳᵉ édit., t. V, pl. 41, fig. 10.
— Hunter (voy. *Descript. and illustr. Catal.*, t. I, pl. 9).

(*g*) *Leçons d'anatomie comparée* de Cuvier, 2ᵉ édit., t. IV, 2ᵉ partie, p. 105.

(*h*) Carus et Otto, *Op. cit.*, pl. 5, fig. 10.

situé à la partie inférieure du cou, et les aliments s'y accumulent, mais n'y sont pas digérés (1). Ce réservoir ventriculaire est très développé chez les Gallinacés et chez les Oiseaux de proie diurnes ; on le rencontre aussi chez les Canards, parmi les Palmipèdes, chez les Perroquets et chez les Moineaux ; mais il manque chez la plupart des Passereaux, ainsi que chez les Oiseaux de proie nocturnes, chez presque tous les Échassiers et chez la plupart des Palmipèdes (2). Il est à remarquer que les

(1) Les parois du jabot ont à peu près la même structure que celles de l'œsophage, avec lequel cet organe communique en arrière.

Chez l'Aigle (*a*), l'Épervier (*b*) et la Buse (*c*) et les autres Oiseaux de proie diurnes, le jabot est peu développé, et ne consiste qu'en une dilatation latérale de la portion inférieure de l'œsophage, qui est séparée du ventricule succenturié par un étranglement.

Chez les Vautours et les Gypaëtes (*d*), le jabot est plus grand, et, lorsqu'il est distendu par les aliments, il forme à la base du cou une protubérance considérable.

Chez les Perroquets, ce réservoir est médiocrement développé et peu distinct de l'œsophage (*e*).

Chez la plupart des Gallinacés ordinaires, le jabot est très grand et plus ou moins rétréci près de son orifice œsophagien, de façon à avoir la forme d'une poche appendiculaire : cette disposition se voit très bien chez le Coq commun (*f*) le Coq de bruyère, etc. (*g*).

Chez le Hoazin (*Sasa* ou *Opisthocomus cristatus*), Oiseau américain de la famille des Hoccos, le jabot est remplacé par une énorme anse formée par l'œsophage et située entre la peau et les muscles pectoraux (*h*).

(2) Chez quelques-uns de ces Animaux, la portion inférieure de l'œsophage, sans être dilatée en forme de jabot, peut cependant remplir des fonctions analogues. Ainsi, Blumenbach a vu un Goëland avaler des os qui étaient beaucoup trop longs pour se loger tout entiers dans l'estomac de cet Animal, et qui restaient engagés en

(*a*) Owen, art. AVES (Todd's *Cyclop.*, t. I, p. 318, fig. 156).

(*b*) Wolf. *Ueber den Bau der Vögel* (Voigt's, *Magazin für den neuesten Zustand der Naturkunde*, 1797, t. I, n° 4, p. 72, pl. 1, fig. 1).

(*c*) Macgillivray, *Observ. on the Digestive Organs of Birds* (*Magazine of Zoology and Botany*, 1837, t. I, p. 125, pl. 52).

(*d*) Perrault, *Mém. pour servir à l'histoire naturelle des Animaux*, t. 3, pl. 31, fig. C.

(*e*) Home, *Op. cit.*, t. II, pl. 50, fig. 1 et 2.

(*f*) Brandt et Ratzeburg, *Medicinische Zoologie*, t. I, pl. 17, fig. 2.
— Laurillard, *Atlas du Règne animal* de Cuvier, OISEAUX, pl. 3, fig. 3 *bis*.
— Milne Edwards, *Éléments de zoologie*, 3e partie, p. 19, fig. 241.
— Owen, *loc. cit.*, p. 318, fig. 157.

(*g*) Wagner, *Icones zootomicæ*, pl. 11, fig. 10.

(*h*) Lherminier, *Remarques anatomiques sur quelques genres d'Oiseaux rares* (*Ann. des sciences nat.*, 2e série, 1837, t. VIII, p. 97 et suiv.).

Oiseaux qui vivent de fruits mous, de Poissons, d'Insectes ou de Reptiles, sont tous privés de jabot, ainsi que les Rapaces, qui avalent leur proie sans la dépecer ; tandis qu'au contraire les espèces qui possèdent cet organe se nourrissent, soit de graines dures, soit de chair préalablement réduite en lambeaux. Mais tous les Oiseaux granivores n'en sont pas pourvus, les Autruches par exemple, et il existe chez les Colibris, qui se nourrissent en partie d'Insectes.

Chez les Pigeons, où ce premier estomac est grand et bilobé, il présente dans ses fonctions une singularité intéressante à noter comme exemple des emprunts physiologiques auxquels la Nature a souvent recours pour satisfaire à certaines exigences qui sont en quelque sorte exceptionnelles parmi les Animaux où ces dispositions s'observent. En effet, le jabot de ces Oiseaux joue un rôle analogue à celui qui est dévolu à l'appareil de la lactation chez les Mammifères. A l'époque de l'incubation, chez le mâle aussi bien que chez la femelle, il devient le siége d'une sécrétion particulière, et l'humeur qu'il produit sert à l'alimentation des jeunes pendant les premiers jours de leur existence (1).

partie dans l'œsophage pendant que leur extrémité inférieure se digérait (a). Des faits du même ordre sont cités par d'autres naturalistes (b).

(1) Ainsi que je l'ai déjà dit, le jabot des Pigeons est divisé en deux poches qui sont arrondies et dirigées latéralement. A l'époque de l'incubation, ses parois s'épaississent beaucoup, sa tunique muqueuse présente un grand nombre de rides ou de plis saillants et devient très vasculaire ; enfin les cellules épithéliques dont ces rides sont revêtues se détachent et se renouvellent avec une grande rapidité, de façon à donner naissance à une matière blanchâtre qui ressemble beaucoup à du lait caillé, et qui est dégorgée par le mâle aussi bien que par la femelle dans le bec de leurs petits nouveau-nés, pour servir à la nourriture de ceux-ci.

La découverte de ce phénomène

(a) Blumenbach, *Handbuch der vergleichenden Anatomie*, p. 142.

(b) Morton, *Natural History of Northamptonshire*, p. 353.
— Persoon, *Neuere Beobacht. über die Sternschnuppen* (Voigt's *Magazin*, 1797, t. I, p. 56).

Ventricule pepsique.

Le *ventricule succenturié*, que j'appellerai de préférence *ventricule pepsique* (1), est en continuation directe avec l'œsophage, et constitue le second estomac chez les Oiseaux qui sont pourvus d'un jabot, le premier chez ceux qui ne possèdent pas ce dernier organe. En général, il n'est que peu volumineux, mais il a une grande importance physiologique, car c'est dans l'épaisseur de ses parois que sont logées les glandules chargées de sécréter le suc gastrique, et c'est en le traversant que les aliments s'imbibent de ce liquide digestif (2). En considé-

curieux est due à Hunter (*a*), et dans ces derniers temps M. Cl. Bernard en a fait le sujet de nouvelles recherches (*b*). Nous aurons à y revenir, lorsque nous nous occuperons de la génération des Oiseaux.

(1) Quelques anatomistes désignent cet estomac glanduleux sous les noms de *proventricule*, de *cavité cardiaque*, d'*infundibulum*, de bulbe glanduleux (*c*) etc. En général, on l'appelle *ventricule succenturié*, en raison de la disposition zonaire qui s'y remarque chez plusieurs Oiseaux.

(2) Evrard Home a décrit et figuré les glandules pepsiques chez un certain nombre d'Oiseaux. Il a trouvé que ces organes sont de petites poches simples allongées, terminées en cul-de-sac et rangées parallèlement dans l'épaisseur des parois du ventricule chez l'Aigle, le Goëland, le Fou de Bassan, le Cygne, le Pigeon, etc. Chez la Poule, le Dindon et le Canard, elles sont plus grandes et sublobulées ou verruqueuses; enfin, chez les Autruches, elles sont renflées et subdivisées en un grand nombre de petits cæcums (*d*). Macgillivray les a étudiées aussi chez l'Aigle et la Buse (*e*). J. Müller et M. Bischoff ont ajouté de nouvelles observations sur la structure intime de ces petits organes sécréteurs (*f*); enfin, plus récemment, le professeur Molin, de Padoue, a repris cette étude, et l'a portée beaucoup plus loin que ses devanciers. Il a fait voir que les glandules pepsiques, qui au premier abord semblent être autant de tubes simples en forme de doigt de gant (celles du Coq, par exemple), sont en réalité constituées par une multitude de petits cæcums qui convergent vers une cavité tubulaire, et

(*a*) Hunter, *Animal Œconomy*, p. 235, et *Œuvres complètes*, trad. par Richelot, t. IV, p. 194, pl. 39.

(*b*) Cl. Bernard, *Leçons sur les propriétés physiologiques et les altérations pathologiques des liquides de l'organisme*, 1859, t. II, p. 232, fig. 1 à 4, et p. 234, fig. 1 à 5.

(*c*) J. C. Peyer, *Anatome ventriculi gallinacei* (*Parerga anatomica et medica septem*, p. 77 (édit. de 1750).

(*d*) Home, *Op. cit.*, t. II, pl. 56, fig. 2 (reproduites par M. Owen dans le *Cyclopædia of Anat.*, t. II, p. 319, fig. 160).

(*e*) Macgillivray, *Op. cit.* (*Mag. of Zool. and Botany*, 1837, t. I, p. 130, pl. 4, fig. 5 et 6, et pl. 5, fig. 2 et 4).

(*f*) J. Müller, *De glandularum secernentium structura penitiori*, 1830, p. 38, pl. 4, fig. 7 et 8. — Bischoff, *Ueber den Bau der Magenschleimhaut* (Müller's *Archiv für Anat. und Physiol.* 1838, p. 519, pl. 15, fig. 22 à 27).

ration de cette circonstance, quelques anatomistes donnent à cette portion du tube alimentaire le nom d'*estomac glanduleux*. Les orifices des glandules pepsiques sont très apparents à sa surface interne, et ces organes sécréteurs sont en général de petits cæcums simples : mais chez quelques Oiseaux omnivores ils sont subdivisés en plusieurs loges appendiculaires ; souvent ils sont distribués à peu près uniformément sur toutes les parties des parois du ventricule ; d'autres fois ils sont réunis sur une zone ou ceinture annulaire, et chez quelques espèces leur concentration est portée encore plus loin, car ils sont groupés de façon à former une ou deux masses ovalaires (1). D'ordi-

qui sont logés dans l'épaisseur des parois de celles-ci (*a*). Chez le Pélican, cet anatomiste a trouvé, associés à ces glandules gastriques, des cryptes dont la structure est semblable à celle des glandules intestinales dites glandes de Lieberkühn.

(1) Le plus haut degré de centralisation de cet appareil sécréteur du suc gastrique se voit chez le Nandou, ou Autruche d'Amérique. Les orifices des glandules pepsiques y sont très grands et rassemblés sur un renflement circulaire situé dans la paroi postérieure du ventricule pepsique (*b*).

Chez l'Autruche proprement dite, ou Autruche d'Afrique, les glandules gastriques sont réunies aussi en un seul groupe, mais ils sont en beaucoup plus grand nombre, et constituent sur le côté gauche du ventricule pepsique une masse ovalaire (*c*).

Chez le Marabout, ou Cigogne à sac, du Bengal (*C. argala*), la disposition des glandes pepsiques est à peu près la même que chez le Nandou, si ce n'est qu'elles sont réunies en deux paquets, au lieu de ne former qu'un groupe unique (*d*). Un arrangement analogue se voit chez le Cormoran (*e*).

La disposition zonaire de ces glandules est très distincte chez le Dindon (*f*) et le Pétrel (*g*).

Chez l'Émeu, ou Casoar à casque (*h*), chez le Casoar de la Nouvelle-Hollande (*i*) et chez l'Aptéryx (*j*), les

(*a*) Molin, *Sugli stomachi degli Uccli* (*Denkschriften der K. Akad. der Wissenschaften von Wien*, 1852, t. II, p. 3, pl. 1, fig. 4).

(*b*) Home, *Lectures on comparative Anatomy*, t. II, pl. 54.

— Carus et Otto, *Tabulæ Anatomiam comparativam illustrantes*, pars IV, pl. 6, fig. 11.

(*c*) Home, *Op. cit.*, pl. 56.

(*d*) Idem, *ibid.*, pl. 45.

(*e*) Idem, *ibid.*, pl. 47.

(*f*) Idem, *ibid.*, pl. 49.

(*g*) Carus et Otto, *Op. cit.*, pars IV, pl. 6, fig. 14.

(*h*) Home, *Op. cit.*, pl. 51.

(*i*) Idem, *ibid.*, pl. 52.

(*j*) Owen, *On the Anatomy of the Southern Apteryx* (*Trans. of the Zool. Soc.*, t. II, pl. 51, fig. 1).

naire leur orifice est circulaire et à bords simples, mais Evrard Home assure que chez l'espèce d'Hirondelle de Java qui construit les nids dont les Chinois font grand usage comme comestibles, le pourtour de chacune de ces ouvertures est garni d'une sorte de collerette frangée (1). Enfin, il est aussi à noter que souvent les parois du ventricule succenturié offrent des plis longitudinaux et sont très extensibles, disposition qui s'observe principalement chez les espèces où ce réservoir se confond inférieurement avec le *gésier*.

Gésier.

Ce dernier organe, situé à la partie antérieure de l'abdomen (2), est constitué par la portion pylorique de l'estomac

glandes gastriques sont très nombreuses et occupent toute la surface des parois du ventricule pepsique. Il en est de même chez beaucoup d'autres Oiseaux, tels que l'Aigle (*a*), le Faucon (*b*), les Perroquets (*c*) et le Cygne (*d*).

(1) Ainsi que nous le verrons dans une autre Leçon, les nids de ces Oiseaux sont formés en partie et quelquefois même en totalité d'une matière gélatineuse que l'Animal paraît tirer de son estomac, et que l'on suppose être sécrétée par les glandes dont il vient d'être question. La structure de ces organites, à en juger par les figures que Home en a données, serait très remarquable (*e*), car on ne rencontre rien de semblable chez les autres Oiseaux, même chez les Hirondelles de nos pays; mais je dois ajouter que l'exactitude des observations de Home paraît avoir été révoquée en doute par son adjoint au Musée huntérien, M. Clift (*f*).

(2) Chez la plupart des Oiseaux, le gésier repose sur la partie antérieure du paquet formé par les intestins; mais chez le Coucou il est directement en rapport avec la paroi inférieure de l'abdomen, et y adhère même dans une étendue considérable (*g*). Hérissant a pensé que cette anomalie pouvait être la cause d'une particularité de mœurs qui se remarque chez ces Oiseaux. Les Coucous ne couvent pas leurs œufs, mais les déposent dans le nid de quelque autre Oiseau, et l'on s'est demandé si ce n'était pas la disposition de leur estomac qui les rendrait inca-

(*a*) Owen, art. AVES (Todd's *Cyclop. of Anat. and Physiol.*, t. I, p. 320, fig. 161).
(*b*) Home, *Op. cit.*, pl. 50.
(*c*) Home, *Op. cit.*, pl. 44.
(*d*) Macgillivray, *Op. cit.* (*Mag. of Zool. and Botany*, t. I, pl. 4, fig. 5).
(*e*) Home, *On the Nests of the Java Swallow* (*Philos. Trans.* t. CVII). — *Lectures on comp. Anat.*, t. III, p. 128, t. IV, pl. 29, fig. 1 à 7.
(*f*) Voyez Coulson's *Translation of Blumenbach's Manual of Comp. Anat.* 1827, p. 103.
(*g*) Hérissant, *Observations anatomiques sur les organes de la digestion de l'Oiseau appelé Coucou* (*Mém. de l'Acad. des sciences*, 1752, p. 415, pl. 16 et 17).

dont le revêtement épithélique devient épais et résistant, dont la tunique musculeuse prend d'ordinaire un grand développement, et dont les fonctions sont essentiellement mécaniques.

Chez quelques Oiseaux, tels que le Pélican et beaucoup d'autres espèces piscivores, les parois du gésier sont très minces, et cet organe n'est pas nettement séparé du ventricule succenturié ; mais, chez la plupart des Animaux de cette classe, il en est parfaitement distinct, et constitue un instrument de trituration dont la puissance est énorme.

Dans des expériences faites sur ce sujet par les membres de l'ancienne Académie *del cimento*, et par quelques autres physiologistes (1), on a vu les corps les plus durs être broyés par cet organe (2), et son action triturante est d'ordinaire facilitée par la présence de petits cailloux que les Oiseaux granivores ont l'habitude d'avaler et qu'ils accumulent en grand nombre dans leur estomac (3).

pables de rester accroupis dans la position nécessaire pour l'incubation. Mais Blumenbach a constaté une structure analogue chez le Toucan et chez le Casse-noix. Or ces Oiseaux couvent leurs œufs de la manière ordinaire (*a*). Une disposition anatomique semblable se voit aussi chez le Hibou (*b*).

(1) Voyez ci-dessus, tome V, p. 255.

(2) Comme exemple de l'action triturante du gésier, on peut citer un fait rapporté par Swammerdam. Une pièce de monnaie d'or, appelée pistole ou doublon, ayant été avalée par un Canard, paraît avoir perdu 16 grains de son poids dans l'estomac de cet animal (*c*). Borelli évalua à 1350 livres la force déployée par le gésier d'un Dindon, savoir, une pression égale à 675 livres étant produite par chacune des faces opposées de cet organe (*d*). Et cette estimation n'est pas aussi exagérée qu'on pourrait le croire au premier abord ; car, dans quelques expériences faites par Réaumur, un tube de métal qui ne pouvait être aplati entre une pince qu'à l'aide d'une pression équivalent à plus de 437 livres, exercée sur chaque branche de l'instrument, éprouva cette déformation dans le gésier d'un Dindon (*e*).

(3) La présence constante de fragments de cailloux et de sable dans le gésier des Cygnes a fait croire à quel-

(*a*) Blumenbach, *Handbuch der vergleichenden Anatomie*, 1805, p. 140.

(*b*) Owen, art. AVES (Todd's *Cyclop.*, t. I, p. 320).

(*c*) Swammerdam, *Biblia Naturæ*, t. I, p. 168.

(*d*) Idem, *ibid.*, t. II, p. 230, prop. 191.

(*e*) Réaumur, *Sur la digestion des Oiseaux*, 1er mémoire (*Mém. de l'Acad. des sciences*, 1752, p. 286).

Le gésier, comme je viens de le dire, est une poche à parois charnues qui fait suite au ventricule pepsique ; il se termine en cul-de-sac inférieurement et il communique avec l'intestin par un orifice pylorique situé près de son entrée. Il est en général de forme arrondie ou ovalaire, et, sur chacune de ses deux faces opposées, on voit une expansion aponévrotique ou un tendon d'où partent en rayonnant une multitude de fibres musculaires qui s'unissent entre elles sur la partie périphérique de l'organe, de façon à contourner les bords du cul-de-sac formé par celui-ci. Chez les Oiseaux dont le gésier est bien développé, les deux masses charnues ainsi constituées ont une grande épaisseur, et souvent elles sont renforcées par deux gros faisceaux charnus qui sont surajoutés aux précédents et qui se fixent également aux tendons centraux. La cavité de cet estomac triturant est étroite et tapissée par une couche épaisse et coriace dont l'aspect est assez analogue à celui de la cornée (1). Enfin son orifice pylorique est petit, mais se renfle parfois de façon à constituer une

ques naturalistes que ces Oiseaux se nourrissaient de ces substances minérales (*a*).

Spallanzani a pensé que les cailloux contenus d'ordinaire dans l'estomac des Oiseaux granivores ne servent à rien (*b*). Mais, ainsi que l'a fait remarquer Hunter, leur utilité n'est pas douteuse, et par l'auscultation on peut entendre le bruit qu'ils font en frottant les uns contre les autres pendant la digestion (*c*).

(1) La plupart des anatomistes considèrent ce revêtement coriace du gésier comme étant dû à un grand développement de la tunique épithélique de cet organe ; mais, d'après les recherches récentes de M. Leydig, il paraîtrait consister principalement en une sorte d'encroûtement formé par les produits de la sécrétion des glandules sous-jacentes. En effet, la couche épithélique se trouve au-dessous de la lame de consistance cornée qui constitue la plus grande partie de ce revêtement, et celui-ci est formé par une substance sans organisation apparente (*d*).

(*a*) Borelli, *De motu Animalium*, t. II, cap. XVI, prop. 194, p. 232 (édit. de 1743).
(*b*) Spallanzani, *Expériences sur la digestion*, p. 21 et suiv.
(*c*) Hunter, *Remarques sur la digestion* (*Œuvres complètes*, t. IV, p. 160).
(*d*) Leydig, *Kleinere Mittheilungen zur thierischen Gewebelehre* (Müller's *Archiv für Anat. und Physiol.*, 1854, p. 331 et suiv., et *Lehrbuch der Histologie*, p. 41 et 308, fig. 23).

poche charnue accessoire située entre le grand cul-de-sac dont je viens de parler et l'intestin.

L'épaisseur de la couche musculeuse du gésier varie beaucoup chez les divers Oiseaux, et s'accroît quand cet organe exerce son action triturante sur des aliments très durs. Ainsi Hunter, en changeant le régime de quelques Oiseaux piscivores et en les accoutumant à se nourrir d'orge, a vu la puissance de leur gésier augmenter beaucoup (1), et l'anatomie comparée nous montre que chez les espèces omnivores ou granivores cet organe est d'ordinaire très fort, tandis que chez les espèces carnassières, mais surtout chez les piscivores, il est peu musculeux et souvent ne se distingue qu'à peine du ventricule pepsique, dont il semble être la continuation. Ainsi, chez l'Autruche, le Cygne, le Coq, le Dindon, etc., ses parois charnues sont extrêmement épaisses, tandis que chez l'Aigle, le Héron, la Cigogne, etc., elles sont très minces (2).

(1) Chez un Goëland qui avait été nourri avec du grain pendant un an, Hunter trouva que les muscles du gésier avaient acquis le double de leur épaisseur ordinaire (*a*). Ce physiologiste a obtenu un résultat analogue en changeant le régime d'un Faucon (*b*).

(2) Chez l'Autruche d'Afrique, le gésier n'est pas séparé du ventricule pepsique par un étranglement, et il communique librement avec cet organe, dont il se distingue par la grande épaisseur de sa tunique musculeuse et la nature de son revêtement intérieur (*c*). Sa forme est un peu différente chez le Nandou (*d*).

Chez le Dindon (*e*), le Coq (*f*), le Pigeon (*g*), le Cygne (*h*), les Rubiettes (*i*), etc., le gésier est nettement séparé du ventricule pepsique ; sa forme est arrondie, et l'on remarque à sa partie inférieure un muscle accessoire très fort.

Chez les Perroquets, le gésier est très nettement délimité et a des parois

(*a*) Home, *Lectures on comparative Anatomy*, t. I, p. 271.
— Owen, art. AVES (Todd's *Cyclop.*, t. I, p. 321).

(*b*) Hunter, *Œuvres complètes*, trad. par Richelot, t. I, p. 184.

(*c*) Home, *Op. cit.*, t II, pl. 55 et 56.

(*d*) Idem, *ibid.*, t. II, pl. 53.

(*e*) Idem, *ibid.*, pl. 49.

(*f*) Laurillard, *Atlas du Règne animal* de Cuvier, OISEAUX, pl. 4, fig. 1.
— Hunter (voy. *Descriptive and illustrated Catalogue of the physiol. series of Comp. Anat. contained in the Museum of the College of surgeons*, t. I, pl. 11, 12 et 13).

(*g*) Owen, *Op. cit.* (Todd's *Cyclop. of Anat. and Phys.*, t. II, p. 322, fig. 163).

(*h*) Idem, *ibid.*, p. 320, fig. 161 et 162.

(*i*) Carus et Otto, *Op. cit.*, pl. 6, fig. 1 et 2.

Estomac des Mammifères.

§ 11. — Chez les Mammifères, l'estomac est toujours nettement séparé, tant de l'œsophage que de l'intestin, et d'ordinaire il forme une poche unique dont la capacité est considérable ; mais chez quelques Animaux de cette classe il se subdivise en plusieurs compartiments bien distincts, et constitue un appareil fort complexe.

Estomac simple.

Comme exemple de l'estomac simple des Mammifères, je choisirai celui de l'Homme. Cet organe, situé à la partie supérieure de l'abdomen, un peu à gauche, occupe l'espace que les

charnues fort épaisses, mais il est très petit (a).

Chez le Calao (*Buceros*), cet organe a aussi des parois charnues d'une épaisseur considérable, mais il n'est pas réellement séparé du ventricule pepsique (b).

Chez l'Aigle (c) et la Buse (d), le gésier est arrondi et assez volumineux, mais ses parois musculaires sont très minces.

Chez le Gypaëte, il est peu distinct du ventricule pepsique (e).

Chez le Héron, le ventricule pepsique et le gésier ne forment qu'une poche unique, dont le fond, garni d'une couche mince de fibres musculaires rayonnantes, se prolonge en cul-de-sac au delà du pylore et communique avec cet orifice par une dilatation particulière (f).

Chez le Pélican (g) et chez les Pétrels (h), les parois du gésier sont aussi presque membraneuses, et extérieurement ils ne se distinguent pas du ventricule pepsique ; mais la poche pylorique est beaucoup plus développée, et par sa structure elle ressemble tout à fait à un petit gésier, car elle est très musculeuse et tapissée intérieurement d'une couche épithélique épaisse et tuberculée (i).

Dans le genre Euphones, de la famille des Tangaras, la portion de l'estomac qui correspond au gésier est à peine élargie, et n'est nettement séparée, ni du ventricule pepsique, ni de l'intestin (j).

(a) Home, *Lectures on comparative Anatomy*, t. II, pl. 50.

(b) Owen, *On the Anatomy of the concave Hornbill* (*Transactions of the Zoological Society*, t. I, pl. 18, fig. 1).

(c) Macgillivray, *Op. cit.* (*Ann. of Zool. and Botany*, t. I, pl. 4, fig. 4).
— Owen, *Op. cit.* (Todd's *Cyclop.*, t. II, p. 318, p. 156).

(d) Macgillivray, *loc. cit.*, pl. 5, fig. 1.

(e) Perrault, *Op. cit.*, 3ᵉ partie, pl. 31, fig. D, E.

(f) Cuvier, *Leçons d'anatomie comparée*, 1ʳᵉ édit., t. V, pl. 40, fig. 1.

(g) Perrault, *Mém. pour servir à l'histoire naturelle des Animaux*, 3ᵉ partie, pl. 27.
— Home, *Op. cit.*, pl. 104.

(h) Cuvier, *Op. cit.*, pl. 40, fig. 2.

(i) Carus et Otto, *Tab. Anat. comp. illustr.*, pars IV, pl. 6, 14, 15 et 16.

(j) Lund, *De genere Euphone, præsertim de singulari canalis intestinalis structura in hoc Avium genere*. Havniæ, 1829, fig. 1 à 3.
— Carus et Otto, *Op. cit.*, pl. 6, fig. 4.

anatomistes désignent sous les noms de *région hypogastrique gauche* et de *région épigastrique* (1) ; il est dirigé transversalement de gauche à droite, et s'élargit beaucoup près du cardia, de façon à présenter au-dessous de cet orifice et du côté gauche une dilatation considérable, appelée la *tubérosité* ou le *grand cul-de-sac de l'estomac* (2), puis il se rétrécit graduellement vers le pylore ; enfin, il est un peu recourbé, et sa partie concave, dirigée en haut et en arrière, embrasse le lobule du foie et donne attache à un prolongement membraneux appelé le *petit épiploon*, qui le suspend à la paroi inférieure du foie, ainsi qu'à la partie voisine du diaphragme, et qui se prolonge sur sa surface pour en constituer la tunique externe ou séreuse. Enfin, sa *grande courbure*, ou bord convexe, dirigée en bas quand il est dans l'état de vacuité, et presque directement en avant dans l'état de plénitude, donne naissance au grand épiploon, ou repli péritonéal, destiné à loger dans son épaisseur la majeure partie du gros intestin, ainsi que nous le verrons dans la prochaine Leçon (3).

(1) Pour faciliter l'indication de la place occupée par les divers viscères, les anatomistes supposent la paroi antérieure de l'abdomen divisée en neuf régions par deux lignes horizontales correspondant, l'une à l'extrémité des côtes de la dernière paire, l'autre à l'apophyse épineuse supérieure des os iliaques, et par deux lignes verticales s'étendant de chaque côté entre l'extrémité de la septième ou huitième côte au bassin, un peu en dehors de l'épine du pubis. Les trois régions médianes ainsi circonscrites sont appelées *épigastre*, *région ombilicale* et *région hypogastrique* ; les compartiments latéraux ont reçu les noms d'*hypochondres*, de *régions lombaires* et de *régions iliaques*.

(2) Chez l'enfant nouveau-né, le grand cul-de-sac de l'estomac est beaucoup moins développé, et ce viscère forme avec l'œsophage un coude moins prononcé (*a*). Chez l'embryon, il se confond d'abord avec les portions voisines du tube digestif, et les particularités qui lui sont propres se manifestent peu à peu.

(3) Ce suspenseur membraneux est formé en grande partie de deux lames séreuses qui sont la continuation des portions correspondantes de la tunique externe de l'estomac, laquelle fait suite aux deux feuillets du petit épi-

(*a*) Schultz, *De alimentorum concoctione experimenta nova*. Berolini, 1834. — Salbach, *Dissert. de diversa ventriculi forma in infante et adulto*. Berolini. 1835.

La tunique musculeuse de l'estomac se compose de fibres lisses, pâles et fusiformes (1), qui sont réunies en faisceaux et forment trois couches superposées (2). Celles de la couche externe commencent, pour la plupart, sur la partie inférieure de l'œsophage, et se répandent sur l'estomac en divergeant de tous les côtés ; mais elles sont plus serrées le long de la petite courbure de cet organe, où elles forment une sorte de ruban charnu, et les faisceaux qu'elles constituent deviennent plus robustes dans le voisinage du pylore. Le second plan charnu se compose de fibres transversales disposées en anneaux et devenant également plus abondantes vers le pylore, où elles acquièrent beaucoup de force et constituent un sphincter bien carac-

ploon, ou *épiploon gastro-splénique* qui, à son tour, naît de la tunique péritonéale du foie, sur les bords de la scissure transverse située à la face inférieure de ce viscère. Je ferai connaître plus complétement le mode de conformation du grand épiploon dans la prochaine Leçon, lorsque je décrirai les mésentères. L'estomac est attaché aussi aux parties adjacentes par d'autres replis péritonéaux, savoir :

1° Le *ligament gastro-diaphragmatique*, qui se porte directement du diaphragme sur l'œsophage et la partie voisine de l'estomac ; 2° l'épiploon gastro-splénique, qui s'étend de sa grosse extrémité à la rate.

(1) Les fibres musculaires de l'estomac sont si peu colorées, que quelques anatomistes ont méconnu la nature de beaucoup d'entre elles, et les ont considérées comme des filaments tendineux ou aponévrotiques.

(2) La disposition de la tunique charnue de l'estomac de l'Homme a été l'objet de recherches spéciales de la part de plusieurs anatomistes, parmi lesquels il faut citer en première ligne Fallope (*a*), et, à une époque moins éloignée, Helvétius (*b*), puis Bertin et Haller. Ces deux derniers ont très bien indiqué les trois plans de fibres musculaires mentionnées ci-dessus (*c*).

M. N. Guéneau de Mussy décrit, comme formant un quatrième plan, les fibres superficielles et longitudinales qui se rendent du duodénum sur la portion pylorique de l'estomac (*d*).

(*a*) Fallope, *Observationes anatomicæ*, p. 99.

(*b*) Helvétius, *Observations anatomiques sur l'estomac de l'Homme* (*Mém. de l'Académie des sciences*, 1719, p. 336, pl. 22).

(*c*) Bertin, *Description des plans musculeux dont la tunique de l'estomac humain est composée* (*Mém. de l'Acad. des sciences*, 1761, p. 58).

— Haller, *Elementa physiologiæ*, t. VI, p. 127.

(*d*) Guéneau de Mussy, *Recherches sur la structure de la tunique musculaire de l'estomac* (*Gazette médicale*, 1842, t. X, p. 353).

térisé. Enfin la couche profonde est formée par des fibres obliques qui, pour la plupart, se trouvent à cheval sur une petite dépression située entre le cardia et le grand cul-de-sac de l'estomac, et descendent de là en divergeant et en se croisant sur les deux faces opposées de cet organe, les unes se recourbant à gauche, d'autres se dirigeant directement en bas, et d'autres encore se recourbant à droite vers la portion pylorique du viscère.

Une couche assez épaisse de tissu conjonctif d'une texture lâche unit la tunique musculeuse de l'estomac à la tunique muqueuse de ce viscère (1), et permet à cette membrane de se froncer plus ou moins fortement quand l'organe est dans l'état de contraction. Les rides ainsi formées sont disposées principalement dans la direction longitudinale, mais elles peuvent se multiplier beaucoup dans tous les sens et donner à la surface interne de l'estomac un aspect mamelonné (2).

La teinte de la tunique muqueuse de ce viscère varie beaucoup, suivant que cet organe est au repos ou en activité fonctionnelle : dans le premier cas, elle est grisâtre ; dans le second, rosée ou même d'un rouge plus ou moins intense, et c'est à tort que

(1) Cette couche de tissu conjonctif constitue ce que les anciens auteurs appelaient la *tunique nerveuse* de l'estomac (*a*), et quelques anatomistes de l'époque actuelle la désignent sous le nom de *membrane fibreuse de l'estomac* (*b*). Elle est très susceptible d'hypertrophie, et, dans certains états pathologiques de l'estomac, elle acquiert parfois de la sorte plusieurs lignes d'épaisseur.

(2) Cette disposition est plus fréquente du côté droit que dans les autres parties de l'estomac, et elle résulte le plus ordinairement d'un état pathologique.

Il est aussi à noter que, dans la partie pylorique de l'estomac de l'Homme, on aperçoit de petites plicatures réunies en manière de réseau, ou même de mamelons ou de villosités très courtes qui sont situées entre les orifices glandulaires et qui simulent des villosités.

(*a*) Fallope, *Observationes anatomicæ*.
(*b*) Cruveilhier, *Anatomie descriptive*, t. III, p. 288.

Broussais et ses disciples considèrent cette dernière couleur comme étant toujours l'indice d'un état morbide (1).

Examinée à l'œil nu, cette membrane paraît avoir une texture spongieuse, circonstance qui dépend de la présence d'une multitude de petites cavités sécrétoires qui sont logées dans son épaisseur et qui s'ouvrent à sa surface. Celle-ci est revêtue d'un épithélium columnaire d'une consistance molle (2). L'épithélium pavimenteux qui tapisse l'œsophage s'arrête brusquement au cardia par un bord dentelé, et les cellules épithéliques de la

(1) A l'époque où j'ai commencé à professer à la Faculté des sciences, les doctrines de Broussais, relativement au rôle de l'irritation de la muqueuse gastro-entérique dans la production d'une foule de maladies, exerçaient encore une grande influence sur l'esprit des étudiants de l'école de Paris, et cette circonstance m'a conduit à m'arrêter parfois sur l'étude des propriétés physiques des parois de l'estomac, plus longuement que je ne le fais aujourd'hui. Pour d'autres détails sur les teintes que la tunique muqueuse de cet organe peut offrir dans l'état normal, je renverrai aux publications faites par Yelloly, Rousseau, Billard, M. Claude Bernard, etc (*a*).

(2) Ainsi que je l'ai déjà dit (p. 7), les anatomistes ont été pendant longtemps partagés d'opinions au sujet de l'existence d'une couche épidermique ou épithélium à la surface interne de l'estomac, bien que ce revêtement eût été aperçu par Ruysch et par Lieberkühn (*b*). En 1839, M. Flourens en démontra nettement la présence (*c*), et peu de temps auparavant, M. Henle y avait reconnu sur la muqueuse gastrique l'existence des cellules cylindriques mentionnées ci-dessus (*d*).

(*a*) Yelloly, *On the vascular Appearance in the Human Stomach* (*Medico-Chirurg. Trans.*, t. IV, p. 371, et suiv.).
— Rousseau, *Des différents aspects que présente, dans l'état sain, la membrane muqueuse gastro-intestinale* (*Archives générales de médecine*, 4ᵉ série, 1824, t. VI, p. 321).
— Billard, *De la membrane muqueuse gastro-intestinale dans l'état sain et dans l'état inflammatoire*. In-8°, Paris, 1825.
— Gendrin, *Hist. anatomique des inflammations*, 1826, t. I, p. 493 et suiv.
— W. Beaumont, *Experiments and Observations on the Gastric Juice and the Physiology of Digestion*. Plattsburgh, 1833, p. 303 et suiv.
— Cl. Bernard, *Du suc gastrique*. Thèse de la Faculté de Médecine de Paris, 1843.
— Cruveilhier, *Traité d'anatomie descriptive*, 1843, t. III, p. 293.
— Sappey, *Traité d'anatomie descriptive*, t. III, p. 110.
(*b*) Ruysch, *Advers. anat.*, déc. 3, t. I, p. 34, pl. 41, fig. 7.
— Lieberkühn, *De fabrica et actione villorum intestinorum tenuium Hominis*, 1760, p. 16.
(*c*) Flourens, *Rech. anatom. sur la structure des membranes muqueuses, gastrique et intestinale* (*Ann. des sciences nat.*, 2ᵉ série, 1839, t. XI, p. 283).
(*d*) Henle, *Die Epithelium im menschlichen Körper* (Müller's *Archiv. für Anat. und Physiol.* 1838, p. 111).
— *Traité d'anatomie générale*, t. I, p. 246.

muqueuse gastrique ont la forme de petits cylindres longs d'environ $\frac{1}{50}$ de millimètre : pendant la vie elles sont unies très intimement entre elles et adhèrent fortement aux tissus sous-jacents ; mais après la mort elles se séparent très facilement, et sur le cadavre on a rarement l'occasion de les voir en place. C'est l'existence de ce revêtement épithélique, et non la présence de véritables villosités, qui donne à lasurface interne de l'estomac un aspect tomenteux, en raison duquel les anciens anatomistes ont souvent donné le nom de *membrane villeuse* ou veloutée à sa tunique muqueuse (1). Enfin c'est au renouvellement de ces cellules et à l'expulsion des matières granulées contenues dans celles dont la croissance est terminée, qu'est due principalement la production d'une substance glaireuse qui recouvre la surface interne de l'estomac, et qui est désignée sous le nom de *mucus* (2).

Les glandules qui se trouvent en nombre immense dans l'épaisseur des parois de l'estomac sont, pour la plupart, des espèces de fossettes formées par un prolongement de la tunique

(1) Beaucoup d'anatomistes ont dit que la surface de la tunique muqueuse de l'estomac de l'Homme était garnie de papilles et de villosités (*a*) ; mais l'examen microscopique de cette membrane fait voir qu'elle ne présente pas d'appendicules de ce genre, si ce n'est peut-être dans le voisinage du pylore (*b*), et les saillies qu'on a prises pour des papilles sont les gibbosités produites par la présence des glandules ou de l'épithélium.

(2) M. Bowman représente ces cylindres comme étant atténués à leur extrémité basilaire, et il pense que lorsqu'elles sont arrivées à maturité, leurs parois se détruisent à leur extrémité libre pour laisser échapper le contenu de ces utricules, lequel constituerait le mucus (*c*). Les vues de ce physiologiste ont été, en majeure partie, confirmées par M. Kölliker et par M. Donders (*d*) ; mais on ne sait pas bien comment s'effectue le renouvellement de ces cellules épithéliques elles-mêmes.

(*a*) Ruysch, *Op. cit.*, déc. 3, t. I, p. 34.
(*b*) Sappey, *Traité d'anatomie*, t. III, p. 115.
(*c*) Bowman and Todd, *The Physiological Anatomy and Physiology of Man*, t. II, p. 192, fig. 154).
(*d*) Kölliker, *Éléments d'histologie*, p. 452.
— Donders, *Physiologie des Menschen*, 1859, t. I, p. 208.

muqueuse, terminées en cul-de-sac et ayant une forme tubulaire. Les plus importantes sont les *glandules pepsiques*, dont les unes sont simples, les autres composées. Les premières ressemblent à de petits doigts de gant ouverts à la surface de la tunique muqueuse, un peu renflés en forme d'ampoule à leur extrémité opposée, et disposés parallèlement entre eux dans l'épaisseur de cette membrane. Les glandules pepsiques composées sont comparables à un groupe des précédents qui déboucherait à la surface de la muqueuse par un orifice commun, ou bien encore à un doigt de gant dont le fond serait divisé en plusieurs branches à parois bosselées (1). Du reste, les unes et les autres ont la même structure; elles sont revêtues d'une couche d'épithélium à cellules cylindriques jusqu'à une certaine distance de leur embouchure, et plus profondément elles sont

(1) Vésale paraît avoir été le premier à signaler l'existence des glandules gastriques, et plusieurs anatomistes des XVII^e et XVIII^e siècles en ont fait mention ; mais elles ne sont bien connues que depuis un petit nombre d'années. En 1817, les petites fossettes de la membrane muqueuse dans lesquelles les organites sécréteurs ou glandules viennent déboucher furent figurées par Home (*a*), mais la découverte des orifices des glandules pepsiques situées au fond de ces alvéoles date de 1836 ; elle est due à M. Sprott Boyd, qui décrivit aussi les cæcums tuberculiformes simples dont ces pores dépendent. Les observations de cet anatomiste peuvent être considérées comme le point de départ de tous les travaux récents sur la structure de ces organes sécréteurs, et ses recherches portèrent sur l'Homme, le Cochon, le Cheval et plusieurs autres Mammifères (*b*). Peu de temps après, M. Purkinje étudia la structure intime des glandules gastriques, et M. Bischoff trouva qu'indépendamment des tubes sécréteurs simples décrits par M. Sprott Boyd, il existe dans les parois de l'estomac des glandules lobulées (*c*).

(*a*) Home, *Lectures on comp. Anat.*, t. IV, pl. 30, fig. 2 et 3.

(*b*) Sprott Boyd, *Essay on the Structure of the Mucous Membranes of the Stomach* (*Edinburgh Medical and Surgical Journal*, 1836, t. XLVI, p. 382, pl. 4).

(*c*) Purkinje, *Ueber den Bau der Magen-Drüsen* (*Bericht über die Versammlung deutscher Naturforscher und Aerzte in Prag*, 1838, p. 174).

— Bischoff, *Ueber den Bau der Magenschleimhaut* (Müller's *Archiv für Anat. und Physiol.*, 1838, p. 503, pl. 14 et 15).

— Ecker, *Ueber die Drüsen der Magenschleimhaut des Menschen* (*Zeitschr. für rat. Med.*, 1852, n. s., t. II, p. 243).

— Schläpfer, *Einige Beob. über die Magendrüsen des Menschen* (*Archiv für pathol. Anat.*, 1854, t. VII, p. 158).

tapissées de grosses utricules arrondies ou polygonales que les histologistes appellent des *cellules pepsiques*. Tantôt ces petits sacs membraneux adhèrent tous à la paroi de la follicule ou glandule, mais d'autres fois ils sont plus nombreux et remplissent la cavité de ces organes sécréteurs. Ils sont caractéristiques des glandules pepsiques et produisent dans leur intérieur le suc gastrique.

Les glandules pepsiques simples sont logées principalement dans la partie moyenne de l'estomac. Les glandules composées sont beaucoup moins nombreuses, et se trouvent dans le voisinage du cardia.

Dans la portion pylorique de l'estomac ces glandules manquent, et sont remplacées par des glandules dites *muqueuses*, qui ont à peu près la même forme, mais qui sont tapissées d'un épithélium columnaire seulement, et ne possédant pas de cellules à pepsine, ne sécrètent pas de suc gastrique. Enfin, il existe aussi, dans l'épaisseur des parois de l'estomac, des glandules lenticulaires qui sont composées de petites capsules closes (1).

(1) Pour plus de détails sur la forme et la structure intime des glandules, soit pepsiques, soit muqueuses, qui se trouvent dans l'épaisseur des parois de l'estomac, je renverrai aux écrits de MM. Natalis Guillot, Henle, Bischoff, Krause, Pappenheim, Wasmann, Wagner, Valentin, Mandl, Bowman et Todd, Kölliker, Donders, Brinton et Sappey (*a*). Quant aux fonctions des premières, nous aurons à y revenir dans une prochaine Leçon.

(*a*) Natalis Guillot, *Rech. anatomiques sur la membrane muqueuse du canal digestif dans l'état sain et dans quelques états pathologiques* (*l'Expérience*, 1837, pl. 61).
— Krause (Müller's *Archiv für Anat. und Physiol.*, 1839, Bericht, p. 70).
— Pappenheim, *Zur Kenntniss der Verdauung*. Breslau, 1839, p. 18.
— Wasmann, *De digestione nonnulla*. Berlin, 1839.
— Wagner, *Physiologie*, p. 199.
— Valentin, *Gewebe des menschlichen und thierischen Körpers* (Wagner's *Handwörterbuch der Physiologie*, t. I, p. 774).
— Mandl, *Anatomie microscopique*, t. I, p. 330, pl. 37 et 38.
— Bowmann and Todd, *The Physiol. Anatomy, etc, of Man*, t. II, p. 193, fig. 156.
— Kölliker, *Mikroscop. Anat.*, t. II, p. 138 et suiv., et *Éléments d'histologie*, p. 450, fig. 208.
— Donders, *Physiologie des Menschen*, 1859, t. I, p. 302, fig. 61 à 64.
— Brinton, art. STOMACH and INTESTINE (Todd's *Cyclop. of Anat. and Physiol.*, Suppl., p. 320, fig. 246, etc.).
— Sappey, *Traité d'anatomie*, t. III, p. 119, fig. 363, 364.

Il est aussi à noter que les parois de l'estomac renferment de nombreux vaisseaux sanguins dont les troncs se trouvent le long de ses deux courbures, et dont les branches forment autour des diverses glandules dont il vient d'être question un réseau très riche et à mailles serrées (1). Les artères gastriques naissent, comme nous l'avons déjà vu, du tronc cœliaque (2), et les veines de ce viscère concourent à la formation de la veine porte hépatique (3).

Les nerfs de l'estomac sont de deux sortes : les uns proviennent des nerfs pneumogastriques, les autres appartiennent au système du grand sympathique.

§ 12. — La plupart des Mammifères ont un estomac simple comme celui de l'Homme. On remarque quelques variations dans la forme générale de ce viscère, qui est tantôt plus ramassé, d'autres fois plus allongé ; mais ces différences n'ont que peu d'importance. Ainsi, chez les Quadrumanes (4), le Semnopithèque et le Colobe exceptés,

(1) Les artères gastriques (*a*), dès leur arrivée dans la couche de tissu conjonctif sous-muqueux de l'estomac, se divisent en ramuscules très fins qui, en se dirigeant verticalement vers la surface interne de ce viscère, se résolvent en capillaires et forment un réseau superficiel dont les mailles circonscrivent les orifices glandulaires et donnent naissance à des veinules qui marchent en sens contraire et vont s'anastomoser avec un réseau veineux situé plus profondément (*b*).

(2) Voyez tome III, p. 551.

(3) Plusieurs des veines de l'estomac, désignées sous le nom de *vaisseaux courts*, vont déboucher dans la veine splénique (*c*) qui, à son tour, se rend au foie. (voy. tome III, p. 592).

(4) Chez la plupart des Quadrumanes, l'estomac est plus globuleux que chez l'Homme (*d*), et quelquefois

(*a*) Voyez Bourgery, *Traité complet de l'anat. de l'Homme*, t. V, pl. 20.

(*b*) Kölliker, *Éléments d'histologie*, p. 453.

(*c*) Voyez Home, *Lectures on comp. Anat.*, t. IV, pl. 34.

— Bourgery, *Op. cit.*, t. V, pl. 20 *bis*.

(*d*) Par exemple, l'estomac :

— du *Cynocéphale nègre* (Quoy et Gaimard, *Voyage de l'Astrolabe*, Zool., MAMMIFÈRES, pl. 7, fig. 6).

— du *Sajou* (Daubenton, dans Buffon, *Histoire naturelle des Mammifères*, pl. 417, fig. 1).

— du *Saïmiri* (Daubenton, *loc. cit.*, pl. 452, fig. 2).

— du *Lori grêle* (Daubenton, *loc. cit.*, pl 464, fig. 3).

chez les Chéiroptères (1), les Insectivores (2), les Carni-

sa portion pylorique se renfle en forme de cul-de-sac au-dessus de sa petite courbure (*a*) ; mais dans certaines espèces son grand cul-de-sac s'allonge davantage (*b*).

Ainsi que nous le verrons bientôt, les Semnopithèques et les Colobes ont un estomac multiloculaire.

(1) L'estomac des Chauves-Souris frugivores est en général étroit et très allongé (*c*) ; mais chez les espèces qui se nourrissent essentiellement d'Insectes, il est ordinairement globuleux (*d*), et quelquefois on y remarque près du pylore un petit prolongement terminé en cul-de-sac (*e*).

Chez le Galéopithèque, l'estomac offre une forme intermédiaire entre les deux dispositions que je viens de mentionner (*f*).

(2) Chez la Taupe, l'estomac, fortement recourbé sur lui-même, est très étroit, et son grand cul-de-sac est extrêmement développé dans le sens de son grand axe (*g*).

Chez les différentes espèces de Musaraignes, la forme de l'estomac varie : quelquefois elle est globuleuse, par exemple chez le *Sorex indicus* et la Musaraigne d'eau ou *Hydrosorex fodiens* (*h*) ; mais d'autres fois sa portion pylorique s'allonge beaucoup, ainsi que cela se voit chez l'*Hydrosorex tetragonurus* (*i*).

Chez le Macroscélide, l'estomac est globuleux (*j*).

(*a*) Exemple : le *Vari* ou *Lemur mococo* (Daubenton, *loc. cit.*, pl. 460, fig. 1. — Carus et Otto, *Op. cit.*, pl. 8, fig. 3).

(*b*) Par exemple, l'estomac :

— du *Cercocebus fuliginosus* (Eyton, *Some Account of the Comparative Anatomy of two species of the genus* Cercocebus, in *Mag. of Zool. and Bot.*, 1837, t. I, p. 438, fig. 1).

— du *Nycticebus javanicus* (Vander Hoeven, *Bijdrage tot de Anatomie van der Stenops Kukang Tydschreft voor Nat. Gesch.*, t. VIII, pl. 5, fig. 5).

— du *Potto* (Vander Hoeven, *Bijdrage tot de Kennis van den Potto van Bosman* in *Nederlandsche Instituut*, 3ᵉ série, 1851, t. IV, pl. 1, fig. 2).

(*c*) Par exemple, l'estomac :

— de la *Roussette* (Cuvier, *Leçons d'anatomie comparée*, 1ʳᵉ édit., t. V, pl. 137, fig. 5).

— du *Céphalote* (Pallas, *Spicilegia zoologica*, fasc. 3, pl. 2, fig. 8 et 9).

— du *Pteropus amplexicaudatus* (Quoy et Gaimard, *Voyage de l'Astrolabe*, Zool., MAMMIFÈRES, pl. 10, fig. 2 et 3 ; — Wagner, *Icones zootom.*, pl. 7, fig. 2).

— de l'*Hypoderme des Moluques* (Quoy et Gaimard, *loc. cit.*, pl. 11, fig. 8).

(*d*) Exemple, l'estomac du *Rhinolophe fer-à-cheval* (Carus, *Traité élémentaire d'anatomie comparée*, pl. 19, fig. 24).

(*c*) Par exemple, l'estomac :

— de la *Noctuelle* ou *Vespertilio noctula* (Daubenton, *loc. cit.*, pl. 164, fig. 1).

— du *Phyllostoma loricinum* (Pallas, *Op. cit.*, fasc. 3, pl. 4, fig. 7).

(*f*) Cuvier, *Leçons d'anatomie comparée*, 1ʳᵉ édit., t. V, pl. 36, fig. 2.

(*g*) Daubenton, *loc. cit.*, pl. 157, fig. 1.

— Jacobs, *Talpæ europææ anatome*, dissert. inaug. Ienæ, 1816, pl. 2, fig. 10.

(*h*) Duvernoy, *Fragments d'histoire naturelle sur les Musaraignes*, pl. 1, fig. 3 (*Mém. de la Société d'histoire naturelle de Strasbourg*, t. II).

(*i*) Duvernoy, *loc. cit.*, pl. 1, fig. 6 et 7.

(*j*) Duvernoy et Lereboullet, *Notes sur les Animaux de l'Algérie*, pl. 5, fig. 1 (*Mém. de la Soc. d'histoire naturelle de Strasbourg*, t. III).

vores (1), divers Rongeurs (2), les Édentés ordinaires (3) et plusieurs Pachydermes, tels que l'Éléphant, le Rhinocéros et

(1) Chez la plupart des Carnivores, l'estomac est petit; son cul-de-sac cardiaque est peu développé et sa portion pylorique repliée sur elle-même (a). Quelquefois sa forme ne diffère de celle de l'estomac de l'Homme que par un renflement plus grand de la portion pylorique (b).

Chez le Morse, l'estomac est remarquablement étroit et allongé (c).

(2) Comme exemples de Rongeurs dont l'estomac est simple et ne présente aucune séparation bien marquée entre ses portions pylorique et cardiaque, je citerai les Souris (d), le Mulot (e), le Pacca (f) et le Coïpou (g). L'estomac du Lérot est également simple, mais de forme globulaire (h).

Chez les Chinchillas, la portion cardiaque n'est pas séparée de la portion pylorique de l'estomac, mais le grand cul-de-sac est remarquablement développé dans la direction de l'axe principal de l'organe (i).

(3) L'estomac du Fourmilier est ovoïde et son grand cul-de-sac est très dilaté à gauche (j), Chez l'Oryctérope, sa portion pylorique est peu développée et sa portion cardiaque est presque globuleuse (k).

Chez le Pangolin à longue queue, l'estomac ne présente rien de remarquable; mais chez le Pangolin à queue courte, la cavité de cet organe est incomplétement divisée en deux compartiments par un repli de la tunique muqueuse (l), et il existe, comme nous le verrons bientôt, une disposition particulière des glandules pepsiques.

Pour plus de détails au sujet de l'estomac des Édentés, on peut consulter la monographie de Rapp.

(a) Par exemple, l'estomac :
— du *Chien* (Chauveau, *Anat. comp. des Animaux domestiques*, p. 362, fig. 144).
— du *Léopard* (Home, *Lect. on Comp. Anat.*, t. II, pl. 93).
— du *Chat* (Wagner, *Icones zootomicæ*, pl. 7, fig. 14).
— du *Lion* (Daubenton, dans Buffon, *Histoire naturelle des Mammifères*, pl. 203, fig. 1).
— de l'*Hyène* (Carus et Otto, *Tab. Anat. comp. illustr.*, pars IV, pl. 8, fig. 2).
— du *Raton* (Daubenton, *loc. cit.*, pl. 192, fig. 1).
— du *Galictis vittata* (*Obs. on the genus* Galictis, in *Trans. of the Zool. Soc.*, t. II, pl. 36, fig. 4).
(b) Par exemple, l'estomac :
— de la *Loutre* (Sue, *Description anatomique de trois Loutres*, dans *Mém. de l'Acad. des sciences, Sav. étrang.*, t. II, pl. 6, fig. 2).
— du *Lynx* (Home, *Lectures on comp. Anat.*, t. II, pl. 11).
(c) Carus et Otto, *Op. cit.*, pl. 8, fig. 1.
(d) Daubenton, *loc. cit.*, pl. 157, fig. 1.
— Duvernoy et Lereboullet, *Notes sur les Animaux vertébrés de l'Algérie*, pl. 2, fig. 5 (*Mém. de la Soc. d'histoire naturelle de Strasbourg*, t. III, 1846).
(e) Daubenton, *loc. cit.*, pl. 139.
(f) Cuvier, *Leçons d'anatomie comparée*, 1re édit., t. V, pl. 36, fig. 10.
(g) Lereboullet, *Notes pour servir à l'histoire anatomique du Coïpou*, pl. 2, fig. 4 (*Mém. de la Soc. d'histoire naturelle de Strasbourg*, t. III).
(h) Cuvier, *loc. cit.*, pl. 36, fig. 11.
(i) Bennett, *On the* Chinchillidæ (*Trans. of the Zool. Soc.*, t. I, pl. V, fig. 1 et 3).
(j) Daubenton, *loc. cit.*, pl. 282, fig. 1.
— Rapp, *Anatomische Untersuchungen über die Edentaten*, pl. 8, fig. 1.
(k) Cuvier, *Leçons d'anatomie comparée*, 1re édit., t. V, pl. 36, fig. 12.
(l) Carus et Otto, pl. 8, fig. 8.

le Cheval (1), on rencontre ce mode d'organisation. Il en est de même chez les Marsupiaux et les Monotrèmes (2) ; mais, chez quelques Rongeurs, l'estomac tend à se subdiviser en deux compartiments bien distincts. Des indices de cette tendance s'aperçoivent même chez l'Homme, quand l'estomac est contracté, car il existe alors un léger rétrécissement entre sa portion cardiaque et sa portion pylorique. Mais cette dis-

(1) Chez l'Éléphant, l'estomac est étroit et allongé ; son plus grand diamètre est situé près du cardia, et il se rétrécit graduellement à gauche aussi bien qu'à droite, en sorte que son grand cul-de-sac est conique. A l'intérieur, on remarque plusieurs grands replis transversaux de la tunique muqueuse dans cette dernière portion du viscère (*a*).

(2) La forme de l'estomac n'offre rien de particulier chez la plupart des Marsupiaux : ainsi tantôt ce viscère est ramassé et plus ou moins globuleux (*b*) ; d'autres fois il est un peu allongé (*c*).

Chez les Kanguroos, l'estomac, au contraire, a une forme très remarquable : il est extrêmement étroit et allongé ; il ressemble à un boyau, et son cul-de-sac cardiaque n'est représenté que par un prolongement conique bifurqué vers le bout et peu développé. En raison de la structure de sa tunique muqueuse, on peut y distinguer trois portions bien délimitées, savoir : une portion cardiaque, dont le revêtement épithélique est épais et sec; une portion moyenne très considérable, dont la surface interne est molle et glandulaire ; enfin, une portion pylorique courte, faiblement pourvue de cryptes sécréteurs, et séparée de la précédente par un repli circulaire (*d*).

L'estomac des Monotrèmes est simple et se rapproche un peu de celui des Poissons par sa forme générale, car ses deux orifices sont très rapprochés, et il constitue au-dessous une poche presque globuleuse. Cette disposition se voit chez l'Ornithorhynque (*e*), ainsi que chez l'Échidné (*f*).

(*a*) Home, *Op. cit.*, pl. 18.
(*b*) Par exemple, l'estomac :
— de la *Sarigue* (Daubenton, *loc. cit.*, pl. 253).
— du *Péramèle* (Quoy et Gaimard, *loc. cit.*, pl. 16, fig. 3).
— du *Phascolome* (Home, *Lectures on comp. Anat.*, t. II, pl. 14).
— du *Phascogale* (Owen, art. MARSUPIALIA, Todd's *Cyclopædia of Anatomy and Physiology*, t. III, p. 300, fig. 122).
(*c*) Exemple, l'estomac du *Phalanger* (Quoy et Gaimard, *Voyage de l'Astrolabe*, MAMMIFÈRES, pl. 18, fig. 4).
(*d*) Cuvier, *Leçons d'anatomie comparée*, 1re édit., t. V, pl. 37, fig. 1.
— Home, *Op. cit.*, pl. 19.
— Owen, art. MARSUPIALIA (Todd's *Cyclopædia*, t. III, p. 300, fig. 124).
— Carus et Otto, *Tab. Anat. comp. illustr.*, pars IV, pl. 8, fig. 10.
(*e*) Meckel, *Ornithorhynchi paradoxi descriptio anatomica*, pl. 7, fig. 1.
(*f*) Quoy et Gaimard, *Voyage de l'Astrolabe*, Zool., MAMMIFÈRES, pl. 121.

position ne persiste pas quand les fibres musculaires se relâchent (1), tandis que chez beaucoup de Rongeurs l'étranglement est permanent ; et chez quelques-uns de ces Animaux il est si prononcé, que l'estomac ne peut plus être considéré comme une poche simple, et devient biloculaire (2). Il est aussi à remarquer que chez la plupart des Mammifères herbivores ou

(1) Dans quelques cas pathologiques ce rétrécissement entre les régions cardiaque et pylorique de l'estomac de l'Homme se prononce beaucoup plus, et devient permanent, comme cela se voit dans une préparation anatomique figurée par Home (*a*).

(2) La séparation entre les portions pylorique et cardiaque de l'estomac n'est marquée que par un petit repli du bord supérieur de ce viscère chez le Lièvre (*b*). Mais chez d'autres Rongeurs ce repli se prolonge beaucoup, de façon à diviser la cavité stomacale en deux compartiments bien distincts : par exemple, chez l'Hélamys (*c*).

Chez plusieurs Animaux de cet ordre, la séparation entre ces deux régions de l'estomac est encore plus profonde, et se trouve établie principalement par un rétrécissement qui affecte la grande courbure de cet organe (*d*). Chez le Hamster, cette disposition est tellement prononcée, que l'estomac se divise en deux poches dont le volume est à peu près égal (*e*). L'estomac des Gerbilles présente une conformation analogue (*f*), et chez les Campagnols la structure de cet organe se complique davantage. En effet, ce viscère est d'abord divisé en deux poches principales par une cloison verticale faisant face à l'embouchure de l'œsophage, et sa portion droite est ensuite subdivisée par un repli horizontal en deux compartiments : l'un inférieur et médian, dont les parois sont très glandulaires ; l'autre supérieur et pylorique, dont la capacité est plus considérable. Ce mode d'organisation, entrevu par Daubenton chez le Rat d'eau ou Campagnol amphibie (*g*), a été étudié depuis avec beaucoup de soin par Retzius, non-seulement chez ce Rongeur, mais aussi chez le Campagnol commun (*Arvicola arvalis*) et chez le Lemming (*h*).

(*a*) Home, *Lectures on comparative Anatomy*, t. IV, pl. 32.
(*b*) Daubenton, dans Buffon, *Hist. nat. des Mammif.*, pl. 93, fig. 1 et 2.
— Home, *Lectures on comp. Anat.*, t. II, pl. 15, fig. 1 et 2.
(*c*) Calori, *Investig. zootom. de Helamyde caffro* (Bianconi, *Specimina zoologica mozambicana*, Mammifères, pl. 5, fig. 12 et 13).
(*d*) Exemple : l'*Oryctère du Cap*, ou *Bathiergus* (Pallas, *Spicilegia zoologica*, fasc. 2, pl. 3, fig. 3).
(*e*) Daubenton, *loc. cit.*, pl. 272, fig. 1.
— Wagner, *Icones zootomicæ*, pl. 7, fig. 7.
(*f*) Fréd. Cuvier, *Mém. sur les Gerboises* (*Trans. of the Zool. Soc. of London*, t. II, pl. 23, fig. 2).
(*g*) Daubenton, *loc. cit.*, pl. 142 et 143, fig. 1 et 2.
(*h*) Retzius, *Ueber den Bau des Magens bei den in Schweden vorkommenden Wühlmäusen* (Müller's *Archiv für Anat. und Physiol.*, 1841, p. 403, pl. 14, fig. 2 à 9).

granivores dont l'estomac est simple, la portion cardiaque de cette poche est entièrement tapissée d'une couche épithélique analogue à celle qui revêt l'œsophage, et que sa tunique muqueuse ne devient molle et glandulifère que dans la région pylorique, de sorte que la première de ces parties remplit les fonctions d'un réservoir alimentaire plutôt que celles d'un appareil dissolvant (1) ; tandis que chez les carnassiers et les frugivores, l'épithélium lamelleux ne se prolonge que peu au delà de l'orifice œsophagien, et c'est principalement dans la partie cardiaque de l'estomac que se trouvent les glandules pepsiques (2).

(1) Cette disposition est très marquée chez les Solipèdes. Ainsi, chez le Cheval, l'estomac, assez semblable à celui de l'Homme par sa forme générale, bien que plus arrondi et plus fortement recourbé sur lui-même, n'offre extérieurement aucune division bien marquée, mais sa surface intérieure présente de grandes différences de structure : dans sa moitié cardiaque la membrane muqueuse est blanchâtre, sèche et revêtue d'un épithélium épais et lamelleux, tandis que dans sa portion pylorique cette membrane est rougeâtre, très vasculaire, spongieuse, creusée d'un grand nombre de follicules glandulaires et garnie seulement d'une couche épithélique mince et molle. La ligne de démarcation entre ces deux portions de l'estomac est fort tranchée, et elle est en général vaguement indiquée à l'extérieur par une dépression circulaire qui correspond à la terminaison des fibres obliques du plan superficiel de la tunique charnue du grand cul-de-sac (a). La même disposition se voit dans la tunique muqueuse de l'estomac de l'Ane (b).

Chez le Rhinocéros, l'estomac est divisé aussi en deux parties parfaitement distinctes par la structure de sa tunique muqueuse ; mais sa portion cardiaque n'est pas séparée de sa portion pylorique par un rétrécissement, et vers le milieu de cette dernière on remarque une constriction assez prononcée (c).

(2) Ainsi chez les Animaux du genre Chat, l'épithélium lamelleux s'arrête sur les bords du cardia (d), à peu près comme cela se voit chez l'Homme.

Chez le Cochon, cet épithélium résistant ne se prolonge aussi que très peu dans l'intérieur de l'estomac, et dans le grand cul-de-sac la tunique muqueuse est molle et spongieuse, comme dans la portion pylorique (e).

(a) Chauveau, *Anatomie comparée des Animaux domestiques*, p. 356, fig. 111, 112 et 113.
(b) Home, *Lectures on comp. Anat.*, t. II, pl. 16.
(c) Owen, *On the Anatomy of the Indian Rhinoceros* (*Trans. of the Zool. Soc.*, 1852, t. IV, pl. 11, fig. 1 et 2).
(d) Home, *Op. cit.*, pl. 11.
(e) Idem, *ibid.*, pl. 17.

Il existe aussi chez les Mammifères à estomac simple quelques variations dans la disposition des glandules pepsiques. En général, ces organes sécréteurs sont disséminés à peu près comme chez l'Homme, mais quelquefois ils sont réunis de façon à former une masse ovoïde située dans la paroi supérieure de l'estomac, un peu à droite du cardia. Le Castor nous offre un exemple de ce mode d'organisation (1).

Estomacs multiples.

§ 13. — Chez les Mammifères à estomacs multiples, la première poche qui fait suite à l'œsophage sert principalement de magasin pour les aliments, et, en général, on la désigne sous le nom de *panse;* les autres varient beaucoup par leur disposition ainsi que par leurs usages, et, à cet égard, il importe de distinguer les Animaux chez lesquels les aliments passent directement d'un estomac dans le suivant, sans remonter

(1) L'estomac du Castor présente deux renflements séparés par un étranglement et formant, l'un la portion cardiaque, l'autre la portion pylorique de cet organe (a). La masse glandulaire, constituée par les follicules pepsiques est située dans le premier de ces compartiments, sur la petite courbure de l'estomac, à côté du cardia. On y remarque un nombre considérable de grandes ouvertures ou fossettes arrondies, au fond de chacune desquelles débouchent plusieurs glandules pepsiques branchues (b). Le même mode d'organisation se voit chez le Dugong (c) et chez le Phascolome (c).

Chez le Pangolin (*Manis pentadactyla*), il existe aussi un amas de glandes pepsiques, mais il est situé sur la grande courbure de l'estomac, à l'entrée de la portion pylorique de cet organe, et il y débouche par une fossette arrondie (d).

Chez le Muscardin (*Myoxus avellanarius*), l'estomac présente une particularité qui rappelle ce que nous avons vu chez les Oiseaux. L'œsophage débouche dans une petite poche arrondie, à parois glanduleuses, qui ressemble beaucoup au ventricule pepsique (ou succenturié) des Oiseaux, et qui conduit dans un second estomac dont la portion cardiaque est dilatée comme d'ordinaire en un grand cul-de-sac (e).

(a) Daubenton, *Op. cit.*, pl. 187, fig. 1.
— Home, *Lectures on comparative Anatomy*, t. II, pl. 13, fig. 1 à 3.
— Carus et Otto, *Tab. Anat. comp. illustr.*, pars IV, pl. 8, fig. 4 et 5.
(b) Home, *Op. cit.*, t. III, p. 125 ; t. IV, pl. 24, fig. 1.
(c) Idem, *ibid.*, t. II, pl. 14.
(d) Whitefield, *On the Stomach of the* Manis pentadactyla *of Ceylon* (*Edinb. new Philos. Journ.*, 1829, t. VIII, p. 58, pl. 1, fig. 1).
— Carus et Otto, *loc. cit.*, pl. 8, fig. 7 et 8.
(e) Home, *Op. cit.*, t. II, pl. 13, fig. 4 et 5.
— Wagner, *Icones zootomicæ*, pl. 7, fig. 6.

dans la bouche, et ceux qui ruminent, c'est-à-dire qui, après avoir emmagasiné leurs aliments dans la panse, les font remonter pour les mâcher plus complétement, puis les avalent de nouveau, et alors seulement les font passer dans la portion pylorique de leur appareil stomacal.

Parmi les Mammifères qui ne ruminent pas, on trouve un estomac multiloculaire chez les Singes du genre Semnopithèque et chez le Colobe (1) ; chez les Paresseux (2) ; chez plusieurs

(1) L'estomac des Semnopithèques se compose de trois portions, savoir : 1° une poche cardiaque dans laquelle débouche l'œsophage et dont les parois sont lisses ; 2° une poche médiane qui est en communication avec l'œsophage par une gouttière, qui est séparée de la précédente par un grand repli cloisonnaire, et qui a ses parois boursouflées sur divers points, de façon à constituer un nombre considérable de compartiments secondaires disposés en une double série ; 3° une portion pylorique qui est allongée, presque cylindrique et froncée de chaque côté de deux rubans charnus provenant de l'œsophage (*a*). M. Owen a trouvé une disposition semblable chez le Colobe, Singe très voisin des Semnopithèques (*b*).

(2) L'estomac de l'Aï ressemble beaucoup à celui des Ruminants, et se compose de quatre poches principales, savoir : 1° un grand sac qui est tapissé d'un épithélium épais, et qui est divisé en deux compartiments dont l'un donne naissance à un grand appendice conique ; 2° un estomac arrondi, auquel quelques anatomistes appliquent le nom de *bonnet*, faisant suite au précédent, mais étant aussi en connexion directe avec l'œsophage par une gouttière en prolongation de ce conduit ; 3° un petit estomac cylindrique situé à l'extrémité de la gouttière dont je viens de parler et pouvant être comparé au feuillet des Ruminants ; 4° un estomac ovalaire et terminal qui est étroit, qui présente à l'intérieur des rides longitudinales, et qui se trouve entre le troisième estomac et le pylore (*c*). La disposi-

(*a*) Otto, *Ueber eine neue Affen-Art*. (*Nova Acta Acad. Nat. curios.*, 1825, t. XII, pl. 47, fig. 2 et 3).
— Owen, *On the sacculated form of Stomach as it exists in the genus* Semnopithecus (*Trans. of the Zool. Soc.*, 1835, t. I, p. 65, pl. 8 et 9, fig. 1 et 2).
— Duvernoy, *Quelques observations sur le canal alimentaire des Semnopithèques, et description d'un sphincter œsophagien du diaphragme dans ces Animaux et dans plusieurs autres genres de Singes* (*Mém. de la Soc. d'histoire naturelle de Strasbourg*, t. II, pl. 1, fig. 1).
— Wagner, *Icones zootomicæ*, pl. 1, fig. 9 (d'après Duvernoy).
— Carus et Otto, *Tab. Anat. comp. illustr.*, pars IV, pl. 8, fig. 9.
(*b*) Owen, *Description of the Stomach of the* Colobus ursinus (*Proceedings of the Zoological Society*, 1841, t. IX, p. 84).
(*c*) Daubenton, *loc. cit.*, pl. 294, fig. 1 et 2.
— Wiedemann, *Ueber die Verdauungswerkzeuge des Ai* (Wiedemann's *Archiv für Zool. und Zootomie*, 1800, t. I, p. 141).
— Carus et Otto, *Tab. Anat. comp. illustr.*, pars IV, pl. 8, fig. 13.

Pachydermes, tels que l'Hippopotame et les Pécaris, Animaux de la famille des Cochons (1); enfin chez les Siréniens ou Cétacés herbivores (2), et chez les Cétacés proprement dits ou Souffleurs. Chez ces derniers, on compte toujours trois esto-

tion de ces poches stomacales est à peu près la même chez l'Unau (*a*). Duvernoy, qui a décrit en détail l'estomac de ces Animaux, suppose qu'ils doivent ruminer (*b*), mais cela ne paraît pas être.

(1) Chez le Pécari tejassau (*Dicotyles labiatus*), l'estomac est divisé en deux portions principales, dont la disposition est assez complexe. On y distingue : 1° une panse ou poche cardiaque très dilatée et présentant deux grands prolongements coniques ; 2° une poche pylorique qui est séparée de la précédente par un détroit (*c*). La conformation de cet organe est à peu près la même chez le Pécari à collier, mais la séparation entre les portions pylorique et cardiaque est plus profonde (*d*).

Chez le Cochon l'estomac est simple, mais on y remarque aussi un appendice conique au fond du cul-de-sac cardiaque (*e*).

L'estomac de l'Hippopotame est très compliqué; le cardia communique dans trois poches cæcales et dans un long compartiment cylindrique qui, à l'intérieur, est subdivisé par des replis valvulaires, et qui se termine par un canal étroit replié sur lui-même et aboutissant au pylore (*f*).

L'estomac du Daman ressemble à celui de beaucoup de Rongeurs; il est divisé en deux poches de capacité à peu près égale (*g*).

(2) Chez le Lamentin, l'estomac a une forme remarquable : l'œsophage débouche au milieu d'une grande panse ovalaire qui du côté gauche porte un appendice cæcal, et du côté droit communique avec une paire de poches intermédiaires, ainsi qu'avec un grand estomac pylorique semblable à la caillette des Ruminants (*h*).

La conformation de l'appareil stomacal est à peu près la même chez le Dugong (*i*).

(*a*) Daubenton, *loc. cit.*, pl. 292, fig. 1 à 4.

(*b*) Cuvier, *Leçons d'anatomie comparée*, t. VII, 2e partie, p. 57.

(*c*) Tyson, *Tajacu, seu Aper mexicanus moschiferus, or the Anatomy of the Mexico-Hog* (*Phil. Trans.*, 1683, t. XIII, p. 359, pl. 1, fig. 5, et pl. 2, fig. 1 et 2).
— Cuvier, *Leçons d'anatomie comparée*, t. VII, 2e partie, p. 63.

(*d*) Daubenton, *loc. cit.*, pl. 207, fig. 1 et 2.
— Carus et Otto, *Tab. Anat. comp. illustr.* pars IV, pl. 8, fig. 11.
— Rapp, *Beiträge zur Anatomie und Physiologie der Wallfische* (Meckel's *Archiv für Anat. und Physiol.*, 1830, p. 363).
— Wagner, *Icones zootomicæ*, pl 7, fig. 11.

(*e*) Home, *Op. cit.*, pl. 17.

(*f*) Daubenton, *Op. cit.*, pl. 324, fig. 2 et 3 ; pl. 325, fig. 1 et 2.

(*g*) Cuvier, *Leçons d'anatomie comparée*, 1re édit., t. V, pl. 37, fig. 4.

(*h*) Home, *Lectures on comparative Anatomy*, t. IV, pl. 46.
— Carus et Otto, *Tab. Anat. comp. illustr.*, pars IV, pl. 8, fig. 12.
— Wagner, *Icones zootomicæ*, pl. 7, fig. 10.

(*i*) Home, *On the Anatomy of the Dugong* (*Philos. Trans.*, t. CX, et *Lectures on comp. Anat*, t. IV, pl. 25 et 26).
— Fréd. Cuvier, art. CETACEA (Todd's *Cyclop. of Anat and Physiol.*, t. I, p. 573, fig. 261).

macs bien distincts, qui se succèdent, et dont le dernier est lui-même subdivisé en plusieurs compartiments; de sorte qu'au premier abord, on a pu croire qu'il existe chez ces Cétacés jusqu'à cinq, six, sept ou même un plus grand nombre d'estomacs (1).

(1) Les anatomistes sont très partagés d'opinions au sujet du nombre des estomacs chez les Cétacés. Ainsi, Hunter compte cinq estomacs chez le Marsouin commun, l'Épaulard (*P. orca*) et la Baleine, et sept chez l'Hypéroodon (*a*); tandis que Baussard ne distingue chez ce dernier Cétacé que trois estomacs (*b*), et que M. Eudes Deslongchamps n'en mentionne que deux (*c*). Cuvier n'en a décrit que quatre chez le Marsouin (*d*), et Frédéric Cuvier pense que chez tous les Cétacés il doit en exister réellement cinq (*e*). Mais ces divergences tiennent beaucoup plus à la manière d'interpréter les dispositions organiques observées qu'à un désaccord sur ces dispositions elles-mêmes, et dépendent principalement de ce que les uns considèrent comme des estomacs distincts ce que les autres regardent comme de simples subdivisions du troisième estomac. Chez l'Hypéroodon, par exemple, l'œsophage se continue dans un grand sac à tunique épithélique épaisse, sur le côté droit duquel se trouve, à peu de distance du cardia, un orifice circulaire qui donne dans un second estomac dont la surface interne présente beaucoup de rides. Un petit orifice conduit de cette poche dans un troisième estomac dont la première portion est petite et globuleuse. Enfin celle-ci débouche à son tour dans un long et gros boyau qui se termine au pylore et qui a d'abord été décrit sous le nom de quatrième estomac (*f*), mais qui présente intérieurement la même structure que le compartiment précédent et ne paraît pas devoir en être distingué (*g*). Au delà de cette ouverture on trouve une autre dilatation que quelques anatomistes ont considérée comme un cinquième estomac, mais qui fait partie du duodénum (*h*). Il est aussi à noter que l'estomac pylorique est subdivisé en plusieurs compartiments (*i*), et que quelques anatomistes comptent de la sorte, chez

(*a*) Hunter, *On the Structure and Œconomy of Whales* (*Philos. Trans.*, 1787, et *Œuvres complètes*, trad. par Richelot, t. IV, p. 458.

(*b*) Baussard, *Mém. sur deux Cétacés échoués vers Honfleur, le 17 septembre 1788* (*Journal de physique*, 1789, t. XXXIV, p. 204).

(*c*) Eudes Deslongchamps, *Remarques zoologiques et anatomiques sur l'Hypéroodon* (*Mém. de la Société linnéenne de Normandie*, t. VII, p. 12).

(*d*) Cuvier, *Leçons d'anatomie comparée*, 1re édit., 1805, t. III, p. 402.

(*e*) Fr. Cuvier, *De l'histoire naturelle des Cétacés*, p. XIV.

— Duvernoy, *Additions aux Leçons d'anatomie comparée* de Cuvier, 2e édit., 2e partie, p. 77 et suiv.

(*f*) Home, *Lectures on comparative Anatomy*, t. II, pl. 40 et 41.

(*g*) Eschricht, *Untersuchungen über die nordischen Wallthiere*, p. 40.

(*h*) Home, *Op. cit.*, pl. 41.

(*i*) Les replis de la muqueuse qui établissent ces subdivisions n'ont pas été représentés par Home, mais leur existence a été constatée par MM. Eudes Deslongchamps et Eschricht.

Estomac des Ruminants.

§ 14. — Enfin, chez les Mammifères ruminants, la structure de l'estomac est encore plus complexe ; car non-seulement ce viscère se compose ordinairement de quatre poches bien distinctes (1), mais les connexions de ces réservoirs avec l'œsophage sont toujours disposées de telle sorte qu'ils constituent deux organes indépendants l'un de l'autre, et que les aliments, en sortant de ce conduit, peuvent passer tantôt dans l'un de ces deux compartiments de l'appareil stomacal, et tantôt dans un autre, sans traverser le premier.

Ces quatre poches digestives, ou estomacs, sont désignées sous les noms de *panse* ou *rumen*, de *bonnet*, de *feuillet* et de

ce Cétacé, jusqu'à six estomacs, indépendamment de la poche duodénale (*a*). Le même mode de conformation se voit chez l'Épaulard blanc, ou Delphinaptère bégula (*b*).

Chez le Marsouin, le nombre des estomacs est aussi de trois, les compartiments qui succèdent au second estomac étant réunis en une seule poche intestiniforme et contournée sur elle-même (*c*). Les auteurs qui les considèrent comme devant être distingués comptent par conséquent quatre estomacs (*d*), et d'autres anatomistes donnent le nom de quatrième estomac à la dilatation duodénale (*e*).

Le nombre des estomacs paraît être aussi de trois seulement chez les les différentes espèces de Baleines (*f*) et chez le Cachalot (*g*).

Pour plus de détails au sujet de la conformation de l'appareil stomacal des Cétacés, je renverrai aux ouvrages de Rapp et de M. Eschricht.

(1) Cette multiplicité des estomacs était connue d'Aristote chez les Quadrupèdes vivipares qui sont dépourvus de dents sur le devant de la mâchoire supérieure et qui portent des cornes, caractères qui distinguent des autres Mammifères la plupart des Ruminants (*h*).

(*a*) Jackson, *Dissection of a Spermaceti Whale and three other Cetaceans* (*Boston Journ. of Nat. Hist.*, t. V, p. 162, pl. 15, fig. 2).

(*b*) Barclay and Neil, *Account of a Begula, or white Whale killed in the Frith of Forth* (*Wernerian Memoirs*, t. III, pl. 18, fig. 1 et 2).

(*c*) Eichwald, *Observationes nonnullæ circa fabricam Delphini phocænæ* (*Mém. de l'Acad. de Saint-Pétersbourg*, 1824, t. IX, p. 450).

— Carus et Otto, *Tab. Anat. comp. illustr.*, pars IV, pl. 8, fig. 14.

— Rapp, *Beiträge zur Anat. und Physiol. der Wallfische* (Meckel's *Archiv für Anat. und Physiol.*, 1830, p. 361). — *Cetaceen*, pl. 6, fig. 1, 2 et 3.

— Wagner, *Icones zootomicæ*, pl. 7, fig. 14.

(*d*) Fréd. Cuvier, art. CETACEA (Todd's *Cyclop. of Anat. and Physiol.*, t. I, p. 574, fig. 263).

(*e*) Cuvier, *Leçons d'anatomie comparée*, 1re édit., t. V, p. 345, pl. 38, fig. 2.

(*f*) Jackson, *Op. cit.* (*Boston Journal of Nat. Hist.*, t. V, p. 141, pl. 16, fig. 1).

(*g*) Eschricht, *Op. cit.*, p. 98, fig. 19.

(*h*) Aristote, *Histoire des Animaux*, liv. II, chap. XVII.

*caillette* (1). Considérées au point de vue physiologique, elles se divisent en deux groupes : un réservoir cardiaque formé par la panse et le bonnet qui est une dépendance, de la première, et un estomac proprement dit, qui est constitué essentiellement par la caillette, et qui a pour vestibule le feuillet. Dans le jeune âge, pendant la période de l'allaitement, la caillette est, en général, plus grande que les autres estomacs (2); mais quand l'Animal vient à se nourrir d'herbe, la panse se dilate beaucoup, et chez l'adulte elle constitue une énorme poche qui occupe à elle seule les trois quarts de la cavité abdominale. On la désigne quelquefois sous le nom d'*herbier*, parce que les matières végétales s'y retrouvent sans avoir subi d'altération notable (3). Chez la plupart des Ruminants ordinaires, tels que le Bœuf, le Mouton et la Chèvre, elle est subdivisée en deux compartiments principaux qui se prolongent en forme de sacs, et sa surface interne est hérissée d'une multitude de papilles dépendantes de sa tunique muqueuse et revêtues d'un épithélium épais (4). Chez les Cerfs,

(1) L'ensemble de cet appareil constitue ce que, dans le langage familier, on appelle les *tripes*; c'est l'*omasum* des Latins.

(2) Par exemple, chez le Veau (*a*) et le Cerf (*b*); mais cette disposition ne s'est pas trouvée chez un Lama nouveau-né dont Cuvier a fait l'anatomie (*c*).

(3) La capacité de la panse est très grande, et même, chez des Animaux qui n'ont pas mangé depuis fort longtemps, on trouve d'ordinaire, dans ce réservoir, une quantité très considérable de matières alimentaires. Ainsi, M. Colin a constaté que chez un Taureau qui n'avait pas mangé depuis vingt-quatre heures, il existait 75 kilogrammes de matières alimentaires dans la panse, et chez une Vache dans les mêmes conditions, il y trouva 100 kilogrammes de fourrage imbibé de liquide. Il évalue, terme moyen, à 50 kilogrammes le poids des matières accumulées de la sorte dans l'estomac du Bœuf (*d*).

(4) La panse du Bœuf est divisée de la sorte en deux compartiments situés,

(*a*) Daubenton, dans Buffon, *Hist. nat des Mammifères*, pl. 76, fig. 7.
— Malacarne, *Rischiarimenti intorno alla ruminazione* (*Mem. della Società italiana delle scienze di Verona*, 1815, t. XVII, p. 389 et 390).

(*b*) Wagner, *Icones zootomicæ*, pl. 7, fig. 12.

(*c*) Cuvier, *Leçons d'anatomie comparée*, 2e édit., t. IV, 2e partie, p. 72.

(*d*) Colin, *Traité de physiologie comparée des Animaux domestiques*, t. I, p. 304.

la panse présente trois sacs au lieu de deux (1), et chez quelques Antilopes, telles que l'Élan, les papilles dont sa surface interne est garnie acquièrent beaucoup de force et de dureté (2). Mais c'est surtout chez les Caméliens que ce premier estomac offre des particularités importantes à noter. En effet, on remarque sur cet organe deux grands amas de bosselures qui sont constituées par le fond d'autant de grandes cellules disposées en séries parallèles et séparées entre elles par des replis membraneux dont le bord libre loge des faisceaux charnus comparables à des sphincters. Les petites poches ainsi constituées sont au

l'un à droite, l'autre à gauche, et incomplétement séparés à l'extérieur par des échancrures ou scissures profondes qui correspondent à des replis intérieurs disposés en manière de cloisons partielles, renfermant dans leur épaisseur des brides charnues, et appelées *pilier antérieur* et *pilier postérieur du rumen*. Des replis secondaires partent de la partie inférieure de ces piliers, et subdivisent chaque sac en deux lobes dont l'inférieur a la forme d'une bosselure ou vessie conique. Le sac gauche est le plus grand et fait suite au cardia ; le sac droit commence plus bas sur le côté du précédent et ne se prolonge guère davantage (*a*).

(1) Chez le Mouton (*b*), le compartiment inférieur, ou appendice conique du sac gauche, n'est que peu marqué ; mais celui du sac droit descend beaucoup plus bas, et se trouve délimité intérieurement par un repli qui s'avance beaucoup dans l'intérieur de la panse. Le sac gauche présente aussi un lobule arrondi près de son point de jonction avec le haut du sac droit, et un prolongement en forme de poche naît de sa partie supérieure à côté du bonnet.

Les papilles qui garnissent la surface de la tunique muqueuse de la panse sont très nombreuses, serrées et plus ou moins rétrécies à leur base. Leur forme varie un peu chez les différents Ruminants, ainsi qu'on le voit par les figures grossies que Home a données de ces appendices chez le Bœuf, le Mouton et la Girafe (*c*). Chez ce dernier Animal, elles sont remarquablement régulières et arrondies (*d*).

(2) Daubenton a donné une figure de l'estomac du Cerf (*e*).

(*a*) Chauveau, *Anatomie comparée des Animaux domestiques*, p. 363 et suiv., fig. 115 et 116.

(*b*) Daubenton, *loc. cit.*, p. 387.
— Carus et Otto, *Tab. Anat. comp. illustr.*, pars IV, pl. 9. fig. 16.
— Milne Edwards, *Éléments de zoologie*, 2ᵉ partie, p. 174, fig. 158, et *Atlas du Règne animal* de Cuvier, MAMMIFÈRES, pl. 84, fig. 1.

(*c*) Home, *A Report on the Stomach of the Ziraffa* (*Philos. Trans.*, 1830, p. 85, pl. 8, fig. 1, 6, 7, 10 et 11).

(*d*) Owen, *Notes on the Anat. of the Nubian Giraffa* (*Trans. of the Zool. Soc.*, t. II, pl. 41, fig. 4).

(*e*) Buffon, *Hist. nat. des Mammifères*, pl. 76, fig. 3.

nombre de plus de huit cents, et l'on y trouve toujours de l'eau en plus ou moins grande abondance ; aussi la plupart des naturalistes les considèrent-ils comme des réservoirs destinés à emmagasiner les liquides avalés par l'Animal, et l'on attribue généralement à cette particularité la faculté que les Chameaux possèdent de résister pendant longtemps à la privation de toute boisson (1).

Le second estomac des Ruminants, appelé le *bonnet* ou le *réseau*, est une poche arrondie qui est suspendue au-dessous du cardia, à droite de la panse, et qui communique très librement avec elle, mais s'en distingue par la structure de ses parois. En effet, celles-ci présentent à leur surface interne une multi-

(1) L'un de ces amas de cellules, beaucoup plus considérable que l'autre, occupe une grande partie du fond du sac gauche de la panse et a reçu le nom de *réservoir* (Daubenton) ; quelques auteurs le considèrent comme un estomac particulier, et par conséquent ils attribuent aux Chameaux cinq estomacs, au lieu de quatre. L'autre groupe de cellules est de forme allongée, et se trouve à la partie supérieure de la portion droite de l'estomac, près du pylore (*a*). Les aliments solides ne pénètrent pas dans ces loges, et, d'après une expérience faite par Home, on voit qu'elles peuvent contenir plus de cinq litres de liquide. Les fibres musculaires qui entourent leur ouverture sont disposées de façon à déterminer la contraction et probablement la clôture de celle-ci. Il est aussi à noter que la tunique muqueuse de la panse ne présente pas des papilles comme chez les Ruminants ordinaires. Le bonnet est subdivisé de la même manière en cellules pariétales.

Un mode d'organisation semblable se voit chez les Lamas, mais les cellules pariétales de la panse sont moins développées (*b*).

Il est, du reste, à noter que, chez tous les Ruminants, les parois du bonnet n'absorbent que très lentement les liquides, et que presque toujours on trouve dans cette poche une certaine quantité de boisson tenue en dépôt (*c*).

(*a*) Perrault, *Mém. pour servir à l'histoire naturelle des Animaux*, 1re partie, p. 76, pl. 8 (*Mém. de l'Acad. des sciences*, 1666 à 1669, t. III).
— Daubenton, *Description du Dromadaire* (Buffon, *Hist. nat. des Mammif.*, t. X, p. 194, pl. 333, 334, 335 et 336).
— Home, *Lectures on Comp. Anat.*, t. II, p. 167 et suiv., pl. 23 et 25.
— Colin, *Traité de physiologie comparée des Animaux domestiques*, t. I, p. 505, fig. 41.

(*b*) Cuvier, *Leçons d'anatomie comparée*, 1re édit., t. V, pl. 38, fig. 1.
— Carus et Otto, *Tab. Anat. comp. illustr.*, pars IV, pl. 9, fig. 17.

(*c*) Colin, *Op. cit.*, t. I, p. 305.

tude de petites crêtes membraneuses, ou prolongements cloisonnaires, qui se rencontrent de façon à circonscrire des cellules polygonales dont l'aspect rappelle un peu celui des alvéoles d'un gâteau d'Abeilles. Ces cellules sont plus profondes et plus larges vers le fond du cul-de-sac formé par la partie inférieure du bonnet que près du cardia et leurs parois sont réticulées (1).

Le *feuillet* (2) existe chez tous les Ruminants, mais chez les Chevrotains il n'est que peu développé (3) ; chez les Lamas, il n'est représenté que par une portion vestibulaire de la caillette, et chez le Chameau il est rudimentaire (4).

(1) Le bonnet est revêtu d'un épithélium semblable à celui de la panse dont il semble être une dépendance. Chez les Ruminants ordinaires les cellules pariétales de cet estomac sont petites et peu profondes (*a*), surtout chez le Renne et la Girafe (*b*). Il est aussi à noter que leur surface est garnie de petites papilles coniques.

(2) Quelques auteurs donnent à ce troisième estomac le nom de *mille-feuillet* ou de *psautier*.

(3) Chez le Chevrotain de Java, la panse est très allongée et peu distincte du bonnet, qui est bien caractérisé par la disposition réticulée de sa tunique muqueuse ; mais d'après Rapp et M. Leuckart, la gouttière œsophagienne, qui occupe comme d'ordinaire le sommet de cette poche, se rendrait directement à la caillette, et il n'y aurait rien qui pût être considéré comme l'analogue du feuillet. Chez cet Animal, le nombre des estomacs ne serait donc pas de quatre, comme chez la plupart des Ruminants, et se trouverait réduit à trois (*c*).

Mais M. W. Berlin a constaté récemment que cette anomalie n'existe pas, et que suivant toute probabilité, les anatomistes que je viens de citer, n'ayant examiné que des préparations sèches, n'ont pas distingué entre eux le bonnet et le feuillet (*d*). J'ai eu l'occasion de disséquer un jeune individu d'une autre espèce du même genre, le *Moschus pygmeus*, et j'y ai trouvé les quatre estomacs parfaitement bien caractérisés ; le feuillet était reconnaissable à l'extérieur aussi bien qu'intérieurement, où l'on voyait ses grands replis longitudinaux.

(4) Chez le Lama, la gouttière œsophagienne conduit directement dans la

(*a*) Voyez l'*Atlas du Règne animal* de Cuvier, MAMMIFÈRES, pl. 84, fig. 2.

(*b*) Owen, *Notes on the Anat. of the Nubian Giraffa* (*Trans. of the Zool. Soc.*, t. II, pl. 41, fig. 5).

(*c*) Rapp, *Anatomische Untersuchungen über das javanische Moschusthier* (*Archiv für Naturgeschichte*, 1843, t. I, p. 43, pl. 2).
— F. Leuckart, *Der Magen eines* Moschus javanicus (Müller's *Archiv für Anat. und Physiol.*, 1843, p. 24, pl. 2, fig. 3).

(*d*) W. Berlin, *Ist der Magen von* Moschus javanicus *wesentlich von dem anderer Wiederkäuer verschieden ?* (*Archiv für die Holländischen Beiträge zur Natur und Heilkunde*, 1858, t. I, p. 471).

Chez le Bœuf, ce troisième estomac est plus grand que le bonnet, à côté duquel il se trouve. Il est de forme ovoïde, et se fait remarquer par l'existence d'un nombre considérable de grands replis parallèles qui en occupent la cavité et qui ont valu à cet organe le nom sous lequel on le désigne communément, car ils ont quelque ressemblance avec les feuillets d'un livre.

Enfin la caillette, ou estomac proprement dit, communique avec la poche précédente par un orifice étroit, et diffère des parties de l'appareil stomacal déjà décrites par la structure de sa tunique muqueuse. En effet, cette membrane n'est pas revêtue d'un épithélium lamelleux; elle est d'une consistance molle; elle présente un grand nombre de rides irrégulières et dirigées longitudinalement; enfin elle est criblée de petits orifices dépendant de glandules pepsiques situées dans son épaisseur.

Rumination. Les relations de ces diverses poches stomacales avec l'œsophage nous feront comprendre facilement le mécanisme de la rumination. Ainsi que chacun le sait, les Bœufs, les Moutons, les Cerfs, les Chameaux et les autres Mammifères du même ordre avalent leurs aliments sans les avoir complétement

caillette, dont la portion initiale qui représente le feuillet est étroite et à peu près cylindrique, de sorte que quelques anatomistes considèrent ce troisième estomac comme n'existant pas (*a*).

Enfin, chez les Chameaux, le feuillet est extrêmement petit, et ne présente pas à l'intérieur les grands replis de la tunique muqueuse qui s'y font remarquer chez la plupart des Ruminants ordinaires; mais il ne manque pas et il constitue un canal dilaté vers le milieu et s'étendant de la fin de la gouttière œsophagienne à la caillette. Dans un individu que j'ai eu l'occasion d'étudier, ce troisième estomac n'était pas globuleux, comme Home l'a représenté dans la figure qu'il a donnée de l'appareil stomacal du Chameau (*b*), mais il était très distinct, soit du bonnet, soit de la panse.

(*a*) Brandt, *Beiträge zur Kenntniss des Baues der innern Weichtheile des Lama* (*Mém. de l'Acad. de Saint-Pétersbourg*, 6e série, 1845, *Scienc. nat.*, t. IV, pl. 5).
— Carus et Otto, *Tab. Anat. comp. illustr.*, pars IV, pl. 9, fig. 17.

(*b*) Home, *Lectures on Comparative Anatomy*, t. II, pl. 24, G.
— Colin, *Traité de physiologie comparée des Animaux domestiques*, t. I, p. 505, fig. 41.

mâchés, les accumulent ainsi dans leur estomac ; puis, lorsque le repas est fini et qu'ils sont au repos, ces Animaux ramènent dans leur bouche les matières ainsi emmagasinées, les mâchent de nouveau et les avalent une seconde fois. On sait par les observations de Daubenton et de Camper, ainsi que par les recherches plus récentes et plus complètes de M. Flourens, que la route suivie par les aliments n'est pas la même lors de ces deux déglutitions successives ; que lorsqu'ils descendent pour la première fois dans l'estomac, ils vont dans la panse et dans le bonnet ; mais que lorsqu'après avoir été mâchés, ils passent une seconde fois par l'œsophage, ils ne pénètrent ni dans l'une ni dans l'autre de ces poches, et se rendent directement au feuillet pour aller de là dans la caillette (1). Cela ne dépend pas d'un rap-

(1) On savait fort anciennement que les aliments non ruminés vont dans le premier estomac, et ce fait a été démontré par beaucoup d'expériences (*a*) ; mais les prédécesseurs de Daubenton pensaient que ces substances, lors de la seconde déglutition, revenaient dans la même cavité ou allaient dans le second estomac, pour passer ensuite dans le feuillet et la caillette (*b*). Daubenton et Camper avancèrent que les aliments ruminés passent immédiatement dans le troisième estomac, sans pénétrer de nouveau ni dans la panse, ni dans le bonnet (*c*) ; mais cette opinion rencontra beaucoup d'opposition (*d*), et la vérité à ce sujet ne fut généralement reconnue qu'à la suite des expériences directes faites en 1831 par M. Flourens sur le mécanisme de la rumination (*e*).

(*a*) Réaumur, *Sur la digestion des Oiseaux* (*Mém. de l'Acad. des sciences*, 1752, p. 493).
— Daubenton, *Mém. sur la rumination* (*Mém. de l'Acad. des sciences*, 1768), et *Instructions pour les bergers*.
— Spallanzani, *Expériences sur la digestion*, p. 149.

(*b*) Duverney, *Observ. sur les estomacs des Animaux qui ruminent* (*Œuvres anatomiques*, t. II, p. 440).
— Perrault, *Essais de physique*, t. III, p. 214.
— Haller, *Elementa physiologiæ*, t. VI.
— Chabert, *Des organes de la digestion chez les Ruminants*, 1797.

(*c*) Daubenton, *Mém. sur la rumination et sur le tempérament des Bêtes à laine* (*Mém. de l'Acad. des sciences*, 1768, p. 392).
— Camper, *Leçons sur l'épizootie qui régna dans la province de Groningue en 1769*, leç. 3 *de la Rumination* (*Œuvres qui ont pour objet l'histoire naturelle, la physiologie et l'anatomie comparée*, t. III, p. 70).

(*d*) Bourgelat, *Éléments de l'art vétérinaire*, t. I, p. 420 et suiv.
— Brugnone, *Des Animaux ruminants et de la rumination* (*Mém. de l'Acad. des sciences de Turin pour 1810*, t. XVIII, p. 316 et suiv.).

(*e*) Flourens, *Expériences sur le mécanisme de la rumination* (*Ann. des sciences nat.*, 1re série, 1832, t. XXVII, p. 34).

prochement qui s'effectuerait entre l'entrée du feuillet et l'embouchure de l'œsophage, comme l'ont supposé quelques naturalistes, mais du mode de terminaison de ce dernier organe. En effet, chez les Ruminants, l'œsophage ne s'ouvre pas dans l'estomac par un orifice circulaire, ainsi que cela a lieu chez la plupart des Mammifères, mais par une sorte de boutonnière longitudinale qui occupe sa paroi inférieure, et l'espèce de rigole ainsi constituée se prolonge sur la paroi antérieure du bonnet jusque dans le feuillet ; de façon que si les lèvres de cette fente restent rapprochées, le tube œsophagien conduit directement dans ce troisième estomac, tandis qu'il débouche dans les deux premiers quand ces mêmes lèvres s'écartent l'une de l'autre (1). Or les matières alimentaires solides et grossièrement divisées qui arrivent dans cette rigole, ou portion fendue de l'œsophage, déterminent cet écartement par le seul fait de leur présence, tandis que les matières devenues

(1) Ce demi-canal par lequel l'œsophage se termine a été décrit pour la première fois par J. Faber, de Bambergue (*a*). La fente longitudinale qui en occupe la paroi correspondante à la cavité stomacale a des bords épais et très charnus. Les faisceaux musculaires qui y sont logés contournent les deux extrémités de la gouttière, de façon à constituer un sphincter ovalaire dont les contractions doivent tendre à rapprocher l'ouverture cardiaque de l'entrée du feuillet, ou à rapprocher les lèvres de la fente, quand les deux extrémités de celle-ci sont maintenues en place. D'autres fibres musculaires, disposées horizontalement, occupent le plafond de ce demi-canal œsophagien, et doivent tendre à écarter les bords de sa fente. Enfin, quelques-unes de ces fibres, en se réunissant aux précédentes, entourent en manière de sphincter les orifices situés aux deux extrémités de la rigole. La disposition générale de la gouttière a été figurée par plusieurs auteurs (*b*), et son appareil musculaire a été très bien représenté par M. Flourens (*c*).

(*a*) Voyez Hernandez, *Nova plantarum, animalium et mineralium mexicanorum historia*. 1651, p. 522.

— Peyer, *Merycologia, sive de Ruminantibus et ruminatione commentarius*, 1685, lib. II, cap. XIV, p. 127.

(*b*) Malacarne, *Op. cit.* (*Mem. della Società italiana*, 1815, t. XVII, pl. 12, fig. 2 et 4).

— Chauveau, *Anatomie comparée des Animaux domestiques*, fig. 116 et 117.

— Colin, *Traité de physiologie comparée des Animaux domestiques*, t. I, p. 511, fig. 42 et 43.

(*c*) Flourens, *Mémoires d'anatomie et de physiologie comparées*, 1844, pl. 3 et 4, fig. 1.

pâteuses par une mastication complète et une insalivation abondante coulent le long de cette gouttière sans exercer sur ses parois une pression capable de rendre béante l'ouverture qui la fait communiquer avec la panse et le bonnet ; elles peuvent donc passer outre sans tomber dans ces réservoirs, et elles se trouvent portées dans le feuillet. Ainsi l'introduction des aliments dans la panse ou dans le feuillet est une conséquence des différences dans les propriétés physiques de ces substances avant et après la rumination (1).

La régurgitation des aliments accumulés dans les estomacs vestibulaires, et destinés à être remâchés avant de pouvoir arriver dans l'estomac pepsique, est un phénomène plus complexe. Les mouvements nécessaires à son accomplissement sont provoqués par le sentiment de la faim, et consistent d'abord dans les contractions simultanées des parois de la cavité abdominale et de la panse, contractions qui poussent la masse des aliments contre l'orifice dilaté de l'œsophage, et font pénétrer une certaine quantité de ces matières dans l'entrée infundibuliforme de ce conduit. Alors le cardia se resserre à son tour, de façon à presser les aliments ainsi engagés et à les réunir en une boule ; puis les contractions péristaltiques se déclarent dans l'œsophage en sens inverse de celles qui déterminent la déglutition, et le bol alimentaire se trouve ainsi reporté très rapide-

(1) Les liquides ne peuvent être retenus d'une manière complète par le rapprochement des bords de la gouttière œsophagienne, aussi pénètrent-ils directement dans la panse, le bonnet et le feuillet. M. Flourens s'en est assuré en pratiquant des fistules à chacun de ces estomacs chez des Moutons, et en observant l'écoulement du liquide par ces ouvertures à mesure que l'Animal buvait (a). D'après d'autres expériences faites plus récemment par M. Colin, on voit que la plus grande partie de la boisson arrive d'abord dans la panse et déborde ensuite dans le bonnet (b).

(a) Flourens, *Expériences sur le mécanisme de la rumination* (*Ann. des sciences nat.*, 1832, t. XXVII, p. 54, et *Mém. d'anat. et de physiol. comp.*, 1844).

(b) Colin, *Op. cit.*, t. I, p. 503.

ment dans la bouche, où il est soumis à la trituration masticatoire (1). Ce dernier travail présente quelques particularités, et s'effectue plus ou moins promptement, suivant la nature des aliments. Chez le Mouton, il se fait très rapidement; la rumination s'achève aussi très promptement chez la Gazelle et chez la Chèvre; elle est plus lente chez le Bœuf; enfin le Buffle paraît être de tous les Ruminants celui qui met le plus de temps à remâcher chaque bol alimentaire (2).

(1) Les physiologistes ont beaucoup varié dans les explications qu'ils ont données du mécanisme de la régurgitation chez les Ruminants. Les expériences de M. Flourens tendirent à faire penser que la formation du bol alimentaire destiné à remonter vers la bouche était due à l'action de la gouttière œsophagienne, dont les deux extrémités se rapprocheraient tout en restant contractées, et saisiraient ainsi une pincée de matière alimentaire pour la façonner en boule (a); mais, par les recherches plus récentes de M. Colin, on voit que la rumination n'est pas interrompue par l'application de points de suture sur les lèvres de la gouttière œsophagienne, disposés de manière à entraver le genre de mouvement dont je viens de parler ; et il paraît probable que la formation du bol doit avoir lieu comme je l'ai indiqué ci-dessus (b).

(2) M. Colin a fait une série d'observations sur le nombre de mouvements masticatoires employés pour la trituration d'un certain nombre de bols alimentaires, et il a trouvé que, pour dix de ces bouchées, il fallait, terme moyen, 27 coups de dents chez le Lama, environ 35 chez la Biche et la Gazelle, près de 50 chez le Cerf, et en général de 50 à 60 chez le Bœuf. Chez le Veau, ce nombre a dépassé 80. Chez un jeune Taureau nourri avec du foin sec, le temps employé pour la rumination d'un seul bol alimentaire a varié entre 30 et 77 secondes, mais il est en général d'un peu moins d'une minute.

Ce physiologiste a remarqué aussi que la mastication mérycique se fait de différentes manières chez les divers Ruminants. Presque toujours le premier coup de dent se donne du côté opposé à celui par lequel le mouvement de trituration va se continuer. Chez les Bœufs, le Mouton, la Chèvre, le Cerf, la Girafe et la plupart des autres espèces, tous les mouvements, sauf le premier pour chaque bol, se font de gauche à droite ou dans le sens contraire pendant un quart d'heure ou même beaucoup plus longtemps, puis la direction de cette mastication, dite *unilatérale*, est intervertie, et ainsi de suite. Chez le Dromadaire, la mastication mérycique est au contraire régulièrement alterne, c'est-à-dire qu'à chaque mou-

(a) Flourens, *Op. cit.* (*Mém. d'anat. et de physiol. comp.*, p. 57 et suiv.).
(b) Colin, *Traité de physiologie comparée des Animaux domestiques*, t. I, p. 510.

§ 15. — Chez l'Homme et la plupart des autres Mammifères, il n'y a dans l'état normal rien de semblable (1) ; le cardia reste contracté d'une manière presque permanente (2), et les aliments sont retenus dans l'estomac. Mais quand ce viscère est rempli outre mesure et contient beaucoup de liquide, la régurgitation a lieu très facilement, surtout chez les enfants à la mamelle (3). Quelques individus ont la faculté de faire remonter presque sans effort des gorgées d'aliments de l'estomac jusque dans la bouche, et l'on connaît des exemples de personnes qui avaient l'habitude de faire subir ainsi à ces substances une seconde Régurgitation et vomissement.

vement de la mâchoire de gauche à droite succède un mouvement de droite à gauche ou à peu près. Enfin, chez quelques espèces de Ruminants, ces changements de côté ont lieu irrégulièrement, particularité qui a été constatée chez l'Antilope onctueuse du Sénégal, et qui s'observe souvent chez les jeunes Animaux de l'espèce bovine.

Pour plus de détails au sujet de la rumination, je renverrai à l'ouvrage de M. Colin, qui a traité ce sujet très amplement (a).

(1) Moïse fit mention de cette particularité physiologique chez les Bœufs, les Moutons, etc., mais il compta à tort le Lièvre parmi les Animaux qui ruminent (b), et cette erreur a été reproduite par quelques naturalistes du siècle dernier (c).

Une sorte de rumination a été observée par Banks chez un Kanguroo nourri avec des aliments durs ; mais en général ces Animaux n'offrent rien de semblable (d).

(2) La contraction de la partie inférieure de l'œsophage coïncide d'ordinaire avec les mouvements de respiration, et par conséquent avec le moment où l'estomac est le plus fortement pressé. Magendie a remarqué aussi que l'état de relâchement de ce conduit est de très courte durée, et que plus l'estomac est distendu, plus la contraction du cardia, ainsi que de la portion adjacente de l'œsophage, devient intense et prolongée (e).

(3) M. Schultz et M. Salbach ont attribué cette particularité à la forme de l'estomac, qui, ainsi que je l'ai déjà dit (f), est moins dilaté dans sa portion splénique chez l'enfant nouveau-né que chez l'adulte (g) ; mais la différence est trop légère pour expliquer complétement le fait en question.

(a) Colin, *Traité de physiologie comparée des Animaux domestiques*, t. I, p. 495 et suiv.
(b) *Biblia sacra*, lib. V, cap. XIV, vers. 7.
(c) Peyer, *Merycologia*, 1685, lib. I, cap. V, p. 59.
— Camper, *Œuvres*, t. III, p. 52.
(d) Lawrence's *Notes to* Blumenbach's *Manual of comparative Anatomy*, 1827, p. 91.
(e) Magendie, *Précis élémentaire de physiologie*, t. II, p. 82 (édit. de 1825).
(f) Voyez ci-dessus, page 302.
(g) Salbach, *De diversa ventriculi forma in infanti et adulto*. Berlin. 1835.
— Valentin, *Lehrbuch der Physiologie*, t. I, p. 280, fig. 76 et 77.

mastication, puis de les avaler de nouveau à la manière des Ruminants (1). Enfin les matières accumulées dans l'estomac peuvent aussi être rejetées au dehors d'une manière violente et rapide, genre d'évacuation qui constitue le *vomissement ;* mais ce phénomène est le résultat d'un état pathologique.

(1) La rumination dans l'espèce humaine ne dépend d'aucune anomalie dans la structure de l'estomac, et résulte principalement d'un trouble dans les mouvements de cet organe et de l'œsophage. La régurgitation mérycique est précédée d'une contraction de l'estomac qui tend à pousser dans l'œsophage les aliments dont il est chargé ; mais ce déplacement ne paraît pouvoir s'effectuer que quand le diaphragme ou les muscles abdominaux pressent en même temps sur ce viscère. La gorgée de matière introduite ainsi dans l'œsophage presque sans effort, est ensuite poussée doucement vers le pharynx par les contractions péristaltiques de ce conduit, et, en général, l'individu peut alors à volonté l'avaler de nouveau ou la faire avancer jusque dans sa bouche. Un des jeunes médecins de la Faculté de Paris a étudié sur lui-même ce singulier phénomène (*a*), et le professeur Bérard l'a observé plus récemment chez son frère (*b*). On trouve dans les annales de la science un assez grand nombre d'autres cas analogues (*c*). En général, le vomissement est précédé de beaucoup de malaise et ne s'effectue pas sans souffrance ; mais l'habitude paraît avoir une grande influence sur la facilité avec laquelle la régurgitation s'effectue, et cela nous explique comment les anciens ont pu arriver à faire usage des vomitifs pour se préparer à bien dîner. Ce procédé, qui aujourd'hui nous paraît si extraordinaire, était employé comme chose tout ordinaire par les Romains, ainsi qu'on peut s'en convaincre par la manière dont Cicéron en parle dans une lettre où il rend compte du repas agréable que César avait fait chez lui.

(*a*) Cambay, *Sur le mérycisme et la digestibilité des aliments*, thèse. Paris, 1830.

(*b*) Bérard, *Cours de physiologie*, t. II, p. 274.

(*c*) Fabrice d'Acquapendente, *De varietate ventriculorum* (*Opera omnia*, p. 137).

— Bartholin, *Observ. anat.*, cent. I, art. V.

— C. Peyer, *Merycologia*, p. 62.

— Sennert, *Praticæ medicinæ*, lib. III, cap. VIII, p. 124 (édit. de 1648).

— Pipelet, *De vomituum diversis speciebus accuratius distinguendis*, 1786.

— Percy et Laurent, art. MÉRYCISME (*Dict. des sciences méd.*, t. XXXII, p. 526).

— Home, *Lectures on Comparative Anatomy*, t. I, p. 142.

— Roubieu, *Observ. sur la rumination chez l'Homme* (*Ann. de la Soc. méd. prat. de Montpellier*, 1807, t. IX, p. 283).

— Delmas, *Observations* (*Ann. de la Soc. de méd. prat. de Montpellier*, t. IX, p. 289).

— Decasse, *De la rumination chez l'Homme* (*Mém. de l'Acad. des sciences et lettres de Toulouse*, 1834, t. III, p. 151).

— Elliotson, *Wiederkäuen bei einem Menschen* (Froriep's *Notizen*, 1836, t. XLIX, p. 142).

— Heiling, *Ueber das Wirderkäuen bei Menschen*. Nuremberg, 1823, p. 16.

— Tarbès, *Observation sur un Homme ruminant* (*Ann. clin. de la Soc. de méd. prat. de Montpellier*, 1813, t. XXX, p. 228 ; t. XXXI, p. 311.

— Vincent, *Quelques détails sur un cas de mérycisme* (*Comptes rendus de l'Acad. des sciences*, t. XXXVII, p. 31).

Les médecins ont beaucoup discuté sur le mécanisme du vomissement, et ont professé à ce sujet les opinions les plus divergentes; mais, à l'aide d'un petit nombre d'expériences dont les unes datent du XVII^e siècle, et dont d'autres ont été faites il y a une cinquantaine d'années par Magendie, il est facile de reconnaître comment cet acte s'effectue, et de constater qu'en général l'estomac lui-même n'y joue qu'un rôle passif. On voit ainsi que la cause principale de l'éjection des matières contenues dans ce viscère est la pression exercée sur ses parois par la contraction violente et convulsive du diaphragme et des autres muscles abdominaux. Enfin, on reconnaît que ces mouvements spasmodiques sont accompagnés de contractions dans les fibres longitudinales de la portion inférieure de l'œsophage; or le raccourcissement de ces fibres tend à produire la dilatation du cardia, et par conséquent cette circonstance doit faciliter la sortie des matières contenues dans l'estomac (1).

(1) Beaucoup de physiologistes ont soutenu, même de nos jours, que le vomissement était produit par des contractions spasmodiques de l'estomac (a). Cependant, en 1681, un expérimentateur de l'école de Toulouse, François Bayle, avait constaté que si l'on introduit le doigt dans l'estomac d'un Chien, on ne sent dans les parois de cet organe aucune contraction pendant que l'Animal vomit. Il avait vu aussi que, si l'on ouvre largement l'abdomen, le vomissement ne peut plus avoir lieu, mais que la faculté de vomir reparaît quand, à l'aide d'une suture, on rétablit les parois de cette cavité de façon à permettre à leurs muscles d'exercer sur l'estomac une forte pression (b). Peu de temps après, Chirac fit des expériences analogues, et obtint les mêmes résultats (c). Vers le milieu du siècle der-

(a) Wepfer, *Cicutæ aquaticæ historia et noxæ*, 1679, p. 251.
— Perrault, *Essais de physique*, t. III, p. 154.
— Lieutaud, *Relation d'une maladie rare de l'estomac, avec quelques observations sur le vomissement, etc.* (*Mém. de l'Acad. des sciences*, 1752, p. 223).
— Haller, *Elementa physiologiæ*, t. VI, p. 281.
— Portal, *Sur le vomissement et le mouvement péristaltique des intestins* (*Mém. sur la nature et le traitement de plusieurs maladies*, 1771, t. II, p. 314). — *Quelques considérations sur le vomissement* (*Mém. du Muséum*, t. IV, p. 395).
— Burdach, *Traité de physiologie*, t. IX, p. 222.
(b) Bayle, *Institutiones physicæ*, t. III, p. 349, fig. 16-77, p. 168.
(c) Chirac, *Experimentum anatomicum cicra naturam vomitionis* (*Éphémérides des curieux de la Nature*, déc. 2, ann. IV, 1686, obs. 125).

Parmi les circonstances qui provoquent cette évacuation con-

nier, B. Schwartz ajouta de nouveaux faits qui tendirent également à prouver que dans cet acte l'estomac est passif, et que l'éjection des matières contenues dans son intérieur est due à la pression déterminée par la contraction spasmodique du diaphragme et des muscles abdominaux (*a*). Hunter adopta la même opinion (*b*). Enfin Magendie fit, en 1813, de nouvelles recherches expérimentales sur le mécanisme du vomissement, et ne laissa aucune incertitude au sujet du rôle essentiel de ces muscles dans la production de ce phénomène physiologique. Ainsi, ayant provoqué le vomissement par l'injection d'une certaine quantité d'émétique dans les veines d'un Chien, il pratiqua une ouverture aux parois de l'abdomen et fit sortir l'estomac au dehors; les efforts de vomissement continuèrent, mais l'estomac resta flasque, et les matières contenues dans ce viscère n'en furent pas expulsées. Dans d'autres expériences, Magendie reconnut que l'émétique injecté dans les veines détermine les efforts de vomissement en agissant non sur l'estomac, mais sur les muscles de l'abdomen et sur le diaphragme; que ceux-ci se contractent de la manière ordinaire, quand l'estomac a été enlevé, et qu'ils produisent des effets entièrement analogues à ceux du vomissement, si, à la place de ce viscère, on adapte à l'extrémité inférieure de l'œsophage une poche inerte, par exemple une vessie de Cochon modérément remplie de liquide. Enfin, ce physiologiste prouva que le vomissement peut être produit par les contractions du diaphragme seulement, pourvu que la paroi antérieure de l'abdomen offre la résistance nécessaire pour que l'abaissement violent de ce muscle puisse comprimer fortement l'estomac (*c*).

Les expériences de Magendie furent répétées avec succès par plusieurs auteurs (*d*). Enfin de nouvelles recherches faites par Tantini, par Legallois et Béclard et par quelques autres physiologistes, tout en confirmant les résultats précédents relativement à l'inaptitude de l'estomac à produire le phénomène du vomissement quand il est soustrait à l'action du diaphragme et des muscles abdominaux, établirent que l'œsophage a aussi un rôle actif dans l'éjection des matières vomies (*e*). Il est encore à noter qu'à l'aide d'expériences manométriques, M. Rühle a constaté que la force nécessaire pour vaincre la résistance du cardia est

(*a*) Schwartz, *Dissert. inaug. continens observationes nonnullas de vomitu et motu intestinorum* (Haller, *Disputationes anatomicæ selectæ*, t. I, p. 313).

(*b*) J. Hunter, *Remarques sur la digestion* (*Œuvres*, trad. par Richelot, t. IV, p. 161).

(*c*) Magendie, *Mémoire sur le vomissement*. In-8, Paris, 1813.

(*d*) Bégin, art. VOMISSEMENT (*Dict. des sciences médicales*, 1822, t. LVIII).

(*e*) Tantini, *Experienze sul vomito* (*Annali universali di medicina* di Omodei, 1824, t. XXXI, p. 94).

— Legallois et Béclard, *Expériences sur le vomissement* (*Œuvres* de Legallois, t. II, p. 93 et suiv.).

— Colin, *Traité de physiologie comparée des Animaux domestiques*, t. I, p. 539.

vulsive, il faut citer en première ligne : la distension de l'esto-

beaucoup moins grande pendant le vomissement que dans les circonstances ordinaires (*a*).

Une des objections faites par les adversaires de Magendie repose sur un phénomène pathologique observé chez une femme atteinte d'un cancer de l'estomac. Cette malade, en proie à des nausées continuelles, se trouvait dans l'impossibilité de vomir, et lors de l'autopsie, on trouva que la tunique musculeuse de son estomac était complétement envahie par le tissu cancéreux (*b*). Mais M. Rostan expliqua cette circonstance par la rigidité des parois de l'estomac (*c*), et Piédagnel constata que dans plusieurs cas l'état squirrheux de l'estomac n'avait pas mis obstacle au vomissement (*d*).

La possibilité du vomissement dans des circonstances où aucune contraction de l'estomac ne pouvait s'effectuer est d'ailleurs démontrée par un autre cas pathologique. Une femme qui avait avalé de l'acide sulfurique fut en proie à des vomissements violents jusqu'au moment de sa mort, et lors de l'autopsie, on trouva que les parois de son estomac avaient été entièrement détruites par le poison ; mais que, par suite d'une inflammation adhésive, la partie correspondante de la cavité abdominale avait été transformée en une sorte de poche adventive en communication avec l'œsophage (*e*). Chez un autre malade, qui était affecté d'une obstruction du cardia, les matières avalées s'accumulaient dans l'œsophage, puis étaient rejetées par le vomissement, quand cette accumulation provoquait des contractions spasmodiques des muscles abdominaux (*f*).

Comme preuve du rôle actif des muscles abdominaux dans le mécanisme du vomissement, on peut citer aussi des observations faites par Lépine sur un malade dont l'estomac faisait hernie au dehors de l'abdomen à travers une plaie. Lorsque ce viscère était dans cette position, les matières contenues dans son intérieur ne purent être vomies, mais leur expulsion eut lieu dès qu'on l'eut fait rentrer dans la cavité abdominale et que les parois de celles-ci vinrent à se contracter (*g*).

Il ne faut pas croire cependant que les parois de l'estomac ne soient pas susceptibles de se contracter dans des efforts de vomissement. Les mouvements de cet organe ont été observés

(a) Rühle, *Der Antheil des Magens bei dem Mechanismus des Erbrechens, mit einem Anhange über den Antheil der Speiseröhre* in Traube's *Beiträge zur experimentalen Pathologie und Physiologie*, t. I, p. 64 (voyez Canstatt's *Jahresbericht über die Fortschritte in der Biologie an Jahre* 1846, p. 141).

(b) J. Bourdon, *Mém. sur le vomissement*. In-8, Paris, 1819.

(c) Rostan, *Mémoire sur le vomissement* (*Nouveau Journal de médecine*, t. IV, p. 262).

(d) Piedagnel, *Mémoire sur le vomissement* (*Journal de physiologie* de Magendie, 1821, t. I, p. 251).

(e) Voyez Longet, *Traité de Physiologie*, t. II, 2e partie, p. 141.

(f) Marshall-Hall, *Lectures on the Theory and Practice of Medicine* (*The Lancet*, 1837-1838, t. II, p. 101).

(g) Lépine, *Choix d'observations* (*Bulletin de l'Acad. de médecine*, t. IX, p. 146).

mac par des liquides ou des gaz, l'irritabilité morbide de cet

par beaucoup de physiologistes (*a*); et si la résistance à la sortie des matières qu'oppose d'ordinaire l'œsophage vient à cesser ou seulement à diminuer beaucoup, ces contractions intrinsèques peuvent suffire pour déterminer le vomissement; mais, en général, elles ne se produisent pas brusquement et ne déterminent que la régurgitation. Dans quelques expériences où des ligatures avaient été pratiquées autour de l'intestin ou du pylore, le mouvement antipéristaltique de l'estomac paraît avoir suffi pour déterminer le vomissement (*b*), et les recherches faites par M. Budge ont conduit ce physiologiste à penser que, dans les circonstances ordinaires, des contractions de la portion pylorique de l'estomac contribuent à aider à la production de ce phénomène en poussant les matières dans la portion splénique de ce viscère (*c*).

Dans quelques cas, l'estomac s'est déchiré pendant les efforts du vomissement, et cet accident semble indiquer qu'il a dû y avoir eu des contractions violentes dans les parois de ce viscère, car la pression extérieure, agissant de même sur toute l'étendue de la surface de cet organe, n'expliquerait que difficilement la rupture de celui-ci (*d*). Ces ruptures ne sont pas très rares chez le Cheval (*e*).

Il est aussi à remarquer que dans les cas où l'œsophage ne présente pas la résistance ordinaire à la sortie des matières contenues dans l'estomac, le vomissement peut avoir lieu presque sans efforts. Cela s'observe dans certains états squirrheux du cardia et dans les expériences physiologiques où l'œsophage a été paralysé par la section des nerfs pneumogastriques (*f*).

J'ajouterai que la contraction des muscles larges de l'abdomen peut suffire pour produire le vomissement sans le concours du diaphragme; car on a vu ce phénomène avoir lieu chez des individus dont le diaphragme, resté incomplet, avait laissé remonter l'estomac jusque dans la cavité thoracique, où ce viscère se trouvait nécessairement soustrait à l'action compressive de cette cloison musculaire (*g*). Mais l'éjection des matières contenues dans l'estomac est beaucoup facilitée par la résistance que le diaphragme oppose à l'ascension des viscères vers le thorax, sous la pression déterminée par la contraction spasmodique des muscles abdominaux; et Marshall-Hall a fait

(*a*) Wepfer, *Cicutæ aquaticæ historia*, 1679.
— Haller, *Mémoires sur la nature sensible et irritable des parties du corps animal*, t. I, p. 307, exp. 377.
— Portal, *Op. cit.*
— Helm, *Zwei Krankengeschichten*. Wien, 1803, p. 14 (Cité d'après Bérard, *Cours de physiol.*, t. II. p. 257).

(*b*) Maingault, *Mém. sur le vomissement*. In-8, Paris, 1813.

(*c*) Budge, *Die Lehre vom Erbrechen*. Bonn, 1840.

(*d*) Lallemand, *Du vomissement* (*Observ. pathol. propres à éclairer plusieurs points de physiologie*, 1825, 2e édit., p. 103).

(*e*) Dupuy, *Recherches sur la rupture de l'estomac du Cheval* (*Journal de physiologie de Magendie*, 1821, t. I, p. 333).

(*f*) Hoppe, *Sur le vomissement après la section du nerf vague* (*Gaz. méd.*, 1841, p. 88).

(*g*) Morgagni, *De sedibus et causis morborum*, epist. LIV, t. III, p. 139.
— Graves and Stokes, *Clinical Report* (*Dublin Hospital Reports*, t. V, p. 84 et 86).

organe (1), la sensation de nausées que produit la titillation de l'arrière-bouche, et le trouble dans les fonctions du système nerveux résultant de mouvements d'élévation et d'abaissement du corps longtemps répétés (2) ou du tournoiement rapide. Mais

remarquer avec raison que, dans les efforts de vomissement, la glotte est fermée pendant que les parois du thorax se resserrent comme dans un mouvement expiratoire violent. Ce physiologiste a vu aussi que, lorsque la trachée est ouverte et que l'air peut s'échapper librement du thorax, les efforts de vomissement n'amènent que très difficilement le rejet des matières contenues dans l'estomac ; circonstance qui s'explique par l'insuffisance de la résistance due à l'action du diaphragme, quand ce muscle n'est pas soutenu par l'air emprisonné dans les poumons (*a*).

Chez les Oiseaux, les muscles larges de l'abdomen sont les principaux agents du vomissement. Ainsi Krimer a vu que des Poulets auxquels il faisait avaler de petits morceaux de liége, vomissaient régulièrement ces corps tant que ces muscles étaient aptes à remplir leurs fonctions ordinaires ; mais que ces Animaux ne les rejetaient plus après la section des nerfs rachidiens qui se rendent à ces mêmes muscles (*b*).

(1) Magendie a remarqué que les efforts de vomissement déterminent d'ordinaire l'entrée d'une quantité considérable d'air dans l'estomac avant d'amener la réjection des matières accumulées dans cet organe (*c*). On connaît aussi des exemples de personnes qui pouvaient vomir à volonté en avalant quelques gorgées d'air (*d*). Enfin les médecins savent que, pour faciliter l'action des émétiques, il suffit de faire boire au malade une quantité un peu considérable d'eau tiède, afin de distendre l'estomac.

(2) Le mal de mer dépend principalement de ces oscillations. Quelques auteurs l'ont attribué au vertige produit par la vue des vagues et des autres objets en mouvement (*e*) ; et il est certain que le trouble de la vision déterminé de la sorte y contribue. Mais les aveugles n'en sont pas exempts, et beaucoup de faits, qu'il serait trop long d'exposer ici, tendent à faire penser que la cause principale de cet état pathologique consiste dans les variations de la pression exercée par le sang sur l'encéphale chaque fois que le corps se trouve soulevé ou abaissé par les mouvements du navire (*f*). Aussi la position horizontale, qui contribue beaucoup à diminuer les effets mécaniques de ce balancement, est le meilleur moyen à employer pour prévenir ou tout au moins diminuer le mal de mer.

(*a*) Krimer, *Ueber die Bewegung des Darmkanals* (Horn's *Archiv*, 1821, t. I, p. 239).
(*b*) Marshall-Hall, *Lectures on the Theory and Practice of Medicine : The Mechanism of Vomiting* (*The Lancet*, 1837-1838, t. II, p. 98).
(*c*) Magendie, *Mémoire sur le vomissement*, p. 14.
(*d*) Par exemple Gosse, de Genève (voyez Sennebier, trad. des *Expériences sur la digestion* par Spallanzani, p. CXXIV).
(*e*) Darwin, *Zoonomia*, t. I, sect. 20.
(*f*) Wollaston, *Croonian Lecture on Muscular Motions, Sea Sickness*, etc. (*Philos. Trans.*, 1810).

toutes ces causes agissent d'une manière indirecte, et leur étude trouvera sa place lorsque nous nous occuperons des mouvements réflexes ou sympathiques. C'est aussi par l'intermédiaire du système nerveux que les émétiques déterminent le vomissement ; quand on les injecte dans les veines, ils produisent les mêmes effets que si on les ingérait dans l'estomac, et Magendie a trouvé que les phénomènes auxquels ils donnent lieu restent identiques quand on substitue à ce viscère une poche inerte, par exemple une vessie remplie d'eau et mise en communication avec l'extrémité de l'œsophage. Dans l'état normal, l'estomac est peu sensible, et l'on cite des exemples de bateleurs qui avalaient des cailloux sans en souffrir ; mais lorsque les parois de cet organe sont dans un état inflammatoire, il suffit parfois du contact de quelques gouttes d'un aliment même liquide, pour y exciter des douleurs vives et pour provoquer le vomissement (1).

Quelques Mammifères vomissent avec une très grande facilité : les Carnassiers, et plus particulièrement les Chats, sont dans ce cas ; mais d'autres sont dans l'impossibilité de débarrasser ainsi leur estomac. Les Chevaux, par exemple, ne vomissent presque jamais, lors même qu'ils font les efforts les plus violents pour y parvenir. Cette différence dépend principalement de la

(1) Quand l'estomac est impuissant pour digérer les matières logées dans sa cavité, celles-ci sont en général rejetées au dehors par le vomissement, et il est à remarquer que d'ordinaire leur expulsion n'a pas lieu tant que la digestion d'autres matières est en voie d'accomplissement. Cela est facile à constater chez les Oiseaux de proie, qui rejettent de la sorte des pelotes composées de plumes, de poils et d'os, après avoir achevé de digérer la chair des petits Animaux dont ils se nourrissent ; et dans une des expériences faites par Spallanzani sur un Faucon, ce phénomène a été retardé pendant vingt-deux jours, en donnant à cet Oiseau de proie de la nourriture dès que la digestion du repas précédent paraissait devoir être achevée (a).

(a) Spallanzani, *Expériences sur la digestion*, p. 179.

manière dont l'œsophage se termine dans l'estomac. Chez le Chien et le Chat, l'extrémité de ce conduit est évasée en forme d'entonnoir, et par conséquent les matières contenues dans l'estomac s'y engagent facilement, quand cet organe vient à être fortement comprimé par les muscles adjacents. Mais, chez le Cheval, l'œsophage n'est point dilaté à son embouchure dans l'estomac, sa tunique charnue est beaucoup plus épaisse, et ses fibres longitudinales, au lieu de descendre presque en ligne droite, se contournent en spirale près du cardia ; de façon qu'en se contractant, elles doivent tendre à fermer ce passage, au lieu de l'ouvrir, comme chez l'Homme et la plupart des autres Mammifères (1).

(1) Plusieurs physiologistes se sont occupés de l'étude des causes qui empêchent le Cheval de vomir. Lamorier a cru pouvoir expliquer cette particularité par des dispositions anatomiques qu'il avait mal observées, et notamment par l'existence d'une valvule semi-lunaire au cardia, valvule qui n'existe pas (*a*). Bertin attribua la rétention des matières dans l'estomac à l'action du sphincter du cardia et à la position oblique de cet orifice (*b*). Bourgelat pensa que la résistance était due aux fibres charnues qui contournent du côté gauche le cardia, et vont ensuite se fixer sur les deux côtés de la petite courbure de l'estomac ou plus bas, et qui sont appelées par ce vétérinaire, les *fibres en cravate* (*c*). M. Flourens, qui a fait sur ce sujet de nouvelles recherches, a constaté que la section des faisceaux charnus dont je viens de parler n'empêche pas le cardia de résister à une pression énorme, et il adopte les vues de Bertin (*d*). Enfin, M. Colin, à qui l'on doit aussi des expériences sur le mécanisme dont dépend cette particularité physiologique, la considère comme étant due essentiellement à l'état de contraction du sphincter du cardia (*e*).

Dans certains cas exceptionnels, on a vu des vomissements avoir lieu chez le Cheval, et quelques vétérinaires ont attribué ce phénomène à une paralysie

(*a*) Lamorier, *Mém. où l'on donne les raisons pourquoi les Chevaux ne vomissent pas* (*Mém. de l'Acad. des sciences*, 1733, p. 511, pl. 27).

(*b*) Bertin, *Mém. sur la structure de l'estomac du Cheval et sur les causes qui empêchent cet Animal de vomir* (*Mém. de l'Acad. des sciences*, 1746, p. 23).

(*c*) Bourgelat, *Recherches sur les causes de l'impossibilité dans laquelle les Chevaux sont de vomir* (*Élém. de l'art vétérinaire*, 4e édit., t. II, p. 387).

(*d*) Flourens, *Note sur le non-vomissement du Cheval* (*Ann. des sciences nat.*, 3e série, 1848, t. X, p. 145, pl. 10).

(*e*) Colin, *Physiologie comparée des Animaux domestiques*, t. I, p. 555 et suiv.

L'éructation, ou rejet brusque et sonore des gaz contenus dans l'estomac, est un phénomène du même ordre que le vomissement, mais qui peut s'effectuer aisément et sans être accompagné de malaise (1).

Phénomènes qui accompagnent le séjour des aliments dans l'estomac.

§ 16. — L'accumulation des aliments dans l'estomac détermine non-seulement l'agrandissement de cet organe, mais aussi quelques changements dans sa forme et dans sa position. Sa dilatation a lieu principalement le long de sa grande courbure, qui s'avance en glissant entre les deux feuillets du mésentère et en les écartant sans y faire subir aucune extension notable; sa surface antérieure se relève en même temps et devient supérieure. Enfin, une constriction plus ou moins forte se déclare dans sa portion pylorique, de façon à séparer un peu celle-ci de sa partie cardiaque et splénique où les aliments se logent principalement (2). L'augmentation de volume de l'es-

de l'estomac (*a*). Mais les expériences faites par M. Colin ne confirment pas ces vues. Dans quelques cas de ce genre, l'explication du phénomène a été donnée par la forme anormale de la portion inférieure de l'œsophage qui s'élargissait en manière d'entonnoir (*b*).

En général, les Ruminants ne vomissent pas, même quand on leur administre de l'émétique en quantité considérable (*c*), et que cette substance détermine, comme d'ordinaire, des nausées et des efforts pour vomir (*d*). Dans quelques cas, cependant, ce genre d'évacuation a été observé tant chez le Bœuf que chez le Mouton (*e*).

(1) Le bruit qui accompagne l'éructation dépend du passage rapide du gaz dans le pharynx, dont il fait vibrer les parois roidies par la contraction de leurs fibres musculaires.

(2) Cette constriction de la partie moyenne de l'estomac, dont j'ai eu l'occasion de parler (page 312), se voit souvent très distinctement chez le Chien, et donne à cet organe une apparence biloculaire. Elle avait été

(*a*) Renault, *Expériences sur la cause du vomissement* (*Bulletin de l'Acad. de médecine*, 1843-1844, t. IX, p. 153).

— Mignon, *Rapport sur le vomissement du Cheval* (*Recueil de médecine vétérinaire*, 3e série, 1847, t. IV, p. 810).

(*b*) Colin, *Traité de physiologie comparée des Animaux domestiques*, t. I. p. 550, fig. 48.

(*c*) Daubenton, *Sur les remèdes purgatifs bons pour les bêtes à laine* (*Op. cit.*).

— Gilbert, *Mém. sur les effets des médicaments dans les Animaux ruminants* (*Feuille du cultivateur*, 1802, t. VII, p. 269).

— Huzard, *Lettre en réponse à M. Tupputi* (*Annales d'agriculture*, 1807, t. XXXI, p. 240).

(*d*) Flourens, *Troisième Mémoire sur le mécanisme de la rumination* (*Ann. des sciences nat.*, 2e série, 1837, t. VIII, p. 50).

(*e*) Colin, *Traité de physiologie comparée des Animaux domestiques*, t. I. p. 558.

tomac détermine en même temps un surcroît de pression sur les autres viscères contenus dans la cavité abdominale, et tend à provoquer les évacuations alvines et urinaires, ainsi que l'écoulement de la bile contenue dans la vésicule du fiel. Le diaphragme se trouvant refoulé dans le thorax, l'amplitude des mouvements respiratoires diminue. La circulation du sang est activée dans les parois de l'estomac, et leur surface interne prend une teinte plus ou moins rouge (1). Enfin la sécrétion, qui est nulle ou peu abondante dans les glandes pepsiques, quand l'estomac est vide, est activée par la présence de corps étrangers dans cet organe; le suc gastrique qui suinte à la surface de la tunique muqueuse se répand sur les aliments et, ceux-ci s'en imbibent (2). Il est aussi à noter que l'accumulation des

aperçue par plusieurs physiologistes du siècle dernier (*a*), ainsi que par Home et M. Longet (*b*); mais elle a été niée par MM. Tiedemann et Gmelin, M. Eberle et quelques autres auteurs (*c*). J'ai eu souvent l'occasion de l'observer, et elle a été constatée aussi plusieurs fois chez des Hommes qui étaient morts subitement peu de temps après le repas (*d*). Les observations de M. Beaumont tendent à prouver que d'une manière intermittente elle se prononce de façon à empêcher un corps du volume de la boule d'un thermomètre de passer outre (*e*).

(1) Cette coloration a été constatée chez l'Homme par M. Beaumont sur l'individu dont j'ai déjà eu l'occasion de parler comme ayant une fistule gastrique.

Quelques auteurs avaient pensé que dans ce moment, la température de l'estomac s'élevait; mais le physiologiste que je viens de citer a constaté que cela n'a pas lieu (*f*).

(2) L'action stimulante exercée sur la sécrétion du suc gastrique par le contact des aliments, ou même de tout corps solide, avec les parois de l'estomac, a été très bien constatée par Leuret et Lassaigne (*g*), ainsi que par plusieurs autres physiologistes.

(*a*) Haller, *Elementa physiologiæ*, t. VI, p. 263.
— A. F. Walther, *Dissert. de intestinorum angustia ex observato eorum habitus vitio* (Haller, *Disputationes anatomicæ selectæ*, t. I, p. 464).

(*b*) Home, *Lectures on Comparative Anatomy*, t. I, p. 140.
— Magendie, *Précis élémentaire de physiologie*, t. II, p. 84.
— Longet, *Traité de physiologie*, 1857, t. I, 2e partie, p. 127.

(*c*) Tiedemann et Gmelin, *Rech. expérim. sur la digestion*, t. I, p. 332.
— Eberle, *Physiologie der Verdauung*, 1834.

(*d*) H. Mayo, *Outlines of Human Physiology*, p. 132.
— Bérard, *Cours de physiologie*, t. II, p. 64.

(*e*) Beaumont, *Exper. and Observ. on the Gastric Juice*, p. 113.

(*f*) Beaumont, *Op. cit.*, p. 131, 179, etc.

(*g*) Leuret et Lassaigne, *Recherches physiologiques et chimiques pour servir à l'histoire de la digestion*, 1825, p. 110.

aliments dans l'estomac modifie l'état général de l'organisme. Si le repas a été modéré, il en résulte d'ordinaire du bien-être et une augmentation des forces musculaires ; mais si la quantité de matières ingérées est considérable, ou si la digestion est laborieuse, le besoin de repos se fait sentir, et quelques Animaux, dont la voracité est extrême, tombent alors dans un sommeil profond ou même dans un état de torpeur. Les grands Serpents, qui d'ordinaire engloutissent dans leur estomac une proie très volumineuse, présentent ce phénomène d'une manière remarquable, et leur engourdissement léthargique dure fort longtemps.

Contractions péristaltiques de l'estomac.

Les aliments, retenus dans l'estomac par la contraction du pylore, aussi bien que par celle du cardia, y sont soumis à une pression considérable due à l'action des muscles de l'abdomen plutôt qu'à celle des parois de ce viscère (1). Ils y sont d'abord en repos, mais au bout d'un certain temps les fibres de la tunique musculeuse de l'estomac entrent en jeu, et y produisent des contractions par suite desquelles ces matières sont ballottées et promenées dans différents sens (2). Ces mouvements sont

(1) Haller fait remarquer que si l'on retire rapidement du corps d'un Animal vivant l'estomac rempli d'aliments, on peut presser fortement cette poche entre les mains sans en rien faire sortir (*a*).

(2) En étudiant ces mouvements chez un Homme dont l'estomac était resté ouvert à la suite d'une plaie d'arme à feu, M. W. Beaumont a vu que le bol alimentaire se portait d'abord du cardia dans le grand cul-de-sac de ce viscère, puis suivait la grande courbure de gauche à droite, et enfin revenait de la portion pylorique, en longeant la petite courbure, pour se rendre de nouveau dans la portion splénique de l'organe, et recommencer le même trajet. Il a remarqué aussi que dans certains cas, les contractions de l'estomac imprimaient aux corps introduits dans cet organe un mouvement spiral (*b*). Les recherches de M. Brinton ont conduit ce physiologiste à penser que la translation de gauche à droite se fait près des deux courbures, et le retour en sens opposé plus près du centre de la masse ali-

(*a*) Haller, *Elementa physiologiæ*, t. V, p. 201.
(*b*) Beaumont, *Op. cit.*, p. 110.

d'abord partiels et irréguliers; mais quand le travail de la digestion s'avance, ils se succèdent presque sans interruption, tantôt de droite à gauche, tantôt de gauche à droite, principalement dans la portion pylorique du viscère. On désigne sous le nom de *mouvements péristaltiques* ceux qui se dirigent vers l'intestin, et sous le nom d'*antipéristaltiques* ceux qui se propagent en sens contraire (1). En général, quand la digestion est

mentaire, quand celle-ci est suffisamment fluide (*a*).

Les observations de Hunter sur la conformation des masses feutrées, appelées *égagropiles*, qui se trouvent souvent dans l'estomac des Ruminants (des Chamois et des Veaux, par exemple), et qui sont composées des poils avalés par l'Animal quand il se lèche, ou par des fibres végétales indigestes (*b*), tendent à prouver aussi que chez ces Mammifères, les matières alimentaires sont roulées sur elles-mêmes dans une direction constante. Ce physiologiste a remarqué la même disposition dans un égagropile trouvé chez un Chien, et dans un corps de nature analogue trouvé dans l'estomac d'un Coucou, à l'époque où cet Oiseau se nourrit de Chenilles à longs poils (*c*). Ce mouvement rotatoire paraît donc être assez général.

(1) Les anciens physiologistes n'avaient que des idées fort vagues sur les mouvements de l'estomac. Wepfer paraît avoir été un des premiers à distinguer les deux sortes de contractions indiquées ci-dessus, et Haller en fit l'objet de quelques expériences (*d*). On peut consulter aussi, à ce sujet, les observations de Spallanzani et de Magendie (*e*). Enfin, M. Schiff a fait dernièrement sur les mouvements de l'estomac, pendant la digestion chez le Chien, le Chat, le Lapin et quelques autres Animaux, de nouvelles recherches qui l'ont conduit aux résultats suivants : 1° Chacune des deux portions de l'estomac (la portion cardiaque et la portion pylorique) peut exécuter des mouvements indépendants et distincts. 2° Les contractions qui commencent vers le milieu de l'estomac, et se propagent vers le pylore, sont, en général, plus énergiques que celles qui marchent en sens inverse. 3° La portion pylorique ne se contracte jamais dans toute son étendue à la fois, et ses mouvements sont toujours vermiculaires. 4° Les mouvements de la portion cardiaque sont plus rares que les précédents, et lorsqu'ils se ma-

(*a*) Brinton, *Contributions to the Physiology of the Alimentary Canal* (*Medical Gazette*, 1849, t. XLIII, p. 1024).

(*b*) Welsch, *Dissertatio medico-physiologica de ægagropilis, sive calculis in Rupicaprarum ventriculis reperiri solitis*, 1660.

(*c*) J. Hunter, *Observ. on certain Parts of the Animal Œconomy*, p. 201.

(*d*) Wepfer, *Historia cicutæ aquaticæ*, p. 199 et suiv.
— Haller, *Elementa physiologiæ*, t. VI, p. 276. — *Mém. sur la nature sensible et irritable des parties du corps animal*, t. I, p. 296 et suiv.

(*e*) Spallanzani, *Expériences sur la digestion*, p. 230.
— Magendie, *Précis élémentaire de physiologie*, t. II, p. 82 et suiv.

peu avancée, les contractions commencent vers le pylore et ne s'étendent pas beaucoup vers la portion splénique de l'estomac (1), mais peu à peu elles gagnent celle-ci. Lorsque ce travail est en partie achevé, les mouvements péristaltiques deviennent dominants, et bientôt ils se propagent au delà du pylore, jusque dans l'intestin. Enfin cet orifice, qui jusqu'alors était demeuré clos, se relâche après le passage de chacune de ces espèces d'ondulations, et les matières alimentaires, devenues fluides ou pultacées, se trouvent alors poussées peu à peu d'abord vers le pylore, puis jusque dans le duodénum.

J'ajouterai que les mouvements de l'estomac sont complétement indépendants de la volonté, et sont déterminés, par l'action des nerfs pneumogastriques (2).

nifestent vers la fin de la digestion, ils se dirigent toujours de gauche à droite. 5° Les contractions péristaltiques de la portion pylorique de l'estomac, qui, chez les Lapins, se limitent parfois à la partie correspondante à la grande courbure de cet organe, sont loin d'être toujours suivies de mouvements antipéristaltiques. 6° Chez le Chien, l'estomac devient passagèrement biloculaire, et il paraît chez la Grenouille souvent triloculaire ou même quadriloculaire. 7° Les mouvements observés dans ces expériences de vivisection ne sont dus, ni à l'excitation produite par le contact de l'air sur l'estomac, quand on ouvre l'abdomen de l'Animal, ni à un changement de température (*a*).

(1) Chez une Femme dans un état de maigreur extrême, que MM. Bowman et Todd ont eu l'occasion d'observer, les mouvements péristaltiques de la portion pylorique de l'estomac étaient visibles à travers les parois de l'abdomen (*b*).

(2) Les expériences que Breschet et moi avons faites sur la digestion, il y aura bientôt quarante ans, montrent que le trouble déterminé dans cette fonction par la section des nerfs pneumogastriques dépend principalement de la paralysie de la tunique musculeuse de l'estomac qui résulte de la division de ces cordons nerveux (*c*). L'influence de ces nerfs sur les mouvements de l'estomac avait été constatée précédemment par Bichat (*d*);

(*a*) Voyez Longet, *Traité de physiologie*, t. I, 2e partie, p. 125.

(*b*) Bowmann et Todd, *Anatomical Physiology of Man*, t. II, p. 198.

(*c*) Breschet et Milne Edwards, *Mémoire sur le mode d'action des nerfs pneumogastriques dans la production des phénomènes de la digestion* (*Archives générales de médecine*, 1825, t. VII, p. 187).

(*d*) Bichat, *Anatomie générale*, t. II, p. 416 (édit. de Maingault, 1818).

§ 17. — La quantité de matières alimentaires dont l'estomac est susceptible de se charger varie suivant la dilatabilité de cet organe, et peut devenir très considérable (1). *Capacité de l'estomac.*

Les liquides ne séjournent, en général, que peu dans l'estomac (2) ; mais il n'en est pas de même pour les aliments solides, et pendant que ceux-ci sont retenus dans ce viscère, *Passage des aliments de l'estomac dans l'intestin.*

et a été observée plus récemment par plusieurs expérimentateurs (*a*). D'autres physiologistes l'ont niée (*b*), mais les recherches de M. Longet ne laissent aucun doute à ce sujet et donnent l'explication de cette divergence d'opinion, car elles font voir que l'irritation des pneumogastriques, tout en déterminant des contractions puissantes dans l'estomac lorsque ce viscère est rempli d'aliments et que le travail de la digestion s'y effectue, n'y provoque souvent aucun mouvement quand l'organe est vide et resserré (*c*).

(1) L'estomac des Chiens de moyenne taille peut contenir de 2 à 3 litres de liquides, et quand ces Animaux ont jeûné pendant quelque temps, il leur arrive souvent d'y accumuler en quelques minutes 1 kilogramme et demi ou même 2 kilogrammes de chair. Les Chiens de forte taille peuvent manger en un seul repas de 2 à 3 kilogrammes de chair, et la capacité de leur estomac est quelquefois de 8 à 10 litres.

Chez le Porc, la capacité de l'estomac n'est que d'environ 7 à 8 litres.

En général, l'estomac du Cheval peut contenir 16 à 18 litres, et après un repas ordinaire, il renferme une dizaine de kilogrammes d'aliments (*d*).

(2) Ce fait a été constaté directement par M. Beaumont chez le jeune Canadien dont j'ai déjà eu l'occasion de parler (*e*), et par Cook chez un sujet qui avait une ouverture fistuleuse près du pylore. Chez ce dernier, les boissons étaient chassées de l'estomac au bout de quelques secondes (*f*). Des observations analogues ont été faites chez le Cheval : ainsi, Coleman a vu de l'eau parvenir jusqu'au cæcum dans l'espace de six minutes (*g*), et dans des expériences faites par Gurlt, plusieurs litres de ce liquide ont traversé l'estomac de cet Animal en quelques minutes (*h*).

(*a*) Tiedemann et Gmelin, *Rech. expérim. sur la digestion*, t. I, p. 374.
— Valentin, *De functionibus nervorum cerebralium et nervi sympathici*. Berne, 1839, p. 52.
— Bischoff, *Einige physiologisch-anatomische Beobachtungen an einem Enthaupteten* (Müller's Archiv für *Anat. und Physiol.*, 1838, p. 496).

(*b*) Magendie, *Précis élémentaire de physiologie*, t. II, p. 408 (édit. de 1825).
— Müller, *Physiologie du système nerveux*, t. I, p. 322.
— Dieckhoff, *De actione quam nervus vagus in digestionem ciborum exerceat*. Berlin, 1835.

(*c*) Longet, *Anatomie et physiologie du système nerveux*, 1842, t. II, p. 322.

(*d*) Colin, *Traité de physiologie comparée des Animaux domestiques*, t. I, p. 561.

(*e*) Beaumont, *Exper. and Observ. on the Gastric Juice and the Physiology of Digestion*, p. 97.

(*f*) Cook, *Einen Fall fistulöser Magenöffnung* (Froriep's *Notizen*, 1834, t. XLII, p. 11).

(*g*) Voyez Abernethy, *Physiological Lectures*, p. 180.

(*h*) Gurlt, *Lehrbuch der vergleichenden Physiologie*, p. 16.

ils sont profondément modifiés dans leur constitution par l'effet du suc gastrique. Nous étudierons, dans une prochaine Leçon, les actions chimiques qui amènent ces changements, et ici je me bornerai à dire qu'en général, les aliments sont ramollis d'abord à la surface, puis de plus en plus profondément, qu'ils se désagrégent, et que finalement ils sont le plus souvent transformés en une sorte de pâte plus ou moins liquide à laquelle les physiologistes appliquent communément le nom de *chyme*. C'est dans cet état qu'ils passent dans l'intestin, portion de l'appareil digestif dont l'étude fera le sujet de la prochaine Leçon.

# CINQUANTE-SIXIÈME LEÇON.

De l'intestin des Animaux vertébrés et de ses dépendances.

Disposition générale de l'intestin.

§ 1. — La portion du canal digestif qui s'étend de l'estomac à l'anus est appelée l'*intestin*. Elle a la forme d'un tube plus ou moins étroit, et, ainsi que je l'ai déjà dit, chez quelques Vertébrés inférieurs, elle n'est séparée de l'estomac par aucune ligne de démarcation nettement tracée, mais en général elle est limitée en avant par le rétrécissement annulaire ou la valvule membraneuse qui caractérise le pylore. Elle peut offrir dans toute sa longueur la même conformation ; cependant sa partie antérieure est toujours affectée plus spécialement à l'achèvement du travail digestif, tandis que sa partie terminale constitue un réservoir stercoral. D'ordinaire ces différences fonctionnelles sont parfaitement tranchées et coïncident avec des particularités de structure. Aussi, chez la plupart des Vertébrés, l'intestin constitue, de même que chez les Mollusques et les Annelés supérieurs, deux organes bien distincts, savoir : un tube chylifique, qui fait suite à l'estomac, et qui, en raison de son petit calibre, a reçu le nom d'*intestin grêle*, et un conduit fécal, qui mène à l'anus, et qui est appelé le *gros intestin*, parce qu'en général il est plus large que le précédent. Les anatomistes qui s'occupent spécialement de l'étude du corps humain ont poussé beaucoup plus loin les subdivisions, et ils ont donné des noms différents aux portions antérieure, moyenne et terminale de chacune de ces parties de l'appareil digestif. Ainsi, ils appellent *duodénum* (1), la portion de l'intestin grêle qui

(1) Le *duodénum* (a) est la portion de l'intestin grêle qui, chez l'Homme, s'étend du pylore jusqu'à l'origine de l'artère mésentérique

(a) De δώδεκα, douze, et de δάκτυλος, doigt.

avoisine l'estomac; *jéjunum*, la portion suivante du même tube, et *iléon*, sa portion terminale (1); *cæcum*, le commencement du gros intestin; *côlon*, sa seconde portion, et *rectum*, sa portion postérieure (2). Mais ces distinctions ne reposent sur aucune base solide et sont complétement arbitraires; elles peuvent être commodes pour la description des viscères, et j'en fais parfois usage, mais il ne faut y attacher que peu d'importance, et ce serait en vain que l'on chercherait à préciser les limites naturelles des diverses parties, soit de l'intestin grêle, soit du gros intestin, ainsi dénommées. Souvent, même dans la classe des Mammifères, il est difficile de reconnaître la ligne de démarcation entre ces deux portions principales du tube intestinal. En général, cependant, elle est indiquée par des caractères fort nets, tels que des différences considérables dans la structure de la tunique muqueuse, l'existence de boursouflures aux parois du gros intestin, la naissance d'un ou de deux appendices tubulaires

supérieure, près de la partie latérale gauche de la deuxième vertèbre lombaire. Il décrit une courbe semi-circulaire autour de la tête du pancréas, et il diffère de la partie suivante du tube digestif par son mode de fixation et sa direction. Sa longueur est d'environ douze travers de doigt, et c'est à cause de cette circonstance que Hérophile, l'un des anatomistes les plus célèbres de l'antiquité (*a*), lui donna le nom sous lequel on le désigne encore de nos jours.

(1) La portion flottante de l'intestin grêle qui fait suite au duodénum a été appelée *jéjunum*, parce que sur le cadavre on la trouve ordinairement vide (*b*); mais rien n'indique sa terminaison et le commencement de la partie suivante du même tube, qui est appelée *iléon*, à cause des nombreuses circonvolutions qu'elle décrit (*c*).

(2) Le *cæcum* est ainsi appelé, parce que chez l'Homme il est dilaté en une espèce de cul-de-sac près du point où l'intestin grêle vient s'y terminer (*d*); du reste, rien ne le distingue de la portion suivante du gros intestin, qui a reçu le nom de *côlon*, parce que c'est surtout dans sa cavité que les matières fécales séjournent (*e*). Enfin, la portion terminale du gros intestin de l'Homme a été appelée *rectum*, parce qu'elle descend en ligne à peu près droite dans le bassin pour gagner l'anus.

(*a*) Galien, *Administr. anat.*, lib. VI, cap. IX.

(*b*) *Jejunum* est un mot latin signifiant *qui est vide* ou *à jeun*.

(*c*) Du grec εἴλεον, de εἰλεῖν, tourner.

(*d*) De *cæcus*, aveugle, impasse, etc.

(*e*) Κῶλον, de κωλύω, j'arrête.

terminés en cul-de sac, ou même la présence d'une valvule qui empêche le retour des matières digérées du gros intestin dans l'intestin grêle. Du reste, quoi qu'il en soit à cet égard, la distinction entre ces deux intestins a sa raison d'être, car elle est fondée sur des considérations physiologiques d'une haute valeur.

§ 2. — En général, l'intestin grêle est cylindrique dans toute son étendue, et, comme son nom l'indique, il est très étroit (1); mais chez un petit nombre de Vertébrés, il présente près du pylore une dilatation en forme de poche, qui parfois ressemble à un petit estomac accessoire (2). Chez les Poissons, la partie antérieure de l'intestin donne souvent naissance à des prolongements Intestin grêle.

(1) Chez l'Homme, l'intestin grêle a en moyenne de 2 centimètres et demi à 3 centimètres de diamètre ; il est à peu près cylindrique, mais son calibre décroît un peu du pylore vers son extrémité inférieure.

(2) Cette disposition est très bien caractérisée chez quelques Mammifères, tels que les Marsouins (*a*), l'Hypéroodon (*b*) et les autres Cétacés du même groupe, le Chameau (*c*) et le Lama (*d*).

Chez le Cheval (*e*), la portion pylorique du duodénum est renflée, mais ne constitue pas une ampoule nettement délimitée, comme chez les Animaux dont je viens de parler.

Un mode d'organisation analogue s'observe chez quelques Oiseaux. Ainsi, chez le Nandou, ou Autruche d'Amérique, l'intestin grêle présente, à peu de distance du pylore, une dilatation remarquable (*f*).

Chez le Casoar, il existe aussi une ampoule formée par la portion de l'intestin grêle, où viennent aboutir les canaux biliaires (*g*).

Il est aussi à noter que chez un Rongeur très voisin du Lapin, le *Lagomys pusillus*, il existe, vers la partie postérieure de l'intestin grêle, une petite poche appendiculaire (*h*), qui, bien que rudimentaire, est fort remarquable, parce qu'elle semble correspondre au pédoncule de la vésicule ombilicale de l'embryon.

(*a*) Rapp, *Die Cetaceen*, pl. 6, fig. 3, *f*.
(*b*) Voyez Home, *Lectures on Comparative Anatomy*, t. II, pl. 41.
(*c*) Home, *Op. cit.*, pl. 24.
(*d*) Brandt, *Beiträge zur Kenntniss des Baues der innern Weichtheile des Lama* (*Mém. de l'Acad. des sciences de Saint-Pétersbourg*, 6ᵉ série, 1845, t. IV, pl. 4, fig. 3 ; pl. 5 et pl. 7, fig. 1).
(*e*) Chauveau, *Traité d'anatomie comparée des Animaux domestiques*, p. 371, fig. 123.
(*f*) Carus et Otto, *Tab. Anat. comp. illustr.*, pars IV, pl. 4, fig. 13.
(*g*) Home, *Lectures on Comp. Anat.*, t. II, pl. 41 (l'*Emeu*), et 42 (le *Casoar de la Nouvelle-Hollande*).
(*h*) Pallas, *Novæ species e Glirium ordine*, pl. 4. — Wagner, *Icones zootomicæ*, pl. 7, fig. 22.

tubulaires qui se terminent en cul-de-sac, et qui quelquefois ressemblent à de petits boyaux suspendus au tube principal; mais d'autres fois ils sont très grêles, et constituent des organes sécréteurs plutôt que des réservoirs alimentaires. Leur nombre est très variable, et on les désigne ordinairement sous le nom d'*appendices pyloriques* (1).

Gros intestin. Ainsi que je l'ai déjà dit, la portion terminale du canal digestif mérite ordinairement le nom de gros intestin, comme ayant un diamètre beaucoup plus grand que l'intestin grêle ; mais quelquefois elle ne l'emporte pas sur celui-ci par son calibre, et chez certains Poissons elle est même plus étroite que ce dernier (2). Sa forme est très variable. Chez les Poissons, les Batraciens et les Reptiles, elle n'offre à cet égard rien de remarquable ; mais chez beaucoup de Mammifères, elle présente un grand nombre de boursouflures, et, au lieu d'être jointe bout à bout avec l'intestin grêle, elle se prolonge plus ou moins en avant de son point de réunion avec celui-ci, de façon à y donner insertion latéralement, et à former à son extrémité antérieure un cul-de-sac dont la capacité est parfois très considérable. Lorsque ce prolongement du gros intestin est dilaté en manière de poche et se confond postérieurement avec la portion suivante du tube digestif, on l'appelle *cæcum;* mais, quand il est grêle et bien distinct de celle-ci, on le désigne sous les noms d'*appendice vermiforme* ou d'*appendice cæcal*. Quelquefois ces deux modes de conformation coexistent, et l'on trouve à la fois un cæcum et un appendice vermiforme ; ou bien encore, au lieu d'un de ces

(1) Nous reviendrons sur l'étude de ces appendices dans une autre partie de cette Leçon, lorsque nous nous occuperons des organes sécréteurs dépendants du tube digestif.

(2) Comme exemple de Poissons dont la portion terminale de l'intestin correspondante au gros intestin des Vertébrés supérieurs est plus étroite que la portion antérieure du tube qui représente l'intestin grêle des Mammifères, Duvernoy cite les Cyprins, les Loches, les Orphies et les Mormyres.

prolongements impairs, il y a deux appendices plus ou moins allongés et disposés symétriquement.

Ainsi, chez l'Homme, il existe un cæcum dont le diamètre est notablement plus grand que celui de la portion suivante du gros intestin (1); l'iléon y débouche sur le côté, et son extrémité aveugle, qui est très dilatée pendant la période intra-utérine de la vie, diminue ensuite, de façon à constituer un appendice vermiforme (2).

Une disposition semblable se rencontre chez les Singes anthropomorphes (3); mais chez les autres Quadrumanes, ainsi que chez presque tous les Mammifères des autres ordres,

(1) Le cæcum est situé à droite vers la portion inférieure de la cavité abdominale, dans la fosse iliaque de ce côté. Le fond de son cul-de-sac se trouve au-dessous et à gauche de l'insertion de l'intestin grêle, et la déborde beaucoup, de façon à présenter une disposition analogue à celle de la portion splénique de l'estomac par rapport au cardia. L'appendice vermiforme naît sur la partie supérieure de l'espèce d'ampoule ainsi formée, à gauche de l'extrémité de l'iléon (*a*).

(2) Quelques anatomistes ont cru que l'appendice vermiculaire du cæcum était un vestige du canal par lequel la vésicule ombilicale communique avec l'intestin chez le jeune embryon (*b*); mais, ainsi que nous le verrons dans une autre partie de ce cours, cette opinion n'est pas exacte (*c*). Le cæcum se montre à la cinquième ou sixième semaine, sous la forme d'un petit tubercule (*d*), et son appendice commence à devenir visible vers la dixième semaine; mais il est alors presque aussi gros que l'intestin grêle, et sa longueur relative est plus grande que chez l'adulte. Bientôt il diminue, se contourne sur lui-même, puis il se raccourcit (*e*). Ses dimensions, chez l'adulte, peuvent du reste varier considérablement (*f*).

(3) Chez le Gibbon, le cæcum est court, mais très renflé, et un appendice vermiforme plus long que celui de l'Homme fait suite au cul-de-sac de cette portion du gros intestin (*g*).

(*a*) Voyez Bourgery, *Anatomie de l'Homme*, t. V, pl. 30, 31 et 34, fig. 1 et 2.

(*b*) Oken, *Anat. phys. — Untersuchungen angestellt an Schweins-Fœtus, Schweinembryonen, und Hundsembryonen zur Lösung des Problems über das Nabelbläschen* (Oken und Keiser, *Beiträge zur vergleichenden Zoologie, Anatomie und Physiologie*, 1806, t. 1, p. 1).

(*c*) Meckel, *Manuel d'anatomie descriptive*, t. III, p. 417 et suiv.

(*d*) Voyez Coste, *Histoire du développement des corps organisés* : VERTÉBRÉS, pl. 4, fig. 2 et 3, pl. 5, fig. B.

(*e*) Goldschmid Nanninga, *Dissert. inaug. de fabrica et funct. processus vermiformis intestini cæci*. Groningue, 1840 fig. 1 à 8.

(*f*) Merling, *Dissert. inaug. sistens processus vermiformis anatomiam pathologicam*. Heidelberg, 1836, pl. 1 et 2. — G. Nanninga, *Op. cit.*, p. 15.

(*g*) Daubenton, *Description* (Buffon, *Hist. nat. des Mammif.*, pl. 409).

il n'y a pas d'appendice vermiforme (1). Le cæcum existe chez tous les Quadrumanes (2), les Pachydermes (3) et les Rumi-

(1) Chez les Rongeurs du genre Lagomys, on trouve un petit appendice vermiforme inséré à la base d'un cæcum énorme dont l'extrémité est grêle et cylindrique, tandis que dans la plus grande partie de sa longueur il est très dilaté, et ses parois offrent de nombreuses boursouflures (a). Ainsi que je l'ai déjà dit, on observe chez le *Lagomys pusillus* un petit cæcum accessoire, à quelque distance en avant du cæcum proprement dit, sur le côté de l'intestin grêle.

Dans l'ordre des Marsupiaux, on trouve aussi un exemple de la coexistence d'un cæcum et d'un appendice vermiculaire. Cette disposition se remarque chez le *Wombât* ou Phascolome (b).

(2) Chez quelques Singes, tels que les Magots, le cæcum est garni de boursouflures assez fortes; mais, en général, dans ce groupe, ses parois n'offrent que peu ou point de dilatations de ce genre. Presque toujours le cul-de-sac qui déborde l'ouverture de l'intestin grêle est très grand (c); il est surtout très allongé chez les Singes d'Amérique (d). Ce dernier caractère se retrouve chez les Lémuriens (e), et s'exagère même beaucoup chez quelques-uns de ces Quadrumanes (f).

(3) Chez le Cheval, le cæcum constitue une énorme poche cylindro-conique dont les parois sont fortement boursouflées (g). Sa capacité est, en moyenne, d'environ 35 litres. Cette portion de l'appareil digestif est aussi très développée chez les Rhinocéros, mais sa forme paraît varier suivant les espèces (h).

Le cæcum est également très grand chez le Cochon (i) et le Tapir (j), ainsi que chez l'Éléphant (k).

(a) Pallas, *Novæ spec. quadrup. e Glirium ordine*, pl. 4, fig. 7.
— Carus et Otto, *Tab. Anat. comp. illustr.*, pars IV, pl. 9, fig. 23 et 24.
(b) Cuvier, *Leçons d'anatomie comparée*, 1re édit., t. V, pl. 39, fig. 9.
— Owen, art. MARSUPIALIA (Todd's *Cyclop. of Anat.*, t. III, p. 302, fig. 128).
(c) Exemples :
— Le *Magot* (Daubenton, *loc. cit.*, pl. 414, fig. 2).
— Le *Patas* (Idem, *loc. cit.*, pl. 427, fig. 2).
— Le *Mangabey* (Idem, *loc. cit.*, pl. 431, fig. 2).
— Le *Callitriche* (Idem, *loc. cit.*, pl. 434, fig. 2).
(d) Exemples :
— Le *Coaïta* (Daubenton, *loc. cit.*, pl. 444, fig. 2).
— Le *Sajou* (Idem, *loc. cit.*, pl. 447, fig. 2).
— Le *Saïmiri* (Idem, *loc. cit.* pl. 452, fig. 1).
(e) Exemple : le *Lori grêle* (Daubenton, *loc. cit.*, pl. 464, fig. 2).
(f) Exemples :
— Le *Maki mococo* (Daubenton, *loc. cit.*, pl. 459).
— Le *Maki vari* (Idem, *loc. cit.*, pl. 461, fig. 1).
(g) Daubenton, *loc. cit.*, pl. 4, fig. 1.
— Chauveau, *Traité d'anatomie comparée des Animaux domestiques*, p. 373, fig. 118 et 119.
(h) Cuvier, *Leçons d'anatomie comparée*, 1re édition, t. V, pl. 39, fig. 12.
— Owen, *On the Anatomy of the Indian Rhinoceros* (*Trans. of the Zool. Soc.*, t. IV, pl. 13).
(i) Home, *Lectures on Comparative Anatomy*, t. II, pl. 117.
(j) Idem, *loc. cit.*, pl. 116.
(k) Perrault, *Mém. pour servir à l'hist. nat. des Animaux*, 3e partie, pl. 20, fig. G.

nants (1) ainsi que chez presque tous les Rongeurs, (2) et les Marsupiaux (3), les Siréniens ou Cétacés herbivores, et quelques autres Mammifères (4). Chez plusieurs de ces Animaux, le Cheval, par exemple, il offre des dimensions très considérables; mais chez ceux d'entre eux qui se nourrissent de substances animales, tels que les Chiens et les Chats, il est fort réduit ou n'existe pas (5). Ainsi, on n'en trouve aucune trace chez les

(1) Les Ruminants ont un cæcum très grand, à peu près cylindrique et sans bosselures (a)

(2) Les Loirs sont dépourvus de cæcum; mais chez la plupart des Rongeurs ce cul-de-sac est très développé (b), et, en général, il présente des boursouflures nombreuses (c); il est surtout fort grand chez les espèces qui sont essentiellement herbivores, telles que le Lapin, le Lièvre (d), le Campagnol amphibie ou Rat d'eau (e), le Porc-Épic (f), le Cochon d'Inde (g) et l'Agouti (h).

(3) Chez les Sarigues, le cæcum est étroit, mais assez long (i). Il est grêle et extrêmement long chez les Phalangers (j). Chez le Kanguroo géant, il est plus renflé (k). Enfin chez le Koala, il est encore plus développé, et sa longueur dépasse trois fois celle du corps (l).

(4) Chez l'Ornithorhynque, le cæcum est cylindrique et bien développé (m); mais chez l'Échidné il est si grêle, que Cuvier y donna le nom d'*appendice vermiculaire* (n).

(5) Chez le Chat (o), le Lion (p), le

(a) Exemples : le *Bœuf* (Home, *Op. cit.*, t. II, pl. 118). — Chauveau, *Op. cit.*, p. 382, fig. 121.
— Le *Mouton* (Home, *Op. cit.*, t. II, pl. 121).
— La *Chèvre* (Idem, *Op. cit.*, t. II, pl. 123).
— Les *Antilopes* (Idem, *Op. cit.*, t. II, pl. 124 et 125).
— Les *Cerfs* (Idem, *Op. cit.*, t. II, pl. 126 à 132).
— Le *Chameau* (Idem, *Op. cit.*, pl. 120).
(b) Exemples : l'*Écureuil* (Daubenton, *loc. cit.*, pl. 132, fig. 1 et 2).
— Le *Rat* (Idem, *loc. cit.*, pl. 134).
— La *Marmotte* (Idem, *loc. cit*: pl. 177).
— Le *Castor* (Idem, *loc. cit*,, pl. 187, fig. 2).
(c) Exemple : le *Hamster* (Daubenton, *loc. cit.*, pl. 272, fig. 2). — Wagner, *Icones zootomicæ*, pl. 7, fig. 19.
(d) Daubenton, *loc. cit.*, pl. 93, fig. 3 et 4.
(e) Idem, *loc. cit.*, pl. 142.
(f) Perrault, *Mémoires*, t. III, 2e partie, pl. 42, fig. H.
— Cuvier, *loc. cit.*, pl. 39, fig. 6.
(g) Daubenton, *loc. cit.*, pl. 148, fig. 1.
(h) Idem, *loc. cit.*, pl. 197.
(i) Exemples : *Sarigue* (Daubenton, *loc. cit.*, pl. 253, fig. 2).
— *Marmose* (Idem, *loc. cit.*, pl. 256, fig. 3).
(j) Daubenton, *loc. cit.*, pl. 262, fig. 1 et 2.
(k) Cuvier, *Op. cit.*, pl. 39, fig. 8.
(l) Owen, art. MARSUPIALIA (Todd's *Cyclop. of Anat. and Physiol.*, t. III, p. 302, fig. 126).
(m) Cuvier, *Leçons d'anatomie comparée*, 1re édit., t. V, pl. 39, fig. 11.
— Meckel, *Ornithorhynchi paradoxi descriptio anatomica*, pl. 7, fig. 1.
(n) Cuvier, *Op. cit.*, pl. 39, fig. 10.
(o) Daubenton, *loc. cit.*, pl. 69, fig. 1.
— Wagner, *Icones zootomicæ*, pl. 7, fig. 18.
(p) Daubenton (Buffon, *Hist. nat. des Mammif.*, pl. 201, fig. 1).

Chauves-Souris, la plupart des Insectivores, les Carnivores plantigrades, les Dauphins, etc., et alors l'axe de l'intestin grêle se confond avec celui du gros intestin. Chez quelques Mammifères (1), et chez la plupart des Oiseaux, il y a une paire d'appendices cæcaux qui naissent de la partie antérieure du gros intestin, mais qui sont cependant parfois très rapprochés de l'anus. Chez quelques Échassiers, il existe trois de ces organes (2), tandis que chez d'autres, ils manquent complétement (3). Leurs dimensions sont très variables, ainsi que

Tigre (*a*), le Léopard (*b*), le cæcum est rudimentaire. Il est aussi très peu développé chez la Genette (*c*) et l'Ichneumon (*d*).

Chez les Hyènes, le cæcum est également très étroit et sans boursouflures, mais il est notablement plus long (*e*).

Chez le Chien, (*f*), le Loup (*g*), le Renard (*h*), le cæcum est étroit, cylindrique et allongé

Chez les Phoques, il n'est pas notablement renflé, et ne constitue qu'un cul-de-sac très court (*i*) ou un appendice digitiforme (*j*).

(1) Chez le Lamentin, il y a un cæcum bifurqué (*k*).

Chez le Fourmilier, didactyle le gros intestin, qui est très court, porte à son extrémité antérieure une paire de petits cæcums ovalaires (*l*).

Chez le Daman, il existe aussi une paire de cæcums qui sont plus développés et ressemblent beaucoup à ceux des Oiseaux (*m*).

(2) Chez l'Agami (*n*), le Courlis, le Corlieu, la Bécasse et le Râle d'eau (*o*), il existe un petit cæcum surnuméraire, placé au-devant des appendices cæcaux pairs, qui sont grands et claviformes.

(3) Les Échassiers du genre *Phalaropus* n'ont pas de cæcum.

Chez les Grues, il y a une paire de

(*a*) Cuvier, *Leçons d'anatomie comparée*, 1re édit., pl. 39, fig. 2.
(*b*) Home, *Lectures on Comparative Anatomy*, t. II, pl. 113.
(*c*) Daubenton, *loc. cit.*, pl. 232, fig. 1.
(*d*) Cuvier, *loc. cit.*, pl. 39, fig. 3.
(*e*) Daubenton, *loc. cit.*, pl. 224, fig. 2.
(*f*) Idem, *loc. cit.*, pl. 104, fig. 1 et 2.
(*g*) Idem, *loc. cit.*, pl. 106, fig. 1 et 2.
(*h*) Idem, *loc. cit.*, pl. 58, fig. 1, etc.
(*i*) Idem, *loc. cit.*, pl. 396, fig. 2.
(*j*) Carus et Otto, *Tab. Anat. comp. illustr.*, pars IV, pl. 9, fig. 19.
(*k*) Daubenton, *loc. cit.*, pl. 404, fig. 3 et 4.
— Home, *Lectures on Comp. Anat.*, t. IV, pl. 27.
— Carus et Otto, *Tab. Anat. comp. illustr.*, pars IV, pl. 9, fig. 21.
(*l*) Daubenton, *loc. cit.*, pl. 282, fig. 1.
— Carus et Otto, *Op. cit.*, pl. 9, fig. 22.
— Wagner, *Icones zootomicæ*, pl. 7, fig. 20.
(*m*) Cuvier, *Leçons d'anatomie comparée*, 1re édit., t. V, pl. 39, fig. 13.
— Carus et Otto, *loc. cit.*, pl. 9, fig. 25.
— Wagner, *Op. cit.*, pl. 7, fig. 21.
(*n*) Pallas, *Spicilegia zoologica*, fasc. IV, fig. 3.
(*o*) Cuvier, *Leçons d'anatomie comparée*, t. IV, 2e partie, p. 294 et 395.

leur forme, et souvent ils sont rudimentaires, ou bien encore ils manquent complétement, sans que l'on puisse rapporter ces variations à aucune règle physiologique (1). Ainsi, en général, les cæcums sont très développés chez les Oiseaux granivores, tels que la Poule et les autres Gallinacés ordinaires (2), mais les

cæcums de longueur médiocre (*a*); mais chez la Cigogne il n'existe qu'un de ces appendices. L'appendice surnuméraire de la Bécasse se trouve beaucoup plus haut, et paraît être un rudiment de la vésicule ombilicale (*b*).

(1) Chez les Palmipèdes, il y a en général une paire de cæcums, mais le développement de ces appendices est très variable. Ainsi, chez les espèces omnivores, telles que les Canards (*c*) et les Cygnes (*d*), ils sont très allongés et rétrécis vers le bout. Chez les Palmipèdes piscivores, ils sont au contraire peu développés, mais de grandeur variable : par exemple, chez le Pélican (*e*) ils sont médiocres, tandis que chez le Fou de Bassan (*f*), le Pétrel (*g*) et le Pingouin (*h*), ils sont tout à fait rudimentaires. Chez le Cormoran, ils peuvent manquer complétement, et quelquefois l'un de ces appendices avorte, tandis que l'autre est bien constitué. Cette disposition asymétrique s'observe aussi chez le Héron (*i*).

(2) Chez le Coq, les appendices cæcaux sont très longs et s'élargissent un peu vers leur extrémité libre (*j*). Chez la Talève ou Poule sultane, cette disposition est encore plus marquée (*k*).

Il en est de même chez le Paon (*l*) et le Coq de bruyère (*m*).

Chez les Autruches, on trouve aussi une paire d'appendices cæcaux très longs, et il est à noter que ces organes sont boursouflés d'une manière spirale, et se réunissent avant de déboucher dans l'intestin (*n*). Chez l'Apteryx, leur longueur est remarquable (*o*).

Chez les Passereaux, il y a en général une paire de petits cæcums (*p*); mais quelquefois ces appendices sont rudimentaires, par exemple chez le

(*a*) Cuvier, *Leçons d'anatomie comparée*, t. IV, 2ᵉ partie, p. 219.
(*b*) Macartney, *An Account of an Appendix to the small Intestine of Birds* (*Philos. Trans.*, 1811, p. 137, pl. 3, fig. 1 et 2).
(*c*) Hunter, dans *the Descript. Catal. of the Mus. of the Coll. of Surg.*, Physiol. ser., t. I, pl. 13. — Home, *Lectures on comparative Anatomy*, t. II, pl. 111.
(*d*) Idem, *loc. cit.*, pl. 112.
(*e*) Perrault, *Mém. pour servir à l'histoire naturelle des Animaux*, 3ᵉ partie, pl. 27. — Home, *loc. cit.*, pl. 104.
(*f*) Idem, *loc. cit.*, pl. 106.
(*g*) Carus et Otto, *Tab. Anat. Comp. illustr.*, pars IV, pl. 6, fig. 14.
(*h*) Home, *loc. cit.*, pl. 107, fig 1.
(*i*) Stannius et Siebold, *Nouveau Manuel d'anatomie comparée*, t. II, p. 332.
(*j*) Brandt et Ratzeburg, *Medicinische Zoologie*, t. I, pl. 17, fig. 2. — Milne Edwards, *Éléments de zoologie*, t. II, p. 19, fig. 241.
(*k*) Perrault, *Op. cit.*, 3ᵉ partie, pl. 12, fig. M ; 39, fig. 2.
(*l*) Blasius, *Anatome Animalium*, pl. 39, fig. 2.
(*m*) Wagner, *Icones zootomicæ*, pl. 11, fig. 13.
(*n*) Perrault, *Op. cit.*, 2ᵉ partie, pl. 55, fig. δ.
(*o*) Owen, *On the Anatomy of the Southern Apteryx* (*Trans. of the Zool. Soc.*, t. II, pl. 50).
(*p*) Exemple : le *Rossignol de muraille*, ou *Motacilla phœnicurus*, Lin. (Carus et Otto, *Tab. Anat. comp. illustr.*, pars IV, pl. 6, fig. 1).

Pigeons en sont dépourvus; et, d'un autre côté, ils sont fort grands chez les Oiseaux de proie nocturnes, tandis que les Rapaces diurnes en manquent ou n'en offrent que des rudiments, ce qui revient à peu près au même (1).

Chez les Reptiles, les Batraciens et les Poissons, l'intestin grêle se continue en général avec le gros intestin, sans que celui-ci présente à son origine ni cul-de-sac ni appendices, et lorsqu'il y a des vestiges d'un cæcum, ce réservoir n'est représenté que par une dilatation latérale sans grande importance (2). Comme exemple de Reptiles offrant ce mode d'organisation, je citerai la Tortue couï et le Stellion du Levant (3).

Corbeau (*a*), ou manquent même complétement, comme cela se voit chez l'Ortolan et les Alouettes. Ces appendices font également défaut chez presque tous les Grimpeurs ; quelquefois on en trouve chez les Pics (*b*).

(1) Chez la Chouette (*c*) et les autres Rapaces nocturnes, les cæcums sont bien développés. Chez le Faucon, ces appendices sont très petits (*d*), et chez l'Aigle (*e*), l'Épervier (*f*), etc., ils sont tout à fait rudimentaires.

(2) M. Valenciennes a noté l'existence d'une dilatation subite en forme de petit cæcum, à l'origine du gros intestin chez le Bogue commun de la Méditerranée. Chez un autre Poisson du même genre, le *Box salpa*, ce naturaliste a trouvé deux petits cæcums (*g*).

Perrault a trouvé que chez une Salamandre terrestre le gros intestin se dilate en forme de cæcum à son extrémité supérieure (*h*) ; mais cette disposition ne se voit pas chez l'espèce étudiée par Funk, et qui est le *S. maculosa*, Laur. (*i*).

Ce dernier mode de conformation se rencontre aussi chez les Tritons (*j*) et la plupart des autres Batraciens (*k*).

(3) Chez quelques Chéloniens, tels que les Trionyx, l'intestin grêle et le

(*a*) Home, *Lectures on Comparative Anatomy*, pl. 107, fig. 2.

(*b*) Stannius et Siebold, *Nouveau Manuel d'anatomie comparée*, t. II, p. 332.

(*c*) Blasius, *Anatome Animalium*, pl. 39, fig. 1.

(*d*) Hunter, in *the Descript. and Illustr. Catal. of the Mus. of the Coll. of Surgeons*, t. I, pl. 12, fig. 2.

(*e*) Macgillivray, *Obs. on the Digestive Organs of Birds* (*Mag. of Zool. and Botany*, 1836, t. I, pl. 4, fig. 8).

— Owen, art. AVES (Todd's *Cyclop. of Anat. and Physiol.*, t. I, p. 316, fig. 156).

(*f*) Wagner, *Icones zootomicæ*, pl. 11, fig. 1.

(*g*) Cuvier et Valenciennes, *Histoire naturelle des Poissons*, t. VI, p. 354 et 361.

(*h*) Perrault, *Mémoire pour servir à l'histoire naturelle des Animaux*, 3e partie, pl. 10, fig. F.

(*i*) Funk, *De Salamandræ terrestris vita*, etc., pl. 2, fig. 10.

(*j*) Latreille, *Histoire naturelle des Salamandres de France*, pl. 4, fig. 3, B.

(*k*) Exemples : Le *Monobranchus* (Carus et Otto, *Tab. Anat. comp. illustr.*, pars IV, pl. 5, fig. 2).

— L'*Axolotl* (Calori, *Sull'anatomia dell'Axolotl*, pl. 2, fig. 10, in *Mem. dell'Accad. di sc. dell'Instituto di Bologna*, 1851, t. III).

— La *Rainette* (Carus et Otto, *loc. cit.*, fig. 3).

— Le *Pipa* (Carus et Otto, *loc. cit.*, fig. 4).

Longueur relative de l'intestin.

§ 3. — On remarque, chez les divers Vertébrés, des variations très grandes dans la longueur de l'intestin comparée à celle du corps (1), et l'on peut établir comme règle générale que le développement de ce tube est proportionné à la durée du séjour que les aliments ou leurs résidus doivent faire dans l'appareil digestif, après avoir passé dans l'estomac. Or, le temps que ces substances mettent à traverser le tube intestinal est en rapport avec deux circonstances : avec le degré de perfection du travail digestif, c'est-à-dire l'utilisation plus ou moins complète des

gros intestin se joignent bout à bout (*a*); mais chez les Tortues proprement dites, ainsi que chez les Chélonées, et même chez la Cistude d'Europe (*b*), le premier de ces tubes s'insère sur le côté du second, de manière que celui-ci offre à son origine un petit cul-de-sac ou cæcum très court.

Chez l'Agame discosome et la Galiote type, le gros intestin est muni d'un cæcum en forme d'oreillette. Cuvier signale aussi l'existence d'une poche appendiculaire s'ouvrant dans le rectum, chez une espèce indéterminée de Sauvegarde de Cayenne, tandis que chez le Sauvegarde ordinaire, et chez les Ameïvas il n'a vu rien de pareil (c). Home a figuré un cæcum à l'origine du gros intestin chez un Scinque (*d*) et chez l'Iguane (*e*).

Il est aussi à noter que chez quelques Sauriens l'intestin grêle présente à son origine, près du pylore, une dilatation en forme de cul-de-sac. Cette disposition a été remarquée chez le Monitor (*f*) et chez le *Phrynosoma Harlani* (*g*).

(1) Cuvier et Duvernoy ont donné des listes très longues de mesures de l'intestin considéré, soit dans son ensemble, soit dans ses différentes parties, et comparé à la longueur du corps chez un grand nombre d'Animaux appartenant à chacune des classes de Vertébrés (*h*). Mais il est à remarquer que dans ces tableaux le terme de comparaison employé par ces naturalistes n'est pas toujours le même. Ainsi, pour les Mammifères, la longueur du corps est évaluée par la distance comprise entre la bouche et l'anus ; tandis que chez les Oiseaux, c'est la distance comprise entre le bout du bec et l'extrémité des vertèbres du coccyx ; enfin, que chez les Poissons, c'est la longueur totale de l'Animal,

(*a*) Cuvier, *Leçons d'anatomie comparée*, t. IV, 2e partie, p. 302.
(*b*) Bojanus, *Anatome Testudinis europææ*, pl. 30, fig. 179 et 182.
(*c*) Cuvier, *Leçons d'anatomie comparée*, t. VII, 2e partie, p. 308.
(*d*) Home, *Lectures on comp. Anat.*, t. II, pl. 99, fig. 2.
— Natale, *Ricerche anat. sullo Scinco varicgato*, pl. 2, fig. 1 (*Mém. de l'Acad. de Turin*, 1852, 2e série, t. XIII).
(*e*) Home, *loc. cit.*, pl. 100.
(*f*) Meckel, *Traité d'anatomie comparée*, t. VIII, p. 149.
(*g*) Spring et Lacordaire, *Notes sur quelques points de l'organisation du* Phrynosoma Harlani, *Saurien de la famille des Iguaniens* (*Bulletin de l'Acad. de Bruxelles*, t. IX, p. 202).
(*h*) Cuvier, *Leçons d'anatomie comparée*, 2e édit., t. IV, 2e partie, p. 182 et suiv.

matières alimentaires, et avec la nature chimique de ces substances.

Ainsi, les Animaux chez lesquels la puissance digestive est la plus grande et les évacuations alvines sont les moins abondantes et les plus rares, ont le tube intestinal plus long que ceux chez lesquels, toutes choses étant égales d'ailleurs, les produits utiles du travail de la digestion sont moins considérables ou l'expulsion du résidu de celui-ci plus rapide. Effectivement, à parité de régime, l'intestin est plus court chez les Vertébrés inférieurs que chez ceux dont l'organisme est le plus perfectionné. Chez la Lamproie, par exemple, le tube digestif tout entier est moins long que le corps et se rend en ligne droite de la bouche à l'anus. Chez les Poissons carnassiers, l'intestin s'allonge davantage, et pour se loger dans la cavité abdominale, il est obligé de décrire plusieurs courbures ; mais sa longueur n'est en général que d'environ les 4/5es de celle de l'Animal. Chez les Reptiles dont le régime est le même, l'intestin a en général 2 ou 3 fois la longueur du corps. Chez les Oiseaux il s'allonge un peu plus. Enfin c'est chez les Mammifères que ce tube atteint son plus haut degré de développement : ainsi, chez le Lion, où il est remarquablement court, il a plus de 3 fois la longueur du corps, et chez le Loup, il égale environ 5 fois cette mesure relative.

Les différences en rapport avec le régime sont beaucoup

depuis l'extrémité de la mâchoire jusqu'à l'origine de la nageoire caudale. Chez les Mammifères, ces auteurs n'ont pas tenu compte de la portion caudale, qui figure au contraire dans l'estimation de la longueur totale du corps chez les Poissons ; mais cela n'a pas grand inconvénient, car la longueur du corps doit être employée ici comme un moyen pour estimer approximativement la masse totale de l'organisme, et chez les Mammifères la queue est si grêle, qu'elle n'influe que peu sur cette quantité, tandis que chez les Poissons elle en forme une portion très considérable. Il est à regretter que l'on n'ait pas des déterminations relatives du poids du corps et de la capacité du tube intestinal chez ces divers Animaux.

plus considérables. Lorsque nous étudierons les phénomènes chimiques de la digestion, nous verrons que la chair et les autres aliments azotés sont digérés en majeure partie dans l'estomac, et arrivent à l'intestin dans un état d'élaboration qui les rend absorbables, tandis que la fécule et la plupart des substances végétales traversent le premier de ces viscères sans avoir été fortement attaquées par les sucs digestifs, et sont digérées dans l'intestin. Nous pouvons donc prévoir que, toutes choses égales d'ailleurs, la portion post-stomacale du canal alimentaire doit être plus allongée chez les Vertébrés phytophages que chez les Carnivores, et que le développement de l'intestin doit être surtout remarquable chez les espèces qui se nourrissent de substances végétales pauvres en principes nutritifs et difficiles à digérer, telles que de l'herbe ou des racines.

Cette concordance entre le régime de l'Animal et la longueur de son intestin, ressort nettement des modifications qui se produisent simultanément dans les habitudes et dans l'organisation des Batraciens aux différentes périodes de la vie. En effet, lorsque la Grenouille est à l'état de têtard, elle se nourrit essentiellement de matières végétales, et son intestin offre alors une grande longueur; mais, lorsqu'elle a achevé ses métamorphoses, elle change de régime et devient carnassière : or, l'intestin de ce Batracien à l'état adulte, au lieu d'avoir environ 9 fois la longueur du corps comme celui du têtard, ne mesure qu'environ 2 fois la distance comprise entre la bouche et l'anus (1).

(1) La grande différence de longueur de l'intestin chez le têtard de la Grenouille, comparé à l'Animal adulte, a été remarquée par Swammerdam, et ce naturaliste a constaté aussi que dans le jeune âge ce Batracien a un régime végétal, bien qu'il soit carnassier à l'état adulte (a).

(a) Swammerdam, *Biblia Naturæ*, t. II, p. 825, pl. 49, fig. 1.

Dans chacune des classes de l'embranchement des Vertébrés, on observe des différences analogues dans la longueur relative de l'intestin chez les espèces dont le régime varie; c'est généralement chez les herbivores que ce tube est le plus développé.

Ainsi, chez la Carpe, qui se nourrit principalement de matières végétales, l'intestin a 2 fois la longueur du corps, tandis que chez le Brochet, il n'a guère qu'une fois cette même unité de mesure.

Dans la classe des Reptiles, on remarque des différences non moins grandes entre les espèces herbivores et carnivores. Ainsi chez les Tortues, qui vivent de matières végétales, l'intestin a environ 4, 5 ou même 6 fois la longueur du corps ; mais chez les Lézards ou les Crocodiles, qui sont des Animaux essentiellement carnivores, cette portion du canal digestif a seulement 2 ou 3 fois cette longueur.

Parmi les Oiseaux, ce sont aussi les espèces qui se nourrissent de substances végétales qui ont l'intestin le plus allongé. Chez la Poule, par exemple, ce tube a plus de 5 fois la longueur du corps, et chez l'Autruche il a environ 9 fois la même unité de mesure, tandis que chez l'Aigle il a moins de 3 fois cette longueur.

Enfin, chez les Mammifères, on remarque, sous ce rapport, des différences encore plus considérables. Ainsi, en adoptant toujours la même unité de mesure relative, on voit que chez les carnassiers, la longueur de l'intestin dépasse rarement 4 ou 5 ; que chez les frugivores, sa longueur est en général de 6 à 9, et que chez les herbivores il s'allonge encore davantage. Chez le Cheval, par exemple, la longueur relative de l'intestin est de 10 ; chez le Chameau, elle est de plus de 12 ; chez la Chèvre domestique, elle est d'environ 18, et chez le Bœuf, elle est de 22 ; enfin chez le Mouton, cette portion du tube digestif peut avoir 28 fois la longueur du corps.

Chez l'Homme, qui est organisé pour se nourrir de fruits mêlés de matières animales, la longueur de l'intestin est intermédiaire entre ce que nous venons de trouver chez les Mammifères essentiellement carnivores ou herbivores. En effet, cette portion du tube digestif offre de 6 à 7 fois la longueur du corps.

Dans quelques cas, certaines inégalités dans la longueur de l'intestin se remarquent chez des Animaux qui, sous le rapport physiologique, ne paraissent pas différer notablement; mais ces anomalies sont en général compensées par des différences dans le diamètre de ce canal. Ainsi, l'Éléphant n'a pas l'intestin aussi long proportionnellement que les autres Mammifères herbivores, mais la grosseur relative de ce tube est plus considérable.

Longueur relative du gros intestin.

Chez presque tous les Vertébrés, le gros intestin est beaucoup moins long que l'intestin grêle, et, ainsi qu'on pouvait le prévoir d'après les fonctions de cette portion terminale du tube digestif, ses dimensions sont ordinairement en rapport avec l'abondance plus ou moins considérable du résidu fécal laissé par les aliments dont l'Animal est destiné à faire usage, et avec le degré de rapidité de l'expulsion de cette matière excrémentitielle au dehors. En effet, le gros intestin constitue une fraction plus faible de la totalité du tube intestinal chez les carnassiers que chez les omnivores, et c'est chez les herbivores que sa longueur relative aussi bien que sa longueur absolue sont les plus considérables (1).

(1) Le Lion est de tous les Mammifères celui dont le gros intestin est le plus court. Si l'on représente par 100 la longueur totale de la portion post-stomacale du canal digestif, on voit que la longueur du gros intestin est d'environ :

3 chez cet Animal, ainsi que chez le Phoque;
12 à 15 chez les Chats;
16 chez l'Hyène;
17 chez le Loup;
20 chez le Chien;
20 à 25 chez les Singes, animaux omnivores autant que frugivores;
25 chez le Bœuf et le Mouton;
30 à 35 chez les Solipèdes;
33 chez le Lapin domestique;
38 chez le Lièvre;
40 chez l'Éléphant,
50 chez le Daman;
64 chez le Dugong.

Il existe des différences analogues

Terminaison de l'intestin.

§ 4. — L'anus, ou orifice terminal de l'intestin, est situé, chez les Vertébrés, dans le plan médian du corps, et se trouve presque toujours à l'extrémité postérieure du tronc, sous l'origine de la queue et derrière l'espèce de ceinture plus ou moins complète que forment les os des hanches. Mais chez les Poissons, où le bassin, qui porte toujours la paire de membres postérieurs dont se composent les nageoires dites anales, est très incomplet, et se trouvant suspendu au milieu des parties molles, peut se rapprocher plus ou moins de la ceinture thoracique dont dépendent les nageoires pectorales, l'anus est souvent porté également en avant, et vient parfois se placer jusque sous la gorge, à peu de distance du cœur, et par conséquent fort près de la tête (1). Chez les autres Vertébrés, cet orifice excrémentitiel occupe toujours la partie la plus reculée de la chambre viscérale, c'est-à-dire la partie postérieure de cette cavité chez les espèces dont l'axe du corps est horizontal, et la partie inférieure chez celles dont la position est verticale.

Il est aussi à noter que, chez les Vertébrés, l'anus est toujours fort rapproché des ouvertures par lesquelles les œufs et

chez les Reptiles : ainsi la longueur proportionnelle est de 7 chez le Crocodile et de 38 chez la Tortue commune.

Pour plus de détails au sujet de ces mesures, je renverrai aux ouvrages de Cuvier et de quelques autres anatomistes (*a*).

(1) Chez certains Poissons, ainsi que je l'ai déjà dit, la chambre viscérale se prolonge fort loin dans l'épaisseur de la base de la queue, et une portion du tube intestinal se loge dans le sinus tantôt simple, tantôt double, qui est ainsi formé ; mais l'anus n'occupe jamais la région caudale et se trouve presque immédiatement derrière la ceinture pubienne, d'où naissent les nageoires anales. Lorsque ces nageoires manquent, ainsi que cela se voit chez les Anguilles et les autres Poissons de la famille des Malacoptérygiens apodes, il se porte plus en avant. Il en est de même chez les espèces où ces nageoires sont suspendues sous la gorge, comme c'est le cas pour les Gadoïdes, les Pleuronectes et les Discoboles, que les zoologistes réunissent sous le nom commun de Malacoptérygiens subbranchiens.

(*a*) Cuvier, *Leçons d'anatomie comparée*, 2ᵉ édit., t. IV, 2ᵉ partie, p. 182 et suiv. — Meckel, *Traité d'anatomie comparée*, t. VIII, p. 606 et suiv. — Owen, art. MARSUPIALIA (Todd's *Cyclop. of Anat.*, t. III, p. 304).

l'urine s'échappent au dehors, mais qu'il existe, quant aux rapports de position de ces ouvertures, des différences qui dépendent du mode de constitution de la portion terminale des organes génito-urinaires. Ainsi, chez les Poissons où, comme nous le verrons dans une autre partie de ce cours, la portion évacuatrice de ces appareils reste très incomplète, où les uretères, de même que les oviductes et les canaux évacuateurs du sperme, aboutissent au dehors sans emprunter au tube digestif une portion vestibulaire, et sans embrasser la partie terminale de ce tube, pour aller déboucher, soit dans une portion de la vésicule allantoïdienne, soit dans des annexes de cet organe ; chez ces Animaux, dis-je, l'anus est en général placé en avant des orifices dont je viens de parler. Quelquefois, cependant, l'appareil génito-urinaire emprunte au tube digestif un complément pour ses canaux évacuateurs, et ceux-ci débouchent dans la portion terminale du gros intestin, en sorte que l'anus livre passage aux produits de ces organes aussi bien qu'aux matières alvines, et il existe à l'extrémité du tube alimentaire une portion commune, à fonctions multiples, qu'on appelle un *cloaque*. Ce mode d'organisation se voit chez les Plagiostomes, c'est-à-dire chez les Poissons cartilagineux dont se composent les familles des Raies et des Squales ; mais chez tous les Poissons osseux, de même que chez les Cyclostomes, l'anus appartient exclusivement à l'appareil digestif, et ne livre passage qu'aux matières fécales.

Cloaque.

Il existe aussi un cloaque commun chez les Batraciens, les Reptiles, les Oiseaux et les Mammifères de la division des Monodelphiens, c'est-à-dire les Monotrèmes et les Marsupiaux. Chez la plupart des Batraciens il n'est pas très nettement séparé de la portion adjacente de l'intestin (1), mais chez quelques-

(1) Chez les Batraciens Anoures, ainsi que chez l'Axolotl, les Cécilies, etc., le cloaque est constitué par la portion terminale du rectum, dont

uns de ces Animaux, ainsi que chez la plupart des Reptiles, il en est très distinct (1) ; enfin, chez quelques Oiseaux, l'urine seulement s'y accumule et les matières alvines n'y arrivent qu'au moment de la défécation. Souvent il se prolonge en un cul-de-

le calibre augmente un peu et dont les parois offrent plus d'épaisseur que dans les parties précédentes de ce tube ; mais la communication entre ces parties reste toujours libre, et elles ne sont séparées par aucune ligne de démarcation nettement tracée. La paroi dorsale de ce cloaque est percée par les orifices des deux oviductes et des deux uretères; enfin sa face inférieure présente une grande ouverture qui donne dans la vessie urinaire (*a*), organe qui est en réalité un appendice du canal digestif, mais qui, en raison de ses fonctions particulières, doit être rapporté à l'appareil urinaire, dont l'étude fera le sujet d'une des prochaines Leçons.

L'anus est toujours situé primitivement sous la base de la queue ; mais chez les Batraciens anoures, la résorption de cette portion terminale du corps fait remonter cet orifice dont la forme est arrondie, et chez l'adulte il se trouve à l'extrémité du dos. Son muscle sphincter est un simple anneau charnu dont le bord antérieur se joint au coccyx.

(1) Chez les Batraciens du genre Triton, le cloaque a la forme d'un sac membraneux conique, dont le fond, disposé en cul-de-sac, s'avance au-dessus de l'orifice terminal du rectum. Cet organe a été décrit d'une manière détaillée par Rathke (*b*).

Chez les Reptiles de l'ordre des Ophidiens et chez ceux de la division des Sauriens ordinaires, le cloaque présente aussi à sa partie antérieure un prolongement cæcal qui s'avance au-dessus de l'anus interne formé par l'ouverture terminale du rectum, et qui n'est pas renfermé dans le sac péritonéal.

Chez le *Coluber berus* femelle, le cloaque ainsi formé constitue une énorme poche au fond de laquelle les deux oviductes viennent s'ouvrir.

Chez les Crocodiliens, le cloaque n'est qu'un prolongement de la cavité du rectum, et ne s'en distingue que par l'existence d'un repli valvulaire de la tunique muqueuse, qui est tantôt circulaire, d'autres fois un peu contournée en hélice. Il est aussi à noter que sa cavité est divisée en deux compartiments par un prolongement valvulaire analogue, qui sépare entre eux les orifices des uretères placés au-dessus de l'anus interne, à la face dorsale de ce réceptacle excrétoire.

Chez les Chéloniens, le rectum débouche à la partie dorsale du cloaque, qui est très allongé, et sur les côtés de cette dernière cavité on voit souvent les orifices d'une paire de

(*a*) Exemples : La *Grenouille* (Swammerdam, *Biblia Naturæ*, pl. 47, fig. 1 ; — Rœsel, *Historia naturalis Ranarum*, pl. 7, fig. 1, *t*).
— La *Salamandre* (Dufay, *Observations physiques et anatomiques sur plusieurs espèces de Salamandres*, dans *Mém. de l'Acad. des sciences*, 1729, pl. 11, fig. 7) ; — Latreille, *Hist. nat. des Salamandres de France*, pl. 4, fig. 3 B, *o*).

(*b*) Rathke, *Ueber die Entstehung und Entwickelung der Geschlechtstheile bei den Urodelen* (*Beitr. zur Geschichte der Thiere*, t. I, p. 77, pl. 1, fig. 4 et 6).

sac au-devant du point où le rectum y débouche, et les fibres charnus qui entourent cet orifice, auquel on pourrait donner le nom d'*anus interne*, tendent à constituer un muscle sphincter bien caractérisé (1). Enfin, le perfectionnement croissant de

grandes poches membraneuses (*a*) qui ne doivent pas être confondues avec la vessie urinaire, et qui ont été désignées par quelques anatomistes sous le nom de *vessies lombaires*. Chez les Trionyx et le *Testudo polyphemus*, ces organes manquent (*b*).

L'anus externe des Reptiles a en général la forme d'une fente transversale, dont l'une des lèvres se rabat sur l'autre en manière de couvercle. Ce jeu est déterminé par l'action d'un appareil musculaire assez compliqué. Ainsi, chez l'Iguane, la lèvre postérieure de l'anus est mobile, et s'applique contre le bord antérieur de cet orifice sous l'influence de la contraction d'un muscle sphincter dont les extrémités vont prendre leur point d'attache de chaque côté, dans l'angle rentrant formé par la jonction de la queue avec les cuisses. Le mouvement contraire, c'est-à-dire la dilatation de l'orifice anal, est produit par l'action de deux paires de muscles qui se fixent, d'une part à ce repli cutané, d'autre part à la face inférieure de la queue.

(1) Chez les Oiseaux, le cloaque est une cavité ovoïde qui est en général notablement plus large que la portion adjacente de l'intestin, et qui fait directement suite à celui-ci, mais en est séparée par un rétrécissement annulaire dans l'épaisseur duquel se trouve un muscle sphincter puissant (*c*). Dans l'état ordinaire, ce muscle, soumis à l'empire de la volonté, reste contracté, de façon à interrompre complétement le passage et à empêcher les matières fécales de descendre dans le

(*a*) Perrault, *Description anatomique d'une grande Tortue des Indes* (*Mém. pour servir à l'hist. nat. des Animaux*, 2ᵉ partie, pl. 59, fig. B).
— Bojanus, *Anat. Testudinis europææ*, pl. 27, 28 et 29.

(*b*) Lesueur, *Vessies auxiliaires dans les Tortues du genre Émyde* (*Comptes rendus de l'Acad. des sciences*, 1839, t. IX, p. 456).
— Duvernoy, dans les *Leçons d'anatomie comparée* de Cuvier, 2ᵉ édit., t. VIII, p. 596 et suiv., et *Atlas du Règne animal*, REPTILES, pl. 2, fig.

(*c*) Exemples :
— La *Poule* (Hunter, *Description and Illustrated Catalogue of the Physiol. series on Comp. Anat. contained in the Museum of the College of Surgeons*, t. I, pl. 12, fig. 2). — Geoffroy Saint-Hilaire, *Des organes génito-urinaires* (*Philosophie anatomique des monstruosités humaines*, pl. 17, fig. 2 à 4).
— Le *Dindon* (Geoffroy Saint-Hilaire, *Op. cit.*, pl. 17, fig. 1).
— Le *Paon* (Idem, *ibid.*, pl. 17, fig. 16 et 17).
— Le *Canard* (Idem, *ibid.*, pl. 17, fig. 7, 8 et 9).
— L'*Autruche* (Perrault, *Mém. pour servir à l'histoire naturelle des Animaux*, 2ᵉ partie, pl. 55, fig. O).
— Le *Nandou*, ou l'*Autruche d'Amérique* (Müller, *Ueber zwei verschiedene Typen in dem Bau der erectilen männlichen Geschlechtsorgane bei den straussartigen Vögeln*, pl. 3, fig. 1 (*Mém. de l'Acad. de Berlin pour* 1836).
— L'*Outarde* (Perrault, *Op. cit.*, 2ᵉ partie, pl. 52, fig. 8).
— Le *Foulque* (Barkow, *Ueber das Schlagadersystem der Vögel*, in Meckel's *Archiv für Anat. und Physiol.*, 1829, pl. 9, fig. 15).
— Le *Condor* (Owen, art. AVES (Todd's *Cyclop. of Anat.*, t. I, p. 325, fig. 164).
— L'*Autour* (Wagner, *Icones zootomicæ*, pl. 11, fig. 32.

l'appareil urinaire amène aussi d'autres complications dans la structure de la portion terminale de l'appareil digestif chez plusieurs Animaux appartenant aux trois classes de Vertébrés ovipares pulmonés. En effet, chez les Batraciens (1), ainsi que chez quelques Ophidiens (2), les Sauriens ordinaires (3), les Chéloniens (4) et les Oiseaux (5), ses parois donnent naissance

cloaque. L'urine seulement, versée dans ce réservoir excrémentitiel par les uretères, s'y accumule, et lors de la défécation, il se renverse au dehors, de façon que l'anus interne vient faire saillie à l'extérieur (*a*). Il est aussi à noter que chez les Oiseaux qui sont pourvus d'un pénis, cet organe copulateur peut, dans l'état de repos, se loger, soit dans le cloaque lui-même, soit dans un appendice de ce vestibule génito-urinaire, ainsi que nous le verrons plus en détail dans une autre partie de ce cours.

(1) Voy. ci-dessus, page 362, note 1.

(2) Cette vessie se rencontre chez les Anguis, et elle est même très grande chez le Scheltopusik de Pallas (*b*).

(3) Cet appendice du cloaque n'existe pas chez les Crocodiliens, mais se trouve chez les Monitors, les Lézards, les Iguanes, les Geckos, les Caméléons, les Scinques, etc. Il manque chez les Agames et les Sauvegardes (*c*).

(4) Voy. ci-dessus, page 362, note 1.

(5) La poche membraneuse qui, chez les Oiseaux, débouche dans le cloaque, est appelée communément *bourse de Fabricius*, parce que l'anatomiste de ce nom (*d*) fut le premier à en signaler l'existence. On l'a considéré tour à tour comme étant un réservoir séminal (*e*), une vessie urinaire (*f*) et un appareil sécréteur (*g*). Ses parois, en effet, renferment beaucoup de glandules (*h*); du reste, on ne sait rien de précis quant à ses fonctions, et il est à noter qu'il est très développé chez les jeunes Oiseaux, mais qu'il tend à s'atrophier et à s'oblitérer dans la vieillesse (*i*).

Le tissu glandulaire logé dans les parois de ces bourses consiste princi-

(*a*) Geoffroy Saint-Hilaire, *Sur les dernières voies du canal alimentaire dans la classe des Oiseaux* (*Bulletin de la Soc. philom.*, 1822, p. 71). — *Consid. gén. sur les poches où aboutissent les trois voies génitale, intestinale et urinaire des Oiseaux* (*Bulletin de la Soc. philom.*, 1823, p. 65). — *Philosophie anat. monstr.*, p. 323 et suiv.

(*b*) Duvernoy, *Anatomie comparée* de Cuvier, 2ᵉ édit., t. VII, p. 602.

(*c*) Idem, *ibid.*, t. VII, p. 601.

(*d*) Fabricius ab Acquapendente, *De formatione ovi et pulli* (*Opera omnia*, p. 3 et 20).

(*e*) Voyez tome II, page 21.

(*f*) Harvey, *De generatione Animalium*, exercit. 4, § 5, p. 11.

— Berthold, *Ueber den Fabricischen Beutel der Vögel* (*Nova Acta Acad. naturæ curiosorum*, 1829, t. XIV, pars II, p. 905).

— Mayor, *Appareil génito-urinaire des Oiseaux* (*l'Institut*, 1842, t. X, p. 231).

(*g*) Geoffroy Saint-Hilaire, *Op. cit.* (*Bulletin de la Soc. philom.*, 1823, p. 66).

— Grant, *On the Cloaca of a female Condor* (*Proceed. of the Zool. Soc.*, 1830, p. 78).

(*h*) Voyez Martin Saint-Ange, *Étude de l'appareil reproducteur dans les cinq classes d'Animaux vertébrés*, pl. 8, fig. 4 et 5 (*Mém. de l'Acad. des sciences, Savants étrangers*, 1856, t. XIV).

(*i*) Barkow, *Op. cit.* (Meckel's *Archiv*, 1829, p. 443 et suiv.).

— Duvernoy, *Anatomie comparée* de Cuvier, 2ᵉ édit., t. VIII, p. 279.

à une poche membraneuse qui, en général, remplit les fonctions d'une vessie urinaire. Chez les Monotrèmes, le cloaque est conformé à peu près de même que chez les Oiseaux (1); enfin chez les Marsupiaux il tend à disparaître, et n'est représenté que par une sorte de bourse cutanée qui loge la portion terminale de l'appareil génito-urinaire, ainsi que l'orifice intestinal, et qui est fermée par un muscle sphincter commun à toutes ces parties (2).

Anus.

Chez les Mammifères monodelphiens, il n'en est plus de même : l'orifice de l'intestin s'isole, et l'anus, tout en restant fort rapproché des ouvertures génito-urinaires chez la femelle, s'en trouve généralement éloigné à une certaine distance chez le mâle (3).

Muscles sphincters de l'anus.

Chez ces Animaux, l'anus est pourvu de plusieurs muscles spéciaux qui sont destinés à le resserrer ou à le faire rentrer en dedans. Chez l'Homme, par exemple, les premiers, qui por-

palement en vésicules analogues aux capsules de Peyer, dont je ferai connaître la structure dans une autre partie de cette Leçon (*a*).

(1) Chez l'Ornithorhynque, le cloaque est allongé, et chez la femelle le canal génito-urinaire y débouche au-dessous de l'orifice terminal du rectum (*b*). Chez le mâle, le canal de l'urèthre s'y ouvre également, et quand le pénis est dans l'état de rétraction, c'est par l'intermédiaire de cette cavité que l'excrétion de l'urine s'opère (*c*). Un mode d'organisation analogue se voit chez l'Échidné, mais on remarque quelques différences dans la disposition des muscles du cloaque (*d*).

(2) Chez les Marsupiaux, l'anus est pourvu, comme d'ordinaire, d'un sphincter, et le cloaque loge non-seulement les orifices des voies urinaires et des oviductes, mais aussi le pénis, quand cet organe est dans l'état de repos (*e*).

(3) Le rapprochement entre l'anus et la partie terminale de l'appareil génito-urinaire est surtout très grand chez beaucoup de Rongeurs (*f*).

(*a*) Leydig, *Lehrbuch der Histologie*, p. 321, fig. 175.
(*b*) Meckel, *Ornithorynchi paradoxi descriptio anatomica*, pl. 8, fig. 1 et 3.
— Owen, *On the Mammary Glands of the* Ornithorynchus paradoxus (*Philos. Trans.*, 1832, pl. 18, fig. 1, etc.). — Art. MONOTREMATA in Todd's *Cyclop. of Anat.*, t. III, p. 393, fig. 191.
— Martin Saint-Ange, *loc. cit.*, pl. 6.
(*c*) Meckel, *Op. cit.*, pl. 8, fig. 8.
— Owen, *Op. cit.* (Todd's *Cyclop.*, t. III, p. 392, fig. 190).
(*d*) Cuvier, *Leçons d'anatomie comparée*, 2ᵉ partie, t. IV, p. 414.
— Martin Saint-Ange, *loc. cit.*, pl. 7.
(*e*) Exemple : le *Didelphe crabier*) Martin Saint-Ange, *loc. cit.*, pl. 3 et 4).
(*f*) Exemple : le *Lapin* (Martin Saint-Ange, *Op. cit.*, pl. 1, fig. 1 et 2).

tent le nom de *sphincters*, sont au nombre de deux. L'un, le *sphincter interne*, est constitué par le développement considérable des fibres circulaires de la portion terminale de la tunique charnue du rectum, dont j'aurai bientôt à parler plus longuement; l'autre, appelé le *sphincter externe*, est un muscle sous-cutané annulaire qui tapisse intérieurement la portion de la peau dont l'orifice anal est entouré et la fronce fortement (1).

Muscles releveurs de l'anus.

Les *releveurs de l'anus* sont des muscles larges et minces qui, réunis aux précédents et à des expansions aponévrotiques, forment à la partie inférieure du bassin une sorte de plancher mobile, que les anatomistes désignent sous le nom de *diaphragme périnéal*. Sur la ligne médiane, leurs fibres se fixent soit aux côtés de l'anus, soit à un raphé qui s'étend de cet orifice au coccyx en arrière et à l'appareil génital en avant. Leur extrémité opposée s'étend sur la ceinture osseuse formée par le bassin. Enfin, en se contractant, ils élèvent l'anus et le portent en avant (2).

(1) Le *sphincter interne* adhère à la tunique muqueuse du rectum, et se compose essentiellement de fibres musculaires lisses dont la contraction a lieu sans l'intervention de la volonté (*a*). Chez l'Homme, l'anneau charnu ainsi formé est ordinairement renforcé par un ou deux faisceaux qui ne constituent pas un anneau complet et qui se trouve à 6 ou 8 centimètres au-dessus de l'anus (*b*). Sa partie inférieure est engagée dans la partie centrale et supérieure de l'anneau formé par le *sphincter externe de l'anus*. Celui-ci, beaucoup plus puissant que le précédent, est composé uniquement de fibres striées et son action est soumise à l'empire de la volonté. Il se compose d'une paire de faisceaux charnus qui embrassent latéralement l'anus, et le fixent, d'une part à une expansion aponévrotique sus-cutanée, provenant de l'os coccyx, d'autre part, au tissu fibreux du périnée, où ils s'unissent à l'extrémité postérieure des muscles bulbo-caverneux ou compresseurs de l'urèthre chez l'Homme et des muscles constricteurs du vagin chez la femme (*c*).

(2) Les muscles releveurs de l'anus (*d*) prennent leurs principaux points d'attache au bord inférieur du pubis et à une arcade aponévrotique qui se porte de cette par-

(*a*) Voyez Bourgery, *Traité de l'anatomie de l'Homme*, t. II, pl. 104.
(*b*) Sappey, *Traité d'anatomie descriptive*, t. III, p. 230.
(*c*) Voyez Bourgery, *Op. cit.*, pl. 104 et 105.
(*d*) Idem, *Op. cit.*, t. II, pl. 104 et 106, fig. 1 et 2, n° 31.

D'autres muscles de la région périnéenne peuvent exercer aussi une certaine action sur les bords de l'anus, mais ils appartiennent à l'appareil urinaire, et leur rôle dans la défécation est sans importance (1).

Sphincter commun chez divers Rongeurs.

La disposition de cet appareil est à peu près la même chez la plupart des autres Mammifères ordinaires ; mais chez quelques Rongeurs (le Lapin, par exemple), le sphincter de l'anus ne forme pas un anneau complet, et se confond en avant avec les muscles de l'appareil génito-urinaire, de façon à embrasser toutes ces parties dans une même ouverture contractile, disposition qui est intermédiaire entre ce que nous venons de voir et ce qui existe chez les Animaux à cloaque, où ce vestibule génito-anal est fermé par un sphincter commun.

Tunique séreuse de l'intestin et ses dépendances.

§ 5. — L'intestin, de même que l'estomac, est revêtu extérieurement d'une tunique mince, transparente et ordinairement incolore (2), qui lui est fournie par le péritoine, et qui consiste en

lie du bassin à l'épine sciatique ou l'épine de l'ischion ; mais d'autres fibres sont fixées indirectement au détroit supérieur du bassin par l'intermédiaire de l'aponévrose pelvienne, lame fibreuse qui recouvre tout le diaphragme périnéen et forme la couche supérieure du plancher du bassin.

(1) Les muscles transverses du périnée sont de ce nombre chez l'Homme (a), et chez quelques Mammifères où l'anus, s'avance notablement sous la base de la queue, l'extrémité du rectum peut être fortement comprimée par la contraction de fibres charnues qui sont disposées en manière de sangle au-dessous de ce canal et qui prennent leurs attaches sur les côtés des premières vertèbres coccygiennes. Ce muscle compresseur du rectum est très développé chez le Rat d'eau, ou Campagnol amphibie, et quelques autres Rongeurs (a).

(2) Chez la Grenouille, la portion pariétale du péritoine est colorée en noir par une couche de pigment sous-jacente ; mais les replis mésentériques n'offrent pas cette particularité, et sont, comme d'ordinaire, incolores.

La tunique séreuse de l'intestin est colorée chez quelques Poissons : ainsi elle présente chez la Chimère une teinte bleue noirâtre, et chez le *Raja batis* la surface externe de la portion dorsale de l'intestin est d'un vert doré. Une grande partie de cette portion de l'appareil digestif présente une coloration bleuâtre ou noirâtre chez divers Reptiles, tels que le *Po-*

(a) Cuvier, *Leçons d'anatomie comparée*, t. IV, 2e partie, p. 413.

un repli de cette membrane séreuse dont la majeure partie est appliquée, comme nous l'avons déjà vu, contre les parois de la cavité abdominale (1). Chez les Vertébrés inférieurs, la disposition de cette duplicature est fort simple et facile à comprendre; mais chez l'Homme, ainsi que chez la plupart des autres Mammifères, il n'en est pas de même (2), et, pour bien saisir son

*lychrus marmoratus*, le *Chameleo pumilus*, le *Lacerta agilis*, l'*Anguis fragilis*, le *Chondrostoma nasus* et le *Pristiurus* (a).

(1) Voyez ci-dessus, page 4.

(2) La disposition anatomique du péritoine et de ses dépendances, incomplétement connue des anciens, a été l'objet de recherches nombreuses faites par Massa, Malpighi, Douglas, Winslow (b) et quelques autres anatomistes du XVII^e et du XVIII^e siècle (c). On doit citer aussi à ce sujet les travaux de plusieurs auteurs plus récents, dont les uns se sont occupés spécialement de ces parties chez l'Homme (d), et les autres ont étendu leurs recherches à divers Animaux (e). Enfin, les observations importantes de J. Müller sur le mode de formation des mésentères chez l'embryon ont jeté une vive lumière, non-seulement sur ce point spécial d'organogénie, mais encore sur les véritables caractères de quelques parties de cet appareil suspenseur chez l'adulte (f).

(a) Leydig, *Lehrbuch der Histologie*, p. 325.

(b) Massa, *Anatomiæ liber introductorius*, 1559.

— Malpighi, *Exercitatio de omento, pinguedine et adiposis ductibus* (*Opera omnia*, t. II, p. 33 et suiv.).

— Douglas, *Description of the Peritonæum and of that part of the Membrana cellularis which lies on the outsides, with an Account of the abdominal viscera*, 1730.

— Winslow, *Nouvelles observations anatomiques sur la situation et la conformation de plusieurs viscères* (*Mém. de l'Acad. des sciences*, 1725, p. 234).

(c) Voyez Haller, *Elementa physiologiæ*, t. VI, p. 340 et suiv.

(d) Stock, *De statu mesenterii naturali et præternaturali*. Iænæ, 1755.

— Van Nœmer, *De fabrica et usu omenti*. Leyde, 1764.

— Chaussier, *Essai sur la structure et les usages des épiploons* (*Mém. de l'Acad. de Dijon*, 1784).

— A. Vacca Berlinghieri, *Mém. sur la structure du péritoine et sur ses rapports avec les viscères abdominaux* (*Mém. de la Soc. méd. d'émulation*, t. III, p. 315).

— Froriep, *Ueber den Vortrag der Anatomie, nebst eine neue Darstellung des Gekröses und der Netze*. Weimar, 1812.

— C. Langenbeck, *Commentarius de structura peritonæi, testiculorum tunicis*, etc. Gottingue, 1817.

— Rathke, *Das Mesenterium, dessen Structur und Bedeutung*. Wurtzbourg, 1823.

— Seil, *Dissert. sistens omenti physiolog. et patholog.* Bonn, 1827.

— Seegers, *Comment. de membrana peritonæi*. Breda, 1833.

— Hansen, *Peritonæi humani anat. et physiol.* Berlin, 1834.

— C. J. Baur, *Anatomische Abhandlung über das Bauchfell des Menschen*. Stuttgard, 1838.

— S. H. Meyer, *Anat. Beschr. des Bauchfells des Menschen*. Berlin, 1839.

(e) Stosch, *Disquisitio physiologica de omentis Mammalium partibusque illis similibus aliorum Animalium*. Berlin, 1807.

— Hennecke, *De functionibus omentorum in corpore humano*. Gottingue, 1836.

— Robert, *De ligamentis ventriculi et liberis peritonæi plicis*. Marbourg, 1837.

(f) J. Müller, *Ueber den Ursprung der Netze und ihr Verhältniss zum Peritonealsacke beim Menschen, aus anatomischen Untersuchungen an Embryonen* (Meckel's *Archiv für Anat. und Physiol.*, 1830, p. 395, pl. 11, fig. 1-10).

mode de conformation, il est utile de connaître la manière dont la portion abdominale de l'appareil digestif se développe chez l'embryon (1). C'est dans une autre partie de ce Cours que nous aurons à nous occuper spécialement de l'étude de ce phénomène organogénique, et en ce moment je me bornerai à en esquisser quelques traits.

Mode de développement du mésentère.

Dans le principe, la couche de matière plastique qui est destinée à former l'intestin se trouve appliquée contre la paroi dorsale de la cavité viscérale ; mais bientôt elle s'en éloigne plus ou moins, et n'y reste attachée que par une traînée du tissu intermédiaire qui constitue une lame longitudinale et qui loge les vaisseaux sanguins dépendants de la partie correspondante du tube digestif en voie de formation. La membrane séreuse, qui se développe ensuite sur les parois de la cavité viscérale, se constitue en même temps sur les deux surfaces opposées de ce prolongement suspenseur, ainsi que sur l'intestin qui adhère au bord inférieur de celui-ci, et il en résulte deux lames membraneuses adossées l'une à l'autre, se continuant, d'une part avec la portion adjacente du péritoine pariétal, d'autre part avec la tunique externe du tube intestinal, et formant ainsi un repli dans l'intérieur duquel ce viscère est logé. Dans les points où l'intestin reste appliqué contre la paroi dorsale de la cavité abdominale, ce revêtement séreux se porte directement de la portion libre de la

(1) Le développement de l'intestin et le mode de formation des replis péritonéaux qui fixent ce tube à la péroi dorsale de la cavité abdominale, ont été étudiés par Wolff, Meckel, M. Baer, J. Müller, et plusieurs autres anatomistes (*a*), ainsi que nous le verrons plus au long quand nous nous occuperons de l'embryologie des Animaux vertébrés.

(*a*) Wolff, *De formatione intestinorum* (*Novi comment. Acad. Petr.*, 1768 à 1769, t. XII et XIII).
— Meckel, *Beiträge zur Entwickelungsgeschichte des Darmkanals* (*Deutsches Archiv für die Physiologie*, 1815, t. I, p. 293).
— Baer, *Ueber Entwickelungsgeschichte der Thiere*, t. I, p. 43, et art. *Développement des Oiseaux*, dans la *Physiologie* de Burdach, t. III, p. 234.
— J. Müller, *Op. cit.* (Meckel's *Archiv für Anat. und Physiol.*, 1830, p. 395, pl. 11, fig. 1 à 10).

surface du viscère sur les parties adjacentes de cette paroi, et constitue un repli très court dont les deux feuillets restent écartés entre eux; mais là où l'intestin s'éloigne du dos, le repli péritonéal s'allonge proportionnellement, et dans l'espace laissé entre la paroi postérieure de la cavité abdominale et le viscère, ses deux feuillets se rejoignent de façon à constituer une sorte de rideau suspenseur dans l'épaisseur du bord libre duquel ce dernier est logé. Le tube intestinal ne se trouve donc jamais à nu dans la cavité de l'espèce de sac clos qui est constitué par le péritoine. Il n'est en rapport qu'avec la face extérieure de cette membrane séreuse; mais il est contenu dans des replis de celle-ci qui s'avancent plus ou moins loin en dedans et qui font saillie dans l'intérieur de la chambre qu'elle tapisse.

Chez quelques Vertébrés inférieurs, la portion de ce repli membraneux qui se trouve entre l'intestin et la paroi dorsale de la cavité abdominale n'a qu'une existence temporaire, et se détruit plus ou moins complétement par les progrès du travail embryogénique, de sorte que chez l'Animal adulte le tube digestif est libre dans presque toute sa longueur, ou ne se trouve attaché que par quelques brides membraniformes.

Disposition du mésentère.

L'absence du mésentère se remarque chez la Lamproie, la Carpe et quelques autres Poissons (1); mais chez tous les Vertébrés supérieurs il en est autrement, et ce prolongement de la tunique séreuse de l'abdomen constitue pour l'intestin un appareil suspenseur permanent, dont la portion principale est connue

(1) Ce mode de développement rétrograde des mésentères qui, après avoir affecté la forme d'expansions lamelleuses, se réduisent à de simples brides, a été constaté par Rathke, chez le Turbot, l'*Esox belone* et la Loche. Chez la Carpe et chez les Lamproies, cet anatomiste n'a trouvé aucun indice de l'existence d'un mésentère, même dans le jeune âge (a).

(a) Rathke, *Ueber den Darmkanal und die Zeugungsorgane der Fische* (*Beitr. zur Geschichte der Thierwelt*, t. II, p. 104).

sous le nom de *mésentère* (1), et dont la portion antérieure, appartenant à l'estomac, comme nous l'avons vu précédemment, est appelée le *mésogaster* ou *petit épiploon* (2).

D'après ce mode de développement, on conçoit facilement que la disposition des prolongements membraneux à l'aide desquels le tube digestif est attaché dans la cavité viscérale puisse varier suivant que l'intestin, tout en décrivant des ondulations plus ou moins nombreuses, se porte directement vers l'anus, ou bien se recourbe sur lui-même pour revenir vers l'estomac, avant que de gagner la partie postérieure du bassin par lequel l'abdomen se termine, et suivant qu'il s'écarte tout entier de la paroi dorsale de l'abdomen ou qu'il y reste appliqué dans certaines parties, tandis que dans d'autres il s'en éloigne. Sous sa forme la plus simple, cet appareil suspenseur ne consiste qu'en un seul repli longitudinal qui naît sur la ligne médiane, et qui s'étend d'avant en arrière de façon à loger entre ses deux feuillets, d'abord l'estomac, puis l'intestin grêle, et plus loin le gros intestin ; mais presque toujours il est assez nettement divisé en une portion stomacale et une portion intestinale, par suite de l'adhérence de la partie du duodénum où viennent déboucher les conduits excréteurs du foie et du pancréas (3). Souvent cette dernière portion se trouve également subdivisée de la même manière en deux ou en plusieurs découpures assez semblables aux festons marginaux d'une draperie.

(1) En grec, μεσεντέριον ; de μέσος, qui est *au milieu*, et de ἔντερον *intestin*.

(2) Voyez ci-dessus, page 302.

(3) Comme exemple d'un mésentère continu et simplement froncé, je citerai celui des Lézards (*a*).

Chez les Marsupiaux, la disposition du mésentère est à peu près la même que chez les Reptiles carnivores. En effet, depuis le commencement du duodénum jusqu'au rectum, l'intestin est flottant et suspendu par un repli péritonéal continu (*b*).

(*a*) Voyez Pittard, art. PERITONÆUM, dans Todd's *Cyclop. of Anat.*, t. III, p. 942, fig. 491.
(*b*) Owen, art. MARSUPIALIA (Todd's *Cyclop. of Anat.*, t. III, p. 302).

Ainsi, chez l'Homme et beaucoup d'autres Mammifères, non-seulement le mésogaster, ou repli supérieur de l'estomac, est distinct du mésentère auquel l'intestin grêle est suspendu, mais celui-ci est séparé du *mésocôlon* (1), ou prolongement péritonéal qui donne attache à la portion flottante du gros intestin. Il est aussi à noter que chez les Vertébrés supérieurs, l'intestin, en se développant, subit un mouvement de torsion sur lui-même, qui modifie considérablement ses rapports avec les organes adjacents; qu'une portion de la tunique péritonéale se renverse de façon à s'invaginer dans le repli contenant l'estomac; enfin, que certaines parties de ces replis, après avoir été parfaitement distinctes entre elles, se soudent ensemble et se confondent complétement. Il en résulte qu'alors les dépendances de la tunique péritonéale offrent une disposition beaucoup plus complexe que chez les Vertébrés inférieurs et deviennent d'une étude difficile; mais il y a partout continuité entre ces prolongements suspenseurs et la membrane qui tapisse les parois de la cavité abdominale, de manière que le tout ne constitue qu'une seule et même poche séreuse.

Trajet du canal intestinal dans l'abdomen.

Le trajet suivi par l'intestin de l'Homme est, en effet, fort compliqué. Le duodénum, qui naît de l'orifice pylorique, situé, comme nous l'avons déjà vu, du côté droit, à l'extrémité rétrécie de l'estomac, décrit presque aussitôt une courbure semi-circulaire, de façon à aller s'accoler à la paroi postérieure de la cavité viscérale (2); puis il se dirige à

(1) Μεσόκωλον; de μέσος, *qui est au milieu*, et de κῶλον, *l'intestin côlon*.

(2) La portion terminale du duodénum est fixée contre la partie correspondante des parois abdominales, non-seulement par le péritoine et des brides de tissu conjonctif, mais encore par un faisceau de fibres musculaires lisses qui se détache de sa tunique charnue, et se termine par des fibres tendineuses élastiques dans le tissu conjonctif serré dont l'artère cœliaque est entourée, et sur le pilier interne du diaphragme. Ce faisceau, décrit par Treitz, est désigné sous le nom de *muscle suspenseur du duodénum* (a).

(a) Treitz, *Ueber eine neue Muskel am Duodenum des Menschen* (*Prager Vierteljahrsschrift für pract. Heilk.*, 1853, t. I, p. 113).

gauche, en passant derrière la grande artère dite *mésentérique supérieure*, qui descend obliquement de l'aorte vers le jéjunum et l'iléon. L'intestin grêle se porte ensuite en avant et en bas, devient flottant, décrit une multitude de courbures, et va déboucher dans le cæcum, qui se trouve à la partie inférieure de l'abdomen du côté droit. Dans toute cette partie de son trajet, ce tube est suspendu au bord libre du mésentère qui naît de la paroi postérieure de l'abdomen, et qui consiste en une sorte de poche aplatie dont les deux feuillets sont soudés entre eux de façon à simuler une lame membraneuse, dans l'épaisseur de laquelle il serait logé, ainsi que ses vaisseaux et ses nerfs (1). La portion suivante de l'intestin est d'abord appliquée directement contre la partie adjacente de la paroi abdominale, et se trouve simplement recouverte par une expansion du péritoine, sans que celui-ci se prolonge de façon à constituer un repli suspenseur. Le cæcum et le commencement du côlon ne flottent donc pas dans la cavité viscérale, comme le font le jéjunum et l'iléon ; mais la portion suivante du gros intestin ne tarde pas à s'écarter de la paroi dorsale de la cavité abdominale, et à présenter cette dernière disposition : elle forme ainsi une grande anse dont la convexité est dirigée en haut et en avant ; elle remonte d'abord vers le foie, puis se porte transversalement à droite en passant sous

(1) Le mésentère naît de la paroi dorsale de la cavité abdominale, suivant une ligne oblique qui commence à l'origine du jéjunum (c'est-à-dire du point où l'intestin grêle, après avoir passé derrière l'origine de l'artère mésentérique supérieure, se trouve à gauche de la troisième vertèbre lombaire), et qui descend jusque dans la région iliaque du côté droit (*a*). Il n'offre par conséquent que peu d'étendue à sa base, mais il grandit énormément vers son bord libre où se trouve l'intestin, et, en s'avançant vers celui-ci, il se fronce beaucoup, de façon à suivre toutes les circonvolutions formées par cette portion du tube digestif, et à ressembler à une sorte de manchette très ample et bien froncée (*b*).

(*a*) Voyez Bourgery, *Anatomie de l'Homme*, t. V, pl. 30.
(*b*) Idem, *ibid.*, pl. 26 et 27.

l'estomac, et redescend de ce côté pour aller plonger dans le bassin. Dans les différentes parties de ce trajet, elle prend les noms de *côlon ascendant*, de *côlon transverse* et de *côlon descendant;* enfin sa portion terminale constitue le rectum. Le côlon descendant et le rectum sont attachés à la paroi postérieure de la cavité abdominale par un repli du péritoine, appelé *mésocôlon*, dont la disposition ne diffère pas notablement de celle du mésentère (1). Chez l'embryon, il en est primitivement de même pour le côlon transverse, dont la tunique séreuse est unie au péritoine commun par un double prolongement suspenseur ; mais, par les progrès du développement, ce dernier repli se soude à la face inférieure du grand repli séreux qui renferme l'estomac et qui descend ensuite au-devant de la masse viscérale pour constituer l'espèce de tablier membraneux dont j'ai déjà eu l'occasion de parler, sous le nom de *grand épiploon*. Il en résulte que chez l'Homme toute cette portion transversale du gros intestin se trouve attachée à l'appareil suspenseur de l'estomac, et fixée au feuillet postérieur de l'épiploon, dont la structure est rendue ainsi fort complexe (2).

(1) La portion inférieure du côlon descendant se trouve appliquée contre la paroi correspondante de la cavité abdominale, de façon que dans la région iliaque droite, de même que dans la région iliaque gauche, le gros intestin n'est pas flottant ; mais celui-ci décrit ensuite une courbure appelée l'*S iliaque*, qui se porte en avant, puis en arrière, et plonge dans le bassin pour y constituer, sur la ligne médiane, la portion terminale du canal digestif, nommée *rectum* à cause de la direction en ligne droite qu'elle suit pour se rapprocher de l'anus (*a*). Le repli péritonéal qui suspend l'S iliaque à la paroi abdominale a reçu le nom de *mésocôlon iliaque*, et la portion suivante du même prolongement membraneux qui dépend du rectum est appelée *mésorectum* (*b*).

Il est aussi à noter que cet appareil suspenseur donne naissance à une multitude de petits prolongements digitiformes, ou d'excroissances coniques qui partent de la surface de l'intestin, et qui, à raison de leur structure, sont comparables à l'épiploon. On les désigne sous le nom d'*appendices épiploïques*.

(2) Pour bien comprendre la disposition des épiploons et leurs connexions

(*a*) Voyez Bourgery, *Op. cit.*, t. V, pl. 30.

(*b*) Mot hybride, formé de μέσος, et de *rectum*.

Ligaments péritonéaux.

Enfin le péritoine donne aussi naissance à d'autres replis qui diffèrent des mésentères par leur peu de largeur, et quelques-unes de ces brides concourent aussi à amarrer, pour ainsi dire, avec les parties adjacentes du tube digestif, il faut noter d'abord que la membrane péritonéale, après avoir tapissé la face inférieure du diaphragme, se réfléchit en bas et en avant pour recouvrir la face supérieure et antérieure de l'estomac. Parvenue au bord de la grande courbure de ce viscère, cette lame séreuse se prolonge en manière de voile au-devant de la masse viscérale jusque vers le bas de la cavité abdominale, puis se recourbe brusquement en arrière et en haut, s'applique contre la face postérieure du tablier épiploïque dont je viens de parler, passe derrière l'estomac, mais sans y adhérer, et va se fixer à la paroi dorsale de la cavité abdominale, au-dessus de la racine du mésentère, où elle se continue avec la portion adjacente du péritoine pariétal. Elle constitue ainsi un grand sac aplati d'avant en arrière, dans l'intérieur duquel se trouve l'estomac, et s'enfonce un autre prolongement de la tunique péritonéale qui tapisse la face postérieure de l'estomac, s'accole à la face postérieure ou inférieure du feuillet antérieur du grand épiploon, se réfléchit comme celui-ci pour remonter le long de la face antérieure du feuillet dorsal de ce même repli, et ressort dans le voisinage du point par lequel il était entré. Cette portion de la tunique viscérale, appelée *sac épiploïque*, forme donc une seconde bourse qui se trouve logée entre les deux feuillets de l'épiploon, et qui circonscrit dans l'épaisseur de ce voile membraneux une cavité en communication avec la cavité abdominale par une espèce de détroit situé sous le foie et appelé l'*hiatus de Winslow*. L'estomac se trouve logé entre les feuillets antérieurs de ces deux poches, et ces mêmes feuillets se soudent ensuite entre eux pour constituer la lame antérieure du grand épiploon. La lame postérieure de celui-ci est également composée de deux feuillets appartenant, l'un au sac épiploïque externe, l'autre au sac invaginé dans celui-ci. Le grand épiploon, malgré sa délicatesse extrême, se compose donc, en réalité, de quatre feuillets membraneux soudés deux à deux, et circonscrivant une cavité dont l'existence peut-être démontrée par l'insufflation (surtout sur des cadavres d'enfants). L'espace vide ainsi circonscrit communique avec l'intérieur de la chambre viscérale par l'hiatus de Winslow, et les anatomistes le désignent sous les noms de *cavité épiploïque* ou *cavité du péritoine*.

C'est au feuillet postérieur du grand épiploon que le côlon transverse se trouve attaché, et beaucoup d'auteurs pensent que cette portion du gros intestin est logée entre les deux lames constitutives de ce feuillet, comme nous avons vu l'estomac être compris entre les deux lames du feuillet antérieur du même appareil suspenseur. Mais, quand on étudie le mode de développement de ces parties chez l'embryon, on voit qu'il en est autrement. Le mésocôlon transverse est primitivement distinct de l'épiploon ; mais par les progrès du travail emle tube intestinal dans la cavité abdominale. On les appelle ordinairement *ligaments du péritoine;* mais c'est à cause de leurs usages seulement, et non en raison de leur nature intime, qu'on peut leur appliquer ce nom (1).

bryogénique, il s'en rapproche de plus en plus, se soude à la face inférieure de ce grand repli membraneux, et finit par se confondre avec son feuillet postérieur ou inférieur. Ainsi, quand les métamorphoses viscérales sont achevées, le mésocôlon transverse constitue la lame externe de la portion basilaire du feuillet postérieur du grand épiploon, et le côlon transverse se trouve suspendu à la paroi dorsale de l'abdomen par une partie du repli péritonéal qui donne attache à l'estomac. J. Muller a publié des figures théoriques de ce mode d'arrangement qui en facilitent beaucoup l'intelligence (*a*).

Le sac épiploïque est divisé en deux portions, savoir : la *petite bourse épiploïque* (*b*), qui naît au bord du trou de Winslow, situé derrière le ligament hépato-duodénal, et qui s'enfonce entre le petit épiploon et la portion lombaire du diaphragme ; 2° la *grande bourse épiploïque*, qui est séparée de la précédente par un repli falciforme du péritoine renfermant les vaisseaux coronaires stomachiques gauches (*c*), et dirigée du cardia au pancréas derrière l'estomac (*d*). C'est cette seconde portion du sac épiploïque qui descend sur la face postérieure de l'estomac, et s'engage dans le grand épiploon.

(1) Lorsque nous étudierons l'appareil biliaire, nous verrons que les brides appelées les ligaments du foie sont des replis de ce genre. La rate en offre aussi, et j'ai déjà eu l'occasion de signaler l'existence du ligament phréno-gastrique (*e*). Les ligaments péritonéaux de l'intestin sont :

1° Le *ligament hépato-duodénal*, qui descend de l'extrémité droite du sillon transversal du foie à la portion transversale supérieure du duodénum, à côté du trou de Winslow, et qui renferme la veine porte, l'artère hépatique, le plexus hépatique, le canal cystique, etc.

2° Le *ligament duodéno-rénal*, repli semi-lunaire qui s'étend horizontalement de la portion transverse supérieure du duodénum à l'extrémité supérieure du rein droit.

3° Le *ligament hépato-colique*, repli qui s'étend de la vésicule biliaire à la courbure hépatique du côlon, et qui fait suite au ligament hépato-duodénal.

4° Le *ligament colico-splénique*, qui unit parfois l'extrémité inférieure de

(*a*) J. Müller, *Ueber den Ursprung der Netze und ihr Verhältniss zum Peritonealsacke beim Menschen, aus anatomischen Untersuchungen an Embryonen* (Meckel's *Archiv für Anat. und Physiol.*, 1830, p. 395, pl. 11, fig. 1 à 10).

(*b*) *Bursa omenti minoris.*

(*c*) Ce repli est appelé la *cloison des bourses épiploïques*, ou *ligament gastro-pancréatique*.

(*d*) On appelle *foramen omentis majoris*, l'ouverture qui établit la communication entre les deux bourses ou compartiments du sac épiploïque.

(*e*) Voyez ci-dessus, page 303.

Je ne crois pas devoir m'arrêter à décrire les variations qui ont été constatées dans la disposition des mésentères ou prolongements suspenseurs du péritoine chez les divers Vertébrés (1), Modifications spéciales du mésentère.

la rate à l'extrémité gauche du mésocôlon transverse.

5° Le *ligament pleuro-colique* qui peut être considéré comme le commencement supérieur du feuillet externe du mésocôlon gauche, et qui, de même que celui-ci, se porte des parois du bas-ventre à la face externe du côlon, du côté gauche.

6° Les ligaments du rectum, ou *plis de Douglas*, replis semi-lunaires qui, de chaque côté, se portent horizontalement du rectum à la vessie chez l'homme, et à l'utérus chez la femme.

Quelques anatomistes donnent le nom de *ligament colique droit*, ou de *ligament cæcal*, à un petit pli falciforme qui est étendu du commencement du côlon ascendant au muscle iliaque du côté droit.

(1) Une des particularités les plus remarquables qui aient été signalées dans la conformation du mésentère est celle constatée chez les Ophidiens par Robert. Ce repli séreux, au lieu d'accompagner l'intestin dans toute sa longueur, constitue une sorte de poche autour des circonvolutions courtes et peu nombreuses de ce tube, qui sont réunies en paquet et liées entre elles par du tissu conjonctif assez dense (*a*).

M. Owen a trouvé que, chez les Crocodiles, les replis péritonéaux présentent quelques dispositions remarquables; ainsi, le feuillet qui se réfléchit sur la face intérieure de l'estomac se prolonge sur la face inférieure du lobe droit du foie, et constitue ensuite, comme d'ordinaire, un mésentère lâche pour loger les intestins; mais le feuillet séreux qui recouvre la face supérieure de l'estomac se réfléchit sur la face inférieure du lobe gauche du foie, et constitue ainsi une cavité spéciale; de façon que l'estomac n'est pas libre dans la cavité viscérale (*b*).

Chez les Tortues proprement dites, le mésocôlon, ou portion du repli péritonéal qui porte le côlon transverse, se prolonge pour constituer le mésentère auquel se trouve suspendu l'intestin grêle. Chez le Caret, le mésocôlon, formé par une bride qui se détache de l'enveloppe du poumon gauche, donne naissance au mésorectum, et se relie au mésentère à droite. On rencontre aussi d'autres variations dans la disposition de ce système de replis suspenseurs chez divers Reptiles (*c*).

Il est également à noter que les appendices péritonéaux présentent chez quelques Vertébrés des particularités

(*a*) Robert, *De ligamentis ventriculi liberis peritonæi plicis*, Marbourg, 1840 (voy. Stannius et Siebold, *Nouveau Manuel d'anatomie comparée*, t. II, p. 227).

(*b*) Owen, *Notes on the Anatomy of a Crocodile* (*Proceed. of the Zool. Soc.*, 1831, t. I, p. 139 et 169).

— Martin, *Dissection of the* Crocodilus leptorhynchus (*Proceed. of the Zool. Soc.*, 1835, t. III, p. 129).

(*c*) Duvernoy, *Additions aux Leçons d'anatomie comparée* de Cuvier, 2e édit., t. IV, 2e partie, p. 608 et suiv.

car elles ne paraissent pas avoir une grande importance, et je me bornerai à ajouter que le mode d'arrangement de l'intestin dans la cavité abdominale est déterminé en partie par la direction ou la grandeur de ces appendices membraneux, en partie par la longueur plus ou moins considérable de telle ou telle portion de ce tube. On remarque à cet égard des différences très nombreuses. Presque toujours cependant la première portion de l'intestin grêle constitue une anse plus ou moins grande dont les deux bouts sont assez rapprochés, et d'ordinaire la première portion du gros intestin remonte vers l'estomac. Quant au mode de groupement des circonvolutions de la portion moyenne et terminale de l'intestin, on peut, en général, le rapporter à deux types : tantôt ce tube décrit des ondulations irrégulières plus ou moins semblables à ce que nous avons déjà vu chez l'homme ; d'autres fois il s'enroule en une grande spirale. Comme exemple de ce dernier mode d'organisation, je citerai le têtard de la Grenouille (1).

Direction générale de l'intestin.

de structure d'une certaine importance. Ainsi, chez l'Émissole commune (*Mustellus vulgaris*), on trouve des fibres élastiques en assez grande abondance dans quelques-uns de ces replis suspenseurs, et chez la Poule ces fibres constituent dans le mésentère un réseau. D'autres fois il y existe des fibres musculaires lisses : chez la plupart des Reptiles et des Batraciens, par exemple, des fibres de cette nature se rencontrent le long des principaux vaisseaux du mésentère, et rayonnent du point d'attache dorsal de ce repli membraneux vers son bord intestinal. Cette disposition s'observe chez les Lézards, les Tortues, l'Orvet, les Salamandres, les Tritons, etc., mais ne se voit pas chez la Grenouille, le Crapaud et le Protée. Enfin il y a aussi des muscles lisses disposés en réseau dans le mésentère perforé du *Gobius niger* et dans celui de divers Sélaciens, tels que le *Mustellus vulgaris*, le *Scyllium* et le *Squatina angelus* (a).

(1) Ainsi que je l'ai déjà dit, les Têtards, dont le régime est essentiellement végétal, ont le tube alimentaire extrêmement long ; l'intestin grêle en constitue la plus grande partie, et forme plusieurs anses dont l'une, très allongée, s'enroule sur elle-même (b). Chez le grand Têtard de la Guyane,

(a) Leydig, *Lehrbuch der Histologie*, p. 325.

(b) Swammerdam, *Biblia Naturæ*, t. II, pl. 49, fig. 1. — Rœsel, *Hist. nat. Ranarum*, pl. 19, fig. 1 et 2.

Disposition de l'intestin des Poissons.

C'est dans la classe des Poissons que les différences sont les plus grandes, et chez quelques-uns de ces Animaux une portion considérable de l'intestin, au lieu d'occuper, comme d'ordinaire, la région abdominale du corps, s'avance dans un prolongement de la cavité viscérale qui est creusée entre les os du bassin et les muscles de la queue (1). Tantôt l'intestin est presque droit, par exemple chez le Hareng (2); d'autres fois il se replie de façon à constituer une anse unique, mais très longue, qui s'avance au-dessous de l'estomac, jusque sous l'œsophage, soit en ligne à peu près droite, comme cela se voit chez le Brochet (3), soit en suivant une marche très sinueuse, comme chez divers Cyprins (4), ou bien qui s'enroule sur elle-même en arrière de ce dernier organe, comme chez le

appelé *Jakie*, ou *Rana paradoxa*, les tours de spire ainsi constitués sont extrêmement nombreux (*a*).

(1) Cette disposition se voit chez les Pleuronectes du genre Sole. L'appendice de la cavité viscérale est situé du côté droit du corps, et loge la majeure partie des organes génitaux, ainsi que la presque totalité de l'intestin grêle, et une grande partie du gros intestin.

(2) Chez le Hareng, l'intestin se recourbe un peu en avant, près du pylore, mais ensuite se porte presque en ligne droite jusqu'à l'anus, qui est situé fort en arrière (*b*). Une disposition semblable se voit chez le Harenguet ou *Clupea sprattus* (*c*), le *Clupea pilchardus* (*d*), etc.

(3) Chez le Brochet (*e*), l'intestin chylifique, qui d'ordinaire mérite le nom d'intestin grêle, est plus gros que l'intestin stercoral, et il forme la branche supérieure ainsi que le coude sous-œsophagien de l'anse mentionnée ci-dessus; l'intestin postérieur se dirige presque en ligne droite de la région œsophagienne à la partie postérieure de l'abdomen, où est situé l'anus.

La direction de l'intestin est à peu près la même chez les Truites (*f*), le Saumon (*g*), etc.

(4) Chez quelques Cyprins, tels que

(*a*) Home, *Lectures on comp. Anat.*, t. II, pl. 101.
(*b*) Voyez Monro, *The Anatomy and Physiology of Fishes*, pl. 15, fig. 3.
— Brandt et Ratzeburg, *Medicinische Zoologie*, t. II, pl. 8, fig. 1.
(*c*) Rathke, *Ueber den Darmkanal der Fische* (*Beiträge zur Geschichte der Thierwelt*, t. II, et *Schriften der naturforschenden Gesellschaft zu Danzig*, 1824, t. III, pl. 2, fig. 8 et 9).
(*d*) Home, *Leçons d'anatomie comparée*, t. II, pl. 85, fig. 2.
(*e*) Rathke, *Op. cit.*, pl. 1, fig. 10.
— Home, *Op. cit.*, pl. 86.
— Milne Edwards, *Éléments de zoologie*, t. III, p. 246, fig. 386.
(*f*) Agassiz et Vogt, *Anatomie des Salmones*, pl. K, fig. 2.
(*g*) Home, *Op. cit.*, pl. 95.

Blennie, ou se pelotonne comme chez le Turbot (1). Enfin, il est aussi des Poissons dont l'intestin forme deux grandes anses dirigées en sens inverse, ou décrit un trajet encore plus compliqué (2).

l'Ablette (*Leuciscus alburnus*), le trajet suivi par le tube intestinal est à peu près le même que chez le Brochet (*a*) ; mais chez une autre espèce du même genre, le Rotangle (*Leuciscus erythrophthalmus*), l'anse intestinale décrit quelques sinuosités (*b*), et chez la Carpe carassin, cette anse, non-seulement se recourbe plusieurs fois sur elle-même, mais s'enroule autour de l'estomac (*c*). Enfin, chez la Carpe commune, l'anse intestinale s'allonge encore davantage et se reploie deux fois sur elle-même, de façon que dans toute la portion moyenne de l'abdomen, ce tube longe l'estomac six fois, et forme avec ce viscère et le foie un paquet difficile à démêler (*d*).

(1) Chez le Turbot (*e*), cette disposition est plus simple que chez la Plie (*f*) et chez le Blennie vivipare (*g*).

(2) Ainsi, chez la Morue (*h*), le faux Merlan ou *Gadus callarias* (*i*), l'intestin, après avoir formé une petite anse antérieure près du pylore, se dirige en arrière pour en constituer une seconde, puis revient près de son point de départ, et se recourbe de nouveau pour aller presque en ligne droite jusqu'à l'anus.

Une disposition semblable se voit chez la Lotte (*j*), la Perche (*k*), le Chaboisseau ou *Cottus scorpius* (*l*), la Baudroie (*m*), le Gymnarche (*n*), l'Esturgeon (*o*), la Torpille (*p*), etc.

Chez la Sole, l'intestin forme deux grandes anses dont les quatre branches sont disposées à peu près parallèlement (*q*).

(*a*) Rathke, *Ueber den Darmkanal der Fische* (*loc. cit.*, pl. 1, fig. 5).
(*b*) Idem, *ibid.*, pl. 1, fig. 3.
(*c*) Idem, *ibid.*, pl. 1, fig. 4.
(*d*) Petit, *Anatomie de la Carpe* (*Mém. de l'Acad. des sciences*, 1733, p. 203, pl. 13, fig. 1 et 2 ; pl. 14, fig. 1 et 2).
(*e*) Rathke, *Op. cit.*, pl. 3, fig. 3 et 4.
(*f*) Idem, *ibid.*, pl. 3, fig. 1 et 2.
(*g*) Idem, *ibid.*, pl. 3, fig. 6.
— Carus et Otto, *Tab. Anat. comp. illustr.*, pars IV, pl. 4, fig. 7.
(*h*) Monro, *The Structure and Physiol. of Fishes*, pl. 22.
— Home, *Op. cit.*, pl. 90.
(*i*) Rathke, *Op. cit.*, pl. 4, fig. 1.
— Brandt et Ratzeburg, *Op. cit.*, t. II, pl. 8, fig. 3.
— Carus et Otto, *Tab. Anat. comp. illustr.*, pars IV, pl. 4, fig. 8.
(*j*) Rathke, *Op. cit.*, pl. 4, fig. 3.
(*k*) Cuvier, *Histoire naturelle des Poissons*, t. I, pl. 7, fig. 1.
— Laurillard, *Atlas du Règne animal* de Cuvier, POISSONS, pl. 3, fig. 1 et 2.
(*l*) Rathke, *Op. cit.*, pl. 4, fig. 4.
(*m*) Home, *Op. cit.*, pl. 94.
(*n*) Forg et Duvernoy, *Remarques sur l'appareil pulmonaire du* Gymnarchus niloticus (*Ann. des sciences nat.*, 3e série, 1853, t. XX, pl. 5, fig. 1).
(*o*) Home, *Op. cit.*, pl. 96.
— Brandt et Ratzeburg, *Medicinische Zoologie*, t. II, pl. 4, fig. 5.
— Alessandrini, *Op. cit.* (*Novi Comment. Acad. scient. Instit. Bononiensis*, t. II, pl. 14).
(*p*) Carus et Otto, *Op. cit.*, pl. 4, fig. 11.
(*q*) Home, *Leçons d'anatomie comparée*, t. II, pl. 91.

Dans la classe des Batraciens et dans celle des Reptiles, la direction suivie par l'intestin ne présente rien qui soit important à noter ici (1). Disposition de l'intestin des Batraciens et des Reptiles.

Chez les Oiseaux, l'intestin forme toujours une première anse dite *duodénale*, qui, fort rapprochée du pylore et fixée à un mésentère particulier, loge le pancréas entre ses deux branches. La portion suivante de l'intestin grêle est attachée au mésentère ordinaire, et constitue une seconde anse qui est tantôt simple et repliée sur elle-même, ou bien contournée en spirale, d'autres fois complexe et subdivisée en plusieurs anses secondaires. Enfin, une troisième portion de ce tube, pourvue également d'un mésentère particulier, remonte vers l'anse duodénale, à laquelle elle adhère, et après avoir décrit deux ou plusieurs coudes, elle se termine au gros intestin, qui se porte directement vers le cloaque (2). Disposition de l'intestin des Oiseaux.

(1) Pour plus de détails sur la forme et le nombre des circonvolutions de l'intestin chez les Reptiles, je renverrai aux descriptions que Duvernoy en a données (*a*). On peut consulter aussi, avec avantage, les figures du tube digestif de plusieurs de ces Animaux publiées par divers auteurs (*b*), et j'ajouterai seulement que chez les Chéloniens, le gros intestin présente une disposition qui rappelle un peu ce que nous avons déjà vu chez l'Homme, car il remonte vers l'estomac (*c*) et est en rapport avec ce viscère par son mésentère.

(2) Comme exemple des Oiseaux chez lesquels chacune des trois anses intestinales est simple, je citerai le Fou de Bassan (*Sula alba*), que quelques auteurs désignent sous le nom

(*a*) Additions à la 2e édition des *Leçons d'anatomie comparée* de Cuvier, t. VII, 2e partie, p. 301 et suiv.

(*b*) Exemples : La *Salamandre terrestre* (Perrault, *Mém. pour servir à l'histoire naturelle des Animaux*, 3e partie, pl. 16).
— L'*Amphiuma means* (J. Jones, *Investig. Chem. and Physiol. relative to certain American Vertebrata*, p. 111, fig. 20).
— La *Vipère* (Charas, *Anatomie de la Vipère*, dans *Mém. pour servir à l'histoire naturelle des Animaux*, par Perrault, t. III, 2e partie, pl. 61).
— La *Couleuvre à collier* (Milne Edwards, *Éléments de Zoologie*, t. III, p. 205, fig. 356).
— Le *Trigonocéphale fer-de-lance* (Duvernoy, *Fragments d'anatomie sur l'organisation des Serpents*, dans *Ann. des sciences nat.*, 1re série, 1833, t. XXX, pl. 14, fig. 1 *bis*).
— Le *Coluber plicatilis* (Duvernoy, *loc. cit.*, pl. 11, fig. 3).
— Le *Naja tripudians* (Duvernoy, *loc. cit.*, pl. 13, fig. 1 et 2).
— Le *Stellion* (Blanchard, *Organisation du Règne animal*, REPTILES SAURIENS, pl. 19).
— Le *Crocodile* (Perrault, *Op. cit.*, 3e partie, pl. 25).
— La *Tortue bourbeuse*, ou *Cistude d'Europe* (Bojanus, *Anat. Testudinis europææ*, pl. 27 et 28).

(*c*) Gottwaldt, *Bemerkungen über die Schildkröten*, pl. c.

Disposition de l'intestin des Mammifères.

Dans la classe des Mammifères, la disposition des intestins se rapproche en général beaucoup de ce que nous avons déjà vu chez l'Homme (1); mais chez quelques-uns de ces Animaux, principalement parmi les Pachydermes et les Ruminants, on y observe des particularités remarquables qui dépendent de la grande longueur qu'acquiert le côlon (2).

d'*Oie de Solan*; l'anse duodénale et l'anse moyenne sont droites, et la troisième anse est contournée en spirale (*a*).

Chez le Goëland (*Larus marinus*), l'anse moyenne est beaucoup plus longue et enroulée en spirale, tandis que la troisième anse est de longueur médiocre, et seulement sinueuse vers le bout (*b*). Une disposition analogue se rencontre chez le Corbeau (*c*).

Chez le Pétrel (*Procellaria glacialis*), l'anse moyenne se festonne de façon à constituer six anses secondaires (*d*).

Chez la Cigogne à sac (*C. argala*), l'anse duodénale est extrêmement longue, et l'anse moyenne est subdivisée en six grandes anses secondaires, qui présentent beaucoup de circonvolutions; mais la troisième anse est peu développée (*e*).

Chez le Coq, l'anse moyenne est irrégulièrement sinueuse, et les anses secondaires qu'elle constitue se pelotonnent en paquet (*f*).

Duvernoy a décrit d'une manière très détaillée le trajet suivi par l'intestin chez un grand nombre d'autres espèces d'Oiseaux (*g*).

(1) Ainsi, chez les Singes (*h*), le trajet suivi par l'intestin est à peu près le même que chez l'Homme.

Chez le Chien, l'intestin grêle forme moins de circonvolutions, et le côlon est très développé (*i*).

(2) Chez le Cheval (*j*), l'intestin grêle après, s'être dilaté pour constituer la poche duodénale dont j'ai déjà parlé (page 347), décrit sous le foie une courbure qui contourne la base du cæcum; puis, après avoir passé horizontalement derrière la grande artère mésentérique, il devient flottant et forme une multitude de petits replis ou circonvolutions. Le cæcum, dans lequel il va aboutir, est un grand sac allongé et recourbé en manière de crosse, qui occupe l'hypochondre droit. Enfin, le côlon transverse forme une anse étroite et très allongée, qui se porte d'abord en avant au-dessus du ster-

(*a*) Home, *Lectures on comparative Anatomy*, t. II, pl. 106.
(*b*) Idem, *ibid.*, pl. 108.
(*c*) Idem, *ibid.*, pl. 107, fig. 2.
(*d*) Carus et Otto, *Tabulæ Anatomiam comparativam illustrantes*, pars IV, pl. 6, fig. 14.
(*e*) Home, *Op. cit.*, pl. 109.
(*f*) Milne Edwards, *Éléments de zoologie*, t. III, p. 19, fig. 141.
— Chauveau, *Anatomie comparée des Animaux domestiques*, p. 401, fig. 127.
(*g*) Cuvier, *Leçons d'anatomie comparée*, 2e édit., t. VII, 2e partie, p. 276 et suiv.
(*h*) Milne Edwards, *Op. cit.*, t. I, p. 91, fig. 29.
(*i*) Voyez Laurillard, *Atlas du Règne animal* de Cuvier, MAMMIFÈRES, pl. 5, fig. 1.
— Chauveau, *Op. cit.*, p. 384, fig. 122.
— Gurlt, *Anatomie des Pferdes*, pl. 24, fig. 2; pl. 36, etc.
(*j*) Voyez Chauveau, *Anatomie comparée des Animaux domestiques*, fig. 118 et 119.

Tunique musculaire de l'intestin.

§ 6. — Au-dessous de la tunique séreuse, constituée comme nous venons de le voir par les replis suspenseurs que le péritoine fournit à l'intestin, se trouve une couche charnue qui se compose de deux plans de fibres musculaires lisses (1). Dans le plan externe, ces fibres sont disposées longitudinalement. Celles du plan profond, c'est-à-dire le plus éloigné de la tunique

num, puis se replie sur elle-même, de façon que son arc est dirigé en arrière et s'avance jusque vers la partie postérieure de l'abdomen. La portion suivante de cet intestin, appelé le petit côlon ou côlon flottant, est suspendue à un mésentère particulier provenant de la région lombaire ; elle présente une disposition analogue à celle de l'intestin grêle, et pénètre dans le bassin, où elle se continue sous la forme d'un intestin rectum.

Chez l'Éléphant, le côlon forme en travers deux circonvolutions qui ressemblent à des poches, et s'étendent dans les régions ombilicale et hypogastrique, au-dessous de l'intestin grêle.

Chez le Bœuf, la portion flottante de l'intestin grêle n'offre rien de remarquable quant à son trajet. Le cæcum est grand, à peu près cylindrique et flottant. Enfin, le côlon, qui ne tarde pas à se rétrécir beaucoup, forme une anse étroite très longue, enroulée en spirale, de façon à décrire des ellipsoïdes, et engagée dans l'épaisseur du grand mésentère, au bord duquel est suspendu l'intestin grêle (a). Le côlon présente une disposition analogue chez les autres Ruminants (b).

Chez le Lièvre, le paquet formé par les circonvolutions de l'intestin grêle est en majeure partie rejeté à droite par suite de l'énorme développement du cæcum et de la première portion du côlon (c).

Chez le Morse, l'intestin grêle aboutit au cæcum dans l'hypochondre gauche, au lieu de s'y terminer du côté droit, comme d'ordinaire.

(1) Ces fibres musculaires lisses (ou non striées) sont très pâles et fusiformes. Leur longueur varie de $0^{mm},14$ à $0^{mm},22$ ; elles renferment un noyau allongé, et elles offrent souvent, d'espace en espace, de petits renflements. Enfin, elles sont disposées parallèlement en petits faisceaux qui, entourés chacun par un peu de tissu conjonctif, se réunissent pour former des rubans charnus très grêles (d).

(a) Home, *Op. cit.*, pl. 118.
— Chauveau, *Op. cit.*, p. 382, fig. 121.
(b) Exemples :
— Le *Mouton* (Home, *Op. cit.*, pl. 121 et 122).
— La *Chèvre* (Home, *Op. cit.*, pl. 123).
— Les *Antilopes* (Home, *Op. cit.*, pl. 124 et 125).
— Les *Cerfs* (Home, *Op. cit.*, pl. 127, 128, 129, 130, 131, 132).
— Le *Chameau* (Perrault, *Op. cit.*, 1re partie, pl. 8. — Home, *Op. cit.*, pl. 120).
(c) Voyez Daubenton, dans l'*Histoire des Mammifères* de Buffon, pl. 92.
(d) Kölliker, *Traité d'histologie*, p. 448, fig. 205.

séreuse, sont transversales et annulaires, de façon à croiser les précédentes perpendiculairement. Dans toute la longueur de l'intestin grêle, les divers faisceaux constitutifs de cette tunique musculeuse sont contigus entre eux, et forment autour de la tunique interne de ce tube une gaîne complète (1).

En général, il en est de même dans le gros intestin, mais quelquefois ils s'écartent les uns des autres et affectent la forme de bandes étroites plus ou moins espacées : chez l'Homme, par exemple, les fibres musculaires longitudinales du gros intestin ne constituent que trois bandes, entre lesquelles les parois de ce canal se dilatent dans tous les sens, de manière à produire des boursouflures disposées en séries longitudinales (2). Un mode de conformation analogue se remarque chez la plupart des Mammifères omnivores (3), ainsi que chez quelques herbivores

(1) Il est à noter que les fibres longitudinales manquent sur la ligne de jonction de l'intestin grêle avec le mésentère, et que la couche formée par leur réunion est beaucoup plus mince que celle constituée par les fibres circulaires de cette portion du canal digestif.

(2) Ces trois rubans musculaires, que quelques anatomistes désignent sous le nom de *ligaments du côlon*, commencent à la base de l'appendice vermiculaire et restent distincts jusque dans le voisinage du rectum (*a*). Sur le cæcum et dans presque toute la longueur du côlon, il existe par conséquent, trois rangées de boursouflures. Cette disposition ne commence à se manifester chez le fœtus que vers le septième mois de la vie intra-utérine, et elle n'est encore que peu marquée chez l'enfant nouveau-né.

(3) Chez les Singes, le gros intestin est généralement pourvu de cellules ou boursouflures, à peu près comme chez l'Homme (*b*), mais chez quelques espèces le cæcum est lisse (*c*).

Chez le Maki mococo, les boursouflures ne sont bien marquées que dans le cæcum et dans la portion adjacente du côlon (*d*) ; mais chez le Maki vari (*e*), elles sont à peine indi-

(*a*) Voyez Bourgery, *Anatomie de l'Homme*, t. V, pl. 31.
— Bonamy, Broca et Beau, *Atlas d'anatomie descriptive du corps humain*, t. III, pl. 14 *bis* et 14 *ter*.

(*b*) Exemples : Le *Gibbon* (Daubenton, dans l'*Histoire naturelle des Mammifères* par Buffon, édit. in-8, pl. 409, fig. 1).
— Le *Magot* (Daubenton, *loc. cit.*, pl. 410, fig. 2).
— Le *Mangabey* (Idem, *loc. cit.*, pl. 431, fig. 2).
— Le *Coaïta* (Idem, *loc. cit.*, pl. 444, fig. 2).

(*c*) Exemple : le *Patas* (Daubenton, *loc. cit.*, pl. 427).

(*d*) Voyez Daubenton, *loc. cit.*, pl. 459.

(*e*) Idem, *ibid.*, pl. 461.

tels que le Cheval (1) ; mais chez les Mammifères carnassiers, les Ruminants et les Cétacés proprement dits, le gros intestin ne présente pas de renflements semblables (2). Les boursouflures manquent aussi chez les Vertébrés des autres classes.

§ 7. — Une couche mince de tissu conjonctif, analogue à celle que nous avons vue sur l'estomac, unit la tunique muscu-

Tunique muqueuse de l'intestin.

quées, et chez les Tarsiers ces renflements manquent complétement.

Chez les Galéopithèques et chez divers Rongeurs, le cæcum et le commencement du côlon présentent aussi des boursouflures nombreuses et très développées (*a*) ; mais, en général, à quelque distance de son origine, ce dernier tube devient uniformément cylindrique et ressemble alors beaucoup à l'intestin grêle (*b*). Quelquefois les dilatations ne dépassent pas la ligne de jonction du cæcum avec le côlon (*c*).

On trouve quelques dilatations analogues dans les parois du gros intestin chez les Chauves-Souris frugivores.

(1) Chez les Solipèdes, les boursouflures sont nombreuses et très distinctes dans le cæcum et dans toute la longueur de la grande anse repliée du côlon, mais elles manquent dans le petit côlon (*d*).

Chez les Rhinocéros, ces renflements se voient très nettement dans toute la longueur du cæcum et de la double anse formée par le côlon ascendant et transverse (*e*).

Chez le Cochon, le cæcum est pourvu de trois séries de boursouflures et le côlon en offre deux rangées dans toute sa longueur ; mais, chez le Babiroussa, il n'existe pas de renflements de ce genre (*f*).

Chez le Daman, le cæcum est également partagé en cellules, mais par deux bandes charnues seulement.

Chez les Siréniens ou Cétacés herbivores, le gros intestin présente aussi des boursouflures.

(2) Le gros intestin est également

(*a*) Exemple : le *Lagomys* (Pallas, *Novæ species quadrupedum e ordine Glirium*, pl. 4 B, fig. 1, 12 et 14).

(*b*) Exemples :
— Le *Lièvre* (Daubenton, *Op. cit.*, pl. 92 et 93, fig. 3).
— Le *Rat d'eau* ou *Campagnol amphibie* (Daubenton, *loc. cit.*, pl. 142).
— Le *Campagnol des prés* (Pallas, *Op. cit.*, pl. 17, fig. 18).
— Le *Hamster* (Daubenton, *loc. cit.*, pl. 272, fig. 2).
— Le *Rat-Taupe*, ou *Spalax typhlus* (Pallas, *Op. cit.*, pl. 9, fig. 13).
— Le *Cochon d'Inde* (Daubenton, *loc. cit.*, pl. 148, fig. 1).
— La *Marmotte* (Daubenton, *loc. cit.*, pl. 177).
— Le *Porc-épic* (Perrault, *Op. cit.*, 2e partie, pl. 42).

(*c*) Exemple : l'*Agouti* (Daubenton, *loc. cit.*, pl. 197).

(*d*) Voyez Chauveau, *Op. cit.*, fig. 119.
— Gurlt, *Anatomie des Pferdes*, pl. 15, fig. 1 et 2.

(*e*) Owen, *On the Anat. of the Indian Rhinoceros* (*Trans. of the Zool. Soc.*, t. IV, pl. 1).

(*f*) Vrolik, *Recherches d'anatomie comparée sur le Babirussa*, pl. 5, fig. 2 (*N. Verh.*, t. X).

leusé de l'intestin à la muqueuse qui tapisse intérieurement ce canal (1).

Cette dernière membrane, dont la surface libre est occupée par une couche de tissu utriculaire à cellules cylindracées

dépourvu de boursouflures chez les Éléphants, mais il en existe dans le côlon (a).

Chez les Mammifères insectivores et carnivores, le côlon est lisse (b), et lorsqu'il existe un cæcum distinct, cette portion du gros intestin est également dépourvue de boursouflures (c).

Chez les Tatous, le gros intestin est lisse, mais le cæcum est bilobé (d).

Les Rats (e) et les autres Rongeurs carnivores ont aussi le gros intestin lisse. Du reste, les boursouflures manquent tout à fait ou presque complétement chez plusieurs Mammifères du même ordre dont le régime est essentiellement végétal : par exemple, chez l'Écureuil, le Mulot (f), les Gerboises (g), l'Hélamys (h) et le Myopotame coïpou (i).

Les boursouflures manquent ou ne sont qu'à peine indiquées chez les Marsupiaux (j) et les Monotrèmes (k).

J'ajouterai que M. O'Bierne désigne, sous le nom de *sphincter supérieur*, les faisceaux musculaires circulaires de la partie supérieure du rectum qui, chez l'Homme, sont plus développés que les faisceaux adjacents, et il a fait remarquer que dans l'état ordinaire cette portion de l'intestin est contractée de façon à empêcher le passage des matières fécales et leur accumulation dans le voisinage de l'anus (l).

(1) C'est cette couche que les anciens

(a) Camper, *Description anatomique d'un Éléphant*, pl. 8, fig. 2.

(b) Exemples : Le *Chien* (voyez l'*Atlas du Règne animal* de Cuvier, MAMMIFÈRES, pl. 5, fig. 1).
— Le *Loup* (Daubenton, *loc. cit.*, pl. 104, fig. 1).
— Le *Chat* (Daubenton, *loc. cit.*, pl. 69, fig. 1).
— La *Chauve-Souris noctule* (Daubenton, *loc. cit.*, pl. 164).
— La *Taupe* (Daubenton, *loc. cit.*, pl. 157, fig. 1).

(c) Exemple : le *Phoque* (Daubenton, *loc. cit.*, pl. 109; — Carus et Otto, *Op. cit.*, pl. 9, fig. 19).

(d) Alessandrini, *Cenni sull'anatomia del Dasipo* (*Mem. dell'Accad. delle scienze dell'instituto di Bologna*, 1856, t. VII, pl. 14, fig. 4 et 5).

(e) Voyez Daubenton, *loc. cit.*, pl. 152, fig. 2 et 3.
— Rymer Jones, art. RODENTIA (Todd's *Cyclop. of Anat. and Physiol.*, t. IV, p. 389, fig. 273).

(f) Daubenton, *loc. cit.*, pl. 139.

(g) Pallas, *Op. cit.*, pl. 25, fig. 2.

(h) Calori, *Sulla struttura dell'* Helamys cafer (*Accad. delle scienze dell'instituto di Bologna*, 1854, t. V, pl. 3, fig. 14).

(i) Lereboullet, *Notes pour servir à l'anatomie du Coïpou* (*Mém. de la Soc. d'hist. nat. de Strasbourg*, t. III, pl. 2, fig. 4).

(j) Exemples :
— La *Sarigue* (Daubenton, *loc. cit.*, pl. 253, fig. 2).
— Le *Phalanger* (Daubenton, *loc. cit.*, pl. 262, fig. 1 et 2 ; — (Quoy et Gaimard, *Voyage de l'Astrolabe*, MAMMIFÈRES, pl. 18, fig. 3).
— Le *Koala* (Owen, art. MARSUPIALIA, in Todd's *Cyclop. of Anat. and Physiol.*, t. III, p. 302, fig. 126).

(k) Savoir : l'*Ornithorhynque* (Meckel, *Ornithorynchi paradoxi descriptio anatomica*, pl. 7, fig. 1).
— L'*Échidné* (Quoy et Gaimard, *Op. cit.*, pl. 21, fig. 3).

(l) O'Beirne, *New Views of the Process of Defecation*, etc., 1833.

molles et turgides (1), est le siége de deux phénomènes physiologiques très importants : elle est le principal instrument à l'aide duquel l'absorption des aliments s'effectue, et elle concourt à la production des agents chimiques destinés à opérer la digestion de ces matières. Aussi présente-t-elle certaines dispositions particulières qui sont propres à augmenter son aptitude à remplir l'une et l'autre de ces fonctions. Il est facile de comprendre que, si toutes choses sont égales d'ailleurs, son action absorbante doit être d'autant plus puissante que la surface par laquelle cette tunique perméable est en contact avec les matières étrangères, offre plus d'étendue, et par conséquent nous pouvons prévoir qu'un des moyens employés par la Nature pour perfectionner la structure de l'intestin sera le développement de plis ou d'autres prolongements de la muqueuse dans l'intérieur de ce tube. L'activité sécrétoire de cette membrane s'accroîtra également, si certaines parties de sa surface s'enfoncent au contraire, de façon à constituer des fossettes ou des tubes où le tissu épithélique, se trouvant protégé du contact des corps étrangers, peut se développer librement.

Valvules, etc.

En effet, la muqueuse intestinale présente ces deux genres de modifications, et l'on y observe, d'une part, des replis saillants,

anatomistes appelaient la *membrane nerveuse des intestins*, et que Helvétius a désignée sous le nom de *membrane aponévrotique* (a).

(1) Chez quelques Vertébrés inférieurs, l'épithélium de l'intestin est pourvu de cils vibratiles ; mais cette disposition est exceptionnelle, bien qu'elle ait été constatée chez le *Petromyzon Planeri* et chez l'embryon de quelques Poissons de l'ordre des Plagiostomes (b). Elle existe aussi chez le Poulet nouveau-né, et elle y persiste dans une portion des cæcums pendant quelques semaines (c); mais chez l'adulte on n'en trouve aucune trace, et l'on peut poser en règle générale que la muqueuse intestinale des Animaux de cet embranchement est dépourvue de cils vibratiles.

(a) Helvétius, *Observations anatomiques sur la membrane interne des intestins grêles, etc.* (*Mém. de l'Acad. des sciences*, 1721, p. 305).

(b) Leydig, *Anatomisch-histologische Untersuchungen über Fische und Reptilien*, p. 18).

(c) Eberth, *Ueber die Flimmerepithel im Darm der Vögel* (*Zeitschrift für wissensch. Zoologie*. 1860, t. X, p. 373).

ou même des prolongements, soit foliacés, soit filiformes, qui flottent dans la cavité digestive, et qui sont connus sous le nom de *villosités;* d'autre part, des organites glandulaires qui sont creusés dans son épaisseur, et qui débouchent à sa surface. Nous examinerons successivement ces différentes espèces d'instruments physiologiques.

Prolongements de la muqueuse intestinale chez les Poissons.

§ 8. — Chez les Poissons, la tunique muqueuse de l'intestin ne donne que rarement naissance à des villosités, mais elle présente, en général, beaucoup de rides ou de replis lamelleux dont la disposition est souvent très remarquable (1). Chez les Poissons osseux, ces prolongements sont d'ordinaire dirigés longitudinalement et pliés en zigzag, ou même réunis entre eux par des brides transversales, de façon à circonscrire un vaste système de petites fossettes pariétales ou alvéoles, et quelquefois le bord libre de ces replis est frangé (2). Ils s'amoindrissent vers la fin de l'intestin grêle, et en général n'existent

(1) Chez quelques Poissons, tels que la Morue et le Lieu (*Gadus pollachius*), la surface interne de l'intestin est presque lisse.

(2) Comme exemple des Poissons dont la tunique muqueuse intestinale présente une multitude de replis interceptant des aréoles polygonales, je citerai la Perche, les Trigles et les Anguilles. Chez la Carpe, les fossettes pariétales ainsi constituées sont très profondes et simulent un réseau à mailles très fines.

Les franges marginales de ce système de replis sont très visibles dans la seconde portion de l'intestin du Bar; elles sont encore plus développées chez le Brochet.

Chez quelques Poissons osseux, il y a des valvules conniventes bien caractérisées, c'est-à-dire des replis permanents et transversaux de la tunique muqueuse : par exemple, chez l'Alose et le Hareng. On trouve aussi de grands replis de ce genre dans la seconde portion de l'intestin du Saumon (*a*).

Pour plus de détails relativement aux particularités que présentent les rides ou replis de la muqueuse intestinale dans les différentes espèces de Poissons, je renverrai au grand ouvrage de Cuvier et Valenciennes sur l'histoire naturelle de ces animaux, et aux additions faites par Duvernoy à la seconde édition des *Leçons d'anatomie comparée* de Cuvier (t. VII, 2e partie, p. 330 et suiv.).

(*a*) Home, *Lectures on Comparative Anatomy*, t. II, pl. 95.

plus dans le gros intestin. Enfin, l'entrée de cette dernière portion du tube digestif est presque toujours garnie d'un gros bourrelet ou repli circulaire, qui constitue une valvule destinée à s'opposer au retour des matières fécales vers l'estomac.

Chez les Poissons cartilagineux, ainsi que chez un petit nombre de Poissons osseux, la disposition des replis de la tunique muqueuse de l'intestin est beaucoup plus remarquable. En effet, chez la plupart de ces Animaux, cette membrane donne naissance à un grand prolongement comparable à un ruban qui serait adhérent aux parois du tube par son bord externe, et enroulé en hélice. L'espèce de rampe ainsi constituée occupe presque en totalité la largeur du canal, et s'étend dans toute la portion moyenne de l'intestin. Le nombre de tours de spire qu'elle présente varie suivant les espèces, et il est facile de comprendre que sa présence doit allonger beaucoup le trajet suivi par les matières alimentaires dans leur chemin vers l'anus (1).

Enfin, chez quelques-uns de ces Poissons, la valvule spirale

(1) Chez la Raie commune (*a*), ainsi que chez la Torpille (*b*), la valvule spirale est très développée ; elle s'étend jusqu'à l'axe du tube intestinal et s'enroule d'une manière fort serrée.

La disposition de cette hélice membraneuse est à peu près la même chez presque tous les Squales (*c*).

Le même mode de conformation se rencontre chez les Spatules (*d*).

Chez l'Esturgeon, il y a un repli spiral dans la portion terminale du gros intestin, mais il n'est que médiocrement développé (*e*).

Chez le Polyptère bichir, dont l'intestin se rend en ligne droite du pylore à l'anus, il existe aussi dans ce tube une valvule spirale qui en occupe presque toute la longueur (*f*). Dans le sillon délimité par cette rampe, la membrane muqueuse présente aussi des réticulations.

(*a*) Monro, *The Structure and Physiol. of Fishes*, pl. 9, fig. 1.

(*b*) Voyez Savi, *Études anatomiques sur la Torpille* (dans Matteucci, *Traité électro-physiol. des Animaux*, pl. 2).
— Carus et Otto, *Tab. Anat. comp. illustr.*, pars IV, pl. 4, fig. 9).

(*c*) Perrault, *Description anatomique d'un Renard marin* (*Mém. pour servir à l'hist. nat. des Animaux*, 1re partie, pl. 16).

(*d*) Alb. Wagner, *De Spatulariarum anatome*, fig. 4. Berlin, 1848.

(*e*) Carus et Otto, *Op. cit.*, pl. 4, fig. 12.

(*f*) J. Müller, *Ueber den Bau der Ganoiden* (*Mém. de l'Acad. de Berlin pour* 1844, pl. 6, fig. 1).

dont je viens de parler est remplacée par un grand repli longitudinal qui s'enroule horizontalement, de façon à représenter un cylindre qui serait suspendu dans la cavité intestinale par un de ses côtés, et cet appendice loge, dans l'épaisseur de son bord libre, les gros vaisseaux mésentériques (1).

Plis de la muqueuse chez les Batraciens.

La disposition de la tunique muqueuse de l'intestin chez les Batraciens est à peu près la même que chez les Poissons osseux. Chez les espèces inférieures, elle présente des plicatures longitudinales et onduleuses qui se réunissent entre elles sous divers angles; mais chez les Crapauds, on trouve dans la partie antérieure de l'intestin des replis transversaux, et, chez les Grenouilles, on y remarque quatre groupes de rides en zigzag, qui latéralement s'unissent entre eux par leurs sommets.

Plis de la muqueuse chez les Reptiles.

Chez les Reptiles, les plicatures n'offrent rien de particulier; en général, elles sont longitudinales et ondulées. Enfin, elles se réunissent souvent entre elles de façon à constituer dans l'intestin grêle, un réseau à mailles plus ou moins fines (2). Il

(1) Ce mode d'organisation a été constaté d'abord chez le Marteau ou *Zygæna tudes* (a), et chez une espèce de Squale que M. Valenciennes a désignée sous le nom de *Galeus thalassinus* (b); mais elle se retrouve aussi chez les Squales des genres *Carcharias*, *Scoliodon* et *Galeocerdo* (c). Duvernoy qui a fait connaître la disposition, curieuse des vaisseaux mésentériques dans l'intérieur du bourrelet marginal de cette valvule longitudinale, compare celle-ci à un mésentère intérieur (d).

Chez la grande Lamproie, il existe aussi dans l'intestin, au milieu de beaucoup de petits replis longitudinaux, un gros bourrelet dont la structure est analogue à celle de la lame enroulée dont je viens de parler (e).

(2) Dans quelques Sauriens, les

(a) Meckel, *Anatomie comparée*, t. VII, p. 578.
— Duvernoy, *Sur quelques particularités du système sanguin abdominal et du canal alimentaire de plusieurs Poissons cartilagineux* (*Ann. des sciences nat.*, 2e série, 1835, t. III, p. 274, pl. 11, fig. 5, 6 et 7).

(b) Cette espèce, que Duvernoy considère comme nouvelle, est probablement le *Thalassorhinus vulpecula*, Val., décrit par Müller et Henle (*Systematische Beschreibung der Plagiostomen*, p. 62).

(c) Owen, *Lectures on the Comp. Anat. and Physiol. of the Vertebr. Animals*, p. 239.

(d) Exemple : le *Thalassinus* (Duvernoy, *Op. cit.*, pl. 10, fig. 2 et 3).

(e) Magendie et Desmoulins, *Note sur l'anatomie de la Lamproie* (*Journal de physiologie de Magendie*, 1822, t. II, p. 229).
— Rathke, *Anatomisch-physiologische Bemerkungen* (Meckel's *Deutsches Archiv für die Physiologie*, 1823, t. VIII, p. 48).
— Duvernoy, *Op. cit.* (*Annales des sciences nat.*, 2e série, t. III, p. 278).

est seulement à remarquer que chez quelques-uns de ces Animaux, il existe dans le gros intestin des prolongements cloisonnaires de la tunique muqueuse qui divisent ce tube en deux ou même en plusieurs compartiments bien distincts (1).

Disposition muqueuse chez les Oiseaux.

Dans la classe des Oiseaux, la muqueuse intestinale est souvent plissée de la même manière (2), et il arrive parfois que

rides de la muqueuse intestinale sont peu développées : chez les Iguanes, par exemple ; mais en général les replis de cette membrane sont très nombreux et ondulés ou en zigzag. Chez le Caméléon ordinaire, leur bord libre est frangé, et chez les Crocodiliens ils constituent dans la portion moyenne de l'intestin grêle un réseau à mailles profondes.

En général, chez les Chéloniens, les plicatures de la tunique muqueuse constituent aussi dans la première portion de l'intestin grêle un réseau à mailles fines.

Chez les Ophidiens, les plis longitudinaux forment d'ordinaire de larges feuilles froncées comme des manchettes et parfois frangées sur le bord (a). Dans quelques espèces, il y a aussi dans la seconde portion de l'intestin des valvules circulaires, par exemple dans la Vipère commune. Chez les Pythons, les valvules conniventes sont nombreuses vers la fin de l'intestin grêle et dans le gros intestin.

(1) Cette disposition a été observée chez plusieurs Serpents. Ainsi, chez le Crotale, l'intestin grêle est séparé du gros intestin par une valvule circulaire, et ce dernier se compose de deux portions réunies entre elles à angle droit et délimitées intérieurement par un repli membraneux (b). Chez le *Sepedon hæmachates* il existe aussi un bourrelet circulaire à la fin de l'intestin grêle, et le gros intestin est subdivisé en plusieurs portions par autant de cloisons transversales qui ne laissent qu'un passage étroit entre les poches ainsi délimitées. Une disposition analogue se voit chez le *Dispholidus Lalandii* de Duvernoy (c).

(2) Meckel a décrit et figuré chez plusieurs Oiseaux, tels que les Étourneaux, les Mésanges, les Sittelles, les Pluviers, ce mode d'organisation de la muqueuse intestinale, dont les plis longitudinaux, très serrés les uns contre les autres, sont disposés en zigzag (d).

Comme exemple d'Oiseaux dont la muqueuse intestinale forme des plis lamelleux continus, je citerai aussi la Grue commune. Dans l'anse duodénale, ces prolongements constituent un réseau de cellules polygonales, dont le bord libre est frangé de filaments

(a) Par exemple, chez l'Orvet (Meckel, *Ueber die villosa des Menschen und einiger Thiere* (*Deutsches Archiv für die Physiologie*, 1819, t. V, pl. 1, fig. 20).

(b) Cuvier, *Leçons d'anatomie comparée*, t. IV, 2e partie, p. 325.

(c) Duvernoy, *Fragments d'anatomie sur l'organisation des Serpents* (*Ann. des sciences nat.*, 1853, t. XXX, pl. 12, fig. 3).

(d) Meckel, *Op. cit.* (*Deutsches Archiv für die Physiologie*, 1819, t. V, p. 171, pl. 4, fig. 12 à 17).

les bords du réseau ainsi constitué sont frangés (1). Mais chez d'autres espèces, les prolongements lamelleux sont remplacés par des filaments cylindriques ou foliacés qui sont serrés les uns contre les autres, et constituent une sorte de velouté (2). Il est également à noter que cette disposition s'observe dans le gros intestin aussi bien que dans l'intestin grêle, et que dans les appendices cæcaux la tunique muqueuse se développe parfois en une sorte de rampe spirale.

Mammifères. § 9. — Une disposition fort analogue à celle que nous venons de rencontrer chez la plupart des Vertébrés inférieurs se voit chez quelques Mammifères : ainsi, chez plusieurs Cétacés, la muqueuse intestinale présente beaucoup de plis longitudinaux (3), et dans d'autres espèces du même ordre, ces

très fins ; dans le milieu de l'anse moyenne, les plis constituent des lames longitudinales très fines, à bord entier, et disposées en zigzag avec beaucoup de régularité ; enfin, dans le gros intestin, on trouve des plis transversaux très serrés et réunis de distance en distance, de façon à circonscrire des cellules irrégulières.

Le second mode d'organisation de la muqueuse intestinale se voit très bien chez le Cygne. Dans les deux branches de l'anse duodénale, cette tunique est revêtue d'une sorte de duvet composé de filaments très fins. Vers la fin de l'intestin grêle, ce velouté est interrompu d'espace en espace par des plis subdivisés en papilles ; enfin, dans le rectum, les filaments sont remplacés par des prolongements foliacés et terminés en pointe, qui sont rangés transversalement et pressés les uns contre les autres (a).

Dans quelques espèces, on rencontre une structure intermédiaire à ces deux formes externes, mais en général les prolongements muqueux sont foliacés ou tuberculeux plutôt que lamelleux.

Du reste, il existe à cet égard de nombreuses variations suivant les espèces, et pour plus de détails, on peut consulter les *Leçons d'anatomie comparée* de Cuvier (t. VII, 2e partie, p. 269 et suiv.).

(1) Cette disposition a été figurée par Meckel chez le Courlis (b).

(2) Par exemple, chez le Coq, la Perdrix et le Pigeon (c).

(3) Chez le Marsouin, la tunique muqueuse présente plusieurs larges

(a) Cuvier, *Leçons d'anatomie comparée*, t. VII, 2e partie, p. 292.
(b) Meckel, *loc. cit.*, pl. 4, fig. 11.
(c) Idem, *ibid.*, pl. 4, fig. 1 à 7.

prolongements sont reliés entre eux par des plis transversaux, de façon à constituer un système de grandes cellules dont le fond est subdivisé en alvéoles par d'autres rides de même nature (1).

Valvules connivectes.

Enfin, chez quelques Animaux de cette classe, la tunique interne de l'intestin donne naissance à un nombre considérable de grands plis simples, mais transversaux (2), qui sont connus des anatomistes sous le nom de *valvules conniventes* (3). C'est

plis longitudinaux plus ou moins sinueux, qui s'étendent dans presque toute la longueur de l'intestin (*a*).

(1) Hunter a fait connaître l'existence de ce mode d'organisation chez l'Hypéroodon, où les grandes cellules ainsi constituées sont dirigées obliquement en arrière et agissent à la manière des valvules pour s'opposer au reflux des matières contenues dans l'intestin. Dans le gros intestin, il n'y a que des rides adventives (*b*). M. Eschricht a décrit une disposition analogue chez le *Balæna boops* ou *Kyphobalæna* (*c*).

Chez le Cachalot, les valvules conniventes sont très grandes, obliques, souvent continues de façon à constituer une rampe spirale, et reliées entre elles par de petits plis longitudinaux de la tunique muqueuse (*d*).

Il est aussi à noter que chez le Tamanoir, le gros intestin présente des rides longitudinales un peu obliques, qui s'enchevêtrent, et qui sont reliées entre elles par de petits replis transversaux (*e*).

(2) Ainsi, chez l'Ornithorhynque, il existe dans presque toute la longueur de l'intestin grêle une foule de replis circulaires qui sont serrés les uns contre les autres ; vers le commencement du gros intestin, ils deviennent obliques et sont bientôt remplacés par des replis longitudinaux (*f*).

Comme exemple des Mammifères ayant dans l'intestin grêle quelques valvules conniventes, je citerai aussi l'Éléphant (*g*). Chez les Chameaux, l'intestin grêle présente intérieurement quelques plis transversaux, et dans le côlon il y a des plis longitudinaux.

(3) Ce nom leur a été donné par un anatomiste hollandais du XVIIe siècle,

(*a*) Hunter, *Observations sur la structure et l'économie des Baleines* (Œuvres, t. IV, p. 460).

(*b*) Idem, *loc. cit.* (Œuvres, t. IV, p. 460).

— Eschricht, *Zoologisch-anatomisch-physiologische Untersuchungen über die nordischen Wallthiere*, pl. 2, fig. 1 et 2).

— Eudes Deslongchamps, *Remarques zoologiques et anatomiques sur l'Hypéroodon*, p. 13 (*Mémoires de la Société linnéenne de Normandie*, t. VII).

(*c*) Eschricht, *Op. cit.*, pl. 2, fig. 3.

(*d*) Jackson, *Dissection of a Spermaceti Whale*, etc. (*Boston Journ. of Nat. Hist.*, t. V, p. 143).

(*e*) Cuvier, *Op. cit.*, t. VII, 2ᵉ partie, p. 257.

(*f*) Meckel, *Ornithorhynchi paradoxi descriptio anatomica*, p. 45, pl. 7, fig. 13 à 16.

(*g*) Cuvier, *Leçons d'anatomie comparée*, t. VII, 2ᵉ partie, p. 260.

chez l'Homme que ces prolongements cloisonnaires sont le plus développés. En général, ils commencent à se montrer vers l'extrémité supérieure de la seconde portion du duodénum, et dans la portion terminale de cet intestin, ainsi que dans le jéjunum, ils se succèdent très régulièrement à des distances de 6 à 8 millimètres; plus bas dans le tube digestif, ils s'éloignent davantage entre eux, et dans la portion terminale de l'iléon ils cessent d'exister (1). Ceux qui sont le mieux constitués, font complétement le tour de l'intestin, et peuvent presque se reconnaître par leur bord libre; mais la plupart sont plus courts et n'occupent que la moitié ou le tiers de la circonférence de ce tube. Il est aussi à noter qu'ils se renversent avec la même facilité en haut et en bas, qu'ils renferment dans leur épaisseur beaucoup de ramuscules artériels, veineux et lymphatiques; enfin, que le tissu conjonctif qui réunit leurs deux feuillets constitutifs est très lâche, mais qu'ils ont une existence permanente et qu'ils ne s'effacent pas quand l'intestin est distendu.

Valvule iléo-cæcale.

§ 10. — La ligne de démarcation entre l'intestin grêle et le gros intestin est en général occupée par un repli analogue, mais dont la disposition est telle, qu'il remplit les fonctions d'une

Th. Kerckring, et dérive du mot latin *connivere*, qui signifie *clignoter* ou *fermer à demi* (a). Cet auteur ne fut cependant pas le premier à faire connaître l'existence des valvules conniventes; elles avaient été décrites précédemment par Fallope et quelques autres anatomistes (b).

(1) M. Sappey a compté environ 600 valvules conniventes dans la première moitié de l'intestin grêle de l'Homme, et de 200 à 250 dans la seconde moitié de ce tube; en sorte qu'il évalue à 800 ou 900 le nombre total de ces replis. Là où les valvules sont le plus abondantes, elles doublent la longueur de la surface interne de l'intestin, mais dans l'iléon elles ne l'augmentent que d'environ un sixième. Par suite de l'existence de cette multitude de valvules, l'étendue de la surface de la tunique muqueuse de l'intestin grêle est presque égale à celle de la surface extérieure du corps, et peut être évaluée à environ 10,000 centimètres carrés (c).

(a) Kerckring, *Spicilegium anatomicum*, 1670, p. 85.
(b) Fallope, *Observationes anatomicæ*, 1562, p. 105.
(c) Sappey, *Traité d'anatomie descriptive*, t. III, p. 134 et suiv.

soupape, et s'abaisse pour laisser descendre les matières en mouvement dans le tube alimentaire, mais s'oppose à leur retour vers l'intestin grêle (1). Cet organe, qui porte le nom de *valvule iléo-cæcale* (2), manque chez quelques Vertébrés (3), et varie quant à sa forme. Chez l'Homme, il se compose principalement d'un grand repli en forme de croissant qui s'applique

(1) Pour constater le jeu de cette valvule, il suffit d'insuffler le gros intestin par l'anus, car elle s'oppose au passage de l'air dans l'iléon. Cette expérience a été faite pour la première fois par Fabricius d'Acquapendente en 1618 (*a*). Si l'on pousse de l'eau dans le cæcum par le côlon, on voit aussi que le liquide ne peut pas pénétrer dans l'iléon, et que, plus la pression exercée ainsi contre la valvule iléo-cæcale est considérable, plus la clôture de celle-ci devient exacte, jusqu'à ce que les parois de l'intestin se rompent sous l'effort ainsi exercé.

(2) Quelques auteurs appellent ce repli la *valvule de Bauhin*, parce qu'ils supposent que l'anatomiste de ce nom avait été, comme il le prétend, le premier à le faire connaître (*b*); mais la découverte de cet organe appartient en réalité à Varole, qui l'a décrit sous le nom d'*opercule de l'iléon* (*c*). En 1719, Morgagni en donna une nouvelle description, qui fut ensuite complétée par Winslow et par Albinus (*d*).

(3) Il n'existe aucune séparation de ce genre entre les deux portions de l'intestin, non-seulement chez les Lamproies, mais aussi chez divers Poissons osseux, tels que la plupart des Cyprins, l'Athérine sauclet et l'Acanthure hépate ; mais la plupart des autres Poissons ont une valvule iléo-cæcale circulaire ou même infundibuliforme.

Cette valvule manque chez le Crapaud et le Pipa, tandis que chez les Tritons, les Grenouilles et les Rainettes (*e*), elle est bien constituée.

Elle est rarement bien développée chez les Oiseaux.

Elle fait aussi défaut chez un petit nombre de Reptiles, par exemple les Ameiva et la Sitane (*f*), ainsi que chez quelques Mammifères, tels que le Rhytina (*g*), le Phoque commun (*h*) et les Martres (*i*). Chez la Sarigue, elle est rudimentaire.

(*a*) Fabricius d'Acquapendente, *Opera omnia*, p. 142.
(*b*) Bauhin, *Theatr. Anat.*, 1605, p. 121.
(*c*) Varole, *Anatomiæ, sive de resolutione corporis humani*, lib. III, cap. III, p. 69 (159).
(*d*) Morgagni, *Adversaria anatomica*, III, animadv. 9, 10, 11, 12 et 13.
(*e*) Voyez Carus et Otto, *Tab. Anat. comp. illustr.*, pars IV, pl. 5, fig. 3.
— Winslow, *Exposition anatomique de la struct. du corps humain*, 1732, p. 517.
— Albinus, *De valvula coli* (*Acad. anat.*, t. I, lib. II, cap. XI).
(*f*) Cuvier, *Leçons d'anatomie comparée*, t. VII, 2e partie, p. 301.
(*g*) Steller, *Dissert. de Bestiis marinis* (*Nova comment. Acad. Petrop.*, t. II, p. 313).
(*h*) Meckel, *Anatomie comparée*, t. VIII, p. 709.
— Albers, *Beiträge zur Anatomie und Physiologie der Thiere*, p. 16.
(*i*) Meckel, *Op. cit.*, p. 709.

contre l'ouverture de l'iléon (1). Chez quelques Mammifères, il est constitué par un rebord circulaire qui entoure l'orifice de l'intestin grêle, et s'avance un peu dans le gros intestin (2). Enfin, chez quelques Reptiles, ce dernier mode d'organisation s'exagère en quelque sorte, car l'intestin grêle se termine par un prolongement infundibuliforme qui s'avance dans la cavité du cæcum (3).

Il est aussi à noter que, chez quelques Mammifères, le cæcum est subdivisé, soit par des replis circulaires (4), soit par une valvule spirale, et parfois aussi, une disposition analogue se remarque dans le côlon (5).

(1) La meilleure manière d'étudier la disposition de cet appareil valvulaire consiste à insuffler la portion supérieure du gros intestin et la partie adjacente de l'iléon, puis à dessécher cette préparation, et à découper une partie des parois du cæcum, de façon à y pratiquer une sorte de fenêtre en face de l'orifice de l'iléon. Celui-ci occupe l'épaisseur d'un des compartiments qui divisent la cavité du cæcum en cellules pariétales, et ressemble à une fente horizontale (*a*). La lèvre supérieure de l'ouverture ainsi disposée, ne s'avance que peu, et on la désigne quelquefois sous le nom de valvule iléo-colique ; mais la lèvre inférieure qui constitue la valvule iléo-cæcale proprement dite est très large, et son bord adhérent est semi-circulaire. Ces deux replis se rencontrent par la face supérieure de leur portion marginale, de façon à former un angle très aigu dont le sommet est dirigé en dehors dans l'intérieur du cæcum. Leurs commissures se prolongent un peu sur la portion adjacente des parois de l'intestin, sous la forme de deux brides que Morgagni a appelées les freins ou rênes de la valvule iléo-cæcale (*b*).

(2) Cette disposition s'observe chez le Chien et quelques autres carnassiers. Elle est très commune chez les Poissons.

(3) Cette sorte d'invagination de la portion terminale de l'intestin grêle dans le commencement du gros intestin est très marquée chez le Scinque Schneidérien (*c*).

(4) Par exemple chez la Marmotte. Chez la plupart des Rongeurs, la cavité du cæcum ne présente au contraire ni divisions, ni anfractuosités.

(5) Ainsi, chez les Lièvres, le cæcum est garni intérieurement d'une valvule spirale, et des plis de la muqueuse divisent une portion du

(*a*) Voyez Bourgery, *Traité de l'anatomie de l'Homme*, t. V, pl. 29, fig. 1, et pl. 30. — Bonamy, Broca et Beau, *Atlas d'anatomie descriptive*, t. III, pl. 13, fig. 4.

(*b*) Morgagni, *Advers. anat.*, III, animadv. 13.

(*c*) Cuvier, *Leçons d'anatomie comparée*, t. IV, 2e partie, p. 314.

Villosités de l'intestin.

§ 11. — Les villosités dont la tunique muqueuse de l'intestin se garnit souvent, contribuent davantage à augmenter l'étendue de la surface absorbante constituée par les parois de cette portion du tube alimentaire (1). Ces prolongements

côlon en plusieurs rangées de cellules régulières.

Chez beaucoup d'autres Rongeurs, le côlon est contourné, de façon à former plusieurs tours de spire, et sa tunique muqueuse est garnie de plis obliques. Ce mode d'organisation se voit dans les genres Hamster, Campagnol, Lemming, Spalax et Bathyergue.

Il existe des plis transverses permanents dans le gros intestin des Fourmiliers, de l'Éléphant, du Rhinocéros.

(1) En 1562, Fallope signala l'existence des villosités de la tunique interne de l'intestin (*a*); en 1721, Helvétius en fit l'objet de recherches nouvelles (*b*), et vers la fin du siècle dernier, ainsi que de nos jours, plusieurs autres anatomistes ont étudié d'une manière plus approfondie, soit la conformation générale, soit la structure intime de ces organites (*c*).

Pour observer la disposition générale des villosités, il faut placer une portion de la tunique muqueuse dans

(a) Fallopii *Observationes anatomicæ*, 1562, p. 105.

(b) Helvétius, *Observations anatomiques sur la membrane interne des intestins grêles, appelée membrane veloutée, etc.* (*Mém. de l'Acad. des sciences*, 1721, p. 301).

(c) Lieberkühn, *Dissertatio anatomico-physiologica de fabrica et actione villorum intestinorum tenuium hominis*. Amsterd., 1760.

— Bleuland, *Vasculorum in intestinorum tenuium tunicis subtilioris anatomes opera detegendorum descriptio*. Utrecht, 1797.

— Hedwig, *Disquis. ampullularum Lieberkühnii physico-microscopica*. Lipsiæ, 1797. — *Bemerkungen über die Darmzotten* (*Beiträge für die Zergliederungskunst*, 1800, t. II, p. 51).

— Rudolphi, *Einige Beobacht. über die Darmzotten* (Reil's *Archiv für die Physiol.*, 1800, t. IV, p. 63). — *Ueber die Darmzotten* (*Anatomisch-physiologische Abhandlungen*, 1802, p. 39 et suiv.).

— Mascagni, *Prodroma della grande anatomie*, pl. 6, fig. 23 à 25.

— Meckel, *Ueber die Villosa des Menschen und einiger Thiere* (*Deutsches Archiv für die Physiologie*, 1819, t. V, p. 163 et suiv., et *Journal complém. du Dictionn. des sciences médicales*, t. VII, p. 209).

— Bürger, *Villorum intestinalium examen microscopicum*. Halæ, 1819.

— Dœllinger, *De vasis sanguiferis quæ villis intestinorum tenuium hominis brutorumque insunt*. Munich, 1828.

— Henle, *Symbolæ ad anatomiam villorum intestinalium*. Berlin, 1837.

— Lauth, *Mémoire sur divers points d'anatomie*. — *Sur les artères des villosités intestinales* (*Mémoires de la Société d'histoire naturelle de Strasbourg*, 1830, t. I, p. 14).

— Todd, *Lectures on the Anatomy and Physiology of the Intestinal Canal* (*London Medical Gazette*, 1842).

— Goodsir, *On the Structure of the Intestinal Villi in Man and certain Animals*, etc. (*Edinb. new Philos. Journal*, 1843, t. XXXIII, p. 165, et *Anat. and Pathol. Observations*, 1843, p. 4 et suiv.).

— Lacauchie, *Mémoire sur la structure et le mode d'action des villosités intestinales* (*Comptes rendus de l'Acad. des sciences*, 1843, t. XVI, p. 1125). — *Etudes hydrotomiques et micrographiques*, 1844, p. 47 et suiv.

— Gruby et Delafond, *Résultats des recherches faites sur l'anatomie et les fonctions des villosités intestinales, etc.* (*Comptes rendus de l'Acad. des sciences*, 1843, t. XVI, p. 1194).

affectent des formes très variées, mais on peut les rapporter à deux types principaux : les uns sont cylindriques et digitiformes, mamelonnés ou coniques, les autres plus ou moins foliacés ; et parmi ces derniers il en est qui établissent le passage entre les villosités bien caractérisées et les plis interrompus dont je viens de parler.

Chez l'Homme et les Mammifères qui s'en rapprochent le plus par la structure de leur tube digestif, les villosités ne se rencontrent que dans l'intestin grêle. Dans le duodénum, elles sont pour la plupart lamelleuses et plus ou moins contournées, mais dans le jéjunum et l'iléon elles sont généralement coniques ou cylindriques. Leur nombre est immense, et elles sont si serrées entre elles, qu'elles donnent à la tunique muqueuse qui les porte une apparence tomenteuse ou veloutée (1). Chacun de ces appendices microscopiques est revêtu, comme le reste de la tunique muqueuse, d'une couche épithélique composée de cellules à peu près cylindriques (2), et leur partie centrale est formée d'un tissu conjonctif, en apparence homo-

de l'eau, et en examiner la surface libre à l'aide d'une forte loupe ou d'un microscope à long foyer dont le pouvoir amplifiant linéaire est d'environ 30 à 50.

(1) Chez l'Homme, les villosités commencent à se montrer sur le côté droit de la valvule pylorique, et on les retrouve jusque sur le bord libre de la valvule iléo-cæcale. Elles occupent les valvules conniventes aussi bien que les intervalles que ces replis cloisonnaires laissent entre eux. Leur longueur (ou hauteur) est en général d'environ 1/2 millimètre, mais il en est qui n'ont pas tout à fait $\frac{1}{10}$ de millimètre et d'autres ont jusqu'à 0$^{mm}$,6. Celles dont la forme est cylindrique ont un diamètre égal à environ le tiers de leur longueur. Enfin celles qui sont lamelleuses ont souvent 1 millimètre et même 1$^{mm}$,5 de large. Dans le duodénum et le jéjunum, elles sont plus nombreuses que dans l'iléon. M. Sappey pense qu'en moyenne, il en existe 12 par millimètre carré, et il évalue à plus de 10 millions le nombre total de ces appendices absorbants dans l'ensemble des intestins grêles (a). Chez les vieillards, ils sont souvent en partie atrophiés (b).

(2) En traitant de l'absorption intes-

(a) Sappey, *Traité d'anatomie descriptive*, t. III, 2$^{e}$ partie, p. 140.

(b) Natalis Guillot, *Recherches anatomiques sur la membrane muqueuse du canal digestif* (*l'Expérience*, 1837, p. 165).

gène, renfermant des cellules arrondies, un réseau très riche de vaisseaux sanguins (1), et des fibres musculaires lisses qui, en se contractant, déterminent leur raccourcissement (2). Enfin,

tinale, j'ai déjà eu l'occasion de parler de ces cellules épithéliques et d'en faire connaître la structure (voyez t. V, p. 299).

(1) Les vaisseaux sanguins des villosités sont tellement nombreux, que sur les préparations anatomiques bien injectées, la substance de ces prolongements semble être entièrement formée par un lacis vasculaire (a). Cette disposition était parfaitement bien connue de Lyonnet, car elle se trouve représentée dans une gravure inédite exécutée par cet habile anatomiste et envoyée par lui à Réaumur, objet rare et intéressant que j'ai acheté en 1842, à la vente de la bibliothèque d'Audouin. En général, chaque villosité reçoit au moins 4 ou 5 artérioles qui se terminent par de nombreuses arcades capillaires dont les branches se réunissent en un réseau serré et aboutissant à un tronc central d'un calibre considérable. Quelques anatomistes ont pensé que les vaisseaux sanguins s'ouvraient au sommet des villosités, mais cela n'est pas (b); et si les liquides contenus dans leur intérieur s'échappent souvent au dehors, c'est seulement par infiltration à travers le tissu de ces appendices qui est très perméable. D'autres ont cru que quelques-uns de ces vaisseaux débouchaient dans la cavité lymphatique centrale (c).

(2) Lacauchie, en étudiant les villosités intestinales chez les Animaux vivants ou morts depuis peu d'instants, observa les mouvements qui déterminent le raccourcissement et la déformation de ces appendices (d). MM. Gruby et Delafond constatèrent de leur côté le même phénomène (e), qui paraît être dû à la présence d'une couche mince de fibres musculaires lisses dont M. Brücke a reconnu l'existence autour du canal lymphatique central des villosités (f). M. Sappey a révoqué en doute l'existence de ce tissu contractile (g); mais les observations de M. Brücke ont été confirmées par M. Kölliker et M. Brinton (h).

(a) Lieberkühn, *Dissert. anatomico-physiologica de fabrica et actione villorum intestinorum tenuium hominis*. Amsterdam, 1760, p. 3, pl. 1, 2 et 3.

— Bleuland, *Vasculorum in intestinorum tenuium tunicis subtilioris anatomes opera detegendorum descriptio*, 1797, pl. 2.

— Dœllinger, *De vasis sanguiferis quæ villis intestinorum tenuium hominis brutorumque insunt*. Munich, 1828, fig. 4 à 7.

(b) Cruikshank, *Anatomie des vaisseaux absorbants*, trad. par Petit-Radel, 1737, p. 39 et suiv.

(c) Lieberkühn, *De fabrica et actione villorum*, 1760, p. 9.

(d) Lacauchie, *Mém. sur la structure et le mode d'action des villosités intestinales* (*Comptes rendus de l'Acad. des sciences*, 1843, t. XVI, p. 1125). — *Études hydrotomiques et micrographiques*, p. 51.

(e) Gruby et Delafond, *Résultats des recherches faites sur l'anatomie et les fonctions des villosités intestinales* (*Comptes rendus de l'Acad. des sciences*, 1843, t. XVI, p. 1194).

(f) Brücke, *Ueber ein in der Darmschleimhaut aufgefundenes Muskelsystem* (*Sitzungsbericht der Akad. der Wissenschaften*, Wien, 1851, t. VI, p. 214).

(g) Sappey, *Op. cit.*, t. III, 2e partie, p. 158.

(h) Kölliker, *Éléments d'histologie*, p. 458.

— Brinton, art. STOMACH and INTESTINE (Todd's *Cyclop.*, supplém., p. 354, fig. 263 et 264).

leur axe, comme j'ai eu déjà occasion de le dire (1), est occupé par une cavité cylindrique ou renflée en forme d'ampoule vers le bout, et constituant l'une des racines du système des vaisseaux chylifères. Quelques anatomistes ont cru voir à l'extrémité des villosités un orifice en communication avec ce canal central, mais rien de semblable ne me paraît exister (2).

Chez quelques Mammifères, surtout parmi les grands Carnassiers, les villosités sont beaucoup plus allongées que chez l'Homme (3); mais, chez d'autres, elles manquent plus ou moins complétement, et sont remplacées par des prolonge-

(1) Voyez tome IV, page 539.

J'ajouterai que quelques physiologistes ont cru avoir constaté que pendant le travail de la digestion, les villosités se dépouillent de leur épithélium (*a*); mais dans l'état normal ce phénomène ne se produit pas (*b*), et la dénudation de ces appendices, qui a été observée dans quelques états pathologiques (*c*), est en général le résultat d'altérations cadavériques.

(2) Voyez tome IV, page 539.

(3) Ainsi, chez l'Ours, les villosités, dont la forme est cylindrique, sont longues de 6 à 8 millimètres (*d*). Chez le Chien, elles sont très grêles, allongées et serrées entre elles (*e*). Chez la Loutre, elles sont encore plus longues (*f*), et l'on en trouve jusqu'au rectum (*g*). Chez les Souris, elles sont courtes et aplaties (*h*). Chez le Porc-Épic, elles ont la forme d'écailles étroites et pyramidales (*i*), et chez l'Écureuil elles sont représentées par des prolongements foliacés à bords frangés (*j*). Enfin, chez les Rhinocéros, elles sont cylindriques vers le bout de l'iléon; mais, dans le jéjunum, la membrane muqueuse est couverte de prolongements lamelleux dont les bords sont divisés en lanières, et près de l'estomac elle donne naissance à beaucoup de lamelles triangulaires (*k*).

(*a*) Goodsir, *Op. cit.* (*Edinb. new Philos. Journ.*, 1843, t. XXXIII, p. 165).

(*b*) Bennett, *On the Intestinal Villi* (*Monthly Journal of Medical Science*, 1852, t. XIV, p. 263).

(*c*) Bœhm, *Ueber die kranke Darmschleimhaut in der Asiatischen Cholera*, 1838.
— Mandl, *Recherches microscopiques sur la muqueuse des intestins des malades atteints du choléra* (*Annales françaises et étrangères d'anatomie*, 1838, t. II, p. 329, pl. 9).

(*d*) Cuvier, *Leçons d'anatomie comparée*, t. IV, 2ᵉ partie, p. 234.

(*e*) Meckel, *Op. cit.* (*Deutsches Archiv für die Physiologie*, t. V, pl. 3, fig. 5 et 6).

(*f*) Idem, *loc. cit.*, t. IV, 2ᵉ partie, pl. 3, fig. 12 et 13.

(*g*) Cuvier, *loc. cit.*, p. 234.

(*h*) Meckel, *loc. cit.*, pl. 3, fig. 15.

(*i*) Cuvier, *loc. cit.*, t. IV, 2ᵉ partie, p. 252.

(*j*) Idem, *loc. cit.*, p. 244.

(*k*) Thomas, *An Anatomical Description of a male Rhinoceros* (*Philos. Trans.*, 1801, p. 145, pl. 10, fig. 4).
— Owen, *On the Anatomy of the Indian Rhinoceros* (*Trans. of the Zool. Soc.*, pl. 12, fig. 1, 2 et 3).

ments foliacés de la tunique muqueuse ou par des plis contournés (1).

Ainsi que je l'ai déjà dit, on trouve des villosités bien développées sur la tunique muqueuse de l'intestin de divers Oiseaux (2), et parfois il s'en rencontre aussi chez des Reptiles et des Poissons ; mais chez la plupart des Vertébrés ovipares, ces appendices manquent ou ne sont qu'imparfaitement développés, et semblent être remplacés par les plis ou grands prolongements lamelleux dont j'ai parlé précédemment (3). Il est aussi à noter que chez les Vertébrés supérieurs, les villosités se forment en général aux dépens de plis lamelleux qui sont d'abord indivis et ne deviennent frangés sur le bord que par les progrès du développement de l'embryon (4).

(1) Chez l'Éléphant, la muqueuse intestinale est garnie de prolongements lobulés et plus ou moins froncés, mais dépourvus de franges villeuses (*a*).

Chez la Taupe, elle est garnie de petits replis qui se réunissent en réseau (*b*). Les villosités paraissent manquer plus ou moins complétement aussi chez les Chrysochlores, les Fourmiliers (*Myrmecaphoga tamandua* et *M. jubata*), le Tatou ou *Dasypus juba* (*c*), et l'Ornithorhynque. Quelques anatomistes avaient cru que les Dauphins et le Narval en étaient également privés, mais M. Stannius en a constaté la présence chez ces Cétacés (*d*).

(2) Par exemple, chez la Poule, la Perdrix et les Pigeons (*e*).

(3) L'absence de villosités intestinales chez certains Poissons, les Scorpènes, par exemple, a été constatée d'abord par Cavolini (*f*). Leur existence a été reconnue chez divers Plagiostomes, mais ils n'ont été que peu étudiés (*g*).

(4) Chez l'embryon humain, quelques-unes des villosités se constituent isolément sous la forme de tubercules de la muqueuse, mais la plupart naissent de plis qui prennent différentes directions, et qui sont quelquefois resserrés de façon à représenter un réseau (*h*).

(*a*) Carus et Otto, *Tab. Anat. comp. illustr.*, pars IV, p. 20, pl. 8, fig. 18.
(*b*) Rudolphi, *Ueber die Darmzotten* (*Anat.-physiol. Abhandlungen*, p. 48, pl. 5, fig. 1).
(*c*) Rapp, *Anatomische Untersuchungen über die Edentaten*, p. 63.
(*d*) Stannius et Siebold, *Nouveau Manuel d'anatomie comparée*, t. II, p. 465.
(*e*) Cavolini, *Memoria sulla generazioni dei Pesci e dei Granchi*, 1787, p. 16.
(*f*) Leydig, *Lehrbuch der Histologie*, 1857, p. 305.
(*g*) Meckel, *Op. cit.* (*Deutsches Archiv*, t. V, pl. 4, fig. 1 à 7).
(*h*) Flouch, *Fragments de recherches sur la muqueuse intestinale*, p. 4 (*Mém. de la Soc. d'hist. nat. de Strasbourg*, 1846, t. III).

Glandules muqueuses de l'intestin.

§ 12. — Les organites sécréteurs qui sont creusés dans la substance de la tunique muqueuse de l'intestin, ou qui se prolongent même au-dessous, tout en restant dans l'épaisseur des parois de ce tube, diffèrent beaucoup entre eux par leur mode de conformation et se rapportent à quatre types principaux.

Tubes de Lieberkühn.

Les uns ont la forme de tubes droits qui s'ouvrent à la surface de la muqueuse et se terminent en cul-de-sac ; on les désigne ordinairement sous le nom de *glandes de Lieberkühn*, en l'honneur d'un anatomiste hollandais qui en a fait une étude spéciale, mais qui n'a ajouté en réalité que fort peu à leur histoire (1).

Ils se trouvent en nombre immense dans l'intestin grêle ainsi que dans le gros intestin. Chez l'Homme, ils sont presque toujours simples ; mais chez d'autres Mammifères, le Chat par exemple, ils sont souvent bifurqués ou divisés, même en trois

(1) L'existence de ces tubes sécréteurs dans l'épaisseur de la membrane muqueuse intestinale avait été signalée depuis longtemps, d'abord par l'illustre Malpighi (*a*), puis par plusieurs autres anatomistes du XVII^e siècle (*b*). En 1751 Galeati en fit l'objet d'une étude approfondie (*c*), et en 1760. Lieberkühn les décrivit à son tour (*d*). Les travaux des divers auteurs anciens sur ce sujet ont été très bien appréciés par M. Sappey (*e*), et j'ajouterai seulement que depuis la publication des observations dont je viens de parler la structure intime de ces glandes simples de l'intestin a été l'objet de nouvelles recherches de la part de plusieurs anatomistes (*f*).

(*a*) Malpighi, *De structura glandularum conglobatarum consimiliumque partium epistola*, 1688 (*Opera posthuma*, 1698, p. 145).

(*b*) Voyez Haller, *Elementa physiologiæ*, t. VII, p. 30.
— Ruysch, *Epist. anat.*, XI, p. 8.
— Verheyen, *Corporis humani anatomia* (édit. de 1726), t. I, p. 62.
— Brunner, *Glandulæ duodeni, seu pancreas secundarium in intestino hominis primum detectum*, 1715, p. 32.

(*c*) Galeati, *De cribriformi intestinorum tunica* (*Commentarii Acad. Bononiensis*, 1748, t. I, p. 539).

(*d*) Lieberkühn, *Dissert. de fabrica et actione villi*, p. 14 et 15.

(*e*) Sappey, *Traité d'anatomie descriptive*, t. III, p. 169.

(*f*) Boehm, *De glandularum intestinalium structura penitiori*, dissert. inaug. Berlin, 1835. — *Die kranke Darmschleimhaut in der Asiatischen Cholera*, 1838, pl. 1, fig. 10 et 11.
— Krause, *Vermischte Beobachtungen* (Müller's *Archiv für Anat. und Physiol.*, 1837, p. 8).
— Henle, *Symbolæ ad anatomiam villorum intestinalium*, 1837, fig. 12. — *Traité d'anatomie générale*, t. II, p. 485.
— Bowman and Todd, *The Physiol. Anat. and Physiol. of Man.*, t. II, p. 224.
— Kölliker, *Éléments d'histologie*, p. 461.

branches. L'épithélium qui les tapisse se compose d'utricules cylindriques et circonscrit une cavité cylindrique très étroite. Enfin, pendant la vie, ils renferment un liquide limpide, qui devient en général granuleux par suite des altérations cadavériques (1).

Chez quelques Mammifères, ces glandules simples sont plus

(1) Chez l'Homme, les glandules tubulaires, ou glandes de Lieberkühn, que les anatomistes désignent aussi quelquefois sous le nom de *cryptes muqueux*, occupent toute l'épaisseur de la tunique muqueuse et ont de 6 à 8 centièmes de millimètre de longueur. Elles débouchent dans l'intestin par des ouvertures circulaires dans les intervalles que les villosités laissent entre elles dans l'intestin grêle, et tout à fait à nu dans le gros intestin. Le diamètre de leur orifice varie entre 0$^{mm}$,05 et 0,07. Elles sont en général légèrement renflées à leur extrémité cæcale, et elles sont disposées normalement à la surface de l'intestin. Enfin elles sont d'ordinaire très serrées les unes contre les autres, et elles ne manquent guère que dans les points correspondants au centre des follicules de Peyer dont j'aurai bientôt à parler, parties autour de chacune desquelles ces tubes sécréteurs sont disposés en cercle. Leur structure et leur mode de distribution sont les mêmes dans le gros intestin que dans l'intestin grêle. Pour bien apercevoir les orifices de ces tubes, il suffit d'une loupe dont le pouvoir amplifiant est de 25 diamètres, et vue de la sorte, la surface de la tunique muqueuse ressemble à un crible (*a*) ; aussi quelques anatomistes ont-ils donné à cette membrane les noms de *tunique cribriforme* (*b*) ou de *couche aréolaire* (*c*). Chez l'embryon à l'âge de quatre mois, on n'aperçoit encore aucune trace de ces ouvertures, et leur nombre augmente progressivement à mesure que le développement du fœtus s'achève (*d*).

La disposition générale des glandules tubulaires ou glandes de Lieberkühn est la même chez les Oiseaux que chez les Mammifères, mais ces organes sécréteurs sont surtout très développés et nombreux vers l'entrée des appendices cæcaux (*e*). Leur présence n'a pas été nettement

(*a*) Lieberkühn, *loc. cit.*, pl. 2 et 3.
— Boehm, *Op. cit.*, pl. 1, fig. 2, 4, 5 et 7. — *Kranke Darmschleimhaut in der Asiatischen Cholera*, pl. 1, fig. 10 et 11.
— Henle, *Symbolæ ad anatomiam villorum intestinalium*, fig. 12.
— Brinton, art. STOMACH AND INTESTINE (Todd's *Cyclop. of Anat. and Physiol.*, Supplem., p. 347, fig. 256, 257).
— Sappey, *Op. cit.*, p. 166, fig. 372.
— Kölliker, *Éléments d'histologie*, p. 463.
(*b*) Galeati, *Op. cit.*
(*c*) Natalis Guillot, *Recherches anatomiques sur la membrane muqueuse dans l'état sain et dans quelques états pathologiques* (*l'Expérience*, 1837, p. 161).
(*d*) Flouch, *Fragments de recherches sur la muqueuse intestinale*, p. 5, pl. 1, fig. 3 (*Mém. de la Soc. d'hist. nat. de Strasbourg*, 1846, t. III).
(*e*) Leydig, *Lehrbuch der Histologie*, p. 318.

développées que chez l'Homme (1), et, ainsi que je viens de le dire, il n'est pas rare d'en trouver qui deviennent plus ou moins branchues vers le fond, de façon à établir le passage entre la forme tubulaire des premières et la disposition racémeuse des glandes plus complexes dont je vais parler.

Glandes de Brunner.

On désigne sous le nom de *glandes Brunniennes* des organites sécréteurs qui ont beaucoup d'analogie avec les tubes de Lieberkühn, mais qui, au lieu d'être des cæcums simples ou bifurqués, se composent d'un groupe de petits sacs réunis en grappe autour d'un canal excréteur commun (2). Elles sont logées plus profondément entre la membrane muqueuse et la couche de tissu conjonctif circonvoisine. Dans la première portion du duodénum de l'Homme, leur nombre est si considérable, qu'elles se touchent presque (3); mais elles ne tendent guère à devenir très disséminées, et elles ne se rencon-

démontrée chez les Reptiles, les Batraciens et les Poissons. M. Leydig pense que chez plusieurs de ces Animaux, tels que la Salamandre, l'Esturgeon et le Polyptère, ils sont représentés par les dépressions alvéolaires de la muqueuse intestinale que circonscrivent les plis ou crêtes membraneuses dont j'ai déjà eu occasion de parler (*a*).

(1) Ainsi, chez le Cochon, les tubes de Lieberkühn sont très grands (*b*).

(2) Ces glandes en grappe, ou *glandes acineuses*, ont été découvertes par Wepfer (*c*), mais un anatomiste suisse, J. C. de Brunn von Hammerstein (qu'on appelle souvent Brunner), fut le premier à nous les faire bien connaître (*d*). Dans ces derniers temps leur structure intime a été étudiée avec soin par plusieurs anatomistes (*e*).

(3) Il en est de même chez divers Mammifères, le Lapin, par exemple (*f*).

(*a*) Leydig, *loc. cit.*; fig. 172.

(*b*) Kölliker, *Op. cit.*, p. 461, fig. 216.

(*c*) Wepfer, *Cicutæ aquaticæ historia*, 1679, p. 110.

(*d*) Brunn, *Novarum glandularum intestinalium descriptio* (*Miscell. Acad. nat. curios.*, déc. 2, 1695, p. 364). — *De glandulis in duodeno intestino detectis*, 1687 (et *Ephemeridæ nat. curios.* 1687, p. 464). — *Glandulæ duodeni, seu pancreas secundarium detectum*, 1715.

(*e*) L. Boehm, *De glandularum intestinalium structura penitiori*, dissert. inaug. Berlin, 1835, pl. 1, fig. 6.

— Todd, *Lectures on the Anatomy and Physiology of the Intestinal Canal* (*London Medical Gazette*, 1842, t. XXX, p. 452, fig. 4).

— Brinton, art. STOMACH AND INTESTINE (Todd's *Cyclop. of Anat. and Physiol.*, Supplem., p. 361, fig. 272, 273).

(*f*) Bernard, *Mém. sur le pancréas* (*Supplément aux Comptes rendus de l'Acad. des sciences*, t. I, pl. 1, fig. 7).

trent pas dans le jéjunum et les parties suivantes de l'intestin.

Ces glandes accessoires paraissent être plus nombreuses chez les Mammifères herbivores que chez les carnivores (1). Chez la plupart des autres Animaux vertébrés, on n'en retrouve aucune trace (2).

Glandes de Peyer.

Une troisième sorte d'organites glanduliformes consiste en des vésicules arrondies ou un peu aplaties, qui se trouvent également sous la muqueuse intestinale, mais qui n'ont pas de canal excréteur et sont parfaitement closes. Les anatomistes les connaissent sous le nom de *glandes de Peyer* (3). Les unes sont solitaires et éparses, tant dans l'intestin grêle que dans le

(1) La disposition des glandes de Brunner a été étudiée récemment chez divers Mammifères par M. Middeldorff et par M. Leydig (*a*). Ce dernier a trouvé que chez la Taupe elles forment dans le duodénum des bandes annulaires d'un brun jaunâtre qui sont visibles à l'œil nu (*b*).

(2) M. Leydig considère comme étant analogues aux glandes de Brunner les grappes qui garnissent les parois de certains prolongements digitiformes en communication avec la portion antérieure de l'intestin rectum chez la Chimère, les Raies et les Squales (*c*).

(3) Ces glandules annulaires ont été aperçues d'abord par Séverin, par Pechlin et par Wepfer (*d*) ; mais Peyer fut le premier à en donner une bonne description, et ses recherches datent de 1677 (*e*). Ruysch ajouta quelques faits nouveaux à l'histoire de ces organites (*f*). Enfin, depuis une trentaine d'années, la structure intime des glandes de Peyer a été étudiée avec soin par plusieurs anatomistes, parmi lesquels je citerai en première ligne Boehm (*g*). Cependant il est encore plusieurs points de leur histoire qui ne sont que très imparfaitement connus.

(*a*) Middeldorff, *Disquisitio de glandulis Brunnianis*. Breslaw (sans date).
— Leydig, *Lehrbuch der Histologie*, p. 319.

(*b*) Idem, *Op. cit.*, fig. 173.

(*c*) Idem, *Op. cit.*, fig. 319.

(*d*) Severinus, *Zootomia democratica*, 1645, p. 299.
— Pechlin, *Exercitationes de purgantium medicamentorum operationibus* (reprod. dans la *Biblioth. anat.* de Mangel, t. I, p. 150).
— Wepfer, *Op. cit.*, p. 119.

(*e*) Peyer, *Exercitatio anatomicæ medicæ de glandulis intestinorum*. Schoffhous, 1677. — *Parenga anatomica et medica*, 1631 (édition de 1750, p. 6 et suiv., fig. 2), et *Bibliothèque anatomique* de Mangel, t. I, p. 114 et suiv.

(*f*) Ruysch, *Epistol.*, XI, p. 8, 9 et 10, pl. 12, fig. 6.

(*g*) Rudolphi, *Ueber die Peyerschen Drüsen* (*Anatomisch-Physiologische Abhandlung*, 1802, p. 212 et suiv.).
— L. Boehm, *De glandularum intestinalium structura penitiori*, dissert. inaug. Berlin, 1835.
— Handfeld Jones, *Some Observ. on the Intestinal Mucous Membrane* (*London Medical Gazette*, 1848, new ser., t. VII, p. 835).

gros intestin (1); les autres sont réunies par petits groupes en forme de plaques ordinairement oblongues, ou arrondies, et elles sont appelées pour cette raison *glandes vésiculeuses agminées*, ou bien *glomérules* ou *plaques de Peyer*. Ces dernières ne se rencontrent que du côté du bord libre ou convexe de l'intestin, et en général elles manquent dans le duodénum ou même dans le jéjunum, mais elles sont abondantes dans l'iléon et elles disparaissent dans les parties suivantes du tube digestif (2).

Les glandes de Peyer se rencontrent chez les Oiseaux aussi bien que chez les Mammifères, mais elles paraissent manquer com-

(1) Les follicules solitaires que quelques anatomistes désignent sous le nom de *capsules* ont la même structure que les vésicules constitutives des glandes de Peyer (*a*). Dans l'intestin grêle leur nombre est très variable, et leur grande multiplicité paraît être due à un état pathologique. Dans le gros intestin elles se rencontrent partout en grande abondance, même dans l'appendice vermiculaire, et leurs dimensions sont un peu plus considérables que dans l'intestin grêle : ainsi elles ont de $1^{mm},5$ à $3^{mm}$ de diamètre. Il est aussi à noter que dans le gros intestin le petit soulèvement de la muqueuse qui correspond à chacun de ces organites est creusé d'une fossette dont l'ouverture se voit à la surface libre de cette membrane.

(2) Les plaques de Peyer sont reconnaissables à la surface externe de l'intestin en raison d'une légère saillie qu'elles y déterminent, et à la surface libre de la muqueuse, leur présence est indiquée par une tache mal définie. En général, elles sont oblongues et leur grand diamètre est dirigé dans le sens de l'axe de l'intestin; le plus ordinairement elles ont de 1 à 4 centimètres de long, mais quelquefois on en rencontre qui ont de 12 à 20 centimètres ou même davantage. Les vésicules closes qui les constituent ont de 1/2 à 2 millimètres de diamètre et plongent dans le tissu conjonctif sous-muqueux. Ces petits sacs sont tantôt sphériques, tantôt pyriformes; leurs parois sont épaisses, résistantes et formées d'un tissu conjonctif un peu fibrillaire; enfin leur contenu est mou, généralement grisâtre et traversé par de nombreux vaisseaux sanguins d'une grande finesse, dont la disposition a été étudiée d'une manière spéciale par Ernst (*b*). La membrane muqueuse qui recouvre les plaques de Peyer est quelquefois lisse et garnie

(*a*) Boehm, *De glandularum intestinalium structura penitiori*, dissert. inaug., p. 10 et suiv., pl. 1, fig. 7.
— Kölliker, *Éléments d'histologie*, p. 467, fig. 221.

(*b*) F. Ernst, *Ueber die Anordnung der Blutgefässe in den Darmhäuten*. Zurich, 1851, fig. 4, et 5.

plétement chez les Reptiles, les Batraciens et les Poissons (1).

Follicules muqueux.

Enfin, la quatrième sorte de glandules intestinales consiste en *follicules* qui ont la forme d'utricules, mais débouchent à la

de villosités dont la disposition n'offre rien de particulier ; mais en général elle est épaissie et comme gaufrée, par suite du développement de petits replis confluents ou de fossettes arrondies, dont le fond correspond à une des vésicules constitutives et ne porte pas de villosités, tandis que sur les crêtes intermédiaires, ces prolongements appendiculaires sont très développés. Il est aussi à noter que les valvules conniventes s'arrêtent au contour de ces plaques, et que la muqueuse qui les recouvre renferme comme d'ordinaire une multitude de glandules tubulaires dont les orifices constituent une sorte de couronne autour de chaque capsule. On a constaté également que les vaisseaux chylifères provenant de ces glandes agminées sont plus nombreux que ceux des autres points de l'intestin grêle, et ainsi que je l'ai déjà dit (*a*), M. Brücke pense que ces canaux sont en communication directe avec les vésicules constitutives de ces organes, de sorte que ce physiologiste distingué considère ceux-ci comme étant très analogues à des ganglions lymphatiques (*b*).

J'ajouterai que quelques anatomistes ont pris les fossettes de la muqueuse qui surmontent les vésicules de Peyer pour les conduits excréteurs de ces organites (*c*), mais aujourd'hui on s'accorde généralement à reconnaître que ceux-ci, quoique effilés vers le haut, ne s'ouvrent pas au dehors (*d*). Quelquefois les glandes de Peyer paraissent manquer complétement (*e*).

(1) Chez divers Mammifères, les glandes de Peyer sont entourées par un petit prolongement annulaire de la tunique muqueuse, de façon à ressembler un peu aux papilles dites caliciformes dont j'ai déjà parlé en traitant de la structure de la langue (*f*). Cette disposition se voit chez la Taupe (*g*), le Chat (*h*), le Chien (*i*), le Porc, etc.

Chez les Oiseaux, les plaques de Peyer sont en général peu développées, mais elles présentent dans leur forme quelques particularités. M. Basslinger a cru reconnaître que chez l'Oie ces capsules communiquent

(*a*) Voyez tome IV, page 525.

(*b*) Brücke, *Ueber den Bau und die physiologische Bedeutung der Peyerschen Drüsen* (*Mém. de l'Acad. des sciences de Vienne*, 1851, t. II, p. 20, pl. 8).

(*c*) Kraus, *Vermischte Beobachtungen* (Müller's *Archiv für Anat. und Physiol.*, 1837, p. 6).
— Todd, *Lectures on the Anatomy and Physiol. of the Intestinal Canal* (*London Medical Gazette*, 1842).

(*d*) Boehm, *Op. cit.*
— Henle, *Traité d'anatomie générale*, t. II, p. 468.
— Flouch, *Op. cit.*, p. 9 (*Mém. de la Soc. d'hist. nat. de Strasbourg*, 1846, t. III).
— Kölliker, *Éléments d'histologie*, p. 462.
— Sappey, *Traité d'anatomie*, t. III, p. 171.

(*e*) Minter, *Beobacht. über die Anzahl der Peyerschen Drüsen* (glandulæ agminatæ) *im Menschen* (Meckel's *Archiv für Anat. und Physiol.*, 1830, p. 195).

(*f*) Voyez ci-dessus, p. 103.

(*g*) Flouch, *Op. cit.*, p. 13, pl. 2, fig. 16.

(*h*) Müller, *De glandularum secernentium structura penitiori*, pl. 1, fig. 11.

(*i*) Boehm, *Op. cit.*, p. 27.

surface de la tunique muqueuse par des orifices particuliers. Ces organites sécréteurs, dont en général le volume varie entre celui d'un grain de millet et celui d'une lentille, sont très abondants dans le cæcum et même dans le côlon, mais c'est surtout dans le rectum que leur nombre est considérable. Leur embouchure est circulaire et assez grande pour être d'ordinaire très visible à l'œil nu ; la cavité creusée dans leur intérieur est tapissée par un prolongement de l'épithélium de la muqueuse adjacente, et leurs parois plus ou moins bosselées renferment une couche de tissu granuleux que recouvre un réseau vasculaire très riche (1).

Appendices pyloriques des Poissons.

§ 13. — Chez beaucoup de Poissons, il existe dans le voisinage du pylore un certain nombre d'organes sécréteurs qui, par leur mode de structure, ont beaucoup d'analogie avec les tubes de Lieberkühn, mais qui, au lieu d'être microscopiques et logés dans l'épaisseur des parois de l'intestin, sont d'un volume considérable et font saillie au dehors, de façon à constituer des appendices plus ou moins intestiniformes. Les parois de ces prolongements cylindriques et creux sont composés des mêmes tuniques que celles de l'intestin dont ils dépendent, et la membrane muqueuse qui les tapisse n'offre rien de particulier, si ce

directement avec la partie centrale des villosités (*a*) ; mais les observations plus récentes de M. Leydig infirment cette opinion (*b*).

(1) Ces glandules folliculaires du gros intestin ont été découvertes en 1677 par Wepfer (*c*). Quelques anatomistes les ont confondues avec les glandules vésiculaires closes, et ont été ainsi conduits à penser qu'on les trouvait dans l'intestin grêle aussi bien que dans le gros intestin (*d*). C'est à cette catégorie d'organites sécréteurs que paraissent devoir être rapportées la plupart des glandes intestinales de la Poule et de quelques autres Oiseaux qui ont été décrites comme étant des plaques de Peyer (*e*).

(*a*) Basslinger, *Untersuchungen über die Schichtung des Darmkanals der Gans, über Gestalt und Lagerung seiner Peyer'schen Drüsen* (*Sitzungs berichte der Akademie der Wissenschaften von Wien*, 1854, t. XIII, p. 536, pl. 1 et 2).

(*b*) Leydig, *Lehrbuch der Histologie*, p. 321.

(*c*) Wepfer, *Cicutæ aquaticæ historia*, p. 207.

(*d*) L. C. Peyer, *Exercitatio anatomico-medica de glandulis intestinorum*. Schaffhusæ, 1677. — *Parenga anatomica et medica*, 1681 (édit. de 1750, p. 9 et suiv., fig. 3).

(*e*) Flouch, *Op. cit.*, p. 15.

n'est que sa surface est très réticulée et qu'elle sécrète beaucoup de mucus. Chez le Lançon ou *Ammodites tobianus* et chez le Polyptère, il n'existe qu'un seul de ces tubes pyloriques (1); chez beaucoup de Pleuronectes ainsi que chez quelques autres Poissons, il y en a deux (2), et dans d'autres espèces, la Perche,

(1) Chez le Lançon, l'appendice pylorique est grand et dirigé en avant au-dessous de l'œsophage. A sa base il est presque aussi gros que l'intestin dont il procède, mais il s'effile peu à peu et devient pointu à son extrémité cæcale (*a*).

Chez le *Polypterus bichir*, l'appendice pylorique est également fort gros, mais très court et arrondi au bout (*b*).

(2) Chez la Plie (*c*), le Flet (*d*), la Limande et plusieurs autres Pleuronectes, il existe une paire d'appendices pyloriques gros et très courts, qui ne semblent être autre chose que des dilatations de la portion antérieure de l'intestin grêle situées sur les côtés du pylore. Chez le Turbot, ces appendices se prolongent un peu plus, et deviennent un peu coniques, tout en restant fort courts (*e*).

Cuvier n'a trouvé qu'un seul appendice pylorique chez un autre Poisson de la même famille, le Flétan (*Pleuronectes hippoglossus*) ; l'Aschire fascé (*Pleuronectes achirus* G.) en manque complétement.

Il existe une paire d'appendices pyloriques gros et courts chez la Baudroie (*f*), le Blennie vivipare (*g*) et la plupart des Poissons de la famille des Pharyngiens labyrinthiformes.

Chez les Mormyres, où le nombre de ces appendices est le même, ils sont très grêles, cylindriques et allongés (*h*).

Il n'y a aussi que deux appendices pyloriques chez quelques Percoïdes, tels que le Cernier brun (*i*), et chez le Sillago béchu (*j*) ; de même que chez le *Notapterus Boutianus*, parmi les Clupes (*k*).

(*a*) Rathke, *Ueber den Darmkanal und die Zeugungsorgane der Fische* (*Schriften der Naturforschenden Gesellschaft zu Danzig*, t. III, pl. 2, fig. 1).

(*b*) Cuvier, *Leçons d'anatomie comparée*, 1re édit., t. V, pl. 42, fig. 9.
— Owen, *Lect. on the Comp. Anat. of the Vertebr. Animals : Fishes*, p. 234, fig. 62.

(*c*) Cuvier, *loc. cit.*, pl. 43, fig. 15.

(*d*) Rathke, *loc. cit.*, pl. 3, fig. 2.

(*e*) Cuvier, *loc. cit.*, pl. 43, fig. 14.
— Home, *Lectures on Comp. Anat.*, t. II, pl. 87.
— Rathke, *loc. cit.*, pl. 3, fig. 3.
— H. Salter, art. PANCREAS (Todd's *Cyclop. of Anat. and Physiol.* Suppl., p. 92, fig. 65).

(*f*) Cuvier, *loc. cit.*, pl. 42, fig. 2.
— Home, *Op. cit.*, t. II, pl. 94.

(*g*) Rathke, *loc. cit.*, pl. 3, fig. 6.

(*h*) Cuvier, *loc. cit.*, pl. 43, fig. 26 et 2.
— Owen, *Op. cit.*, p. 234, fig. 63.
— Hyrtl, *Anat. Mittheil. über Mormyrus und Gymnarchus* (*Mém. de l'Acad. de Vienne*, 1856, t. 12, pl. 5, fig. 1).

(*i*) Cuvier et Valenciennes, *Histoire naturelle des Poissons*, t. III, p. 27.

(*j*) Les mêmes, *Op. cit.*, t. III, p. 405.

(*k*) Hyrtl, *Uber die accessorien Kiemenorgane der Clupeaceen*, etc. (*Mém. de l'Acad. de Vienne*, 1855, t. 10, pl. 3, fig. 2).

par exemple, il y en a trois (1); mais le plus ordinairement ils sont en nombre plus considérable, et parfois on en compte une cinquantaine ou même davantage (2). Tantôt ces appendices sont gros et courts, de façon à ressembler beaucoup aux appendices cæcaux que nous avons rencontrés à l'entrée du gros intestin chez divers Vertébrés; mais d'ordinaire ils sont grêles et allongés. Il existe aussi des différences assez grandes dans leur mode de groupement sur l'intestin dont ils naissent (3). En général ils sont simples et débouchent isolément dans ce tube, ou ne se réunissent entre eux que deux à deux, tout près de

(1) Chez la Perche, les appendices pyloriques consistent en trois boyaux aveugles, assez gros, mais de médiocre longueur (a).

On en compte aussi trois chez l'Anabas, parmi les Pharyngiens labyrinthiformes.

(2) Le nombre de ces appendices varie souvent considérablement dans les différents genres de la même famille naturelle, ou même dans les différentes espèces d'un même genre, et lorsqu'il y en a beaucoup, il peut y avoir même, à cet égard, des variations individuelles.

Ainsi, dans la famille des Percoïdes, les appendices manquent chez l'Ambasse de Commerson, tandis qu'on en trouve :

2 chez le Sillago béchu et quelques autres espèces;
3 chez le Diploprion, la Grémille ou Acérine vulgaire, etc.;
4 chez l'Apogon commun, le Centropome, etc.;
5 chez le Bar, le Diacope de Seba, etc.;
6 ou 7 chez le Savonnier commun, la Vive, le Plectropome ponctué, etc.;
8 chez le Plectropome scie, etc.;
14 chez le Growler salmoïde;
20 chez le Sogho ou Holocentre à longues nageoires.

Dans le genre Serran, il en existe 5 chez quelques espèces, et chez d'autres 7. Enfin chez le Sandre vulgaire, le nombre de ces appendices paraît varier de 4 à 7 (b).

Pour plus de détails à ce sujet, je renverrai au grand ouvrage de Cuvier et M. Valenciennes sur l'histoire naturelle des Poissons, ouvrage dont la plupart des nombres précédents sont tirés.

Comme exemple de Poissons dont les appendices pyloriques sont très nombreux, je citerai le Saumon (c), et le Maquereau commun, qui en a environ 200 (d).

(3) Lorsque les appendices pyloriques sont peu nombreux et pas très

(a) Cuvier, *Histoire naturelle des Poissons*, t. I, pl. 7, fig. 1.
— Laurillard, *Atlas du Règne animal* de Cuvier, POISSONS, pl. 3, fig. 1.
(b) Duvernoy, *Addit. aux Leçons d'anatomie comparée*, t. IV, 2ᵉ partie, p. 335.
(c) Home, *Op. cit.*, t. II, pl. 95.
— Salter, *Op. cit.* (Todd's *Cyclop.*, Supplem., p. 93, fig. 69).
(d) Rathke, *loc. cit.*, t. II, p. 87, pl. 2, fig. 3.

leur embouchure, de sorte que le nombre des orifices par lesquels ils communiquent avec le canal digestif n'est pas notablement inférieur à celui de ces organes eux-mêmes (1); mais quelquefois ils se groupent autour d'un petit nombre de canaux excréteurs communs, et l'on remarque, quant au degré de ce genre de centralisation, beaucoup de nuances (2). Ainsi, chez le Thon, où cet appareil pylorique est très développé, ses produits sont versés dans l'intestin par cinq conduits seulement (3);

courts, ils naissent en général fort près du pylore, sur le côté ventral de l'intestin (*a*), mais quelquefois ils forment un cercle complet autour de ce tube (*b*). Dans le premier cas ils se prolongent d'autant plus loin sur cette portion de l'intestin, qu'ils sont plus nombreux, et parfois aussi, après avoir formé une couronne autour du pylore, ils continuent à s'insérer sur le côté inférieur de l'intestin dans une longueur assez grande (*c*).

(1) Ainsi, chez le Célan ou Pilchard (*Clupea pilchardus*), on compte 50 appendices pyloriques, mais il n'existe à la surface interne de l'intestin qu'environ 30 orifices pour les mettre en communication avec ce canal.

(2) Ce mode d'arrangement des appendices pyloriques, dont j'ai déjà cité un exemple en parlant du *Clupea pilchardus*, se prononce davantage chez la Lotte de rivière (*d*) et chez quelques autres Gades, tels que le *Gadus æglefinus* (*e*), le *Gadus callarias* (*f*) et l'*Elops saurus* (*g*).

(3) Le système des appendices pyloriques du Thon se compose d'un grand nombre de mèches formées de tubes sécréteurs disposés parallèlement et se réunissant à leur extrémité, de façon à constituer plusieurs troncs très courts, qui s'ouvrent dans des canaux excréteurs communs. Ces derniers canaux se réunissent à leur base en troncs de plus en plus gros, dont le nombre se réduit finalement à 4 ou 5 (*h*).

(*a*) Exemples : Le *Hareng* (Monro, *The Structure and Physiol. of Fishes*, pl. 15, fig. 3). — Brandt et Ratzeburg, *Medicin. Zoologie*, t. II, pl. 8, fig. 1.
— Le *Harenguet*, ou *Clupea sprattus* (Rathke, *loc. cit.*, pl. 2, fig. 8). — Salter, *Op. cit.*, in Todd's *Cyclop.*, Supplem., p. 92, fig. 66.

(*b*) Exemples :
— Les *Chétodons* (Cuvier, *Anatomie comparée*, 1re édit., t. V, pl. 43, fig. 3 et 4).
— Le *Gymnote électrique* (Home, *Op. cit.*, t. II, pl. 88).

(*c*) Exemples : Le *Merlan* (Salter, *loc. cit.*, p. 92, fig. 67).
— La *Loche forelle* (Rathke, *loc. cit.*, pl. 4, fig. 2).
— La *Scorpène horrible* (Cuvier, *loc. cit.*, pl. 43, fig. 10).

(*d*) Rathke, *loc. cit.*, pl. 4, fig. 3.
— Brandt et Ratzeburg, *Op. cit.*, t. II, pl. 8, fig. 3.

(*e*) Rathke, *loc. cit.*, pl. 4, fig. 1.
— Carus et Otto, *Tab. Anat. comp. illustr.*, pars IV, pl. 4, fig. 7.

(*f*) Müller, *De glandularum secernentium structura penitiori*, pl. 7, fig. 2.

(*g*) Hyrtl, *Op. cit.* (*Mém. de l'Acad. de Vienne*, 1855, t. X, pl. 2, fig. 1).

(*h*) Müller, *Op. cit.*, pl. 7, fig. 4 et 5.

chez l'Espadon, il ne débouche dans le tube intestinal que par deux orifices, et chez l'Esturgeon toutes ses parties se réunissent dans un conduit excréteur unique et se soudent intimement entre elles (1). Il est aussi à noter qu'à mesure que cette centralisation se prononce davantage, les canaux excréteurs deviennent de plus en plus branchus, et les tubes sécréteurs se groupent ou en touffes ou en paquets ; un tissu conjonctif les relie alors entre eux, et quelquefois les agrégats ainsi constitués sont revêtus d'une tunique séreuse commune, de façon à offrir tout à fait l'aspect d'une glande conglomérée.

Les appendices pyloriques manquent chez divers Poissons, tels que les Cyclostomes, les Plagiostomes, les Lophobranches et les Plectognathes, ainsi que les Gobioïdes, les Bouches-en-flûte et les Labroïdes parmi les Acanthoptérygiens, les Cyprins, les Siluroïdes, la plupart des Ésoces et des Apodes parmi les Malacoptérygiens (2).

Cuvier a pensé que l'appareil appendiculaire dont je viens de parler devait être considéré comme l'analogue d'une glande importante dont nous aurons bientôt à nous occuper : le pancréas ; et cette opinion a été adoptée sans réserve par beaucoup d'anatomistes (3). Mais elle n'est pas admissible, car il est des

(1) La glande pylorique des Esturgeons est un organe irrégulièrement ovoïde et d'une structure caverneuse, qui paraît être formé par la réunion intime d'une multitude de cæcums rameux analogues à ceux du Thon, mais très raccourcis, dilatés de façon à simuler des cellules et unis entre eux latéralement en une seule masse. Les parois des cavités ainsi constituées ont une structure réticulée comme celle des parois de la portion adjacente du duodénum (a). Le volume de cet organe est considérable (b).

(2) Pour plus de détails à ce sujet, je renverrai à l'*Anatomie comparée* de Cuvier, t. IV, 2e partie, p. 607 et suiv.

(3) Cuvier ne fait ce rapprochement

(a) Monro, *The Structure and Physiology of Fishes*, pl. 9.
— J. Müller, *De glandularum secernentium structura penitiori*, pl. 7, fig. 6.
(b) Voyez Brandt et Ratzeburg, *Medicinische Zoologie*, t. II, pl. 4, fig. 5.

Poissons chez lesquels on trouve à la fois les tubes pyloriques et un pancréas parfaitement caractérisés (1); et d'ailleurs mon savant collègue M. Cl. Bernard a constaté par des expériences physiologiques que les produits sécrétés par ces prolongements de l'intestin diffèrent complétement de ceux formés par le pancréas (2).

§ 14. — Il est aussi à noter qu'il existe souvent dans le voisinage de l'anus un appareil glandulaire dont les produits, plus ou moins odorants sont versés dans le rectum ou dans le cloaque, tandis que d'autres fois ils sont expulsés au dehors directement (3). Cet appareil est une dépendance anatomique Glandes anales.

qu'avec réserve (*a*), mais d'autres anatomistes ont été beaucoup plus loin, et ne désignent le système des appendices pyloriques que sous le nom de *pancréas*; en sorte que ce qu'ils disent de cette dernière glande chez la plupart des Poissons est en réalité applicable aux tubes dont nous nous occupons ici (*b*).

(1) La coexistence de ces organes a été d'abord signalée par Steller (*c*) et constatée d'une manière plus précise par le professeur Alessandrini, de Bologne (*d*). Les recherches de M. Stannius en ont fait connaître de nouveaux exemples (*e*).

(2) M. Cl. Bernard a trouvé que le liquide contenu dans les appendices pyloriques est acide et gluant, tandis que le suc pancréatique est alcalin (*f*).

(3) Chez quelques Mammifères, les glandes anales prennent un très grand développement. Ainsi, chez l'Ichneumon, le rectum s'ouvre au centre d'une poche glanduleuse dont les parois sont perforées, par les orifices, d'une multitude de petits organes sécréteurs.

Chez la plupart des autres Carnassiers, il existe sur les côtés de la portion terminale du rectum une paire de vésicules globuleuses ou pyriformes, qui s'ouvrent chacune par un orifice particulier placé à la marge de l'anus, et qui versent ainsi au dehors une matière très odorante.

Des vésicules anales existent chez la plupart des Rongeurs, et chez la Marmotte elles sont même au nombre de trois. On rencontre aussi des organes

(*a*) Cuvier, *Histoire naturelle des Poissons*, t. I, p. 502.

(*b*) Owen, *Lectures on the Comparative Anatomy of the Vertebrate Animals : Fishes*, 1846, p. 244.

— Salter, art. PANCREAS (Todd's *Cyclop.*, Supplem., p. 91).

(*c*) Steller, *Observationes generales universam historiam Piscium concernentes* (*Novi Comment. Petrop.*, t. III, p. 414).

(*d*) Alessandrini, *Descriptio veri pancreatis glandularis et parenchymatosi in Acipensere et in Esoce reperti* (*Novi Comment. Acad. scient. Instit. Bononiensis*, 1835, t. II, p. 335).

(*e*) Brockmann, *De pancreate Piscium*, dissert. inaug. Rostach, 1846.

(*f*) Cl. Bernard, *Leçons de physiologie expérimentale appliquée à la médecine*, pour 1855, t. II, p. 480.

du système digestif, mais par ses fonctions il appartient plutôt au groupe d'instruments physiologiques qui interviennent d'une manière accessoire dans le travail de la reproduction, et par conséquent j'en renverrai l'étude à une autre partie de ce cours.

Glandes extrinsèques du tube digestif.

§ 15. — Les humeurs fournies par les diverses glandules muqueuses dont je viens de parler ne sont pas les seuls liquides que les aliments rencontrent dans l'intestin. Chez tous les Vertébrés, de même que chez la plupart des Invertébrés, la bile arrive aussi dans cette portion du tube digestif, et chez presque tous les Animaux de cet embranchement supérieur on y voit

sécréteurs analogues chez les Phoques, mais ils manquent chez les autres Vertébrés.

Ces vésicules anales ont beaucoup d'analogie avec des poches glandulaires qui, chez divers Mammifères, s'ouvrent dans le voisinage de l'anus, mais ne dépendent pas du tube intestinal, par exemple la poche sous-caudale des Hyènes (*a*) et du Blaireau, la poche à musc de la Civette (*b*), etc., organes sur lesquels nous aurons à revenir dans la suite de ces Leçons. L'appareil glandulaire qui, chez le Castor, sécrète la matière odorante employée en médecine sous le nom de *castoréum*, dépend du prépuce, mais il est situé aussi dans le voisinage immédiat de l'anus (*c*).

Chez les Oiseaux, il existe, comme je l'ai déjà dit, des follicules sécréteurs au fond de la bourse de Fabricius, et souvent on remarque aussi un amas de glandules de chaque côté de l'ouverture externe du cloaque. Ainsi, chez le Cygne et chez le Vautour papa, ces organites sont très développés et leurs orifices sont disposés en arc de cercle de chaque côté de l'anus (*d*).

Les Crocodiles sont pourvus de vésicules anales très considérables, et chez d'autres Reptiles, ainsi que chez quelques Batraciens, il existe sur les côtés de l'anus des amas de glandules qui forment parfois des paquets très gros : par exemple, chez les Tritons et les Salamandres, particulièrement chez le mâle (*e*).

(*a*) Daubenton, dans l'*Histoire naturelle des Mammifères* par Buffon, pl. 226, fig. 1 et 2.

(*b*) Perrault, *Mém. pour servir à l'histoire naturelle des Animaux*, 1re partie, pl. 24.
— Brandt et Ratzeburg, *Medicinische Zoologie*, t. I, pl. 2, fig. 2-4.

(*c*) Perrault, *Op. cit.*, 1re partie, pl. 28, fig. D D.
— Daubenton, *loc. cit.*, pl. 188 et 189.
— Gottwaldt, *Bemerkungen über den Biber*, pl. F.
— Bonn, *Anatome Castoris*, dissert. inaug. Lugd. Batav., 1806, pl. 1, fig. 1.
— Brandt et Ratzeburg, *Op. cit.*, t. 1, pl. 4 et pl. 4 *a*.

(*d*) Siebold et Stannius, *Nouveau Manuel d'anatomie comparée*, t. II, p. 271.

(*e*) Funk, *De Salamandræ terrestris vita, evolutione, formatione tractatus*, pl. 2, fig. 8 et 12.

affluer aussi un autre suc, élaboré dans une glande particulière nommée *pancréas*, organe dont les Invertébrés sont dépourvus.

Le foie, qui produit la bile, n'a pas pour unique fonction de préparer un agent chimique propre à intervenir dans l'acte de la digestion; mais la bile joue évidemment un rôle considérable dans ce travail, et par conséquent nous devons la considérer ici comme une des parties constituantes de l'appareil digestif. Le pancréas appartient également à cet appareil, et pour compléter l'histoire anatomique des instruments de la digestion, nous devons donc nécessairement nous occuper ici de l'étude de ces deux organes sécréteurs. Ce sera le sujet de la prochaine Leçon.

# CINQUANTE-SEPTIÈME LEÇON.

Suite de l'histoire anatomique de l'appareil digestif des Vertébrés. — Organes complémentaires du canal intestinal. — Le foie et ses dépendances. — Sécrétion biliaire ; composition chimique de la bile. — Le pancréas. — Le suc pancréatique.

Glandes complémentaires de l'appareil digestif.

§ 1. — Les organes complémentaires de l'appareil digestif, dont j'ai signalé l'existence dans la dernière Leçon, et dont l'étude doit maintenant nous occuper, sont des glandes logées dans l'abdomen, et constituant avec leurs dépendances, d'une part l'appareil hépatique, d'autre part l'appareil pancréatique. Le premier de ces organes sécréteurs est le foie, le second est le pancréas, et tous les deux communiquent avec le tube alimentaire dans le voisinage du pylore.

Appareil hépatique.

§ 2. — Le foie n'existe pas sous la forme d'une glande particulière chez les membres les plus inférieurs du groupe des Vertébrés. Chez l'Amphioxus, il n'est représenté, comme chez la plupart des Annélides et chez quelques Mollus-coïdes, que par des glandules éparses qui se logent dans l'épaisseur des parois d'une portion de la cavité digestive (1),

(1) Ainsi que je l'ai déjà dit, le canal digestif de l'Amphioxus présente dans la région stomacale un grand prolongement terminé en cul-de-sac, qui est situé à droite de la moitié postérieure de la cavité respiratoire ou pharyngienne, et qui est presque aussi large que l'estomac lui-même. Ses parois sont colorées en vert, et comme cette teinte, due à la présence d'organites glandulaires, s'étend dans une partie considérable de l'intestin, Müller pense que ce dernier tube doit être considéré comme remplissant aussi les fonctions d'un organe sécréteur de la bile, opinion qui me paraît très fondée.

Il est aussi à noter que la surface interne du grand cæcum hépatique est garnie de cils vibratiles comme le sont les autres parties du canal digestif de cet Animal (*a*).

(*a*) J. Müller, *Ueber den Bau und die Lebenserscheinungen des Amphioxus*, 1844, pl. 5, fig. 1. — Quatrefages, *Mém. sur le système nerveux et sur l'histologie du Branchiostome, ou Amphioxus* (*Ann. des sciences nat.*, 3e série, 1845, t. IV, p. 206, pl. 13, fig. 1).

mais chez tous les Vertébrés ordinaires, c'est-à-dire chez tous les Poissons proprement dits, aussi bien que chez les Batraciens, les Reptiles, les Oiseaux et les Mammifères, l'appareil hépatique est individualisé, et consiste en une glande volumineuse qui est parfaitement distincte de l'intestin et verse dans celui-ci les produits de son travail sécréteur par un ou plusieurs canaux excréteurs. Il est toujours situé très près du cœur et il occupe la partie antérieure de la cavité abdominale (1).

Mode de développement du foie.

L'appareil hépatique se montre de très bonne heure chez l'embryon et se développe avec une grande rapidité, de sorte que le foie devient bientôt la partie la plus volumineuse du corps, et qu'il occupe à lui seul la plus grande partie de la cavité abdominale (2). Il est aussi à remarquer qu'en général,

(1) La position et la forme générale du foie paraissent dépendre principalement de quatre circonstances, savoir : 1° la forme générale du corps, qui détermine celle de la cavité viscérale et nécessite parfois un allongement considérable de ce viscère, comme cela se voit chez les Anguilles et les Serpents ; 2° le volume relatif de l'organe lui-même ; 3° l'état d'indépendance ou de concentration plus ou moins grande de ses parties constitutives, qui tantôt permet à celles-ci de s'insinuer entre les viscères circonvoisins, d'autres fois rend ce mode de logement impossible ; 3° enfin, le volume et la position de l'estomac, de la rate et de quelques autres parties adjacentes qui peuvent déterminer le refoulement du foie sur le côté, en avant ou en arrière.

Comme exemple de l'intercalation des divisions du foie entre les organes adjacents, je citerai la disposition de cette glande chez la Carpe, où elle s'étend dans presque toute la longueur de l'abdomen, et s'insinue dans les espaces que les circonvolutions des tubes digestifs laissent entre elles (*a*).

(2) Chez l'Homme et les autres Mammifères, de même que chez les Vertébrés inférieurs, la prédominance relative du foie sur les autres viscères, est d'autant plus grande que le fœtus est plus jeune, et elle est encore très marquée au moment de la naissance. Cela est facile à reconnaître par la simple inspection, mais se constate encore mieux par des pesées comparatives. Ainsi, Walter dit avoir trouvé que le poids de cet organe chez un fœtus humain âgé d'environ trois semaines, était égal à la moitié de celui de tout le reste du corps (*b*). Meckel estime que chez le fœtus à terme, le viscère con-

(*a*) Petit, *Histoire de la Carpe* (*Mém. de l'Acad. des sciences*, 1733, pl. 24, fig. 1 et 2).
(*b*) F. A. Walter, *De structura hepatis* (*Annotationes anatomicæ*, Berlin, 1786, p. 45).

chez l'adulte, cette glande, comparativement aux autres viscères, est plus volumineuse chez les Poissons et les Reptiles que chez les Vertébrés à sang chaud, et que chez les Oiseaux elle est plus grosse que chez les Mammifères : de sorte que, sous ce rapport, l'Animal s'éloigne d'autant plus de son état embryonnaire, qu'il appartient à une classe plus élevée; mais on ne peut établir aucune règle constante touchant le poids de cet organe comparé à celui du corps entier (1).

stitue $\frac{1}{18}$ ou $\frac{1}{20}$ du poids du corps, tandis que chez l'Homme adulte il n'entre d'ordinaire que pour environ $\frac{1}{35}$ dans ce poids total (*a*). Enfin, Huschke a trouvé que le poids de ce viscère était à celui du corps comme 1 est à :

1 chez un embryon humain âgé d'un mois,
3 chez un embryon de trois mois,
16 chez un embryon de cinq mois,
18 à 20 chez des fœtus de sept à huit mois.

En général, chez les jeunes enfants, ce rapport a varié entre $\frac{1}{18}$ et $\frac{1}{24}$ (*b*). Mais on rencontre à cet égard des différences individuelles très considérables, et quelquefois chez le fœtus le poids du foie n'est que le $\frac{1}{23}$ du poids total (*c*).

Chez l'Homme adulte, le poids absolu du foie est en général d'environ 2 kilogrammes et de 1 kilogramme et demi chez la Femme (*d*).

Suivant que cet organe est plus ou moins volumineux et que le corps est maigre ou gras, son poids relatif peut varier entre $\frac{1}{25}$ et $\frac{1}{37}$ du poids total du corps, sans qu'il y ait état pathologique; mais, à l'époque de la naissance, il paraît être d'environ $\frac{1}{30}$ de ce poids (*e*).

Du reste, ainsi que le fait remarquer Sœmmering, en général, mieux l'Homme se porte, moins son foie est gros (*f*).

(1) M. J. Jones a déterminé le poids relatif du foie et du corps entier chez un nombre considérable d'Animaux, et a constaté des variations très grandes entre les espèces d'une même classe aussi bien que chez les individus d'une même espèce. Ainsi, chez le Poisson marteau (*Zygæna malleus*), le poids de ce viscère était dans un cas $\frac{1}{25}$, et dans un autre $\frac{1}{4}$ du poids du corps; chez un autre Plagiostome, le *Trygon Sabina*, il constitue $\frac{1}{15}$ de ce dernier poids. En général, cependant, ce poids relatif était moins élevé chez les Reptiles et les Oiseaux que chez les Mammifères, et parmi ceux-ci c'étaient les Carnassiers qui offraient le foie le plus

(*a*) Meckel, *Manuel d'anatomie descriptive*, trad. par Jourdan et Breschet, t. III, p. 462.
(*b*) Huschke, *Traité de splanchnologie*, trad. par Jourdan, p. 140 (*Encyclop. anat.*).
(*c*) Sauvages, *Embryologia seu dissertatio de fœtu, in qua fœtus ab adulto differentiæ dilucide exponentur*. Montpellier, 1753, p. 11.
(*d*) Sappey, *Traité d'anatomie*, t. III, p. 260.
(*e*) Huschke, *Op. cit.*, p. 115.
(*f*) Sœmmering, *De corporis humani fabrica*, t. VI, p. 163.

Lorsque cet appareil sécréteur commence à se constituer chez l'embryon, il n'est représenté que par une paire de bourgeons qui se forment sur les parois de l'intestin, et qui ne tardent pas à se creuser d'une cavité en continuité avec celle du tube digestif lui-même (1). Dans ce premier état, il a donc quelque ressemblance avec le prolongement cæcal que nous venons de reconnaître comme le représentant du foie chez l'Amphioxus; mais en se développant davantage, il n'arrive pas à avoir le mode de conformation finale qui se rencontre chez ce Vertébré dégradé, et en même temps qu'il s'allonge, sa portion terminale s'entoure d'un tissu générateur qui y forme des

pesant, comparativement au poids du corps. En effet, chez le Chat, le Chien et le Raton (*Procyon lotor*), à l'âge adulte, cette proportion était de $\frac{1}{19}$ à $\frac{1}{56}$, tandis que chez des Écureuils elle n'était que de $\frac{1}{43}$ à $\frac{1}{45}$, et chez le Mouton de $\frac{1}{61}$ (*a*).

(1) Les premiers anatomistes qui ont vu le foie naître ainsi par bourgeonnement du tube intestinal, ont cru que le tubercule primordial était une sorte de hernie des tuniques propres de ce tube, et consistait, dès le principe, en un sac appendiculaire (*b*).

Mais il résulte des observations de M. Reichert, que l'excroissance est d'abord pleine et ne se creuse que secondairement (*c*). La séparation primitive des deux bourgeons hépatiques a été constatée par M. Baer (*d*) et par M. Reichert chez le Poulet, par M. Bischoff chez le Chien (*e*), et par Rathke chez la Couleuvre (*f*); et c'est par suite de la soudure de ces tubercules sur la ligne médiane qu'ils paraissent ne former qu'un appendice impair bilobé, tel qu'on le voit dans la figure que Müller en a donnée (*g*).

(*a*) J. Jones, *Investigations Chemical and Physiological relative to certain American Vertebrata*, p. 113 (*Smithsonian Contributions*, 1856).

(*b*) Rolando, *Sur la formation du canal alimentaire et des viscères qui en dépendent* (*Journal complémentaire*, 1823, t. XVI, p. 57).

— Baer, *Ueber die Entwickelungsgeschichte der Thiere*, 1828, et *Traité de physiologie* par Burdach, t. III, p. 253.

— Rathke, dans le *Traité de physiologie* de Burdach, t. III, p. 195, etc.

— Müller, *De glandularum secernentium structura penitiori earumque prima formatione*, 1830, p. 77, etc.

— Valentin, *Handbuch der Entwickelungsgeschichte des Menschen*, 1835, p. 511 et suiv.

— Burdach, *Traité de physiologie*, trad. par Jourdan, t. III, p. 432.

(*c*) Reichert, *Die Entwickelungsleben im Wirbelthiere reiche*, p. 189 et 229.

(*d*) Baer, *Op. cit.*, t. III, p. 253.

— Remak, *Untersuchungen über die Entwickelung der Wirbelthiere*, 1855, p. 51, pl. 6, fig. 72.

(*e*) Bischoff, *Traité du développement de l'Homme et des Mammifères*, trad. par Jourdan, p. 315 et 330.

(*f*) Rathke, *Entwickelung der Natter*, p. 18.

(*g*) Müller, *Op. cit.*, pl. 11, fig. 1, 1*, 1*, 1*.

excroissances lobulaires et se creuse de canaux rameux en continuité avec la cavité initiale dont j'ai déjà parlé. Une distinction s'établit ainsi entre la portion glandulaire de l'appareil hépatique qui va constituer le foie proprement dit et la portion évacuatrice qui est destinée à former les conduits au moyen desquels la bile sera versée dans le canal digestif. On voit aussi de très bonne heure la petite masse formée par les deux bourgeons hépatiques, embrasser le tronc de la veine embryonnaire appelée omphalo-mésentérique, et contracter avec lui des connexions vasculaires, telles qu'une portion considérable du sang transporté par ce vaisseau se détourne de sa route directe pour circuler dans la substance du foie en voie de formation, puis rentre dans ce même tronc pour aller au cœur. Lorsque la veine omphalo-mésentérique perd de son importance et que la veine ombilicale se développe, des connexions de même nature s'établissent entre ce vaisseau et le foie, de sorte que toujours cette glande reçoit dans sa substance une quantité considérable de sang veineux, particularité dont j'ai déjà eu l'occasion de parler en traitant de la portion de l'appareil circulatoire appelée système de la veine porte (1).

Les deux glandes hépatiques qui naissent ainsi du canal intestinal ne tardent pas à se rencontrer et à se souder entre elles dans leurs points de contact. Mais l'étendue de cette fusion est très variable chez les divers Vertébrés, et quelquefois elle est à peine indiquée ; de sorte que l'organe reste composé de deux portions bien distinctes, tandis que d'autres fois elle est portée si loin, que toute trace de la division primordiale disparaît, et que le foie ne constitue qu'une seule masse qui semble avoir été toujours impaire. Il est aussi à noter que le développement des deux moitiés primitives de l'appareil hépatique peut se faire d'une manière plus ou moins

(1) Voyez tome III, page 592.

inégale, de façon que parfois même l'une d'elles disparaît presque, tandis que l'autre acquiert un volume considérable, et que la portion périphérique de chacune de ces portions peut se développer uniformément, ou donner naissance à des bosselures ou prolongements lobulaires en nombre variable. Il en résulte que la forme générale du foie varie beaucoup : tantôt ce viscère constitue une masse ovalaire et indivise ; d'autres fois il est partagé en lobes qui, à leur tour, se subdivisent en lobules. Mais ces particularités n'ont que peu d'importance, et il est toujours facile de s'en rendre compte. Je crois donc ne pas devoir entrer dans beaucoup de détails à ce sujet, et je me bornerai à faire connaître la disposition générale du foie chez un petit nombre d'Animaux choisis, de manière à donner une idée exacte des principales formes que ce viscère affecte.

Conformation générale du foie chez l'Homme.

Ainsi, chez l'Homme, le foie est d'abord placé sur la ligne médiane du corps, et composé de deux lobes formés par le développement de la portion terminale de la paire de bourgeons dont je viens de parler (1); mais, à mesure que la vie intra-utérine s'avance, le lobe droit grandit plus rapidement que le lobe gauche, et par suite du développement du cœur, de la rate et des autres parties adjacentes, la totalité de ce viscère se trouve rejetée à gauche, et la ligne de séparation entre ses deux moitiés constitutives s'éloigne de plus en plus du plan médian (2). Après la naissance, le lobe gauche diminue même

(1) La disposition symétrique du foie chez les jeunes Embryons humains se voit très bien dans les belles figures qui accompagnent l'ouvrage de M. Coste (a), et qui ont été reproduites dans plusieurs livres élémentaires. L'inégalité entre le volume du lobe droit et du lobe gauche continue à augmenter pendant quelque temps après la naissance (b).

(2) Dans quelques cas tératologiques, le foie se porte au contraire du

(a) Coste, *Histoire du développement des êtres organisés*, VERTÉBRÉS, pl. 3 *a*, fig. B et C ; pl. 4 *a*, fig. 2.

(b) Portal, *Observations sur la situation du foie dans l'état naturel* (*Mém. de l'Acad. des sciences*, 1773, p. 590).

de volume, en sorte que le défaut de symétrie se prononce encore davantage, et qu'enfin le lobe droit devient environ quatre fois plus gros que son congénère. Ces deux lobes principaux sont peu distincts entre eux à la face supérieure du viscère, qui est convexe, mais inférieurement ils sont séparés par une échancrure profonde qui en occupe le bord antérieur, et par un sillon qui s'étend d'avant en arrière jusqu'à son bord postérieur et loge les vestiges de la veine ombilicale (1). Dans les premiers temps de la vie embryonnaire, chacun de ces lobes se montre composé d'un nombre considérable de lobules plus ou moins nettement séparés entre eux ; mais par les progrès du développement, la plupart de ces parties se confondent tellement entre elles, qu'à l'extérieur de l'organe on n'en aperçoit aucune trace. Ainsi le lobe gauche du foie n'offre chez l'Homme aucune division, mais à la face inférieure du lobe droit on distingue toujours quelques bosselures qui sont séparées entre elles par des sillons plus ou moins profonds. Une de ces subdivisions, située à droite du sillon interlobaire, à la partie

côté gauche ; mais alors cette anomalie est accompagnée de la transposition des autres viscères. Du reste, ce genre de monstruosité ne paraît pas influer notablement sur les fonctions de l'appareil digestif, et l'on en connaît des exemples chez des individus adultes dont la santé avait toujours été bonne (*a*).

(1) Ce sillon interlobaire que l'on désigne communément sous les noms de *sillon longitudinal gauche*, de *sillon horizontal*, ou de *sillon de la veine ombilicale* et du *canal veineux*, s'étend depuis le bord antérieur jusqu'au bord postérieur du foie et se trouve partagé en deux portions par sa jonction à angle droit avec le sillon transversal (*b*). La moitié antérieure (appelée plus particulièrement sillon de la veine ombilicale) est presque toujours en partie transformée en un canal par l'existence d'un ou plusieurs prolongements du tissu hépatique, qui s'étendent en manière de pont du lobe droit au lobe gauche (*c*).

(*a*) E. Wilson, art. ANATOMY OF THE LIVER (Todd's *Cyclop.*, t. III, p. 164).
— J. Geoffroy Saint-Hilaire, *Histoire des Anomalies de l'organisation*, t. II, p. 8.
(*b*) Voyez Bourgery, *Traité de l'anatomie de l'Homme*, t. V, pl. 37.
— Sappey, *Traité d'anatomie*, t. III, p. 265, fig. 382.
(*c*) Voyez Bourgery, *loc. cit.*

postérieure et inférieure du foie, est plus saillante que les autres, et appelée *lobe de Spigel* (1); une autre éminence, située au devant de la précédente, est appelée, en raison de sa forme, le *lobule carré* (2), et le sillon transversal qui sépare entre eux ces deux parties, et qui a reçu le nom de *hile du foie* (3), après avoir logé, comme nous le verrons bientôt, le tronc de la veine porte, se prolonge sur la partie adjacente de la face inférieure du lobe hépatique droit. Enfin, le sillon qui limite du côté droit le lobe de Spigel, est appelé à cause de ses rapports anatomiques, la *gouttière de la veine cave*, et la dépression qui borne du même côté le lobule carré se nomme, pour une raison analogue, *fosse de la vésicule biliaire* (4).

Forme du foie chez les Mammifères.

On rencontre chez les divers Mammifères des variations très grandes dans la forme du foie (5), et cela parfois chez des

(1) Spigel, célèbre anatomiste belge du XVIe siècle, croyait avoir été le premier à signaler l'existence de ce lobule, que l'on appelle aussi le petit lobe du foie (*a*); mais Vésale en avait parlé précédemment (*b*).

(2) On lui donne aussi le nom de *lobule antérieur du foie*. Enfin on appelle région moyenne ou centrale de la face inférieure du foie, l'espace occupé par cette élévation et par le lobe de Spigel.

(3) On appelle aussi ce sillon la *grande scissure du foie*, ou bien encore le *sillon de la veine porte*.

(4) L'ensemble de ces dépressions a été comparé à la lettre H, dont le premier jambage serait formé par le sillon transversal ou interlobaire, la barre transversale par la portion principale du hile, et le second jambage par le sillon de la veine cave, se continuant avec la fosse de la veinule biliaire.

(5) Duvernoy a publié un travail spécial sur la conformation générale du foie dans la classe des Mammifères, et a cherché à établir une nomenclature uniforme, par la désignation des différentes parties de cet organe (*c*); mais il a négligé de prendre en considération les faits fournis par l'embryologie, et il n'a pas accordé une attention suffisante aux connexions des diverses portions de l'appareil hépatique avec les gros vaisseaux qui y pénètrent, ou qui en partent, et il est arrivé ainsi à des déterminations qui souvent ne me paraissent pas admissibles.

(*a*) A. Spigel, *De humani corporis fabrica libri decem*, 1627, p. 255.

(*b*) Vésale, *De corporis humani fabrica*, lib. V, cap. VII.

(*c*) Duvernoy, *Études sur le foie* (*Ann. des sciences nat.*, 2e série, 1835, t. IV, p. 257).

Animaux appartenant à une même famille. On reconnaît cependant, dans chaque groupe naturel, un mode de conformation dominant. Ainsi, chez quelques Singes, ce viscère ne diffère que peu de ce que nous venons de voir chez l'Homme (1); mais chez la plupart des membres de cette famille, les scissures sont plus nombreuses et plus profondes, de sorte que le lobe gauche se trouve subdivisé en deux portions, et le lobe droit en quatre (2). Chez les Insectivores (3) et les Carnivores, la division est en général plus grande, et l'on compte en tout sept lobes

(1) Ainsi le foie de l'Orang-Outang se compose de deux lobes principaux et d'un lobe accessoire gauche (*a*). Il en est de même chez le Gibbon (*b*) et les Semnopithèques.

(2) Chez le Magot, par exemple, le lobe droit, qui donne attache comme d'ordinaire à la vésicule du fiel, est en majeure partie confondu avec le lobe gauche et porte latéralement un grand lobe que l'on peut désigner sous le nom de lobe complémentaire droit; enfin on trouve encore du même côté, à la face inférieure de celui-ci, un lobule ou lobe accessoire droit. Le lobe gauche donne naissance, comme chez l'Orang, à un lobule accessoire et de plus à un grand lobe complémentaire gauche (*c*). Il en est de même chez les Sapajous (*d*). Chez les Makis, les divisions du foie sont plus nombreuses (*e*).

(3) Le foie de la Taupe est d'une forme très compliquée. Le lobe principal droit présente à sa partie inférieure et interne un lobe accessoire qui, par ses connexions, correspond au lobule carré du foie de l'Homme; au côté externe du lobe droit se trouvent deux grands lobes, dont l'un correspond à celui que j'ai appelé lobe complémentaire droit chez les Singes, et l'autre au lobe accessoire droit. Le lobe gauche est lui-même très petit, mais il est suivi d'un lobe complémentaire gauche fort grand, et il porte du côté droit un lobe accessoire qui est beaucoup plus développé que chez les Singes (*f*).

Chez la plupart des Chauves-Souris le lobe gauche est profondément séparé du lobe droit, et ce dernier porte un grand lobe complémentaire (*g*).

(*a*) Duvernoy, *Op. cit.*, (*Ann. des sciences nat.*, 2ᵉ série, t. IV, pl. 4, fig. 2).
(*b*) Daubenton, *Op. cit.* (MAMMIFÈRES de Buffon, pl. 409, fig. 2).
(*c*) Idem, *loc. cit.*, pl. 414, fig. 3.
— Duvernoy, *loc. cit.*, pl. 4, fig. 1.
(*d*) Perrault, *Mém. pour servir à l'histoire naturelle des Animaux*, 2ᵉ partie, pl. 44.
(*e*) Daubenton, *loc. cit.*, pl. 402, fig. 1.
(*f*) Idem, *loc. cit.*, pl. 157, fig. 2 et 3.
— Duvernoy, *loc. cit.*, pl. 4, fig. 6.
(*g*) Exemples : Le *Vespertilion murin* (Duvernoy, *Op. cit.*, pl. 4, fig. 5).
— Le *Rhinolophe grand fer-à-cheval* (Duvernoy, *loc. cit.*, pl. 4, fig. 4).

bien distincts (1); mais c'est chez quelques Marsupiaux (2) et chez certains Rongeurs que le fractionnement du foie est porté le plus loin (3). Chez les Ruminants, au contraire, les divisions de ce viscère sont peu prononcées (4), et chez les

(1) Chez le Chien (*a*), le foie est très volumineux et divisé en cinq portions principales, savoir : un lobe droit principal qui porte la vésicule du fiel, un lobe droit complémentaire, un lobe gauche principal, un lobe gauche complémentaire, et un lobe gauche accessoire, qui, de même que les précédents, est très développé.

La forme de cet organe est à peu près la même chez la Loutre (*b*).

Le foie du Phoque présente un plus grand nombre de divisions (*c*).

(2) Chez le Koala (*d*), le foie est divisé en cinq portions principales, mais chaque lobe est subdivisé de façon que le nombre total des lobules est de 30 à 40. Chez le Dasyure, on remarque une disposition analogue, mais les subdivisions sont portées moins loin.

(3) La division du foie est portée plus loin chez le *Capromys Fournieri* que chez aucun autre Mammifère connu. Ce viscère se compose d'une multitude presque innombrable de petits lobules plus ou moins prismatiques; mais le mode de groupement de ces parties indique encore une tendance vers la constitution des lobes ordinaires.

Chez la plupart des Rongeurs, il y a de chaque côté du foie un lobe principal ou interne, un lobe complémentaire et un lobe accessoire (*e*); souvent il y a aussi du côté gauche, devant le lobe accessoire, un lobe que j'appellerai additionnel (*f*).

(4) Ainsi le foie de la Chèvre se compose d'un lobe gauche qui est très développé, d'un lobe droit de grandeur médiocre, et d'un lobe complémentaire droit qui est grand; mais toutes ces parties sont confondues entre elles du côté dorsal, et même sont peu séparées en dessous (*g*).

La forme de ce viscère est à peu près la même chez le Bœuf (*h*). Ses divisions sont aussi très peu marquées chez les Cerfs (*i*) et chez quelques Antilopes (*j*); mais chez la Gazelle ou

(*a*) Chauveau, *Traité d'anatomie comparée des Animaux domestiques*, p. 394, fig. 126.
(*b*) Daubenton, *Op. cit.*, pl. 116.
(*c*) Perrault, *Op. cit.*, 1^re^ partie, pl. 28, fig. MM.
— Rosenthal, *Zur Anatomie der Seehunde* (*Nova Acta Acad. nat. curios.*, 1831, t. XV, 2^e^ partie, pl. 75, fig. 2).
(*d*) Owen, art. MARSUPIALIA (Todd's *Cyclopædia of Anat. and Physiol.*, t. III, p. 405, fig. 130).
(*e*) Exemple : la *Gerboise alactaga*, ou *Dipus jaculus* (Pallas, *Novæ species Quadrupedum e Glirium ordine*, pl. 25, fig. 3).
(*f*) Exemples : Le *Rat noir* (Duvernoy, *loc. cit.*, pl. 4, fig. 4).
— Le *Campagnol des prés*, ou *Mus œconomus* (Pallas, *Op. cit.*, pl. 17, fig. 16).
(*g*) Voyez Duvernoy, *loc. cit.*, pl. 4, fig. 4.
(*h*) Voyez Brandt et Ratzeburg, *Medicinische Zoologie*, t. I, pl. 10, fig. 3.
— Chauveau, *Op. cit.*, p. 393, fig. 125.
(*i*) Perrault, *Op. cit.*, 2^e^ partie, pl. 46, fig. AA.
(*j*) Idem, *ibid.*, pl. 40, fig. FF.

Pachydermes il ne se compose aussi que d'un petit nombre de lobes (1).

Foie des Oiseaux.

Chez les Oiseaux, le foie est très volumineux (2) et partagé en deux lobes presque égaux (3), dont se détachent parfois un ou deux lobules (4) ; quelquefois ses deux moitiés ne sont

y remarque plusieurs scissures assez profondes (*a*), et chez le Chamois ce viscère est divisé en un lobe gauche et deux lobes droits (*b*).

(1) Chez le Cheval, (*c*) le foie est divisé en trois lobes, savoir, un lobe gauche, qui se prolonge en arrière plus loin que les autres ; un lobe moyen, qui correspond au lobe principal droit des autres Mammifères, et qui est petit, mais découpé en plusieurs portions ; enfin un lobe complémentaire, situé plus à droite, qui, sous le rapport du volume, est intermédiaire aux deux précédents, et donne naissance, vers sa partie postérieure et dorsale, à un lobe accessoire que l'on assimile d'ordinaire au lobe de Spigel chez l'Homme.

Chez le Porc, le foie se compose aussi de trois lobes.

Chez le Pécari, les scissures sont plus nombreuses (*d*).

Chez le Dugong, le foie est divisé très profondément en deux lobes principaux qui portent chacun un lobe accessoire (*e*).

(2) Le foie est surtout très développé chez les Palmipèdes ; il ne l'est que médiocrement chez les Rapaces.

(3) En général, le lobe gauche est un peu plus petit que le lobe droit ; chez le Coucou, la Grue couronnée (*f*), le Flammant, le Pélican (*g*), le Casoar (*h*), l'Outarde (*i*), etc., cette inégalité est très marquée ; mais chez le Faucon (*j*), l'Aigle, la Caille, etc., c'est le lobe gauche qui est le plus grand.

(4) Le lobe gauche est quelquefois profondément divisé par une scissure, de sorte que l'on peut compter en tout trois lobes : par exemple, chez le Coq (*k*) et le Cormoran (*l*).

Parfois il y a aussi un lobe postérieur qui est comparable au lobe de Spigel : par exemple, chez le Pigeon et le Cygne.

(*a*) Perrault, *Mém. pour servir à l'hist. nat. des Animaux*, 1re partie, pl. 12, fig. K, L, M, N.

(*b*) Idem, *ibid.*, pl. 30, fig. A, A, B.

(*c*) Voyez Chauveau, *Traité d'anatomie comparée des Animaux domestiques*, p. 388, fig. 123 et 124.

— Gurlt, *Die Anatomie des Pferdes*, pl. 16, fig. 3 et 4.

(*d*) Daubenton, *Op. cit.* (MAMMIFÈRES de Buffon, pl. 300, fig. 1).

(*e*) Rüppell, *Ueber die Dugong des Rothen Meeres* (*Museum Senckenbergianum*, 1834, t. I, pl. 6, fig. 3).

(*f*) Perrault, *Op. cit.*, 3e partie, pl. 29, fig. B B.

(*g*) Idem, *ibid.*, pl. 27, fig. A A.

(*h*) Idem, *ibid.*, 2e partie, pl. 57.

(*i*) Idem, *ibid.*, pl. 52, fig. A A.

(*j*) Wagner, *Icones zootomicæ*, pl. 11, fig. 1.

(*k*) Voyez Hunter, *Descript. and Illustr. Catalogue of the Museum of the College of Surgeons*, t. I, pl. 10 et 13).

— Laurillard, *Atlas du Règne animal* de Cuvier, OISEAUX, pl. 4, fig. 1.

— Brandt et Ratzeburg, *Medicinische Zoologie*, t. I, pl. 17, fig. 2.

(*l*) Perrault, *Op. cit.*, 1re partie, pl. 32.

unies entre elles que par une bande étroite (1), et il semble se mouler sur les organes circonvoisins.

Foie des Reptiles.

Chez les Reptiles et les Batraciens, la forme de ce viscère varie suivant que le corps de l'Animal est trapu, comme chez les Tortues et la Grenouille, ou svelte et allongé, comme chez les Serpents et les Protées. En général, il n'offre que peu de scissures, et ces divisions ne sont que marginales ; mais on ne peut établir à cet égard aucune règle constante (2).

Foie des Poissons.

Chez les Poissons, le foie varie aussi dans sa forme (3) :

(1) Par exemple, chez les Harles, où le lobe droit est plus large et plus épais en avant qu'en arrière, et le lobe gauche, plus large en arrière, s'avance en pointe antérieurement.

(2) Ainsi le foie est long et étroit chez la Sirène (*a*), le Protée (*b*) et l'Amphiuma (*c*) ; tandis que chez l'Axolotl il s'élargit notablement (*d*), et que chez la Grenouille il est encore plus large (*e*).

Chez les Ophidiens, le foie est long et presque cylindrique ; quelquefois il est bifurqué postérieurement (*f*) ; mais en général il est entier (*g*). Chez les Typhlops, au contraire, il est divisé en lobes plats.

Chez la Grenouille, le foie est divisé en deux lobes (*h*), et chez le Crapaud il présente en outre quelques subdivisions (*i*) ; chez les Salamandres, au contraire, il ne constitue qu'une seule masse (*j*) ; mais chez les Cécilies, il est subdivisé en un grand nombre de petits lobes aplatis (*k*). Au sujet du foie des Batraciens, on peut consulter aussi une brochure de Brotz et Wagenmann (*l*).

(3) La conformation générale du

(*a*) Cuvier, *Recherches sur les Reptiles regardés comme douteux* (Humboldt et Bonpland, *Rech. d'obs. de zoologie*, t. II, pl. 11, fig. 1).

(*b*) Delle Chiaje, *Ricerche sull Proteo serpentino*, pl. 1, fig. 1.

(*c*) J. Jones, *Investigations Chemical and Physiological relative to certain American Vertebrata*, p. 111, fig. 20 (*Smithsonian Contrib.*, 1856).

(*d*) Cuvier, *loc. cit.*, pl. 12, fig. 4.

— Calori, *Sull'anatomia dell'Axololt*, pl. 2, fig. 8 (*Mém. de l'Institut de Bologne*, 1852, t. 3).

(*e*) Roesel, *Hist. nat. Ranarum*, pl. 15, fig. 1.

(*f*) Exemples : Le *Schellopusik*, ou *Pseudopus Pallasii* (Duvernoy, *Fragments d'anatomie sur l'organisation des Serpents*, dans *Ann. des sciences nat.*, 1833, t. XXX, pl. 10, fig. 1).

— Le *Trigonocephalus lanceolatus* (Duvernoy, *loc. cit*, pl. 14, fig. 1).

(*g*) Exemple : le *Python* (Duvernoy, *loc. cit.*, pl. 11, fig. 1).

(*h*) Roesel, *Hist. nat. Ranarum*, pl. 15, fig. 1.

(*i*) Idem, *ibid.*, pl. 21, fig. 25.

(*j*) Funk, *De Salamandræ terrestris vita*, etc., pl. 1, fig. 3, et pl. 2, fig. 4 et 5.

(*k*) J. Müller, *Beiträge zur Anatomie und Naturgeschichte der Amphibien* (*Zeitschr. für Physiologie v. Treviranus*, 1832, t. IV, pl. 18, fig. 8 et 9).

— Duvernoy, *Fragm. d'anat. sur l'organisation des Serpents* (*Ann. des sciences nat.*, 1833, t. XXX, pl. 15, fig. 1, 2, 3, 4 et 8).

(*l*) Brotz et Wagenmann, *De Amphibiorum hepate, liene ac pancreate, observ. anat.*, 1838.

chez quelques espèces il ne constitue qu'une seule masse (1), tandis que chez d'autres il est profondément divisé en deux ou en trois lobes (2), et quelquefois il se fractionne beaucoup plus, ainsi que cela se voit chez la Carpe, où ses différentes portions sont disséminées dans les espaces que les circonvolu-

foie chez les Poissons a été l'objet d'un grand nombre d'observations, dues principalement à Cuvier, Mierendorff, Rathke, M. Valenciennes et Duvernoy (*a*). D'ordinaire il y a un certain rapport entre la forme de ce viscère et celle du corps : ainsi il est très allongé chez les espèces dont le corps est grêle, comme l'Anguille et le Lépisostée (*b*), tandis qu'il est très large chez les Raies (*c*).

(1) Le foie constitue une seule masse chez le Saumon (*d*), le Brochet, le Goujon, l'Anguille, les Cottes, le Lump et la Lamproie.

Chez la Perche fluviatile (*e*), le foie forme une seule masse principale, convexe en avant, amincie et rétrécie en arrière, qui se prolonge en un lobule à gauche de la base du cæcum, et présente à sa base deux lobules prismatiques.

(2) Chez le Bar, poisson très voisin de la Perche, le foie se compose de deux lobes, et chez la Grémille Perche goujonnière, où il présente le même caractère, ses deux moitiés ne sont unies entre elles que par un ruban très mince.

Ce viscère est divisé aussi en deux lobes chez les Roussettes (*f*), les Pleuronectes, les Silures, la Loche, etc.

Chez le Thon, le foie se compose de trois lobes ; mais chez la plupart des Scombéroïdes il n'en présente que deux, et chez le Maquereau il ne forme qu'une masse unique.

On y trouve trois grands lobes bien distincts chez les Raies (*g*), les Cyprins, les Clupées, etc.

Chez l'Esturgeon, le foie est divisé d'une manière très irrégulière en plusieurs lobes (*h*).

(*a*) Cuvier, *Leçons d'anatomie comparée*, 1805, t. IV, p. 52 et suiv.
— Mierendorff, *Dissertatio de hepate Piscium*. Berlin, 1817.
— Rathke, *Ueber die Leber und das Pfortadersystem der Fische* (Meckel's *Archiv für Anat. und Physiol.*, 1826, p. 126 et suiv.). — *Mém. sur le foie et le système de la veine porte des Poissons* (*Ann. des sciences nat.*, 1826, t. IX, p. 155).
— Valenciennes et Cuvier, *Histoire naturelle des Poissons*.
— Duvernoy, dans la 2ᵉ édit. des *Leçons d'anatomie comparée* de Cuvier, t. IV, 2ᵉ partie, p. 483 et suiv.

(*b*) J. Jones, *Investigations Chemical and Physiological relative to certain American Vertebrata*, p. 99, fig. 11.

(*c*) Exemples : La *Raie commune* (Monro, *The Structure and Physiol. of Fishes*, pl. 18, fig. 1).
— Le *Trygon Sabina* (J. Jones, *Op. cit.*, p. 110, fig. 19).

(*d*) Agassiz et Vogt, *Anatomie des Salmones*, pl. D, fig. 2 et 3 ; pl. C, fig. 2 et 3 (*Mém. de la Soc. des sciences nat. de Neufchâtel*, 1845, t. III).

(*e*) Cuvier, *Histoire naturelle des Poissons*, t. I, pl. 7, fig. 1, et pl. 8, fig. 3.
— Valenciennes, *Atlas du Règne animal* de Cuvier, POISSONS, pl. 2, fig. 1, et pl. 3, fig. 2 et 3.

(*f*) Exemple : *Scyllium canicula* (Wagner, *Icones zootomicæ*, pl. 21, fig. 2.

(*g*) Monro, *The Structure and Physiology of Fishes*, pl. 2 et 3.

(*h*) Brandt et Ratzeburg, *Medicinische Zoologie*, t. II, pl. 4, fig. 5.

tions de l'intestin laissent entre elles, et chez le Lançon, où il est multilobulé (1).

Tunique séreuse du foie.

§ 3. — Le foie, de même que les autres organes dont l'étude nous occupe ici, est en rapport avec la surface externe du péritoine, mais il se trouve logé dans un prolongement de celui-ci, qui, chez l'Homme, naît de la face inférieure du diaphragme, et qui s'avance en forme de poche à col étroit, dans l'intérieur de la cavité tapissée par cette membrane séreuse. La tunique ainsi formée adhère à la surface du foie partout, excepté dans le point correspondant à l'espèce de col ou de pédoncule dont je viens de parler ; là ce viscère est directement contigu au diaphragme, et son enveloppe péritonéale, en l'abandonnant pour s'étendre sur ce muscle, constitue un lien suspenseur qui est connu des anatomistes sous le nom de *ligament coronaire du foie*, et qui sert à fixer cette glande volumineuse sous la voûte de la chambre abdominale (2).

Ligaments du foie.

Deux prolongements de ce repli membraneux longent le bord postérieur du foie, et portent le nom de *ligaments latéraux* de cet organe ; ils sont triangulaires et dirigés transversalement, l'un à droite, l'autre à gauche ; leur bord supérieur est fixé au diaphragme, leur bord inférieur adhère au foie, et leur

(1) Chez le Lançon, ou *Ammodytes tobianus*, le foie est divisé en un nombre très considérable de petits lobes globuleux, suspendus aux ramifications du canal excréteur (*a*).

(2) Le ligament coronaire du foie est formé, chez l'Homme, par deux lames du péritoine, qui se détachent de la face inférieure du diaphragme pour gagner le bord supérieur du foie (*b*), et s'étendre, l'une sur la face supérieure de ce viscère, l'autre sur sa face inférieure, et qui sont séparées entre elles par un intervalle de 2 à 3 centimètres. Dans l'espace compris entre ces deux moitiés du pédoncule de la tunique séreuse du foie, cet organe adhère au diaphragme par l'intermédiaire d'une couche de tissu connectif.

(*a*) Duvernoy, *Anatomie comparée* de Cuvier, 2e édit., t. IV, 2e partie, p. 499.
(*b*) Voyez Bourgery, *Traité de l'anatomie de l'Homme*, t. V, pl. 13, fig. 1.

bord externe est libre (1). Enfin un quatrième repli de même nature, qui a reçu les noms de *grande faux du péritoine*, de *ligament ombilical*, de *ligament large*, ou de *ligament suspenseur du foie*, s'étend de l'ombilic au bord antérieur de cet organe, et loge dans son épaisseur la veine ombilicale, qui, chez le fœtus, se rend du placenta à la face inférieure de ce viscère (2). Il a la forme d'un triangle très allongé ; son bord antérieur, légèrement convexe, adhère à la ligne blanche ou ligne médiane de la paroi antérieure de l'abdomen ; son bord inférieur est concave et libre ; enfin sa base est bifurquée pour s'étendre, d'une part sur la surface supérieure du foie et se joindre au ligament coronaire, et d'autre part sur la face inférieure de cet organe, où il accompagne la veine ombilicale ou le cordon fibreux résultant de l'oblitération de ce vaisseau sanguin, dont les fonctions cessent à l'époque de la naissance (3).

Je rappellerai aussi que l'enveloppe péritonéale du foie, parvenue aux bords du sillon transversal de la face inférieure de cet organe, l'abandonne pour se prolonger inférieurement, et donner naissance au repli suspenseur de l'estomac dont j'ai

(1) Le ligament latéral gauche est plus grand que celui du côté droit, et remonte sur la face supérieure du foie vers son extrémité (*a*).

(2) J'indiquerai la disposition de ce vaisseau quand je ferai l'histoire de la circulation chez le fœtus.

(3) Cette portion du grand repli suspenseur, ou faux du péritoine, se termine dans le sillon longitudinal de la face inférieure du foie, et par conséquent elle sépare entre eux les deux lobes principaux de ce viscère. En se portant de la paroi abdominale antérieure vers le foie, le ligament suspenseur ainsi constitué n'occupe pas la ligne médiane du corps, mais se trouve refoulé obliquement à gauche (*b*).

On désigne sous le nom de *ligament rond*, le cordon fibreux qui résulte de l'atrophie de la veine ombilicale et qui est logé dans l'épaisseur de ce repli près de son bord libre.

(*a*) Voyez Bourgery, *Traité de l'anatomie de l'Homme*, t. V, pl. 7.
(*b*) Idem, *Op. cit.*, t. V, pl. 3 ; pl. 4, n° 3, et pl. 13, fig. 1 et 2. — Bonamy, Broca et Beau, *Op. cit.*, t. III, pl. 1.

déjà eu l'occasion de parler sous le nom de petit épiploon, ou d'épiploon gastro-hépatique (1).

Chez les Mammifères, dont le corps est dirigé horizontalement, la disposition des replis suspenseurs du foie est un peu différente (2). Chez les Oiseaux, ce viscère est logé dans deux poches ou cellules péritonéales, séparées entre elles par une cloison analogue au ligament ombilical de l'Homme (3). Chez les Reptiles, ses relations avec les parois de la cavité abdominale sont à peu près les mêmes (4). Enfin, chez les Poissons, les prolongements péritonéaux qui le fixent aux parties circonvoisines sont souvent réduits à de simples brides

(1) Voyez page 302.

(2) Ainsi chez le Cheval le foie est suspendu à la paroi sous-lombaire de l'abdomen par les gros troncs vasculaires qui s'enfoncent dans les scissures de sa face postérieure ; mais ce viscère est retenu aussi en place par plusieurs replis péritonéaux renforcés de tissu élastique, dont l'un correspond au ligament coronaire du foie de l'Homme, et un autre au ligament falciforme ou ombilical (*a*).

(3) La cavité abdominale des Oiseaux est divisée en deux étages par une cloison fibreuse que Perrault a décrite sous le nom de diaphragme transversal, chez l'Autruche. La loge supérieure renferme le cœur et le foie, la loge inférieure le gésier, les intestins, etc. (*b*). La poche péricardique et le ligament ombilical qui part de la face interne du sternum subdivisent l'étage supérieur en deux cellules, au côté externe desquelles se trouvent les poches pneumatiques (*c*). Enfin les parois de chacune de ces cellules sont formées par un prolongement de la tunique péritonéal, dont un autre feuillet adhère à la surface du foie. Il y a, par conséquent, pour chaque lobe de ce viscère une tunique séreuse viscérale adhérente et une tunique séreuse pariétale ou simplement engaînante. Quelques anatomistes ont comparé cette disposition à celle du péricarde autour du cœur, mais le mode de formation des tuniques hépatiques ne paraît pas être aussi simple que celui du péricarde (*d*).

(4) Ainsi, chez le Crocodile, le foie est logé dans des cellules péritonéales semblables à celles des Oiseaux (*e*). Une disposition analogue se voit chez les Chéloniens et chez plusieurs Ophidiens : ce viscère est contenu dans une cellule péritonéale (*f*).

(*a*) Chauveau, *Traité d'anatomie comparée des Animaux domestiques*, p. 389.

(*b*) Perrault, *Mémoires pour servir à l'histoire naturelle des Animaux*, t. III, 2e partie, p. 143, pl. 54.

(*c*) Sappey, *Recherches sur l'appareil respiratoire des Oiseaux*, pl. 4, fig. 3.

(*d*) Owen, art. AVES (Todd's *Cyclop.*, t. I, p. 326).

(*e*) Cuvier, *Anatomie comparée*, t. IV, 2e partie, p. 430.

(*f*) Stannius et Siebold, *Nouveau Manuel d'anatomie comparée*, t. II, p. 232.

membraneuses, et ses vaisseaux sanguins constituent ses principaux moyens d'attache (1).

Nous voyons donc que le foie est libre dans presque toute son étendue. Sa surface est rendue lisse et humide par la tunique séreuse dont il est revêtu, et en raison de la laxité de ses liens suspenseurs, il peut glisser doucement contre les parties adjacentes; aussi, tout en étant attaché solidement à la voûte de la cavité abdominale par les ligaments dont je viens de parler, est-il susceptible de certains déplacements. Ainsi, chez l'Homme, ses rapports avec le diaphragme et les viscères sous-jacents changent pendant les mouvements respiratoires, car alors il s'abaisse et s'élève alternativement. Son volume est variable. Enfin sa pesanteur n'est pas sans influence sur la position qu'il occupe. En effet, quand notre corps est dans la position horizontale, cet organe se trouve caché derrière les fausses côtes, tandis que chez une personne debout ou assise, il descend de 3 à 4 centimètres, et son bord antérieur dépasse celui de la cage costale (2).

Tunique propre du foie.

§ 4. — Au-dessous de l'enveloppe séreuse, ou tunique commune du foie, se trouve une couche mince de tissu connectif qui devient membraniforme dans les points où la première abandonne la surface de ce viscère, et qui constitue le revêtement auquel beaucoup d'anatomistes donnent le nom de

(1) Il est aussi à noter que chez les Poissons l'analogue du repli falciforme du foie, ou ligament ombilical, n'existe jamais.

(2) D'autres circonstances peuvent influer notablement sur la position du foie. Ainsi l'usage des corsets détermine souvent la descente de ce viscère à plusieurs centimètres au-dessous du rebord de la poitrine, et quelquefois le refoule jusque dans la région de la hanche; ce déplacement est accompagné d'une déformation très grande de cet organe (a).

(a) Morgagni, *De sedibus et causis morborum*, lib. II, epist. XXVI, art. 23; epist. XXXVIII, art. 35; epist. LVI, art. 17.
— Portal, *Observ. sur la situation du foie dans l'état naturel* (*Mém. de l'Acad. des sciences*, 1773, p. 587 et suiv.).
— Cruveilhier, *Anatomie pathologique*, XXIX^e livr., pl. 4.
— Huschke, *Traité de splanchnologie*, trad. par Jourdan, p. 113.

*tunique fibreuse* ou *tunique propre du foie*. Sur le bord supérieur de cet organe, elle est simplement perforée pour donner passage aux veines hépatiques ; mais dans le sillon transversal ou hile du foie, elle s'enfonce profondément dans son intérieur, de manière à constituer une gaîne rameuse qui loge les vaisseaux sanguins afférents, ainsi que les conduits excréteurs de l'appareil hépatique, et qui est connue des anatomistes sous le nom de *capsule de Glisson* (1). Enfin, la surface interne de cette tunique dite fibreuse donne naissance à des prolongements cloisonnaires qui s'enfoncent entre les divisions de la substance du foie appelées *lobules*. Chez l'Homme, ces appendices centripètes sont si peu développés, que leur existence est révoquée en doute par plusieurs anatomistes habiles; mais chez d'autres Mammifères ils sont beaucoup plus épais, et constituent un vaste système de cloisons réunies entre elles de façon à jouer le rôle de gaînes ou capsules pour chacun des lobules dont je viens de parler, et à circonscrire extérieurement les portions de l'appareil hépatique dont le centre est occupé par les branches terminales de l'autre portion de la même tunique qui constitue, ainsi que je l'ai déjà dit, la capsule de Glisson (2). Les bran-

Capsule de Glisson.

(1) La découverte de cette capsule, ou tunique rameuse, est attribuée communément à Fr. Glisson, médecin anglais, qui, en 1654, en donna une description assez détaillée (*a*) ; mais l'existence de ce système de gaînes communes pour les vaisseaux du foie avait été signalée précédemment par un anatomiste hollandais nommé Waleus, ou Jean de Wale (*b*). Je dois ajouter que Glisson considérait cette tunique intérieure comme étant une dépendance du ligament suspenseur du foie et comme étant de nature musculaire, opinion qui eut des partisans (*c*) jusqu'à ce qu'elle eût été combattue par Fantoni, et que les recherches de Haller, de Sabatier et de quelques autres anatomistes eussent conduit à reconnaître la structure cellulaire des gaînes en question (*d*).

(2) Laennec fut le premier à bien

(*a*) Glisson, *Anatomia hepatis*, 1654 (voy. Manget, *Bibliotheca anatomica*, t. I, p. 224).
(*b*) Waleus, *De motu chyli et sanguinis* (ad *Th. Bartholinum epistola secunda*, 1640).
(*c*) Voyez Haller, *Methodus studii medici*, t. I, p. 373.
(*d*) Fantoni, *Dissertationes anatomicæ*. Taurini, 1701, p. 135.
— Haller, *Elementa physiologiæ*, t. VI, lib. XXIII.
— Sabatier, *Traité d'anatomie*, t. III, p. 350.

ches terminales de celle-ci sont en continuité directe avec les parois des cellules lobulaires dont je viens de parler, et le tout constitue par conséquent un système de canaux rameux dont chaque division se termine par un renflement occupé par un lobule hépatique (1).

Structure intime du foie.

La structure des parties plus profondes de l'appareil hépatique est fort complexe et extrêmement difficile à étudier. Beaucoup d'anatomistes en ont fait l'objet de recherches longues et minutieuses, mais il reste encore plusieurs points importants dont nous n'avons pas une connaissance satisfaisante (2).

Lorsqu'on déchire ou que l'on coupe le tissu de cette glande,

reconnaître la continuité qui existe entre les parties terminales des gaînes de Glisson et la tunique dite cellulaire ou sous-péritonéale, qui revêt la surface du foie (*a*), et qui avait été bien distinguée de la tunique séreuse de cet organe par Sœmmerring (*b*).

(1) La disposition que je viens d'indiquer est difficile à démontrer chez l'Homme, et quelques anatomistes pensent que les gaînes de Glisson disparaissent en arrivant aux lobules (ou lobulins), et ne se prolongent pas jusqu'à la tunique sous-péritonéale de ce viscère (*c*). Chez d'autres mammifères, tels que le Cochon, les capsules lobulinaires formées par la partie périphérique de ce système de tuniques sont non-seulement bien visibles, mais peuvent être isolées et offrent une résistance assez grande. Chez le Cheval et le Bœuf, les parois de ces cloisons interlobulinaires s'affaiblissent, et chez le Chien, le Chat, etc., elles se résolvent en tissu conjonctif très lâche.

Dans certains états pathologiques du foie, la portion interlobulinaire de la capsule de Glisson s'hypertrophie et devient très distincte (*d*).

(2) On doit à M. Kiernan, anatomiste anglais, dont les recherches datent d'une trentaine d'années, un excellent travail sur le mode de distribution des vaisseaux sanguins dans l'intérieur du foie et sur leurs rapports avec les lobules (ou lobulins) de cet organe (*e*); mais les observations de cet auteur sur le tissu propre de ces dernières parties sont très défectueuses, et c'est aux histologistes de l'époque actuelle que l'on doit tout ce que l'on sait à ce sujet.

(*a*) Laennec, *Lettre sur des tuniques qui enveloppent certains viscères* (*Journal de médecine*, t. V, p. 539).

(*b*) Sœmmerring, *De corporis humani fabrica*, t. VI, p. 168.

(*c*) Sappey, *Traité d'anatomie descriptive*, t. III, p. 270.

(*d*) Hallmann, *De cirrhosi hepatis*. Berlin, 1839. — *Bemerkung über die Lebercirrhose* (*Müller's Archiv für Anat. und Physiol.*, 1843, p. 475).

— Müller, *Ueber den Bau der Leber* (*Archiv*, 1843, p. 343).

(*e*) Kiernan, *The Anatomy and Physiology of the Liver* (*Philosophical Transactions*, 1833, p. 711, pl. 20 à 24).

sa substance paraît avoir une texture granuleuse, et cette apparence est due principalement à l'existence des lobulins hépatiques dont le volume est peu considérable et le nombre immense. Dans le foie de l'Homme, par exemple, ces lobulins, dont la forme est irrégulièrement arrondie, ont environ un millimètre en diamètre, et par des calculs approximatifs on a été conduit à penser qu'il devait y en avoir plus d'un million. Chacun d'eux renferme un système de petites utricules qui sont les organes essentiels de la sécrétion biliaire, et se trouve en connexion avec les branches terminales des vaisseaux sanguins du foie ainsi qu'avec les radicules initiales des conduits excréteurs de ce viscère (1).

(1) Wepfer paraît avoir été le premier à apercevoir cette division lobulinaire dans la substance du foie du Cochon (*a*). Mais c'est à Malpighi que l'on doit la démonstration de ce mode d'organisation. Ce grand anatomiste considérait le foie comme étant formé par un assemblage de petites masses glandulaires distinctes qu'il appela des lobules, et il pensa que chacun de ces lobules était à son tour composé de corpuscules particuliers qu'il désigna sous le nom d'*acini* (*b*). Quelques auteurs ont cru que ces mots étaient synonymes (*c*); mais, dans la pensée de Malpighi, il n'en était pas ainsi, et les lobules dont il parle sont les divisions que quelques anatomistes de l'époque actuelle préfèrent appeler les *îlots du foie* (*d*), tandis que les acini sont des paquets du tissu utriculaire qui entrent dans la constitution des lobulins ou lobules.

La structure lobulinaire du foie n'est pas facile à mettre en évidence chez l'Homme, et a été révoquée en doute par quelques auteurs (*e*); mais on peut s'en assurer par la macération. Ce mode d'organisation a été bien constaté chez l'Ours blanc par Müller (*f*), et pour en faire la démonstration, cet auteur préconise les prépa-

(*a*) Wepfer, *De dubiis anatomicis, epistola ad J. H. Paulum*. Nuremberg, 1664.

(*b*) Malpighi, *De viscerum structura exercitatio anatomica*, 1666 (*Opera omnia*, t. II, p. 60 et suiv.).

(*c*) Haller, *Elementa physiologiæ*, t. VI, p. 513.

— Meckel, *Manuel d'anatomie*, t. III, p. 453.

— Mandl, *Anatomie microscopique*, t. I, p. 237.

(*d*) N. Guillot, *Mém. sur la structure du foie des Animaux vertébrés* (*Ann. des sciences nat.*, 3e série, 1848, t. IX, p. 113).

(*e*) Weber, *Ueber den Bau der Leber des Menschen und einiger Thiere* (Müller's *Archiv für Anat. und Physiol.*, 1843, p. 303).

— Kruckenberg, *Untersuchungen über den feineren Bau der menschlichen Leber* (Müller's *Archiv*, 1843, p. 348).

(*f*) Müller, *Manuel de physiologie*, t. I, p. 344

Vaisseaux sanguins du foie.

§ 5. — Le sang arrive au foie et se distribue aux lobulins hépatiques au moyen de deux ordres de vaisseaux, formés, les uns par le système artériel, les autres par le système veineux. En étudiant l'appareil circulatoire (1), nous avons vu, en effet, que chez l'Homme, par exemple, une des principales divisions de l'artère cœliaque pénètre dans le foie pour s'y ramifier, et que les veines de toute la portion moyenne du canal digestif, en se réunissant entre elles, donnent naissance à un tronc principal, appelé *veine porte*, qui plonge également dans la substance de cette glande et s'y divise à la manière des artères (2). Il en est à peu près de même chez les autres Vertébrés; seulement on remarque que chez quelques Ovipares à sang froid les veines de l'appareil génital concourent à la formation de ce système afférent (3).

Veine porte.

Tous ces vaisseaux sanguins entrent dans le foie par la partie de la face inférieure de cet organe dont j'ai déjà parlé sous le nom de *hile* ou de sillon transversal (4); ils suivent le même trajet et côtoient les conduits évacuateurs de la bile, de façon à former avec eux un faisceau rameux qui a pour enveloppe commune l'espèce de gaîne rameuse constituée par la capsule de Glisson (5). La plus grande partie du sang reçue par le foie

rations obtenues par l'action un peu prolongée de l'acide acétique sur des fragments du foie du Cochon (*a*).

(1) Voyez tome III, page 592.

(2) Chez le fœtus, la veine ombilicale qui vient du placenta se rend également au foie, et s'y ramifie en majeure partie à la manière de la veine porte; mais après la naissance elle s'atrophie, et se transforme en un cordon fibreux dont j'ai déjà eu l'occasion de parler (page 430). Je décrirai cette portion de l'appareil circulatoire lorsque je traiterai du développement des Animaux.

(3) Cette disposition a été constatée chez les Tortues (*b*) et chez les Cypriens (*c*).

(4) Voyez ci-dessus, page 423.

(5) Ces tubes, que l'on désigne quel-

(*a*) Müller, *Ueber den Bau der Leber* (*Archiv*, 1843, p. 338, pl. 17).
(*b*) Bojanus, *Bemerk. aus dem Gebiete der vergl. Anat.* (*Isis*, 1818, p. 1428).
(*c*) Rathke, *Op. cit.* (*Ann. des sciences nat.*, 1826, t. IX, p. 167).

y arrive par le système de la veine porte. Les principales branches de ce vaisseau, ainsi que ses rameaux, disposés comme ceux d'une artère, sont entourés par les lobulins hépatiques, et en s'avançant dans la profondeur de la glande, ils donnent naissance à une multitude de ramuscules qui pénètrent dans les espaces interlobulinaires ; ses divisions terminales se comportent de la même manière, et sauf quelques ramuscules qu'il envoie dans les parois des canaux biliaires ou des gaînes de Glisson, il se résout ainsi tout entier en un vaste système de veinules afférentes qui pénètrent dans les espaces interlobulinaires, et là se subdivisent de façon à donner une branche à chacun des lobulins circonvoisins. Enfin chacune des veines interlobulinaires appartient à quatre ou cinq lobulins, et chaque lobulin reçoit des branches provenant de plusieurs de ces veines ; ces branches s'avancent en convergeant sur la surface de ces espèces d'îlots et souvent s'anastomosent entre elles, de façon à constituer des réseaux, puis donnent naissance à des capillaires qui s'en séparent à angle droit pour s'enfoncer dans la

quefois sous le nom de *canaux portiens* (a), mais que je préfère appeler *Gaînes de Glisson*, adhèrent intimement au tissu de la glande par leur surface externe, et ne sont unis aux canaux contenus dans leur intérieur que par du tissu connectif très lâche, qui permet à ceux-ci de se dilater ou de se resserrer suivant leur état de réplétion ou de vacuité. Ainsi que je l'ai déjà dit, les parois de ces gaînes sont composées essentiellement d'une couche plus ou moins dense et membraniforme de tissu connectif ; mais des vaisseaux sanguins fournis, les uns par les branches incluses de l'artère hépatique, les autres par des parties correspondantes de la veine porte, s'y ramifient. M. Kiernan, qui fut le premier à faire connaître ce mode d'organisation, s'exagéra un peu l'importance du réseau sanguin formé par ces branches dites *vaginales* des vaisseaux logés dans les gaînes de Glisson, et il a été de la sorte conduit à considérer le tissu de ces tubes comme étant comparable à la pie-mère (b). Mais M. Sappey a constaté que la plupart des ramuscules vasculaires qui pénètrent dans leurs parois ne s'y distribuent pas, et passent outre pour se rendre aux lobulins hépatiques circonvoisins (c).

(a) *Portal canals* de Kiernan (*Op. cit., Philos. Trans.*, 1833, p. 720).
(b) Kiernan, *Op. cit.* (*Philos. Trans.*, 1833, p. 722).
(c) Sappey, *Traité d'anatomie descriptive*, t. III, p. 286.

profondeur du lobulin correspondant et s'anastomoser entre eux de manière à constituer un réseau extrêmement fin entre les mailles duquel se trouve le tissu sécréteur ou tissu propre de la glande (1).

(1) Le tronc primitif de la veine porte est formé, comme nous l'avons déjà vu, par la réunion des veines mésentériques qui viennent de l'intestin, et de la veine splénique qui vient de l'estomac et de la rate (*a*). Parvenu au sillon transversal du foie, ce vaisseau se divise en deux branches qui s'en séparent à angles droits. L'une de celles-ci se dirige à droite, l'autre à gauche, et elles constituent ainsi un gros vaisseau transversal qui est logé dans le sillon transversal du foie, et qui est souvent désigné sous le nom de *sinus de la veine porte*. Chacune de ces branches pénètre ensuite dans la substance du foie et s'y ramifie à la manière des artères, en se portant de côté et en suivant d'abord à peu près la direction de la face inférieure de cet organe, puis en divergeant dans tous les sens (*b*). Les grosses branches ne s'anastomosent jamais entre elles, et tout le système se résout directement en quelques branches vaginales et en une multitude de branches interlobulinaires; mais les subdivisions de ces dernières s'anastomosent librement dans tous les sens, de façon à constituer un réseau qui renferme souvent dans ses mailles les lobulins, et qui établit une communication très facile entre les différentes parties de ce système de vaisseaux afférents.

M. Kiernan pensait que les branches interlobulinaires de la veine porte constituaient toujours de la sorte des anneaux autour des lobulins avant de donner naissance aux branches interlobulinaires (*c*). Mais M. Lambon a fait voir que cette disposition n'est à peu près constante qu'à la surface du foie, et que plus profondément les branches interlobulinaires se résolvent en capillaires intralobulinaires sans s'anastomoser de cette façon (*d*).

Les ramuscules qui partent des branches terminales de ce système interlobulinaire convergent vers le centre du lobulin adjacent, et se résolvent en capillaires qui, à leur tour, s'anastomosent de façon à former un réseau intralobulinaire dont le centre donne naissance à une veine hépatique ou vaisseau sanguin efférent (*e*). Le mode de distribution de ces capillaires intralobulinaires est plus facile à démontrer chez le Cochon (*f*) que chez l'Homme.

Aujourd'hui, les anatomistes sont assez bien d'accord quant à la disposi-

(*a*) Voyez tome III, page 592.

(*b*) Voyez Bourgery, *Traité de l'anatomie de l'homme*, t. V, pl. 38.

(*c*) Kiernan, *Op. cit.* (*Philos. Trans.*, 1833, p. 744, pl. 23, fig. 5).

(*d*) Lambon, *Mém. sur la structure intime du foie* (*Archives générales de médecine*, 3e série, 1841, t. X, p. 157).

(*e*) Kiernan, *Op. cit.* (*Philos. Trans.*, 1833, p. 714, pl. 23, fig. 5).

(*f*) Lereboullet, *Mém. sur la structure intime du foie* (*Mém. de l'Acad. de médecine*, t. XVII, pl. 2, fig. 7).

— Sappey, *Traité d'anatomie*, t. III, p. 289, fig. 393, et p. 297, fig. 395.

Veines efférentes du foie.

§ 6 — Le centre de chacun des lacis intralobulinaires ainsi constitués par les divisions terminales de la veine porte donne naissance à un petit vaisseau efférent qui occupe par conséquent l'axe du lobulin, et qui, en se réunissant à ses congénères, forme les racines des *veines hépatiques* (1) par l'intermédiaire desquels le sang, après avoir circulé dans le foie, sort de cet organe pour se diriger vers le cœur (2). Ces veines efférentes ne suivent pas la même route que les vaisseaux afférents dont l'étude vient de nous occuper; ils ne se logent pas dans les gaînes de Glisson et ne se dirigent pas vers le hile du foie; leurs parois adhèrent directement à la substance de la glande (3), et ils vont déboucher, les uns dans la portion de la veine cave qui occupe le sillon longitudinal du côté droit (4), les autres dans deux troncs principaux qui gagnent le bord postérieur et

tion générale des voies parcourues par le sang de la veine porte dans l'intérieur des lobulins; mais ils sont partagés d'opinion au sujet de la structure de ces canaux. M. Natalis Guillot pense qu'ils consistent en de simples lacunes sans parois membraneuses propres (*a*), tandis que la plupart des auteurs les considèrent comme des vaisseaux capillaires ordinaires (*b*). Cette dernière opinion me paraît la mieux fondée; mais les tuniques de ces canalicules sont si perméables, que les liquides colorés les traversent avec une grande facilité, et que les injections passent presque toujours dans les divers ordres de vaisseaux ou tubes interlobulinaires, quelle que soit la voie par laquelle l'injection a été faite (*c*).

(1) Quelques anatomistes donnent à ces vaisseaux efférents le nom de *veines sus-hépatiques*, parce qu'ils appellent *veines sous-hépatiques* les branches afférentes qui sont fournies au foie par le système de la veine porte, et qui se trouvent à la face inférieure de cet organe.

(2) Voyez tome III, page 593.

(3) Par l'effet de cette adhérence, les veines hépatiques restent béantes à la surface d'une section du foie, tandis que les branches de la veine porte et de l'artère hépatique, retenues dans les gaînes de Glisson par du tissu connectif très lâche, s'affaissent ou se resserrent quand elles sont vides.

(4) Ou gouttière de la veine cave (voyez ci-dessus, page 423).

(*a*) Natalis Guillot, *Op. cit.* (*Ann. des sciences nat.*, 3e série, t. IX, p. 145 et suiv).

(*b*) Lereboullet, *Op. cit.*, p. 56.

— Rainey, *On the Capillaries of the Liver* (*Quarterly Journal of Microscopical Science*, 1852, t. I, p. 231).

(*c*) Natalis Guillot, *loc. cit.*, p. 148 et suiv.

supérieur du foie, où ils s'ouvrent dans la portion adjacente de la veine cave inférieure (1).

J'ajouterai que les lobulins du foie sont groupés directement autour des diverses branches des veines hépatiques, de façon à reposer sur elles par leur base (2), et que les parois des gros troncs formés par ces vaisseaux efférents sont pourvues d'une tunique musculaire dont la contraction doit avoir pour effet de ralentir la sortie du sang veineux qui se rend du foie au cœur (3).

Il est à noter que chez quelques Mammifères, et probablement aussi chez l'Homme, une portion du sang qui, dans le tronc de la veine porte, se dirige vers le foie, peut passer

(1) Ces deux vaisseaux, qui sont très courts et qui viennent, l'un du lobe droit, l'autre du lobe gauche, et qui convergent vers le bord postérieur du foie, sont les troncs principaux du système des veines hépatiques, et chacun d'eux se compose de trois branches principales dont celles du côté droit sont deux ou trois fois plus grosses que celles du côté gauche (*a*).

(2) Les rapports des lobulins (ou lobules) du foie avec les veines hépatiques sous-jacentes ont été très bien représentés par M. Kiernan (*b*), dont les figures se trouvent reproduites dans la plupart des ouvrages élémentaires (*c*). L'anatomiste que je viens de citer appelle *veine intralobulaire*, la radicule de la veine hépatique qui occupe l'axe de chaque lobulin, et *veines sous-lobulaires*, celles qui reçoivent les précédentes et se trouvent sous la base des lobulins (*d*).

(3) La tunique musculaire des veines hépatiques se compose de fibres lisses. Elle est facile à reconnaître chez l'Homme (*e*), le Chien, le Lapin, etc.; mais chez quelques autres Mammifères, elle est beaucoup plus forte : ainsi, chez le Cheval et le Bœuf, elle acquiert jusqu'à 3 ou 4 millimètres d'épaisseur (*f*). C'est chez les Chevaux de course que ce mode d'organisation paraît être le plus développé.

Il est aussi à noter que les veines hépatiques sont dépourvues de valvules.

(*a*) Voyez Bourgery, *Traité de l'anatomie de l'homme*, pl. 38 et 39.
(*b*) Kiernan, *Op. cit.* (*Philos. Trans.*, 1833, pl. 20, fig. 3, 4 et 5 ; pl. 22, fig. 2).
(*c*) E. Wilson, art. LIVER (Todd's *Cyclop.*, t. II, p. 165 et suiv., fig. 34 et 38).
— Kölliker, *Éléments d'histologie*, p. 472, fig. 222.
(*d*) Kiernan, *loc. cit.*, p. 733 et suiv.
(*e*) Remak, *Histologische Bemerkungen über die Blutgefässwände* (Müller's *Archiv für Anat.*, 1850, p. 96).
— Kölliker, *Op. cit.*, p. 621.
(*f*) Sappey, *Traité d'anatomie descriptive*, t. III, p. 300.

directement dans la veine cave sans traverser cette glande, car, ainsi que l'a constaté mon savant collègue, M. Bernard, il existe quelquefois des branches anastomotiques qui relient ces gros vaisseaux entre eux (1).

Veines efférentes accessoires.

Enfin, des veinules accessoires assez nombreuses, provenant, soit des parties adjacentes de l'appareil digestif, soit du diaphragme, pénètrent dans la substance du foie pour concourir à la formation du vaste réseau sanguin dont je viens de parler (2), et le système circulatoire de cette glande est complété par un vaisseau d'un autre ordre, appelé l'*artère hépatique*.

(1) L'existence de ces vaisseaux anastomotiques a été constatée par M. Cl. Bernard chez le Cheval (*a*).

(2) Ces petits vaisseaux afférents, que l'on désigne sous le nom de veines portes accessoires, sont très nombreux, et forment chez l'Homme cinq groupes principaux (*b*).

Un premier de ces groupes occupe l'épiploon gastro-hépatique, et se compose principalement de veinules qui viennent de la petite courbure de l'estomac.

Un second groupe, plus important que le précédent, se compose de 12 à 15 veines qui naissent de la grosse extrémité de la vésicule biliaire.

Un troisième groupe comprend les veinules qui naissent des parois de la veine porte, de l'artère hépatique et des conduits biliaires, pour aller se perdre dans les lobules circonvoisins.

Un quatrième groupe se compose d'un nombre très considérable de veinules qui naissent de la partie médiane du diaphragme, où elles communiquent avec les veines diaphragmatiques, et qui descendent dans le ligament suspenseur du foie pour aller s'anastomoser avec les ramifications sus-lobulaires de la veine porte.

Enfin, un cinquième groupe est formé par des veines qui viennent de la partie sus-ombilicale de la paroi antérieure de l'abdomen, où elles communiquent avec les veines épigastriques, mammaires internes, etc., et qui se logent dans le ligament suspenseur du foie pour aller s'anastomoser avec le réseau veineux de ce viscère.

Ces derniers vaisseaux, de même que ceux du troisième groupe, établissent, comme on le voit, des communications nombreuses quoique très étroites, entre la portion terminale du système de la veine porte et le système veineux général ; et lorsque le passage normal du sang vers le foie est gêné par un état pathologique du premier de ces systèmes, les voies détournées ainsi constituées peuvent s'élargir, et permettre le retour de ce liquide vers le centre de l'appareil circulatoire.

(*a*) Cl. Bernard, *Veines établissant une communication directe entre la veine porte et la veine cave inférieure* (*Compte rendu des séances de la Soc. de biologie*, 1849, t. I, p. 78 et 87).

(*b*) Sappey, *Op. cit.*, t. III, p. 290.

Artère hépatique.

§ 7. — Celle-ci pénètre dans le foie par le hile ou sillon transversal de cet organe, et accompagne toutes les branches de la veine porte jusque dans les espaces interlobulinaires (1). Elle est logée comme ce dernier vaisseau dans le système de gaînes qui constitue la capsule de Glisson, et, chemin faisant, elle fournit beaucoup de ramuscules dont quelques-uns sont destinés aux parois de ces conduits, mais dont la plupart vont se distribuer dans celles des canaux biliaires adjacents ou dans les appendices glandulaires de ces tubes excréteurs. Les branches interlobulinaires de l'artère hépatique sont très grêles et ne s'anastomosent pas entre elles, comme le font les divisions correspondantes de la veine porte, mais la plupart pénètrent dans la substance des lobulins et vont s'y terminer dans le réseau vasculaire d'où naissent les veines hépatiques. D'autres branches terminales de l'artère hépatique se ramifient à la surface du foie, où elles donnent naissance à un réseau à larges mailles (2).

(1) Pour plus de détails sur la distribution de l'artère hépatique dans le foie, on peut consulter tous les traités modernes d'anatomie humaine : par exemple, celui de Bourgery, dont les planches sont très belles (*Op. cit.*, t. V, pl. 36 et 37).

(2) Quelques anatomistes pensent que l'artère hépatique ne fournit guère que les *vasa vasorum*, et envoie seulement quelques ramuscules nourriciers au tissu sécréteur dont se compose essentiellement la substance des lobulins (*a*) ; mais cette erreur provient de l'imperfection des injections employées pour mettre en évidence le trajet de ces vaisseaux. Les houppes vasculaires que les branches de l'artère hépatique fournissent aux lobulins ont été très bien mises en évidence par les recherches de Dujardin et Verger, ainsi que par les observations plus récentes de M. Natalis Guillot et de quelques autres anatomistes (*b*).

Il est aussi à noter que quelques ramuscules de l'artère hépatique dépassent la surface du foie et pénètrent

(*a*) Kiernan, *Anat. of the Liver* (*Philos. Trans.*, 1833, p. 747 et suiv.).

(*b*) Dujardin et Verger, *Recherches anatomiques et microscopiques sur le foie des Mammifères* (*Annales françaises et étrangères d'anatomie et de physiologie*, 1838, t. II, p. 265, pl. 8, fig. 14).

— Natalis Guillot, *Mémoire sur la structure du foie des Animaux vertébrés* (*Ann. des sciences nat.*, 3e série, 1848, t. IX, p. 140, pl. 14, fig. 1, et pl. 15, fig. 3).

§ 8. — Des vaisseaux lymphatiques en grand nombre prennent naissance dans les lobulins du foie ou à la surface de ces îlots de tissu hépatique, et forment par leurs anastomoses un réseau dont les principales branches accompagnent, soit la veine porte, soit les veines hépatiques (1).

Enfin, des nerfs provenant, les uns des pneumogastriques, les autres de la portion du système ganglionnaire appelée le plexus solaire, pénètrent dans le foie en accompagnant les vaisseaux sanguins, sur les parois desquels ils se ramifient (2).

Système des conduits biliaires.

§ 9. — Les canaux biliaires, ou conduits excréteurs du foie naissent des lobulins par de petites radicules qui s'en détachent latéralement pour pénétrer dans les espaces interlobulinaires (3), et se réunir entre elles de façon à y constituer des

dans le diaphragme, où elles s'anastomosent avec les artères diaphragmatiques (*a*).

(1) Les vaisseaux lymphatiques superficiels du foie ont été aperçus par les premiers anatomistes qui se sont livrés à l'étude de ce système de conduits irrigateurs centripètes (*b*). Leur mode de distribution dans le foie a été étudié avec plus de soin par M. Sappey que par les devanciers de cet anatomiste habile (*c*).

(2) Ces nerfs sont très nombreux, comme on peut s'en convaincre facilement par les préparations anatomiques faites chez l'Homme (*d*) ; j'aurai à en parler de nouveau dans une autre partie de ce Cours.

(3) M. Kiernan a fait très bien connaître la disposition des racines interlobulinaires des canaux biliaires (*e*), et je m'explique difficilement l'erreur dans laquelle est tombé un savant anatomiste de notre Faculté de médecine, au sujet de la position de ces parties initiales du système des tubes excréteurs. En effet, cet auteur décrit les racines en question comme occupant, non la périphérie des lobulins où elles existent réellement, mais l'axe de ces organites (*f*), où elles ne se trouvent jamais : opinion qui fait supposer qu'il a pris les racines des veines hépatiques pour les racines des canaux biliaires. Aujourd'hui tous les anatomistes sont d'accord sur ce point.

(*a*) Kiernan, *Op. cit.* (*Philos. Trans.*, 1833.
— Natalis Guillot, *Op. cit.* (*Ann. des sciences nat.*, 3ᵉ série, t. IX, p. 141).
(*b*) Voyez tome IV, page 154.
(*c*) Sappey, *Recherches sur le mode d'origine des vaisseaux lymphatiques dans les glandes* (*Comptes rendus de l'Acad. des sciences*, 1852, t. XXXIV, p. 986).
(*d*) Voyez Bourgery, *Op. cit.*, t. V, pl. 42.
(*e*) Kiernan, *Op. cit.* (*Philos. Trans.*, 1833, p. 723 et suiv.).
(*f*) Cruveilhier, *Traité d'anatomie descriptive*, 2ᵉ édit., 1843, t. III, p. 395.

tubes fort déliés dont la disposition est analogue à celle des branches interlobulinaires de l'artère hépatique et de la veine porte, mais dont la direction est inverse. En effet, les conduits biliaires côtoient ces vaisseaux dans l'intérieur des gaînes de Glisson pour sortir du foie par le hile, qui est le point d'immersion des vaisseaux afférents de cette glande. Dans cette portion de leur trajet, les canaux biliaires sont faciles à observer, et par la dissection on voit qu'ils constituent une sorte d'arbre dont le tronc est dirigé en bas, et dont les divisions de plus en plus nombreuses et plus grêles à mesure qu'on les observe plus loin du hile, sont dispersées dans toutes les parties du foie. Mais l'étude de leur mode d'origine dans l'intérieur des lobulins présente de très grandes difficultés, et les anatomistes les plus habiles sont partagés d'opinion au sujet de leurs connexions initiales avec le tissu utriculaire qui forme la partie fondamentale de ces organites constitutifs du foie (1).

(1) Quelques anatomistes ont cru devoir admettre dans la composition des lobules du foie un tissu cortical et un tissu médullaire. Mais les différences de teinte qu'on y remarque, et qui ont donné lieu à ces distinctions, ne correspondent à aucune différence de structure, et dépendent seulement de la quantité plus ou moins considérable de sang qui se trouve dans la portion centrale ou bien dans la portion périphérique des lobulins. Aussi les auteurs ont-ils varié quant aux caractères qu'ils assignent à ces prétendus tissus particuliers. En effet, Ferrein appelle substance corticale une zone extérieure brun jaunâtre, et substance médullaire une portion centrale d'une teinte brun foncé (a) ; tandis que Autenrieth, Mappes et Meckel disent que la substance corticale est la partie la plus foncée du lobule, et la substance médullaire la partie la plus claire (b). C'est sur des accidents cadavériques ou pathologiques du même ordre que repose la distinction entre les parties nommées moelle et écorce par quelques anatomistes, ainsi que celle d'une substance jaune et d'un tissu rougeâtre, faite plus récemment par

(a) Ferrein, *Sur la structure des viscères nommés glanduleux, et particulièrement des reins et du foie* (*Mém. de l'Acad. des sciences*, 1749, p. 489).

(b) Autenrieth, *Ueber die Rindsubstanz der Leber* (Reil's *Archiv für die Physiologie*, 1807, t. VII, p. 299).

— Mappes, *Dissert. de penitiori hepatis humani structura*, Tubingue, 1847 (*Journal complémentaire du Dictionnaire des sciences médicales*, t. XII, p. 223).

— Meckel, *Manuel d'anatomie*, t. III, p. 452.

Ce tissu hépatique consiste en une multitude de corpuscules jaunâtres et irrégulièrement arrondis, qui sont logés entre les mailles du réseau vasculaire propre ou intérieur de chaque lobulin, et qui paraissent être autant de petites utricules sécrétoires (1). Tissu hépatique.

MM. Bouillaud et Andral (*a*). L'existence d'un même tissu dans les parties profondes et périphériques des lobules a été soutenue depuis longtemps par Portal, et mieux démontrée par MM. Cruveilhier, Kiernan et Lereboullet (*b*).

(1) Ces corpuscules hépatiques paraissent être les organites que Malpighi signala sous le nom d'*acini* (*c*), et que quelques auteurs modernes ont décrits sous le nom de *granules du foie* (*d*).

Leur structure vésiculaire est en général très difficile à apercevoir, et quelques anatomistes habiles pensent que ce sont des sphérules dépourvues, soit d'une capsule ou enveloppe membraneuse propre, soit d'une cavité intérieure ; enfin que ce sont, non des utricules, mais des sphérules ou globules (*e*). La plupart des histologistes admettent sans réserve la nature vésiculaire de ces particules, et d'après les observations que j'ai faites sur ce sujet, je partage complétement cette dernière opinion, tout en admettant avec M. Natalis Guillot, que leur partie périphérique n'a pas toujours la consistance d'une membrane proprement dite.

L'existence d'un tissu utriculaire dans les lobulins du foie a été entrevue pour la première fois en 1824 par Dutrochet, qui compara ces cellules aux vésicules constitutives du tissu cellulaire des plantes (*f*). En 1837, M. Purkinje, et bientôt après M. Henle, sans avoir connaissance ni de leurs observations respectives, ni des vues de Dutrochet, arrivèrent au même résultat et l'établirent sur des bases plus solides (*g*). Depuis lors la structure de ces organites a été

(*a*) Bouillaud, *Considérations sur un point d'anatomie pathologique du foie* (*Mém. de la Soc. médicale d'émulation*, t. IX, p. 177).

— Andral, *Clinique médicale*, 2ᵉ édit., t. IV, p. 176 et suiv. — *Précis d'anatomie pathologique*, t. II, p. 584.

(*b*) Portal, *Anatomie médicale*, t. V, p. 278.

— Cruveilhier, *Anatomie pathologique*, livraison XII : *Foie granuleux*.

— Kiernan, *Op. cit.* (*Philos. Trans.*, 1833, p. 752 et suiv.).

— Lereboullet, *Mém. sur la structure intime du foie*, p. 36 (*Mém. de l'Acad. de médecine*, t. XVII).

(*c*) Malpighi, *De hepate* (*Opera omnia*, t. II, p. 63).

(*d*) Krause, *Ueber den feineren Bau der Leber* (Müller's *Archiv für Anat. und Physiol.*, 1845, p. 524).

(*e*) Dujardin et Verger, *Recherches anatomiques et microscopiques sur le foie des Mammifères* (*Annales françaises et étrangères d'anatomie*, 1838, t. II, p. 273).

— Natalis Guillot, *Op. cit.* (*Ann. des sciences nat.*, 2ᵉ série, t. IX, p. 128 et suiv., pl. 12, fig. 3 ; pl. 13, fig. 2 ; pl. 14, fig. 2 et 4).

(*f*) Dutrochet, *Recherches anatomiques et physiologiques sur la structure intime des Animaux et des Végétaux*, 1824, p. 201 et suiv. — *Mémoires pour servir à l'histoire anatomique et physiologique des Végétaux et des Animaux*, 1837, t. II, p. 470.

(*g*) Purkinje, *Ueber den Bau der Magen-Drüsen* (*Bericht der Versammlung der Naturforscher in Prag*, 1838, p. 174).

— Henle, *Traité d'anatomie générale*, t. II, p. 481.

On peut découvrir dans leur intérieur des globules de matières grasses et d'autres substances constitutives de la bile ; ils varient quant à leur volume, et ils paraissent être à divers degrés de développement; ils ressemblent beaucoup aux utricules du tissu épithélique pavimenteux dont j'ai déjà eu à parler plus d'une fois ; enfin ils sont réunis entre eux de façon à constituer ces trabécules qui, à leur tour, donnent naissance à une sorte de réseau dont les mailles occupent les espaces laissés libres par le réseau vasculaire des lobulins et dont la disposition générale est radiaire. C'est au milieu des petites masses

étudiée par un grand nombre de micrographes, qui presque tous s'accordent à les considérer comme des vésicules analogues aux utricules des tissus épithéliques dont j'ai déjà eu l'occasion de parler. Ces organites se séparent facilement entre eux, et en général ils semblent avoir été déformés par la pression qu'ils ont exercée les uns contre les autres : en effet, sur le cadavre, ils sont ordinairement aplatis et plus ou moins polygonaux ; mais M. Lereboullet a reconnu que chez les Animaux récemment tués, ils ont souvent une forme globuleuse, et lorsque, par un séjour de quelques instants dans l'eau, ils sont devenus turgides, ils sont souvent sphériques ou ellipsoïdaux, tandis que d'autres fois ils conservent la forme d'un polyèdre irrégulier. Leurs dimensions varient beaucoup chez le même Animal ; mais, terme moyen, ils sont un peu plus petits chez les Poissons et chez les Oiseaux que chez les Reptiles et les Mammifères. Chez l'Homme, leur diamètre est quelquefois de 0$^{mm}$,030 ou même un peu plus, et peut se réduire à 0$^{mm}$,012 ou 0$^{mm}$,015 (a).

Leur tunique paraît être constituée par une couche membraniforme amorphe et transparente, d'une grande ténuité, qui renferme : 1° un corpuscule discoïde, appelé noyau ; 2° un amas de granules jaunâtres très ténues, qui leur donnent un aspect pointillé ; et 3° des gouttelettes de graisse.

Pour démontrer l'existence de la tunique membraniforme, on peut avoir

(a) Kölliker, *Traité d'histologie*, p. 474.

Pour plus de détails au sujet des dimensions des cellules hépatiques, je renverrai aux publications suivantes :

— Henle, *Traité d'anatomie générale*, t. II, p. 488.
— Hallmann, *De cirrhosi hepatis*. Berlin, 1839.
— Vogel, *Gebrauch der Mikroscopie*, 1841.
— Wagner, *Icones physiologicæ*, pl. 18, fig. 1 B.
— Krause, *Op. cit.* (Müller's *Archiv*, 1845, p. 526.)
— Harting (voy. Backer, *De structura hepatis*, p. 47).
— Huschke, *Traité de splanchnologie*, trad. par Jourdan, p. 118 et suiv.
— Mandl, *Anatomie microscopique*, t. 1, p. 248, pl. 2.
— Theile, art. LEBER (Wagner's *Handwörterbuch der Physiologie*, t. II, p. 329).

de tissu utriculaire et de vaisseaux capillaires sanguins dont les lobulins sont formés que naissent les radicules des conduits biliaires; mais il règne encore une grande obscurité au sujet des relations qui existent entre ces divers éléments anatomiques du foie, et, dans l'état actuel de la science, nous manquons de faits probants pour résoudre la question d'une manière satisfaisante. Suivant quelques histologistes, les racines des canaux excréteurs naissent à la surface de la masse du tissu utriculaire qui, enchevêtré au milieu des mailles vasculaires, constitue le lobulin, et qui ne serait creusé d'aucune cavité en communication avec ces tubes (1). D'autres anatomistes pensent que le

recours à l'action de l'eau et de divers réactifs qui y pénètrent par endosmose, et après l'avoir distendue fortement en déterminent la rupture brusque, phénomène qui est suivi aussitôt de la dissolution ou de la disparition des matières incluses. Le noyau devient plus visible quand on traite ces utricules par de l'acide acétique qui dissout la matière granuleuse adjacente. M. Kölliker évalue à $0^{m},007$ ou $0^{mm},008$ le diamètre de ce corpuscule, qu'il considère comme une cellule intérieure. Il est aussi à noter que parfois le noyau manque, et que cette circonstance paraît devoir être attribuée au progrès de l'âge de l'utricule hépatique. Les granulations jaunes paraissent être formées par la matière colorante de la bile, et se comportent de la même manière avec les réactifs chimiques (*a*). Enfin, les gouttelettes de graisse varient beaucoup en nombre et en volume. Elles sont très abondantes chez les Poissons, et, dans divers états pathologiques, elles envahissent la presque totalité de l'intérieur des cellules. C'est une dégénérescence de ce genre qui donne au *foie gras* des Oies et des Canards des qualités particulières (*b*).

Pour plus de détails sur l'action exercée par les réactifs chimiques sur les utricules hépatiques, je renverrai aux travaux spéciaux sur ce sujet (*c*).

(1) Cette manière de concevoir la structure intime des lobulins hépatiques a été adoptée par M. H. Jones, et elle est soutenue par un des histologistes les plus éminents de l'époque actuelle, M. Kölliker (*d*). Cet auteur

(*a*) Will, *Ueber die Absonderung der Galle*. Erlangen, 1849.

(*b*) Lereboullet, *Op. cit.* p. 93 et suiv. (extr. des *Mém. de l'Acad. de médecine*, t. XVII).

(*c*) Hallmann, *De cirrosi. hepatis* Berlin, 1839.
— Gerlach, *Handbuch der Gewebelehre*, 1848, p. 273.
— Lereboullet, *Op. cit.*, p. 34 et suiv.

(*d*) C. Hanfield Jones, *On the Structure and Development of the Liver* (*Philosophical Transactions*, 1849, p. 109).
— Kölliker, *Mikroscopische Anatomie*, 9Y8I, t. II, p. 220. — *Éléments d'histologie*, p. 470.

tissu sécréteur des lobulins présente des espaces ou lacunes comparables aux méats intercellulaires du parenchyme des feuilles chez les plantes à respiration aérienne, et que ces cavités dépourvues de parois membraneuses sont le commencement des conduits biliaires, qui ne se revêtiraient d'une tunique membraneuse que près de la surface des lobulins (1).

pense que les utricules occupent la totalité des espaces existant entre les mailles du réseau vasculaire du lobulin ou îlot, et y constituent, par leur juxtaposition, un réseau cellulaire dépourvu, soit de substance connective interposée, soit de membranes engaînantes. Les tubercules de ce réseau, dont la direction générale est rayonnante du centre à la circonférence, se composeraient tantôt d'une seule série d'utricules, tantôt de deux, de trois ou même davantage, et ses mailles embrasseraient étroitement les vaisseaux capillaires intra-lobulinaires. Enfin, M. Kölliker suppose que chaque radicule des canaux biliaires naît à la surface de la petite masse de tissu sécréteur ainsi disposé, soit en y formant un cul-de-sac, soit par un orifice béant. Dans cette hypothèse, la bile élaborée dans les cellules profondes du lobulin ne pourrait arriver dans le canal excréteur correspondant qu'en passant d'utricule, en utricule jusqu'à la surface du lobulin.

L'opinion de M. Kölliker, relativement au mode d'origine des conduits biliaires, ne diffère que peu de celle émise en 1838 par Dujardin et Verger. Ces micrographes ont cru voir ces tubes excréteurs s'épanouir en houppes à la surface des lobulins (*a*).

(1) M. Henle a été le premier à expliquer de la sorte l'origine des conduits biliaires dans l'intérieur des lobulins. Il considère les racines initiales de ces conduits comme étant des espaces intercellulaires ou lacunes tubuliformes ménagées entre les cellules élémentaires du tissu hépatique, et se recouvrant extérieurement d'une tunique membraneuse près de la surface du lobulin, où ces canaux à parois utriculaires rencontreraient la substance connective interlobulinaire (*b*). Cette opinion a été adoptée par quelques anatomistes de l'Allemagne (*c*), et ne diffère que peu de celle soutenue récemment par M. Natalis Guillot et par M Lereboullet (*d*).

Ces derniers auteurs admettent l'existence de canalicules biliaires dans l'intérieur des lobulins, parce que dans

(*a*) Dujardin et Verger, *Recherches sur le foie* (*Ann. françaises et étrangères d'anatomie*, 1838, t. II, p. 230).

(*b*) Henle, *Traité d'anatomie générale*, trad. par Jourdan, 1843, t. II, p. 483.

(*c*) Gerlach, *Handbuch der Gewebelehre*, 1848, p. 281 et suiv.

— Hyrtl, *Lehrbuch der Anatomie des Menschen*, p. 461 et suiv.

(*d*) Natalis Guillot, *Op. cit.* (*Ann. des sciences nat.*, 2ᵉ série, 1848, t. IX, p. 127 et suiv.

— Lereboullet, *Mémoire sur la structure intime du foie*, p. 68 et suiv. (extr. des *Mém. de l'Acad. de médecine*, 1853, t. XVII).

Enfin, plusieurs auteurs croient pouvoir conclure de leurs recherches que les trabécules de tissu utriculaire dont se compose le réseau propre des lobulins sont revêtues d'une tunique membraneuse, et que les canaux ainsi constitués sont en continuité avec les racines interlobulinaires des conduits biliaires, de façon que ceux-ci naîtraient en réalité d'un réseau de canaux renfermant les utricules sécrétoires et entremêlés avec les capillaires sanguins dans l'intérieur de chaque lobulin. J'incline à croire qu'il en est ainsi, et que par conséquent la structure du foie des Vertébrés ne diffère essentiellement de celle du même organe chez les Invertébrés supérieurs que par l'établissement d'anastomoses entre les branches les plus profondes du système

les injections fines des conduits excréteurs du foie, on voit que la matière colorante employée remplit non-seulement le lacis formé par ces tubes autour de chaque lobulin, mais pénètre aussi dans des espaces canaliculiformes disposés en réseau jusque dans la profondeur de la substance constitutive de ces mêmes îlots ou lobulins. Les recherches récentes de M. Lereboullet s'accordent aussi complétement avec celles de M. Natalis Guillot, quant à l'absence de toute paroi membraneuse entre le canal ainsi creusé et les corpuscules ou cellules circonvoisines. Cet auteur est également convaincu de la non-existence d'une tunique ou membrane basilaire qui envelopperait les utricules pariétales de ces conduits et les séparerait des vaisseaux sanguins adjacents. Enfin M. Lereboullet pense que ces méats intercellulaires linéaires sont pratiqués entre deux rangées d'utricules réunies en chapelet, et que dans l'état normal ils sont d'une ténuité extrême, mais s'élargissent dans les préparations injectées, parce que les cellules pariétales s'aplatissent sous la pression qu'exerce le liquide poussé dans l'intérieur du système de tubes dont ils forment la portion initiale.

M. Weber a donné une autre explication du mode de constitution de cette portion intra-lobulinaire des racines des conduits biliaires ; il suppose que les canalicules en question sont situés non pas entre les utricules, mais dans l'axe d'une série linéaire de ces cellules qui, soudées ensemble, seraient perforées dans leurs points de jonction, de façon à donner naissance à un tube capillaire injectable (a) ; mais cette hypothèse me paraît inadmissible et n'est adoptée par aucun des histologistes qui, dans ces derniers temps, ont étudié la structure du foie.

(a) Weber, *Ueber den Bau der Leber* (Müller's *Archiv für Anat.*, 1843, p. 309).

des conduits biliaires qui, au lieu de se terminer en cul-de-sac, se réuniraient pour constituer un réseau (1) ; mais de nouvelles observations sont nécessaires pour démontrer qu'il en est ainsi, et les difficultés inhérentes aux travaux de ce genre sont si grandes, que probablement la question restera longtemps indécise.

Les racines interlobulinaires dont je viens de parler ne sont pas les seules branches initiales des conduits biliaires. Sur

(1) M. Kiernan fut le premier à indiquer nettement l'existence d'un réseau intra-lobulinaire formé par les radicules des canaux biliaires, mais cet anatomiste ne parvint à l'injecter que partiellement ; il ne précisa pas les rapports de ce lacis avec le réseau vasculaire adjacent, et il n'employa pas des grossissements suffisants pour pouvoir distinguer la structure des parois de ces conduits (*a*). En 1843, Krukenberg signala d'une manière plus complète la disposition réticulaire des canalicules initiaux des conduits biliaires, ainsi que la manière dont ils s'adaptent aux mailles du lacis vasculaire intra-lobulinaire. Il considéra ces canalicules comme étant compris entre deux rangées d'utricules hépatiques et comme étant pourvus d'une gaîne membraneuse intimement unie aux vaisseaux sanguins circonvoisins ; mais il ne put réussir à démontrer l'existence de cette tunique membraneuse, et ne donna que des figures théoriques du réseau initial des conduits biliaires (*b*). Retzius assure avoir démontré la présence des parois membraneuses de ces canalicules radiculaires, mais il ne donne aucune preuve satisfaisante à l'appui de son opinion (*c*). MM. Backer, Leidy et quelques autres anatomistes ont adopté la même manière de voir, sans cependant ajouter des faits nouveaux propres à avancer la solution de la question en litige (*d*). Enfin M. Beale a publié sur ce sujet un travail spécial dans lequel il s'applique à établir par beaucoup d'observations importantes que les trabécules utriculaires du tissu sécréteur intra-lobulinaire sont renfermées dans des tubes membraneux d'une grande ténuité, qui se continuent au

(*a*) Kiernan, *Op. cit.* (*Philos. Trans.*, 1833, p. 741, pl. 23, fig. 3).

(*b*) Krukenberg, *Untersuch. über den feineren Bau der menschlichen Leber* (Müller's *Archiv*, 1843, p. 332, pl. 16, fig. 3 et 5).

(*c*) Retzius, *Ueber den Bau der Leber* (Müller's *Archiv für Anat.*, 1849, p. 169).

(*d*) C. Backer, *Dissertatio med. inaug. de structura subtiliori hepatis sani et morbosi*. Utrecht, 1845.

— J. Leidy, *Researches into the Comparative Anatomy of the Liver* (*American Journal of the Medical Sciences*, janvier 1848).

— Weja, *Beiträge zur feineren Anatomie der Leber* (Müller's *Archiv*, 1851, p. 79, pl. 2, fig. 3 et 4).

— A. Cramer, *Bijdrage tot de fijnere Structuur der Lever* (*Tijdschrift der Nederlandsche Maatschappij*, 1854, p. 85), quelques points de la surface du foie, on en voit d'autres qui offrent l'aspect d'arborisations, et qui ont leurs extrémités arrondies en cul-de-sac, sans se rattacher à aucun îlot de tissu sécréteur. Cette disposition paraît être due en général à une atrophie des lobulins correspondants, mais quelquefois on doit l'attribuer plutôt à un arrêt de développement de certaines parties périphériques de l'appareil biliaire dont les conduits excré-

dehors des lobules pour constituer les racines interlobulinaires du système excréteur du foie (*a*). Ses recherches portent sur des Poissons, des Reptiles et des Oiseaux, aussi bien que sur des Mammifères, tels que l'Homme, le Cochon et le Lapin. Pour injecter le réseau biliaire intra-lobulinaire, il en chasse d'abord la bile en gorgeant les vaisseaux sanguins avec de l'eau, et pour mettre en évidence la membrane basilaire qui porte les utricules et constitue la tunique externe de ces conduits, il a recours à l'action de divers liquides qui durcissent ou qui dissolvent certaines parties de la substance des lobules.

Je dois ajouter que les trois principales hypothèses dont je viens de rendre compte ne sont pas les seules qui aient été soutenues depuis quelques années, relativement à la structure intime des lobulins du foie et au mode d'origine des racines des conduits biliaires qui en naissent.

Ainsi J. Müller, guidé par ses observations sur le développement du foie chez l'embryon, a pensé d'abord que chez les Vertébrés les canaux biliaires se terminaient en cul-de-sac ou en ampoules à peu près comme chez les Crustacés, et il est à noter que l'apparence de la préparation du foie de l'Écureuil dont il donne une figure à l'appui de sa manière de voir (*b*) paraît être due à un état de congestion pathologique (*c*). Du reste, dans les dernières années de sa vie, cet anatomiste habile semble avoir abandonné l'opinion dont je viens de parler (*d*). Krause, en insufflant ces conduits, a cru pouvoir démontrer qu'ils se terminent par des vésicules, ou plutôt qu'ils en naissent (*e*). Enfin M. Sappey considère les lobulins comme composés d'un nombre considérable de groupes de vésicules ou acini dont la cavité serait en communication directe avec les radicules intra-lobulinaires des conduits biliaires (*f*). Mais cette opinion est en désaccord avec toutes les observations microscopiques modernes les mieux faites. M. Huschke a adopté une manière de voir qui

(*a*) L. Beale, *On the ultimate Arrangement of the Biliary ducts and on some other Points in the Anatomy of the Liver of Vertebrate Animals* (*Philosophical Transactions*, 1855, p. 375, pl. 15).

(*b*) Müller, *De glandularum secernentium structura penitiori*, p. 80, pl. 11, fig. 11.

(*c*) E. Wilson, art. LIVER (Todd's *Cyclopædia of Anatomy and Physiology*, t. II, p. 185).

(*d*) Müller, *Ueber den Bau der Leber* (*Archiv für Anat. und Physiol.*, 1843, p. 343).

(*e*) Krause, *Ueber den feineren Bau der Leber* (Müller's *Archiv*, 1845, p. 524).

(*f*) Sappey, *Traité d'anatomie descriptive*, 1857, t. III, p. 276.

teurs se constitueraient sans que le tissu utriculaire circonvoisin ait pris naissance (1).

Les conduits biliaires interlobulinaires s'anastomosent fréquemment entre eux et forment autour des lobulins un réseau irrégulier à mailles serrées (2). De même que les branches qui en naissent pour se diriger vers le hile du foie, ils ont des parois dont la structure est très complexe. Effectivement tout ce système de tubes excréteurs est revêtu intérieurement d'une couche de tissu épithélique de forme plus ou moins pavimenteuse, et pourvu d'une tunique membraneuse propre, ainsi que d'une tunique externe de structure fibreuse, composée principalement de tissu conjonctif entremêlé de fibres élastiques; dans

est non moins inadmissible. Il suppose que chaque utricule hépatique est munie d'un canal excréteur particulier, et que ces canaux filiformes constituent en se réunissant les racines des conduits biliaires (*a*).

(1) Les anatomistes ont donné le nom de *vasa aberrantia* à ces canaux biliaires, dont la portion radiculaire est isolée et dépourvue de tissu sécréteur. On en voit ordinairement un certain nombre qui s'avancent un peu dans l'épaisseur du ligament gauche du foie où leur présence a été signalée pour la première fois par Ferrein (*b*), et ils sont accompagnés par des branches de la veine porte et de l'artère hépatique, comme dans l'intérieur du foie. M. Kiernan en a donné une bonne figure et les considère comme les représentants d'un lobe droit (*c*). La formation des *vasa aberrantia* par voie d'atrophie du tissu propre des lobules correspondants a été étudiée dernièrement par M. Sappey (*d*).

(2) Dans la partie initiale de ce vaste système de conduits excréteurs, les anastomoses sont si fréquentes, que ces tubes constituent un réseau à mailles étroites (*e*). Entre les branches de moyenne grosseur on trouve aussi des communications analogues, mais moins intimes, dont M. Sappey a fait une étude attentive (*f*). Ces dernières anastomoses sont moins nombreuses et plus difficiles à injecter chez l'Homme que chez le Cochon.

(*a*) Huschke, *Traité de splanchnologie*, trad. par Jourdan, 1845, p. 125.

(*b*) Ferrein, *Sur la structure et les vaisseaux du foie* (*Mém. de l'Acad. des sciences*, 1733, *Histoire*, p. 37).

(*c*) Kiernan, *Op. cit.* (*Phil. Trans.*, 1833, p. 742, pl. 23, fig. 4).

(*d*) Sappey, *Op. cit.*, *Traité d'Anatomie descriptive*, t. III, p. 283.

(*e*) Natalis Guillot, *Mém. sur la structure du foie* (*Ann. des sciences nat.*, 3ᵉ série, t. IX, pl. 14, fig. 2 et 3 ; pl. 15, fig. 3).

(*f*) Sappey, *Traité d'anatomie descriptive*, t. III, p. 277, fig. 384.

les gros troncs on y trouve aussi des fibres musculaires lisses; enfin chez l'Homme et beaucoup d'autres Mammifères leurs parois sont garnies d'une multitude de glandules en forme de grappes qui débouchent dans leur intérieur et qui hérissent leur surface externe (1). M. Sappey a remarqué que ces organites appendiculaires sont le plus developpés chez les Animaux dont la bile est très épaisse, et il a été ainsi conduit à admettre qu'ils versent dans cette humeur des matières muqueuses, opinion qui me paraît très plausible.

Ainsi que je l'ai déjà dit, les conduits biliaires se réunissent entre eux à mesure qu'ils se rencontrent en s'éloignant de leur lieu d'origine et qu'ils s'approchent de la partie moyenne de la face inférieure ou intestinale du foie. Quelquefois ils sortent de cet organe avant que cette concentration du système excré-

(1) Ces glandules pariétales des conduits biliaires se montrent déjà dans les parties radiculaires du système excréteur sur des tubes dont le diamètre n'excède pas 0mm,02, et sur les branches plus fortes elles ne tardent pas à devenir si nombreuses et si saillantes, qu'elles donnent à ces tubes l'aspect d'un arbre dont l'écorce serait couverte de plantes parasites (*a*). Elles disparaissent en général peu à peu aux approches du point où les canaux biliaires, devenant libres, se réunissent au canal cystique. Mais quelquefois on en trouve jusque sur le canal cholédoque (*b*). Les unes sont de simples appendices terminés en cul-de-sac et bossués latéralement; d'autres sont plus ou moins rameuses, et la plupart s'insèrent par un col étroit, tandis que leurs extrémités libres sont renflées. Enfin elles sont tapissées intérieurement par un épithélium pavimenteux (*c*). Chez l'Homme, le Chien, le Chat et le Cochon, ces glandes acquièrent un développement très considérable (*d*); chez le Cheval elles s'allongent davantage, mais chez le Lapin elles paraissent manquer complétement, et l'on n'en a pas trouvé de traces chez les Oiseaux ni chez les Reptiles. M. Theil, qui a étudié attentivement ces appendices glandulaires, pense que quelques-uns d'entre eux sont réunis en réseau (*e*). Mais cette disposition ne paraît pas exister.

(*a*) Sappey, *Op. cit.*, t. III, p. 279, fig. 284.

(*b*) C. Wedl, *Ueber die traubenförmigen Gallengangsdrüsen* (*Sitzungsbericht der Wiener Akad.*, 1850, t. V, p. 480, pl. 10, fig. 7).

(*c*) Lereboullet, *Mém. sur la struct. int. du foie*, p. 79, pl. 3, fig. 8 (*Mém. de l'Acad. de méd.*, t. XVII).

(*d*) Sappey, *Op. cit.*, p. 284, fig. 385, 386 et 387.

(*e*) Theil, art. LEBER (Wagner's *Handwörterbuch der Physiologie*, 1844, t. II, p. 351).

teur soit portée très loin, et ils constituent ainsi plusieurs troncs qui restent toujours distincts entre eux, ainsi que cela se voit chez beaucoup de Poissons; mais en général, avant de devenir libres ou presque immédiatement après, ils se réunissent tous de façon à constituer deux gros tubes qui appartiennent essentiellement, l'un à la partie droite, l'autre à la partie gauche du foie (1). Chez beaucoup de Vertébrés, les Oiseaux, par exemple, ces deux conduits se terminent sans s'être unis entre eux; mais chez les Mammifères, ainsi que chez beaucoup de Reptiles, ils ne tardent pas à se confondre en un tronc commun qui tantôt se rend directement à l'intestin, d'autres fois reçoit, chemin faisant, le canal cystique ou partie terminale de la vésicule du fiel, et il prend, à partir de ce point, le nom de *canal cholédoque*. Il est aussi à noter que souvent ce conduit se réunit au canal pancréatique avant de déboucher dans l'intestin.

Vésicule du fiel.

§ 10. — Chez la plupart des Vertébrés, le système des conduits excréteurs du foie se perfectionne par le développement d'un réservoir biliaire dans lequel les produits sécrétés par cette glande peuvent s'accumuler pour être employés suivant les besoins de l'animal, réceptacle dont nous n'avons pas vu d'exemple chez les Invertébrés. Quelquefois cet organe est constitué à l'aide d'une dilatation de la portion subterminale du canal hépatique, chez l'Éléphant par exemple (2); mais, en gé-

(1) Quelquefois les canaux hépatiques forment, après leur sortie du foie, une sorte de plexus; cette disposition a été observée chez quelques Serpents du genre Trigonocéphale (*a*).

(2) Chez l'Éléphant la face inférieure du foie livre passage à neuf ou dix grands canaux excréteurs qui ne tardent pas à se réunir en deux branches, lesquelles se rencontrent à leur tour pour constituer un tronc unique, dont la partie inférieure se dilate en une grosse ampoule ovoïde située entre les tuniques de l'intestin duodénum

(*a*) Duvernoy, *Fragments d'anatomie sur l'organisation des Serpents* (*Ann. des sciences nat.*, 1833, t. XXX, pl. 14, fig. 1).

néral, il consiste en une poche membraneuse appelée *vésicule du fiel*, qui est ajoutée à ce tube et qui se trouve suspendue à la face inférieure du foie. On le rencontre dans toutes les classes de l'embranchement des Vertébrés ; il ne manque que très rarement chez les espèces qui vivent de matières animales, mais il fait souvent défaut chez celles dont le régime est végétal. Il existe cependant chez tous les frugivores dont l'organisation est la plus parfaite, et, dans l'état actuel de la science, on ne peut saisir aucun rapport constant entre les variations qui s'observent à cet égard dans la constitution de l'appareil biliaire et la manière dont les fonctions digestives s'accomplissent.

où ce tube va déboucher. A l'intérieur le réservoir ainsi formé est divisé par des demi-cloisons disposées en spirale (*a*). Il est aussi à noter que le canal pancréatique s'ouvre dans cette poche hépatique. L'absence d'une vésicule biliaire proprement dite et l'existence de ce réservoir accessoire chez l'Éléphant paraît avoir été connue de Gallien (*b*), et peut-être même d'Aristote (*c*).

Une disposition analogue, quoique moins prononcée, se rencontre chez plusieurs Carnassiers qui sont pourvus aussi d'une vésicule biliaire. Ainsi chez la Loutre (*d*), les Chats, la plupart des Phoques, les Morses (*e*) et les Dauphins proprement dits, il existe à l'extrémité intestinale du canal cholédoque une ampoule assez forte, et chez le Chien, ainsi que chez le Raton, une dilatation semblable, mais plus petite, s'y rencontre. Enfin chez le Kanguroo la portion transversale du conduit s'élargit graduellement de façon à constituer un sac pyriforme (*f*).

Chez l'Homme on trouve des vestiges de ce mode d'organisation, car le canal cholédoque présente dans l'épaisseur des parois de l'intestin un élargissement appelé l'*ampoule de Vater*, où le canal pancréatique vient déboucher (*g*).

Enfin chez quelques Poissons, par exemple le Turbot, il existe aussi une vésicule biliaire accessoire, formée par une dilatation de la partie terminale du canal cystique.

(a) Stukeley, *Essay towards the Anatomy of an Elephant*, 1722, p. 96.
— Camper, *Description anatomique d'un Éléphant mâle*, pl. 6, fig. 1 à 3 ; pl. 7, fig. 1 à 4.

(b) Galien, *De anatome administr.*, lib. VI, cap. 8.

(c) Aristote, *Histoire des Animaux*, liv. II, chap. 14.

(d) Daubenton, dans Buffon, *Histoire naturelle des Mammifères*, pl. 110, fig. 1.

(e) Home, *Some curious Facts respecting the Walrus and the Seal* (*Philos. Trans.*, 1824, p. 235, pl. 7).

(f) F. Leuckart, *Erweiterter Gallen und Bauchspeicheldrüsengang beim Känguruhh* (Meckel's *Deutsches Archiv für die Physiol.*, 1823, t. VIII, p. 442, pl. 5, fig. 1 à 3).

(g) Vater, *De novo bilis diverticulo* (Haller, *Disput. anat.*, t. III, p. 269).

En effet, la vésicule du fiel existe chez l'Homme et chez tous les Quadrumanes, qui sont des Animaux frugivores; chez les Chéiroptères et les Insectivores, ainsi que chez les divers Mammifères de l'ordre des Carnassiers et chez les Édentés proprement dits. Tous les Marsupiaux, quel que soit leur régime, et quelques Rongeurs, sont également pourvus d'un réservoir de ce genre : le Porc-épic, par exemple. Mais la plupart des Animaux de ce dernier ordre en sont dépourvus, et il manque aussi chez le Cheval, l'Éléphant, le Rhinocéros, le Tapir et le Pécari, parmi les Pachydermes (1); chez les Chameaux et les Cerfs, parmi les Ruminants; chez le Rytina ou Steller, parmi les Siréniens ou Cétacés herbivores, et chez tous les Cétacés proprement dits. Dans la classe des Oiseaux, on trouve aussi, à côté d'espèces qui sont pourvues d'une vésicule du fiel, d'autres qui en manquent : ainsi l'Autruche d'Afrique (2), les Pigeons, la Pintade, la Gelinotte, les Perroquets et le Coucou en sont privés, tandis que chez les autres Gallinacés, Passereaux, Grimpeurs et Échassiers, ainsi que chez les Rapaces et les Palmipèdes, il existe toujours (3). Cet organe se rencontre aussi chez les Batraciens, chez presque tous les Reptiles et chez la plupart des Poissons. On voit donc qu'il fait rarement défaut chez les Vertébrés dont le régime est animal, et que c'est surtout chez les herbivores qu'il manque souvent; mais cette règle souffre beaucoup d'exceptions et ne doit être acceptée qu'avec réserve. Aussi serait-il peut-être préférable

(1) Les Cochons, qui appartiennent à la même famille naturelle que les Pécaris, sont, au contraire, pourvus d'une vésicule biliaire.

(2) Il est à noter que le Nandou, ou Autruche d'Amérique, est au contraire pourvu d'une vésicule biliaire.

(3) Chez l'Aptéryx, la vésicule du fiel manque quelquefois, mais d'autres fois elle est bien développée (a).

(a) Owen, *On the Anatomy of the Southern Apteryx* (*Trans. of the Zool. Soc.*, t. II, p. 270, pl. 50 et 51, fig. 1).

de dire que la présence d'une vésicule biliaire est un perfectionnement organique qui est très général chez les Vertébrés carnivores, mais ne se montre que rarement chez les Vertébrés dont le régime est végétal, à moins que ces Animaux n'occupent un rang fort élevé dans les groupes zoologiques dont ils dépendent (1).

Il est aussi à noter que chez quelques Mammifères ce réservoir est double ou divisé intérieurement en deux loges par une cloison verticale (2).

En général, la vésicule biliaire est pyriforme ou globuleuse (3), et adhère à la face inférieure du lobe droit du foie, près de la jonction de celui-ci avec le lobe gauche. Souvent elle s'enfonce profondément dans la substance de cet organe, et

(1) Chez quelques Mammifères il y a de singulières variations au sujet de la vésicule biliaire. Ainsi dans deux Girafes mâles disséquées par M. Owen, ce réservoir manquait complétement, tandis que dans une femelle de la même espèce cet anatomiste trouva deux de ces poches biliaires soudées latéralement entre elles (*a*). La Girafe femelle disséquée par MM. Joly et Ladvocat était également dépourvue d'une vésicule biliaire (*b*).

(2) Ce mode d'organisation a été observé chez l'Oryctérope (*c*).

(3) Ainsi, la vésicule biliaire est pyriforme chez l'Homme (*d*) et la plupart des autres Mammifères (*e*). Mais chez quelques-uns de ces animaux elle s'allonge au point de devenir presque cylindrique : par exemple, chez les Martres, la Loutre et la Souris. Chez d'autres espèces, elle est au contraire plus ou moins arrondie : par exemple, chez l'Ours, le Raton, le Hérisson, la Taupe et plusieurs Chéiroptères. On rencontre des différences analogues chez les Oiseaux, et surtout chez les Poissons, mais ces variations de forme ne paraissent avoir que peu d'importance, et j'ajouterai seulement que chez quelques Poissons, tels que le Maigre du Cap, la vésicule biliaire s'allonge au point d'atteindre presque le fond de la cavité abdominale (*f*). En général, son volume est en rapport avec celui du foie.

(*a*) Owen, *On the Anatomy of the Nubian Giraffa* (*Trans. of the Zool. Soc.*, t. II, p. 228, pl. 42, fig. 4).

(*b*) Joly et Ladvocat, *Recherches sur la Girafe*, p. 57 (*Mém. de la Soc. d'hist. nat. de Strasbourg*, t. III).

(*c*) Rapp, *Anatomische Untersuchungen über die Edentaten*, p. 61.

(*d*) Voyez Bourgery, *Op. cit.*, t. V, pl. 38.

(*e*) Exemple : le *Gibbon* (Daubenton, dans Buffon, MAMMIFÈRES, pl. 409, fig. 2).

(*f*) Cuvier, *Leçons d'anatomie comparée*, t. IV, 2e partie, p. 561.

quelquefois, au contraire, elle s'en trouve complétement séparée (1); mais toujours elle s'ouvre, soit directement, soit indirectement dans la cavité de l'intestin duodénum, à l'aide d'un prolongement tubulaire appelé le *canal cystique*, et elle communique avec le système des conduits hépatiques de façon à recevoir dans son intérieur une portion plus ou moins considérable de la bile transportée par ces canaux.

Embouchures de l'appareil hépatique.

Ces communications s'établissent de différentes manières, et l'on peut rapporter à trois types principaux les variations qui se remarquent à cet égard. Tantôt une portion seulement du système des canaux biliaires se réunit, soit à la vésicule biliaire, soit au canal cystique, et au moins un des troncs hépatiques se rend directement à l'intestin pour y déboucher isolément. Cette disposition se rencontre chez la

(1) Chez les Mammifères, la vésicule biliaire est disposée transversalement par rapport à l'axe du corps, et son col est dirigé obliquement du côté du dos. Il en résulte que chez l'Homme (*a*) et les Singes, dont la position est verticale, cette poche membraneuse est dirigée presque horizontalement, mais que chez les Quadrupèdes, son grand axe est vertical et son fond dirigé vers le bas. Elle est toujours située à droite du ligament suspenseur du foie, et quelquefois elle est logée si profondément dans la substance de cet organe, qu'elle se fait jour à la face supérieure de celui-ci, disposition qui s'observe souvent chez les Sarigues (*b*).

Chez les Oiseaux, la vésicule biliaire est suspendue à la face interne du lobe droit du foie, et souvent elle n'y est fixée que par les canaux biliaires, de façon à être flottante.

Chez les Reptiles, cette poche membraneuse est en général logée plus ou moins profondément dans la substance du foie. Ainsi, chez la plupart des Tortues, elle est presque entièrement cachée dans le lobe droit de cet organe. Mais chez divers Ophidiens elle en est complétement séparée et très rapprochée du pylore : cette disposition s'observe chez les Serpents vrais (*c*) et le *Typhlops lumbricalis* ; elle se rencontre aussi chez divers Poissons.

(*a*) Voyez Bourgery, *Traité de l'anatomie de l'Homme*, t. V, pl. 36.
(*b*) Owen, art. MARSUPIALIA (Todd's *Cyclop. of Anat.*, t. II, p. 304).
(*c*) Exemple : le *Trigonocéphale* (Duvernoy, *Op. cit.*, dans *Ann. des sciences nat.*, 1833, t. XXX, pl. 14, fig. 1).

plupart des Oiseaux (1) et se retrouve chez quelques Reptiles (2).

D'autres fois aucun canal biliaire ne se rend directement à l'intestin ; toute la portion terminale du système des conduits excréteurs du foie débouche dans l'appareil cystique, dont une partie plus ou moins considérable constitue un canal commun en connexion avec le tube digestif. Mais ce mode d'organisation comporte deux combinaisons différentes : dans certains cas, chez la plupart des Poissons par exemple, une partie plus ou moins considérable des conduits biliaires va déboucher

(1) Ainsi, chez le Butor (*a*), le Vautour (*b*), le Hibou (*c*), le Coq (*d*), le Faisan, le Paon et beaucoup d'autres Oiseaux, une grande partie de la bile sécrétée par le foie est versée directement dans l'intestin par un tronc hépatique, et le reste de ce liquide est entreposé dans la vésicule du fiel, qui le transmet à l'intestin par l'intermédiaire du canal cystique. Du reste, les orifices de ces deux conduits excréteurs sont situés très près l'un de l'autre.

En général, chez ces Animaux, le canal hépatique du côté droit va déboucher, soit dans le col de la vésicule du fiel, en face de l'ouverture du canal cystique, soit dans un point des parois de cette poche qui se trouve plus ou moins rapproché de son fond. Quelquefois ce canal hépatique va s'ouvrir dans le canal cystique : par exemple, chez le Flamant.

Chez l'Aptéryx, quand la vésicule biliaire existe, on voit deux canaux hépato-cystiques sortir du lobe droit du foie pour aller déboucher dans le col de ce réservoir, tandis qu'une autre branche va s'anastomoser avec le tronc hépatique gauche (*e*). Lorsque la vésicule biliaire manque, le canal cystique est remplacé par un second canal hépatique (*f*).

(2) Chez la Tortue grecque, le canal hépatique s'ouvre dans l'intestin, indépendamment du canal cystique, mais préalablement il fournit à celui-ci une branche anastomotique (*g*). Chez le Caïman à lunettes, l'un des canaux hépatiques se rend directement à l'intestin, et l'autre va à la vésicule biliaire. Mais en général, chez les Reptiles, il y a un canal cholédoque, c'est-à-dire un tronc commun pour tout l'appareil hépatique.

(*a*) Blasius, *Anatome Animalium*, p. 147, pl. 40, fig. 1.
(*b*) Carus et Otto, *Tab. Anat. comp. illustr.*, pars VII, pl. 7, fig. 2.
(*c*) Caldesi, *Osservazioni anatomiche*, 1687, pl. 2, fig. 1.
(*d*) Voyez Hunter, *Digestive Organs of Birds* (*Descript. and illustr. Catalogue of the Physiol. Series of Comp. Anat. contained in the Mus. of the College of Surgeons*, t. I, pl. 13).
(*e*) Owen, *On the Anatomy of the Southern Apteryx* (*Trans. of the Zool. Soc.*, t. II, pl. 50).
(*f*) Idem, *loc. cit.*, pl. 51, fig. 1.
(*g*) Caldesi, *Osservazioni anatomiche*, pl. 4, fig. 10.

directement dans la vésicule du fiel (1) ; dans d'autres, tous ces canaux vont s'unir au canal cystique seulement, et aucun ne se rend à la vésicule elle-même.

Cette dernière disposition est la plus commune. Elle se rencontre chez l'Homme et la plupart des autres Mammifères; chez beaucoup de Reptiles (2) et chez quelques Poissons (3). On donne le nom de *canal cholédoque* au conduit commun formé par la réunion du canal cystique et des canaux hépatiques, et l'on remarque beaucoup de variations dans la manière dont la jonction se fait entre ces canaux excréteurs du foie et le canal terminal de la vésicule biliaire. Souvent les premiers se réunissent tous en un seul tronc avant de s'unir au canal

(1) On donne le nom de *canaux hépato-cystiques* aux vaisseaux biliaires qui vont déboucher dans la vésicule du fiel.

(2) Chez la plupart des Chéloniens, il existe aussi, pour la totalité de l'appareil hépatique, un tronc excréteur commun, ou canal cholédoque, qui semble être la continuation du canal cystique.

Il en est de même chez la plupart des Crocodiliens et des Sauriens ordinaires, mais chez le Caïman à lunettes, ainsi que je l'ai déjà dit, l'un des conduits hépatiques se rend directement à l'intestin.

Chez les Ophidiens le canal hépatique est en général extrêmement long, et ne se réunit au canal cystique, pour constituer le canal cholédoque, que très près de l'insertion de celui-ci sur les parois de l'intestin.

Chez certains Reptiles, il existe une combinaison organique qui diffère un peu de celle dont je viens de parler, mais qui détermine le même résultat physiologique. Ainsi, chez le *Dispholidus* il n'y a pas de conduits hépatiques proprement dits, mais une branche du canal biliaire va déboucher dans le fond de la vésicule du fiel, tandis que le tronc de ce conduit, dont la longueur est très considérable, va se réunir au canal cystique, très près de l'extrémité de ce tube (*a*).

(3) Chez quelques Poissons tels que la Morue, la Carpe et les autres Cyprins, les canaux hépatiques se rendent tous au canal cystique; chez d'autres Animaux de la même classe, (par exemple l'*Anarrichas lupus*), quelques-uns de ces canaux vont déboucher dans la vésicule du fiel, et chez d'autres espèces tous ces conduits se rendent, soit au col, soit au corps de ce réservoir membraneux : par exemple, chez la Perche (*b*) et le Brochet.

(*a*) Duvernoy, *Fragments d'anatomie sur l'organisation des Serpents* (Ann. des sciences nat., 1833, t. XXX, pl. 12, fig. 1).

(*b*) Cuvier et Valenciennes, *Histoire des Poissons*, t. I, pl. 8, fig. 3.

cystique; d'autres fois ils forment deux ou plusieurs branches qui débouchent successivement dans ce dernier conduit.

Ainsi, chez l'Homme, les canaux biliaires se réunissent tous entre eux pour former à la partie inférieure du foie deux branches principales qui, devenues libres, se joignent immédiatement, et donnent naissance à un tronc unique qui à son tour va se confondre avec le canal cystique près du col de la vésicule du fiel (1). Chez la Taupe, les deux branches terminales du système des canaux hépatiques vont déboucher isolément dans le canal cystique. Enfin, chez certains Phoques, on voit cinq ou six de ces canaux biliaires se rendre successivement au canal cystique et s'y ouvrir (2).

(1) Chez l'Homme, le canal hépatique, résultant de la réunion des deux canaux biliaires, naît à droite, dans le sillon transversal du foie, et s'accole bientôt au canal cystique, auquel il se réunit inférieurement sous un angle très aigu. Il est fort court et un peu plus gros que ce dernier, en sorte que le canal cholédoque paraît en être la continuation plutôt que d'être une dépendance de la vésicule biliaire (a).

Chez quelques Mammifères, tels que l'Écureuil ordinaire, le Capromys, le grand Phalanger volant et l'Ornithorhynque, le canal cholédoque semble être au contraire une continuation du canal cystique, le diamètre de celui-ci étant plus considérable que celui du canal hépatique.

Au premier abord, on comprend difficilement comment la bile transmise au canal cholédoque par le canal hépatique puisse refluer dans le canal cystique pour se rendre dans la vésicule du fiel, plutôt que de continuer sa route vers l'intestin, et de s'écouler par cette voie; mais une expérience très simple prouve que ce moment rétrograde est facile. En effet, pour faire passer la bile du foie dans la vésicule sur le cadavre, il suffit de comprimer cette glande (b), et à raison du passage oblique de la portion terminale du canal cholédoque à travers les parois du duodénum, on conçoit que la contraction des fibres charnues circulaires de cet intestin puisse opposer assez de résistance à la sortie du liquide pour faciliter beaucoup le reflux en question.

(2) Cette disposition a été constatée chez le Phoque à ventre blanc (c); mais chez le Phoque commun, tous les vaisseaux biliaires se réunissent en deux troncs avant d'arriver au canal cystique.

(a) Voyez Bonamy, Broca et Beau, *Atlas d'anatomie descriptive du corps humain*, t. III, pl. 27. — Bourgery, *Traité d'anatomie de l'Homme*, t. I, pl. 37 et 38.
(b) Haller, *Elementa physiologiæ*, t. VI, p. 582.
(c) Lobstein, *Observations sur le Phoque à ventre blanc*. Strasbourg, 1818.

Chez un petit nombre de Mammifères, le Bœuf et le Mouton par exemple, quelques canaux biliaires se rendent directement à la vésicule du fiel, tandis que les autres débouchent dans le canal cystique (1).

On remarque parfois dans la disposition du col de la vésicule biliaire ou de son canal excréteur des particularités de forme ou de structure qui ont pour effet, soit de faciliter l'entrée de la bile dans l'intérieur de ce réservoir, soit d'entraver la sortie de ce liquide (2).

(1) Les canaux hépato-cystiques dont l'existence a été signalée d'abord chez le Bœuf (*a*), ont été observés aussi chez le Mouton (*b*), le Cerf, le Chien (*c*), le Hérisson (*d*), la Loutre (*e*), le Lièvre (*f*) et le Kanguroo.

Quelques anatomistes ont cru qu'il en existait également chez l'Homme (*g*), et l'on a été même jusqu'à en donner des figures (*h*) ; mais Pechlin a fait voir que les parties considérées comme des conduits de ce genre n'étaient que des veinules (*i*), et dans l'état normal la bile ne peut arriver dans la vésicule du fiel qu'en y refluant par le canal cystique. Dans quelques cas tératologiques, la présence des canaux hépato-cystiques a été constatée chez l'Homme (*j*) ; mais cette anomalie paraît être très rare.

(2) Souvent il existe dans la partie terminale du canal cholédoque, ou des canaux qui en tiennent lieu, des replis de la tunique muqueuse qui font office de valvules. Chez l'Homme, on trouve dans la petite dilatation subterminale de ce conduit dont j'ai déjà parlé, sous le nom d'*ampoule de Vater*, des replis de ce genre qui sont disposés transversalement, et qui doivent s'opposer à l'introduction de corps étrangers dans les tubes excréteurs situés au-dessus.

On remarque aussi une disposition spirale dans les plicatures de la tunique muqueuse, vers le haut du canal

(*a*) Blasius, *Anatome Animalium*, 1681, p. 8.
— Perrault, *Description d'un nouveau conduit de la bile* (*Essais de physique*, t. III, p. 339 et 348).
— Rudolphi, *Grundriss der Physiologie*, t. II, p. 153.
(*b*) Duverney, *Observ. d'anatomie*, 1701, p. 156, fig. 2 et 3.
(*c*) Blasius, *Anatome Animalium*, pl. 10, fig. 6.
(*d*) Caldesi, *Osservazioni anatomiche*, 1687, pl. 5, fig. 2.
(*e*) Idem, *Op. cit.*, pl. 2, fig. 7.
(*f*) Lorenzini, *Observ. de ductibus choledocis Lutræ* (*Ephem. nat. curios.*, 1693, dec. 1, ann. 9, 10, obs. 175).
(*g*) Voyez Haller, *Elementa physiologiæ*, t. VI, p. 537.
(*h*) Highmore, *Corporis humani disquisitiones anatom.*, tab. 5, fig. 2.
(*i*) Pechlin, *De purgantium medicamentorum facultatibus*, 1677, p. 497.
(*j*) Amyand, *Of an Obstruction of the Biliary Ducts* (*Philos. Trans.*, 1738, t. XL, 317).
— Morgagni, *Advers.* 3, p. 57.
— Marjolin, voy. Pitet, *Travaux de la Société anatomique* (*Bulletin de la Faculté de médecine de Paris*, 1812, t. I, p. 219).

Les parois des canaux hépatiques et du canal cystique sont constituées comme celles des conduits biliaires dans l'intérieur du foie, et l'on n'y rencontre que très peu d'éléments musculaires; mais la vésicule du fiel présente entre sa tunique péritonéale et le revêtement de tissu conjonctif qui recouvre sa tunique muqueuse, une couche mince de tissu musculaire composé de cellules fibrillaires et doué de contractilité (1).

Il est aussi à noter que la vésicule du fiel n'est pas seulement un sac membraneux servant de réceptacle pour la bile, mais aussi un organe sécréteur chargé de produire des humeurs qui se mêlent à ce liquide et en modifient les propriétés. La membrane muqueuse qui le tapisse intérieurement présente en général un grand nombre de rides ou petits replis qui se réunissent en réseau et qui sont riches en vaisseaux capillaires san-

cystique (*a*), et quelques auteurs ont cru qu'en raison de cette disposition, ce tube pouvait agir comme une vis d'Archimède pour faire remonter la bile dans la vésicule du fiel (*b*) ; mais cette opinion n'est pas soutenable.

Au nombre des dispositions organiques qui tendent à ralentir la sortie de la bile cystique, il faut compter les sinuosités que la vésicule du fiel peut présenter près de son embouchure, ou qui se remarquent dans le canal cystique. Ainsi, chez les Mammifères du genre Chat et chez quelques Makis (*c*), de même que chez beaucoup d'Oiseaux, et chez la plupart des Ophidiens, ce conduit est très sinueux, et chez les Ouistitis, les Loutres, etc., le col de la vésicule présente des courbures analogues.

(1) La contractilité des conduits excréteurs de l'appareil biliaire a été constatée directement chez les Oiseaux, d'abord par Fantoni, puis par Magendie et par Müller (*d*). Ce dernier physiologiste a vu des mouvements péristaltiques s'y établir de l'intestin vers le foie.

Des indices de contractilité ont été observés aussi dans la vésicule du fiel et dans le canal cholédoque de divers Mammifères, par Haller, Zim-

(*a*) Hister, *Compendium anatomicum*, t. II, p. 165, pl. 3 *a*, fig. 9.
— Haller, *Elementa physiologiæ*, t. VI, p. 549.
— Boyer, *Traité d'anatomie*, 1805, t. IV, p. 415.
— Bonamy, Broca et Beau, *Atlas d'anatomie descriptive du corps humain*, t. III, pl. 31, fig. 3, 4 et 5.

(*b*) Amussat, *Découverte d'une valvule spirale dans le col de la vésicule biliaire* (*Archives générales de médecine*, 1824, t. V, p. 147). — *Particularités anatomiques de l'appareil biliaire* (*Op. cit.*, t. XIV, p. 286).

(*c*) Exemple : le *Maki vari* (Daubenton, *loc. cit.*, pl. 462, fig. 1) ; le *Mococo*, etc.

(*d*) Magendie, *Précis élémentaire de physiologie*, t. II, p. 465 (édit. de 1825).
— Müller, *Manuel de physiologie*, t. I, p. 378.

guins (1). Elle est garnie d'un épithélium à cellules cylindriques, et en général elle loge dans son épaisseur des glandules analogues à celles que nous avons déjà vues groupées autour des

mermann et quelques autres expérimentateurs (a). Chez l'Homme, le tissu musculaire est difficile à reconnaître dans les parois de cette vésicule, et n'y forme pas une tunique distincte; mais les observations microscopiques y révèlent l'existence de fibres-cellules musculaires, sans noyaux bien distincts, dont les unes sont dirigées transversalement, les autres longitudinalement (b). Chez le Bœuf, cette tunique musculeuse est beaucoup plus développée, et s'épaissit aux approches du col de la vésicule.

(1) La tunique muqueuse de la vésicule biliaire est ordinairement teinte en jaune par la bile, dont son tissu s'imprègne, et c'est à tort que quelques auteurs ont considéré cette particularité comme le résultat de l'imbibition cadavérique. La surface de cette membrane présente chez l'Homme une multitude de plis ou rides d'une grande finesse, qui sont à peine visibles à l'œil nu, et qui se réunissent entre eux de façon à circonscrire de petites fossettes aréolaires, et à constituer des prolongements analogues aux villosités de la portion adjacente de l'intestin (c). Ils sont d'une structure très vasculaire, et l'épithélium qui les revêt se compose aussi de cellules cylindriques. Dans le canal cystique, la tunique muqueuse ne présente pas de prolongements de ce genre, et offre seulement quelques petites dépressions.

Chez le Cochon, les villosités lamelleuses de la tunique muqueuse qui tapisse la vésicule biliaire sont beaucoup plus développées.

Il est aussi à noter que chez quelques Mammifères il existe dans le col de la vésicule du fiel et dans la partie adjacente de ce réservoir de grands replis qui en subdivisent la cavité d'une manière irrégulière. Ce mode d'organisation est très remarquable chez le Lion (d). Chez le Tigre, les plis sont moins grands et disposés autrement; les follicules situés à leur base sont très grands (e).

La tunique fibro-cellulaire, formée par le tissu conjonctif, est mince, mais très résistante.

La tunique séreuse de la vésicule du fiel manque dans les points où cet organe adhère à la substance du foie, et lorsque ce réservoir est complétement libre elle forme quelquefois au-dessus de lui un repli suspenseur appelé *mésocyste*; disposition qui se voit chez le Lapin, par exemple.

(a) Haller, *Mémoires sur la nature sensible et irritable des parties du corps humain*, t. I, p. 280 et suiv., 1756.
— C. H. Meyer, *De musculis in ductibus efferentibus glandularum*, dissert. inaug. Berlin, 1837, p. 29.

(b) Kölliker, *Éléments d'histologie*, p. 479.

(c) Voyez Bonamy, Broca et Beau, *Atlas d'anatomie descriptive*, t. III, pl. 31, fig. 1 et 2.

(d) Duverney, *Sur la vésicule du fiel du Lion* (*Histoire de l'Acad. des sciences*, 1704, p. 24).
— Wolff, *De structura vesiculæ felleæ Leonis* (*Novi Commentarii Acad. scient. Petropolitanæ*, 1774, t. XIX, p. 375, pl. 6).

(e) Wolff, *Descriptio vesiculæ felleæ Tigridis, ejusque cum leonina et humana comparatio* (*Acta Acad. scient. Petrop.*, 1778, t. II, pars I, p. 234, pl. 6, fig. 2).

canaux biliaires (1). Quelquefois des glandules se développent aussi en grand nombre autour de la portion terminale du système des canaux excréteurs, et y déterminent un renflement qu'au premier abord on pourrait prendre pour une vésicule biliaire accessoire (2).

Ainsi que je l'ai déjà dit, les conduits excréteurs du pancréas viennent souvent, en totalité ou en partie, se mettre en communication avec la partie terminale du canal cholédoque, et empruntent celui-ci pour verser dans l'intestin le suc sécrété par cette glande (3).

Enfin l'embouchure, soit simple, soit double, de l'appareil hépatique dans le tube digestif se trouve toujours à peu de distance du pylore (4), et en général la partie terminale

(1) Chez l'Homme, les glandules qui se trouvent sous la tunique muqueuse de la vésicule du fiel ne diffèrent pas notablement de celles dont les canaux biliaires sont garnis, mais elles sont disséminées et difficiles à étudier. Les liquides injectés dans la vésicule ne les distendent pas, et, pour les rendre apparentes, M. Sappey conseille de faire macérer des fragments de cette poche dans de l'acide acétique, ou mieux encore dans de l'acide tartrique. Elles sont beaucoup plus apparentes chez le Cochon, et, chez le Bœuf, leur développement est encore plus considérable (a).

(2) En général, ces glandules sous-muqueuses sont peu développées autour du canal cystique et du canal cholédoque, mais chez quelques espèces elles deviennent très nombreuses vers la terminaison de ce conduit dans le duodénum, et y déterminent un épaississement considérable de ses parois : par exemple, chez les Sarigues et les Phalangers.

(3) Il est aussi à noter que le canal cholédoque est souvent accolé au pancréas, ou même enfoui dans l'épaisseur de cette glande, vers sa partie terminale. Cette disposition est surtout remarquable chez les Serpents.

(4) Quelquefois le canal cholédoque s'ouvre dans l'épaisseur même du pylore, de façon que la bile peut couler aussi bien dans l'estomac que dans le duodénum : par exemple, chez le Porc-épic et chez divers Poissons ; mais presque toujours ce conduit débouche dans l'intestin, à une certaine distance en aval du rétrécissement pylorique (b). Chez la Carpe, où il n'existe aucune ligne de démarcation entre l'estomac et l'intestin, le canal

(a) Sappey, *Op. cit.*, t. III, p. 307.
(b) Cuvier, *Leçons d'anatomie comparée*, t. IV, 2ᵉ partie, p. 525.

du conduit traverse les parois de l'intestin très obliquement (1).

Sécrétion de la bile.

§ 11. — D'après le mode d'organisation que je viens de décrire, on pouvait prévoir que c'est principalement, sinon uniquement, le sang noir distribué dans la substance des lobules du foie par le système de la veine porte, qui doit servir à la sécrétion de la bile, et que, dans l'état normal, le sang rouge conduit à cet organe par l'artère hépatique ne doit jouer qu'un rôle secondaire ou même insignifiant dans la production de ce liquide. Du reste, les résultats fournis par les expériences directes de plusieurs physiologistes montrent qu'il en est ainsi. En effet, quand on lie les artères hépatiques, et que par conséquent le foie ne reçoit plus en quantité notable que du sang veineux, la production de la bile n'en persiste pas moins, tandis que la ligature de la veine porte arrête la sécrétion hépatique, ou la ralentit considérablement (2), à moins toutefois que la

cholédoque s'ouvre très près de l'œsophage, et cette circonstance a fait supposer que l'estomac de ce Poisson était extrêmement réduit et confondu avec cette portion vestibulaire du tube digestif (*a*).

(1) Souvent cet orifice occupe le centre d'un petit renflement lenticulaire qui a été décrit chez l'Homme sous le nom de *caroncule* (*b*).

(2) La ligature des artères hépatiques sur les Animaux vivants est une opération difficile (*c*), mais qui a été pratiquée avec succès par plusieurs physiologistes, parmi lesquels il faut citer en première ligne Malpighi (*d*) et M. Simon (de Metz).

Ce dernier a opéré principalement sur des Pigeons, et après avoir constaté que chez ces Animaux la ligature des canaux biliaires détermine au bout de quelques heures une accumulation de bile dans le foie, dont résultent des dépôts de matière verdâtre à la surface de cet organe, il a pratiqué tour à tour, sur des individus placés dans ces conditions, la ligature de l'artère hépatique ou celle de la veine porte. Or, dans le premier cas, la production de la bile et l'accumulation de ce liquide dans le foie s'observaient comme dans le cas de la simple ligature des conduits excréteurs, tandis que lors de l'oblitération de la veine porte, ce viscère,

(*a*) E. H. Weber, *Ueber die Leber von* Cyprinus carpio (Meckel's *Archiv für Anat. und Physiol.*, 1827, p. 294, pl. 4, fig. 22).

(*b*) Santorini, *Observationes anatomicæ*, 1724, cap. IX.

(*c*) Bichat la déclara impraticable comme expérience physiologique (*Anatomie générale*, t. I, p. 407, édit. de Maingault).

(*d*) Malpighi, *De viscerum structura* (*Opera omnia*, t. II, p. 6).

circulation du sang ne se rétablisse par des voies collatérales ; et ce résultat doit se produire facilement, à cause des communications nombreuses qui existent entre le réseau capillaire interlobulaire et tous les vaisseaux sanguins du foie (1).

au lieu de présenter des indices d'engorgement biliaire, devenait flasque, pâle, et ne laissait apercevoir aucune des taches vertes qui étaient si remarquables dans l'expérience précédente (*a*).

Cependant il ne faudrait pas en conclure que le sang veineux venant du tube digestif, et conduit au foie par la veine porte, fût indispensable pour la production de la bile. Pour que la sécrétion de ce liquide ait lieu, il suffit du passage d'une quantité de sang quelconque dans les vaisseaux du foie, et quand la circulation n'y est pas réduite au delà de certaines limites, les fonctions de cette glande ne sont pas interrompues.

Ainsi, dans une des expériences faites sur des Chiens par MM. Gintrac et Sigay, la sécrétion biliaire paraît avoir continué à être abondante après la ligature de la veine porte (*b*), et l'oblitération lente des troncs de cette veine par des tumeurs morbides situées dans le voisinage de ce vaisseau paraît aussi ne pas entraîner nécessairement la cessation de la sécrétion biliaire (*c*).

On connaît aussi des cas tératologiques dans lesquels la veine porte se rendait directement à la veine cave, sans avoir fourni aucune branche à la substance du foie, et la sécrétion biliaire se faisait cependant de la manière ordinaire (*d*).

(1) D'après le mode de distribution des ramuscules de l'artère hépatique, on voit que le sang porté au foie par ce vaisseau se distribue principalement aux glandules qui entourent les conduits biliaires, et n'arrive qu'en petites quantités dans les lobulins ; il en résulte que ce sang doit servir principalement à l'entretien de la sécrétion muqueuse dont ces glandules sont le siége ; tandis que le sang noir conduit en grande quantité dans l'intérieur des lobulins hépatiques par la veine porte doit fournir en abondance les matériaux nécessaires à la formation de la bile. Mais nous avons vu que les injections arrivaient facilement dans le réseau capillaire intra-lobulinaire, quand on les pousse dans l'artère hépatique, aussi bien que lorsqu'elles sont introduites dans le tronc de la veine porte, et par conséquent il doit en être de même pour le sang. Seulement la quantité de ce liquide que peut débiter le système des vaisseaux artériels du foie est, dans les circon-

(*a*) Simon, de Metz, *Expériences sur la sécrétion de la bile* (*Journal des progrès des sciences médicales*, 1828, t. VII, p. 215).

(*b*) Gintrac, *Observations et recherches sur l'oblitération de la veine porte, et sur les rapports de cette lésion avec le volume du foie et la sécrétion de la bile*. Bordeaux, 1856, p. 47.

(*c*) Abernethy, *Account of two Instances of Uncommon Formation in the Viscera of the Human Body* (*Philos. Trans.*, 1793, t. LXXXIII, p. 59).

(*d*) Bouillaud, *De l'oblitération des veines*, etc. (*Archives générales de médecine*, 1823, t. II, p. 198).

Étude de cette sécrétion à l'aide de fistules biliaires.

§ 12. — Pour apprécier le degré d'activité de la sécrétion hépatique, et pour étudier diverses circonstances relatives à la manière dont ce travail s'effectue, les physiologistes ont eu recours à l'établissement de fistules biliaires, c'est-à-dire d'ouvertures artificielles qui mettent les conduits excréteurs du foie en communication avec l'extérieur, et versent la bile directement au dehors, au lieu de la laisser couler dans l'intestin, comme cela a lieu dans l'état normal. Les premières expériences faites de la sorte en vue de la détermination de la quantité de ce liquide élaboré en un temps donné n'ont fourni que des résultats peu satisfaisants (1); mais, dans ces derniers temps, cette question a été étudiée avec plus de soin par quelques physiologistes dont les recherches ont conduit à la connaissance de faits intéressants.

En effet, M. Colin a constaté que la sécrétion de la bile n'est pas un phénomène intermittent, comme quelques auteurs l'avaient supposé ; qu'elle se ralentit quand les fonctions digestives sont troublées ou que les forces générales de l'Animal sont diminuées par l'abstinence, les douleurs ou les maladies (2); mais elle n'est pas stimulée, comme la sécrétion

stances ordinaires, très faible comparativement à celle fournie par le système de la veine porte.

(1) Pour plus de détails à ce sujet, je renverrai au *Traité de physiologie* Haller (t. VI, p. 604 et suiv.).

(2) Ainsi, dans les expériences de M. Colin, où la quantité de liquide fourni par la fistule biliaire a été déterminée de demi-heure en demi-heure, chez le Cheval et le Bœuf, on voit qu'elle a diminué progressivement à mesure que l'Animal s'affaiblissait par suite de l'opération grave qu'il avait subie.

Chez un des Chevaux employés pour ces recherches, la fistule débita 386 grammes pendant la première heure ; vers la cinquième heure, la quantité évacuée n'était que d'environ 250 grammes, et de la vingt-cinquième à la trente-sixième heure, cette quantité varia entre 148 et 92 grammes. Dans une seconde expérience, la décroissance, depuis la première heure jusqu'à la trente-sixième, a été dans la proportion de 328 à 89.

Chez le Chien, M. Colin a vu le débit de la fistule biliaire diminuer

salivaire, par le contact des aliments avec les parois de l'estomac (1).

Des expériences analogues, faites plus récemment par MM. Kölliker et H. Müller, de Wurtzburg, prouvent, il est vrai, que la digestion n'est pas sans influence sur la production de ce liquide, car elles montrent que l'activité fonctionnelle du foie augmente à la suite d'un repas; mais elles tendent à établir aussi que cette augmentation est une conséquence de l'absorption des matières nutritives quand leur digestion est achevée, et non un phénomène que la Nature provoque en vue de l'accomplissement du travail digestif (2).

beaucoup plus rapidement, et devenir bientôt très faible (*a*).

(1) Les excitations qu'éprouve la surface interne du duodénum par le contact de corps étrangers peut, dans certaines circonstances, déterminer un écoulement plus abondant de bile par l'orifice du canal cholédoque, mais cet effet paraît être dû à une action réflexe exercée sur les canaux biliaires ou sur la vésicule du fiel, et non sur le travail sécrétoire du tissu hépatique. Comme exemple de ces phénomènes sympathiques, je citerai un fait constaté par Leuret et Lassaigne, qui, en appliquant du vinaigre sur l'orifice du canal cholédoque, ont vu l'écoulement de la bile augmenter pendant quelques minutes (*b*).

(2) Les expériences de MM. Kölliker et H. Müller furent faites sur des Chiens, et la quantité de bile évacuée par la fistule pendant une demi-heure fut pesée à différentes périodes après le repas. Ils ont trouvé ainsi qu'à la suite du travail digestif, la sécrétion hépatique s'active, et qu'en général l'augmentation devient considérable à partir de la troisième heure après le repas, et atteint son maximum entre la sixième et la huitième heure. Dans une de ces expériences, où le repas avait été très copieux, l'augmentation persista pendant seize à dix-sept heures ; mais d'ordinaire elle ne dure pas si longtemps, et le minimum des produits arrive entre la dix-neuvième et la vingt-quatrième heure après l'ingestion des aliments dans l'estomac (*c*).

M. Dalton, de New-York, qui a fait quelques expériences analogues, signala une forte augmentation dans le début du travail digestif ; mais ses observations portent sur l'ensemble des liquides contenus dans l'intestin, et

(*a*) Colin, *Traité de physiologie comparée des Animaux domestiques*, t. I, p. 633 et suiv.

(*b*) Leuret et Lassaigne, *Recherches physiologiques et chimiques sur la digestion*, p. 114.

(*c*) Kölliker und H. Müller, *Zweiter Bericht über die im Jahre 1844-45 in der physiologischen Anstalt der Universität Würzburg angestellten Versuche* (*Verhandlungen der Phys.-Med Gesellschaft in Würzburg*, 1855, t. VI, p. 435).

Quantité de bile secrétée.

La quantité de bile fournie par le foie, comme on le pense bien, varie chez les divers Animaux. Chez le Cheval, elle peut être évaluée à environ 200, 250 ou 300 grammes par heure, et chez le Porc elle s'élève à environ 160 grammes; tandis que chez le Mouton elle n'est que d'environ 18 grammes, et qu'en général, chez le Chien, elle ne dépasse pas 15 grammes dans le même espace de temps (1). Cette grande inégalité dépend en partie de la taille des Animaux; mais lorsque l'on compare les

par conséquent s'appliquent au suc pancréatique aussi bien qu'à la bile (*a*).

Il est aussi à noter que l'action de certaines substances médicamenteuses, telles que le protochlorure de mercure, augmentent l'activité sécrétoire du foie. M. Bucheim a vérifié ce fait sur un Chien qui avait une fistule biliaire (*b*).

Les médecins ont donné le nom de *cholagogues* aux purgatifs qui sont réputés posséder cette propriété.

(1) Les résultats obtenus par les différents physiologistes qui ont fait des recherches à ce sujet varient beaucoup suivant la taille et l'état général des animaux mis en expérimentation : ainsi en opérant sur des Chiens, Graaf a obtenu six drachmes (c'est-à-dire environ 23 grammes) de bile hépatique en huit heures (*c*) ; Kiel en a recueilli un peu plus de 7 grammes en une heure (*d*) ; Heuermann, environ 180 grammes en vingt-quatre heures (*e*), et Seger 30 grammes en une heure (*f*); enfin M. Blondlot n'en a recueilli que de 40 à 50 grammes dans les vingt-quatre heures (*g*).

Les évaluations de la quantité de bile sécrétée chez le Cheval, le Mouton et le Chien, dont il a été question ci-dessus, sont basées sur les expériences de M. Colin (*h*).

Haller évaluait la quantité de bile sécrétée par l'Homme à 24 onces (ou 734 gram.); mais, pour arriver à ce résultat, il supposait que cette sécrétion devait être proportionnelle au poids total du corps, et il prenait comme base l'estimation de la quantité excrétée par le Chien, d'après l'estimation faite par Reverhorst, qui la portait à 6 onces (ou 133 grammes) par jour (*i*); mais ces calculs ne méritent aucune confiance, et la question ne pourra être résolue que par des expériences directes.

Quant aux évaluations faites par

(*a*) J. C. Dalton, *On the Constitution and Physiology of the Bile* (*American Journal of the Medical Sciences*, 2ᵉ série, 1857, t. XXXIV, p. 317).

(*b*) Voyez Lehmann, *Lehrbuch der physiologischen Chemie*, t. II, p. 119.

(*c*) Graaf, *De natura et usu succi pancreatici*, 1663, p. 66.

(*d*) Keil, *An Account of Animal Secretion*, 1708, p. 72.

(*e*) Heuermann, *Physiologie*, 1751, t. III, p. 776.

(*f*) Seger, *De ortu et progressu bilis cysticæ*, 1749, p. 23.

(*g*) Blondlot, *Essai sur les fonctions du foie*, p. 59.

(*h*) Colin, *Traité de physiologie comparée des Animaux domestiques*, t. I, p. 261 et suiv.

(*i*) Haller, *Elementa physiologiæ*, t. VI, p. 604 et suiv.

quantités correspondantes à un poids physiologique constant, on voit qu'il existe encore des différences notables dans l'activité fonctionnelle du foie chez les divers Mammifères. Ainsi, pour 1 kilogramme de poids vif (c'est-à-dire du poids total du corps de l'Animal vivant), MM. Bidder et Schmidt ont trouvé que la quantité de bile sécrétée en vingt-quatre heures est d'environ 14 grammes chez le Chat, de plus de 19 grammes chez le Chien, de 25 grammes chez le Mouton et de 136 grammes chez le Lapin. Ces évaluations ne doivent être acceptées qu'avec réserve, mais elles paraissent indiquer que chez les Animaux herbivores la production de la bile est plus active que chez les carnivores (1). Il résulte aussi des recherches faites sur ce sujet depuis quelques années, que chez des Animaux de même espèce cette sécrétion est plus abondante à la suite d'un repas composé de viande que lorsque les aliments employés sont de nature végétale, et que la quantité des matières nutritives digérées influe beaucoup sur celle de la bile sécrétée (2).

Borelli et par Schultz, elles sont trop hypothétiques pour qu'il puisse être utile de les citer ici (a).

Plusieurs médecins ont eu l'occasion d'observer des cas de fistule biliaire chez l'Homme, et l'un d'eux, Tacconi, en recueillant le liquide qui s'échappait par une ouverture de ce genre chez une Femme d'une constitution délicate, a obtenu en vingt-quatre heures, 2 onces 6 drachmes, c'est-à-dire environ 205 grammes, d'autres fois seulement 4 onces (ou environ 122 grammes) (b).

(1) Les expériences de MM. Bidder et Schmidt n'ont pas donné des résultats analogues chez les Oiseaux. En effet, la quantité relative de bile recueillie chez le Corbeau était de beaucoup supérieure à celle fournie par l'Oie (c).

(2) Dans les premières expériences faites en vue de déterminer la quantité de bile sécrétée par le foie, on avait négligé de tenir compte du poids de l'Animal et des conditions dans lesquelles celui-ci se trouvait au moment de l'opération. Dans ces dernières années, les recherches ont été mieux conduites ; on a recueilli, au

(a) Borelli, *De motu Animalium*, pars II, prop. 43, p. 223.
— Schultz, *De alimentorum concoctione*, p. 108.

(b) Tacconi, *De raris quibusdam hepatis aliorumque viscerum affectibus observationes*, 1740.

(c) Bidder et Schmidt, *Die Verdauungssäfte und der Stoffwechsel*, p. 209.

Écoulement de la bile.

§ 13. — Le mouvement de la bile dans le système des canaux excréteurs de l'appareil hépatique doit être déterminé par le fait même de la production continue de ce liquide dans la profondeur du foie, dont le tissu est peu extensible. Mais l'écoulement de ce liquide est accéléré dans certains moments, soit par la contraction des parois de ces tubes ou de la vésicule du

moyen d'une fistule biliaire, la totalité de la bile produite pendant un temps assez long ; on a tenu note du poids des Animaux, et, d'après ces données, on a calculé, pour vingt-quatre heures, la quantité de ce liquide correspondante à 1 kilogramme du poids vif ; enfin, on a tenu compte de la nourriture donnée à l'Animal avant ou pendant l'opération. Les résultats obtenus de la sorte par M. Nasse, M. F. Arnold, MM. Bidder et Schmidt, et MM. Kölliker et J. Müller, ne concordent pas parfaitement, et montrent qu'il doit y avoir à cet égard des différences individuelles très considérables. En effet, en opérant sur des Chiens, M. Nasse a trouvé, dans une première série d'expériences, que la quantité de bile correspondante à 1 kilogramme de poids vif s'élevait, dans certains cas, à 28 grammes, et, dans d'autres circonstances, pouvait descendre à 12gr,2 (*a*). Les extrêmes observés par M. F. Arnold ont été 11gr,6 et 8gr,1 (*b*). Dans les expériences de MM. Bidder et Schmidt, le maximum était 28gr,7 et le minimum 15gr,9 (*c*). Enfin, dans celles de MM. Kölliker et J. Müller, les variations ont été plus considérables et les évaluations absolues plus élevées ; ainsi la quantité de bile calculée de la sorte n'est pas descendue au-dessous de 21gr,5 et s'est élevée jusqu'à 63gr,6 (*d*).

Ces différences dépendent en partie de la proportion d'eau qui devient plus grande dans la bile quand la production du liquide s'accélère, circonstance sur laquelle nous aurons bientôt à revenir. Mais, en comparant entre elles les quantités d'aliments employés, ainsi que la nature de ces substances et les quantités de bile fournies par la fistule, on peut se convaincre de l'existence d'un certain rapport entre ces deux ordres de faits. Ainsi, dans les expériences de M. Nasse, des Chiens nourris de viande ont donné une quantité de bile de plus en plus considérable, à mesure que la quantité d'aliments qu'ils avaient pris augmentait comparativement au poids de leur corps. Elle était de :

19gr,2 pour chaque kilogr. du poids du corps chez le Chien qui avait mangé de la viande dans la proportion de 150 grammes pour 1 kilogr. du poids de son corps.

(*a*) Nasse, *Commentatio de bilis e Cane quotidie secretæ copia et indole*. Marburg, 1851.

(*b*) F. Arnold, *Zur Physiologie der Galle*. Manheim, 1854.

(*c*) Bidder et Schmidt, *Die Verdauungssäfte und die Stoffwechsel*, p. 125 et suiv.

(*d*) Kölliker et H. Müller, *Zweiter Bericht über die im Jahre 1854-55 in der physiologischen Anstalt der Univ. Würzburg angestellten Versuche*, p. 6 et suiv. (*Verhandl. der Phys.-Med. Gesellschaft in Würzburg*, 1856, t. VI).

fiel (1), soit par la pression intermittente exercée sur ce viscère par les organes voisins. Ce dernier effet se manifeste à chaque mouvement inspiratoire, et devient encore plus grand quand les parois de l'abdomen se contractent avec violence, comme dans les efforts du vomissement (2). Il se produit aussi quand

23gr,1 après un repas correspondant à 260 grammes de viande pour 1 kilogr. du poids vif.

24gr,0 et même 28gr,4 chez des Chiens qui avaient mangé de la viande jusqu'à satiété.

Dans les expériences de MM. Bidder et Schmidt, ces rapports n'ont pas été aussi constants ; mais, à la suite d'un repas copieux, la quantité de bile obtenue était plus grande qu'après un repas léger. Dans les expériences de MM. Kölliker et H. Müller, on remarque des exceptions à cette règle, mais en général les différences dans la quantité des aliments employés étaient trop petites pour qu'on puisse en rien conclure.

Quant à l'influence que la nature des aliments exerce sur l'activité fonctionnelle du foie, j'ajouterai que dans les expériences de M. Nasse la quantité de bile fournie par des Chiens nourris avec de la viande variait, comme je l'ai déjà dit, entre 19 et 28 grammes, tandis que chez ceux qui n'avaient mangé que du pain et du lait elle s'est maintenue entre 12gr,2 et 17gr,9.

Dans les expériences de M. F. Arnold, la sécrétion biliaire était aussi plus abondante quand l'Animal avait mangé de la viande que lorsqu'il était nourri de pain (*a*).

M. Nasse a trouvé aussi que le poids du foie diffère beaucoup chez les Animaux bien nourris et ceux qui sont soumis à l'abstinence : pour les premiers, le poids moyen de ce viscère était de 43gr,5 pour 1 kilogramme du poids vif, et chez les derniers de 35gr,1 (*b*).

(1) Voyez ci-dessus, page 463.

(2) L'influence des mouvements respiratoires sur l'écoulement de la bile a été signalée par Haller et plusieurs autres physiologistes (*c*). Ainsi Leuret et Lassaigne, ayant mis à découvert l'orifice du canal cholédoque d'un Cheval, virent la bile s'en échapper sous la forme d'un jet chaque fois que le diaphragme se contractait pour faire entrer l'air dans les poumons (*d*). M. Blondlot a vu aussi chez les Chiens, sur lesquels il avait établi une fistule biliaire, que ce liquide sortait en abondance quand l'animal vomissait ou faisait des efforts pour l'évacuation des excréments (*e*).

(*a*) E. Arnold, *Ueber die Gallenmenge, welche bei Hunden mit Gallenblasenfisteln im Verhältniss zur Art der Nahrung, zum Körpergewicht und zu den Tageszeiten abgesondert wird* (*Die physiologische Anstalt zu Heidelberg*, 1858, p. 91).

(*b*) Nasse, *Ueber einige Verschiedenheiten im Verhalten der Leber hungernder und gefütterter Thiere* (*Archiv für Gemeinschaftliche Arbeiten*, 1858, t. IV, p. 77).

(*c*) Haller, *Elementa physiologiæ*, t. VI, p. 602.

(*d*) Leuret et Lassaigne, *Recherches physiologiques et chimiques sur la digestion*, p. 83.

(*e*) Blondlot, *Essai sur les fonctions du foie*, 1846, p. 63.

l'estomac, étant distendu par l'introduction des aliments, presse indirectement contre la vésicule du fiel.

L'entrée de la bile dans l'intestin paraît être favorisée par le relâchement de la portion correspondante du duodénum, qui alterne avec les contractions péristaltiques de ce tube. Enfin le reflux de ce liquide de la cavité alimentaire dans le canal cholédoque est rendu impossible par la disposition oblique de la portion terminale de celui-ci dans l'épaisseur des parois du duodénum (1).

Produits de la sécrétion hépatique.

§ 14. — Nous ne pourrions, sans nous détourner de l'objet principal de nos études actuelles, examiner ici d'une manière complète les fonctions de l'appareil important dont je viens de tracer l'histoire anatomique ; en ce moment nous ne devons considérer le foie que dans ses rapports avec le travail digestif, et par conséquent je ne parlerai que des produits qu'il est chargé de verser dans l'intestin.

Propriétés physiques de la bile.

La bile, ou fiel, comme chacun le sait, est un liquide plus ou moins vert ou jaunâtre, suivant les Animaux, et dont la saveur est amère. Lorsqu'il n'a pas séjourné dans la vésicule biliaire, il est parfaitement fluide, mais dans ce réservoir il se mêle à du mucus et devient plus ou moins épais et filant (2). Il y éprouve aussi une certaine concentration, par

(1) Voyez ci-dessus, page 466.

(2) La matière filante que l'on désigne sous le nom de *mucus*, consiste principalement en débris des cellules épithéliques provenant soit des canaux excréteurs du foie, soit de la vésicule du fiel.

Bonami a constaté que la bile à l'état de pureté, c'est-à-dire telle que, dans l'état normal, elle se trouve au moment de son entrée dans les conduits excréteurs de l'appareil hépatique, ne contient guère que des matières en dissolution (*a*) ; et lorsque le microscope y fait découvrir des corpuscules solides en suspension, cette circonstance doit être attribuée à des accidents pathologiques ou à la chute de cellules épithéliales provenant, soit des canaux biliaires extra-lobulinaires ou de leurs glandules pariétales, soit de la vésicule biliaire ou de la portion

(*a*) Bonami, *Micrographia curiosa*, 1703, p. 93.

suite de la résorption d'une partie de l'eau qui entre dans sa composition, circonstance qui contribue également à en augmenter la densité (1). Enfin, sa couleur y devient, en général, plus intense, et passe souvent du jaune verdâtre au vert sombre par l'effet de certaines altérations chimiques qui s'y produisent spontanément (2).

terminale du système des conduits excréteurs. Ainsi, M. Kölliker n'y a jamais trouvé des cellules hépatiques, c'est-à-dire des utricules provenant du tissu des lobulins sécréteurs (*a*). Mais il n'est pas rare d'y apercevoir de petites granulations anormales formées par des concrétions de la matière colorante, des gouttelettes de graisse ou même des cristaux, sur la nature chimique desquels j'aurai bientôt à revenir.

Chez le Cheval et autres Animaux qui sont dépourvus d'une vésicule hépatique, la bile conserve ce mode de constitution jusqu'à son arrivée dans l'intestin ; mais il en est autrement chez ceux qui sont pourvus d'un réservoir de ce genre, car, en y séjournant, les caractères physiques de ce liquide se modifient considérablement par suite de son mélange avec le mucus fourni par les parois de cet organe.

Les preuves de la production du mucus par la vésicule biliaire chez l'Homme nous sont fournies par les cas d'oblitération du canal cystique, car alors la bile n'arrive plus dans ce réservoir, et l'on trouve la cavité de celui-ci remplie d'un liquide épais et incolore.

(1) La densité de la bile de Bœuf a été évaluée à 1,026 par Thenard (*b*). Vers le milieu du siècle précédent, Hartmann et quelques autres physiologistes étaient arrivés à peu près au même résultat (*c*).

(2) La bile humaine telle qu'on l'observe sur le cadavre, paraît différer notablement de ce qu'est ce liquide au moment de sa formation dans le foie. En effet, Aran a eu l'occasion d'en recueillir sur un individu chez lequel un trocart très fin avait, par erreur, été enfoncé dans la substance de cette glande, accident qui n'entraîna aucune suite fâcheuse, et il vit que la bile qui s'écoulait par l'instrument était claire, transparente et à peine colorée. MM. Gorup-Besanez et Buchner ont fait des études spéciales relatives aux phénomènes qui accompagnent la décomposition spontanée de ce liquide et au rôle du mucus de la vésicule biliaire dans cette décomposition (*d*).

(*a*) Kölliker, *Éléments d'histologie*, p. 481.

(*b*) Thenard, *Mémoire sur la bile* (*Mémoire de la Société d'Arcueil*, t. I, p. 29).

(*c*) Haller, *Elementa physiologiæ*, t. VI, p. 546.

(*d*) Gorup-Besanez, *Ueber Gallenzersetzung* (Heller's *Archiv für physiol. und pathol. Chemie*, 1846, t. II, p. 316).
— Buchner, *Beobachtungen über die freiwillige Zersetzung der Rindsgalle* (*Journ. für prakt. Chemie*, 1849, t. XLVI, p. 147). — *Observ. sur la décomposition spontanée de la bile de Bœuf* (*Journal de pharmacie*, 1849, t. XV, p. 401).

Composition chimique de la bile.

§ 15. — La composition chimique de la bile a été l'objet d'un grand nombre de travaux, mais jusque dans ces derniers temps les résultats obtenus laissaient beaucoup à désirer; ils concordaient mal entre eux, et ne pouvaient profiter que peu aux physiologistes. En effet, l'analyse de ce liquide présente des difficultés particulières. Quelques-uns de ses principes constitutifs sont très altérables, et se transforment si facilement en matières nouvelles sous l'influence des agents chimiques employés pour en effectuer la séparation, que dans la plupart des expériences on n'obtenait que des mélanges plus ou moins complexes, ou des substances qui ne préexistaient pas dans le produit analysé, mais s'y formaient pendant l'opération et variaient suivant la nature des réactifs dont on faisait usage.

Depuis fort longtemps on sait que la bile jouit de certaines propriétés que possèdent les savons, et les anciens chimistes avaient remarqué qu'en général ce liquide présente des indices d'alcalinité. Vers le milieu du siècle dernier, un pharmacien de Paris, Cadet, y constata la présence de la soude; mais on n'avait que des notions très vagues sur la nature de cette humeur animale, lorsque Thenard et Berzelius commencèrent à en faire une étude méthodique (1). En 1807, ce dernier chimiste en fit l'analyse, et y reconnut, d'une part des substances qu'il désigna sous le nom de *matière biliaire*, d'autre part un nombre assez considérable de sels minéraux dont il constata aussi

(1) Boerhaave, Verheyen et plusieurs autres expérimentateurs du XVIII^e siècle, se sont occupés de l'étude chimique de la bile, mais avec peu de succès, comme on peut le voir par l'article dans lequel Macquer résuma leurs travaux en 1789 (*a*). Les recherches de Cadet ne jetèrent pas beaucoup de lumière sur ce sujet (*b*), et à la fin du siècle dernier on ne savait en réalité presque rien sur les principes constitutifs de la bile (*c*).

(*a*) Macquer, *Dictionnaire de chimie*, 1789, t. II, p. 192 et suiv.
(*b*) Cadet, *Mém. sur l'analyse de la bile* (*Mém. de l'Acad. des sciences*, 1767.
(*c*) Voyez Fourcroy, *Système des connaissances chimiques*, 1800, t. VI, p. 24 et suiv.

la présence dans la plupart des autres liquides de l'organisme (1).

Vers la même époque, Thenard chercha aussi à isoler les divers matériaux constitutifs de la bile, et il en sépara deux matières organiques qu'il considéra comme des principes immédiats; il désigna l'une d'elles sous le nom de *résine biliaire*, et il appela l'autre *picromel* (2). La question en resta là pendant une quinzaine d'années, jusqu'à ce que M. Chevreul, appliquant à l'analyse de la bile des méthodes plus rigoureuses, vint démon-

(1) Les premières recherches de Berzelius sur la bile furent consignées d'abord dans un ouvrage sur la chimie animale, publié en suédois (*a*), et ne furent généralement connues des chimistes que quelques années plus tard, par l'insertion d'un mémoire de ce savant dans divers recueils (*b*). L'analyse de la bile de Bœuf lui donna les résultats suivants :

| | |
|---|---|
| Eau | 90,44 |
| Matière biliaire (y compris la graisse) | 8,00 |
| Mucus de la vésicule | 0,30 |
| Extrait de viande, chlorure et lactate sodique | 0,74 |
| Soude | 0,41 |
| Phosphate sodique<br>Phosphate calcique<br>Et traces d'une substance insoluble dans l'alcool | 0,11 |

(2) Le travail de Thenard sur la bile fut communiqué à l'Académie en 1805 et 1806, mais ne fut publié que deux ans après (*c*), et par conséquent n'était pas encore connu quand Berzelius s'occupa du même sujet. L'analyse de la bile du Bœuf fournit à ce chimiste :

| | |
|---|---|
| Eau | 700 |
| Matière résineuse | 24 |
| Picromel | 60,5 |
| Matière jaune | 4 |
| Soude | 4 |
| Phosphate de soude | 2 |
| Chlorure de sodium | 3,2 |
| Sulfate de soude | 0,8 |
| Phosphate de chaux | 1,2 |
| Oxyde de fer | traces |

La résine ou matière grasse, très amère et verte, était considérée par Thenard comme un principe gras et odorant.

La substance qu'il désigna sous le nom de *picromel*, à cause de sa saveur âcre et un peu sucrée, est soluble dans l'eau et susceptible de dissoudre la précédente en proportion assez considérable ; nous verrons bientôt en quoi elle consiste.

Thenard n'obtint pas les mêmes

(*a*) Berzelius, *Djurkemien*, t. II, p. 48.
(*b*) Berzelius, *Mém. sur la composition des fluides des Animaux* (*Annales de chimie*, 1813, t. LXXXVIII, p. 119).
(*c*) Thenard, *Mémoire sur la bile* (*Mém. de la Société d'Arcueil*, 1807, t. I, p. 23). — *Deuxième Mémoire sur la bile* (*loc. cit.*, p. 46).

trer que la matière appelée jusqu'alors résine biliaire n'est pas un principe immédiat, mais un mélange de plusieurs corps, notamment de substances grasses et de matières colorantes (1). Ce chimiste habile fit voir aussi qu'une substance organique cristallisable découverte par Poulletier de Lasalle dans certains produits pathologiques appelés calculs biliaires, substance qu'on connaît aujourd'hui sous le nom de *cholestérine*, est un des matériaux constitutifs de la bile normale (2). Bientôt après

résultats en analysant la bile de l'Homme.

Ce liquide lui fournit, pour 1100 parties :

| | |
|---|---|
| Eau | 1000 |
| Matière jaune insoluble | 2 à 10 |
| Matière jaune soluble | traces |
| Albumine | 42 |
| Résine | 41 |
| Soude | 5,6 |
| Phosphate, sulfate et muriate de soude ; phosphate de chaux et oxyde de fer | 4,5 |

Ce chimiste considéra par conséquent la bile humaine comme étant dépourvue de la matière qu'il avait nommée picromel (*a*) ; mais plus récemment M. Chevallier en trouva dans la bile cystique de l'Homme (*b*), aussi bien que dans la bile de quelques Carnassiers (*c*).

(1) M. Chevreul constata, en 1824, que ce qu'on avait appelé *résine de la bile* était une réunion de plusieurs principes : chez le Bœuf, l'Homme, l'Ours, etc., il en retira des acides gras (oléique et margarique), de la cholestérine et des principes colorants ; chez le Porc, il en obtint un autre principe immédiat acide, sur lequel je reviendrai bientôt (*d*).

(2) La matière grasse soluble dans l'alcool et cristallisable, que Poulletier de Lasalle retira des calculs biliaires vers 1782 (*e*), fut trouvée ensuite par Fourcroy dans un foie humain desséché depuis longtemps, et ce chimiste la considéra comme un produit de la putréfaction (*f*). En 1824, M. Chevreul fit voir que ce corps qu'il avait été le premier à faire bien connaître, et qu'il avait désigné sous le nom de *cholestérine*, est un des principes immédiats de la bile normale (*g*).

(*a*) Thenard, *Op. cit.* (*Mém. de la Soc. d'Arcueil*, t. 1, p. 57).

(*b*) Chevallier, *Observations sur la bile humaine et sur la présence du picromel dans ce liquide* (*Ann. de pharm.*, 1818, t. IX, p. 400).

(*c*) Chevallier et Lassaigne, *Analyse de la bile du Coaita fauve et du Couguar* (*Ann. de pharm.*, 1819, t. XI, p. 105).

(*d*) Chevreul, art. RÉSINE DE LA BILE (*Dictionnaire des sciences naturelles*, 1847, t. XLV, p. 233).

(*e*) Voyez tome I, page 187.

(*f*) Fourcroy, *Observations sur un changement singulier opéré dans un foie humain par la putréfaction* (*Ann. de chimie*, 1789, t. III, p. 120).

(*g*) Chevreul, *Note sur la présence de la cholestérine dans la bile de l'homme* (*Journal de physiologie* de Magendie, 1824, t. IV, p. 257).

MM. Tiedemann et Gmelin firent de nouvelles recherches sur la constitution de ce liquide, et furent conduits à le considérer comme ayant une composition beaucoup plus complexe qu'on ne pensait jusqu'alors. Ils en obtinrent non-seulement les principes gras que M. Chevreul y avait découverts, mais aussi une substance cristallisable nouvelle, qui est connue aujourd'hui sous le nom de *taurine*, et un acide organique particulier qu'ils appelèrent *cholique* (1). Plus récemment, M. Demarçay soumit la bile à de nouvelles investigations, et fit voir que plusieurs des substances extraites de ce liquide par ses prédécesseurs n'en sont pas des principes constitutifs, mais y prennent naissance sous l'influence des agents chimiques employés pour

(1) Voici la liste des substances que MM. Gmelin et Tiedemann considèrent comme se trouvant dans la bile de Bœuf (*a*) :

1° Un principe odorant qui passe à la distillation.

2° La *choline* ou graisse biliaire (ils désignent sous ce nom nouveau la cholestérine).

3° La résine biliaire.

4° L'asparagine biliaire (que Berzelius a appelée ensuite *taurine*).

5° Le picromel, ou *sucre biliaire*.

6° Une matière colorante.

7° Une matière très azotée, faiblement soluble dans l'eau, insoluble dans l'alcool à froid, mais soluble dans ce réactif à chaud.

8° Une matière animale insoluble dans l'eau, mais soluble dans l'alcool à chaud, et paraissant être de la *gliadine*.

9° Une matière soluble dans l'eau et dans l'alcool, précipitable par la teinture de noix de galle, et regardée comme étant probablement de l'*osmazôme*.

10° Une matière qui répand une odeur urineuse quand on la chauffe.

11° Une matière soluble dans l'eau, insoluble dans l'alcool, et précipitable par les acides (matière caséeuse, qui peut-être était mêlée avec de la matière salivaire ?)

12° Du mucus.

13° Du bicarbonate d'ammoniaque.

14° Du margarate de soude.

15° De l'oléate de soude.

16° De l'acétate de soude.

17° Du *cholate* de soude.

18° Du bicarbonate de soude.

19° Du phosphate de soude.

20° Du sulfate de soude.

21° Du chlorure de sodium.

22° Du phosphate de chaux.

23° Un peu de potasse combinée avec les acides gras sus-mentionnés.

24° De l'eau.

(*a*) Tiedemann et Gmelin, *Recherches expérimentales physiologiques et chimiques sur la digestion*, trad. par Jourdan, 1827, t. I, p. 83.

en effectuer l'analyse. Il arriva aussi à cette conclusion, que l'un des principes immédiats les plus importants de la bile est un acide organique qui s'y trouve combiné avec de la soude. Ce corps, qu'il désigna sous le nom d'*acide choléique*, constitue la plus grande partie de la substance hétérogène que Thenard avait appelée picromel, et de celle, encore plus complexe, que Berzelius avait nommée matière biliaire ; mais M. Demarçay ne l'avait pas obtenue à l'état de pureté, et il s'était mépris au sujet de sa composition élémentaire (1). Dans ces derniers temps, M. Platner se livra à des recherches analogues, et établit mieux que ne l'avaient fait ses prédécesseurs, que la bile contient en abondance un corps cristallisable composé de soude et d'un acide organique. Enfin, un des jeunes chimistes de l'école de Giessen, M. Strecker, fit, sous la direction de M. Liebig, des recherches plus approfondies sur le même sujet ; il sut se mettre à l'abri de diverses causes d'erreur que ses devanciers n'avaient pas évitées, et il

(1) Le travail de M. Demarçay, publié en 1838, fit faire à l'histoire chimique de la bile des progrès considérables, et conduisit cet auteur à regarder ce liquide comme étant caractérisé essentiellement par la présence d'une sorte de savon composé de soude et d'un acide organique particulier qu'il nomma *choléique*. Il constata que le choléate de soude forme la plus grande partie des substances que ses prédécesseurs avaient appelées résine biliaire et picromel. Enfin, il étudia divers produits qui résultent de l'action que les réactifs employés par divers chimistes pour faire l'analyse de la bile exercent sur ce principe (*a*). Les conclusions que M. Demarçay avait tirées de ses expériences furent contestées par Berzelius, qui, en 1839, se livra à de nouvelles recherches sur la constitution de la bile, et s'appliqua à établir que la matière biliaire existe dans ce liquide à l'état d'un principe neutre auquel il donne le nom de *biline*, et que celui-ci se transforme, par l'action des réactifs, en acide choléique, etc. (*b*). La même opinion a été soutenue plus récemment par M. Mulder (*c*).

(*a*) Demarçay, *De la nature de la bile* (*Ann. de chimie et de physique*, 1838, t. LXVII, p. 177).

(*b*) Berzelius, *Ueber die Zusammensetzung der Galle* (*Ann. der Chemie und Pharm.*, 1840, t. XXXIII, p. 139). — *Traité de chimie*, 2ᵉ édit., trad. par Valerius, t. III, p. 600 et suiv. — *Rapport annuel sur les progrès de la chimie* (pour 1841), présenté à l'Académie des sciences de Stockholm en 1842, trad. par Plantamour, p. 319 et suiv.

(*c*) Mulder, *Ueber die Galle* (*Journ. für prakt. Chemie*, 1846, t. XXXIX, p. 321).

montra que la bile contient en général, non pas un seul acide organique, mais deux de ces substances, dont il fit connaître la nature (1).

D'après cette longue série de recherches et quelques autres travaux dont j'aurai à parler bientôt, on a été conduit à consi-

(1) En 1843, M. Liebig publia une série d'expériences intéressantes sur la constitution de la bile et sur les produits qui en dérivent. De même que M. Demarçay, il considère la matière biliaire, ou biline de Berzelius, comme étant essentiellement un composé de soude et d'un acide organique particulier; mais il ne pense pas que cet acide soit identique avec l'acide choléique obtenu précédemment par ce dernier chimiste (*a*), et il le désigne sous le nom de *Gallensäure*, ou acide bilique (*b*).

Des recherches faites vers la même époque par M. Kemp, ainsi que par MM. Theyer et Schlosser, tendirent à confirmer les vues de M. Liebig, et enrichirent la science de quelques faits nouveaux (*c*).

Peu de temps après, M. Platner (de Berlin) trouva que la bile non altérée par les réactifs chimiques contient une substance cristallisable formée d'un acide particulier et de soude, ainsi qu'une matière incristallisable dont la nature resta indéterminée (*d*) ; mais les résultats ainsi obtenus furent combattus par Berzelius (*e*).

En 1847, M. Redtenbacher constata la présence du soufre en quantité assez notable dans cette matière biliaire (*f*).

Enfin, peu de temps après, M. Strecker entreprit, sous la direction de M. Liebig, une longue série d'expériences sur les matériaux constitutifs de la bile de divers Animaux, et établit qu'il existe dans ce liquide deux acides organiques au lieu d'un seul (*g*). Dans ses analyses, il évita de faire usage de réactifs susceptibles de modifier la constitution de ces principes, et les résultats qu'il en déduisit sont considérés par presque tous les chimistes comme étant l'expression de la vérité.

(*a*) Liebig, *Die Galle* (*Ann. der Chemie und Pharmacie*, 1843, t. XLVII, p. 1 et suiv.). — *Traité de chimie organique*, trad. par Gerhardt, 1844, t. III, p. 291 et suiv.

(*b*) Kemp, *Elementar-analytische Untersuchungen über die Zusammensetzung der Galle* (*Journ. für praktische Chemie*, 1843, t. XXVIII, p. 154).

— Theyer and Schlosser, *Ueber die Constitution der Galle* (*Ann. der Chemie und Pharm.*, 1843, t. XLVIII, p. 77, et 1844, t. L, p. 235).

(*c*) Platner, *Krystallisation der Gallensäure und des gallensauren Natrons* (Müller's *Archiv für Anat. und Physiol.*, 1844, p. 94). — *Beiträge zur Lehre von der Verdauung* (*Op. cit.*, 1845, p. 345). — *Ueber die Natur und den Nutzen der Galle*. Heidelberg, 1845.

(*d*) Berzelius, *Rapport sur les progrès de la chimie pour* 1845, p. 520, et *pour* 1847, p. 482.

(*e*) Redtenbacher, *Ueber die Einwirkung der Salpetersäure und Cholesterin* (*Ann. der Chemie und Pharmacie*, 1846, t. LVII, p. 145).

(*f*) Strecker, *Beobachtungen über Ochsengalle* (*Ann. der Chemie und Pharm.*, 1848, t. LXV, p. 1, et t. LXVII, p. 1, et *Annuaire de chimie pour* 1848, par Millon et Reiset, p. 439). — *Beobachtungen über die Galle verschiedener Thiere* (*Ann. der Chemie und Pharm.*, 1849, t. LXX, p. 149).

dérer la bile comme une humeur caractérisée essentiellement par la présence de quatre sortes de matières tenues en dissolution dans de l'eau chargée des sels minéraux qui se rencontrent dans tous les liquides de l'économie animale, savoir :

1° Un ou deux sels à base de soude et dont l'acide est une matière organique azotée ;

2° Une matière colorante azotée qui contient du fer, et qui a beaucoup d'analogie avec l'hématosine du sang ;

3° Une matière grasse non saponifiable, dont j'ai déjà eu l'occasion de parler sous le nom de *cholestérine;*

4° Des acides gras combinés avec la soude.

Acides biliaires.

§ 16. — Les acides organiques azotés qui se trouvent dans la bile paraissent y être toujours au nombre de deux ; ils ne sont pas identiques chez tous les Animaux, mais ils ont entre eux des traits de ressemblance qui portent les chimistes à les considérer comme appartenant à une même famille de principes immédiats, et on les désigne souvent sous les noms communs d'*acides biliaires* ou d'*acides résineux* de la bile (1). Ils sont toujours très riches en carbone et en hydrogène ; ils renferment une faible proportion d'azote ; enfin, soumis à l'action de divers agents chimiques, ils se dédoublent à peu près de la même manière pour donner naissance à des composés nouveaux de même ordre. Ainsi, ces corps, chauffés avec de l'acide sulfurique, donnent naissance à deux produits, dont l'un est un acide organique non azoté, que l'on appelle *acide cholalique,* l'autre est une matière azotée neutre, qui est tantôt du *glycocolle* ou *sucre de gélatine*, d'autres fois de la *taurine*,

(1) La matière impure qui contient les acides azotés de la bile, et qui a été désignée sous le nom de *résine biliaire*, a été comparée aux résines proprement dites, parce que, chauffée à l'air, elle se boursoufle, fond et brûle avec flamme, à peu près comme le font ces substances végétales. Il serait préférable d'appeler ces corps, des acides *résinoïdes* plutôt que des acides résineux.

substance cristallisable qui contient du soufre en proportion considérable.

En général, les deux acides résineux qui, en combinaison avec la soude, coexistent dans la bile, sont l'acide choléique ou taurocholique, et l'acide cholique ou glycocholique.

Acide choléique ou taurocholique.

L'*acide choléique* ou *taurocholique* (1) est une substance incristallisable qui se compose de carbone, d'hydrogène, d'azote, de soufre et d'oxygène (2), et qui, soumise à une ébullition prolongée en présence d'un alcali, se dédouble de façon

(1) Ce corps constitue en grande partie la substance complexe que Berzelius, dans ses premiers travaux, désigna sous le nom de *matière biliaire*, et il se trouve en proportion considérable dans celle que Thenard appelait picromel ; mais M. Demarçay fut le premier à reconnaître qu'il appartient à la classe des acides, et se trouve dans la bile à l'état de combinaison avec la soude. M. Strecker parvint ensuite à le mieux isoler, et il put ainsi en faire une étude plus fructueuse. La plupart des chimistes lui donnent le nom d'*acide choléique*, qui y avait été appliqué par M. Demarçay ; mais M. Lehmann, non sans quelque raison, préfère l'appeler *acide taurocholique* (*a*). En effet, la multiplicité des noms qui ont pour racine unique χολή (*bile*), et qui ne diffèrent entre eux que par leur pénultième syllabe, peut donner parfois lieu à quelque confusion. J'ajouterai que Berzelius, dans ses derniers travaux sur la bile, a été conduit à considérer l'acide choléique de M. Demarçay comme un mélange de deux composés acides formés par l'union d'une substance particulière qu'il appelait *biline* avec des acides provenant d'un dédoublement de ce dernier corps, et désignés par ce chimiste sous les noms d'*acides fellinique* et *cholinique* : dans la nomenclature fondée sur cette théorie, les composés en question sont appelés *acide bilifellinique* et *bilicholinique* (*b*). Mais ces vues n'ont pas été confirmées par les recherches plus récentes et ne sont adoptées aujourd'hui par aucun auteur.

(2) Dans les premières analyses élémentaires de l'acide choléique, la présence du soufre n'avait pas été reconnue dans ce corps dont la constitution a été ensuite mieux déterminée par M. Redtenbacher (*c*). Aujourd'hui les chimistes s'accordent à le considérer comme devant être représenté par la formule :

$$C^{52}H^{45}NS^2O^{14} ;$$

mais ce mode de constitution n'a pu

(*a*) Lehmann, *Lehrbuch der physiologischen Chemie*, t. I, p. 214.

(*b*) Berzelius, *Rapport annuel sur les progrès de la chimie, présenté à l'Académie de Stockholm en 1842*, p. 320.

(*c*) Redtenbacher, *Ueber die Zusammensetzung des Taurins* (Liebig's *Annalen der Chemie und Pharmacie*, 1846, t. LVII, p. 170).

à donner naissance à deux corps particuliers, la taurine (1) et l'acide cholalique (2). Chauffé avec un acide énergique, il donne encore naissance à de la taurine, mais la seconde substance qui s'en sépare diffère un peu de celle formée dans la réaction précédente, et a reçu le nom d'*acide choloïdique* (3). Enfin, il est

être jusqu'ici déterminé directement (*a*).

(1) La *taurine*, ou asparagine biliaire, comme je l'ai déjà dit, est un produit extrait de la bile par MM. Tiedemann et Gmelin. Elle cristallise très bien, et sa composition élémentaire est représentée par la formule :

$$C^4H^7AzS^2O^6 \ (b).$$

La forme de ses cristaux peut servir à faire reconnaître la présence des acides résineux de la bile dans les liquides pathologiques de l'organisme (*c*).

(2) L'*acide cholalique* (*d*), obtenu pour la première fois par M. Demarçay, est une substance cristallisable qui n'est que peu soluble dans l'eau, mais se dissout en proportion considérable dans l'éther et surtout dans l'alcool bouillant. Il a pour formule :

$$C^{48}H^{39}O^9,HO.$$

Enfin, il forme avec les alcalis et les terres alcalines des sels incolores qui cristallisent en aiguilles, et qui se colorent en violet quand on les chauffe avec un mélange de sucre et d'acide sulfurique.

Par la comparaison de la formule de l'acide taurocholique avec celles de la taurine et de l'acide cholalique que je viens de rapporter, on voit que dans la réaction indiquée ci-dessus, les éléments de 2 équivalents d'eau s'ajoutent aux éléments d'un équivalent d'acide taurocholique pour constituer l'équivalent de taurine et l'équivalent d'acide cholalique. En effet,

$$C^{52}H^{45}NS^2O^{14} + 2HO = C^4H^7NS^2O^6 + C^{48}H^{39}O^9,HO.$$

Il est aussi à noter que l'acide cholalique peut être un des produits de la décomposition spontanée de la bile au contact de l'air (*e*).

(3) L'*acide choloïdique*, dont la découverte est due à M. Demarçay, est une matière insoluble dans l'eau et peu soluble dans l'éther, mais très soluble dans l'alcool (*f*). Sa composition élémentaire paraît devoir être représentée par la formule :

$$C^{48}H^{39}O^9.$$

(*a*) Strecker, *Beobachtungen über Ochsengalle* (*Ann. der Chemie und Pharm.*, 1848, t. LXVII, p. 35).

(*b*) Redtenbacher, *Op. cit.* (*Ann. der Chemie und Pharm.*, 1846, t. LVII, p. 145).

(*c*) Gorup-Besanez, *Untersuchungen über Galle*, 1846, p. 31.

(*d*) M. Dumas appelle ce corps *acide cholinique* (*Traité de chimie*, t. VIII, p. 593), tout en faisant remarquer que dans la nomenclature employée par Berzelius le même nom est employé pour désigner une substance très différente.

(*e*) Buchner, *Observations sur la décomposition spontanée de la bile de Bœuf*, etc. (*Journal de pharmacie*, 1849, t. XV, p. 401).

(*f*) Demarçay, *Op. cit.* (*Ann. de chimie et de physique*, 1838, t. LXVII, p. 198).

aussi à noter que par l'action de la chaleur, l'acide cholalique se change en acide choloïdique, et ce dernier se transforme ensuite en une substance neutre qui a reçu le nom de *dyslysine* (1). Ces changements sont accompagnés de la perte de certaines quantités d'oxygène et d'hydrogène dans les proportions voulues pour former de l'eau, et il en résulte que toute la série des produits dont je viens de parler peut être considérée comme le résultat de la combinaison des éléments de l'eau en quantités variables avec une seule et même substance organique neutre, savoir, la dyslysine, dont je viens de parler (2).

Choléate de soude.

Le *taurocholate de soude* est un des principaux matériaux constitutifs de la bile de la plupart des Animaux. C'est un sel incristallisable, très soluble dans l'eau ainsi que dans l'alcool, mais insoluble dans l'éther et doué d'une saveur douceâtre qui laisse un arrière-goût amer. Il jouit d'une propriété importante

Il offre, par conséquent, la même composition que de l'acide cholalique qui aurait perdu un équivalent d'eau (*a*). Cet acide, de même que l'acide cholalique, peut se produire dans la bile par l'effet de la putréfaction (*b*).

(1) La *dyslysine*, matière dont la découverte est due à Berzelius (*c*), se produit aussi dans certaines circonstances par l'action de l'acide chlorhydrique sur l'acide choloïdique, et M. Strecker considère cette substance comme devant être représentée par la formule :

$$C^{48}H^{36}O^{6}.$$

(2) Ainsi un équivalent de dyslysine ($C^{48}H^{36}O^{6}$), uni aux éléments de 2 équivalents d'eau représente la substance qui, combinée avec un équivalent de taurine, correspond à un équivalent d'acide choléique.

Un équivalent de dyslysine, uni aux éléments de 3 atomes d'eau, représente la composition d'un équivalent d'acide choloïdique. En effet,

$$C^{48}H^{36}O^{6} + 3HO = C^{48}H^{39}O^{9} = \text{acide choloïdique}.$$

Enfin, un équivalent de dyslysine et les éléments de 4 équivalents d'eau correspondent à un équivalent d'acide chololique, car celui-ci a pour formule :

$$C^{48}H^{39}O^{9},HO.$$

(*a*) Strecker, *Untersuchungen über Ochsengalle* (*Ann. der Chemie und Pharmacie*, 1848, t. LXVII, p. 25).

(*b*) Buchner, *Op. cit.* (*Journal de pharmacie*, 1844, t. XV, p. 401).

(*c*) Berzelius, *Traité de chimie*, édit. de 1839, t. III, p. 603.

à noter ici : celle de dissoudre les graisses. Enfin, chauffé avec un mélange de sucre et d'acide sulfurique, il éprouve diverses modifications et donne lieu à un phénomène dont la constatation peut être utile aux physiologistes pour leur faire découvrir cette matière dans les substances qui la renferment ; en effet, il se produit dans cette opération une belle couleur violette (1).

Acide cholique ou glycocholique.

L'*acide cholique* ou *glycocholique* (2), qui, de même que l'acide choléique ou taurocholique, est en général un des principes constitutifs de la bile, ressemble beaucoup à cet acide organique par l'ensemble de ses réactions, mais il s'en distingue par plusieurs caractères importants. Ainsi il cristallise très bien sous la forme d'aiguilles ; il ne contient pas de soufre, et en se dédoublant sous l'influence de la potasse, il donne naissance, d'une part, à de l'acide cholalique, comme le fait l'acide taurocholique, et d'autre part à du glycocolle ou sucre de géla-

(1) Pour faire cette expérience, on mêle le liquide contenant la matière biliaire avec les deux tiers de son volume d'acide sulfurique concentré, en évitant autant que possible l'élévation de la température du mélange ; puis on y ajoute 4 ou 5 gouttes d'une dissolution de sucre de canne faite avec une partie de sucre et 5 parties d'eau. M. Pettenkofer a fait connaître cette réaction remarquable, et la considère comme caractéristique de la matière biliaire (*a*) ; elle peut être utile dans beaucoup de recherches physiologiques, mais elle ne paraît pas mériter une confiance entière (*b*).

(2) Cet acide résineux de la bile fut découvert en 1825 par MM. Gmelin et Tiedemann, qui y donnèrent le nom d'*acide cholique* (*c*). Mais, à l'exemple de M. Lehmann, je préfère l'appeler *acide glycocholique*, parce que la première de ces dénominations a été appliquée successivement à plusieurs substances différentes. Ainsi l'acide cholique de M. Demarçay est bien distinct de l'acide cholique dont il est ici question, et ne diffère pas de l'acide cholalique. La substance que M. Mulder appelle acide cholique paraît différer aussi de l'acide glycocholique. Il en résulte qu'en continuant à appliquer à ce dernier corps le nom que MM. Gmelin et Tiedemann y avaient donné, on peut faire naître une confusion fâcheuse.

(*a*) Pettenkofer, *Notiz über eine neue Reaction auf Galle und Zucker* (*Annalen der Chemie und Pharm.*, 1844, t. LII, p. 90).

(*b*) Lehmann, *Lehrbuch der physiologischen Chemie*, t. I, p. 121.

(*c*) Tiedemann et Gmelin, *Recherches expérimentales sur la digestion*, t. I, p. 52.

tine (1), qui, dans cette réaction, remplace la taurine formée par ce dernier acide (2). Par l'action plus prolongée de la chaleur, l'acide glycocholique, en présence de la potasse, donne également naissance à de la dyslysine; et enfin, chauffé avec de l'acide sulfurique, il perd les éléments de deux équivalents d'eau, et se transforme en un produit organique nouveau, appelé *acide cholonique* (3). Il est aussi à noter que l'acide

(1) Le sucre de gélatine, ou glycocolle ($C^4H^5AzO^4$), est une matière cristalline d'une saveur sucrée, qui est soluble dans l'eau, et qui, traitée par une dissolution bouillante de potasse, présente une couleur rouge. Il prend naissance quand on fait agir de l'acide sulfurique concentré sur de la gélatine.

(2) La composition élémentaire de l'acide cholique ou glycocholique est représentée par la formule :

$$C^{52}H^{43}AzO^{11},HO.$$

Dans la réaction mentionnée ci-dessus, ses éléments constitutifs, unis aux éléments de 2 équivalents d'eau (c'est-à-dire, $C^{52}H^{45}AzO^{14}$), se partagent de la manière suivante :

$C^{48}H^{40}O^{10}$ = acide cholalique.
$C^4H^5AzO^4$ = glycocolle.

(3) Cette matière, découverte par M. Strecker, est insoluble dans l'eau, soluble dans l'alcool et cristallisable en aiguilles brillantes. Il a pour formule :

$$C^{52}H^{40}AzO^9,HO.$$

Par conséquent, il diffère de l'acide cholique ou glycocholique en ce qu'il a en moins les éléments de 2 équivalents d'eau.

On voit donc que, dans l'hypothèse de la formation des divers acides biliaires à l'aide d'une substance fondamentale, ce serait la dyslysine dont les éléments s'uniraient, soit aux éléments d'un nombre variable d'équivalents d'eau, soit à d'autres substances, telles que la taurine et le glycocolle. On peut représenter tous ces composés par :

1 équivalent de dyslysine,
+ 1 équiv. de glycocolle
= acide cholonique.
+ 1 équiv. de glycocolle + 2 équiv. d'eau
= acide glycocholique.
+ 1 équiv. de taurine + 2 équiv. d'eau
= acide taurocholique.
+ 1 équiv. de taurine + 3 équiv. d'eau
= acide choloïdique.
+ 1 équiv. de taurine + 4 équiv. d'eau
= acide cholalique.

Ces composés ne sont pas les seuls que l'on ait obtenus en soumettant les acides résineux de la bile à l'action de divers agents chimiques : ainsi Berzélius en a décrit deux autres sous les noms d'*acides fellique* et *fellinique*, et M. Mulder a trouvé une substance qui paraît ne différer de la dyslysine que par la quantité d'eau qu'elle renferme. Ces corps sont trop imparfaitement connus pour que l'on puisse attacher quelque importance à la composition qui leur a été attribuée ;

glycocholique, sans changer de composition, peut éprouver, dans le mode d'arrangement de ses molécules constitutives, un changement qui le rend insoluble dans l'eau bouillante, et le transforme en une substance nommée *acide paracholique*. J'insiste sur toutes ces modifications, parce que des phénomènes analogues se produisent dans l'intérieur de l'économie animale.

Cholate de soude.

Le *cholate* ou *glycocholate de soude*, qui se trouve dans la bile de beaucoup d'Animaux, et qui est susceptible de cristalliser d'une manière très remarquable (1), n'y est jamais aussi abondant que le taurocholate de la même base. Quelquefois le premier de ces sels manque ou n'existe qu'en proportion extrêmement faible : chez le Chien, par exemple (2). Enfin, il est aussi à noter que parfois c'est de la potasse, au lieu de soude, qui

mais je ferai remarquer que les analyses faites par M. Mulder tendent à faire penser qu'ils se classeraient aussi dans la série de produits dont je viens de parler, et contiendraient, pour une même quantité de carbone, les éléments de l'eau dans les proportions intermédiaires à celles indiquées dans quelques-uns des termes mentionnés ci-dessus.

Enfin, M. Redtenbacher, en étudiant l'action de l'acide nitrique sur la bile, a obtenu une série de produits dont quelques-uns offrent de l'intérêt, mais dont nous n'avons pas à nous occuper ici. M. Schlieper s'est également occupé de ce sujet (*a*).

(1) Le glycocholate de soude forme de belles aiguilles qui se groupent en éventail ou radiairement autour d'un centre, de façon à constituer de petites masses demi-sphériques d'un blanc éclatant (*b*). Ce sel cristallisé a été étudié par M. Platner, qui le désigna sous le nom de *bilate de soude* (*c*); par M. Verdeil, qui le considéra comme étant de la bile pure (*d*), et par M. Strecker, qui en a fait mieux connaître la nature (*e*).

(2) L'acide cholique ou glycocho-

(*a*) Redtenbacher, *Ueber die Einwirkung der Salpetersäure auf Choloïdensäure und Cholosterin* (*Ann. der Chemie und Pharmacie*, 1846, t. LVII, p. 145).
— Schlieper, *Ueber die Einwirkung der Salpetersäure auf Cholsäure* (*Ann. der Chemie und Pharm.*, 1846, t. LVIII, p. 375).

(*b*) Robin et Verdeil, *Traité de chimie anatomique*, pl. 39, fig. 3, et pl. 40, fig. 1.

(*c*) Platner, *Mittheilungen über die Galle* (*Ann. der Chemie und Pharmacie*, 1844, t. LI, p. 105). — *Journal für praktische Chemie*, t. LX, p. 129.

(*d*) Verdeil, *Ueber die krystallesirte Galle* (*Ann. der Chemie und Pharmacie*, 1847, t. LIX, p. 311).

(*e*) Strecker, *Beobachtungen über Ochsengalle* (*Ann. der Chemie und Pharm.*, 1848, t. LXV, p. 1).

est unie avec les acides dont je viens de parler (1), et qu'il est des Animaux dans la bile desquels ces acides organiques sont remplacés par d'autres principes du même ordre, tels que l'*acide hyocholique*. Ainsi la bile du Cochon ne renferme ni taurocholate, ni glycocholate de soude, mais donne par l'analyse de l'hyocholate de la même base, et ce sel, qui semble correspondre au glycocholate, est mêlé à une petite quantité d'un autre composé salin dont l'acide contient du soufre, et paraît correspondre à l'acide taurocholique. Sous le rapport de sa composition et de ses réactions, l'acide hyocholique ressemble beaucoup à l'acide glycocholique; seulement il contient un peu plus de carbone et d'hydrogène (2).

Acide yocholique.

lique a été trouvé dans la bile du Bœuf (*a*), du Mouton (*b*), du Turbot, de la Morue, du Brochet, de la Perche (*c*).

Chez le Chien, M. Strecker a trouvé que la bile contenait comme d'ordinaire le taurocholate de soude, mais il n'a pu y découvrir aucune trace d'acide glycocholique (*d*). Chez le Boa, ce dernier acide paraît manquer aussi (*e*).

(1) M. Strecker a reconnu que dans la bile des Poissons il y a du choléate de potasse aussi bien que du choléate de soude, et il a trouvé que dans les deux Poissons d'eau douce dont l'étude l'a occupé (la Perche et le Brochet), le premier de ces alcalis était plus abondant que chez les espèces marines (*f*).

(2) MM. Strecker et Gundeleck furent les premiers à faire connaître la nature de cet acide biliaire (*g*), mais la présence d'un principe particulier dans la bile du Cochon avait été signalée longtemps auparavant par M. Chevreul (*h*). C'est un acide résineux insoluble dans l'éther et peu soluble dans l'eau ; sa composition est représentée par la formule empirique :

$$C^{54}H^{43}AzO^{11}.$$

Sous l'influence des acides énergiques, il se dédouble pour donner

(*a*) Tiedemann et Gmelin, *Recherches expérim. sur la digestion*, t. I, p. 149.
— Strecker, *Beobacht. über die Galle verschiedener Thiere* (*Ann. der Chem. und Pharm.*, 1849, t. LXX, p. 149).

(*b*) Strecker, *Op. cit.* (*Ann. der Chemie und Pharm.*, t. LXX, p. 179).

(*c*) Idem, *ibid.* (*Ann. der Chem. und Pharm.*, t. LXX, p. 169).

(*d*) Schlieper, *Notiz über die Galle einer Boa anaconda* (*Ann. der Chemie und Pharmacie*, 1846, t. LX, p. 109).

(*e*) Strecker, *loc. cit.* (*Ann. der Chemie und Pharm.*, t. LXX, p. 178).

(*f*) Idem, *ibid.* (*Ann. der Chem. und Pharm.*, t. LXX, p. 157).

(*g*) Gundelach und Strecker, *Unters. über Schweingalle* (*Ann. der Chemie und Pharmacie*, 1847, t. LXII, p. 205). — *Recherches sur la bile du Porc* (*Ann. de chimie*, 1848, t. XXII, p. 38).

(*h*) Chevreul, art. RÉSINE BILIAIRE (*Dictionn. des sciences nat.*, 1827, t. XLV, p. 233).

Matières colorantes de la bile.

§ 17. — La matière colorante de la bile est une substance organique qui paraît être toujours jaunâtre au moment de sa formation, mais qui en général devient d'un vert plus ou moins intense avant d'être portée dans le tube digestif, et qui a reçu différents noms, suivant l'état dans lequel elle se présente. A l'exemple de Berzelius, on l'appelle généralement *cholépyrrhine*, quand elle est jaune, et *biliverdine*, quand elle est verte ou brune (1), changements qui, dans les circonstances ordinaires,

naissance à du glycocolle et à une substance appelée *hyodyslysine*, qui correspond à la dyslysine, mais qui contient en plus 2 équivalents de carbone et 2 équivalents d'hydrogène. Par une ébullition prolongée avec la potasse, il s'assimile les éléments d'un équivalent d'eau, et donne aussi naissance à du glycocolle ($C^4H^5AzO^4$) et à un acide particulier, appelé *hyocholalique*, qui est représenté par la formule :

$$C^{60}H^{40}O^8.$$

L'acide résineux sulfuré de la bile du Cochon n'est que peu connu et c'est par analogie que M. Strecker le considère comme étant composé de

$$C^{54}H^{45}AzS^2O^{10}.$$

Il le désigne sous le nom d'*acide hyocholéique* (a).

D'après les recherches de M. Marsson, la bile de l'Oie contiendrait un autre acide résinoïde particulier, qui serait très riche en soufre, et qui a été désigné par ce chimiste sous le nom d'*acide chénocholique* (b).

(1) Thenard fut le premier à signaler l'existence de ce principe, qu'il appela *matière colorante jaune de la bile* (c), et en 1838 Berzelius en fit une étude approfondie. Ce dernier chimiste n'examina d'abord cette matière que telle qu'on la rencontre dans la bile cystique, et il la désigna sous le nom de *biliverdine*, en raison de son origine et de sa couleur verte (d); mais, quelques années après, ayant examiné de la bile récemment sécrétée et non encore altérée par un long séjour dans la vésicule du fiel, il trouva que le principe colorant de ce liquide était jaune ou jaune rougeâtre (e), et il proposa de l'appeler *cholépyrrhine* (f). Cette substance a été décrite aussi par Fr. Simon sous le nom de *biliphéine* (g).

(a) Strecker, *Beobacht. über die Galle verschiedener Thiere* (*Ann. der Chem. und Pharm.*, 1849, t. LXX, p. 188).

(b) Marsson, *Sur la bile d'Oie* (*Annuaire de chimie*, par Millon et Reiset, 1850, p. 589).

(c) Thenard, *Mémoire sur la bile* (*Mémoires de la Société d'Arcueil*, t. I, p. 23.

(d) Berzelius, *Traité de chimie*, trad. par Valerius, t. III, p. 601.

(e) Idem, *Rapport annuel sur les progrès de la chimie pour* 1841, trad. par Plantamour, 1843, p. 321.

(f) De χολή, bile, et πυῤῥός, orange.

(g) Simon, *Animal Chemistry*, t. I, p. 43.

paraissent être dus à la fixation d'une certaine quantité d'oxygène (1). Ainsi que je l'ai déjà dit, c'est une matière azotée qui contient du fer, et qui a beaucoup d'analogie avec l'hématosine ou principe colorant des globules rouges du sang (2). Dans la bile elle se trouve associée à la soude, et elle en est précipitable

(1) La matière colorante jaune de la bile, ou *cholépyrrhine*, devient rapidement d'un vert foncé quand on y mêle de l'acide chlorhydrique ; mais cette transformation n'a pas lieu à l'abri du contact de l'air, et elle est accompagnée de l'absorption d'une certaine quantité d'oxygène, ainsi que M. Gmelin l'a constaté sur la bile de divers Animaux (*a*). Les chimistes ne sont pas bien fixés quant à la composition élémentaire de cette matière colorante particulière (*b*).

La *biliverdine* ne diffère pas de la cholépyrrhine par sa couleur seulement, elle s'en distingue aussi par certaines propriétés chimiques, et peut en être facilement séparée. En effet, elle est insoluble dans le chloroforme, tandis que la cholépyrrhine est très soluble dans ce liquide. En l'isolant ainsi, puis en le dissolvant dans l'alcool, on peut l'obtenir à l'état de pureté sous la forme d'aiguilles cristallisées, d'une couleur rouge (*c*).

J'ajouterai que les expériences récentes de M. Frerichs et Staedeler tendent à faire penser que les matières colorantes de la bile pourraient bien être des produits dérivés des acides résineux de ce liquide ; car, en traitant le glycocholate de soude par l'acide sulfurique concentré, ces chimistes ont obtenu une substance qui, par l'action de l'air, se colore en vert et ressemble beaucoup à la biliverdine (*d*).

(2) L'existence du fer dans la bile a été signalée depuis fort longtemps par divers chimistes, soit chez le Bœuf (*e*), soit chez l'Homme (*f*) ; mais on ne savait pas d'abord dans quel composé ce métal s'y rencontrait, et quelques auteurs avaient pensé qu'il y concourait à la formation d'un phosphate (*g*). Polli fut le premier à le considérer comme un des éléments constitutifs de la matière colorante de la bile, et à signaler l'analogie qui existe entre ce principe et l'hémato-

(*a*) Tiedemann et Gmelin, *Recherches sur la digestion*, t. I, p. 79.

(*b*) Scherer, *Ueber die Zusammensetzung und Eigenschaften des Gallenfarbestoffes* (*Ann. der Chemie und Pharm.*, 1845, t. LIII, p. 377).

— Hein. *Chemische Versuche über Gallenstein und Gallenfarbestoff* (*Journ. für prakt. Chemie*, 1847, t. XL, p. 47).

(*c*) E. Brücke, *Ueber Gallenfarbstoffe und ihre Auffindung* (*Sitzungsbericht der Wiener Akad.*, 1859, t. XXXV, p. 13).

(*d*) F. T. Frerichs und G. Staedeler, *Ueber die Umwandlung der Gallensäure im Farbestoffe* (*Mittheilung der naturforschenden Gesellschaft in Zürich*, 1856, p. 100).

(*e*) Cadet, *Op. cit.* (*Mém. de l'Acad. des sciences*, 1767, p. 480, et 1769, p. 66.

— Fontana, *Expériences chimiques sur le fiel de Bœuf* (*Annales de chimie*, 1790, t. IV, p. 171).

— Thenard, *Mém. sur la bile* (*Mém. de la Soc. d'Arcueil*, 1807, t. I, p. 38).

(*f*) Jordan, *Disquisitio chimica evictorum regni animalis ac vegetabilis elementorum*, Gœttingue, 1799, p. 33.

— Jacquin, *Elem. chimiæ univ. et med.*, 1799, t. III, p. 138.

(*g*) John *Tableaux chimiques du Règne animal*, p. 78.

par les acides et par l'eau de baryte, ainsi que par quelques autres réactifs (1). Elle est très altérable et peut donner lieu à la production de plusieurs substances particulières qui se rencontrent parfois dans l'organisme (2). Enfin, les liquides qui en renferment présentent des changements de couleur très remarquables quand on y verse peu à peu de l'acide azotique; ils passent successivement du jaune au bleu, au vert, au violet et au rouge brun. Cette réaction est importante à connaître, car elle peut être employée pour la constatation de la présence de la matière colorante de la bile dans certaines humeurs ou tissus de l'organisme (3).

sine (*a*). Il est aussi à noter que cette matière a beaucoup d'analogie avec la chlorophylle des plantes (*b*), qui contient également du fer (*c*). Berzelius a été même conduit à penser que la biliverdine et la chlorophylle sont identiques (*d*), mais cette opinion ne paraît pas être fondée.

(1) Obtenue à l'état solide, la biliverdine est pulvérulente, amorphe, insoluble dans l'eau et soluble dans l'alcool, l'éther, les alcalis, l'acide sulfurique et l'acide chlorhydrique. Ses dissolutions sont vertes quand on les voit par lumière réfléchie, et rouge par transparence. Par l'action de l'acide acétique et des alcalis, elle redevient jaune. Enfin elle peut être enlevée à la bile par l'action qu'exerce sur ce liquide soit le charbon animal (*e*), soit le sulfate de chaux en poudre (*f*), et elle est également précipitable par la chaux, le chlorure de baryum, etc.

(2) Au nombre de ces substances dérivées il faut probablement ranger la matière jaune cristallisable que Berzelius a désignée sous le nom de *bilifulvine* (*g*), et qu'il considère comme un sel double de soude et de chaux combinés avec un acide organique qu'il appelle *bilifulvinique* (*h*). Dans un cas pathologique, M. Virchow a trouvé dans la vésicule du fiel des cristaux d'un jaune rougeâtre qui paraissaient être formés par ce produit (*i*).

(3) Les changements de couleur dé-

(*a*) Polli, *Des rapports de la matière colorante du sang avec la matière colorante jaune de la bile* (*Gazette médicale de Paris*, 1846, p. 14).

(*b*) Berzelius, *Traité de chimie*, édit. de 1838, t. III, p. 614.

(*c*) Verdeil, *Recherches sur la matière colorante verte des plantes et sur la matière rouge du sang* (*Comptes rendus de l'Académie des sciences*, 1851, t. XXXIII, p. 689).

(*d*) Berzelius, *Rapport annuel sur les progrès de la chimie pour* 1841, trad. par Plantamour, 1844, p. 323.

(*e*) Liebig, *Traité de chimie organique*, t. III, p. 314.

(*f*) Robin et Verdeil, *Traité de chimie anatomique et physiologique*, t. III, p. 387.

(*g*) Berzelius, *Traité de chimie*, édit. de 1838, trad. par Valerius, t. III, p. 615.

(*h*) Idem, *Rapport annuel sur les progrès de la chimie* présenté en 1842, p. 323.

(*i*) Virchow, *Ueber Hæmatoidin und Bilifulvin* (*Verhandlungen der phys.-med. Gesellschaft zu Würzburg*, 1850, t. I, p. 303, et *Ann. der Chemie und Pharm.*, 1850, t. LXXVIII, p. 353).

Il est également à noter que la nature de la matière colorante de la bile paraît varier aussi chez les divers Animaux. Ainsi, chez l'Homme et la plupart des autres Mammifères, c'est la cholépyrrhine qui est produite par la sécrétion hépatique, et qui se transforme ensuite en biliverdine, tandis que chez les Oiseaux, les Reptiles, les Batraciens et les Poissons, ce dernier corps paraît exister primordialement.

Matières grasses.

§ 18. — Les matières grasses, qui existent toujours dans la bile en quantité plus ou moins considérable, diffèrent beaucoup entre elles par leur composition et leur propriété.

Une de ces substances est la *cholestérine*, que nous avons déjà rencontrée dans le sang (1). C'est une graisse non saponifiable, blanche, fusible, volatilisable, insoluble dans l'eau, mais soluble dans l'eau de savon, dans les solutions d'acide taurocholique ou des taurocholates, et surtout dans l'alcool bouillant, qui, par le refroidissement, la laisse déposer sous la forme de belles lames cristallines (2).

terminés par l'action de l'acide nitrique sur la matière colorante jaune de la bile ont été signalés comme caractéristiques de cette substance par M. Gmelin (*a*).

De nouvelles recherches sur ce sujet ont été faites par M. Heintz (*b*).

(1) Voyez tome I, page 187.

(2) La cholestérine contient près de 84 pour 100 de carbone et près de 12 centièmes d'hydrogène : mais, comme elle ne forme pas des combinaisons définies ni avec les bases, ni avec les acides, on n'a pu en déterminer la formule atomique, et quelques auteurs la considèrent comme devant être représentée par $C^{26}H^{22}O$ (*c*), tandis que d'autres lui donnent pour équivalent $C^{28}H^{24}O$ (*d*), ou bien, $C^{84}H^{72}O^{3}$ (*e*).

Les cristaux qu'elle forme sont tout à fait caractéristiques : ce sont des lames rhomboïdales ou rectangulaires, très minces, nacrées et brillantes (*f*). La solubilité de la cholestérine dans les dissolutions de tauro-

(*a*) Tiedemann et Gmelin, *Recherches sur la digestion*, t. I, p. 79.

(*b*) Heintz, *Notiz über die Salpetersäure als Reagens auf Gallenbraun* (Müller's *Archiv für Anat. und Physiol.*, 1846, p. 399, et *Ann. der Physik und Chemie*, t. LXX, p. 136).

(*c*) Voyez Pelouze et Fremy, *Traité de chimie*, 1857, t. VI, p. 56.

(*d*) Lehmann, *Lehrbuch der physiol. Chemie*, t. I, p. 256.

(*e*) Schwendler et Meissner, *Beitr. zur Kenntniss der Cholesterins* (*Ann. der Chemie und Pharm.*, 1840, t. LIX, p. 107).

(*f*) Voyez Robin et Verdeil, *Chimie anatomique et physiologique*, pl. 34, fig. 3, et pl. 35, fig. 1, 2 et 3.

Les acides gras, dont j'ai déjà eu l'occasion de parler sous les noms d'*acide oléique* et d'*acide margarique*, se rencontrent aussi toujours dans la bile, soit à l'état de liberté, soit en combinaison avec de la soude, et constituant par conséquent des savons. Mais dans l'état normal, ces substances n'y existent qu'en très faibles proportions.

Sels inorganiques. § 19. — Enfin, les matières salines inorganiques qui paraissent se trouver d'une manière constante dans la bile sont du chlorure de sodium, des phosphates de soude, de chaux, et de magnésie, enfin des carbonates à base alcaline (1). Les cendres obtenues par l'incinération des matières solides de cette humeur contiennent des sulfates (2), mais il est probable que l'acide sulfurique ne préexiste pas à l'expérience, et provient de la combustion du soufre appartenant à l'acide taurocholique.

Mucus. § 20. — Ainsi que je l'ai déjà dit, la bile est toujours mêlée à une quantité plus ou moins considérable de mucus provenant, soit des parois des canaux hépatiques, soit de la vésicule du fiel, et formée principalement de débris du tissu épithélique

cholate de soude, et même dans les glycocholates, quoique à un moindre degré, a été constatée par M. Strecker, et nous permet d'expliquer l'état liquide de ce principe gras dans la bile.

(1) L'existence de carbonates à base alcaline dans les cendres provenant de la combustion des matières solides de la bile a été constatée par plusieurs chimistes; mais on pouvait croire que ces sels provenaient de la destruction de composés organiques, et ne comptaient pas au nombre des principes constitutifs de ce liquide. M. Lehmann s'est assuré qu'ils se trouvent dans la bile fraîche, car il a vu que ce liquide abandonne de l'acide carbonique quand on y ajoute de l'acide acétique, après en avoir dégagé par l'action de la pompe pneumatique tous les gaz qui pouvaient s'y trouver en dissolution (*a*).

(2) Voyez les analyses de Thenard déjà citées, celles de M. Enderlin, etc. (*b*).

(*a*) Lehmann, *Lehrbuch der physiologischen Chemie*, t. II, p. 55.

(*b*) Enderlin, *Physiologisch-chemische Untersuchungen* (*Annalen der Chem. und Pharm.*, 1844, t. L, p. 67).

dont ces parties sont tapissées. Dans certaines circonstances, la proportion de cette matière augmente au point de rendre la bile très épaisse et visqueuse, et cette modification coïncide souvent avec un état pathologique de l'appareil circulatoire qui détermine un ralentissement dans le cours du sang à travers l'appareil hépatique.

Proportion d'eau.

§ 21. — On ne sait encore que peu de chose relativement à la composition quantitative de la bile. La proportion d'eau qui se trouve dans ce liquide a été déterminée par plusieurs chimistes, et paraît varier entre 87 et 91 pour 100 (1). Les matières inorganiques que l'on en extrait n'en constituent pas un centième de son poids (2), et la plus grande partie des

(1) Ainsi la bile de Bœuf analysée par Thenard a donné 87,5 pour 100 d'eau (*a*). La proportion constatée par M. Demarçay était la même (*b*), mais Berzelius a obtenu 90,4 d'eau (*c*) et MM. Gmelin et Tiedemann 91,5 pour 100 (*d*). D'après M. Frerichs, la bile humaine contient environ 12 centièmes de matières solides pour 86 centièmes d'eau (*e*). Dans les analyses comparatives faites par M. Gorup-Besanez sur deux échantillons de bile provenant, l'un d'un vieillard et l'autre d'un enfant de douze ans, la proportion d'eau s'est trouvée être de 90,87 pour le premier, et seulement de 82,81 pour le second (*f*); mais il faudrait multiplier ces expériences avant d'en déduire aucune règle physiologique.

(2) Dans la plupart des recherches sur la composition de la bile, les matières minérales ont été séparées par incinération et pesées en bloc ; mais, dans une analyse de la bile de Bœuf faite récemment par M. Wiedenbusch, elles ont été dosées séparément, et dans 100 parties de cendres on a trouvé :

| | |
|---|---|
| Chlorure de sodium | 27,70 |
| Potasse | 4,80 |
| Soude | 36,73 |
| Chaux | 1,43 |
| Magnésie | 0,53 |
| Oxyde de fer | 0,23 |
| Oxyde de manganèse | 0,12 |
| Acide phosphorique | 10,45 |
| Acide sulfurique | 6,39 |
| Acide carbonique | 11,26 |
| Silice | 0,36 |
| | 100,00 (*g*). |

M. Frerichs a trouvé dans la bile

(*a*) Thenard, *Op. cit.* (*Mém. de la Société d'Arcueil*, t. I.

(*b*) Dumas, *Traité de chimie*, t. VIII, p. 584.

(*c*) Berzelius, *Traité de chimie*, t. VII, p. 189.

(*d*) Tiedemann et Gmelin, *Recherches sur la digestion*, t. I, p. 82.

(*e*) Frerichs, *Verdauung* (Wagner's *Handwörterb. der Physiologie*, t. III, p. 827).

(*f*) Gorup-Besanez, *Untersuchungen über die Galle*, 1846, p. 44.

(*g*) Weidenbusch, *Untersuch. der unorganischen Bestandtheile in der Galle der Ochsen* (Poggendorff's *Annalen der Physik und Chemie*, 1849, t. LXXVI, p. 386).

matières organiques dont elle est chargée consistent ordinairement en acide taurocholique (1).

Dans quelques cas, la proportion de cholestérine sécrétée par

de l'Homme de 0,20 à 0,25 pour 100 de chlorure de sodium et une quantité semblable de phosphate de soude (*a*). MM. Theyer et Schlosser ont retiré de la bile de Bœuf 3,56 pour 100 de ce dernier sel (*b*).

La quantité totale des substances inorganiques, comparée à celle des matières organiques, paraît varier un peu suivant les Animaux. Ainsi dans une série d'expériences faites par M. Bensch sur 100 parties de résidu solide laissé par la bile après évaporation, la proportion de cendre a varié de la manière suivante :

| | |
|---|---|
| Poisson d'eau douce | 14,11 |
| Cochon | 13,60 |
| Chèvre | 13,21 |
| Veau | 13,15 |
| Renard | 12,71 |
| Mouton | 11,86 |
| Poule | 10,99 (*c*). |

(1) On peut juger approximativement de la proportion d'acide taurocholique contenu dans la bile par la quantité de soufre obtenu par l'analyse du résidu solide de cette humeur, et d'après ces données il paraîtrait que cette proportion varie notablement chez les divers Animaux. Ainsi, en analysant l'extrait alcoolique de la bile du Mouton, M. Strecker n'y a trouvé qu'entre 5,3 et 5,7 pour 100 de soufre, tandis qu'en opérant de la même manière sur la bile, d'un Renard, il en obtint 5,9 de ce corps (*d*), et que M. Bensch en trouve 6,2 dans la bile du Chien. Ce dernier chimiste a trouvé seulement 3,58 dans la bile de Bœuf et 0,34 dans la bile de Cochon (*e*). Chez le Kanguroo, la bile paraît ne contenir que très peu d'acide taurocholique (*f*).

M. Schlossberger évalue à 8,46 pour 100 la quantité de taurocholate de soude contenu dans la bile d'un Python (*g*). Enfin, M. Schlieper vit cette proportion s'élever à 6,2 dans une analyse de bile d'un Boa (*h*).

La présence du taurocholate de soude dans la bile des Tortues a été constatée par M. Wetherill (*i*).

MM. Tiedemann et Gmelin ont trouvé dans la bile de plusieurs Pois-

(*a*) Frerichs, *Beiträge zur physiologisch. und pathol. Chemie der Galle* (Heller's *Archiv für Physiol. und Pathol. Chemie*, 1845, t. II, p. 442).

(*b*) Theyer et Schliesser, *Op. cit.*

(*c*) Bensch, *Ueber den Schwefelgehalt der Galle einiger Thiere* (*Ann. der Chemie und Pharm.*, 1848, t. LXV, p. 194).

(*d*) Strecker, *Beobacht. über die Galle verschiedener* (*Ann. der Chemie und Pharmacie*, 1849, t. LXX, p. 179).

(*e*) Bensch, *Op. cit.* (*Ann. der Chemie und Pharmacie*, t. LXV, p. 199).

(*f*) Schlossberger, *Ueber die Galle des Känguru* (*Ann. der Chemie und Pharm.*, 1849, t. CX, p. 244).

(*g*) Idem, *Analyse der Galle von* Python tigris (*Ann. der Chemie und Pharm.*, 1849, t. CII, p. 91).

(*h*) Schlieper, *Notiz über die Galle einer Boa* (*Ann. der Chemie und Pharmacie*, t. LX, p. 109).

(*i*) Wetherill, *Ueber die Galle der Sumpfschildkröte* (*Journal für prakt. Chemie*, t. LXXVI, p. 61).

le foie paraît devenir trop considérable pour que la totalité de cette substance puisse rester en dissolution dans la bile cystique, et elle y donne naissance à de petits cristaux (1) ou à des concrétions amorphes appelées *calculs biliaires* (2). Parfois la bile tient en suspension des granules composés de matière colorante combinée avec de la chaux (3), et ce composé insoluble se

Calculs biliaires.

sons d'eau douce (le Barbeau, l'Ablette et la Vandoise) une substance cristallisable et très amère, sur la nature de laquelle on n'est pas bien fixé ; mais ils n'en ont pas rencontré dans la bile de la Carpe ou du Brochet (*a*).

M. Scherer a examiné dernièrement la bile de l'Esturgeon, et y a trouvé un peu d'acide glycocholique, aussi bien que de l'acide taurocholique (*b*). Dans la bile des Silures, M. Schlossberger a trouvé un peu plus de 3 pour 100 d'acides résineux (*c*).

Nous ne savons encore que fort peu de choses sur la composition chimique de la bile des Animaux invertébrés. Celle de l'Écrevisse a été l'objet de quelques études (*d*), et M. H. Karsten y a assigné la composition suivante : eau, 87,11 ; huile, 2,95 ; bilifulvine, 1,01 ; biline (acides résineux de la bile), 1,05 ; mucus et débris organiques insolubles dans l'alcool et dans l'éther, 7,02 ; matières extractives et sels solubles dans l'alcool, 0,7 pour 100 (*e*).

(1) La présence de cristaux microscopiques de cholestérine tenus en suspension dans de la bile très dense a été constatée par M. Gorup-Besanez ; mais on n'a pas déterminé expérimentalement si ce phénomène dépend d'une augmentation dans la proportion de cette substance ou de quelque circonstance de nature à diminuer sa solubilité dans ce liquide (*f*) : par exemple, une diminution dans la quantité d'acide taurocholique, ou la décomposition de ce produit, qui jouit de la propriété de dissoudre la cholestérine ainsi que les composés de matière colorante biliaire et de chaux.

(2) C'est en traitant des calculs biliaires par de l'alcool que Poulletier de la Salle découvrit, vers la fin du siècle dernier, la matière grasse connue aujourd'hui sous le nom de *cholestérine* (*g*).

(3) Ces granules microscopiques de couleur brunâtre sont formés par un composé de cholépyrrhine et de chaux (*h*).

Dans la bile d'un ictérique examinée par M. Scherer, on voyait au

(*a*) Tiedemann et Gmelin, *Recherches expérimentales sur la digestion*, t. II, p. 328.

(*b*) Scherer, *Untersuchung der Galle eines Stör* (*Verhandl. der Phys. Med. Gesellsch. zu Würzburg*, 1857, t. VII, p. 269).

(*c*) Schlossberger, *Analyse der Galle des Wels* (*Annalen der Chemie und Pharmacie*, t. CVIII, p. 66).

(*d*) Lindner, *Nonnulla de hepate et bile Evertebratorum*, dissert. inaug. Berlin, 1844.

(*e*) H. Karsten, *Disquisitio microscopica et chemica hepatis et bilis Crustaceorum et Molluscorum* (*Nova Acta Acad. nat. curios.*, t. XXI, p. 317).

(*f*) Gorup-Besanez, *Mikroscopische Charactere der Menschengalle* (Heller's *Archiv für physiol. und pathol. Chemie*, 1846, t. III, p. 4).

(*g*) Voyez tome I, page 187.

(*h*) Lehmann, *Lehrbuch der physiologischen Chemie*, t. II, p. 65.

rencontre aussi dans un grand nombre des calculs dont je viens de parler (1). Uni à du mucus, il paraît même constituer ordinairement le noyau de ces concrétions; mais nous ne savons

microscope beaucoup de corpuscules pigmentaires, et par l'analyse chimique on y découvrit un grand excès de matière colorante (44 millièmes), mais aucune trace de cholestérine (a).

(1) Les calculs biliaires se trouvent en général dans la vésicule du fiel; mais on en a rencontré aussi dans les conduits biliaires, soit à l'intérieur, soit en dehors du foie. Ils paraissent être plus communs chez les Femmes que chez les Hommes, et se rencontrer plus souvent dans la vieillesse que dans le jeune âge.

Quelquefois ces concrétions sont en nombre très considérable. Ainsi on cite des cas dans lesquels plusieurs centaines de ces corps se trouvaient entassés dans la vésicule biliaire.

Il est aussi à noter que leur présence dans la vésicule du fiel n'est en général décelée par aucun trouble apparent dans l'organisme, et que les douleurs vives, ainsi que les autres accidents qu'elles occasionnent parfois, dépendent en général de leur action mécanique sur les canaux dans lesquels ils se trouvent engagés.

Leur étude a occupé l'attention de beaucoup de physiologistes et de chimistes; on trouve dans le grand ouvrage de Haller l'indication des principaux travaux dont ils avaient été l'objet antérieurement à la publication de ce livre (b). On classa d'abord les calculs biliaires d'après leur structure (c). En 1779, Vicq d'Azyr chercha à les grouper d'après leur nature chimique (d) ; mais celle-ci était trop mal connue pour qu'un pareil résultat fût possible, et la première observation importante relative à leur composition chimique, due à Poulletier de la Salle, date de 1785. Bientôt après des recherches plus étendues sur ce sujet furent faites par Fourcroy et par Gren (e) ; Thenard s'en occupa ensuite (f). Enfin, plus récemment, ces concrétions ont été l'objet de beaucoup de recherches portant, les unes sur des cas particuliers, les autres sur leur histoire générale (g). Jusqu'ici

(a) Scherer, *Untersuchungen*, p. 103.

(b) Haller, *Elementa physiologiæ corporis humani*, t. VI, p. 560 et suiv.

(c) Walther, *De concrementis terrestribus in variis partibus corporis humani repertis*.

(d) Vicq d'Azyr, *Recherches et observations sur divers objets de médecine, de chirurgie et d'anatomie* (*Histoire de l'Acad. royale de médecine*, 1779, p. 218).

(e) Fourcroy, *Examen chimique de la substance feuilletée et cristalline contenue dans les calculs biliaires, etc.* (*Ann. de chimie*, 1789, t. III, p. 242). — *Système des connaissances chimiques*, 1800, t. X, p. 53 et suiv.

— Gren, *Analyse d'une pierre retirée de la vésicule du fiel* (*Ann. de chimie*, 1790, t. V, p. 186).

(f) Thenard, *Mémoire sur la bile* (*Mém. de la Soc. d'Arcueil*, t. I, p. 61 et suiv.).

(g) Voyez à ce sujet : Sœmmerring, *De concrementis biliariis corporis humani*. Franckf., 1795.

— Saunders, *A Treatise on the Struct. of the Liver*, etc. London, 1793.

— Monnier, *Dissert. sur les calculs biliaires*, thèse. Paris, 1834.

— Andral, *Précis d'anatomie pathologique*, t. II, p. 614.

— Bramson, *Ueber Gallensteinbildung* (*Zeitschr. für rationelle Medicin*, 1846, t. IV, p. 193).

encore que fort peu de chose au sujet des circonstances qui occasionnent la formation ou déterminent le dépôt des autres substances dont se composent ces produits pathologiques.

on n'a constaté rien d'anormal dans la bile qui d'ordinaire se trouve dans la vésicule en même temps que ces concrétions (*a*); mais il est probable que ce liquide est pauvre en taurocholate de soude, et devient ainsi inapte à tenir en dissolution la cholestérine et la matière colorante en quantité aussi considérable que d'ordinaire.

Dans la grande majorité des cas, les calculs biliaires se composent principalement de cholestérine, mais en général ils ont pour noyaux un mélange de ce corps gras et d'un composé de matière colorante et de chaux; souvent cette substance brunâtre se trouve aussi disséminée dans toute la masse de la concrétion ou alternant par couches avec de la cholestérine faiblement colorée. D'ordinaire le noyau contient également du mucus et des phosphates terreux, et la présence de ce corps paraît jouer un rôle important dans la formation de ces dépôts (*b*).

La proportion de cholestérine et de matière colorante est très variable, comme on peut le voir par les nombreuses analyses faites par divers chimistes ou pathologistes (*c*). Quelquefois les calculs biliaires ne renferment que peu de cholestérine, et se composent principalement de biliverdine unie à de la chaux; leur couleur est alors noirâtre ou vert très foncé; mais ce mode de constitution est rare.

On connaît quelques exemples de calculs biliaires composés essentiellement de carbonate et de phosphate de chaux (*d*).

On en a rencontré aussi qui étaient formés presque entièrement de stéarate de chaux (*e*).

(*a*) P. Muratori, *Analysis comparativa humanæ bilis sanæ ejusque quæ calculos biliares complectitur* (*Novi Commentarii Acad. scientiarum Bononiensis*, 1839, t. III, p. 307).

(*b*) Bramson, *Ueber Gallensteinbildung* (*Zeitschr. für ration. Med.*, 1846, t. IV, p. 193).

(*c*) Voyez Bostock *Comp. Exper. and Observ. on Myrtlewax*, etc., *and the crystalline Matter of biliary Calculi* (Nicholson's *Journal of Nat. Phil.*, 1803, t. IV, p. 138).

— Vogel, *Examen d'une concrétion biliaire, etc.* (*Journal de pharmacie*, 1820, t. VI, p. 215).

— Joyeux, *Analyse de deux calculs biliaires* (*Journal de pharmacie*, 1827, t. XIII, p. 550).

— Blic, *Chemische Untersuchungen menschlicher Gallensteine und eines andern abnormen Inhalts der Gallenblase* (*Journ. für prakt. Chemie*, 1834, t. I, p. 115).

— Koninck, *Analyse de calculs* (*L'Institut*, 1836, t. IV, p. 321).

— Schübler et Michel, *Chemische Untersuchung eines Leberconcrements* (*Journ. für prakt. Chemie*, 1836, t. VIII, p. 383).

— Hein, *Ueber Gallensteine als Krankheits-Erzeugniss* (*Zeitschr. für rationelle Medicin*, 1846, t. IV, p. 293).

— Planta und Kékulé, *Chemische Notizen* (*Ann. der Chemie und Pharmacie*, 1853, t. LXXVII, p. 364).

— L'Héritier, *Traité de chimie pathologique*, 1842, p. 699

— Hein, *Chemischer Versuch über Gallenstein* (*Journ. für prakt. Chemie*, 1847, t. XL, p. 47).

(*d*) Marcet, *Histoire chimique et traitement médical des affections calculeuses*, 1828, p. 140.

— Bally et Henry, *Analyse d'un calcul biliaire formé principalement de carbonate de chaux* (*Journal de pharmacie*, 1830, t. XVI, p. 196).

(*e*) Taylor, *On a new Species of biliary Calculus* (*London Medical Gazette*, 1840, t. XXVI, p. 383).

Parfois aussi les graisses neutres ou les acides gras se montrent en quantité considérable dans la bile chez l'Homme (1), ainsi que chez d'autres Mammifères ; mais c'est surtout chez les Poissons que le foie fournit des matières grasses en abondance (2),

Matières grasses.

Dans quelques cas très rares on a constaté l'existence de calculs biliaires composés d'acide urique (*a*).

Les matières résinoïdes de la bile peuvent concourir aussi à la formation de ces calculs, et les constituer quelquefois presque entièrement (*b*).

Dans des calculs biliaires du Bœuf on a trouvé de l'acide margarique mêlé avec beaucoup de matière colorante jaune et uni à de la chaux et de la magnésie (*c*).

On a trouvé aussi dans certains calculs biliaires, ainsi que dans les concrétions intestinales connues sous le nom de *bézoards orientaux*, une matière particulière qui paraît être un dérivé des principes constitutifs de la bile, et qui a reçu le nom d'*acide lithofellinique* (*d*).

Enfin, des traces de cuivre y ont été également découvertes dans quelques cas très rares (*e*).

(1) Souvent le microscope fait découvrir dans la bile des globules de graisse : par exemple, chez les personnes qui ont succombé à la fièvre typhoïde ou à des affections tuberculeuses (*f*).

Chez les Oies et les Canards dont le foie présente la dégénérescence graisseuse, la bile est très huileuse ; mais la plus grande partie des matières grasses dont le foie est chargé se trouve dans les cellules hépatiques. Il en est de même dans les cas de cirrhose chez l'Homme (*g*).

(2) La bile de certains Poissons contient une matière grasse dans la composition de laquelle il existe de

(*a*) Stöckard, *De cholelithis*, dissert. inaug. Lipsiæ, 1832.

(*b*) Orfila, *Analyse d'une nouvelle espèce de calcul biliaire de l'Homme* (*Ann. de chimie*, t. LXXXIV, p. 34).

— Lassaigne, *Note sur une nouvelle espèce de calcul biliaire trouvée dans les Animaux* (*Ann. de chimie et de physique*, 1826, t. XXXI, p. 220).

(*c*) Cherlot, *Notice sur les calculs biliaires du Bœuf* (*Journal de pharmacie*, 1832, t. XVIII, p. 159).

(*d*) Gœbel, *Ueber Lithofellensäure, einen neuen Bestandtheil der Gallenconcremente* (*Ann. der Chem. und Pharm.*, 1841, t. XXXIX, p. 237).

— Alting und Will, *Ueber die Zusammensetzung der Lithofellensäure* (*Ann. der Chem. und Pharm.*, 1841, t. XXXIX, p. 242).

— Wöhler, *Ueber die Lithofellensäure* (*Ann. der Chemie und Pharm.*, 1842, t. XLI, p. 150).

— Hausmann, *Ueber Lithofellensäure* (*Ann. der Chemie und Pharm.*, 1842, t. XLI, p. 303).

— Merklein und Wöhler, *Ueber die Bezoarsäure* (*Ann. der Chem. und Pharm.*, 1846, t. LV, p. 129).

— Taylor, *On some new Species of Animal Concretions* (*Philos. Mag.*, 1847, t. XXVIII, p. 192).

(*e*) Bertozzi, *Kupferhaltiger Gallenstein* (Haller's *Archiv für physiol. und pathol. Chemie*, 1845, t. II, p. 225).

(*f*) Gorup-Besanez, *Mikroscopische Charactere der Menschengalle* (Heller's *Archiv für physiol. und pathol. Chemie und Mikroscopie*, 1846, t. III, p. 5).

(*g*) Lereboullet, *Mém. sur la structure intime du foie et sur la nature de l'altération connue sous le nom de foie gras*, 1853 (*Mém. de l'Acad. de médecine*, t. XVII).

et il est à noter que chez ces derniers Animaux ces produits contiennent souvent de l'iode.

Matières anormales.

J'ajouterai que la bile chargée de mucus éprouve facilement une sorte de putréfaction, dont résulte tantôt la production de quelques-uns des acides dérivés que j'ai déjà eu l'occasion de mentionner, d'autres fois de l'ammoniaque, de l'acide sulfureux, etc. (1).

l'iode. En effet, la présence de ce métalloïde a été constatée dans l'huile de foie de Morue (*a*), et il ne paraît pas y être à l'état libre ou sous la forme d'iodure de soude ; car, après la saponification de cette graisse, l'iode se retrouve dans les acides gras (*b*). Le foie de la Raie fournit un quart de son poids d'huile contenant par litre 25 centigrammes d'iodure de potassium (*c*). On a retiré aussi de l'huile de foie de Morue une substance particulière qui a reçu le nom de *gadéine* (*d*).

L'huile extraite du foie des Phoques ne contient pas d'iode (*e*).

(1) Dans quelques cas où la bile a présenté une réaction acide, ainsi que cela a été observée chez des personnes mortes du typhus, cette anomalie dépendait probablement de la décomposition spontanée de ce liquide, ou peut-être de l'acidification de pus épanché dans la vésicule du fiel (*f*). En effet, la décomposition spontanée de l'acide taurocholique peut donner lieu à la production des acides choloïdique et chololique, puis à d'autres produits résultant du dédoublement de la taurine (*g*). Or, cette substance est isomère avec le bisulfate d'ammonialdéhyde qui, sous l'influence de l'hydrate de potasse, se transforme en acide sulfureux, en ammoniaque et en aldéhyde, lequel, en absorbant de l'oxygène, se transforme en acide acétique (*h*). Il en résulte que l'acide

(*a*) Hopfer et Hansmann, *Sur la présence de l'iode dans l'huile de foie de Morue* (*Journal de pharmacie*, 1837, t. XXIII, p. 50).

(*b*) Stein, *Noch Etwas über den Jodgehalt des Leberthrans* (*Journ. für prakt. Chemie*, 1840, t. XXI, p. 308).

(*c*) Girardin et Preissier, *Examen chimique de l'huile de foie de Raie* (*Comptes rendus de l'Acad. des sciences*, 1842, t. XIV, p. 618).

— Gobley, *Mém. sur l'huile de foie de Raie* (*Journal de pharmacie*, 3ᵉ série, 1844, t. V, p. 306).

(*d*) Jongh, *Huile de différentes espèces du genre Gades* (Berzelius, *Rapport annuel sur les progrès de la chimie*, présenté en 1843, p. 382).

— Kölliker, *Ueber die Resorption des Fettes, etc.* (*Verhandl. der Phys. Med. Gesellschaft zu Würzburg*, 1856, t. VII, p. 178).

— Berlin, *Notiz über die physiologische Fettleber* (*Archiv für die Holländischen Beiträge zur Natur- und Heilkunde*, 1858, t. I, p. 100).

— Gluge, *Note sur le foie et le rein gras physiologique* (*Bulletin de l'Acad. de Bruxelles*, 2ᵉ série, 1857, t. I, p. 403.

(*e*) Gmelin, *loc. cit.*

(*f*) Lehmann, *Lehrbuch der physiologischen Chemie*, t. II, p. 59.

(*g*) Buchner, *Op. cit.* (*Journal de pharmacie*, 1849, t. XV, p. 405).

(*h*) Redtenbacher, *Op. cit.* (*Ann. der Chemie und Pharm.*, t. LXV, p. 37).

Enfin, on y trouve aussi, dans certaines circonstances, des matières qui ne sont pas des produits normaux de la sécrétion hépatique : par exemple, de l'albumine ou de l'urée (1); et chez quelques Animaux invertébrés ce liquide renferme du sucre, principe qui se forme toujours dans le foie, mais qui, chez les Animaux supérieurs, n'est pas excrété, et se mêle au

Sucre dans la bile des Invertébrés.

sulfureux, dont la présence dans la bile putréfiée a été constatée par M. Buchner (*a*), et l'acide acétique trouvé dans un liquide analogue par M. Gorup-Besanez, s'expliquent par la fermentation putride de la taurine (*b*).

L'existence de sulfide d'ammoniaque a été constatée aussi par M. Lehmann dans la bile d'un enfant mort subitement (*c*).

(1) Les premiers chimistes qui se sont occupés de l'étude de la bile considéraient ce liquide comme contenant toujours de l'albumine, mais ils paraissent avoir pris pour cette substance le mucus que l'on y rencontre toujours en plus ou moins grande quantité. Dans quelques cas de dégénérescence graisseuse du foie, Thenard a trouvé la bile chargée de beaucoup d'albumine et ne contenant que fort peu de matières dites *résineuses* (*d*).

M. Cl. Bernard a constaté que chez les malades affectés d'albuminurie la bile peut contenir aussi de l'albumine.

De l'urée a été trouvée dans la bile chez des malades qui avaient succombé, soit à l'albuminurie, soit au choléra (*e*), ainsi que chez des Animaux dont les reins avaient été extirpés (*f*); mais chez ces derniers, cette anomalie n'a pas été constatée dans toutes les expériences.

M. Berlin a trouvé des cristaux de leucine dans la bile cystique d'un Vautour (*g*).

Enfin M. Picard a trouvé ce principe dans la bile de Bœuf à l'état normal (*h*).

Au nombre des matières qui parfois se montrent d'une manière anormale dans la bile, je dois citer aussi un pigment vert-émeraude que Bizio a trouvé dans ce liquide en faisant l'autopsie d'un malade affecté d'ictère. Cette substance se volatilisait à 40 degrés et formait des vapeurs rouges, circonstance qui lui a fait donner le

(*a*) Buchner, *Neue Beobacht. über die freiwillige Zersetzung der Rindsgalle* (*Journal für prakt. Chemie*, 1849, t. XLVI, p. 147).

(*b*) Gorup-Besanez, *Untersuchungen über Galle* (*Ann. der Chemie und Pharm.*, 1849, t. LIX, p. 129).

(*c*) Lehmann, *Lehrbuch der physiologischen Chemie*, t. II, p. 57.

(*d*) Thenard, *Op. cit.* (*Mém. de la Soc. d'Arcueil*, t. 1, p. 58).

(*e*) Strahl und Lieberkühn, *Harnsäure im Blute*. Berlin, 1848.

(*f*) Stannius, *Versuche über die Ausschneidung der Nieren* (*Archiv für physiol. Heilkunde*, 1850, t. IX, p. 201).

(*g*) Berlin, *Leucinkristalle in der Galle von* Sarcoramphus Papa (*Archiv für die Holländischen Beiträge zur Natur- und Heilkunde*, 1858, t. 1, p. 103).

(*h*) Picard, *De la présence de l'urée dans le sang et de sa diffusion dans l'organisme*, thèse. Strasbourg, 1856, p. 33.

sang en circulation dans cette glande, ainsi que nous le verrons plus en détail dans une prochaine Leçon (1).

§ 22. — L'appareil pancréatique est toujours situé dans le voisinage du foie et en communication avec le duodénum. Ainsi que je l'ai déjà dit, il ne se rencontre pas chez les Invertébrés; il manque aussi complétement chez beaucoup de Poissons, et chez d'autres Animaux de la même classe il est rudimentaire; mais il existe chez tous les Vertébrés à respiration aérienne, c'est-à-dire chez les Batraciens, les Reptiles, les Oiseaux et les Mammifères.

Appareil pancréatique.

Le *pancréas* (2), qui en constitue la partie principale, est une glande lobulée de couleur grisâtre ou légèrement rosée (3), qui, par sa structure ainsi que par son aspect général, ressemble beaucoup aux glandes salivaires (4). Il se compose d'une multi-

Pancréas.

nom d'*érythrogène* (a). M. Lehmann a eu l'occasion d'observer un cas analogue (b).

Des traces de cuivre ont été trouvées dans la bile, ainsi que dans un calcul biliaire, par M. Gorup-Besanez (c).

(1) M. Cl. Bernard a constaté l'existence de sucre dans le liquide hépatique qui chez la Limace arrive dans l'intestin par le canal cholédoque pendant la digestion (d).

(2) Ce nom (dérivé de πᾶν, tout, et κρέας, chair) a été donné à cette glande par les anciens parce qu'ils la considéraient comme étant un organe entièrement charnu, bien que son tissu ne ressemble en rien à la chair musculaire.

(3) M. Bernard a constaté que la teinte du tissu de glande pancréatique varie suivant l'état de son activité fonctionnelle. Quand les Animaux sont à jeun, il est blanchâtre, mais pendant le travail digestif il est plus ou moins rosé (e).

(4) Quelques anatomistes donnent au pancréas le nom de *glande salivaire abdominale* (f) ; ainsi les auteurs allemands l'appellent communément *Bauchspeicheldrüse*.

(a) Bizio, *Memoria sopra una bile umana singolarissima* (Brugnatelli, *Giornale di fisica*, 1822, t. XV, p. 455).

(b) Lehmann, *Lehrbuch der physiol. Chemie*, t. III, p. 57.

(c) Gorup-Besanez, *Ueber Kupfer in der Galle* (Heller's *Archiv für physiol. und pathol. Chemie*, 1846, t. III, p. 17).

(d) Cl. Bernard, *Recherches sur une nouvelle fonction du foie* (*Ann. des sciences nat.*, 3ᵉ série, 1853, t. XIX, p. 332).

(e) Moyse, *Études historiques et critiques sur les fonctions et les maladies du pancréas*, thèse. Paris, 1852, p. 55.

— Cl. Bernard, *Mém. sur le pancréas* (*Suppl. aux Comptes rendus des séances de l'Acad. des sciences*, 1856, t. I, pl. 5 et 6).

(f) Siebold, *Historia systematis salivalis*. Ienæ, 1797.

tude de petites ampoules dont chacune donne naissance à un canal excréteur très grêle, qui ne tarde pas à se réunir à ses congénères et à former avec eux un système de tubes rameux. Les ampoules, ou *acini*, sont disposées en grappes autour des branches initiales de ce conduit membraneux, comme les grains de raisin sont appendus à leurs pédoncules, et en s'accolant entre elles, ces vésicules forment des agrégats appelés lobules, qui à leur tour sont unis par du tissu conjonctif en groupes d'un volume plus considérable, auxquels on donne le nom de *lobes* (1). La glande ainsi constituée n'est pas renfermée dans une capsule membraneuse ; sa surface est revêtue seulement d'une couche de tissu connectif plus ou moins dense, et sa forme générale dépend principalement de la manière dont le groupement des lobules se fait. Tantôt ces agrégats d'organites sécréteurs ne sont que très lâchement unis entre eux, et se trouvent plus ou moins disséminés dans plusieurs directions, de façon à former des traînées plus ou moins rameuses ou même isolées; d'autres fois ils se rapprochent beaucoup, et ne constituent qu'un seul paquet ovoïde dont les bords ne sont que faiblement échancrés. Comme exemple de la première de ces dispositions je citerai le pancréas de plusieurs Rongeurs (2), ou mieux,

(1) Quand le pancréas commence à se développer chez l'embryon, il se compose d'abord d'un système de tubes rameux terminés en culs-de-sac et entourés d'un tissu blastèmien, à peu près comme les glandes salivaires (*a*); mais les ampoules sécrétoires apparaissent plus tôt et en plus grand nombre (*b*).

(2) Chez le Lapin le pancréas s'étend entre les deux lames du mésentère sous la forme d'arborisations, les principales branches de son système de canaux excréteurs étant très divergentes entre elles et ne portant chacune que peu de lobules sécréteurs (*c*). Une disposition analogue se remarque chez le Rat (*d*).

Il est aussi à noter que chez quelques Mammifères, tels que le Bœuf, il n'est pas rare de voir des portions du pancréas qui se trouvent complétement séparées du reste de cette glande

(*a*) Müller, *De glandularum secernentium structura penitiori*, p. 66, pl. 7, fig. 10.

(*b*) Bischoff, *Traité du développement de l'Homme et des Mammifères*, p. 320.

(*c*) Cl. Bernard, *Mém. sur le pancréas* (*Supplém. aux Comptes rendus des séances de l'Acad. des sciences*, t. I, pl. 3, fig. 5).

(*d*) H. Salter, art. PANCREAS (Todd's *Cyclop. of Anat. and Physiol.*, Suppl., p. 98, fig. 74).

encore celui de la plupart des Chéloniens ; le second de ces modes de conformation se voit chez l'Homme (1), ainsi que chez

et communiquent avec l'intestin par des canaux particuliers (*a*).

(1) Le pancréas de l'Homme, situé derrière l'estomac, entre la rate et la concavité du duodénum, est couvert par le feuillet supérieur du mésocôlon transverse. Il est allongé transversalement et de forme irrégulière (*b*), mais il n'est pas divisé en deux ou plusieurs grands lobes, ainsi que cela a lieu chez divers Animaux, et il ne constitue qu'une seule masse. Son extrémité droite, un peu renflée et recourbée en bas, est désignée communément sous le nom de *tête du pancréas* ; elle est enclavée dans la courbure en fer à cheval du duodénum, et se trouve délimitée du côté opposé par une gouttière creusée à sa face postérieure et occupée par le tronc de la veine porte, l'artère mésentérique supérieure et la veine du même nom. Un léger rétrécissement, dû à l'existence de ce sillon et d'une échancrure du bord inférieur de la glande, est appelé le *col du pancréas*, Enfin, la portion moyenne de cet organe est nommée *corps du pancréas*, et son extrémité droite, qui est plus ou moins atténuée, constitue ce que les médecins appellent la *queue du pancréas*. Mais en général ces distinctions ne reposent sur aucune division réelle, et ne sont employées que pour faciliter les descriptions anatomiques. Quelquefois cependant la tête du pancréas est séparée du reste de la glande, et constitue ce que divers auteurs ont appelé le *petit pancréas*.

La surface de cet organe est revêtue d'une couche de tissu connectif dans lequel se loge de la graisse en plus ou moins grande abondance et se ramifient les vaisseaux et les nerfs. Elle est faiblement bosselée par la saillie de ses lobules, qui sont très serrés les uns contre les autres et plus ou moins déformés par leur pression mutuelle. Son volume varie suivant les individus ; en général, cependant, son diamètre transversal est d'environ 15 ou 16 centimètres chez l'adulte, et, comparativement à la grandeur du corps, cet organe est un peu plus gros chez l'enfant nouveau-né (*c*), mais la différence n'est pas aussi considérable que pour le foie (*d*). Enfin son poids varie beaucoup suivant les individus ; il s'élève quelquefois à 180 grammes ou davantage, et d'autres fois il descend à environ 40 grammes, sans que l'on puisse attribuer ces particularités à un état pathologique. Du reste, les évaluations moyennes données par divers anatomistes s'accordent peu entre elles ; et comme les observations ont été faites dans des pays différents, on peut se demander si les variations ne dépendraient pas de la taille dominante des individus, ou ne se lieraient pas à des particularités dans le régime des peuples. En effet, les résultats obtenus en

(*a*) Cl. Bernard, *Leçons sur les liquides de l'organisme*, 1859, t. II, p. 350, fig 1 et 2.

(*b*) Voyez Bourgery, *Traité d'anatomie de l'Homme*, t. V, pl. 47, fig. 1.

— Bonamy, Broca et Beau, *Atlas d'anatomie descriptive*, t. III, pl. 33.

(*c*) Sœmmerring, *De corporis humani fabrica*, t. VI, p. 143.

(*d*) Huschke, *Traité de splanchnologie*, p. 157.

beaucoup d'autres Mammifères, et entre ces deux extrêmes il y a une multitude de degrés intermédiaires : mais je ne m'arrêterai pas à les décrire, car les particularités qui s'observent à cet égard ne paraissent avoir que fort peu d'importance anatomique ou physiologique (1).

Structure intime du pancréas.

Les ampoules du pancréas, très petites et généralement ovoïdes (2), sont formées par une membrane hyaline fort mince et revêtue intérieurement de tissu épithélique dont les utri-

France sont généralement plus faibles que ceux fournis par les recherches des anatomistes de l'Angleterre et de l'Allemagne, où la taille moyenne est plus élevée. Ainsi M. Sappey a trouvé que le poids moyen du pancréas était de 70 grammes chez l'Homme et de 60 grammes chez la Femme ; enfin, dans aucun cas il n'a vu ce poids dépasser 104 grammes (a). Wharton évalue le poids de cette glande à 5 onces, c'est-à-dire à environ 150 grammes (b), estimation qui s'accorde avec celles faites récemment en Angleterre par M. Salter (c). D'après Sœmmerring et Meckel, le poids du pancréas s'élèverait souvent à 6 onces, ou plus de 180 grammes (d).

(1) Ainsi, chez le Chien, le pancréas est très grand (e), et sa portion verticale, qui correspond à ce que l'on appelle la tête du pancréas chez l'Homme, s'allonge beaucoup. Il en résulte que cette glande se compose de deux branches presque égales en volume et réunies à angle droit près de leur point de communication avec le duodénum (f).

Chez le Chat, le pancréas présente une disposition analogue, mais la branche gauche ou transversale de cet organe donne en général naissance à un appendice assez gros, de sorte que le nombre total des divisions s'élève à trois. Quelquefois une portion de la glande se sépare complétement du reste et constitue un second lobe (g).

(2) Chez l'Homme, les ampoules constitutives du pancréas ont seulement de 0mm,05 à 0mm,09 de diamètre (h), et elles sont plus ou moins déformées par la pression qu'elles exercent les unes sur les autres en se développant. Elles sont même si serrées entre elles, que leur étude microscopique présente quelques difficultés, et quand on veut se rendre bien compte de la structure intime de cette glande, il est préférable d'employer le pancréas d'un Rongeur : par exemple, celui du Lapin ou de la Souris.

(a) Sappey, *Traité d'anatomie descriptive*, t. III, p. 239.
(b) Wharton, *Adenographia*, p. 74.
(c) H. Salter, *Op. cit.* (Todd's *Cyclop. of Anat. and Physiol.*, Suppl., p. 83).
(d) Sœmmerring, *De corporis humani fabrica*, t. VI, p. 143.
— Meckel, *Manuel d'anatomie*, t. III, p. 474.
(e) Voyez Chauveau, *Anatomie comparée des Animaux domestiques*, fig. 122.
(f) Cl. Bernard, *Mém. sur le pancréas* (*Supplém. aux Comptes rendus des séances de l'Acad. des sciences*, t. I, pl. 4, fig. 1).
(g) Cl. Bernard, *loc. cit.*, pl. 2, fig. 5.
(h) Kölliker, *Éléments d'histologie*, p. 489.

cules sont à divers degrés de développement, et renferment une matière granuleuse ainsi que de la graisse. Ces cellules n'adhèrent que peu ou point entre elles et se détruisent facilement, de façon à laisser en liberté leur contenu, qui se voit répandu en plus ou moins grande abondance dans les espaces intermédiaires, mais ne se réunit que rarement dans le centre de l'ampoule, dont l'intérieur est d'ordinaire occupé en entier par le mélange d'utricules, de granules libres et de globules graisseux (1).

Conduits excréteurs.

Les conduits excréteurs du pancréas naissent, comme je l'ai déjà dit, par une multitude de racines qui proviennent chacune d'un des *acini* ou sacs ampulliformes dont je viens de parler. Leurs parois sont minces, et ne présentent dans la portion initiale du système qu'une structure très simple (2); mais dans les grosses branches elles se garnissent de petites glandules muqueuses dont la disposition est très analogue à celle des appendices de même ordre que nous avons vus groupés autour des conduits biliaires (3). Successivement ces canaux se réunissent

(1) Chez quelques Mammifères, on distingue parfois une cavité centrale au milieu du tissu épithélique de chaque ampoule du pancréas. Cette disposition a été observée chez le Rat, mais ne paraît pas être constante (*a*). Chez l'Homme, les utricules disséminées dans la matière granuleuse, et mêlées à des globules graisseux, sont très inégales en grandeur.

(2) Les parois des canaux pancréatiques sont formées essentiellement : 1° d'une tunique externe, composée de tissu connectif et de fibres élastiques ; 2° d'une tunique interne, qui consiste en une couche de tissu épithélique dont les cellules, petites et cylindriques, sont très riches en graisse. Chez l'Homme, ces utricules ont environ $0^{mm},005$ de largeur sur $0^{mm},018$ à $0^{mm},016$ de hauteur (*b*) ; chez le Lapin, elles sont presque aussi larges que longues dans la portion radiculaire du système excréteur (*c*). Dans ces conduits on ne distingue pas de tunique intermédiaire analogue à celle qui constitue les parois des ampoules.

(3) Les glandules muqueuses dont

(*a*) H. Salter, art. PANCREAS (Todd's *Cyclop.*, Suppl., p. 89, fig. 60 et 61).
(*b*) Kölliker, *Éléments d'histologie*, p. 489.
(*c*) H. Salter, *loc. cit.*, p. 90, fig. 63.

entre eux pour constituer un petit nombre de troncs efférents qui se dirigent vers le duodénum, et tantôt vont déboucher directement dans cet intestin, d'autres fois sont concentrés en un seul tronc qui, à son tour, s'unit souvent à la portion terminale du canal cholédoque, et verse son contenu dans le tube digestif par l'intermédiaire de l'ampoule de Vater, dont j'ai déjà fait connaître la disposition (1).

Chez quelques Mammifères, le Cheval par exemple, le pancréas est pourvu de deux canaux excréteurs d'assez gros calibre, venant, l'un de la portion droite, l'autre de la portion gauche de cette glande (2).

Chez l'Homme, il existe une disposition analogue ; mais le canal pancréatique du côté gauche, appelé *conduit de Wirsung* (3), prend un très grand développement, tandis que celui de la portion droite de la glande est fort réduit : il est appelé, pour cette raison, *canal accessoire* (4) ; et après avoir envoyé au précédent une branche anastomotique qui porte à celui-ci

M. Kölliker a constaté l'existence dans les parois du canal de Wirsung et de ses principales branches ont la forme de grappes, mais sont très petites (*a*) et fort difficiles à distinguer (*b*).

(1) Voyez ci-dessus, page 462.

(2) Le pancréas du Cheval est d'une forme assez irrégulière et se trouve traversé obliquement par la veine porte. On appelle *anneau du pancréas* le trou qui livre passage à ce vaisseau. L'un des canaux excréteurs est beaucoup plus développé que l'autre, et va aboutir au duodénum dans le point où s'ouvre le canal cholédoque. L'autre, appelé le *canal accessoire*, communique avec le précédent dans l'épaisseur du pancréas, et s'ouvre isolément dans l'intestin en face de ce dernier (*c*).

(3) Ainsi nommé en l'honneur de l'anatomiste qui fut le premier à décrire le canal excréteur du pancréas chez l'Homme (*d*). Ce conduit avait été aperçu précédemment chez le Coq par J.-M. Hoffmann (*e*).

(4) L'existence de ce canal accessoire chez quelques sujets n'avait pas échappé à l'attention de plusieurs ana-

(*a*) Kölliker, *Éléments d'histologie*, p. 489.

(*b*) Sappey, *Traité d'anatomie*, t. III, p. 249.

(*c*) Gurlt, *Dic Anat. des Pferdes*, pl. 14, fig. 2.

(*d*) Wirsung, *Figura ductus cujusdam cum multiplicibus suis ramulis noviter in pancreate observ.* Padoue, 1643.

(*e*) Voyez Haller, *Elementa physiologiæ*, t. VI, p. 434.

la plus grande partie du liquide qu'il est chargé d'évacuer au dehors, il devient en général plus ou moins rudimentaire avant de gagner le duodénum, où il débouche directement (1).

tomistes des XVII^e et XVIII^e siècles (a), et en 1775 Santorini avait donné de bonnes figures de ce conduit (b) ; mais jusque dans ces derniers temps on admettait généralement que ce mode d'organisation n'était pas normal, et que, d'ordinaire, le pancréas de l'Homme ne communiquait avec l'intestin qu'à l'aide d'un tronc unique, le canal de Wirsung (c). En 1849, les observations de M. Cl. Bernard appelèrent de nouveau l'attention sur le canal accessoire de cette glande, et les recherches attentives faites plus récemment par plusieurs anatomistes établissent que la non-existence de ce conduit secondaire est au contraire une anomalie (d).

(1) Meckel avait reconnu que chez le fœtus il existe deux canaux pancréatiques, et il pensait que par les progrès du développement, l'un de ces conduits s'atrophiait normalement; car de même que la plupart de ses contemporains, il ignorait l'existence presque constante de la branche duodénale du conduit accessoire.

Les rapports anatomiques de ce dernier canal avec le canal de Wirsung (e) ont été très bien mis en lumière par M. Verneuil, mais cet anatomiste n'a pas saisi le véritable caractère de cette anastomose ; en effet, il considère la branche de jonction et la branche duodénale comme un seul et même tube ouvert à ses deux extrémités, d'une part dans le canal de Wirsung, d'autre part dans le duodénum, et méritant le nom de *canal azygos pancréatique* (f). M. Bernard le considère comme un *canal récurrent* (g), mais cette opinion ne me semble pas fondée, et la disposition normale de cette portion du système sécréteur me paraît être celle indiquée ci-dessus et très bien figurée par M. Moyse (h). Je dois ajouter cependant qu'assez souvent le conduit accessoire se rétrécit beaucoup vers son extrémité duodénale (i), mais dans quelques cas rares il est plus gros que le canal de Wirsung (j).

Du reste on rencontre chez l'Homme des variations nombreuses dans le

(a) S. Vesling, *Syntagma anatomicum*, 1664, p. 57.
— R. de Graaf, *Opera omnia*, 1705, p. 539.
— Winslow, *Exposition anatomique de la structure du corps humain*, 1732, p. 538.
(b) Santorini, *Septemdecim tabulæ*. Parme, 1775, pl. 11, 12 et 13.
(c) Meckel, *Manuel d'anatomie*, t. III, p. 474 et 476.
— Huschke, *Traité de splanchnologie*, trad. par Jourdan, 1845, p. 155.
(d) Sappey, *Op. cit.*, t. III, p. 246 et suiv.
(e) Voyez Bonamy, Broca et Beau, *Atlas d'anatomie descriptive*, t. III, pl. 34, fig. 1 et 2.
(f) Verneuil, *Mémoire sur quelques points de l'anatomie du pancréas* (*Mém. de la Soc. de biologie*, 1851, t. III, p. 138).
(g) Cl. Bernard, *Mém. sur le pancréas* (*Supplém. aux Comptes rendus des séances de l'Acad. des sciences*, 1856, t. I, p. 385).
(h) Moyse, *Études historiques et critiques sur les fonctions et les maladies du pancréas*, 1852, fig. 1.
(i) Cl. Bernard, *loc. cit.*, pl. 1, fig. 1.
(j) Idem, *ibid.* pl. 1, fig. 2.

Quelquefois la portion duodénale de ce canal pancréatique accessoire disparaît même complétement, de sorte que tout le système des conduits excréteurs du pancréas se termine par un tronc unique formé par le canal de Wirsung, mode d'organisation qui est normal chez plusieurs Mammifères (1).

Chez quelques Animaux de cette classe, le conduit unique ou principal du pancréas débouche isolément dans le duodénum, et parfois son orifice se trouve à une distance assez considérable de la terminaison du canal cholédoque : cette disposition est assez générale dans l'ordre des Rongeurs (2). Enfin il est aussi à noter que chez quelques espèces le canal de Wirsung présente,

mode de terminaison des canaux pancréatiques, et quelquefois le conduit accessoire va déboucher dans le canal cholédoque, à côté du canal de Wirsung. Ces anomalies ont été étudiées par Tiedemann et comparées par cet anatomiste aux dispositions qui se rencontrent normalement chez certains Animaux (*a*). On peut consulter aussi sur ce sujet les observations de M. Meyer et de M. Becourt (*b*).

Chez le Chien, il existe aussi deux canaux pancréatiques ; mais chacun de ces troncs terminaux naît de deux branches qui marchent à peu près parallèlement dans l'épaisseur des deux grands lobes de la glande, et les communications anastomotiques qui les relient entre eux sont plus nombreuses (*c*).

(1) Jusque dans ces derniers temps on pensait que chez les Ruminants tous les conduits pancréatiques se réunissaient en un tronc unique (*d*) ; mais on sait aujourd'hui que chez le Bœuf il existe d'ordinaire un second canal qui tantôt s'anastomose avec le canal principal, tandis que d'autres fois il provient d'un lobe isolé du pancréas, et qui, dans les deux cas, va déboucher directement dans l'intestin. Souvent il y a même un troisième canal de ce genre (*e*), et il est probable que des recherches attentives feront découvrir une disposition semblable chez beaucoup d'autres Mammifères.

(2) L'insertion isolée du canal pancréatique à une distance considérable de l'orifice du canal cholédoque a été

(*a*) Tiedemann, *Sur les différences que le canal excréteur du pancréas présente chez l'Homme et les Animaux* (*Journal complémentaire du Dictionnaire des sciences médicales*, t. IV, p. 330).

(*b*) Mayer, *Sur la nature du suc pancréatique* (*Journal complémentaire du Dictionnaire des sciences médicales*, 1819, t. III, p. 283).

— Becourt, *Recherches sur le pancréas*, thèse. Strasbourg, 1830.

(*c*) Cl. Bernard, *loc. cit.*, pl. 3, fig. 1 et 4.

(*d*) Cuvier, *Leçons d'anatomie comparée*, t. IV, 2ᵉ partie, p. 592.

(*e*) Cl. Bernard, *Leçons sur les propriétés physiologiques et les altérations pathologiques des liquides de l'organisme*, 1859, t. II, p. 350, fig. 1, 2, etc.

vers sa partie terminale, une dilatation ampulliforme qui fait fonction de réservoir (1), et que l'ampoule de Vater, dans laquelle il débouche souvent conjointement avec le canal cholédoque, paraît quelquefois y appartenir plutôt qu'à ce dernier organe (2).

Pancréas des Oiseaux.

Dans la classe des Oiseaux, où le pancréas est en général très allongé et assez nettement divisé en deux grands lobes, il y a ordinairement deux ou même trois conduits qui se portent de cette glande à l'intestin, et qui ne s'anastomosent pas entre eux. Il est aussi à noter que presque toujours ils ne s'unissent pas aux canaux hépatiques ; mais il y a, du reste, de grandes variations dans l'ordre suivant lequel ces divers tubes débouchent dans l'intestin (3).

signalée par Cuvier et Duvernoy chez plusieurs Rongeurs, tels que le Porc-Épic, la Marmotte, le Castor, le Lièvre et l'Agouti (*a*).

Chez le Lapin, où la distance entre ces deux embouchures est également très grande, il y a un petit canal pancréatique accessoire qui va s'ouvrir dans le canal cholédoque, et qui me paraît être l'analogue du canal de Wirsung réduit à un état rudimentaire (*b*).

Chez quelques Singes, le canal de Wirsung s'ouvre dans l'intestin assez loin du canal cholédoque (*c*) : par exemple, chez la Guenon Ascagne et le Semnopithèque Entelle ; mais en général ces deux conduits s'unissent.

Le canal de Wirsung reste éloigné du canal cholédoque chez l'Unau, et les Pangolins parmi les Édentés ; chez quelques Ruminants, tels que le Bœuf, et chez le Rytina (*d*).

(1) Ce mode d'organisation est très prononcé chez le Phoque commun (*e*).

Une disposition analogue se montre quelquefois chez le Chat domestique (*f*).

(2) M. Cl. Bernard a fait remarquer que quelquefois chez l'Homme, le canal cholédoque, au lieu de déboucher au fond de l'ampoule de Vater, près de l'orifice du canal pancréatique, se prolonge jusque dans le col de ce petit sac (*g*).

(3) Le pancréas des Oiseaux est très

(*a*) Cuvier, *Leçons d'anatomie comparée*, t. IV, 2ᵉ partie, p. 588.

(*b*) Cl. Bernard, *loc. cit.*, pl. 4, fig. 5, *g*.

(*c*) Perrault, *Mém. pour servir à l'hist. nat. des Animaux*, 2ᵉ partie, pl. 44, fig. 2.

(*d*) Steller, *De bestiis marinis* (*Novi Comment. Acad. Petropol.*, 1751, t. II, p. 312.)

(*e*) Tiedemann, *Ueber einen Behälter für den Bauchspeichel im Seehund* (Meckel's *Deutsches Archiv für die Physiol.*, 1819, t. V, p. 350).

(*f*) Mayer, *Blase für den Saft der Pankreas* (Meckel's *Deutsches Archiv für die Physiol.*, 1815, t. I, p. 297).

(*g*) Cl. Bernard, *Mém. sur le pancréas* (*Supplém. aux Comptes rendus des séances de l'Acad. des sciences*, t. I, p. 386, pl. 1, fig. 3 et 3 *bis*).

**Pancréas des Reptiles et des Batraciens.**

Chez la plupart des Reptiles, le pancréas a aussi un degré de développement considérable par rapport au volume du corps ; il est en général adhérent à la rate, et ne paraît avoir souvent

volumineux, comparativement à la taille de ces Animaux, et il est toujours enchâssé dans l'anse duodénale de l'intestin grêle (a). Il est complétement divisé en deux portions chez beaucoup d'espèces, telles que le Canard (b), le Cygne, la Mouette, la Grue, le Hocco, l'Outarde, la Corneille et divers Passereaux ; chez d'autres il est simplement bifurqué : par exemple, chez le Coq, l'Aigle commun et le Vautour.

Cuvier et Duvernoy ont noté le mode de terminaison des canaux pancréatiques et les rapports de position entre ces conduits et les canaux hépatiques chez un grand nombre d'Oiseaux, et ils ont fait voir qu'il existe à cet égard des différences très considérables. Je n'entrerai pas dans beaucoup de détails à ce sujet, mais j'indiquerai par un petit nombre de formules les dispositions principales, en désignant chaque canal par la lettre initiale de son nom, et en rangeant ces lettres conformément à la position de leurs orifices respectifs.

| | |
|---|---|
| $P^1,P^2,P^3,H,C$ | (c'est-à-dire qu'en allant de l'estomac vers l'extrémité inférieure du duodénum, on rencontre les orifices de trois canaux biliaires pancréatiques, puis ceux d'un canal hépatique, et en dernier lieu celui d'un canal cholédoque ou cystique). Exemples : Coq, Grèbe, Chouette. |
| $P^1,P^2,P^3,C,H$ . . . | Ex. : Pivert, Flamant (c). |
| $P^1,P^2,P^3,C$ . . . . | Pie commune. |
| $P^1,H,P^2,P^3,C$ . . . | Vautour brun, Orfraie, Héron. |
| $P^1,P^2,H,C,P^3$ . . . | Corneille. |
| $C,P^1,P^2,H^1,H^2,P^3$. | Pigeon (d). |
| $P^1,P^2,H,P^3$ . . . . | Manchot. |
| $P^1,P^2,H,C$. . . . . | Cygne, Canard (e), Demoiselle de Numidie, Outarde (f), Courlieu, Aptéryx (g). |
| $P^1,H,P^2,C$. . . . . | Grue royale (h). |
| $P^1,P^2,H^1,H^2$. . . . | Hocco. |
| $H^1,P^1,P^2,C$ . . . . | Toucan (i). |
| $H^1,P^1,P^2,H^2$ . . . | Perroquet, Caille. |
| $H,C,P^1,P^2$. . . . . | Poule sultane (j). |
| $H,P^1,P^2$. . . . . . | Jacana. |
| $P,C,H$. . . . . . . | Casoar (k). |
| $P,H,C$. . . . . . . | Cigogne, Caille. |

(a) Exemples : Le *Coq* (Brandt et Ratzeburg, *Medicinische Zoologie*, t. I, pl. 17, fig. 2) ; — Milne Edwards, *Éléments de zoologie*, t. III, p. 19, fig. 24 ; — Chauveau, *Anatomie comparée des Animaux domestiques*, p. 401, fig. 127).

— Le *Pigeon* (Bernard, *Leçons de physiologie expérimentale pour* 1855, t. II, p. 465, fig. 74).

— Le *Canard* (Hunter, *Descript. Catal. of the Mus. of the Coll. of Surgeons*, t. I, pl. 13).

(b) Voyez H. Salter, *Op. cit.* (Todd's *Cyclop.*, Suppl., p. 96, fig. 73).

(c) Perrault, *Mém. pour servir à l'hist. nat. des Animaux*, 3e partie, pl. 10.

(d) Idem, *ibid*, pl. 12.

(e) Cl. Bernard, *Leçons de* 1855, t. II, p. 465, fig. 74.

(f) Perrault, *Op. cit.*, 3e partie, pl. 29.

(g) Owen, *Anat. of the Concave Hornbill* (*Trans. of the Zool. Soc.*, t. I, pl. 18, fig. 1).

(h) Salter, *Op. cit.* (Todd's *Cyclop.*, Suppl., p. 96, fig. 73).

(i) Perrault, *Op. cit.*, 2e partie, pl. 57.

(j) Owen, *Anat. of the Southern Apteryx* (*Trans. of the Zool. Soc.*, t. II, pl. 50).

(k) Perrault, *Op. cit.*, 2e partie, pl. 52.

qu'un seul conduit excréteur, qui d'ordinaire ne s'unit pas au canal cholédoque (1).

Dans la classe des Batraciens cette glande n'offre rien de remarquable. Elle est bien développée chez les Anoures, mais chez les Tritons elle est plus réduite (2).

| | |
|---|---|
| H,P,C. . . . . . . | Aigle commun, Engoulevent, Butor, Nandou. |
| H,C,P. . . . . . . | Aigle royal. |
| $H^1$,P + $H^2$ . . . . | Ara bleu. |
| H,P. . . . . . . | Autruche (*a*). |

Du reste, il y a souvent des variations individuelles dans le mode de groupement aussi bien que dans le nombre de ces divers conduits : ainsi Perrault a trouvé chez la Cigogne le canal pancréatique uni au conduit biliaire (*b*).

(1) Chez les Chéloniens, les lobules du pancréas sont en général très lâchement unis entre eux (*c*), et forment chez quelques espèces des agrégats arborescents (*d*) à peu près comme chez les Rongeurs dont j'ai déjà eu l'occasion de parler (p. 504), ou même plusieurs traînées isolées (*e*). Le canal pancréatique est simple, et débouche dans l'intestin assez loin du pylore, en face de l'orifice excréteur de l'appareil biliaire.

Le pancréas des Sauriens est tantôt unilobé, tantôt à deux branches. Il est petit et allongé chez le Caïman à lunettes; mais chez quelques autres espèces du même ordre il est très développé: les Iguaniens, par exemple. En général, les canaux pancréatiques sont au nombre de deux.

Chez les Ophidiens, le pancréas est généralement ramassé, compacte, peu volumineux et de forme ovoïde (*f*). Chez les Pythons dont Duvernoy a fait l'anatomie, les canaux excréteurs fournis par les lobules du pancréas étaient disposés en faisceau dans une longueur considérable, et ne s'unissaient entre eux que très près de l'intestin où ils constituaient plusieurs troncs (*g*).

Pour plus de détails sur le pancréas des Reptiles, on peut consulter l'ouvrage de Cuvier sur l'anatomie comparée (tome IV).

(2) Chez la Grenouille, le pancréas est volumineux et entoure le conduit cholédoque, de façon que celui-ci paraît avoir été pris pour son canal excréteur par quelques anatomistes, et M. Salter pense que les petites branches des canaux pancréatiques proprement dits y débouchent (*h*). Chez la Salamandre

(*a*) Perrault, *Mém. pour servir à l'hist. nat. des Animaux*, 2ᵉ partie, pl. 55.

(*b*) Idem, *ibid.*, 3ᵉ partie, pl. 14, fig. Q, R.

(*c*) Exemples : *Trionyx ferox* (J. Jones, *Investig. Chemical and Physiol. relative to certain American Vertebrata*, p. 102, fig. 16, extr. du recueil de l'Institution Smithsonienne).

(*d*) Salter, *Op. cit.* (Todd's *Cyclop. of Anat. and Physiol.*, Suppl., p. 95, fig. 72).

(*e*) Exemple : *Testudo Polyphemus* (J. Jones, *Op. cit.*, pl. 103, fig. 18).

(*f*) Exemple : le *Tropidonotus sipedon* (Jones, *Op. cit.*, p. 102, fig. 15).

(*g*) Duvernoy, *Fragments d'anatomie sur l'organisation des Serpents* (*Ann. des sciences nat.*, 1833, t. XXX, p. 123, pl. 11, fig. 2).

(*h*) Salter, *Op. cit.* (Todd's *Cyclop.*, Suppl., p. 94, fig. 71).

Pancréas des Poissons.

Ainsi que je l'ai déjà dit, le pancréas paraît manquer complétement chez beaucoup de Poissons ; le nombre d'espèces dans lesquelles la présence de cette glande a été constatée est très restreint, et son volume n'est jamais considérable. C'est chez les Plagiostomes que le pancréas est le plus développé. Ainsi, chez la Raie il est gros, arrondi et composé de deux lobes unis par un connectif étroit ; ses canaux excréteurs se réunissent en un seul tronc très grêle qui va déboucher dans l'intestin, près de l'orifice du canal cholédoque (1). Enfin, chez les Poissons osseux où il existe un pancréas, cette glande est souvent petite ou même rudimentaire, et en général elle ne paraît devoir fournir au tube digestif que fort peu de liquide. Il est aussi à noter que plusieurs des espèces chez lesquelles la présence du pancréas a été constatée possèdent en même temps des appendices pylo-

terrestre, il est étroit et accolé au duodénum (*a*), tandis que chez le Ménobranche cette glande est élargie et divisée en plusieurs branches (*b*). En général, le canal pancréatique paraît être unique ; mais chez la Sirène il en existe plusieurs (*c*).

(1) Le pancréas de la Raie est situé au-devant du pylore (*d*), et M. Cl. Bernard a trouvé qu'il est placé dans une espèce de muscle suspenseur à fibres lisses, qui part de la partie antérieure de la colonne vertébrale pour se diriger vers l'estomac, et qui renferme aussi les vaisseaux mésentériques (*e*). L'orifice efférent du canal pancréatique est situé très près du pylore et en face de celui du canal cholédoque (*f*).

Chez les Pastenagues, cette glande est très lobulée, et présente trois branches divergentes (*g*) ; sa forme varie aussi dans les autres espèces de la famille des Raies, mais sa disposition ne paraît offrir rien d'important à noter (*h*).

L'existence d'un pancréas a été constatée chez beaucoup de Plagiostomes de la famille des Squales, tels que le Pèlerin ou *Selache maxima* (*i*),

(*a*) Funk, *De Salamandræ terrestris formatione*, pl. 2, fig. 8, *h*.
(*b*) Jones, *Investigations Chemical and Physiological relative to certain American Vertebrata*, p. 101, fig. 14.
(*c*) Duvernoy, *Leçons d'anatomie comparée* de Cuvier, t. IV, 2ᵉ partie, p. 604.
(*d*) Stenon, *De musculis et glandulis observationum specimen*, 1664, p. 57.
— Monro, *The Structure and Physiology of Fishes*, pl. 2, n° 13, et pl. 19, n° 20.
(*e*) Cl. Bernard, *Mém. sur le pancréas* (*Supplément aux Comptes rendus de l'Acad. des sciences*, t. I, p. 539).
(*f*) Monro, *Op. cit.*, pl. 9, fig. 1.
(*g*) Jones, *Investigations Chemical and Physiol.*, p. 100, fig. 13.
(*h*) Duvernoy, *Leçons d'anatomie comparée* de Cuvier, t. IV, 2ᵉ partie, p. 608.
(*i*) Blainville, *Mém. sur le Squale pèlerin* (*Ann. du Muséum*, 1811, t. XVIII, p. 105).

riques (1) : tels sont l'Esturgeon, le Saumon, le Hareng, le Trigle grondin, la Perche, la petite Morue, le Turbot, la Plie et le Cycloptère lump (2) ; mais chez les autres espèces qui sont pourvues d'une glande de ce genre, le duodénum ne

la Roussette ou *Scyllium canicula*, l'Émissole commun (*a*) et le Marteau (*b*).

(1) La coexistence de ces deux sortes d'organes, chez certains Poissons, a été constatée vers le milieu du siècle dernier par Steller (*c*) ; mais jusqu'en ces dernières années l'exactitude des observations de ce naturaliste fut niée par la plupart des anatomistes, et ce sont principalement les recherches de M. Stannius (*d*) et de M. Alessandrini qui ont décidé la question (*e*).

(2) Chez l'Esturgeon, le pancréas est étroit, mais très allongé, et son canal excréteur débouche dans le duodénum, un peu au delà de l'orifice du canal cholédoque, vis-à-vis de l'ouverture par laquelle la grosse glande pylorique communique avec l'intestin (*f*).

Le pancréas du Saumon, dont on doit la découverte à M. Stannius, est accolé à la veine porte et au canal cholédoque : il est petit et rameux ; enfin ses conduits excréteurs vont s'ouvrir dans une dilatation de la portion terminale du canal dont je viens de parler (*g*).

MM. Agassiz et Vogt ont trouvé chez la Truite un appendice duodénal qui me paraît être l'analogue du pancréas, mais qui consistait seulement en un petit sac à col étroit dont la cavité était tapissée d'un épithélium à cellules coniques, comme celui de l'intestin; et en raison de cette disposition, ils pensent que cet organe rudimentaire est plutôt un tube pylorique (*h*).

Chez le Hareng, le pancréas est très petit et se trouve près de l'extrémité duodénale du canal cholédoque (*i*).

Chez la Perche, le pancréas est assez grand et situé également très près de la terminaison du canal cholédoque dans le duodénum ; son conduit excréteur débouche dans l'intestin isolément (*j*).

L'existence d'un pancréas chez la Vive commune, le Trigle grondin, le

(*a*) Duvernoy, *Leçons d'anatomie comparée* de Cuvier, t. IV, 2ᵉ partie, p. 608.

(*b*) Jones, *Op. cit.*, p. 100, fig. 22.

(*c*) Steller, *Observationes generales universam historiam Piscium concernentes* (*Novi Comment. Acad. Petropolitanæ*, t. III, p. 414).

(*d*) Voyez Brockmann, *De pancreate Piscium*, dissert. inaug. Rostoch, 1846.

(*e*) Alessandrini, *Descriptio veri pancreatis glandularis et parenchymatosi in Acipensere et in Esoce reperti* (*Novi Comment. Acad. scient. Instit. Bononiensis*, 1835, t. II, p. 335).

(*f*) Idem, *ibid.*, pl. 14.

(*g*) Brockmann, *Op. cit.*, p. 16, fig. 1.

(*h*) Agassiz et Vogt, *Anatomie des Salmones*, p. 81 (*Mém. de la Société d'histoire naturelle de Neuchâtel*, 1845, t. III).

(*i*) Brockmann, *Op. cit.*, p. 18.

(*j*) Idem, *Op. cit.*, p. 19.

donne naissance à aucun appendice (1), et c'est parce que les anatomistes avaient d'abord étudié celles-ci seulement, qu'ils ont considéré ces deux sortes d'organes comme se remplaçant et comme ayant les mêmes fonctions.

Vaisseaux du pancréas.

§ 23. — Les vaisseaux sanguins qui se rendent au pancréas naissent des divers troncs artériels circonvoisins, et constituent dans la substance de cette glande un réseau très riche dont toutes les parties communiquent librement entre elles, et dont

Lump, a été également annoncée, mais paraît douteuse (*a*).

M. Stannius considère aussi comme un pancréas un petit organe glandulaire qui est placé à peu près de la même manière chez la petite Morue ou *Gadus callarias*, et qui envoie également un conduit excréteur au duodénum (*b*). Je dois ajouter cependant que, dans l'opinion de J. Müller, le corps observé par cet anatomiste serait une tumeur morbide (*c*).

Le pancréas du Chabot, ou *Cottus scorpius*, est très petit, lobulé et de forme arrondie ; il se trouve dans l'épaisseur du médiastin et accolé au duodénum (*d*).

Le pancréas découvert par M. Stannius chez le Carrelet ou Plie franche (*Pleuronectes platessa* L), est petit, pyriforme et accolé au canal cholédoque, parallèlement auquel son canal excréteur va déboucher directement dans l'intestin (*e*). La disposition de cette glande est à peu près la même chez une autre espèce du même genre, la Plie large (*f*), et chez le Turbot (*g*).

J. Müller avait cru apercevoir un petit pancréas chez la Lotte (*h*) ; mais il est revenu sur cette opinion, et a attribué la disposition en question à l'existence d'un produit pathologique (*i*).

(1) Les Poissons dépourvus d'appendices pyloriques, et chez lesquels l'existence d'une glande pancréatique a été signalée : sont, d'une part, les Plagiostomes dont j'ai déjà parlé ; d'autre part, le Brochet, l'Orphie, le Silure, la Lotte, l'Anguille, la Brême et la Carpe.

Le pancréas du Brochet est très développé. Il est étroit, fort long et placé à côté du canal cholédoque, dans lequel son conduit excréteur va déboucher (*j*). Chez l'Orphie ou *Esox*

(*a*) Voyez Brockman, *De pancreate Piscium*, p. 12.
(*b*) Idem, *Op. cit.*, p. 18.
(*c*) J. Müller, *Ueber parasitische Bildung* (*Archiv für Anat. und Physiol.*, 1842, p. 193).
(*d*) Brockmann, *Op. cit.*, p. 19.
(*e*) Idem, *Op. cit.*, p. 20, fig. 2.
(*f*) Cl. Bernard, *Mém. sur le pancréas* (*loc. cit.*, p. 541).
(*g*) Brockmann, *Op. cit.*, p. 21.
(*h*) J. Müller, *Ueber Nebenkiemen und Wundernetze* (*Archiv für Anatomie und Physiologie*, 1840, p. 132).
(*i*) J. Müller, *Ueber parasitische Bildung* (*Archiv*, 1842, p. 193).
(*j*) Alessandrini, *loc. cit.* (*Novi Comment. Acad. scient. Instit. Bononiensis*, t. II, pl. 15, fig. 1 et 2 ; pl. 16).

les mailles embrassent les ampoules qui sont, comme je l'ai déjà dit, le siége du travail sécrétoire (1). On voit également dans les sillons interlobulaires, ainsi qu'à la surface de cet organe, de nombreux vaisseaux lymphatiques dont la disposition ne présente aucune particularité digne d'être notée ici (2).

Nerfs du pancréas.

Enfin, les nerfs qui pénètrent dans le pancréas proviennent du système sympathique et se détachent des ganglions ou plexus situés dans la partie supérieure de l'abdomen (3).

*belone* L., poisson qui appartient à la même famille, le pancréas est diffus, et son canal excréteur ne se joint au canal cholédoque que dans l'épaisseur des parois du duodénum (*a*).

Le pancréas du Silure est d'un volume considérable ; il se trouve entre les deux feuillets du mésentère et il entoure le canal cholédoque ; enfin il envoie directement à l'intestin deux conduits excréteurs (*b*).

J. Müller a mentionné l'existence d'un pancréas chez l'Anguille ; mais il n'a donné que peu de détails anatomiques sur cet organe (*c*).

M. Weber a trouvé enchevêtré au milieu des lobes du foie de la Carpe un tissu glandulaire qui paraît représenter le pancréas, et qui donne naissance à un canal excréteur particulier dont l'extrémité antérieure débouche dans l'intestin à côté du canal cholédoque (*d*).

(1) Voyez ci-dessus, page 504.

(2) Chez l'Homme, les artères du pancréas proviennent : 1° de l'artère hépatique, 2° de l'artère splénique, et 3° de l'artère mésentérique supérieure. Leurs branches présentent entre elles de nombreuses anastomoses, et elles forment en dernier résultat un réseau unique dont les grandes mailles entourent les lobules de la glande, et dont les dernières divisions embrassent les ampoules constitutives du tissu sécréteur.

Les veines qui naissent de ce lacis vasculaire côtoient les artères, et vont déboucher, les unes dans les veines mésaraïques, les autres dans le tronc de la veine porte ou dans la veine splénique ; en sorte que tout le sang qui traverse le pancréas va au foie avant d'arriver au cœur.

(3) Chez l'Homme, ces nerfs émanent du plexus solaire, mais la plupart n'en viennent pas directement et se détachent, soit du plexus splénique, soit du plexus mésentérique ou du plexus hépatique. Ils accompagnent d'abord les artères ; mais parvenus dans la substance de la glande, ils se séparent de ces vaisseaux pour se répandre entre les lobules.

(*a*) Brockmann, *De pancreate Piscium*, p. 21.

(*b*) Brandt et Ratzeburg, *Medicinische Zoologie*, t. II, p. 33, pl. 6, fig. 3.

(*c*) J. Müller, *Ueber Nebenkiemen und Wundernetze* (*Archiv für Anat. und Physiol.*, 1840, p. 132).

(*d*) Weber, *Ueber die Leber von* Cyprinus carpio *die zugleich die Stelle des Pancreas zu vertreten scheint* (Meckel's *Archiv für Anat. und Physiol*, 1827, p. 294, pl. 4, fig. 22).

Volume du pancréas.

Le volume du pancréas, comparé à celui du corps entier, varie beaucoup chez les divers Vertébrés, et, dans l'état actuel de nos connaissances, il serait prématuré de poser des règles relatives aux rapports qui peuvent exister entre ces différences et les particularités physiologiques qui distinguent ces Animaux entre eux. Je dois faire remarquer cependant que, d'après un certain nombre d'observations recueillies par un physiologiste américain, M. Jones, le développement de cette glande paraît être, dans chaque classe, plus grand chez les espèces carnivores que chez celles qui se nourrissent de substances végétales (1).

Sécrétion pancréatique.

§ 24. — Pour étudier les produits élaborés par l'appareil dont je viens de tracer l'histoire anatomique, on peut avoir recours à une opération analogue à celle que j'ai déjà eu l'occasion de mentionner comme étant employée avec avantage quand on veut se procurer de la bile ou du suc gastrique ; savoir,

(1) Ainsi chez un Chélonien frugivore (le *Testudo Polyphemus*), M. Jones a trouvé que le pancréas n'entrait que pour environ $\frac{1}{3000}$ ou $\frac{1}{3500}$ dans le poids total de l'animal ; tandis que chez plusieurs Chéloniens carnivores cette glande représentait quelquefois plus de $\frac{1}{518}$ du poids total, et ne pesait jamais moins de $\frac{1}{1350}$ du poids du corps : en effet, chez l'*Emys serrata*, les extrêmes étaient $\frac{1}{1067}$ et $\frac{1}{1348}$. Enfin des pesées analogues ont donné : pour l'*Emys reticulata* $\frac{1}{763}$, pour l'*Emys terrapin* $\frac{1}{994}$, pour le *Chelonura serpentina* $\frac{1}{630}$, et pour le *Chelonia caretta* $\frac{1}{516}$.

Chez divers Ophidiens le poids du pancréas a varié entre $\frac{1}{472}$ et $\frac{1}{1371}$.

Chez les Mammifères carnivores, comparés aux herbivores, les différences étaient non moins considérables. En effet, M. Jones trouva que le pancréas ne pesait que $\frac{1}{3026}$ du poids du corps chez l'Ecureuil gris de la Caroline, et $\frac{1}{1123}$ chez le Mouton, tandis que son poids relatif était de $\frac{1}{402}$ chez le Chat, $\frac{1}{337}$ chez le Chien, entre $\frac{1}{241}$ et $\frac{1}{156}$ chez des Ratons adultes, et $\frac{1}{192}$ chez une Sarigue.

M. Jones a cru saisir aussi un rapport entre le développement du pancréas et le degré d'activité des Poissons carnassiers ; mais les données sur lesquelles il se fonde ne sont pas assez nombreuses pour que l'on puisse en tirer aucune conclusion (*a*).

(*a*) J. Jones, *Investigations Chemical and Physiological relative to certain American Vertebrata*, p. 107 (*Smithsonian Contributions*, 1856). — *Digestion of Albumen and Flesh, and the comparative Anatomy and Physiology of the Pancreas* (*The Medical Examiner*, 1856, new Series, n° 137, p. 272 et suiv.).

l'établissement d'une communication artificielle entre le canal excréteur du pancréas et l'extérieur à l'aide d'un tube fixé dans ce conduit et débouchant au dehors. Ce fut de la sorte que vers le milieu du XVII^e siècle, un physiologiste hollandais, Regnier de Graaf, voulant vérifier les opinions de son maître François de le Boë touchant les usages du pancréas, démontra pour la première fois que cet organe dernier est une glande chargée de sécréter et de verser dans l'intestin un liquide particulier. Enfin, c'est aussi par l'établissement de fistules de ce genre que, dans ces derniers temps, M. Cl. Bernard et plusieurs autres physiologistes ont pu faire un grand nombre de recherches importantes sur les fonctions de cette glande et sur le rôle du suc pancréatique dans le travail digestif (1).

On a pu constater de la sorte que l'action sécrétoire du

(1) Les anciens physiologistes ne savaient rien de positif au sujet des fonctions du pancréas. F. Dubois (ou Sylvius) de le Boë fit à ce sujet des hypothèses qui provoquèrent beaucoup de discussions, mais qu'il serait inutile de rappeler ici (*a*), si ce n'est pour dire qu'elles donnèrent lieu aux expériences de Regnier de Graaf, qui le premier obtint du suc pancréatique en liant le conduit excréteur de cette glande sur un Chien vivant. Ce physiologiste employa ensuite le procédé mentionné ci-dessus : il introduisit un tuyau de plume dans ce canal, et adapta à l'extrémité opposée de ce tube un petit flacon fixé à l'intestin (*b*). Bientôt après des expériences plus ou moins semblables furent faites par un autre disciple de F. de le Boë, Schuyl (*c*), et par plusieurs physiologistes du siècle suivant ; mais jusque dans ces derniers temps ces expériences ne donnèrent que peu de résultats utiles. En 1823, l'Académie des sciences de Paris ayant proposé pour sujet de prix l'étude de la digestion, de nouvelles recherches sur la sécrétion pancréatique furent faites à l'aide de fistules artificielles, d'un côté par Leuret et Lassaigne, de l'autre par Tiedemann et Gmelin (*d*). Enfin, plus récemment, M. Cl. Bernard a perfectionné le procédé opératoire et en

(*a*) Voyez Haller, *Elementa physiologiæ corporis humani*, t. VI, p. 447.

(*b*) R. de Graaf, *Disputatio medica de natura et usu succi pancreatic.*, Leyde, 1664, et *Tractatus anatomico-medicus de succi pancreatici natura et usu* (*Opera omnia*, 1677, p. 505 et suiv., pl. 3, fig. 1 et 2).

(*c*) Schuyl, *Tractatus pro veteri medicina*. Leyde, 1670.

(*d*) Leuret et Lassaigne, *Recherches pour servir à l'histoire de la digestion*, 1825, p. 102.

— Tiedemann et Gmelin, *Recherches sur la digestion*, trad. par Jourdan, 1827, t. II, p. 26.

pancréas est intermittente comme celle des glandes salivaires, et se ralentit considérablement, ou s'arrête même tout à fait, quand l'estomac est en repos, mais se réveille et acquiert une puissance qui est souvent très grande lorsque les parois de ce viscère sont stimulées par la présence des aliments en voie de digestion (1). Il en résulte que pendant l'abstinence le

a fait usage d'une manière plus utile qu'aucun de ces prédécesseurs (*a*). Pour l'établissement d'une fistule pancréatique permanente, le Bœuf paraît être préférable à tout autre animal, car il est moins sujet aux accidents inflammatoires, qui chez le Chien se déclarent souvent à la suite de la fixation d'une canule dans le conduit excréteur du pancréas, et déterminent de grandes perturbations dans les fonctions de cette glande (*b*). Pour plus de détails au sujet de la manière de faire cette expérience, je renverrai aux ouvrages de M. Cl. Bernard, de M. Colin et de M. Weinmann (*c*). Ce dernier, sous la direction de M. Ludwig, est parvenu à établir une fistule pancréatique permanente, et son procédé a été employé avec avantage par d'autres expérimentateurs (*d*).

(1) En expérimentant d'une manière comparative sur des Chiens, M. Cl. Bernard a vu que chez les individus à jeun depuis quelque temps, le pancréas était très pâle ; ses vaisseaux sanguins étaient peu développés, et son canal, vide et aplati, ne laissait rien écouler lorsqu'on l'ouvrait. Chez les individus qui venaient de terminer leur repas, le pancréas était légèrement rose, ses vaisseaux étaient modérément gonflés, et son canal excréteur contenait un liquide incolore, limpide et visqueux, qui s'en échappait par grosses gouttes. Enfin, chez les individus en pleine digestion, le pancréas était rouge, ses vaisseaux étaient turgides, et son canal excréteur ne fournissait d'abord que quelques gouttes de suc pancréatique, mais dans l'espace de six heures en donna jusqu'à 5 grammes (*e*). Des observations analogues ont été faites par

(*a*) Cl. Bernard, *Recherches sur les usages du suc pancréatique dans la digestion* (*Comptes rendus de l'Académie des sciences*, 1849, t. XXVIII, p. 249). — *Du suc pancréatique* (*Archives générales de médecine*, 4ᵉ série, 1849, t. XXI, p. 68). — *Mém. sur le pancréas* (*Supplém. aux Comptes rendus de l'Acad. des sciences*, t. I, p. 379). — *Leçons de physiologie expérimentale faites au Collège de France en* 1855, t. II, p. 170 et suiv.

(*b*) Colin, *Traité de physiologie comparée des Animaux domestiques*, t. I, p. 631 et suiv.

(*c*) Cl. Bernard, *Leçons de physiologie expérimentale faites au Collège de France en* 1855, t. II, p. 190 et suiv.

— Colin, *Op. cit.*, t. I, p. 632.

— Weinmann, *Ueber die Absonderung des Bauchspeichels* (*Zeitschr. für rationelle Medicin*, 1853, neue Folge, t. III, p. 247).

(*d*) Kröger, *De succo pancreatico*, dissert. inaug. Dorpat, 1854.

— Schmidt, *Ueber das Pancreassecret* (*Ann. der Chemie und Pharm.*, 1854, t. XCII, p. 33).

(*e*) Cl. Bernard, *Mém. sur le pancréas* (*Supplém. aux Comptes rendus de l'Acad. des sciences*, t. I, p. 419, pl. 5, fig. 1 et 2). — *Leçons de physiologie expérimentale faites en* 1855, t. II, p. 198 et suiv.

suc pancréatique n'arrive pas dans le duodénum en quantité notable, mais qu'à la suite d'un repas, ce liquide y afflue, et qu'il s'accumule en quantité plus ou moins grande dans ce premier intestin avant que les aliments introduits dans l'estomac aient franchi le pylore. Dans la prochaine Leçon nous

M. Frerichs (*a*) et par plusieurs autres physiologistes. Ainsi M. Kröger a vu que chez un Chien sur lequel une fistule pancréatique permanente avait été établie, l'écoulement de ce liquide était, à la suite d'un repas, six ou même dix fois plus abondante qu'avant. Le maximum s'observait une demi-heure ou trois quarts d'heure après l'ingestion des aliments dans l'estomac. L'introduction de l'eau dans l'estomac ne produit pas le même effet, et lorsque ce liquide est en quantité considérable, il peut empêcher l'action stimulante des aliments de se faire sentir (*b*).

Dans les expériences faites par M. Colin sur des Bœufs où la fistule pancréatique était établie d'une manière permanente, la sécrétion a paru être parfois nulle ou très faible pendant plusieurs heures, tandis que d'autres fois la quantité de liquide recueilli s'est élevée à 200 ou même 270 grammes par heure. Le maximum d'activité sécrétoire coïncidait généralement avec la fin de la période de rumination (*c*).

Dans une série d'expériences analogues faites sur des Chiens, par M. Weinmann, sous la direction de M. Ludwig, la sécrétion pancréatique s'est toujours ralentie pendant l'abstinence, et est devenue très active quelque temps après le repas; mais la quantité de suc fourni par la fistule devenait le plus considérable quand l'Animal avait bu abondamment (*d*).

Chez l'Homme, la sécrétion pancréatique paraît être également intermittente et liée à l'activité fonctionnelle du tube digestif. Ainsi M. Cl. Bernard, ayant examiné très peu d'heures après la mort les viscères d'un supplicié qui était à jeun au moment de la décapitation, trouva toute la portion inférieure du conduit pancréatique occupée par de la bile qui y avait reflué, et les parties supérieures du système excréteur du pancréas étaient vides (*e*).

Ce physiologiste n'a obtenu aucun résultat net par ses expériences relatives à l'influence que l'excitation galvanique des nerfs peut exercer sur la sécrétion du suc pancréatique. Mais il a vu que la production de ce liquide était beaucoup augmentée par l'introduction d'une certaine quantité d'éther dans l'estomac (*f*).

(*a*) Frerichs, *Die Verdauung* (Wagner's *Handwörterbuch der Physiologie*, t. III, p. 846).
(*b*) Kröger, *De succo pancreatico*, dissert. inaug. Dorpat, 1854.
(*c*) Colin, *Traité de physiologie comparée des Animaux domestiques*, t. I, p. 633.
(*d*) Weinmann, *Ueber die Absonderung des Bauchspeichels* (*Zeitschr. für rationelle Medicin*, 1853, neue Folge, t. III, p. 247).
(*e*) Cl. Bernard, *Mém. sur le pancréas* (*loc. cit.*, p. 420).
(*f*) Idem, *ibid.*, p. 426.

verrons que le suc pancréatique varie aussi dans sa puissance digestive, suivant les circonstances physiologiques dans lesquelles il se produit.

Quantité de suc pancréatique produit.

La quantité de suc pancréatique fourni de la sorte varie beaucoup suivant les Animaux, et ne paraît pas être toujours en rapport avec le degré de développement de la glande dont il provient (1). Quelques physiologistes ont cru pouvoir admettre

(1) D'après les variations considérables qui se manifestent dans le degré d'activité fonctionnelle du pancréas chez le même individu, on comprend qu'il ne faut attacher que fort peu d'importance à l'évaluation des quantités de suc pancréatique obtenu dans les expériences isolées faites par les anciens physiologistes, et que sans avoir commis aucune erreur d'observation, les auteurs ont pu présenter des résultats fort dissemblables. Je crois donc inutile de rapporter ici les faits observés par Regnier de Graaf et ses contemporains (*a*), ni même ceux fournis par les recherches plus récentes, et je me bornerai à indiquer quelques nombres propres à donner une idée de la puissance sécrétoire relative du pancréas chez divers Animaux.

Chez le Bœuf, la période d'activité du pancréas sous l'influence du régime ordinaire paraît durer environ quatre heures, et pour un Animal de moyenne taille la quantité de suc pancréatique fourni par la fistule pendant ce laps de temps a varié généralement entre 150 et 350 grammes par heure. Dans un cas, M. Colin a vu cette quantité s'élever à plus de 800 grammes dans l'espace d'une heure (*b*).

Dans les expériences faites par ce physiologiste sur le Cheval, le poids du suc pancréatique évacué en une heure a rarement dépassé 280 gram. ; mais cette quantité était loin de représenter la totalité du fluide sécrété, car le conduit pancréatique accessoire n'avait pas été lié (*c*). Dans une expérience analogue faite par Leuret et Lassaigne, le produit obtenu en une demi-heure ne s'est élevé qu'à 3 onces, c'est-à-dire environ 96 grammes (*d*).

Chez un Ane, M. Frerichs recueillit 25 grammes de suc pancréatique en trois quarts d'heure (*e*).

Chez les Moutons, la quantité de liquide obtenu ainsi ne paraît guère dépasser 7 grammes par heure, et dans la plupart des expériences on n'a obtenu qu'un mélange de suc pancréatique et de bile pesant de 20 à 30 gram. par heure. Or, le poids du pancréas du Mouton est d'environ 50 à 60 grammes, et celui de la même glande chez le Bœuf ou le Cheval,

(*a*) Voyez Haller, *Elementa physiologiæ*, t. VI, p. 446.

(*b*) Colin, *Traité de physiologie comparée des Animaux domestiques*, t. I, p. 633.

(*c*) Idem, *Op. cit.*, t. I, p. 635.

(*d*) Leuret et Lassaigne, *Rech. pour servir à l'hist. de la digestion*, p. 103.

(*e*) Frerichs, *Die Verdauung* (Wagner's *Handwörterbuch der Physiologie*, t. III, p. 846).

que chez les Animaux de la même espèce elle est proportionnelle au poids de l'individu ; mais les données que la science possède à ce sujet ne sont pas suffisantes pour l'établissement d'aucune règle positive, et il est à noter que l'activité fonctionnelle du pancréas est sujette à des variations très grandes, par

d'environ 300 grammes. Il en résulte que si l'activité fonctionnelle de ces organes était proportionnelle à leur poids, le Mouton devrait sécréter à peu près 1/6ᵉ de la quantité de suc pancréatique fourni par l'un ou l'autre de ces grands Animaux, tandis qu'il n'en donne qu'environ la septième ou la huitième partie (*a*).

Chez le Porc, les produits de la sécrétion pancréatique paraissent être faibles: ainsi dans les expériences faites sur cet Animal par M. Colin, la quantité de liquide obtenu n'était d'abord que de 2 à 9 grammes par heure, et ne s'est élevée au delà de 30 gram. qu'à une période où l'inflammation s'était probablement établie dans la glande (*b*).

Enfin, chez le Chien, le pancréas dans son état normal ne paraît fournir que des quantités minimes de suc pancréatique : ainsi dans les expériences de M. Bernard on en obtint rarement plus de 8 grammes en quatre heures. Dans un cas, ce physiologiste en recueillit 16 grammes en une heure et quart, mais le produit n'était pas normal, et l'Animal était évidemment sous l'influence d'un état inflammatoire des viscères abdominaux (*c*). J'ajouterai que dans une expérience faite par MM. Bidder et Schmidt sur un Chien du poids de 20 kilogrammes, la quantité de suc pancréatique produit en huit heures a été évaluée à 16 grammes, ce qui correspond, comme dans les expériences de M. Cl. Bernard, à un écoulement moyen de 2 grammes par heure. Ces physiologistes calculèrent par conséquent que chez cet Animal, le poids du liquide sécrété ainsi par heure devait être en moyenne d'environ 1 décigramme pour 1 kilogramme de poids vif (*d*). Mais dans des expériences faites plus récemment par M. Schmidt et un de ses élèves, M. Kröger, une fistule permanente ayant été établie chez un Chien, et l'Animal s'étant parfaitement rétabli de l'opération, l'activité fonctionnelle du pancréas s'est montrée beaucoup plus grande : la quantité de suc pancréatique obtenu s'est élevée par heure dans le rapport de 3 et même de 5 grammes pour chaque kilogramme du poids total du corps, et ces auteurs évaluent en moyenne à 89 grammes le produit journalier de cette sécrétion, correspondant à la même unité de mesure donnée par le poids du corps (*e*).

(*a*) Colin, *Traité de Physiol. comp. des Animaux domestiques*, t. I, p. 638.
(*b*) Idem. *Op. cit.*, t. I, p. 637.
(*c*) Cl. Bernard, *Leçons de physiologie expérimentale pour* 1855, t. II, p. 200.
(*d*) Bidder und Schmidt, *Die Verdauungssäfte und der Stoffwechsel*, 1852, p. 244.
(*e*) Schmidt, *Ueber das Pancreassecret* (*Ann. der Chemie und Pharm.*, 1854, t. XCII, p. 40).

suite d'accidents inflammatoires et autres dont il est très difficile de préserver les Animaux soumis à nos expériences.

Propriétés du suc pancréatique. § 25. — Le liquide que cette glande verse dans le duodénum est très altérable, et présente de grandes variations dans ses propriétés physiques ainsi que dans sa composition chimique. Celui que l'on recueille dans les premiers moments qui suivent l'opération par laquelle le canal excréteur du pancréas a été mis directement en communication avec l'extérieur est épais et filant, tandis que celui qui s'écoule de la fistule quelques heures après est plus fluide et peu ou point visqueux. M. Cl. Bernard considère le premier comme étant le suc pancréatique normal, tandis que d'autres physiologistes professent une opinion contraire, qui paraît être confirmée par les résultats obtenus chez des Animaux sur lesquels on avait établi une fistule pancréatique permanente (1). Du reste, la quantité de matières solides que ce liquide tient en dissolution varie beaucoup suivant la rapidité avec laquelle le pancréas le sécrète, et je suis disposé à croire que l'on attribue parfois à des états pathologiques des variations qui dépendent seulement de cette circonstance (2).

(1) La plupart des physiologistes décrivent le suc pancréatique comme étant un liquide incolore, inodore, insipide et peu visqueux (a). M. Cl. Bernard a trouvé, au contraire, que dans les premiers moments des expériences faites en vue de recueillir cette humeur, elle est filante et très chargée de matières organiques ; tandis que plus tard elle devient aqueuse et exhale une odeur fade. Il a observé aussi d'autres différences dans le suc pancréatique recueilli par le moyen d'une ouverture fistuleuse du canal de Wirsung, et il a été conduit à considérer comme un produit vicié celui qui n'est pas visqueux et sans odeur particulière (b). L'opinion contraire est soutenue par d'autres physiologistes (c).

(2) M. Weinmann a étudié, sous la direction de M. Ludwig, les rapports qui existent entre la quantité de suc pancréatique fournie en un temps donné, et la proportion de matières fixes contenues dans ce liquide. Il a vu cette proportion varier entre 1gr,96

(a) Leuret et Lassaigne, *Rech. pour servir à l'hist. de la digestion*, p. 103.
— Frerichs, *Die Verdauung* (Wagner's *Handwörterbuch der Physiologie*, t. III, p. 843).

(b) Cl. Bernard, *Mém. sur le pancréas* (*Supplém. aux Comptes rendus des séances de l'Acad. des sciences*, t. I, p. 426 et suiv.).

(c) Colin, *Traité de physiologie comparée des Animaux domestiques*, t. I, p. 642.

La chimie ne nous a encore donné que des notions très incomplètes au sujet de la composition de ce liquide digestif. On sait depuis longtemps qu'il présente une réaction alcaline (1), et qu'il contient des matières organiques albumineuses ainsi que des sels minéraux (2). Il doit même à ces substances animales

Composition chimique du suc pancréatique.

et 5,60 pour 100 chez le même Animal, et il a remarqué que la grande abondance de la sécrétion correspond généralement à un abaissement dans la richesse du produit, en sorte qu'au delà d'un certain terme, c'est la quantité d'eau excrétée qui augmente beaucoup plus que la quantité de matière solide. Ainsi, dans une de ses expériences, quand la quantité de suc pancréatique fourni par minute variait entre $0^{gr},061$ et $0^{gr},136$, ce liquide donnait de $4^{gr},42$ à $5^{gr},60$ de résidu de solide ; quand l'écoulement était de $0^{gr},234$ ou $0^{gr},250$, la proportion de matière solide n'était que de $2^{gr},94$ ou de $2^{gr},53$; enfin, quand la quantité de liquide fourni par minute s'est élevée de $0^{gr},318$ à $0^{gr},730$, la proportion des matières solides est tombée entre $2^{gr},49$ et $1^{gr},94$. La marche de ces deux ordres de faits n'était jamais tout à fait régulière, mais la même tendance générale s'est manifestée dans toutes les expériences (*a*).

(1) Wepfer et plusieurs autres physiologistes du XVII^e^ et du XVIII^e^ siècle vaient reconnu que le suc pancréatique est alcalin (*b*), mais quelques auteurs ayant examiné probablement les mélanges de ce liquide avec des sucs gastriques, ont jugé qu'il était acide (*c*). Ainsi, Tiedemann et Gmelin disent que les premières quantités recueillies dans leurs expériences donnaient une réaction acide, tandis que les portions suivantes étaient légèrement alcalines (*d*). Tous les expérimentateurs de l'époque actuelle s'accordent à reconnaître que ce liquide est alcalin.

(2) Leuret et Lassaigne furent les premiers à publier une analyse du suc pancréatique. Ils opérèrent sur le Cheval, et ils trouvèrent ce liquide composé de 991 millièmes d'eau et 19 millièmes d'un résidu solide formé à son tour : 1° d'une matière animale soluble dans l'alcool, 2° d'une matière animale soluble dans l'eau, 3° de traces d'albumine, 4° de mucus, 5° de soude libre, 6° de chlorures de sodium et de potassium, 7° de phosphate de chaux (*e*). Vers la même

(*a*) Weinmann, *Ueber die Absonderung des Bauchspeichels* (*Zeitschrift für rationelle Medicin* von Henle und Pfeufer, 1853, neue Folge, t. III, p. 256 et suiv.).

(*b*) Wepfer, *De cicuta aquatica*, p. 200.
— Pechlin, *De purgantium medicamentorum facultatibus*, 1672.
— Brunner, *Experimenta nova circa pancreas*, 1683, p. 20, etc.
— Mayer, *Sur la nature du suc pancréatique* (*Journal complémentaire du Dictionnaire des sciences médicales*, t. III, p. 283).

(*c*) De Graaf, *Tract. de succi pancreatici nat. et usu* (*Opera omnia*, p. 540).
— Schuyl, *Tractatus pro veteri medic.*, p. 94.
— Viridet, *De prima coctione et ventriculi fermento*, p. 266.

(*d*) Tiedemann et Gmelin, *Recherches sur la digestion*, t. I, p. 41.

(*e*) Leuret et Lassaigne, *Recherches pour servir à l'histoire de la digestion*, 1825, p. 106.

des propriétés très remarquables en vertu desquelles il remplit un rôle important dans la digestion.

Ainsi, nous verrons bientôt qu'il peut transformer les aliments amylacés en sucre, et qu'il a le pouvoir de modifier la constitution des matières grasses; son principe actif est évidemment une substance organique qui a beaucoup d'analogie, soit avec la diastase végétale, soit avec la matière saccharifiante de la salive, et qui a été désignée par quelques auteurs sous le nom de *pancréatine* : mais jusqu'ici on ne

époque, Tiedemann et Gmelin firent également une étude attentive du suc pancréatique du Chien et de la Brebis; ils conclurent de leurs recherches que ce liquide contient de l'osmazôme, une matière particulière qui rougit par le chlore (la *pancréatine*), une matière analogue au caséum, beaucoup d'albumine, un acide libre, des chlorures de sodium, des phosphates alcalins, des sulfates, etc. ; enfin qu'il ne renferme pas, comme la salive, du sulfocyanure de potassium. La proportion des matières solides était de 4 à 5 pour 100 chez la Brebis et de 8,7 pour 100 chez le Chien (*a*).

L'absence de sulfocyanures a été constatée aussi par M. Frerichs et par M. Cl. Bernard.

M. Schmidt a fait récemment plusieurs analyses du suc pancréatique fourni par une fistule permanente du canal de Wirsung établie chez un Chien, et il a obtenu, en moyenne, les résultats suivants :

| | |
|---|---|
| Eau | 980,45 |
| Mat. organique (pancréatine, etc.) | 12,71 |
| Soude (qui se trouvait combinée au principe organique dont il vient d'être question) | 3,31 |
| Chlorure de sodium | 2,50 |
| Chlorate de potassium | 0,93 |
| Phosphate de chaux | 0,07 |
| Phosphate de magnésie avec des traces d'oxyde de fer | 0,01 |
| Phosphate tribasique de soude et magnésie avec de la matière organique | 0,01 |

La proportion de matières solides contenues dans ce liquide a varié entre 15,37 et 23,22 pour 1000, et celle de la matière organique que M. Schmidt appelle le *ferment*, ou *diastase pancréatique*, s'est élevée dans un cas à 16,38, tandis que dans un autre elle est tombée à 9,21. Dans le suc pancréatique obtenu immédiatement après l'établissement de l'ouverture fistuleuse, la proportion d'eau n'était que de 884,4 dans une expérience, et dans une autre de 900,76 ; enfin, les 99,24 parties de matières solides se composaient de 90,44 de substance organique et de 8,80 de corps inorganiques (*b*).

(*a*) Tiedemann et Gmelin, *Recherches sur la digestion*, t. I, p. 40.

(*b*) Schmidt, *Ueber das Pancreassecret* (*Annalen der Chemie und Pharmacie*, 1854, t. XCVII, p. 33).

l'a pas isolée de manière à pouvoir en étudier les caractères chimiques et en faire bien connaître la nature (1). Elle est soluble dans l'eau ; précipitable par l'alcool, par les sels métalliques et par les acides minéraux énergiques; coagulable par la chaleur, et susceptible d'être dissoute par les alcalis après avoir été solidifiée de la sorte; elle est très altérable et se putréfie rapidement; enfin, abandonnée à elle-même, elle donne naissance à un produit qui, soumis à l'action du chlore, prend une couleur rouge, caractère dont l'existence n'a été constatée dans aucune autre substance organique (2).

(1) Cette substance caractéristique du suc pancréatique a beaucoup d'analogie avec l'albumine, mais ce dernier principe immédiat perd sa solubilité quand il a été précipité par l'alcool, tandis que la pancréatine peut se redissoudre dans l'eau. Elle a aussi beaucoup de ressemblance avec l'émulsine végétale, mais elle n'a pas, comme celle-ci, la propriété de transformer l'amygdaline en sucre et en acide cyanhydrique.

Dans le suc pancréatique visqueux (que M. Cl. Bernard appelle normal), cette matière coagulable est si abondante que par l'action de la chaleur le liquide se prend en masse, comme le ferait du blanc d'œuf.

M. Cl. Bernard a trouvé que dans le suc pancréatique visqueux du Chien, il entre de 8 à 10 centièmes de matières solides, et que celles-ci sont composées d'environ $\frac{9}{10}$ de cette substance organique unie à un peu de chaux. Les matières salines qui composent l'autre dixième du résidu étaient du carbonate de soude, des chlorures de sodium et de potassium et du phosphate de chaux. Ce physiologiste a constaté aussi que la proportion de carbonate alcalin est beaucoup plus considérable dans le suc pancréatique très fluide que dans celui qui est visqueux (*a*).

M. Colin a trouvé que le suc pancréatique du Bœuf et du Mouton est moins coagulable que celui du Chien, et que celui du Cheval et du Porc ne se prend pas en masse par l'action de la chaleur ; il attribue ces différences aux variations dans la proportion d'albumine (*b*).

(2) Cette matière avait été aperçue par Tiedemann et Gmelin (*c*), cependant M. Frerichs ne la rencontra pas (*d*); et en effet M. Cl. Bernard a reconnu qu'elle n'existe pas dans le suc pancréatique qu'il appelle normal, mais qu'elle y apparaît quand ce liquide s'altère. Elle se montre aussi dans le tissu du pancréas, quand il se décom-

(*a*) Cl. Bernard, *Mém. sur le pancréas* (*Supplém. aux Comptes rendus*, t. I, p. 427 et suiv.).
(*b*) Colin, *Traité de physiologie comparée des Animaux domestiques*, t. I, p. 641 et suiv.).
(*c*) Tiedemann et Gmelin, *Recherches sur la digestion*, t. I, p. 30.
(*d*) Frerichs, *Die Verdauung* (Wagner's *Handwörterbuch der Physiologie*, t. III, p. 844).

§ 26. — Ayant passé en revue les organes digestifs dans l'ensemble du règne animal, depuis les Éponges et les Animalcules infusoires les plus simples jusqu'à l'Homme, et connaissant les produits qu'ils fournissent, nous pouvons aborder maintenant l'étude des phénomènes essentiels de la digestion ; et afin de faciliter cette partie de notre tâche, je crois devoir examiner tour à tour le mode d'action de chacun des liquides digestifs sur les divers principes immédiats dont se composent les aliments, puis chercher à nous rendre compte des modifications que les aliments complexes subissent pendant leur séjour dans les diverses parties du canal où s'effectue l'élaboration nécessaire à leur emploi utile dans l'organisme. Ce sera le sujet de la prochaine Leçon.

pose, et elle ne se coagule pas par l'ébullition. Le chlore la précipite et en même temps y développe la couleur rouge qui est caractéristique (*a*). Dans le suc pancréatique très altéré, elle est masquée par la présence de carbonates alcalins, et ne donne lieu à cette réaction qu'après avoir été débarrassée de ces sels (*b*).

La matière organique coagulable du suc pancréatique, en se décomposant spontanément, donne aussi naissance à des cristaux très remarquables qui ont été pris tour à tour pour de la stéarine (*c*) et du sulfate de chaux (*d*), mais que M. Cl. Bernard considère comme étant formés par un acide organique particulier uni à de la chaux (*e*).

(*a*) Cl. Bernard, *Mémoire sur le Pancréas* (*Supplém. aux Comptes rendus de l'Acad. des sciences*, t. I, p. 433).

(*b*) Idem, *Leçons de physiologie expérimentale faites en* 1855, t. II, p. 249.

(*c*) Idem, *Du suc pancréatique* (*Archives générales de médecine*, 1re série, 1849, t. XIX, p. 60).

(*d*) Robin et Verdeil, *Chimie anatomique*, t. II, p. 281, pl. 3, fig. 1, et pl. 6, fig. 1.

(*e*) Cl. Bernard, *Op. cit.* (*Supplém. aux Comptes rendus de l'Acad. des sciences*, t. I, p. 434).

FIN DU TOME SIXIÈME.

# TABLE SOMMAIRE DES MATIÈRES

## DU TOME SIXIÈME.

### CINQUANTE-DEUXIÈME LEÇON.


DE L'APPAREIL DIGESTIF DES ANIMAUX VERTÉBRÉS. 1
Caractères généraux de cet appareil ..... 1
De la cavité viscérale ..... 2
Péritoine ..... 4
Tunique charnue du tube digestif. 6
Tunique muqueuse du tube digestif ..... 7
*De la bouche* ..... 10
Cavité buccale de l'Amphyoxus. 10
Cavité buccale des Vertébrés masticateurs ..... 11
Lèvres et joues ..... 13
Abajoues ..... 15
Muscles de l'appareil labial.... 19
Glandules labiales ..... 21
Charpente solide de la bouche des Vertébrés ..... 22
Mode de développement de cet appareil chez l'embryon..... 24
Charpente buccale des Poissons sélaciens ..... 27
Charpente buccale des Poissons osseux ..... 31
Charpente buccale des Batraciens et des Reptiles ..... 40
Charpente buccale des Oiseaux.. 46
Charpente buccale des Mammifères ..... 47
Muscles moteurs de la mâchoire inférieure ..... 52
Mouvements de la mâchoire supérieure ..... 59
*De la langue* ..... 63
Structure de la langue des Poissons ..... 63
Structure et mouvements de la langue des Oiseaux ..... 65
Structure de la langue des Batraciens et des Reptiles ..... 73
Langue de la Grenouille ..... 74
Langue du Caméléon ..... 75
Langue des Lézards, etc ..... 77
Structure de la langue des Mammifères ..... 80
Muscles de la langue ..... 84
Tunique muqueuse de la langue. 92
Forme et usages de la langue chez les divers Mammifères ..... 94
*Appareil buccal des Vertébrés suceurs* ..... 96
Ventouse des Lamproies ..... 97


### CINQUANTE-TROISIÈME LEÇON.


*De l'armure buccale des Animaux vertébrés* ..... 101
Des odontoïdes ..... 102
Odontoïdes papillaires ..... 104
Thécorhynques, ou étuis mandibulaires ..... 110
Conformation générale du bec des Oiseaux ..... 112
Rapports entre la forme du bec et le régime de ces animaux.. 113
Fanons de la Baleine ..... 119
Armure palatine du Rytine et de l'Ornithorynque ..... 123
*Dents proprement dites* ..... 124
Position des dents ..... 125
Composition chimique des dents. 127
Structure intime des dents ..... 129
De la dentine ou ivoire ..... 131
De l'émail ..... 133
Du cément ou substance corticale. 134

De l'os dentaire............... 134
Dents gymnosomes........... 135
Dents stéganosomes........... 136
Mode de formation des dents... 137
Développement de la dentine... 139
Vaso-dentine et dentine non vasculaire.................... 143
Formation du cément......... 151
Formation de l'émail.......... 153
Conformation générale des dents. 155
Dents simples et dents composées..................... 155
Dents rubanées............. 156
Dents fossiculées....... ..... 157
Dents lobulées............... 158
Dents fasciculées............. 160
Dents agrégées............... 162
Mode de fixation des dents..... 162
Racines des dents............ 167
Du renouvellement des dents en général................. 168
Première dentition de l'Homme. 171
Seconde dentition de l'Homme.. 174
Renouvellement des dents chez les autres Mammifères...... 178
Distinction entre les dents prémolaires et les dents molaires... 180
Rapports entre la forme des dents et leurs fonctions.......... 180
Dents préhensiles............ 181
Dents lacérantes............. 181
Dents sécatrices, broyeuses et râpeuses.................. 182
Rapports entre la position des dents et leurs usages....... 183
Relations entre les usages des dents et leur mode d'implantation.................. 185
Emploi des dents comme armes offensives................. 186
Mode de constitution de l'ensemble de l'appareil dentaire.... 189
Animaux à dents homomorphes. 191
Animaux à dents polymorphes.. 193
Formules représentant le système dentaire des divers Mammifères...................... 194
Rapports entre le régime des Mammifères et la disposition de leur système dentaire........... 196
Système dentaire des Singes.... 196
Système dentaire de l'Homme... 197
Système dentaire des Lémuriens. 199
Système dentaire des Chéiroptères et des Insectivores.... 200
Système dentaire des Carnivores. 202
Système dentaire des Rongeurs.. 207
Système dentaire des Ruminants et des Pachydermes......... 209
Système dentaire des Marsupiaux. 212
Des relations qui existent entre la disposition du système dentaire et le mode d'articulation de la mâchoire inférieure.... 216
Applications à la paléontologie.. 219

## CINQUANTE-QUATRIÈME LEÇON.

*De l'appareil salivaire*......... 220
Organes salivaires des Poissons.. 221
Organes salivaires des Batraciens et des Reptiles............. 222
Appareil salivaire des Oiseaux... 225
Appareil salivaire des Mammifères.................... 229
Cryptes muqueux............ 230
Glandes salivaires proprement dites..................... 231
Glandules labiales, buccales et linguales................ 233
Parotides................... 234
Glandes sous-maxillaires....... 235
Glandes sublinguales.......... 236
*De la salive*................ 237
Classification physiologique des glandes salivaires.......... 238
Rapports entre les usages de la salive et la disposition de l'appareil salivaire chez divers Animaux.................. 239
De la quantité de salive sécrétée chez l'Homme et divers Animaux........4........... 243
Circonstances qui influent sur l'activité fonctionnelle des parotides................. 246
Circonstances qui influent sur l'activité des glandes sous-maxillaires et sublinguales ....... 248
De l'influence des nerfs sur la sécrétion salivaire.......... 249
Des propriétés physiques de la salive................... 254
Composition chimique de la salive.................... 256

## CINQUANTE-CINQUIÈME LEÇON.

*De la déglutition*............ 266
Structure du pharynx chez les Vertébrés inférieurs........ 266
Pharynx des Mammifères...... 268

Voile du palais.............. 268
Armure pharyngienne des Poissons.................... 271
Des muscles du pharynx....... 272
Des mouvements de déglutition. 274
De l'œsophage............... 280
*De l'estomac*............... 285
Estomac des Poissons......... 287
Estomac des Batraciens........ 290
Estomac des Reptiles......... 291
Estomac des Oiseaux.......... 292
Jabot.................... 293
Ventricule succenturié........ 295
Gésier.................... 297
Estomac des Mammifères...... 301
Estomac de l'Homme.......... 301
Structure de sa tunique musculaire.................. 303
Tunique muqueuse........... 304
Glandules pepsiques.......... 306
De l'estomac simple chez les autres Mammifères........... 309
Des estomacs multiples des Mammifères qui ne ruminent pas. 315
Estomac des Ruminants....... 319
De la rumination............ 324
De la régurgitation et du vomissement.................. 329
Mécanisme du vomissement.... 331
Du séjour des aliments dans l'estomac.................. 338
Des mouvements péristaltiques de l'estomac................ 340
Capacité de ce réservoir....... 343
Du passage des aliments par le pylore.................. 343

## CINQUANTE-SIXIÈME LEÇON.

*Des intestins des Animaux vertébrés*.................. 345
Intestin grêle.............. 347
Gros intestin............... 348
De la longueur relative de l'intestin chez les divers Animaux.. 355
Longueur relative du gros intestin.................... 359
De la terminaison de l'intestin.. 360
Du cloaque................ 361
De l'anus et de ses muscles.... 365
De la tunique séreuse des intestins et de ses dépendances... 367
Mode de développement du mésentère................. 369
Disposition du mésentère chez les Poissons et divers autres Vertébrés.................. 370
Trajet du tube intestinal dans la cavité abdominale.......... 372
Ligaments péritonéaux........ 375
De la disposition particulière du mésentère chez certains Vertébrés.................. 377
De la disposition générale des intestins chez les Poissons..... 379
De la disposition générale des intestins chez les Batraciens, les Reptiles et les Oiseaux...... 381
Disposition générale des intestins chez les Mammifères........ 382
De la tunique musculaire de l'intestin.................. 383
De la tunique muqueuse de l'intestin.................. 385
Replis et prolongements appendiculaires................ 387
De la conformation de la tunique muqueuse chez les Poissons... 388
Disposition de cette tunique chez les Batraciens et les Reptiles.. 390
Disposition de cette tunique chez les Oiseaux............... 391
Disposition de cette tunique chez les Mammifères............ 392
Des valvules conniventes...... 393
De la valvule iléo-cæcale...... 394
Des villosités de l'intestin...... 397
*Du système glandulaire logé dans les parois de l'intestin*....... 402
Glandes de Lieberkühn........ 402
Glandes de Brunner.......... 404
Glandes de Peyer............ 405
Follicules muqueux........... 407
*Des appendices pyloriques des Poissons*.................. 408
Produits de ces organes....... 412
*Des glandes anales*.......... 413
Des glandes extrinsèques du canal intestinal............. 414

## CINQUANTE-SEPTIÈME LEÇON.

*Des organes complémentaires du canal intestinal des Vertébrés*.. 416
*Appareil hépatique*.......... 419
Mode de développement du foie. 417
Conformation générale du foie chez l'homme............. 421
Conformation du foie chez les autres Mammifères.......... 423

Conformation du foie des Oiseaux .... 426
Conformation du foie des Reptiles et des Poissons .... 427
Tunique séreuse du foie .... 429
Ligaments du foie .... 429
Tunique propre du foie .... 432
Capsule de Glisson .... 433
Structure intime du foie .... 434
Veines afférentes .... 436
Veines efférentes .... 439
Artère hépatique .... 442
Conduits biliaires .... 443
Tissu sécréteur du foie .... 445
Vésicule du fiel .... 454
Rapports des canaux excréteurs du foie avec la vésicule biliaire et avec l'intestin .... 458
Structure des parois de la vésicule du fiel .... 462
Embouchure du système des canaux excréteurs de l'appareil hépatique .... 465
*De la sécrétion de la bile* .... 466
Expériences faites à l'aide de fistules biliaires artificielles .... 478
De la quantité de bile fournie par le foie de divers Animaux. 470
Mode d'écoulement de ce liquide. 472
Propriétés physiques de la bile .. 474
Composition chimique de la bile. 476
Acide taurocholique .... 483
Acide glycocholique .... 486
Acide hyocholique, etc .... 489
Matières colorantes de la bile ... 490
Cholestérine .... 493
Acides gras .... 494
Sels inorganiques et mucus .... 494
Proportion d'eau et de matières solides contenues dans la bile. 495
Calculs biliaires .... 497
Variations dans la constitution de la bile .... 499
Matières qui se rencontrent d'une manière anormale dans ce liquide .... 501
*De l'appareil pancréatique* .... 503
Du pancréas .... 503
Structure intime de cette glande. 506
Conduits excréteurs du pancréas. 507
Du pancréas des Oiseaux .... 511
Du pancréas des Reptiles .... 512
Pancréas des Batraciens .... 513
Pancréas des Poissons .... 514
Des vaisseaux du pancréas .... 516
Nerfs du pancréas .... 517
Du volume de cette glande chez divers Animaux .... 518
Mode d'obtention du suc pancréatique .... 518
Intermittence de la sécrétion pancréatique .... 520
De la quantité du suc pancréatique .... 522
Composition chimique de ce liquide .... 525

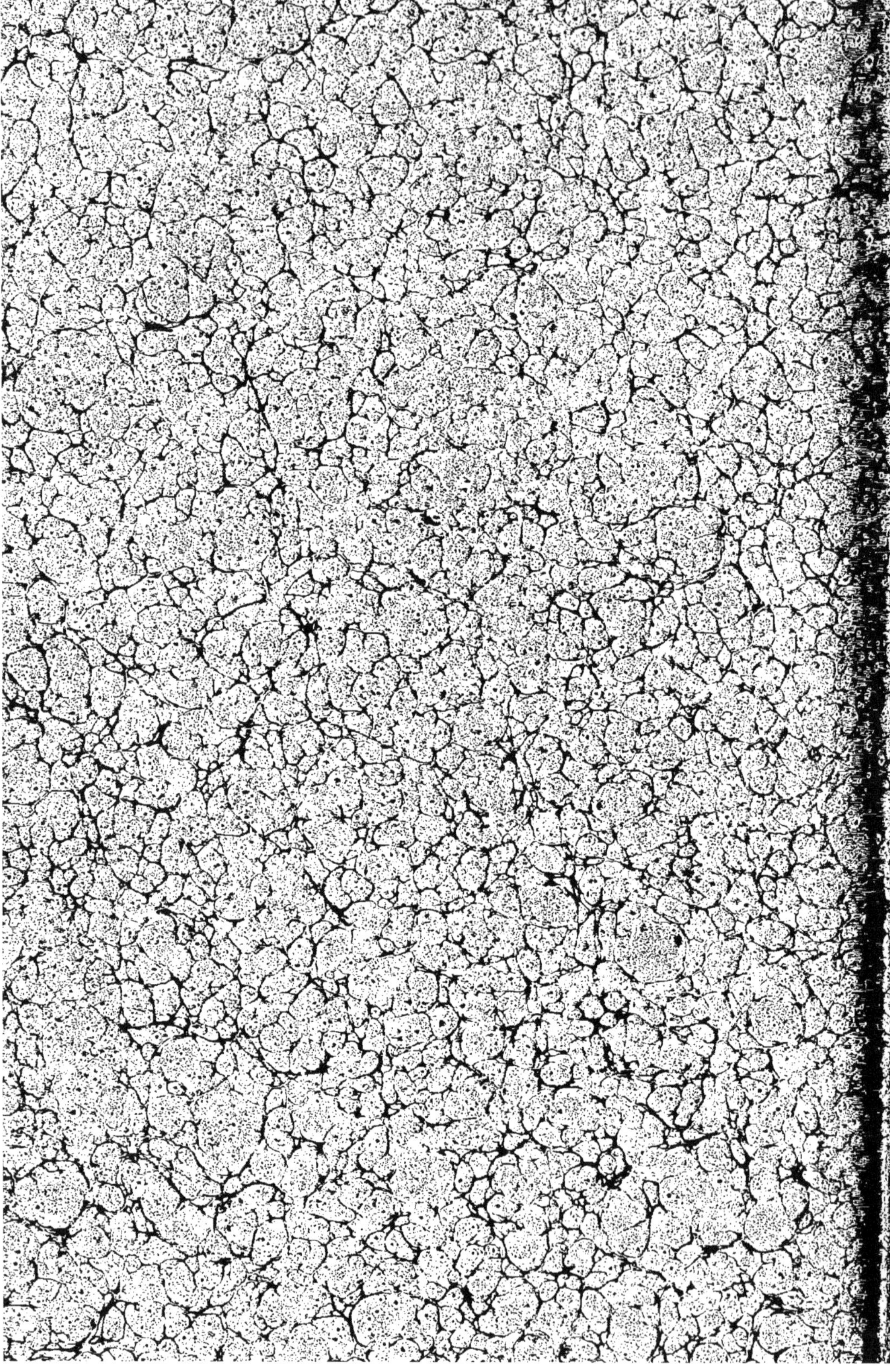

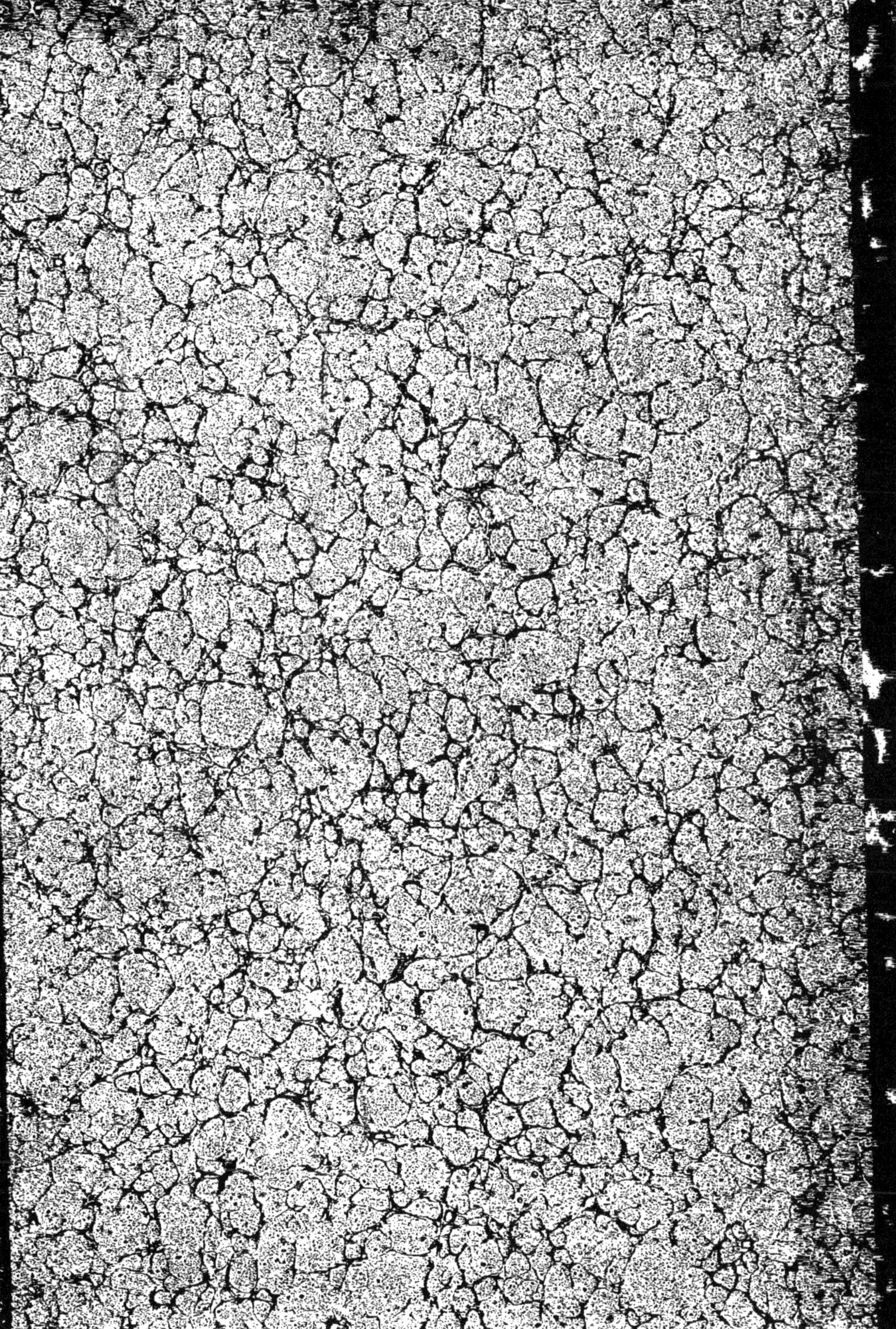

BIBLIOTHEQUE NATIONALE DE FRANCE
3 7531 03287482 9

www.ingramcontent.com/pod-product-compliance
Ingram Content Group UK Ltd.
Pitfield, Milton Keynes, MK11 3LW, UK
UKHW020255230726
13925UKWH00001B/61